颅颈交界畸形与颅底凹陷症

——理论与实践

Craniocervical Junction Abnormalities and Basiliar Invagination
Theory and Practice

名誉主编　尹庆水
主　　编　王建华　夏　虹　马向阳

科学出版社
北　京

内 容 简 介

本书共分17章，对颅颈交界区的胚胎发育学、临床应用解剖学和生物力学及寰枢椎脱位和寰枕关节脱位的基本理论，颅底凹陷症的病理基础、临床分型和常用手术方法及创新手术方法和创新理论等方面进行了较为详细的介绍。重点针对颅底凹陷症经口咽前路软组织松解和骨性松解、下拉复位钢板固定技术进行了阐述。本书还对经鼻内镜手术在颅底凹陷症中的应用进行了介绍并有病例分析，同时对数字骨科与手术导航，手术机器人技术在颅颈交界外科中的初步应用等前沿技术进行了介绍。

本书理论与实践相结合，内容翔实生动，深入浅出，适用于神经外科医师、脊柱外科医师和骨科医师参考阅读。

图书在版编目（CIP）数据

颅颈交界畸形与颅底凹陷症：理论与实践 / 王建华，夏虹，马向阳主编 . — 北京 ：科学出版社，2024.3

ISBN 978-7-03-076720-2

Ⅰ . ①颅…　Ⅱ . ①王… ②夏… ③马…　Ⅲ . ①颅—外科手术 ②颈—外科手术 ③颅底—外科手术　Ⅳ . ① R65

中国国家版本馆 CIP 数据核字（2023）第 197818 号

责任编辑：郝文娜 / 责任校对：张　娟

责任印制：师艳茹 / 封面设计：吴朝洪

科 学 出 版 社 出版

北京东黄城根北街 16 号

邮政编码：100717

http://www.sciencep.com

三河市春园印刷有限公司印刷

科学出版社发行　各地新华书店经销

*

2024 年 3 月第　一　版　开本：889 × 1194　1/16

2024 年 3 月第一次印刷　印张：26 3/4

字数：698 000

定价：298.00 元

（如有印装质量问题，我社负责调换）

编著者名单

名誉主编 尹庆水

主　　编 王建华　夏　虹　马向阳

编 著 者 （按姓氏笔画为序）

马向阳　王建华　王奕涵　付索超
代　亮　白朝辉　朱昌荣　乔国庆
刘国强　麦晓红　李洪吉　杨浩志
余　东　邹小宝　张　双　张　宇
张东升　陈育岳　易红蕾　胡永凯
夏　虹　涂　兵　涂　强　黄显华
章　凯　谢宁灵　戴建强

序

颅颈交界外科涉及的解剖区域包括颅底、上颈椎等骨性结构及其包容的小脑、脑干、高位颈脊髓和毗邻的神经、血管等重要结构。颅底凹陷症的发生与颅颈交界畸形有密不可分的关系，颅颈交界畸形会导致该部位的神经组织受压、血管受阻和脑脊液力学异常改变等一系列病理改变。颅底凹陷症大多是在颅颈交界畸形的基础上合并寰枢椎脱位形成的，并可合并后脑疝（Chiari 畸形）、脊髓空洞等病理改变。随着疾病进展，各种病理改变相互影响，增加了病情的复杂性。

“危楼高百尺，手可摘星辰；不敢高声语，恐惊天上人。”面对脊柱外科之巅的颅颈交界外科，作者从仰视向往，驻足观望，到身体力行、求知不辍。经过 20 余年的临床实践和不懈努力，已逐渐成长为颅颈外科的中坚力量和颅颈交界畸形的专家。然而，作者并未满足于现状，身居“危楼”仍继续向上攀登，不畏风险艰辛，誓摘璀璨星辰。

手握“金刚钻”，勇揽“瓷器活”，没有过硬的本领，一般不能在颅颈交界外科领域游刃有余。王建华教授在南部战区总医院（原广州军区总医院）脊柱外科团队中成长，逐渐成为该团队的佼佼者。他从事脊柱外科工作 20 余载，在颅颈交界畸形、颅底凹陷症及寰枢椎脱位等疾病的诊治方面积累了丰富的临床经验和完善的临床资料。在颅颈交界畸形、颅底凹陷症及寰枢椎脱位和寰枕关节脱位的诊断分型、治疗方法和手术技术及手术失败后的翻修技术、手术并发症的防治等方面形成了较为系统的理论与方法，尤其在颅底凹陷症的分型治疗方面有所创新，发现并提出寰枕关节脱位在颅底凹陷症形成中的作用，改进和丰富了现有的分型，在经口咽松解复位固定技术治疗难复性寰枢椎脱位和颅底凹陷症方面有了进一步的发展，提出了骨性畸形截骨和改造技术在复杂颅颈交界畸形手术中的应用；在小儿寰枢椎脱位的治疗方面有所建树，发明了微创经口咽复位内固定钢板（Slim-TARP），为经口咽寰枢椎手术的微创化和小儿寰枢椎脱位及颅底凹陷症的诊治做出了贡献。

“莫嫌旧日云中守，犹堪一战取功勋”，南部战区总医院骨科团队经过几代人的不懈努力，已经成长为我国的优秀团队，耀眼的国际星辰。该论著的出版，标志着该团队新生力量的成长，一代更比一代强。我作为几代人之一，愿推荐此书。企望新医人不断建功立业，造福学界，载誉国际杏坛，故欣为此序。

尹庆水　教授
南部战区总医院
2023 年 12 月

前言

寰枢椎位于颅颈交界区，其上接颅底，下连颈椎，是颅脑和颈椎的连接部位及重要解剖枢纽。在颅颈交界畸形的基础上合并寰枢椎脱位（或寰枕关节脱位）可以形成颅底凹陷症这一特殊疾病。与脊柱的其他疾病相比，颅颈交界畸形及颅底凹陷症这类疾病的发病率虽然不高，但其诊治较为困难，手术较为复杂，目前国内外相关的专著和参考书籍较少。

编者师从我国著名的上颈椎外科专家刘景发、尹庆水教授及其团队，从事脊柱外科工作20余年，在颅颈交界畸形、寰枢椎脱位和颅底凹陷症等疾病的诊治方面积累了丰富的临床经验和宝贵的资料，在颅颈交界畸形、颅底凹陷症及寰枢椎脱位和寰枕关节脱位的诊断分型、治疗方法和手术技术及手术失败后的翻修技术、手术并发症的防治等方面形成了较为系统的理论与方法，并在临床上获得了较为成熟的应用，取得了很好的临床疗效。为了将自己多年来在该领域中的一些工作经验进行总结和梳理，笔者在查阅文献的基础上，结合自己手术治疗过的病例，总结出版了这本关于颅颈交界畸形与寰枢椎脱位、颅底凹陷症方面疾病的专业书籍，为从事脊柱外科的临床医师提供参考。

笔者在繁忙的工作之余，利用点滴的业余时间收集整理资料，经过3年多时间的筹备，《颅颈交界畸形和颅底凹陷症——理论与实践》终于完稿了。本书主要从颅颈交界区的胚胎发育学、临床应用解剖学和生物力学及寰枢关节脱位和寰枕关节脱位的基本理论，颅底凹陷症的病理基础、临床分型和常用手术方法及创新手术方法和创新理论等方面进行了较为详细的介绍。尤其针对颅底凹陷症的经口咽前路软组织松解和骨性松解、下拉复位钢板固定技术进行了较为专业的讲解。本书还对经鼻内镜手术在颅底凹陷症中的应用，数字骨科与手术导航，手术机器人技术在颅颈交界外科中的初步应用等前沿技术进行了介绍。本书既有基础理论的阐述，又有具体病例的分析。内容翔实生动，深入浅出，较为完整地介绍了颅颈交界畸形与颅颈交界疾病的诊治知识。本书既可作为脊柱外科医师的专业读物，也可以作为相关专业人员的参考书。

本书历经3年多的编写、修改和系统完善，终于顺利出版，实属不易。在编写过程中得到了恩师尹庆水教授和夏虹教授的大力支持和悉心指导，及学长马向阳主任的无私帮助。尹庆水教授专门为本书作序。书稿的资料整理、审校等工作得到了白朝辉老师和麦小红老师及科室同事们的鼎立相助，书中部分图稿的绘制还有刘凌云、王奕涵的参与和帮助。在此，向支持本书编写和参与本书编写及相关工作的人员表示衷心的感谢！

由于颅颈交界疾病的复杂性，该领域仍有许多尚未完全解决的问题需要进一步深入研究；同时由于笔者的学识所限，本书的内容并未涵盖该领域的全部知识，尚待进一步改进和完善；且由于时间仓促，疏漏在所难免，诚恳希望各位同道批评指正。

王建华

南部战区总医院

2023年12月

目录

第一章

颅颈交界区解剖学

颅颈交界区是涉及颅底与高位颈椎（寰椎和枢椎）的解剖区域，位于颅底的枕骨与寰枢椎通过关节、韧带连接；寰枢椎是颅骨与下颈椎连接的枢纽，承担着旋转和屈伸等复杂功能，为头颅的活动提供支撑和活动平台。这一解剖区域的内部空间包括颅后窝和高位颈椎椎管，颅后窝容纳着小脑和脑干，寰枢椎椎管内容纳着高位颈脊髓。其外周则毗邻颈动脉、椎动脉等重要血管，了解和掌握颅颈交界区的解剖特点对安全实施手术具有重要意义。

第一节　枕骨、寰枕关节及相关解剖

一、枕骨应用解剖

枕骨是构成颅后窝的主要骨骼，包括枕骨斜坡、枕骨鳞部和枕髁（又称枕骨髁）等组成部分（图 1–1–1）。枕骨鳞部的后方凸起增厚部分是枕外隆凸，其颅内对应部分是枕内隆凸。枕骨外面有两道横行的增厚骨棘，分别是上项线和下项线。枕骨在中线部分骨板最厚，向两侧变薄。将枕骨作为锚定点实施固定时，螺钉应尽量靠近中线附近固定（图 1–1–2）。于中线附近的螺钉长度为 8 ～ 15mm，而中线两旁的螺钉长度则明显缩短，约 5mm。颅内静脉窦是内固定手术时应该避免损伤的重要结构（图 1–1–3），实施枕骨螺钉固定时，螺钉一般不要穿透枕骨内板，这样比较安全。当静脉窦发生变异时，如果使用双皮质螺钉，即使在安全区域置钉，也可能因为其穿破变异的静脉窦而导致颅后窝血肿（图 1–1–4）。

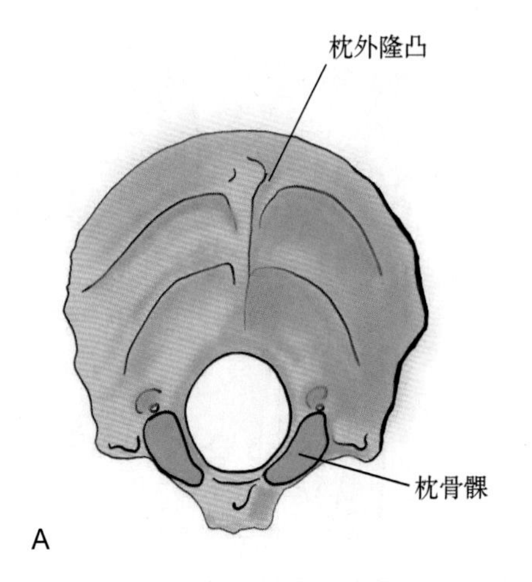

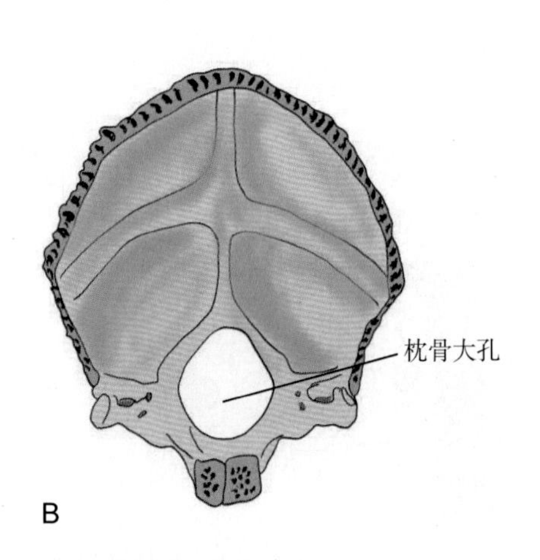

图 1–1–1　枕骨的解剖：枕骨的外面（A）和枕骨的内面（B）

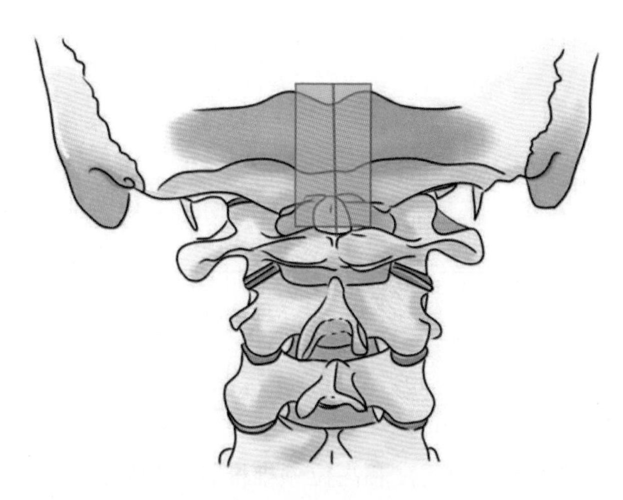

图 1-1-2 枕骨后方的安全置钉区域解剖（红线是中线，其两侧附近的绿色区域是置钉的安全区域）

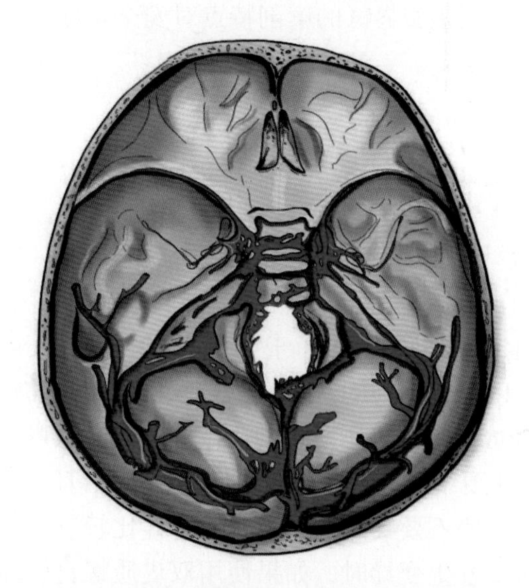

图 1-1-3 行颅骨后路置钉时，要注意避免损伤颅内静脉窦。蓝色部分显示颅腔内的静脉窦

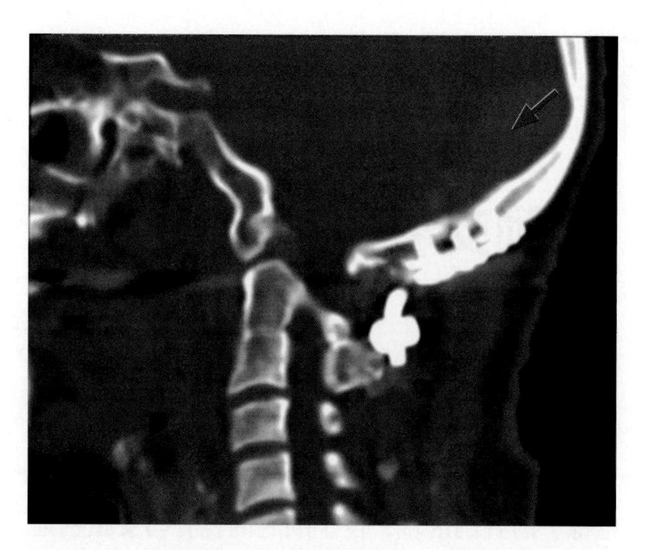

图 1-1-4 枕骨螺钉导致静脉窦损伤，引起术后颅内血肿病例（红色箭头指示颅后窝血肿）

枕骨髁也可以作为螺钉的锚定部位，即枕骨髁螺钉。根据手术入路不同枕骨髁螺钉技术分为后路枕骨髁螺钉技术（图 1-1-5）和前路枕骨髁螺钉技术两种。实施后路枕骨髁螺钉固定时，需要注意两点：①术前通过 CT 检查了解舌下神经走行情况，避免损伤舌下神经；②手术时应显露枕骨髁后方骨性结构及毗邻的椎动脉并加以保护，防止椎动脉损伤。当椎动脉发生变异，覆盖于枕骨髁上方时，应尽量避免采用该技术。这一技术比较适合用于颅后窝减压术后需要翻修手术的患者，这类患者因后方枕骨缺失，无法实施常规固定，这时可以使用枕骨髁螺钉进行固定。当患者存在扁平颅底或枕骨髁发育不良时，这一技术使用比较困难。

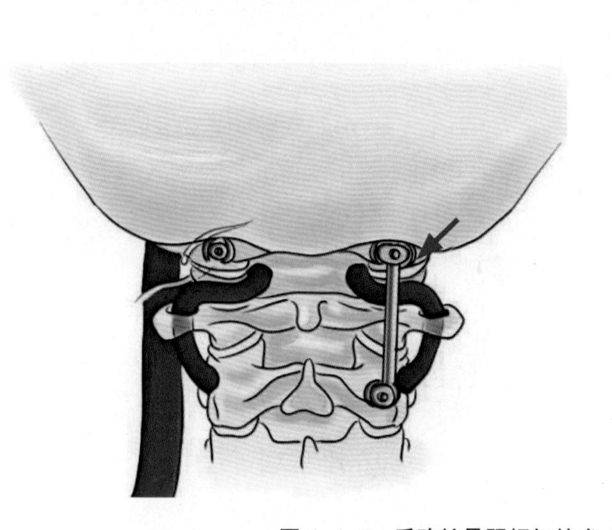

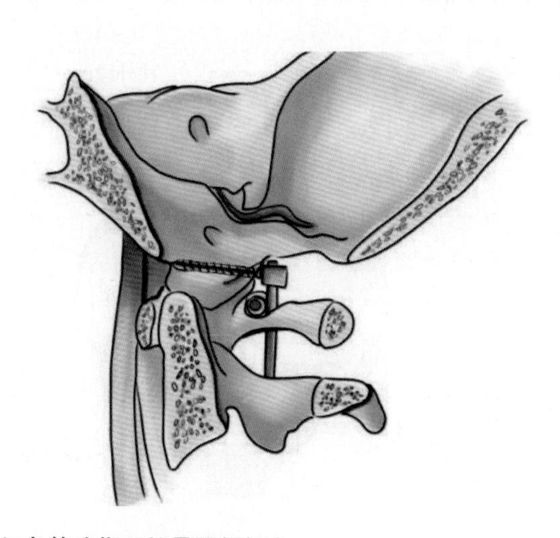

图 1-1-5 后路枕骨髁螺钉技术（红色箭头指示枕骨髁螺钉）

对合并寰椎枕骨化的颅底凹陷症患者实施经口咽手术时，可以实施前路枕骨髁螺钉固定（图1-1-6），当然，这时的枕骨髁实际是发生寰椎枕骨化的枕骨髁，其形态与寰椎侧块比较接近，只是解剖位置上移。实施前路枕骨髁螺钉固定时，注意螺钉不宜过长，尽量避免进入舌下神经管。

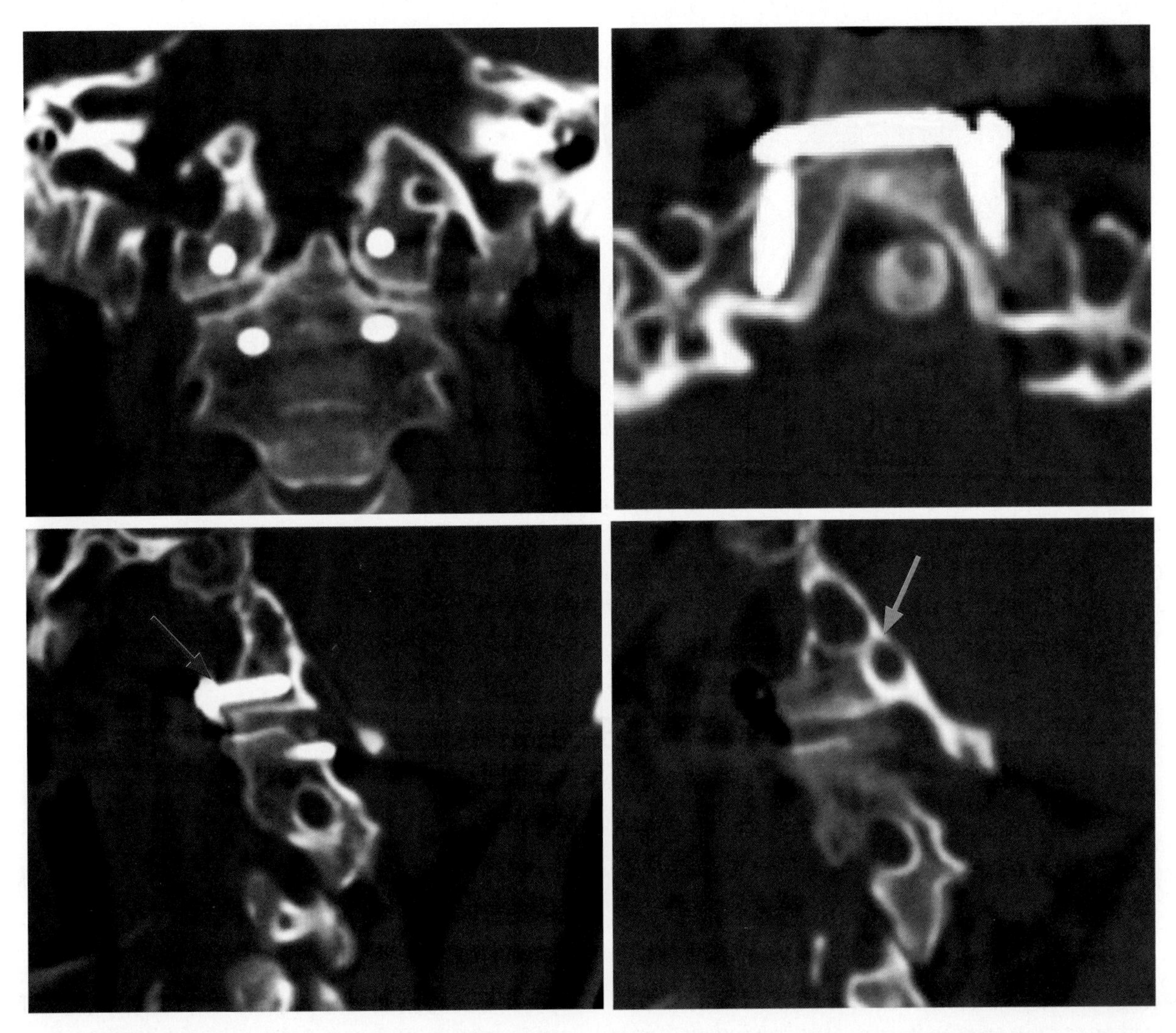

图 1-1-6　寰椎枕骨化颅底凹陷症患者可以采用经口咽前路枕骨髁螺钉固定技术，置钉时应注意避免损伤舌下神经（红色箭头指示前路枕骨髁螺钉，绿色箭头指示舌下神经管）

二、寰枕关节及韧带连接

寰枕关节由枕骨髁和寰椎的上关节突及其周围包绕关节囊构成。该关节主要承担前屈后伸功能，并有适度的旋转和侧屈。在冠状面上，两侧的寰枕关节形成一定夹角（约 140°），所以，寰椎的上关节面整体上类似马鞍的形状，枕骨髁可以稳稳地坐在寰椎上关节突形成的马鞍结构内，在周围坚韧关节囊包裹下维持稳定。对于寰枕关节间的连接，前方还有寰枕前膜、前纵韧带等结构，后方有寰枕后膜，并有发达的前方和后方肌群覆盖，所以正常人的寰枕关节是非常稳定的（图1-1-7），只有严重创伤才有可能造成寰枕关节脱位。颅底发育畸形的患者，寰枕关节角变大，导致马鞍变浅，稳定性降低。颅底凹陷症的患者甚至可出现枕骨大孔边缘内翻情况，寰枕关节可以脱位，导致颈椎结构陷入枕骨大孔。由于寰枕关节参与了颈椎重要的运动功能，临床上在治疗寰枢椎脱位时，手术固定范围应该以寰枢椎短节段固定为主，尽量不要进行枕颈固定，否则会对患者的颈椎运动功能造成较大影响。当然，寰椎枕骨化的患者，即使实施寰枢椎固定，也与枕颈固定没有太大差别。只要下位颈椎不要超范围固定，一般还是可以充分代偿的。临床观察发现，实施寰枕关节固定术后患者通过下颈椎的代偿，颈椎活动度仍然可以在接受的范围，不会给生活带来明显的不便。

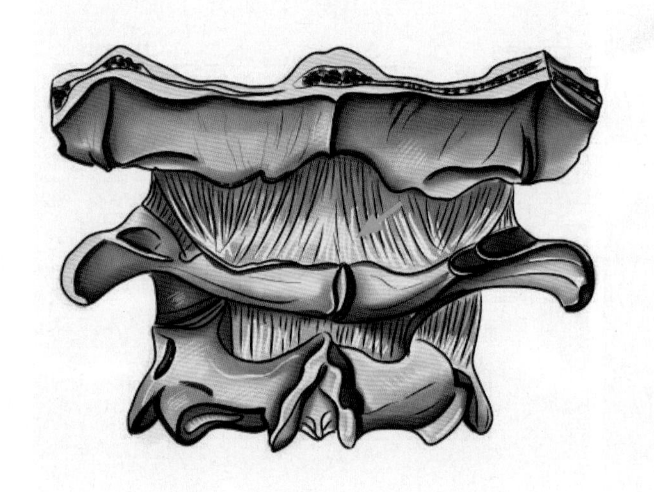
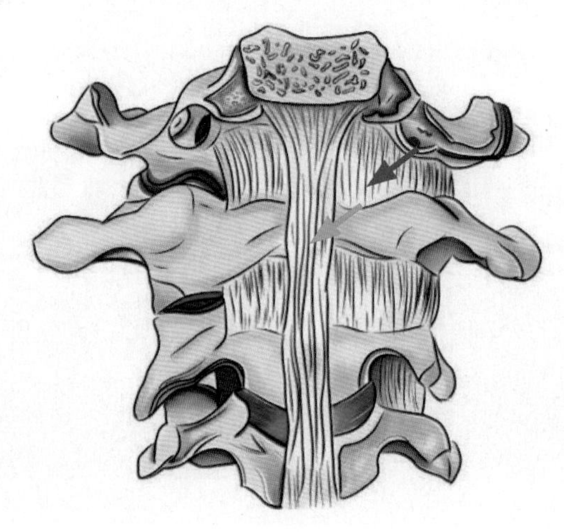

图 1-1-7　寰枕关节周围的韧带与连接

寰枕间的连接除了两侧的寰枕关节外，其前方还有寰枕前膜（红色箭头）、前纵韧带（绿色箭头）等结构，后方有寰枕后膜（蓝色箭头），并有发达的前方和后方肌群覆盖，所以正常人的寰枕关节是非常稳定的

第二节　寰枢椎解剖

一、寰椎解剖特点

寰椎与其他颈椎的形态差异较大，它没有椎体结构，而有 2 个较薄的侧块，由较短的前弓和长弧形的后弓连接形成类环形结构保护脊髓（图 1-2-1）。本应存在椎体的位置被枢椎齿突占据，其后弓的侧后方有一条骨沟，其穿行着椎动脉。椎动脉沟可能变异，骨化为半孔或全孔状。位于两侧的侧块借类椭圆形的关节面与枕骨髁相关节。每个侧块内侧面的中部都有一个小结节，为寰椎横韧带附着点。寰椎的横突较长，横突孔位于侧块和横突之间，内有椎动脉穿过。

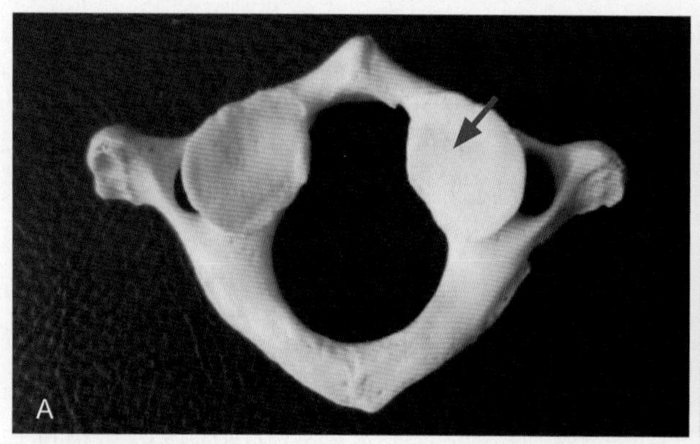

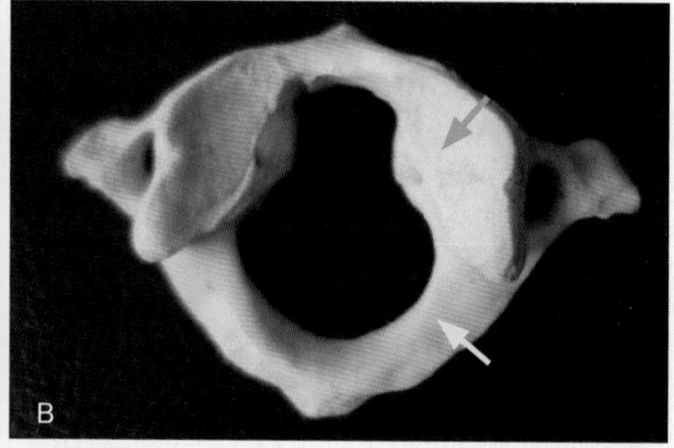

图 1-2-1　寰椎的解剖结构

A. 寰椎的底面，红色箭头指示寰椎的下关节面；B. 寰椎的顶面，绿色箭头指示寰椎的上关节面，黄色箭头指示椎动脉沟的位置

二、枢椎解剖特点

枢椎和寰椎相比，在形态上更为接近典型的颈椎，但其前上方有突起的齿突，与其他颈椎不同（图 1-2-2）。齿突前方有一个关节面与寰椎前弓相关节，即寰齿关节，齿突尖韧带附着于其顶端，而翼状韧带则附着于其两侧较为平坦的边缘。后方寰椎横韧带通过的基底部形成一道浅沟。枢椎侧块关节的上关节面、下关节面的中点并不处于同一垂直线上，上关节面的轴线要靠前很多。枢椎的横突很小，而横突孔很大，这样便于椎动脉向上进入寰椎时有足够大的侧方活动空间。

三、寰枢椎间的韧带与关节连接

寰枢椎之间的关节包括 4 个滑膜关节：齿突前后各一，侧方的 2 个为侧块关节。齿突前后的 2 个关节具有独立的滑膜囊和关节腔，前者介于齿突和寰椎前弓之间，后者介于齿突和横韧带之间。

寰枢椎之间由十字韧带、前后纵韧带和侧块关节囊相连。十字韧带位于齿突后部，包括水平部和垂直部两部分，其水平部即寰椎横韧带起源于双侧侧块，弧形绕过齿突后缘形成较为宽阔的联系。寰椎横韧带很坚韧，是防止寰椎向前移位的主要结构。齿突骨折及横韧带断裂是寰枢椎部位最常见的疾病，为寰枢椎不稳合并高位颈脊髓损害的主要原因之一。齿突尖韧带和覆膜向上延伸连接于斜坡的上表面，向下与枢椎椎体后纵韧带相延续构成了垂直部的连接（图 1-2-3）。

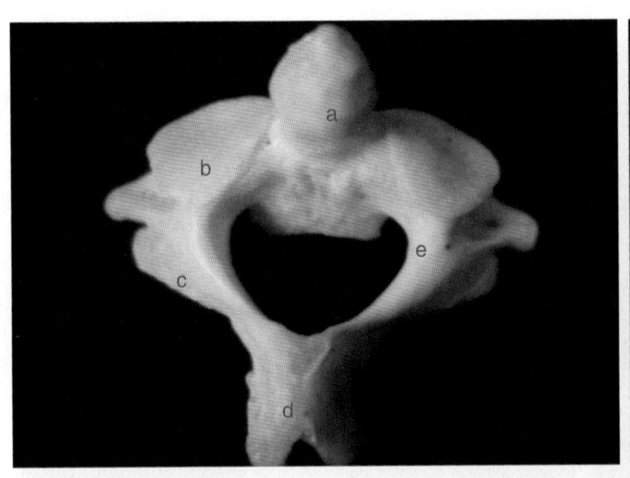

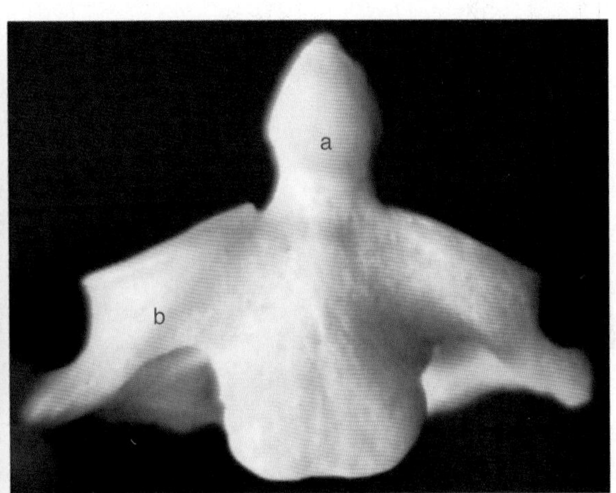

图 1-2-2　**枢椎的解剖结构**

a. 齿突；b. 上关节突；c. 下关节突；d. 棘突；e. 峡部

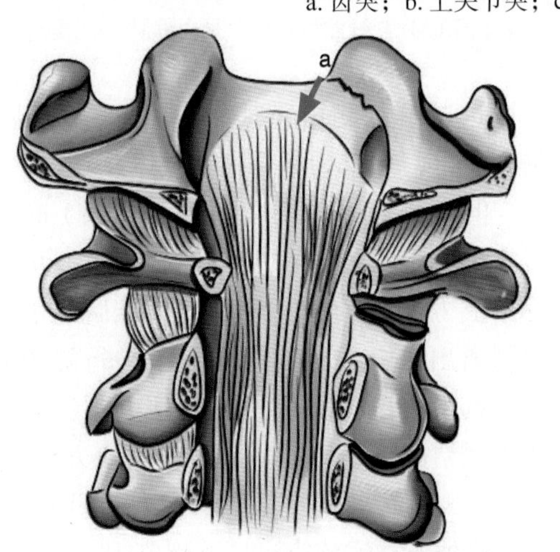

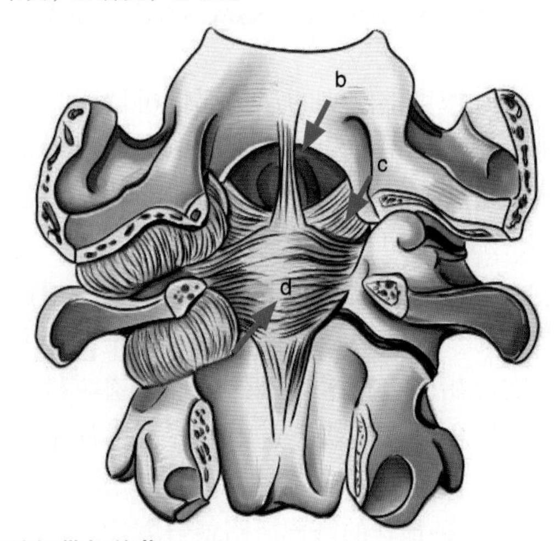

图 1-2-3　**寰枢椎间的韧带与关节**

a. 覆膜；b. 齿突尖韧带；c. 翼状韧带；d. 寰椎横韧带

寰椎前弓和枢椎椎体前部由前纵韧带连接，其宽阔地附着于寰椎前弓及枢椎椎体前部。后纵韧带附着于寰椎、枢椎后方的横韧带及斜坡之间。在椎管后部，有一层宽而薄的膜状结构连接着寰椎后弓和枢椎椎板，向下延续为黄韧带。寰椎和枕骨由寰枕关节囊和寰枕前膜、寰枕后膜相连，寰枕前膜起于枕骨大孔前缘，止于寰椎前弓。寰枕后膜起于枕骨大孔后缘，止于寰椎后弓，其侧方部分呈弧形包绕椎动脉和第 1 颈神经根，部分患者在该处发生骨化。

覆膜、翼状韧带和齿突尖韧带将枕骨大孔与寰椎相连，覆膜是后纵韧带向头端的延伸部分，于齿突和十字韧带浅面，附着于枢椎椎体后面和枕骨大孔之间；翼状韧带起于齿突两侧的上部，止于枕骨髁的中份，其主要功能是限制寰枢椎间过度的旋转活动，为阻止寰椎前脱位的第二道防线；齿突尖韧带起于齿突顶部，止于枕骨大孔前缘，位于寰枕前膜和覆膜之间。

四、寰椎侧块的后路置钉和前路置钉的相关应用解剖

寰椎侧块是临床上常用的置钉部位，于此置钉的方法有后路置钉技术和前路置钉技术。由于椎动脉穿出寰椎横突孔后，拐向内侧，在寰椎椎动脉沟上方走行，并穿过硬膜进入枕骨大孔，一般认为，在寰椎后弓的下方行侧块置钉是最安全的方法，因为碰不到椎动脉，所以没有损伤椎动脉的危险，这也是 Goel 和 Harms 最早采用的技术。但是寰枢椎侧块关节后方有丰富的静脉丛覆盖（图 1–2–4），要对寰椎侧块进行置钉，必须先处理好静脉丛出血，否则会增加手术操作的困难。

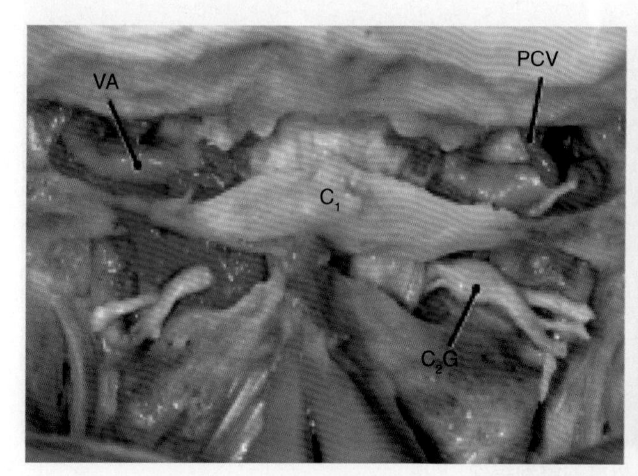

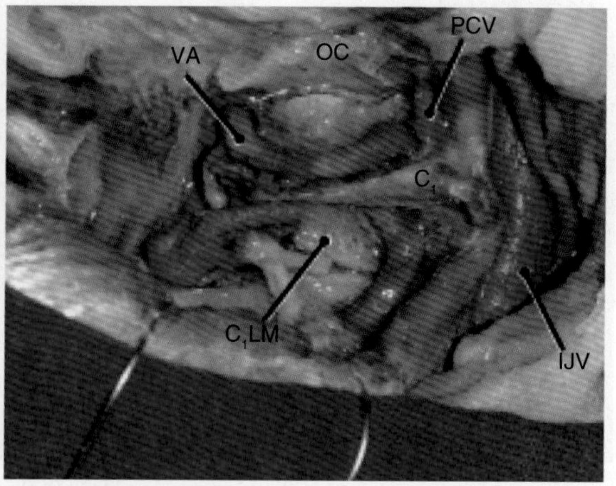

图 1–2–4 寰枢椎侧块关节后方的静脉丛解剖

VA. 椎动脉；PCV. 后方静脉丛；C_2G. 第 2 颈神经节；OC. 枕骨；C_1LM. 寰椎侧块；IJV. 颈内静脉；C_1. 寰椎

寰椎后弓和寰椎侧块的连接部位可以看作是寰椎的椎弓根，如果椎动脉沟下方的寰椎椎弓根厚度足够（超过 3.5mm），CT 扫描显示内部有松质骨髓腔，那么也可以作为后路置钉的通道，这是 Rensick、谭明生等提出的寰椎后路“椎弓根螺钉技术”。与寰椎侧块螺钉固定不同的是，此方法使螺钉的起始段走行于寰椎的骨性通道（椎弓根）中，然后再进入侧块，这样一方面增加了钉道长度，同时也避免了干扰静脉丛或损伤椎动脉的风险。这是一种最佳的寰椎后路置钉方式。当然，应用这一技术的前提是，术前必须对患者的寰椎后弓进行解剖测量，其厚度超过 3.5mm，且有髓腔存在时，才较为适合这一技术。

但寰椎后弓较薄（不到 3.5mm）时，也可以实施部分经椎弓根螺钉固定。为了避免损伤寰椎后弓上方的椎动脉，可以将寰椎后弓上方的椎动脉剥离出来，并用神经剥离子进行隔离和保护，并在其下方的椎弓根选择合适的进钉点，然后用高速磨钻或电钻等动力装置向侧块方向开道置钉，这也是安全可行的寰椎置钉技术（图 1–2–5）。

另外，在实施寰椎后路螺钉固定时，如果将前方骨皮质穿透实施双皮质螺钉固定，则需要考虑前

方颈动脉的位置，钻头或螺钉不宜穿出过多，螺钉角度可以略向内倾斜，以免伤及颈动脉。

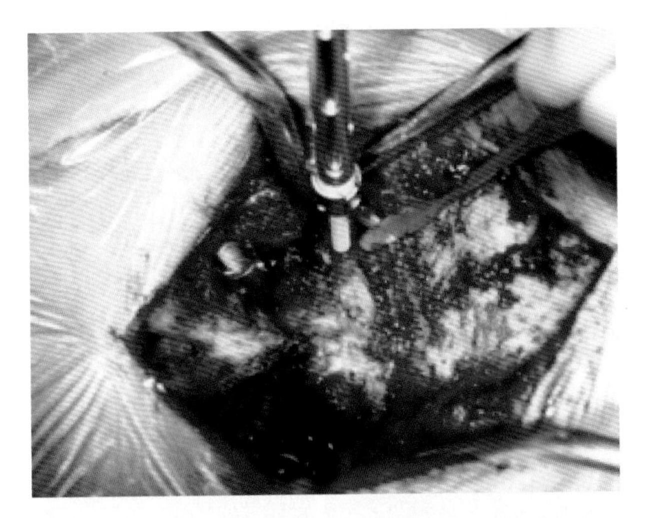

图 1-2-5　手术时，将寰椎后弓上方的椎动脉仔细剥离出来，并用神经剥离子隔开，可以在寰椎后弓安全进行开道置钉

实施经口咽寰枢椎固定手术时，需要用到前路寰椎螺钉固定技术。寰椎前路螺钉固定技术包括前路侧块螺钉技术和前路椎弓根螺钉技术两种。与后路技术不同的是，寰椎前路侧块螺钉的角度一般外偏 10°～15°，螺钉穿出点尽量控制在寰椎椎动脉沟平面下方，以免损伤椎动脉。如果要实现寰椎前路椎弓根螺钉固定，必须精确保证寰椎螺钉过侧块后进入寰椎的椎弓根，然后穿透皮质，这需要术中透视引导或手术导航辅助。

五、枢椎置钉相关解剖学

枢椎的解剖结构比较特殊，要掌握好枢椎椎弓根螺钉固定技术，必须了解枢椎的解剖特点。枢椎的椎弓根与下位颈椎有很大不同（图 1-2-6），向枢椎置入椎弓根螺钉时，螺钉的钉道一般经过枢椎下关节突、枢椎峡部和枢椎上关节突的内侧份并进入枢椎椎体内，所以可以将枢椎椎弓根理解为一个包含了以上解剖结构的椎弓根复合体，真正的解剖学椎弓根可以在枢椎的底部看到。要安全实施枢椎椎弓根螺钉固定，必须充分理解椎动脉孔和枢椎椎弓根的关系。解剖学观察发现，枢椎椎弓根的内壁和上壁、下壁是恒定的，其外壁是椎动脉孔，所以椎动脉孔和枢椎椎弓根的解剖关系密切。三维重建 CT 和椎动脉孔造影显示，椎动脉孔的顶点（球部）一般位于枢椎椎弓根的外下方，所以在枢椎椎动脉孔球部的内上方存在一个置钉的安全空间（图 1-2-7），而且椎动脉孔离椎弓根上壁和内壁的距离越远，这个安全置钉的空间就越大，置入螺钉就越安全。笔者研究发现，可以根据枢椎椎动脉孔球部距离椎弓根上壁的远近将其区分为低跨和高跨两种情况，根据其距离椎弓根内壁的远近分为紧密和松散两种情况，这样根据枢椎的椎动脉孔变异情况可以将椎弓根分为 4 种变异类型（图 1-2-8），其中Ⅱ型是椎动脉紧密高跨型，安全空间受到严重挤压，是椎弓根螺钉置钉的禁忌。其他 3 种类型均有合适的安全置钉区间，可以保证一枚 3.5mm 螺钉安全置入。另外，根据以上解剖学特点，笔者提倡枢椎椎弓根螺钉置入原则是“宁上勿下，宁内勿外”，也就是说，术者可以在手术操作时，通过手术适当显露部分椎弓根的上壁和内壁作为参考，并让螺钉的钉道尽量贴近椎弓根内壁和上壁走行，这样可以最大限度避开枢椎椎动脉孔，实现安全置钉。

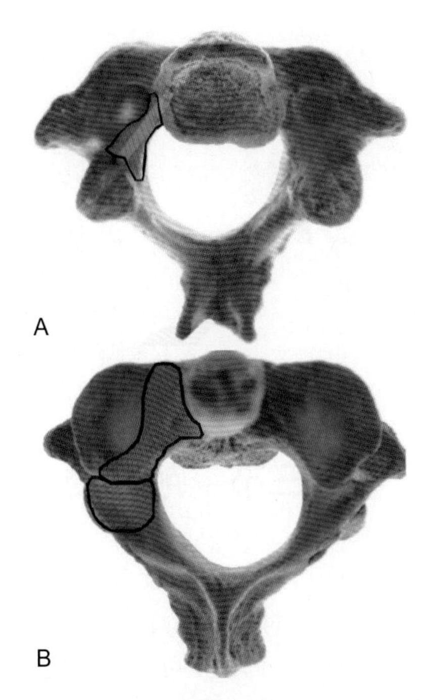

图 1-2-6　枢椎椎弓根复合体与椎弓根螺钉的钉道

A. 枢椎的底部，阴影部分显示的是解剖学椎弓根的位置，其外侧毗邻椎动脉孔；B. 枢椎的顶部，红色阴影是枢椎峡部，紫色阴影是枢椎上侧块的内份。枢椎峡部 + 枢椎上侧块的内份 + 解剖学椎弓根 3 个部分构成了枢椎椎弓根复合体

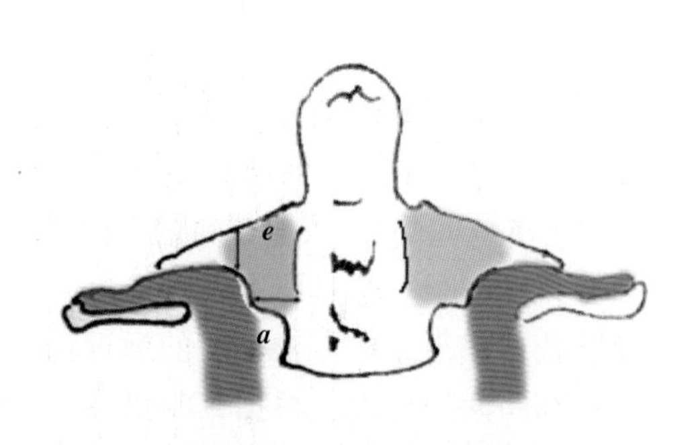

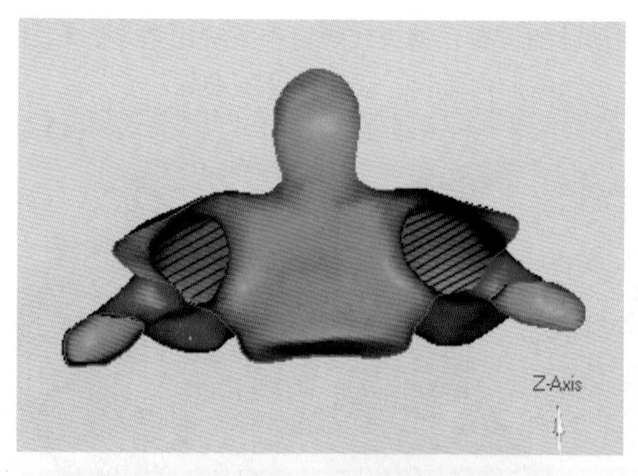

图 1-2-7 三维重建 CT 显示椎动脉孔的顶点（球部）一般位于枢椎椎弓根的外下方，所以在枢椎椎动脉孔球部的内上方存在一个安全置钉区。*a* 值和 *e* 值决定了安全置钉区的大小

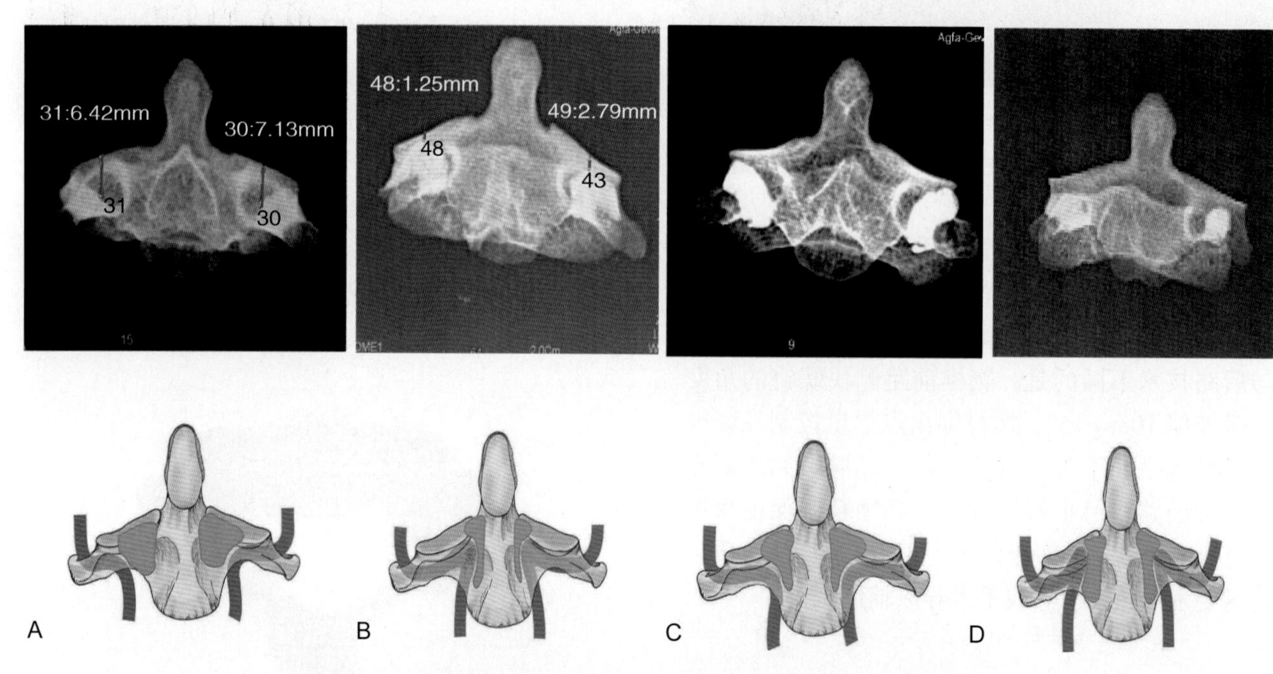

图 1-2-8 枢椎椎动脉孔及其内上方的安全置钉区存在 4 种变异情况

A. 松散低跨型；B. 紧密高跨型；C. 紧密低跨型；D. 松散高跨型

第三节 颅颈交界区后方肌肉神经与手术入路解剖

颅颈交界区后路手术一般多采用后正中入路，手术时，一般将患者置于俯卧位，胸部垫高，头呈略屈曲位，固定于可调式头架上，或将头部置于头托上，同时行颅骨牵引，维持颈椎位置。术者以体外触摸到的枕外隆凸、C_2 棘突及 C_6、C_7 棘突作为体表定位标志。根据以上骨性标志做一连线，即为颈后正中入路的切口线。颈后肌肉包括深浅两层，浅层主要有斜方肌、头夹肌、头半棘肌等，深层肌肉包括头后大直肌、头后小直肌、头上斜肌、头下斜肌等。这些深部肌肉形成枕后三角（图 1-3-1），控制颈椎的前屈后伸和旋转功能。颈后三角内有枕大神经、枕小神经、C_2 神经等神经穿过。颈后浅部肌肉两侧对称，后方形成强大的项韧带，两侧肌肉在中线紧靠在一起，没有血管穿行，称为白线。手术行后正中切口显露时，一般从中线部分进入，不

会引起出血（图 1–3–2 ）。在行寰枢椎后方显露时，需要紧贴骨膜剥离寰枢椎后方的小肌群，手术完成后尽可能修复缝合。枕大神经和枕小神经有时会损伤，造成枕部皮肤麻木，寰枢椎后方有粗大的 C_2 神经根（节）穿出，如果要处理 $C_{1/2}$ 侧块关节，需要切断 C_2 神经，也会引起后枕部皮肤麻木。必要时可以保留神经根，将其牵开进行操作。做 $C_2 \sim C_0$ 固定融合手术时，手术切口无须过长，一般做枕后隆突到 C_2 棘突连线的切口就可以了，手术下界仅做 C_2 椎板上方的肌肉剥离，而附着于 C_2 棘突上的其他肌群（如头半棘肌等）无须过多切断和剥离。手术完成固定后，切口和创伤都不大，术后下颈椎的运动功能保留较好。如果要行 C_3 以下固定，则需要较长切口，进行较大范围显露，这时需要将 C_2、C_3 及以下颈椎棘突上的肌肉大部分剥离，才能充分显露 C_3 及以下颈椎的螺钉置钉点。手术结束前应在 C_2 棘突上打孔，重建头半棘肌在 C_2 棘突的附着点，这样可以避免手术后下颈椎无力、颈椎反弓等并发症发生。

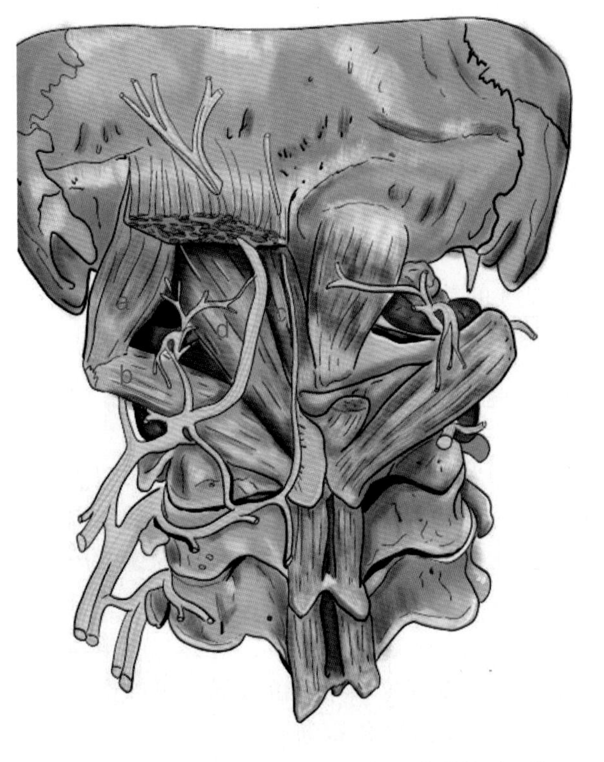

图 1–3–1 颅颈交界区深部肌群形成的枕后三角

a. 头上斜肌；b. 头下斜肌；c. 头后小直肌；d 头后大直肌

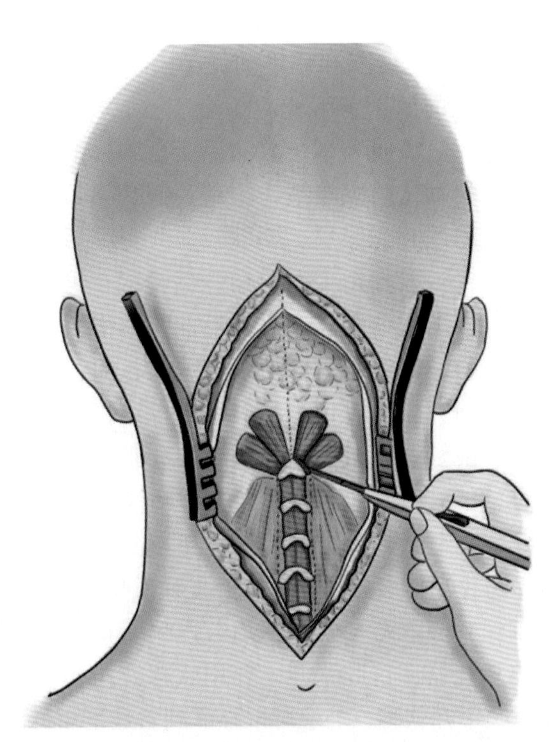

图 1–3–2 颅颈交界区手术行后正中切口显露时，一般从中线部分进入，不会引起出血

第四节 经口咽入路与经鼻入路应用解剖

由于寰枢椎紧贴颅底，其位置深在，常规颈椎前入路很难显露寰枢椎及斜坡区域。解剖学观察发现，这一区域正对的位置是人的口腔和鼻腔，所以经口咽入路和经鼻入路是处理寰枢椎及颅底斜坡区域病变的前方直接入路。要开展经口咽入路和经鼻入路的手术，必须掌握相关的应用解剖学知识。

一、经口咽入路的应用解剖

1. 口腔的构造 口腔是人体与外界连通的自然体腔，也是消化道的起始部分，它借口裂与外界相通，向后经咽峡与咽相续。口腔的前壁为唇，侧壁为颊，顶壁为腭，口腔底为黏膜和肌肉等结构。口腔内有牙、舌等器官。口腔借助上、下牙弓分为前外侧部的口腔前庭和后内侧部的固有口腔；当上、下颌牙咬合时，口腔前庭与固有口腔之间可借第 3 磨牙后方的间隙相通。口腔底部称为口咽部，与上方的鼻咽部相通。口咽部的深面是寰枢椎及其包绕的重要神经组织。

2. *咽后壁的解剖层次* 如实施经口咽寰枢椎手术，则需要了解咽后壁的解剖层次（图 1–4–1）。咽后壁由黏膜和肌肉构成，覆盖于颈椎前方，其深面是椎前肌肉，包括头长肌和颈长肌。颈长肌起于 T_1 ～ T_3 颈椎椎体及 C_3 ～ C_6 椎体及横突前结节，止于 C_2 ～ C_4 椎体及 C_2 ～ C_4 椎体、C_5 ～ C_7 横突前结节和寰椎前结节。头长肌是一对肌腹扁平的肌肉，下方起于 C_3 ～ C_6 横突，止于枕骨底。头长肌和颈长肌的深面是颈椎前方的前纵韧带、寰枕前膜等结构。其浅面是覆盖咽后壁的黏膜肌层和黏膜层，厚度较薄。行咽后壁手术显露时，一般先用手术刀切开黏膜层，再用电刀切开并剥离椎前肌层。对难复性寰枢椎脱位行前路松解时，常需要横向切断部分头长肌，并切开寰枢椎前方的前纵韧带和关节囊等结构。手术完成后，最好能将肌肉层和黏膜层分别缝合而关闭切口。但有时分层缝合困难时也可全层缝合，全层缝合一定要严密，边距可以宽些，针距小些，有助于防止切口裂开和感染等并发症发生。

3. *经口咽入路的显露范围与限制* 正常人使用口腔牵开器使口腔张开，并用软腭拉钩或导尿管经鼻腔牵开软腭，一般可以显露到斜坡下 1/3 到 $C_{2,3}$ 椎间盘的水平（图 1–4–2）。口腔张开度为 3 ～ 4.5cm（上门齿下缘到下门齿上缘的距离）。口腔底部的宽度为 2 ～ 2.5cm。如果口腔张开度过小（2.5cm 以下），手术操作会困难。口腔底部狭窄也会增加手术显露和固定的难度。

4. *颅底凹陷症患者的口咽显露* 颅底凹陷症患者由于存在颅底发育扁平、斜坡上移、寰枢椎脱位等畸形因素，颈椎整体上移，所以经口咽入路显露的范围与正常人也有很大差异。颅底凹陷症患者张开口腔，常发现软腭几乎完全遮盖咽喉后壁，即使使用口腔牵开器，其上界显露仍比较困难，一般可以采用软腭劈开技术改善上方显露（图 1–4–3）。

软腭劈开一般采用中线切开方式，将其分为左右两瓣，每侧分别用丝线缝合牵开。但应该保留悬雍垂，并在手术完成后将其重建。悬雍垂保留的患者术后发生饮水鼻腔反流的现象明显减少。传统的 Codman 口腔显露系统没有配备专门的软腭固定装置，可以用弯钳将软腭缝线牵拉固定于口腔两边，其缺点是影响手术透视。笔者研制的新型经口咽手术显露系统配有专用的软腭牵开固定装置，使用非常方便。当有患者咽腔非常狭窄，单纯纵向劈开也难以显露时，可以采用“L”形或“T”形劈开的方式，这样可以获得更好的显露。手术完成后，用 4 号丝线分前后两层缝合修复软腭，并重建悬雍垂（图 1–4–4）。

5. *颈动脉、椎动脉变异对经口咽入路手术的影响* 实施经口咽入路手术时，必须充分了解颈动脉和椎动脉的解剖和变异情况，避免显露和置钉等过程中损伤血管。正常情况下，颈动脉多位于寰枢椎平面中线两侧旁开 2 ～ 2.5cm，寰椎侧块外 1/3 的前方。常规经口咽显露和操作一般不会伤及颈动脉。在对寰枢椎侧块关节实施松解和显露时，如果由内向外横行切断头长肌，应注意避免伤及颈动脉。尤其要警惕的是，有时颈内动脉也存在罕见的变异情况，如单侧或双侧的颈内动脉向中线扭曲甚至完全遮挡于寰枢椎前面，这种解剖变异在实施经口咽入路手术时，损伤的风险很高（图 1–4–5）。术者在术前一定要行颈椎计算机体层血管成像（CTA）检查，对其有所预判。如果术前及时发现这种罕见的变异，可以选择后路手术或下颌下入路松解的方式规避颈动脉损伤。

除颈内动脉外，椎动脉也是需要重点保护的血管，在寰枢椎平面，椎动脉出入于枢椎和寰椎的椎动脉孔，它的变异情况较多，在后面的章节中有专门的介绍。一般来说，椎动脉的走行变异大多发生于寰枢椎的后方，因而寰枢椎前方手术损伤椎动脉的概率较低。所以选择经口咽入路显露寰枢椎时损伤椎动脉的概率相对较小，仅当两侧剥离范围过宽，明显超出寰枢椎前方的骨性结构外边界时，才有可能直接伤及椎动脉，这种情况只有在进行肿瘤全切除时才有可能发生。一般的寰枢椎松解手术仅需在寰枢椎前方骨性结构边界 2/3 内操作，所以与后路手术相比，经口咽入路损伤椎动脉的概率较低，这是经口咽入路手术的优点。但前路置钉技术要求较高，由于缺乏足够的解剖标志，置钉过程中螺钉损伤椎动脉概率相对大。在手术前，需要通过 CT 检查充分了解椎动脉孔的解剖变异情况，做好细致的手术规划和设计，避免螺钉穿入椎动脉孔损伤椎动脉。

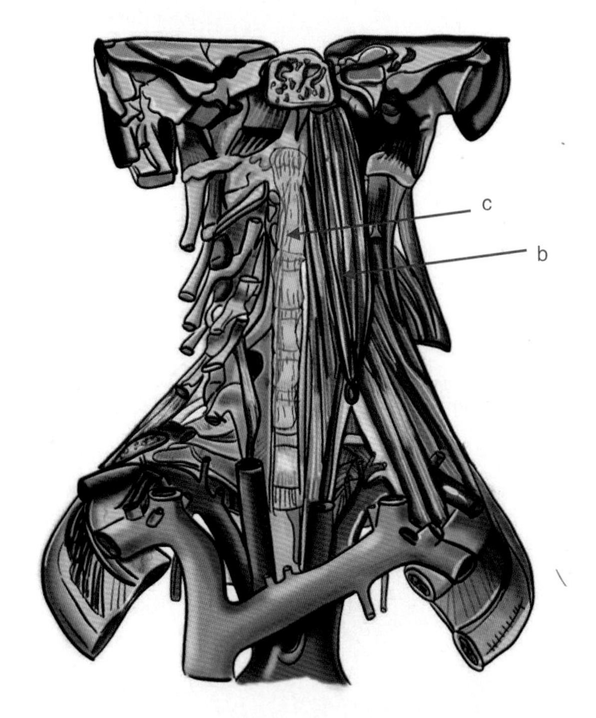

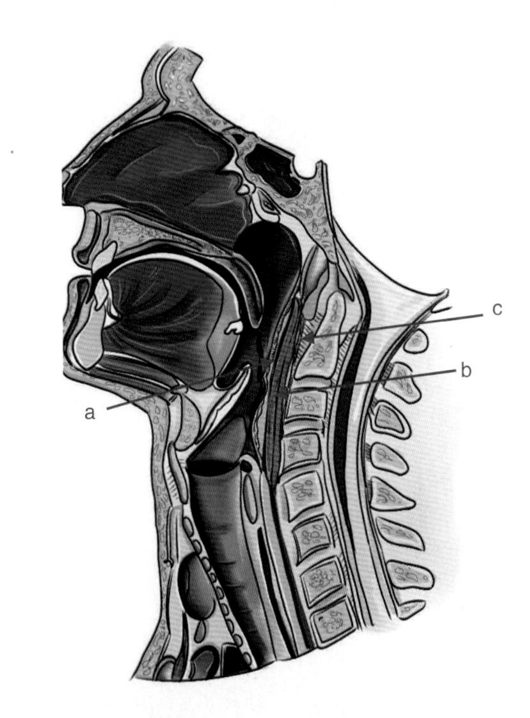

图 1-4-1　颅颈交界区经口咽入路的解剖层次

包括黏膜、黏膜肌层（a）、头长肌（b）及覆盖于寰枢椎前方的韧带（c）

二、经鼻入路的相关应用解剖

1. 鼻腔的解剖构造　鼻腔一般分为鼻前庭和固有鼻腔两部分，固有鼻腔向前经鼻前庭通前鼻孔，向后经鼻后孔接鼻咽腔。鼻腔被鼻中隔分为左右两部分，鼻中隔由骨性和软骨性鼻中隔两部分构成，鼻中隔的两侧覆以黏膜，以中鼻甲对应部分较厚，黏膜内含有大量腺体和血管。鼻腔外侧壁从下向上有 3 个呈阶梯状排列的鼻甲，每一个鼻甲的下方与鼻腔外侧壁均形成一间隙，分别为下鼻道、中鼻道、上鼻道。下鼻甲前中 1/3 的下方可见漏斗状鼻泪管开口，下鼻甲后端 1 ～ 1.5cm 处有咽鼓管咽口。

2. 鼻咽部的解剖层次　鼻咽部的上方是枕骨斜坡，下方是鼻咽底部，鼻咽后壁的黏膜较厚，覆盖于斜坡及寰枢椎前方，寰枢椎前方尚有头长肌覆盖，下方起于 C_3 ～ C_5 横突，止于枕骨底。行经鼻咽前路手术显露时，常需要将鼻腔底部黏膜进行“U”形或“L”形切开翻转，形成黏膜瓣，显露深面的骨性组织。寰椎前结节是判断寰椎的常用骨性解剖标志。

3. 经鼻入路的显露范围与限制　由于鼻腔狭小，每侧鼻孔能够容纳的器械比较有限，实施鼻咽入路手术时一般在内镜的辅助下进行。一般可以将内镜自一侧鼻孔置入作为观察窗，自另侧鼻孔置入手术工具进行操作，这样可以充分利用鼻腔空间。当患者存在鼻中隔偏曲或下鼻甲肥大时，会出现器械进入困难。需要先行鼻中隔偏曲矫正或部分切除肥大的鼻甲，才能实施手术。

采用经鼻入路的优点：其上方显露范围较广，一般可达斜坡上 1/3；其下界受硬腭影响，一般可达枢椎椎体中份（图 1-4-6）。对于合并扁平颅底、斜坡上移的患者，由于颈椎整体上移，经鼻入路下方显露可达到 C_2 甚至 C_3 以下水平。

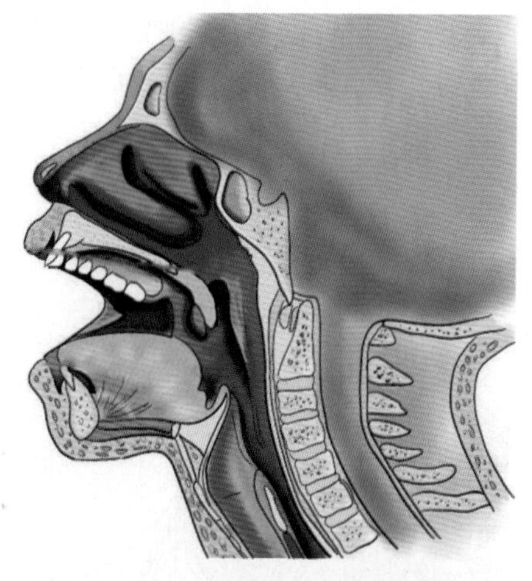

图 1-4-2 经口咽入路的显露范围

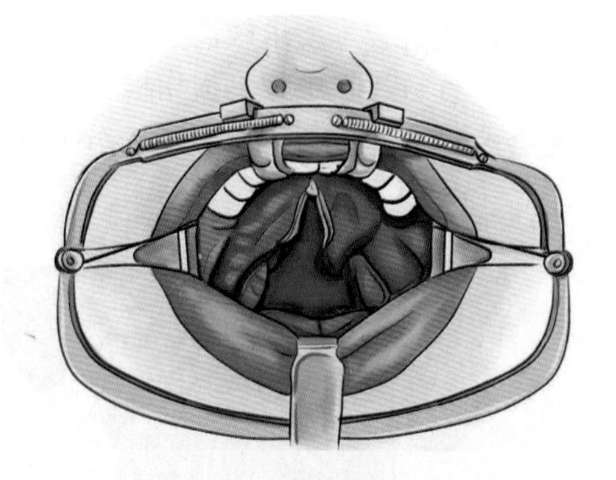

图 1-4-3 软腭劈开扩大显露

当软腭遮挡严重时，可以将软腭纵向劈开并用丝线将其拉向两侧，可以增加显露范围

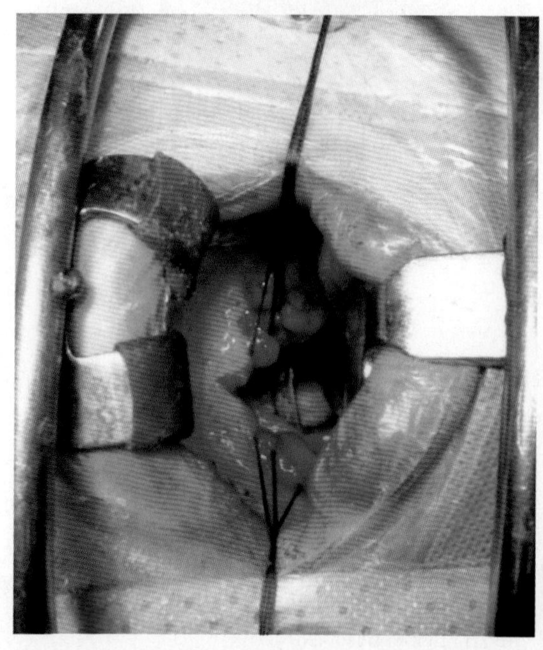

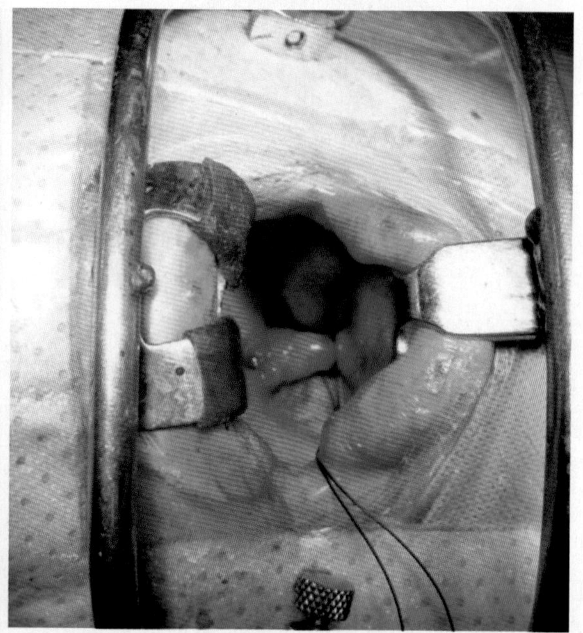

图 1-4-4 该患者采用软腭中线劈开方式增加显露，术毕修复软腭并重建悬雍垂

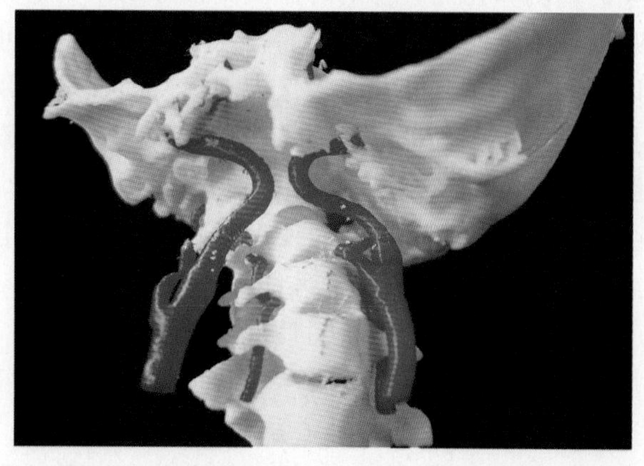

图 1-4-5 该患者颈动脉在寰枢椎区域向内弯曲，遮盖于寰枢椎前方。这种变异在实施经口咽入路寰枢椎松解手术时，容易伤及椎动脉

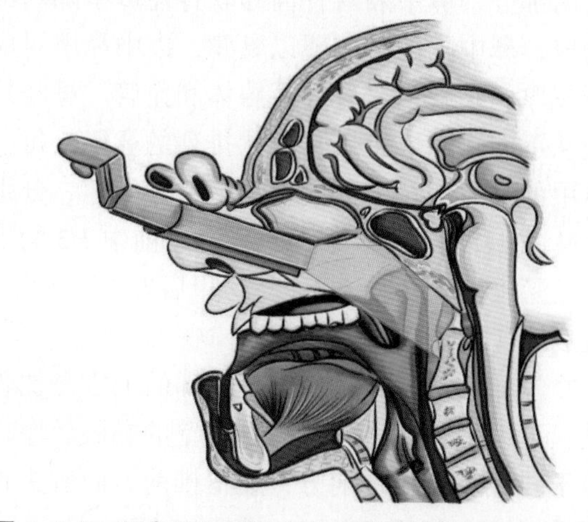

图 1-4-6 经鼻咽入路的上方显露操作范围一般可达斜坡上 1/3。其下界受硬腭影响，一般可达枢椎椎体中份

参考文献

王建华，2012. 枢椎椎弓根复合体与枢椎逆向椎弓根螺钉置入 . 中国脊柱脊髓杂志，22（10）：866–867.

王建华，夏虹，尹庆水，2012. 颅颈交界区疾病的椎动脉变异与个性化手术 . 中国骨科临床与基础研究杂志，4（5）：383–387.

王建华，夏虹，尹庆水，等，2011. 枢椎椎弓根螺钉置钉失误的影像学分析 . 中国脊柱脊髓杂志，21（12）：969–972.

王建华，夏虹，尹庆水，等，2012. 应用螺旋 CT 分层扫描及 PACS 图像分析技术在枢椎个体化置钉手术中的应用 . 中国矫形外科杂志，20（1）：30–33.

王建华，尹庆水，夏虹，等，2007. 对枢椎椎弓根复合体与解剖学椎弓根的认识 . 中国脊柱脊髓杂志，17（4）：319–310.

王建华，尹庆水，夏虹，等，2007. 枢椎椎动脉孔分型对枢椎椎弓根置钉的临床意义 . 中国脊柱脊髓杂志，17（8）：593–595 .

王建华，尹庆水，夏虹，等，2007. 枢椎椎弓根内固定的解剖学研究 . 解剖学研究，29（2）：129–131.

Aldahak N, Richter B, Bemora JS, et al, 2017. The endoscopic endonasal approach to cranio-cervical junction: the complete panel. Pan Afr Med J, 27:277.

Aljuboori Z, Alhourani A, Nuru M, et al, 2020. Morphometric study of the posterior possa: Identification of practical parameters for tailored selection of surgical routes to the petroclival region. J Neurol Surg B Skull Base,83(1):37–43.

Basaran R, Efendioglu M, Senol M, et al, 2018. Morphometric analysis of posterior fossa and craniovertebral junction in subtypes of Chiari malformation. Clin Neurol Neurosurg, 169:1–11.

Bonney G, Williams JP，1985. Trans-oral approach to the upper cervical spine. A report of 16 cases. J Bone Joint Surg Br，67: 691–698.

Bosco A, Aleem I, La Marca F，2020. Occipital condyle screws: indications and technique. J Spine Surg, 6(1):156–163.

Chaudhry NS, Ozpinar A, Bi WL, et al, 2015. Basilar invagination: Case report and literature review. World Neurosurg,83(6):1180.e7–e11.

Cheung KM, Mak KC, Luk KD, 2012. Anterior approach to cervical spine. Spine (Phila Pa 1976),37(5):E297–E302.

Crockard HA,1985. The transoral approach to the base of the brain and upper cervical cord. Ann R Coll Surg Engl,67(5):321–325.

Enepekides DJ, Donald PJ, 2001. Transoral approaches to the clivus and nasopharynx. Otolaryngol Clin North Am, 34(6):1105–1121.

Fang CH, Friedman R, Schild SD, et al, 2015. Purely endoscopic endonasal surgery of the craniovertebral junction: A systematic review. Int Forum Allergy Rhinol, 5(8): 754–760.

Hsu W, Wolinsky JP, Gokaslan ZL, et al, 2010. Transoral approaches to the cervical spine. Neurosurgery, 66(3 Suppl):119–125.

Kanodia G, Parihar V, Yadav YR, et al, 2012. Morphometric analysis of posterior fossa and foramen magnum. J Neurosci Rural Pract, 3(3):261–266.

Morgan S, Murphy G, 1992. The transoral approach to the cervical spine. J Neurosci Nurs,24(5):269–272.

Oberman DZ, Baldoncini M, Rabelo NN,et al，2021. Morphometric analysis of posterior cranial fossa and surgical implications. J Craniovertebr Junction Spine, 12(2):178–182.

Shrestha B, Paudel RC, Kashichhawa S, et al, 2022. Morphometric analysis of posterior fossa and foramen magnum among pediatric age group 6 to 16 years. Kathmandu Univ Med J (KUMJ), 20(79):342–345.

Shriver MF, Kshettry VR, Sindwani R,et al, 2016. Transoral and transnasal odontoidectomy complications: A systematic review and meta-analysis. Clin Neurol Neurosurg,148:121–129.

Shuman WH, DiRisio A, Carrasquilla A, et al, 2022. Is there a morphometric cause of Chiari malformation type I? Analysis of existing literature. Neurosurg Rev,45(1):263–273.

Urbizu A, Poca MA, Vidal X, et al, 2014. MRI-based morphometric analysis of posterior cranial fossa in the diagnosis of Chiari malformation type I. J Neuroimaging,24(3):250–256.

Wang J H, Xia H, Ying Q, et al，2013.An anatomic consideration of C2 vertebrae artery groove variation for individual screw implantation in axis. Eur Spine J, 22(7): 1547–1552.

Xia YZ, Xia HJ, Tang W, et al, 2022. Morphometric and volumetric analysis of the posterior cranial fossa in adult Chiari malformation type I with and without group B basilar invagination. J Integr Neurosci,21(2):70.

Yin YH, Yu XG, Qiao GY, et al, 2014. C1 lateral mass screw placement in occipitalization with atlantoaxial dislocation and basilar invagination: a report of 146 cases. Spine (Phila Pa 1976), 39(24):2013–2018.

Youssef AS, Sloan AE, 2010. Extended transoral approaches: surgical technique and analysis. Neurosurgery,66(3 Suppl):126–134.

Yu Y, Hu F, Zhang XB, et al, 2016. Endoscopic transnasal odontoidectomy. Sports Med Arthrosc Rev, 24(1):2–6.

Zoli M, Mazzatenta D, Valluzzi A, et al, 2015. Endoscopic endonasal odontoidectomy. Neurosurg Clin N Am, 26(3): 427–436.

第二章

颅颈交界区胚胎发育学

生命个体的形成是从受精卵的第一次分裂开始的，经过无数次的分裂，胚胎组织不断分化演变，逐渐形成人形的胎儿。十月怀胎，一朝分娩，胎儿脱离母体来到人间，便开始了人的成长过程。原发性颅底凹陷症被认为是一种与颅骨及高位颈椎先天发育异常密切相关的疾病，所以为了更好地研究颅颈交界畸形相关的疾病，我们有必要追溯胚胎在母体内发育的整个过程。从胚胎发育到婴儿出生，直至儿童长大成人，是个体不断发育成熟的成长过程。与人体其他部位的组织器官一样，颅颈交界区的解剖结构也存在一个渐进而缓慢的发育生长过程。其中胚胎期的组织分化和器官形成的过程尤为关键，这一时期如果发生紊乱，将会使新生的个体发生某些结构缺陷或畸形；而这些畸形将成为以后疾病的基础。所以，了解颅颈交界区解剖结构的胚胎发育特点，对理解颅颈交界区先天性畸形相关疾病的形成过程具有十分重要的意义。本章将针对颅底和寰枢椎的胚胎发育及颅后窝的形成和重建等方面的相关知识进行介绍。

一、颅底的胚胎发育

研究发现，约在妊娠第3周，脊索形成于外胚层和内胚层之间的中胚层。随着覆盖脊索的外胚层逐渐增厚、分化，形成神经外胚层，随即形成神经外膜。神经外胚层的中间部分折叠形成神经沟和神经褶，神经褶包裹神经沟。这时，间充质细胞族开始融合，脊索中间的组织形成轴旁中胚层，其是脊索的双侧外部结构。然后脊索的胚芽向头尾端开始分节，在颈静脉孔水平，轴旁中胚层细胞向中线迁移，并在脊索周围融合。

一般认为，颅骨底部发育过程是通过软骨内成骨实现的，它先形成软骨框架，然后骨组织沉积于软骨框架上，并通过改建吸收过程进行塑造。枕骨斜坡会随着蝶骨、枕骨软骨结合形成的骨缝延长等过程而发育生长，并伴随着枕骨大孔升降等变化。

约在妊娠第4周，脊索形成42个体节。其中包括4个枕节、8个颈节、12个胸节、5个腰节、5个骶节和8～10个尾节等（表2-0-1）。体节再继续分化成外部的生皮节、内部的生肌节和中间的生骨节。生骨节位于腹内侧，将来发育形成椎骨。胚胎两面的腹内侧细胞向中线移动，包绕脊索。

表2-0-1　颅颈交界区的胚胎发育

骨节	分节	次分节	构成
枕节	第1枕节		枕骨底
	第2枕节		
	第3枕节		枕骨外中心（颈静脉结节）
前寰椎（第4枕节）	椎腹体		斜坡前结节
	椎体		齿突尖、齿突尖韧带
	神经弓	头腹部	枕骨大孔“U”形前缘，枕骨髁和中央第3枕骨髁，十字韧带和翼状韧带
		尾背部	寰椎侧块，寰椎后弓的上部
第1颈节	腹部		寰椎前弓
	中部		齿突
	神经弓		寰椎椎弓的后下部
第2颈节	腹部		消失
	中部		枢椎椎体
	神经弓		枢椎后弓，关节突

一般情况下，脊椎的椎体是由上一个生骨节尾侧的下半和相邻下一生骨节头侧的上半联合形成的。但脊索的前 4 个生骨节有所不同，它们主要分化成颅底及附近的结构，最终融合并形成枕骨和枕骨大孔后方的部分。枕骨的血管化也开始于这一时期，这时神经节和血管组织开始形成和分化。

约在妊娠第 3 周末，胚胎内有类似管状组织出现，妊娠第 4 周由外胚层出现的神经褶向内包裹并在中线开始融合，形成神经管。这一过程首先发生在未来的寰枕关节部位，对应于第 4 体节。神经管融合在头尾两侧同时进行，其两端仍保持开放。妊娠第 5 ～ 6 周更多的大脑组织和脊髓束进一步分化，第四脑室顶部在中线外侧变薄形成马让迪（Magendie）孔和侧面的路施卡（Luschka）孔，妊娠第 7 周第四脑室和蛛网膜下腔之间的连接形成，除颅底以外的其他大部分颅骨则是通过膜内化骨发育形成的。膜内化骨通常在妊娠第 38 ～ 40 天完成，接下来软骨内化骨则从枕底骨的软骨化开始，前 2 个枕节分化形成枕骨底，第 3 个枕节形成枕骨外中心（颈静脉结节）。理解颅颈交界区胚胎发育的关键是对第 4 枕节（即前寰椎）发育的了解。一般认为，前寰椎的下椎体形成斜坡前结节，而前寰椎的椎体形成齿突的尖部和齿突尖韧带等（图 2-0-1）。

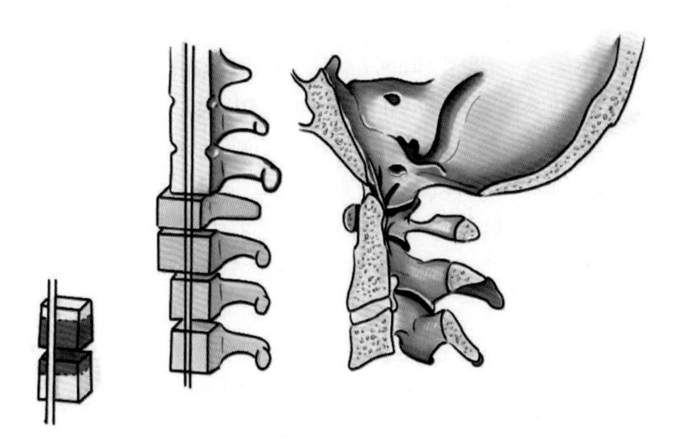

图 2-0-1　前寰椎的神经弓分为上下两部分

上部与枕骨融合形成双侧枕骨髁突，下部融合成寰椎，形成双侧寰椎上关节突和侧块的小部分，前寰椎的腹侧部分退化为第 3 髁突或颅骨底的脊状前突。前寰椎的椎体核心退化成齿突尖韧带

枕部生骨节与节段性神经相对应，这些神经将形成舌下神经。前寰椎的神经弓分成头腹侧和尾背侧。头腹部形成枕骨大孔的前缘、枕骨髁及中央第 3 枕骨髁。前寰椎的侧方部分缩合成十字韧带和翼状韧带。前寰椎神经弓尾背部分化成寰椎侧块和寰枢椎后弓的上部。

二、寰椎的胚胎发育

一般认为，寰椎主要是由第 1 颈节原始椎体塑形后形成的一节过渡性椎骨，但实际上，寰椎的发育既有第 1 颈节的参与，也有部分第 4 枕节（前寰椎）的参与。其中第 1 颈节的腹部分化形成寰椎前弓，第 1 颈节的神经弓分化形成寰椎的后弓下部；除第 1 颈节外，第 4 枕节也参与了部分寰椎的形成，其尾背部分化形成寰椎后弓的上部。另外，第 1 颈节也参与了部分枢椎齿突的形成：第 1 颈节的中部也就是相当于寰椎的椎体部分分离后与枢椎椎体融合，参与形成齿突。

在胚胎发育的早期阶段，每一个脊椎节段都有一个脊索腹侧弓，但实际上，除了第 1 颈节形成了寰椎前弓以外，其他的脊索腹侧弓随后都消失了。第 1 颈节的神经弓形成了寰椎椎弓的后下部。有时，第 4 枕节本身的脊索腹侧弓可幸存，它可结合寰椎前弓形成一个变体，这个异常的关节结合可能会存在于斜坡、寰椎前弓和齿突顶端之间。

三、枢椎的胚胎发育

枢椎是一个具有较为复杂结构的脊椎，它包括枢椎齿突、枢椎椎体、枢椎后弓、关节突等结构。一般认为，枢椎的形成同时涉及了第 4 枕节、第 1 颈节和第 2 颈节的发育过程。在胚胎发育阶段，第 2 颈节的腹侧椎体消失，形成枢椎椎体。第 2 颈节的神经弓则发育成了关节突、关节面和枢椎后弓。而枢椎齿突的终末部分则由第 4 枕节生成，齿突的体部由第 1 颈节形成，而枢椎的最下部分由第 2 颈节形成。所以，理论上枢椎的发育过程是第 1 颈节、第 2 颈节和第 4 枕节共同参与的过程。

婴儿出生时，齿突被软骨带从枢椎椎体分离，这个软骨带是一个退化的椎间盘，涉及神经中枢软骨联合。它位于枢椎上关节突关节面水平之下，神经中枢软骨联合在大多数3～4岁的儿童中可见，8岁时消失。出生时齿突的尖部没有骨化融合形成枢椎基底部，因此它在侧位X线片是看不见的，此时它被一个独立的骨化中心代替，而这个骨化中心在3岁时才能在影像中看到，直到12岁才和齿突的剩余部分融合。

四、颅后窝的发育与改建

研究发现，在胎儿及出生后婴儿的颅底发育过程中，颅后窝的形态是不断变化的，伴随着颅骨吸收、骨缝生长和骨沉积等一系列的联合作用，颅后窝扩张，并顺应颅后窝内容物的发育而改变其形态，以适应颅脑的发育过程，这就是颅后窝的发育与改建过程。颅后窝的改建过程主要有以下特点：① 颅底生长延长了枕底骨，降低了枕骨大孔的前缘。②在枕骨下后方，小脑向下移位与大脑枕叶和颞叶的转动导致在枕后点形成了一个同其适应的向下后方的吸收性位移。③虽然蝶枕软骨结合在矢状位上的生长于10～20岁比较活跃，但人的颅底角在人的一生看起来是维持相对不变的，这与蝶枕软骨结合部的软骨生长和持续的表面重塑之间的相互作用有关。④ 在颅后窝扩张的过程中，软骨的融合生长是一个重要的特征。其过程与脑部的发育和身体其他部位的发育是协调一致的。⑤值得注意的是，颅骨底生长速度在青春期陡增，而且头尾方向向上的发育与大脑半球的发育相平行，尽管生长快速，但130°的倾斜角是出生后维持不变的。这个倾斜角显著地将上方扩张的脑部和下方的面部复合体以鼻腔分隔开来，以维持正常的颅颈交界区的漏斗样形态，保证脑干、小脑和延髓与高位颈脊髓的自然过渡。

参考文献

Bagnall KM, Sanders EJ,Higgins SJ, et al, 1988. The effects of somite removalon vertebral formation in the chick, Anat Embryol(Berl),178:183–190.

Bareggi R, Grill V, Sandrucci MA, et al, 1993. Developmental pathways of vertebral centra and neural arches in human embryos and fetuses. Anat Embryol(Berl),187(2) :139–144.

Christ B, Schmidt C, Huang R, et al, 1998. Segmentation of the vertebrate body. Anat Embryol(BERL), 197(1):1–8.

Crockard HA, Stevens JM, 1995. Craniovertebral junction anomalies in inherited disorders:parts of the syndrome or caused by the disorder?Eur J Pediatr ,154(7):504–512 .

Currarino G, Rolllins N, Diehl JT. Congenital defects of the posterior arch of the atlas: a report of seven cases including an affected mother and son. AJNR Am J Neuroradiol，15（2）:249–254.

Dubousset J, 1986. Torticollis in children caused by congenital anomalies of the atlas. J Bone Joint Surg Am,68:178–188.

Francel PC, Persing JA, Dodson EE, 1992. Embryology of craniofacial development//Crockard A, Hayward R, Hoff JT. Neurosurgery:The Scientific Basis of Clinical Practice. Boston, MA:Blackwell Scientific Publications: 48–62.

Garber JN, 1964. Abnormalities of the atlas and axis vertebrae: congential and traumatic. J Bone Joint Surg Am，46:1782–1791.

Hierholzer J,Isalberti M, Hosten N, et al, 1999.A rare complex developmental anomaly of the atlas:embryological and radiological considerations. Neuroradiology ,41(12):901–903.

Kalla AK, Khanna S,Singh IP,et al,1989. A genetic and anthropological study of atlanto-occipital fusion. Hum Genet ,81(2):105–112.

Keynes RJ,Stern CD,1988.Mechanisims of vertebrate segmentation. Development, 103(3):413–429.

Lanier RRJ，1939. Anomalous cervico-occipital skeleton in man. Anat Rec，73:189–207.

Macalister A，1893. Notes on the development and variations of the atlas. J Anat Physiol, 27(pt4):519–542.

Menzes AH，2008. Craniocervical developmental anatomy and its implications. Childs Nerv Syst, 24(10):1109–1122 .

Muller F,O'Rahilly R,1986.Somitic-vertebral correlatin and vertebral levels in the human embryo.Am J Anat, 177(1):3–19.

Nicholson JT, Sherk HH，1968. Anomalies of the occipitocervical articulation. J Bone Joint Surg Am，50（2）:295–304.

Sensin EC,1957.The development of the occipital and cervical segments and their associated structures in human embryos. Contrib Embryol，36:152–161.

Taitz C, 2000. Bony observations of some morphological variations and anomalies of the craniovertebral region. Clin Anat,13(5):354–360.

Tanaka T, Uhthoff HK, 1981.The pathogenesis of congenital

vertebral malformations: a study based on observations made in 11 human embryos and fetuses, Acta Orthop Scand, 52(4):413–425.

Tanaka T,Uhthoff HK,1981.Significance of resegmentation in the pathogenesis of vertebral body malformation. Acta Orhtop Scand,52(3):331–338 .

Tsou PM,Yau A, Hodgson AR,1980.Embryogenesis and prenatal development of congenital vertebral anomalies and their classification. Clin Orthop, 152:211–231.

第三章

颅颈交界区生物力学

直立行走是人和其他哺乳动物的重要区别之一，寰枢椎位于脊柱的顶端，它上连颅骨，承担着头颅重量，下接低位颈椎，具备复杂的运动功能，起到承上启下的作用，是头颅与下颈椎连接的枢纽。颅颈交界区具有复杂的生物关节构造，使其能够在维持头颅灵活运动的同时，保持其稳定，并保护颅后窝和椎管内的重要神经组织免受损伤。这些都有赖于颅颈交界区所独有的生物结构和力学特征。充分了解颅颈交界区的生物力学特点，对提高该区域疾病的诊治水平具有重要的指导意义。另外，当颅颈交界区因病变而稳定结构遭受破坏造成寰枢椎或枕颈之间失稳时，需要通过手术对其进行力学重建，这些都涉及颅颈交界区生物力学的基础知识。本章主要对脊柱外科医师感兴趣的颅颈交界区的一些相关生物力学问题进行探讨。

一、颅颈交界区解剖结构的运动学特征

1. 寰枢关节与寰枕关节的运动范围　颅骨与颈椎的连接主要包括寰枕关节、寰枢关节及其周围的韧带和肌肉等软组织结构。头颅要实现灵活的前屈、后伸和左右旋转功能与颅颈交界区的关节运动单元有重要关系。研究发现，寰枕关节和寰枢关节承担了重要的前屈、后伸、左右侧屈和左右旋转等功能。尸体标本和在体实验等研究揭示了寰枕关节和寰枢关节在各种运动情况下的运动范围是有所区别的（表 3-0-1，图 3-0-1）。由于寰枕关节和寰枢关节之间均无椎间盘，寰枕关节之间的球窝关节使其较其他的颈椎关节具有更大的屈伸运动度，但在轴向旋转和侧弯方向上的运动度较小。寰枢关节间双凸关节面形状允许枢椎较大范围绕齿突旋转，所以寰枢椎运动节段在脊柱中具有最大的弹性，它允许双侧共 80° 或更大的轴向旋转运动，有超过 50% 的颈椎旋转发生于寰齿关节。因此进行寰枢关节融合术时，首先要考虑其给颈椎旋转功能带来的负面影响。另外，寰枕关节、寰枢关节的侧屈运动均较下颈椎运动节段平均小 8° 。颅颈交界区的固定手术对颈椎侧屈的影响较小，因为下颈椎具有较强的代偿能力。

表 3-0-1　寰枕关节和寰枢关节的角度运动范围

运动节段	前屈（°）			后伸（°）			轴向旋转（°）			侧屈（°）		
	LZ	SZ	ROM	LZ	SZ	ROM	LZ	SZ	ROM	LZ	SZ	ROM
寰枕关节	12.1	1.7	13.8	12.1	1.6	13.7	2.7	1.8	4.5	1.9	1.3	3.2
寰枢关节	6.6	3.2	9.9	6.6	1.3	8.0	32.8	3.1	35.9	2.0	0.8	2.7

注：LZ. 松弛区；SZ. 弹性区；ROM. 运动范围。加载约 1.5N · m 生理性弯矩测得的数据为单侧运动范围。

2. 寰枢椎的运动学特征描述方法　由于寰枢椎结构的复杂性，描述寰枢椎的运动学特征，要提到 2 个重要的生物力学名词，即耦合运动和瞬时旋转中心。

（1）耦合运动：是指脊椎向某一侧侧弯运动时，椎体本身会向另一侧旋转。当寰枢椎发生旋转运动时，寰枢关节的侧弯和轴向旋转运动会发生耦合，这和寰枢椎侧块关节面的形状及其关节面的斜面形态导致的运动相互依存有关。一般耦合运动和主运动方向相反，如寰枢关节左侧旋转，常耦合右侧弯运动。

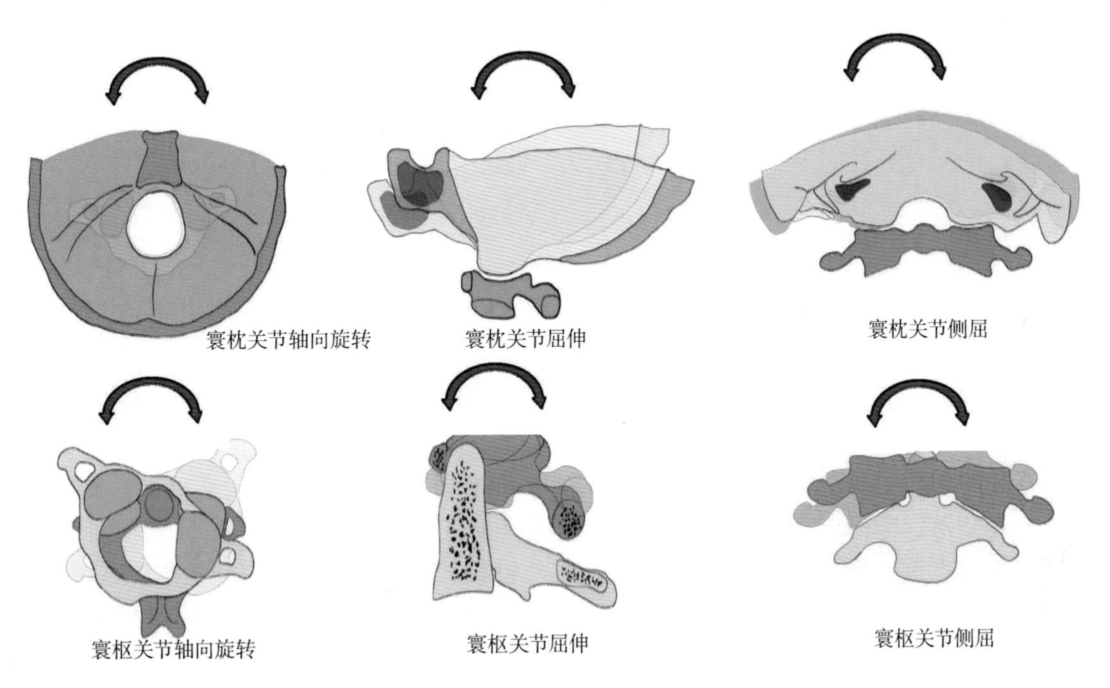

图 3-0-1　**寰枕关节和寰枢关节的运动模拟示意图**

不同的姿势会影响颅颈交界区耦合运动的方向。当颈椎位于中立位或后伸位时，寰枢关节左侧弯时会耦合右侧轴向旋转运动。当颈椎处于前屈位时，其左侧弯将耦合左侧轴向旋转运动。由于耦合运动的存在，寰枢椎运动的复杂性增加了。人们研制仿生的人工寰枢椎关节时，应该能够充分模拟其耦合运动才能获得最佳的效果。

（2）瞬时旋转中心（instantaneous center of rotation，ICR）：是指在一个平面内旋转运动时，椎体旋转所围绕的那个点。通过测量 ICR 的轨迹可以区分正常脊柱、损伤脊柱和不稳定脊柱，这对疾病的诊断具有一定的参考价值。对 ICR 的三维模拟称为瞬时运动轴，其是椎骨在某段时间旋转运动时，ICR 在空间所绘轨迹，如果椎骨可以沿轴线平移，运动螺旋轴就可以较全面地描述椎骨的运动（6 个自由度运动），椎骨由空间的一个位置移动到另一个位置，其角位移和线位移的运动可以用螺旋轴特性描述。在某段时间内，脊柱运动的 ICR 或瞬时运动螺旋轴的集合称为瞬心运动轨迹，它可以评估脊柱的稳定性，如果关节运动是无平移的纯旋转，则瞬心运动轨迹的所有轴都重合，若耦合平移运动，则点或线分布轨迹会变化。另外瞬时运动螺旋轴相互平行则关节单纯旋转；瞬时运动螺旋轴间夹角变化较大，说明关节运动发生了摇摆。

通过计算机模拟测量发现，人的寰枕关节、寰枢关节、钩椎关节 ICR 的大致范围如图 3-0-2 所示。通过分析测量颈椎的 ICR 变化，一方面可以对颅颈交界区疾病造成的异常进行诊断。另外，在设计相应的人工假体或手术方式时，也可以通过 ICR 的测量评价其生物力学性能的优劣。合理的手术方法或仿生的生物假体应该是能够有效恢复正常的 ICR。否则假体的置入会干扰人体的正常生理功能，给颈椎带来负面影响。

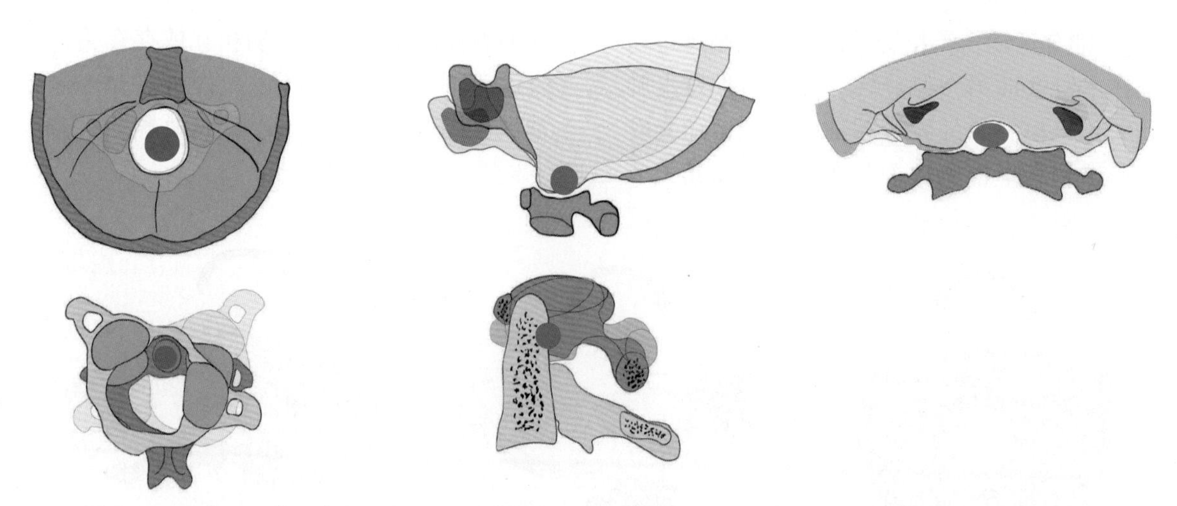

图 3-0-2　寰枕关节、寰枢关节在各个参考面上运动的大致 ICR 位置（蓝色圆点表示 ICR 的位置）

二、颅颈交界区骨折脱位的力学机制

颅颈交界区的创伤主要包括韧带损伤、骨折和脱位等。高处坠落、车祸、直接暴力打击等均可造成颅颈交界区严重创伤，一般认为，不同的暴力机制可以造成不同类型的创伤。研究不同暴力导致颅颈交界区骨折脱位的机制对指导疾病诊断和治疗具有重要意义。通常认为齿突周围的韧带组织及寰枢椎的侧块关节囊等是维持寰枢椎稳定的重要解剖结构，如果其发生损伤或断裂，可以造成寰枢椎的失稳和脱位。通过建立颅颈交界区的颈椎模型，施加不同暴力来研究骨折脱位发生的类型，结果如图 3-0-3 所示，不同方向的致伤外力和不同的骨折脱位类型相关。①当受到来自颅顶的轴向压缩应力时，可以发生枕骨髁骨折及寰椎侧块分离性骨折（Jefferson 骨折）；② 当寰椎受到后方轴向压缩应力时，将发生寰椎后弓近椎动脉沟处的骨折；③颈椎受到的过度后伸暴力与 Hangman 骨折有关；④不同方向（角度）的致伤暴力可以导致不同类型的齿突骨折；⑤向前的致伤向量可以导致寰椎横韧带损伤，同时造成寰枢椎前脱位；⑥ 扭转性致伤向量可以损伤寰枢椎侧块关节囊，导致寰枢椎旋转半脱位。

三、颅颈交界区手术内固定的相关生物力学问题

1. 寰枢椎后路各种内固定方式的生物力学差异　用于寰枢椎后路固定的手术方式主要有四大类：①寰枢椎后路钢丝固定技术；②寰枢椎后路椎板夹固定技术；③寰枢椎后路经关节螺钉（Magerl 螺钉）固定技术；④寰枢椎后路钉棒（或钉板）固定技术。其中寰枢椎后路钢丝固定技术发明和应用最早，具体根据钢丝捆绑的方式不同，包括 Garlie 和 Brook 两种方法。这种技术的固定原理类似于四肢骨折的“张力带”原理，通过钢丝的拉力将脱位的寰椎向后牵拉复位，使寰椎前弓贴紧椎枢齿突，并恢复正常的寰枢椎侧块关节的垂直接触，从而维持其稳定。应用这一技术的前提是患者的齿突结构完整，且寰枢椎侧块关节正常，只有这样，才能发挥张力带作用，维持整体结构的稳定。如果齿突存在骨折，这一固定方法将失效。该固定技术抵抗寰枢椎前屈、后伸的力学性能较好，缺点是抵抗寰枢椎的旋转作用较差，术后佩戴护具进行可靠的外固定是必要的。

寰枢椎的椎板夹固定技术和钢丝固定技术类似，只是将钢丝改成固定使用更加方便的椎板夹，其固定原理仍然是张力带原理，适合齿突结构完整的寰枢椎脱位或失稳患者。如果将其用于齿突骨折或游离齿突合并寰枢椎脱位的患者，张力带效能无法发挥，将导致手术失败，一些经验缺乏的医师会出现这种错误。

Magerl 螺钉技术是将 2 枚螺钉穿过寰枢椎的侧块关节实施固定，这种固定方式具有较好的抗弯曲应力能力，与前面两种方法相比，具有更好的力学固定强度，它不仅可以用于一般的寰枢椎

脱位，也可用于合并齿突骨折或游离齿突的寰枢椎脱位患者。由于2枚螺钉之间缺乏连接，当寰枢椎扭转运动时，其抵抗能力依然有限，为了进一步提高其力学固定性能，可以采用倪斌等提出的在寰椎后方增加椎板夹并通过钛棒与Magerl螺钉的尾部连接的方法获得改善。

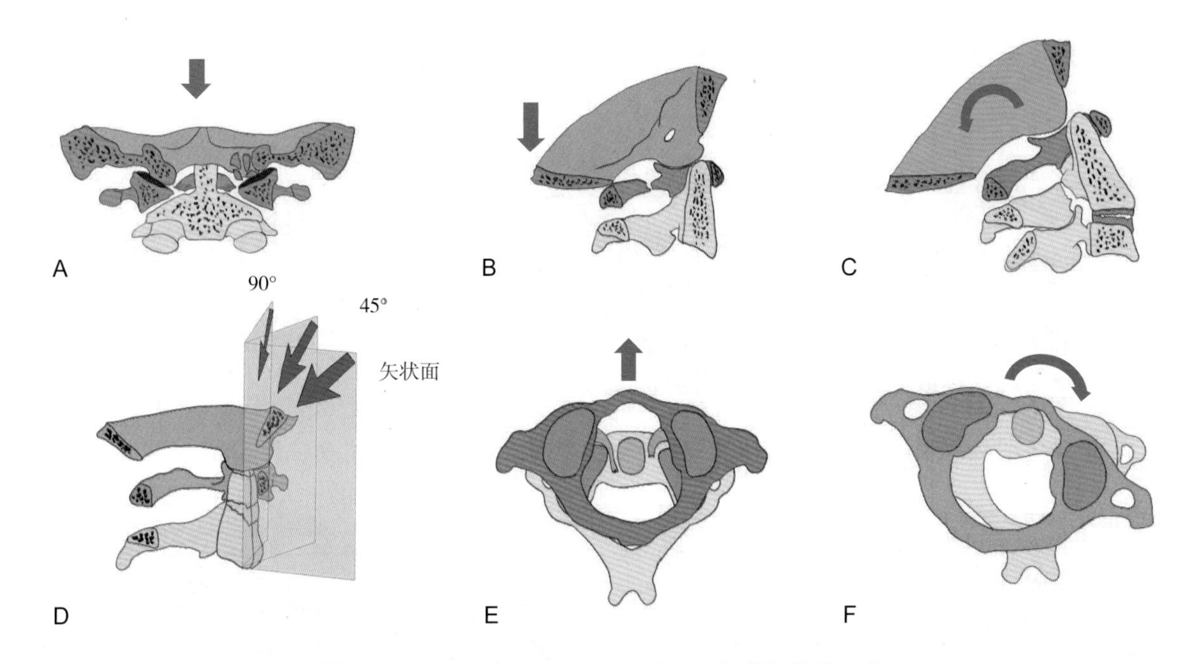

图 3-0-3　各种类型颅颈交界区骨折和韧带损伤的力学机制

A. 轴向压缩应力与枕骨髁骨折及寰椎侧块的分离性骨折（Jefferson 骨折）有关；B. 后方轴向压缩与寰椎后弓近椎动脉沟处的骨折有关；C. 颈椎过度后伸暴力与 Hangman 骨折有关；D. 不同角度的致伤向量可以导致不同类型的齿突骨折；E. 向前的致伤向量可以导致寰椎横韧带损伤；F. 扭转性致伤向量可以导致寰枢椎旋转半脱位

目前应用最广的寰枢椎后路固定技术是基于寰枢椎后路椎弓根（或侧块）螺钉固定的钉棒或钉板技术。这一技术最早由印度学者Goel和德国学者Harms提出，又称Goel-Harms技术。通过在寰椎和枢椎的侧块分别置入2枚螺钉的方法建立锚定点，然后通过钛棒或钛板与其连接，最终形成四边形的稳定结构。这种技术手术操作比较方便，另外，还可借助螺钉和钛棒（板）的提拉复位功能使寰枢椎脱位得以复位，这在前面的几种内固定方法都不具备。此技术是目前公认的固定效果最好的寰枢椎后路内固定技术，被认为是寰枢椎后路内固定手术的“金标准”。寰枢椎后路短节段固定使用钛棒比较多，有些学者也喜欢使用钉板系统固定，钉棒和钉板固定在抗扭转能力方面稍有差异，钉板的性能更优秀一些。但钉棒系统也可以通过增加横连的方法将四钉两棒形成一个稳定的框架结构，抗扭转能力会明显增强。

2. 寰枢椎后路钉棒固定——选择固定钉还是多轴钉　目前，商用的寰枢椎后路内固定系统以钉棒系统为主，提供的螺钉有固定尾帽钉和万向螺钉两种，我们必须了解两种螺钉在使用时存在的生物力学差异，这样可以更好地指导手术，避免手术失败。我们知道：固定螺钉的尾帽和螺钉是刚性一体的，万向螺钉的尾帽是可以摆动的，这种设计是为了更方便钛棒安装。如果寰枢椎的4枚螺钉均选用尾帽可动的万向螺钉固定，会形成“平行四边形”效应，当患者颈椎前屈时，枢椎的螺钉尾帽无法抵挡寰椎前移的力量，寰椎会向前滑动导致复位丢失。所以，我们建议枢椎螺钉尽量选择固定尾帽的螺钉，这样可以获得较为稳固的“底座”，避免因“平行四边形”效应而术后复位丢失，手术失败。

3. 枢椎椎板螺钉的力学缺陷　临床上，枢椎的椎动脉孔存在“紧密高跨”等解剖变异，无法置入椎弓根螺钉时，枢椎椎板螺钉固定是一种较为安全的替代固定方式。它通过2枚螺钉斜向穿入对侧的椎板骨皮质之间的骨松质内，获得固定和把持力。2 枚枢椎椎板螺钉和寰椎侧块（或椎弓根）螺钉之间用钛棒连接可以组成改良的 Goel-Harms 固定系统。但由于枢椎椎板螺钉的抗旋转能力差，无法有效抵挡寰椎前移，术后如果不辅以可靠的外固定，容易发生复位丢失（图 3-0-4），这是枢椎椎板螺钉固定系统的缺陷。笔者研制的基于椎板螺钉的板钉系统可以有效克服这一缺陷，消除椎板螺钉系统的“平行四边形”效应，获得更好的生物力学性能（图 3-0-5）。

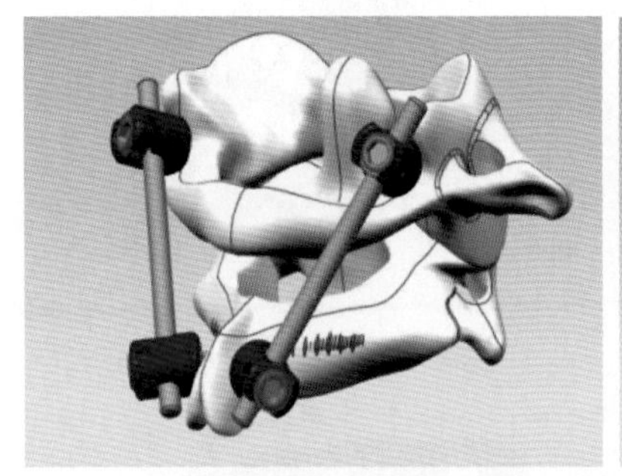
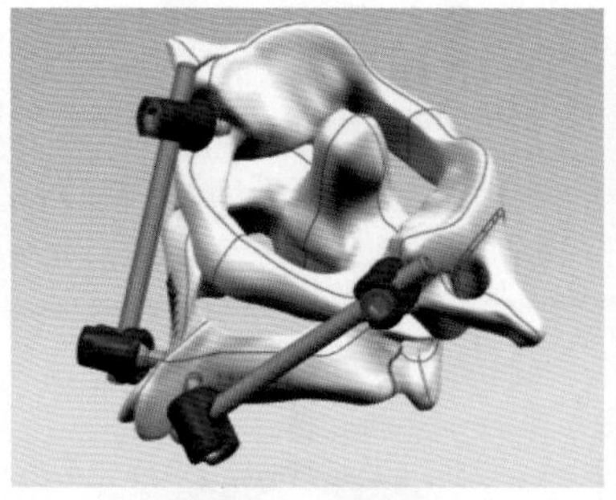
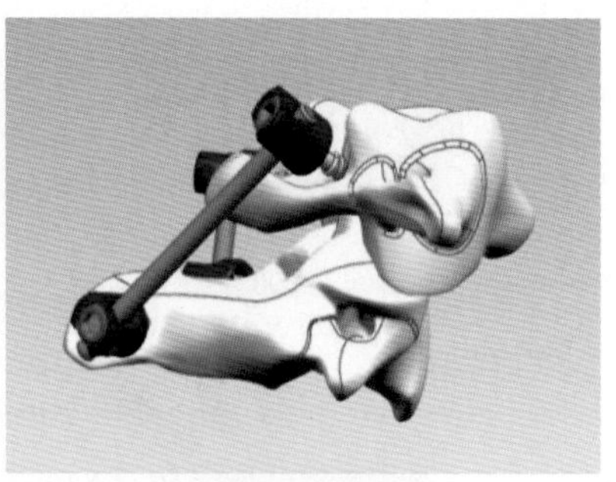

图 3-0-4　采用椎板螺钉固定可因椎板螺钉的轴向旋转发生“平行四边形”效应而导致再脱位

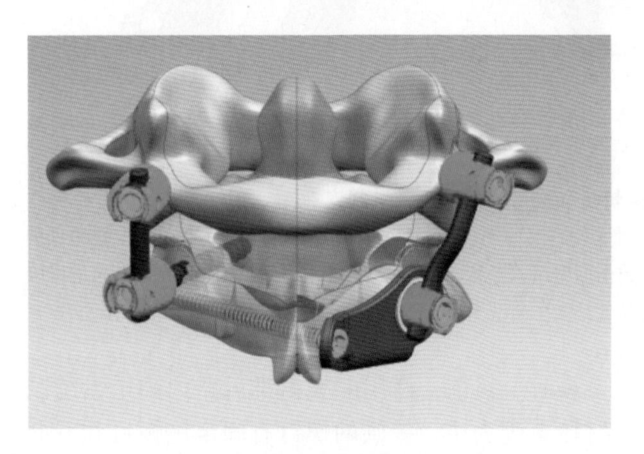

图 3-0-5　笔者研制的枢椎椎板螺钉系统，其可以增加固定强度，减小“平行四边形”效应

4. 寰枢椎前路钢板与寰枢椎后路钉棒　寰枢椎是人体最为复杂的关节，其承担了颈椎超过 50% 的旋转功能，所以无论前路内固定系统还是后路内固定系统，都必须具备较好的抗扭转能力。目前用于寰枢椎前路的内固定系统以钛板（以 TARP 钢板为代表）为主。生物力学测试表明，前路 TARP 钢板在枢椎使用逆向椎弓根螺钉，寰椎使用侧块螺钉或椎弓根螺钉的情况下，与后路四钉二棒系统的抗前屈后伸和侧屈能力非常接近，且其抗扭转能力要强于后者。当后路钉棒系统增加横连接后，两者相当。这也说明，寰枢椎前路钛板固定在抗扭转能力方面较后路钛棒更具有优势（图 3-0-6）。

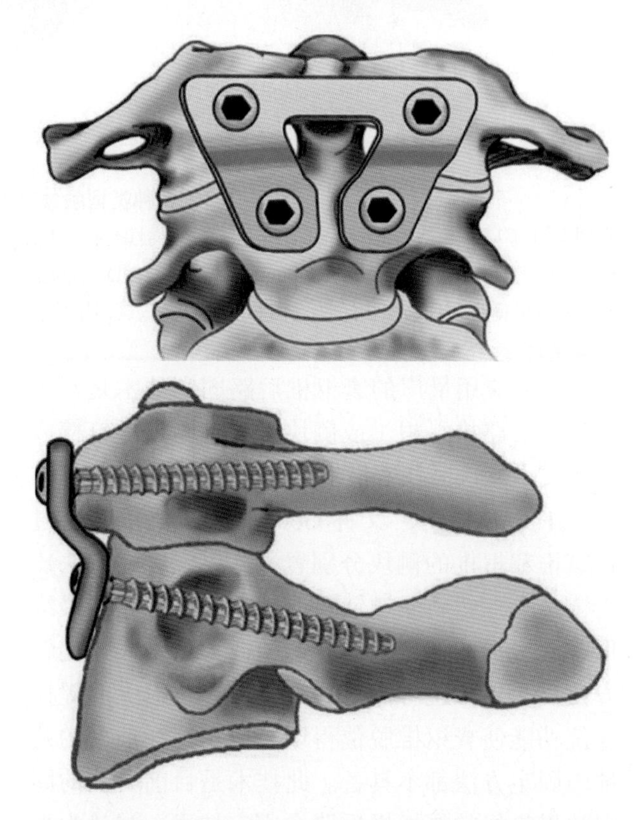

图 3-0-6　采用逆向椎弓根螺钉固定的寰枢椎前路 TARP 钢板在抗扭转能力方面比后路钉棒更具有力学优势

5. 枕颈椎固定的钉棒与钉板系统　当手术需要固定到枕骨时，我们会用到枕颈固定系统。目前用于枕颈固定的器械多种多样，简单地可以区分为钛棒系统和钛板系统。前者以强生公司的 Summit 系统为代表。后者以 AO 后路枕颈板固定

系统为代表。国内公司也有自己研发的后路枕颈固定钉板系统。一般来讲，钉板系统比钉棒系统有更优的抗扭转性能。但钉棒系统通过使用横连接装置，也可以增加系统的抗扭转性能（图3-0-7）。

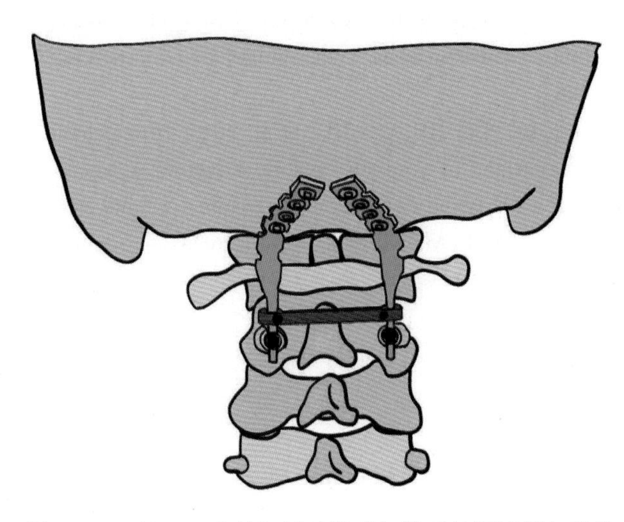

图3-0-7 枕颈固定的钉板系统或钉棒系统通过增加横连接的方式可以增强系统的抗扭转性能

参考文献

Ames CP, Crawford NR, Chamberlain RH, et al, 2005. Biomechanical evaluation of a bioresorbable odontoid screw. J Neurosurg Spine,2(2):182–187.

Bambakidis NC, Feiz-Erfan I,Horn EM, et al,2008. Biomechanical comparison of occipitoatlantal screw fixation techniques. J Neurosurg Spine, 8(2):143–152.

Conzalez LF, Crawford NR, Chamberlain RH, et al, 2003. Craniovertebral junction fixation with transarticular screws: bilomechanical analysis of a novel technique. J Neurosurg,98(2):202–209.

Crawford NR, Hurlbert RJ,Choi WG,et al,1999. Differencial biomechanical effects of injury and wiring at C1–C2. Spine,24(18):1894–1902.

Crawford NR, Yamaguchi GT, Dickman CA,1996. Methods for determining spinal flexion/extension, lateral bending, and axial rotation from marker coordinate data: analysis and refinement. Hum Mov Sci ,15(1):55–78.

Crawford NR, Peles JD, Dickman CA,1998.The spinal lax zone and neutral zone: measurement techniques and parameter comparisons. J Spinal Disord ,11(5):416–429.

Dickman CA, Locantro J, Fssler RG, 1992. The influence of transoral odontoid resection on stability of the craniovertebral junction. J Neurosurg ,77(4): 525–530.

Dickman CA, Crawford NR, TominagaT, 1994. Morphology and kinematics of the baboon upper cervical spine. A model of the alantoaxial complex. Spine ,19(22):2518–2523.

Dickman CA, Crawford NR, Paramore CG,1996. Biomechanical characteristics of C1–2 cable fixations.J Neurosurg ,85(2):316–322.

Dickman CA,Crawford NR, Brantley AG,et al,1995. Biomechanical effects of transoral odontoidectomy. Neurosurgery,36(6):1146–1152.

Feiz-Erfan I, Conzalez F, Dickman CA, 2005. Atlantooccipital transarticular screw fixation for the treatment of traumatic occipitoatlantal dislocation.Technical note.J Neurosurg Spine,2(3):381–385.

Fielding JW,Cochran GB,Lawsing JF,et al,1974. Tears of the transverse ligament of the attas. A clinical and biomechanical study. J Bone Joint Surg Am, 56(8):1683–1691.

Hartl R, Chamberlain RH, Fifield MS, et al, 2006. Biomechanical comparison of two new atlantoaxial fixation techniques with C1–2 transarticular screw-graft fixation. J Neurosurg Spine,5(4):336–342.

Hott JS, Lynch JJ, Chamberlain RH, et al, 2005.Biomechanical comparison of C1–2 posterior fixation techniques. J Neurosurg Spine,2(2):175–181.

Naderi S, Crawford NR, Melton MS, et al, 1999. Biomechanical analysis of cranial setting after transoral odontoidectomy. Neurosurg Focus ,6(6):E9.

Naderi S, Crawford NR, Song GS, et al, 1998. Biomechanical comparison of C1–C2 posterior fixations.Cable,graft,and screw combinatons. Spine ,23(18):1946–1955.

Oda T, Panjabi MM, Crisco JJ, et al, 1991. Experimental study of atas injures, II, Relevance to clinical diagnosis and treatment.Spine ,16 (10): S466–S473.

Panjabi M, Dvorak J, Crisco J, et al, 1991. Flexion, extension, and lateral bending of the upper cervical spine in response to alar ligament transections. J Spinal Disord, 4(2):157–167.

Panjabi M,Dvorak J,Crisco JJ,et al,1991. Effects of alar ligament transection on upper cervical spine rotation. J Orthop Res, 9(4): 584–593.

Panjabi MM,1988. Biomechanical evaluation of spinal fixation devices:A conceptual framework. Spine ,13(10): 1129–1134.

Panjabi MM,1992. The stabilizing system of the spine, Part II. Neutral zone and instability hypothesis. J Spinal Disord,5(4):390–396.

Panjabi MM, Oda T, Crisco JJ, et al, 1991. Experimental study of atlas injuries.I.Biomechanical analysis of their mechanisms and fracture patterns. Spine ,16(10):S460–S465.

Panjabi MM, Oda T, Crisco JJ 3rd, et al, 1993. Posture affects motion coupling patterns of the upper cervical spine. J Orthop Res, 11(4): 525–536.

Rocha R, Sawa AG, Baek S, et al, 2009. Atlantoaxial rotatory subluxation with ligamentous disruption:a biomechanical comparison of current fusion methods. Neurosurgery,64(Suppl 3):137–143.

Wang HW, Yin YH, Li T, et al,2019.Effects of transverse connector on reduction and fixation of atlantoaxial dislocation and basilar invagination using posterior C1–C2 screw–rod technique. Spine J, 19(12): 1995–2002.

Winters JM, Peles JD,Osterbauer PJ, et al, 1993.Three-dimensional head axis of rotation during tracking movements. A tool for assessing neck neuromechanical function. Spine,18(9):1178–1185.

Zhang BC, Liu HB, Cai XH, et al, 2016. Biomechanical comparison of modified TARP technique versus modified goel technique for the treatment of basilar invagination: A finite element analysis. Spine (Phila Pa 1976),41(8):E459–466.

Zhang BC, Liu HB, Cai XH, et al, 2015. Biomechanical comparison of a novel transoral atlantoaxial anchored cage with established fixation technique - a finite element analysis. BMC Musculoskelet Disord,16:261.

第四章

寰枢关节脱位

寰枢椎位于颅颈交界区，解剖位置较深，寰枢椎的椎管内容纳着高位颈脊髓，周围毗邻重要的神经和血管。寰枢关节脱位，又称寰枢椎脱位，是发生于这一解剖区域的常见疾病，是指创伤、炎症、肿瘤和先天性畸形等因素造成寰椎与枢椎骨关节面失去正常的对合关系，并发生关节功能障碍和（或）神经脊髓压迫的病理改变引起的疾病。寰枢椎脱位时，由于寰椎可向前、向后或旋转脱位，高位颈髓受压，患者出现颈部疼痛、活动受限及肢体麻木、无力等症状，重者可导致患者出现四肢瘫痪甚至呼吸肌麻痹而死亡。因此，必须及时进行诊断和处理。

一、寰枢椎脱位的病因与病理

根据寰枢椎脱位的病因可将寰枢椎脱位分为外伤性寰枢椎脱位、先天性寰枢椎脱位和病理性寰枢椎脱位三大类。外伤性寰枢椎脱位一般指头颈部外伤导致枢椎齿突骨折或寰椎横韧带损伤而引发的寰枢椎脱位，临床较为常见。先天性寰枢椎脱位是指在先天发育畸形的基础上形成的寰枢椎脱位，这些畸形包括扁平颅底、寰椎枕骨化、寰椎发育不良、二分寰椎、先天游离齿突、齿突缺如、枢椎后结构发育不全等。在颅颈交界畸形的基础上发生寰枢椎脱位，可导致枢椎齿突陷入枕骨大孔并压迫脑干或延髓，形成颅底凹陷症。病理性寰枢椎脱位则是指因寰枢椎的炎症、肿瘤、结核等病变破坏引发的寰枢椎脱位。

据统计，外伤性寰枢椎脱位占颈部骨折的10%～14%。常见原因包括齿突骨折和横韧带损伤。按 Anderson 分型方法，齿突骨折可分为三型。Ⅰ型，为齿突尖部斜形骨折，约占 4%，属于稳定性骨折，一般认为是翼状韧带附着点的撕脱骨折；Ⅱ型，为齿突与枢椎椎体结合部骨折，约占 65%，属不稳定性骨折，骨不连发生率较高；Ⅲ型，为经枢椎椎体的骨折，约占31%，稳定性和骨折愈合情况较Ⅱ型好。横韧带损伤可分为韧带本身的断裂及骨附着部撕脱。此外，翼状韧带损伤可引起寰枢关节旋转不稳；关节囊、覆膜、寰枢副韧带等其他韧带损伤及某些寰椎和枢椎椎体骨折也会导致寰枢椎不稳与脱位。

引起病理性寰枢椎脱位较常见的因素有感染性炎症和类风湿关节炎等。蔓延至寰枢椎的感染性炎症所致脱位与不稳绝大多数发生于儿童，通常称为自发性寰枢椎脱位；其机制为炎性积液进入齿突周围关节囊和寰枢外侧关节，导致关节囊和周围韧带松弛，骨质脱钙导致骨软化和纤维骨连接减弱，并发的肌肉痉挛及持续颈项强直也加剧脱位。类风湿关节炎引起的寰枢椎脱位和不稳多发生于成人，欧美国家常见，而我国少见。类风湿引起的破坏性炎症改变和继发于脉管炎的组织变性导致韧带和关节囊松弛，这种慢性炎症过程还引起邻近骨破坏和关节滑膜肉芽组织形成；寰椎侧块骨丢失及随后的枢椎上移导致颅底下沉，陷入的齿突和（或）肉芽组织可对延髓脊髓腹侧造成压迫（图 4-0-1）。另外，结核和肿瘤等直接破坏骨性结构和韧带，也可引起寰枢椎脱位与不稳（图 4-0-2，图 4-0-3）。该部位肿瘤以脊索瘤、骨巨细胞瘤及骨转移瘤相对多见，儿童则多见嗜酸性肉芽肿等疾病。

二、寰枢椎脱位的临床表现

先天畸形合并的寰枢椎脱位多表现为无明显

诱因缓慢发病，症状呈间歇性，反复多次发作并缓慢加重。首发症状：多为四肢无力、步态不稳、四肢麻木。四肢麻木可表现为单肢或双上肢或双下肢麻木。其次是头痛、头晕，头痛以枕部者多。少数患者有饮水呛咳、吞咽困难、声音嘶哑等。一般体征可见短颈畸形、后发际低下、头颈部活动受限、斜颈及翼状肩等。由于颈椎畸形，齿突上移内陷向后倾自腹侧压迫延髓颈髓，椎管狭窄和小脑扁桃体下降自背侧压迫上颈髓，多出现肢体感觉运动障碍和锥体束征等神经症状和体征，可表现为下肢肌张力增高、腱反射亢进和病理反射阳性等。

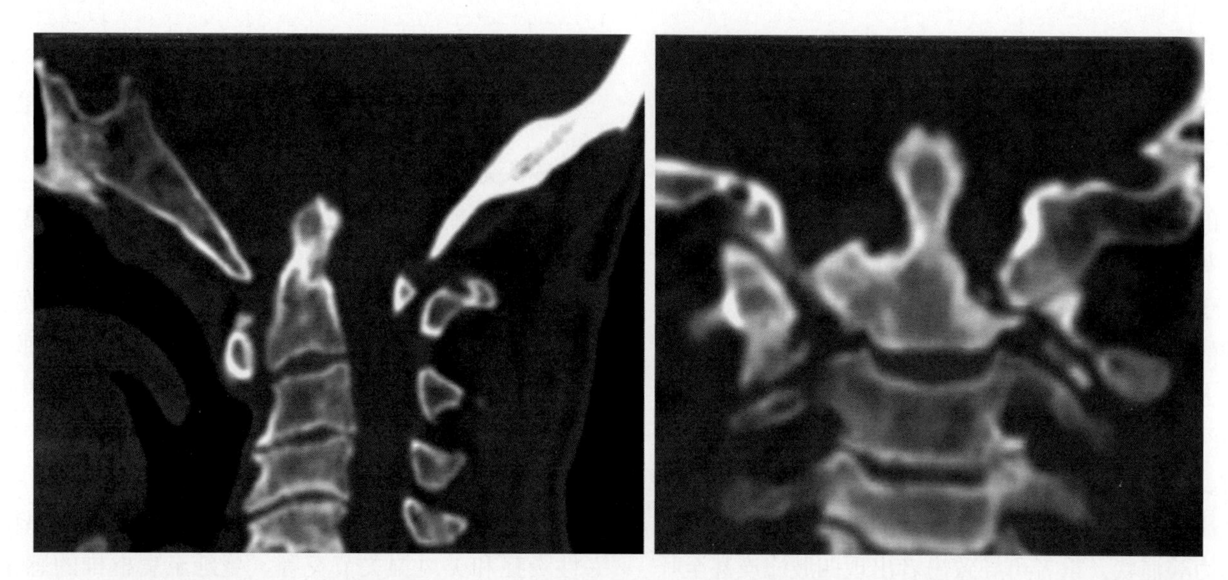

图 4-0-1　类风湿关节炎患者，因滑膜肉芽组织侵蚀导致枢椎齿突和寰椎侧块破坏并形成寰枢椎脱位，此时可见枢椎齿突上移陷入枕骨大孔形成颅底凹陷症

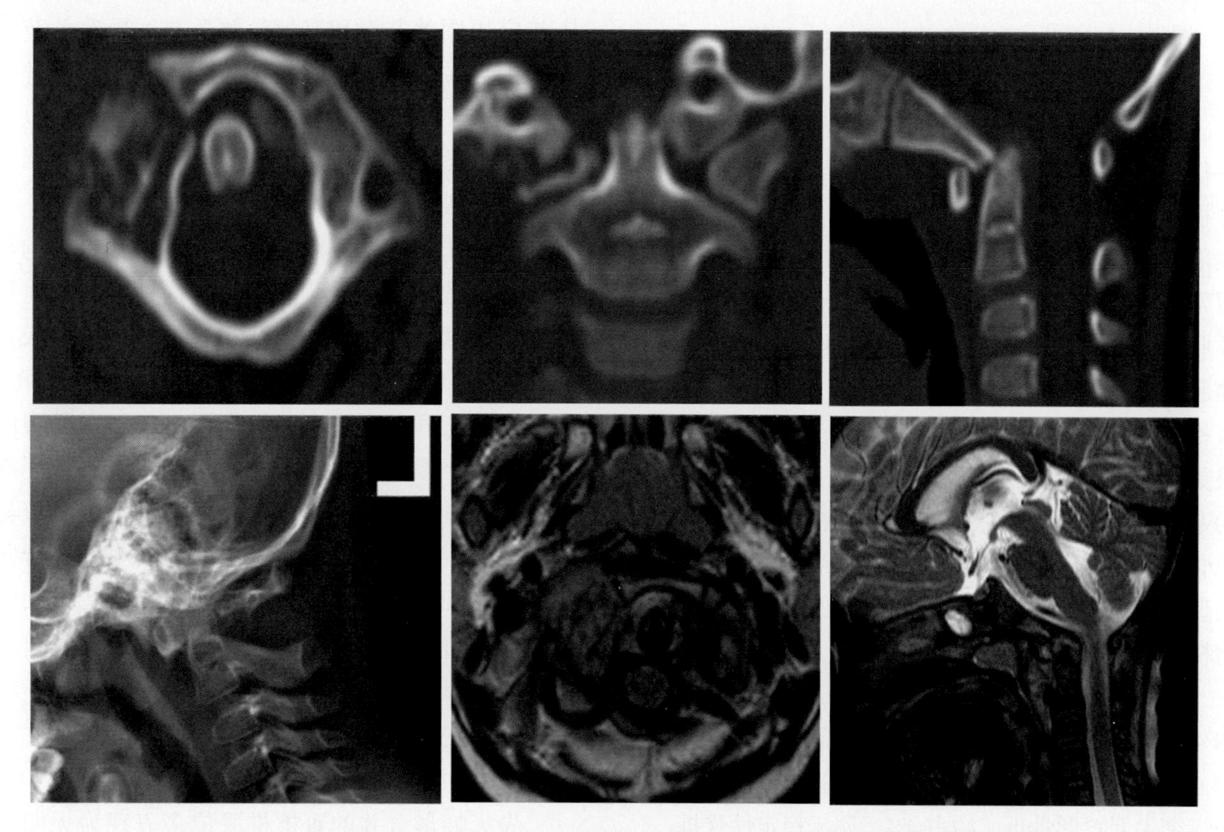

图 4-0-2　该患者为 1 名 10 岁女孩，寰椎结核破坏右侧的寰椎侧块而导致寰枢椎脱位

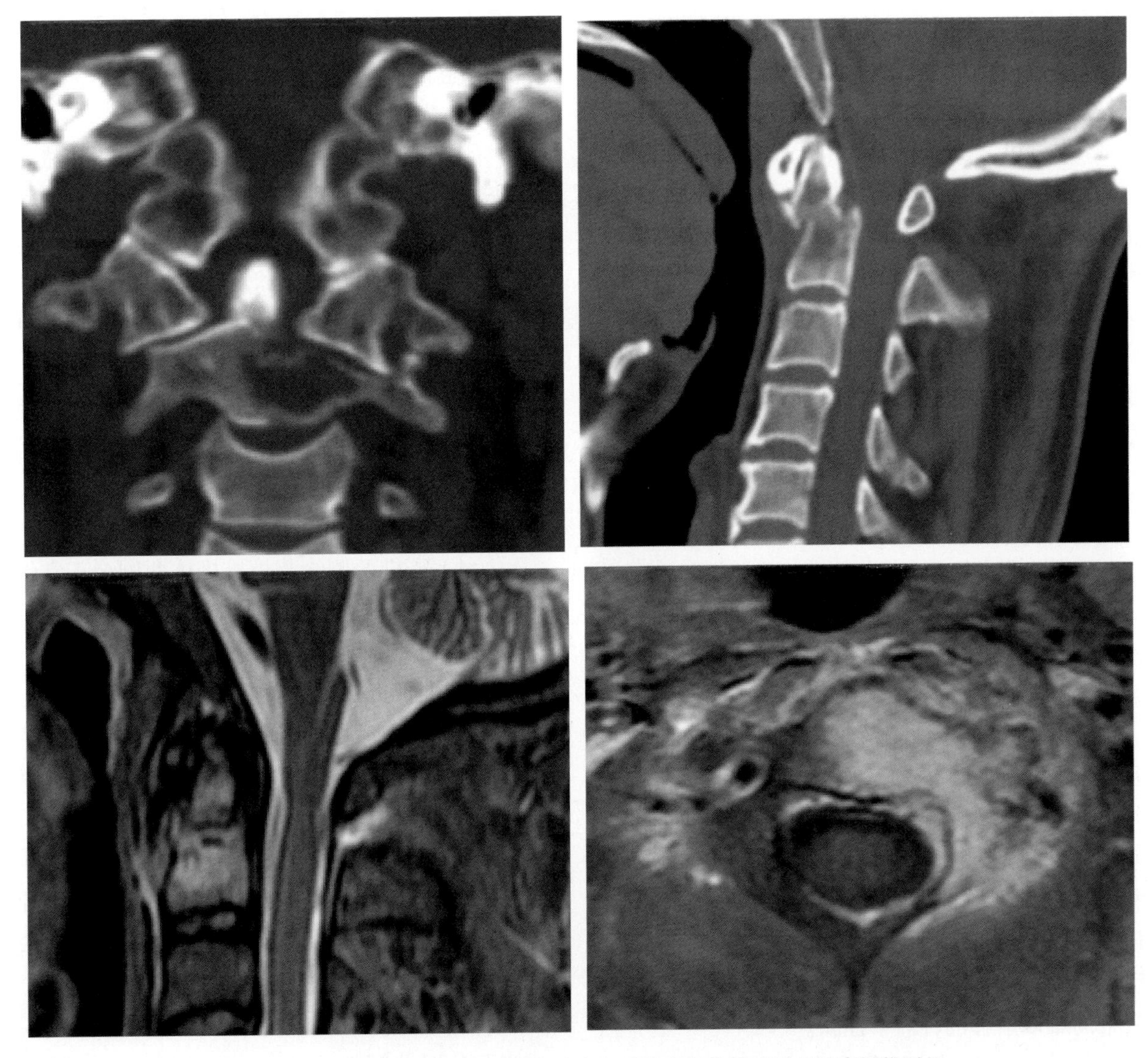

图 4-0-3 枢椎转移性肿瘤（甲状腺癌）引起病理性骨折形成的寰枢椎脱位

外伤性寰枢椎脱位多有明确的外伤史，但有些患者外伤并不严重，因而易引起漏诊。伤后部分患者即刻表现出寰枢椎脱位，另一部分则渐进出现脱位。临床表现如下：①局部症状与体征，颈项肌痉挛和疼痛，颈项活动受限；颈部失落感，常需要双手托住下颌，头部不敢活动；头颈部偏斜。②颈髓受压表现，严重的颈髓损伤多因呼吸肌麻痹而现场死亡；能运送至医院者，多为颈髓不完全性损伤，根据脊髓损伤的轻重可出现不同程度的四肢感觉、运动和反射障碍。

自发性寰枢椎脱位大多发生于小儿，多继发于咽喉或枕颈区感染，常表现为持续性颈部疼痛及活动受限，并呈逐渐缓慢加重，且常为单侧旋转性脱位，早期易复位，后期可发展为固定性旋转畸形。类风湿性寰枢椎脱位具有类风湿关节炎的病史和症状。

结核性寰枢椎脱位早期症状一般不典型，可有低热、盗汗、乏力、消瘦等结核中毒症状，有时被呼吸系统或神经系统的症状所掩盖，可引起局部疼痛、颈部活动受限、颈部畸形、寒性脓肿和窦道及脊髓压迫的症状。如脓肿发生混合感染，患者可出现高热。

颅颈交界区肿瘤引起寰枢椎脱位的主诉不完全相同，但经常发生误诊。大部分患者有疼痛的主诉，包括枕部神经痛、颈神经根痛、枕颈部疼痛等，颈部活动时疼痛加剧。这种疼痛通常为夜间痛和持续性、进行性疼痛，可伴有斜颈及强迫体位。当椎体发生塌陷、病理性骨折或肿瘤侵犯椎旁软组织时，疼痛症状会更明显；脊柱不稳和脊髓受压时，还可出现受累节段的神经支配区疼痛；最后，当椎体塌陷时，还会因脊柱肌肉组织麻痹出现颈椎畸形和疼痛加剧。由于颅颈交界区的椎管缓冲空间大，患者很少有中枢神经功能障碍。个别髓外肿瘤病例也会因脊髓和延髓压迫，出现麻痹、屈伸障碍、膝反射亢进甚至发生布朗－塞卡综合征（又称脊髓半切综合征）时才来就诊。肿瘤扩展越过枕骨大孔，可累及齿突，表现为上、下运动神经元联合损伤症状，包括因斜方肌肌力减弱出现的斜颈及听力丧失、眩晕、吞咽困难、构音障碍等。

三、寰枢椎脱位的诊断

利用影像学检查诊断寰枢椎脱位并不困难，关键是临床医师在决定行影像学检查之前不要轻易漏诊。

由于枕颈部先天性畸形临床表现的多变性，而且症状通常隐匿、体征定位困难，从而其常成为临床疑难杂症。临床上表现为下述特征时应怀疑颅颈交界区先天性畸形的存在：①青壮年发病，症状间歇，呈渐进性加重，无明显诱因或轻微创伤诱发；②头颈部畸形、发际低平、短颈、头颈部活动受限；③枕项部疼痛、疲劳感或麻木无力；④复杂的难以解释的神经学症状。

外伤性寰枢椎脱位虽然多有明确的外伤史，但在临床上漏诊和误诊者并不少见，原因如下：①合并的颅脑外伤干扰了对颈椎损伤的诊断；②外伤后逐渐出现寰枢椎脱位，逐渐发生脊髓压迫症状；③陈旧性脱位，症状和体征不典型，外伤史不明确。

对寰枢椎脱位及程度、脱位方向、病因及病理、能否复位、脊髓受压情况等方面的诊断，主要通过影像学检查来实现。X线检查作为常规检查，包括颈椎正侧位、张口正位摄片，必要时还可行动态侧位摄片、颅骨摄片及一些特殊位置检查。CT可以更清晰地显示骨性结构及其关系；螺旋CT可进行各平面薄层扫描，二维或三维重建可以清晰地反映枕颈部的全貌和细微关系。MRI可直接显示脊髓、脑干及小脑等神经结构受压和变性情况，应用动态MRI可观察局部失稳对神经的动态刺激或压迫；MRI也可直接显示寰椎横韧带受损情况。

1. X线检查

（1）寰椎轴线与齿突轴线的关系：寰椎轴线为通过寰椎两侧下关节突最外缘连线中点的垂线，正常时与齿突轴线重叠或轻度分离（一般不应超过3mm），有侧方移位和旋转脱位时出现分离。

（2）寰椎两侧块正常时两侧大小、形状基本对称，寰枢椎旋转脱位时其失去对称性。

（3）寰齿侧间隙：正常情况下，齿突两侧缘与寰椎侧块内缘间距等宽或略有差别，若差距明显增大，且临床有明显颈部旋转受限，则表示有侧方移位和旋转脱位。

（4）寰椎两侧缘与枢椎椎体两侧缘正常情况下应该是连续的，若发生同向不连续，则表示寰椎侧方移位；若两侧离心分离之和大于7mm，则可能有寰椎骨折并寰椎横韧带断裂。

（5）寰椎后弓前缘和枢椎棘突前缘之间的连线：正常时呈向下自然顺延前凸弧形曲线，寰枢椎脱位后连线中断。

（6）寰齿前间隙（图4-0-4）：为寰椎前结节后缘与齿突前缘间隙，颈椎过伸过屈位片上该间隙有宽窄改变者表示寰枢椎脱位。正常成人此间隙小于3mm，过屈过伸时无变化；儿童小于4mm，过屈过伸时差值小于1mm。寰枢椎前脱位或半脱位时此间隙可增宽，如超过5mm，则考虑寰椎横韧带松弛或断裂，或是否存在齿突畸形。

（7）齿突后倾角：是正常齿突轴线与枢椎椎体后缘延长线交角，平均为11.7°（8°～25°）。如有前倾，则考虑齿突骨折。

（8）寰椎后弓与枢椎棘突间距：寰椎前移时此间距增大。

2. CT检查　可以有效避免X线检查影像重叠不清带来的诊断困难，可以通过提供的轴位片、冠状位和矢状位重建片等，清楚地观察到寰枢椎骨性结构的变化及椎管容积的改变，尤其三维重建后，更能清楚地了解骨性结构的改变及是否存在先天性畸形等（图4-0-5）。

3. MRI检查　可更清楚地观察脊髓形态、位置、受压程度、范围及是否存在脊髓信号异常等（图4-0-6）。

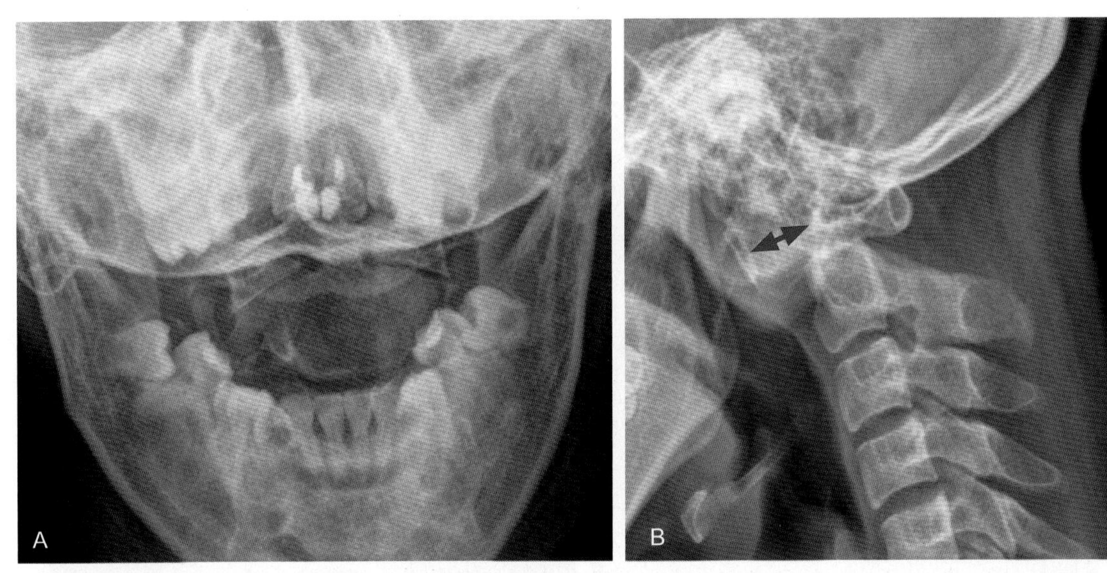

图 4-0-4 寰枢椎张口位 X 线片（A）显示左右两侧寰齿前间隙不对称，颈椎侧位片（B）显示寰齿前间隙增宽，提示寰枢椎前脱位

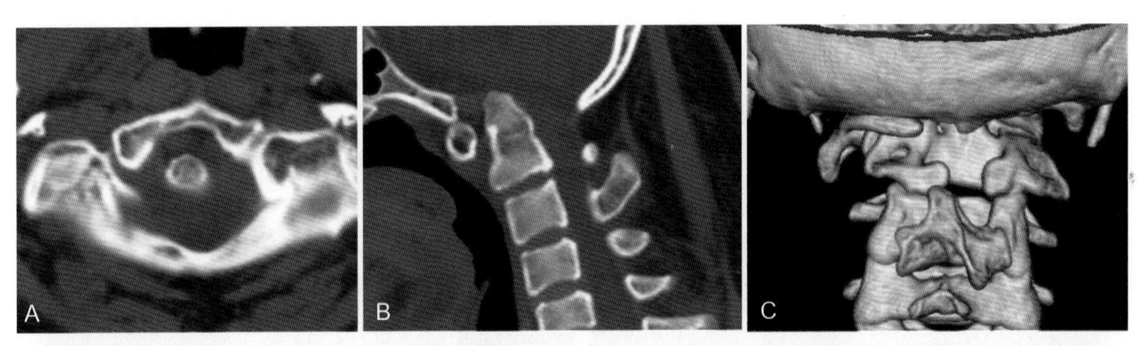

图 4-0-5 该患者为一名 32 岁女性，颈椎轴位及中央矢状位重建 CT（A、B）均显示寰齿前间隙增宽，提示寰枢椎前脱位。三维重建 CT（C）显示该患者有寰椎后弓缺如、枢椎后结构缺如等先天性畸形

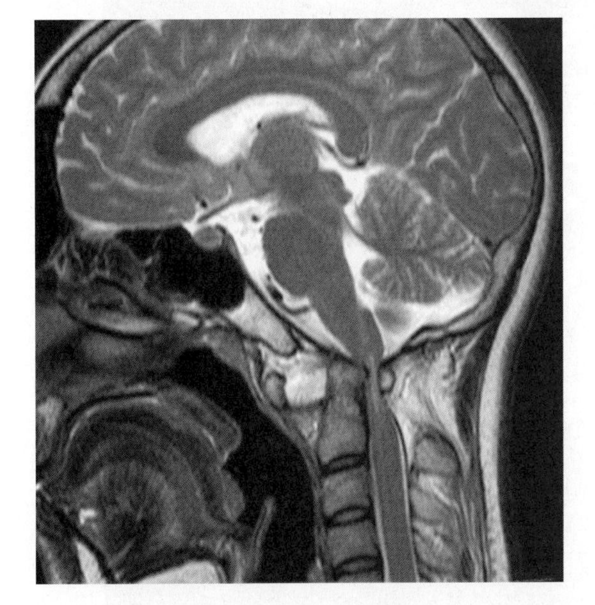

图 4-0-6 寰枢椎脱位的颈椎 MRI 检查可以清楚地显示脊髓受压的部位、受压程度及脊髓信号改变等

四、寰枢椎脱位的临床分类

1. 按病因分类 寰枢椎脱位可分为外伤性寰枢椎脱位、先天性寰枢椎脱位和病理性寰枢椎脱位。

2. 按脱位方向分类 寰枢椎脱位可分为寰枢椎前脱位、寰枢椎后脱位、寰枢椎垂直脱位和寰枢椎旋转脱位（图 4-0-7 ～图 4-0-10）。寰枢椎前脱位最常见，多为寰椎横韧带损伤或发育不良导致寰枢椎前后稳定性破坏，引起寰枢椎前脱位。寰枢椎后脱位是指寰椎相对枢椎向后移位，一般发生于齿突骨折的患者。寰枢椎垂直脱位是指寰枢关节的纵向脱位，多发生于颅底凹陷症的患者寰枢椎旋转脱位多见于儿童，可表现为颈椎歪斜、疼痛、活动受限。CT 检查显示寰椎绕枢椎齿突旋转，并可合并寰齿间隙增宽、侧块关节交锁等；

寰枢椎旋转脱位也可见于成人陈旧性外伤患者及颅颈畸形合并颅底凹陷症的患者。

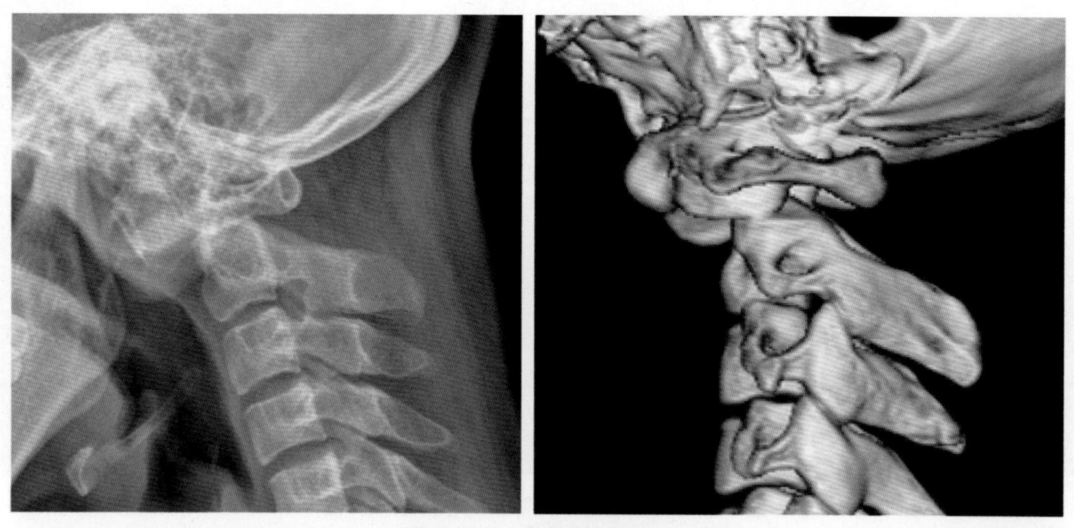

图 4-0-7 寰枢椎前脱位

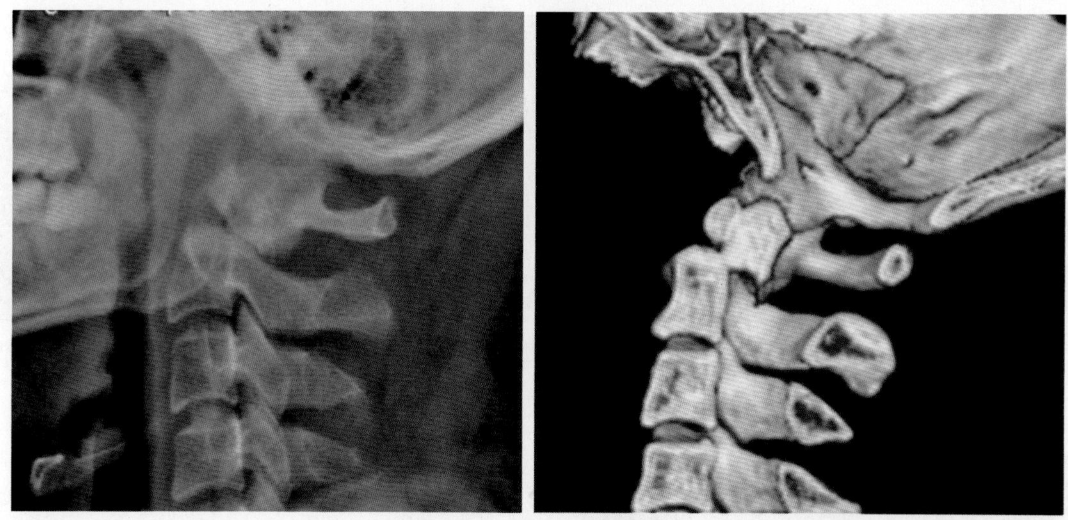

图 4-0-8 寰枢椎后脱位

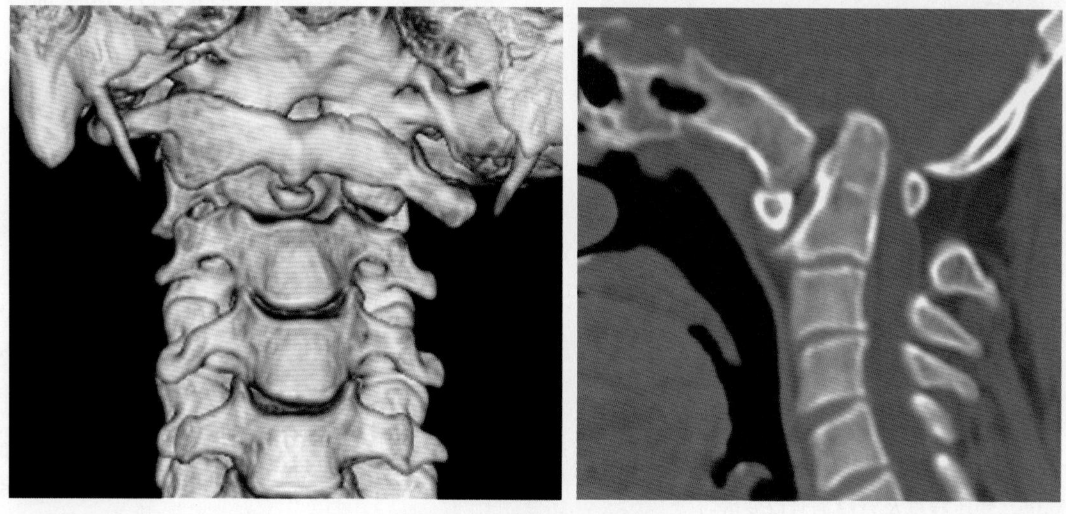

图 4-0-9 寰枢椎垂直脱位

3. 按脱位发生到确诊的时间分类 根据寰枢椎脱位发生到确诊并接受治疗的时间可以将寰枢椎脱位分为寰枢椎新鲜脱位和寰枢椎陈旧性脱位。新鲜的寰枢椎脱位一般是指在2周内确诊的寰枢椎脱位。如果获得诊断并接受治疗的时间超过3周，则一般认为是陈旧性寰枢椎脱位。

4. 按复位的难易程度和能否复位分类 临床上可以根据寰枢椎脱位是否容易复位，将其分为可复性、难复性和不可复性寰枢椎脱位。其中可复性寰枢椎脱位是指患者颈椎头部后伸可以自行复位或者在颅骨牵引的作用下可以复位的寰枢椎脱位（图4-0-11）。难复性寰枢椎脱位是指患者在清醒状态下经头颈双向牵引不能复位（图4-0-12，图4-0-13），或者在全身麻醉颈部肌肉松弛状态下，颅骨牵引无法使其复位的寰枢椎脱位，需要行经口咽松解实现复位。陈旧性损伤或合并颅颈畸形的先天性寰枢椎脱位患者中难复性寰枢椎脱位占一定比例。难复性寰枢椎脱位多因瘢痕增生、粘连、假关节形成的骨性阻挡因素等阻碍复位，常需要采用经口咽松解或后路经侧块关节松解，然后实施后路或前路复位固定术，可以获得较为理想的治疗效果。不可复性寰枢椎脱位一

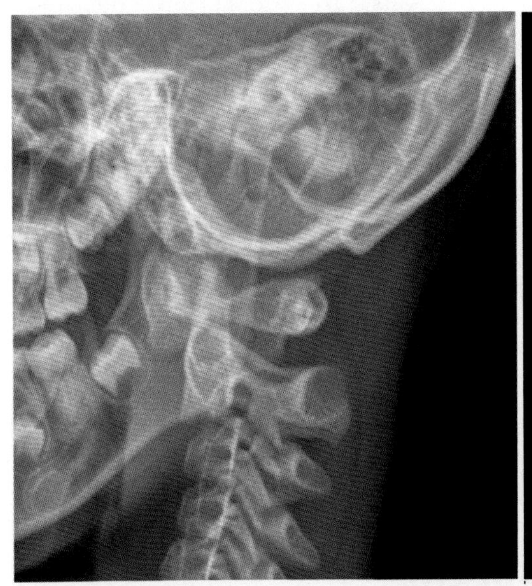
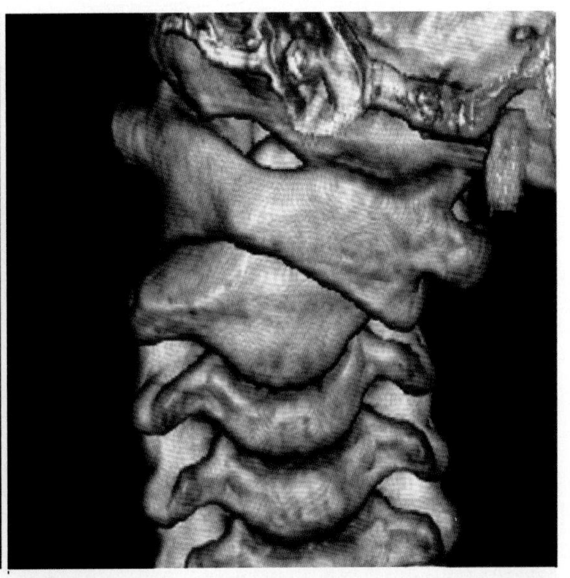

图4-0-10 寰枢椎旋转脱位

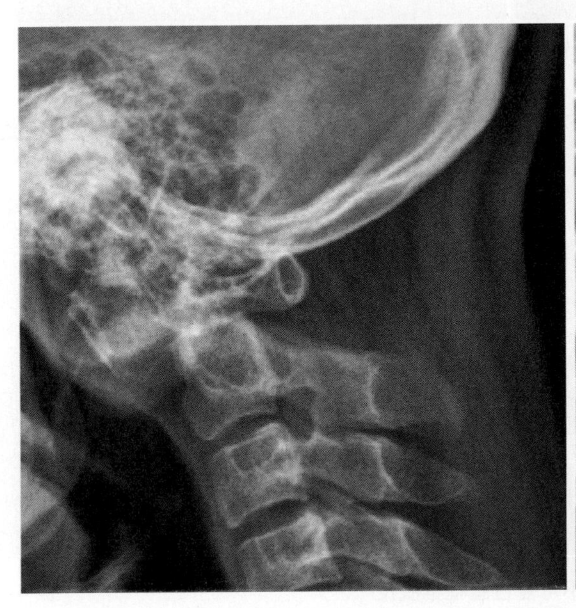
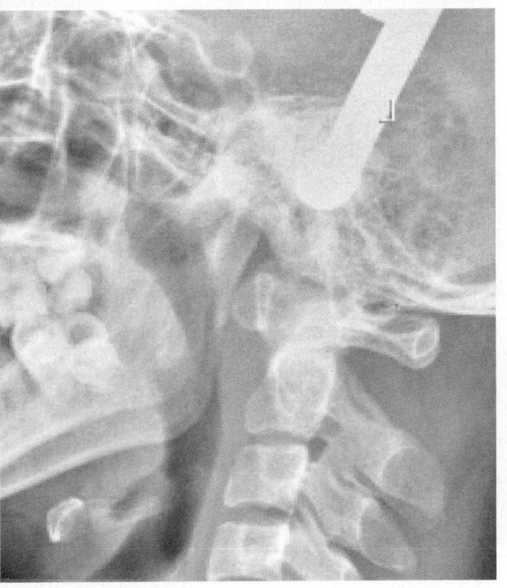

图4-0-11 可复性寰枢椎脱位

般是指寰枢椎之间已经发生了骨性融合，即使行一般的松解，仍然无法实现复位的寰枢椎脱位（图 4-0-14）。这种寰枢椎脱位也称为骨融合性寰枢椎脱位，这时只能实施齿突切除或扩大切除术进行减压治疗。当然，随着外科技术的进步，对于一些骨性融合的寰枢椎脱位，仍有可能采用磨钻和超声骨刀技术将其分离，转变为可复性寰枢椎脱位进行治疗。

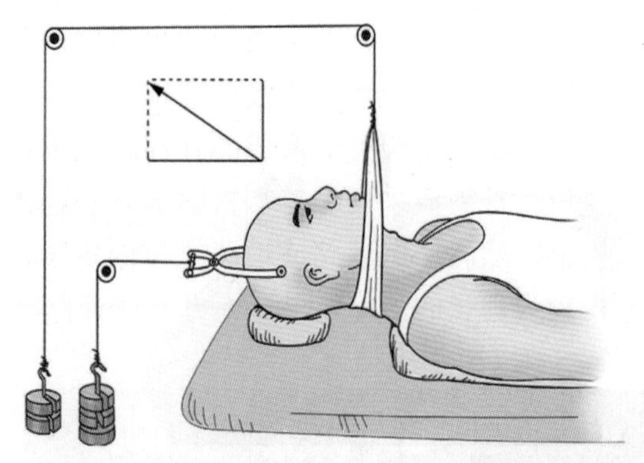
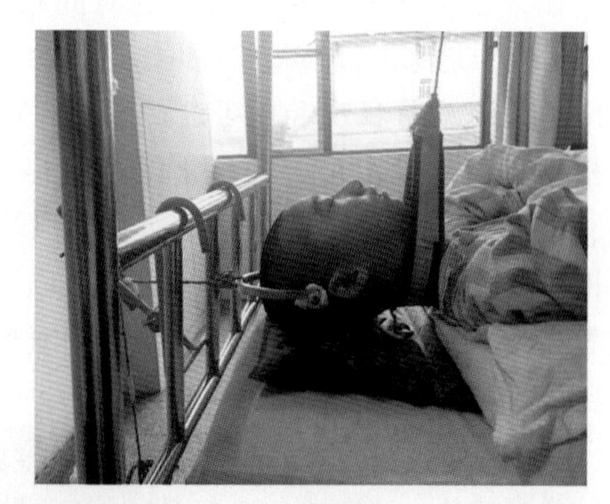

图 4-0-12　头颈双向牵引技术

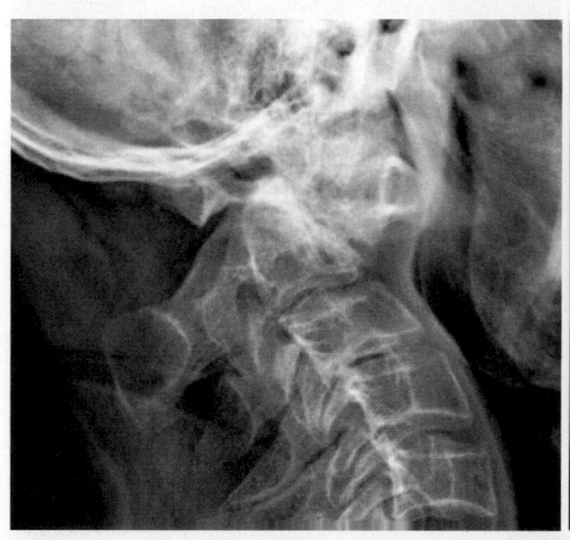
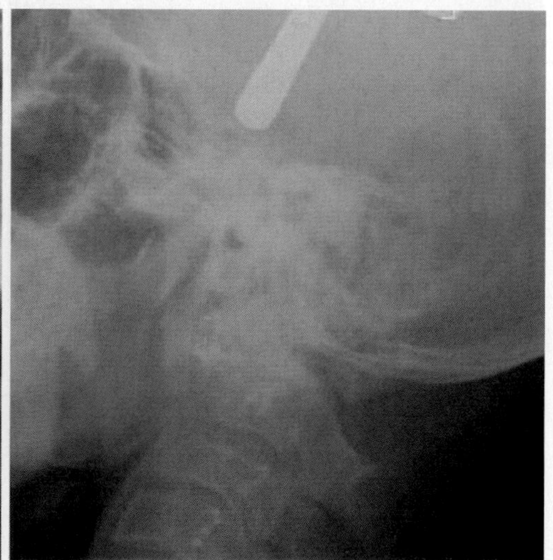

图 4-0-13　难复性寰枢椎脱位

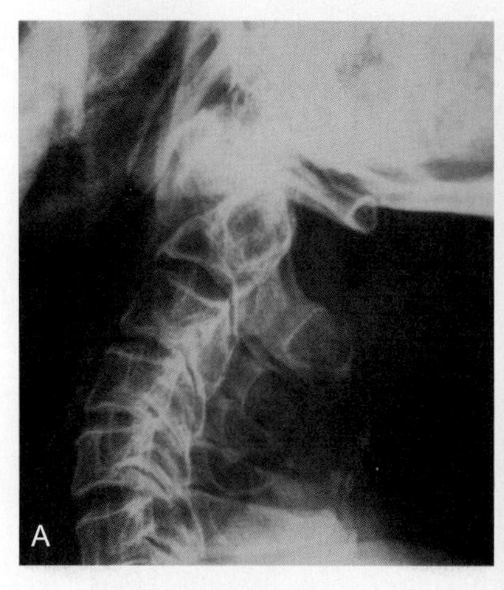

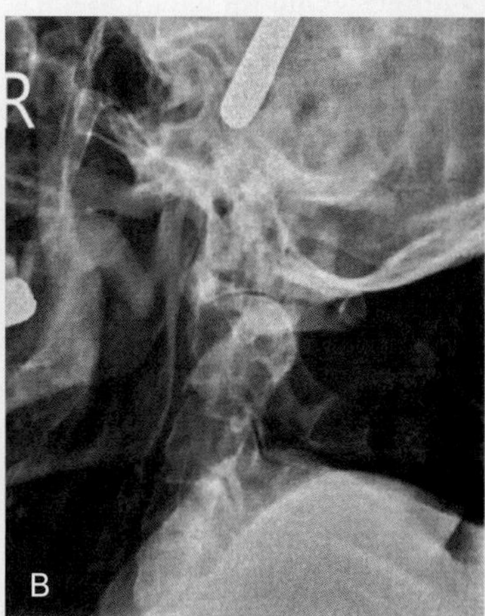

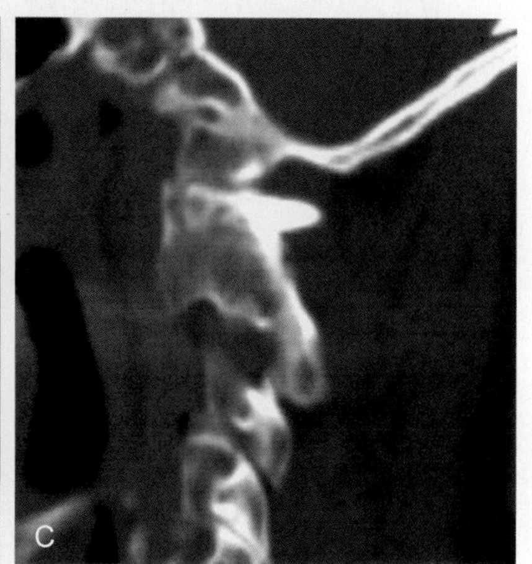

图 4-0-14　不可复性寰枢椎脱位

牵引前后寰枢椎相对位置无任何变化（A、B），颈椎 CT 显示寰枢椎侧块关节有骨性融合（C）

五、寰枢椎脱位的治疗原则

因为寰枢椎脱位可以压迫高位的颈脊髓，引起患者肢体麻木、肌肉无力、跛行、瘫痪甚至呼吸困难和死亡等严重后果，所以寰枢椎脱位一经确诊，应该及时治疗。治疗方法包括非手术治疗和手术治疗。非手术治疗方法有牵引、外固定和功能锻炼。手术治疗方法通常有减压复位术和内固定融合术，手术治疗的目标是复位、固定和融合，通过手术达到解除脊髓压迫、稳定脊柱节段、防止继发损伤的作用。手术入路常用的有后路、经口咽前路和颈前路。临床上常见的手术方法如下：寰枢椎后路复位植骨融合内固定术、后路减压植骨枕颈融合术、齿突骨折前路加压螺钉内固定术、寰枢椎经口咽前路松解后路内固定术、寰枢椎经口咽前路松解复位钢板内固定术、经口咽前路齿突切除减压术等。

治疗方法的选择取决于寰枢椎脱位的类型、病因及并发神经损伤的情况。治疗程序一般如下：先行牵引，判断脱位是可复性、难复性还是不可复性。对可复性寰枢椎脱位可行后路寰枢椎融合内固定手术；如牵引后寰枢椎脱位不能复位，则需行经口咽松解，翻身行后路寰枢椎松解复位内固定植骨融合术，或直接前路寰枢椎松解复位植骨融合内固定术。经口松解后借助各种复位器械仍不能完成复位者，则可诊断为不可复性寰枢椎脱位，需行前路齿突切除减压或后路减压枕颈固定植骨融合术。原则上腹侧压迫行经口咽前路减压，背侧压迫行后路减压，后路减压的范围视具体情况可扩大到枕骨大孔区甚至颅后窝。

先天性寰枢椎脱位，因脱位时间长，且多合并骨性结构畸形，脱位多为难复性或不可复性。因症状呈渐进性加重，非手术治疗效果差，一般需要手术治疗。为了获得较为理想的复位，多需行经口咽松解，甚至将假关节进行畸形改造，消除骨性阻挡，才能获得较为理想的复位。许多先天性寰枢椎脱位的患者合并寰椎枕骨化，可先行经口咽松解，然后行后路枕颈固定；也可经口咽松解，直接进行前路钢板固定，手术疗效取决于松解的有效性和复位的程度，具体内容将在相关章节讲解。

单纯齿突新鲜骨折伴发的寰枢椎脱位的治疗基于以下原则：Ⅰ型齿突骨折仅需要较简单的外固定即可获得骨愈合；稳定的Ⅲ型齿突骨折复位后经坚强外固定预后较好；Ⅱ型和不稳定的Ⅲ型齿突骨折因为非手术治疗骨折不愈合发生率高，目前许多学者认为应一期手术治疗。骨折线水平或斜向后下的齿突骨折，如果骨折复位好，可行前路齿突螺钉内固定术；其他类型或复位欠佳的齿突骨折则应行寰枢椎融合术。对于不可复位齿突骨折移位构成延髓、脊髓腹侧压迫的，应选择经口咽前路松解复位融合术。对于畸形愈合的齿突骨折，可以选择经口咽前路将齿突骨折打断后重新对接，齿突螺钉加压固定，或将畸形齿突截断后，行前路复位钢板固定治疗。

由于韧带断裂后不可恢复的特点，对于横韧带断裂，如果确诊，应一期行寰枢椎融合术。可疑横韧带断裂时，可先行外固定治疗。而对于横韧带附着点撕脱性损伤，因预后较好，应先行外固定，外固定治疗 3 ～ 4 个月后如仍存在持续性不稳，则仍应行寰枢椎融合术。对于新鲜寰椎骨折合并横韧带止点撕脱性骨折者，可以采用后路椎弓根螺钉和钛棒加压固定，消除寰椎侧块分离，为韧带止点再愈合创造条件。也可采用经口咽寰椎骨折加压钢板复位和固定手术，可获得同样的效果。

自发性寰枢椎脱位牵引效果好，复位后予以适当外固定并加强功能锻炼，常能获得较满意的疗效。类风湿关节炎引起的寰枢椎脱位，病程为慢性进行性，病变累及范围较广，可先行非手术治疗，如效果欠佳（存在神经压迫时），则应行复位固定和融合术。对于结核或肿瘤引起的寰枢椎脱位与不稳，除治疗脱位与不稳外，还应行病灶清除或肿瘤切除。

参考文献

马向阳，吴增晖，钟世镇，等，2003. 寰椎椎弓根螺钉置钉的解剖与临床研究. 中国矫形外科杂志，11(18): 1238–1240.

谭明生，张光铂，李子荣，等，2002. 寰椎测量及其经后弓侧块螺钉固定通道的研究. 中国脊柱脊髓杂志，12(1): 5–8.

尹庆水，艾福志，章凯，等，2008. 经口咽前路寰枢椎复位钢板治疗难复性寰枢椎脱位疗效观察．中华骨科杂志，28(3):177-181.

尹庆水，昌耘冰，夏虹，等，2008. 寰枢关节脱位的综合分型及临床应用．中华外科杂志，46(4): 280-282.

尹庆水，刘景发，夏虹，等，2001. 前后路一期减压内固定治疗陈旧性寰枢椎脱位．解放军医学杂志，26(7): 483-484.

尹庆水，刘景发，夏虹，等，2003. 寰枢椎脱位的临床分型、外科治疗和疗效评定．中国脊柱脊髓杂志，13(1): 38-43.

尹庆水，王建华，2012. 合并复杂颅颈交界畸形的寰枢椎脱位应个性化治疗．中国脊柱脊髓杂志，22(2): 97-99.

Ai FZ, Yin QS, Wang ZY, et al, 2006. Applied anatomy of transoral atlantoaxial reduction plate internal fixation. Spine (Phila Pa 1976), 31(2): 128-132.

Dorward IG, Wright NM, 2011. Seven years of experience with C2 translaminar screw fixation: clinical series and review of the literature. Neurosurgery, 68(6): 1491-1499.

Elliott RE, Tanweer O, Boah A, et al. 2013, Atlantoaxial fusion with transarticular screws: meta-analysis and review of the literature . World Neurosurg, 80(5): 627-641.

Elliott RE, Tanweer O, Boah A, et al, 2014. Atlantoaxial fusion with screw-rod constructs: meta-analysis and review of literature. World Neurosurg, 81(2): 411-421.

Goel A, Desai KI, Muzumdar DP, 2002. Atlantoaxial fixation using plate and screw method: a report of 160 treated patients. Neurosurgery, 51(6): 1351-1357.

Haid RWJ, 2001. C1-C2 transarticular screw fixation: technical aspects. Neurosurgery, 49(1): 71-74.

Harms J, Melcher RP, 2001. Posterior C1-C2 fusion with polyaxial screw and rod fixation. Spine (Phila Pa 1976), 26(22):2467-2471.

Henriques T, Cunningham BW, Olerud C, et al, 2000. Biomechanical comparison of five different atlantoaxial posterior fixation techniques. Spine (Phila Pa 1976), 25(22): 2877-2883.

Jacobson ME, Khan SN, An HS, 2012. C1-C2 posterior fixation: indications, technique, and results. Orthop Clin North Am, 43(1): 11-18.

Jun BY, 1998. Anatomic study for ideal and safe posterior C1-C2 transarticular screw fixation. Spine (Phila Pa 1976), 23(15):1703-1707.

Ma XY, Yin QS, Wu ZH, et al, 2005. Anatomic considerations for the pedicle screw placement in the first cervical vertebra. Spine (Phila Pa 1976), 30(13): 1519-1523.

Mandel IM, Kambach BJ, Petersilge CA, et al,2000. Morphologic considerations of C2 isthmus dimensions for the placement of transarticular screws. Spine(Phila Pa1976), 25(12):1542-1547.

Neo M, Matsushita M, Iwashita Y, et al, 2003. Atlantoaxial transarticular screw fixation for a high-riding vertebral artery. Spine (Phila Pa 1976), 28(7): 666-670.

Resnick DK, Lapsiwala S, Trost GR, 2002. Anatomic suitability of the C1 - C2 complex for pedicle screw fixation. Spine (Phila Pa1976), 27(14): 1494-1498.

Richter M, Schmidt R, Claes L, et al,2002. Posterior atlantoaxial fixation: biomechanical in vitro comparison of six different techniques. Spine (Phila Pa 1976), 27(16): 1724-1732.

Stulik J, Vyskocil T, Sebesta P, et al, 2007. Atlantoaxial fixation using the polyaxial screw-rod system. Eur Spine J, 16(4): 479-484.

Tan MS, Gong L, Yi P, et al, 2020. New classification and its value evaluation for atlantoaxial dislocation. Orthop Surg,12(4):1199-1204.

Tan MS, Wang HM, Wang YT, et al, 2003. Morphometric evaluation of screw fixation in atlas via posterior arch and lateral mass. Spine (Phila Pa 1976), 28(9): 888-895.

Wang JH, Xia H, Ying QS, et al. 2013. An anatomic consideration of C2 vertebrae artery groove variation for individual screw implantation in axis. Eur Spine J, 22(7): 1547-1552.

Xia H, Yin D, Chang YB, et al, 2004. Posterior screw placement on the lateral mass of atlas: an anatomic study. Spine (Phila Pa 1976), 29(5): 500-503.

Yin QS, Ai FZ, Zhang K, et al. 2005. Irreducible anterior atlantoaxial dislocation: one-stage treatment with a transoral atlantoaxial reduction plate fixation and fusion. Report of 5 cases and review of the literature. Spine (Phila Pa 1976), 30(13): E375-E381.

第五章

寰枕关节脱位

正常人颅骨与寰椎的连接是一种比较稳定的结构，如果先天性畸形或外伤暴力导致颅底与寰椎连接遭到破坏，则会发生寰枕关节脱位。寰枕关节脱位是发生于颅颈交界区的一种较为少见的疾病，是指枕骨髁与寰椎侧块之间的解剖关系发生错位、分离甚至交锁，导致寰枕关节极度失稳的状态（图 5–0–1）。与寰枢关节脱位相比，寰枕关节脱位（atlanto–occipital dislocation，AOD）相对罕见，一般发生于严重的颅颈交界区创伤或先天颅颈交界畸形的患者，具有较高的死亡率和神经功能致残率。以前认为，寰枕关节脱位的发生率很低，实际上这种创伤的发生率比想象中高，有很多患者因合并严重的颅脑创伤而当场死亡，所以漏诊。一项尸体解剖表明，寰枕关节脱位占所有致死性交通事故的 6% ～ 8%。直接死于脊髓损伤的患者中，寰枕关节脱位占 20% ～ 30%，尤其是寰枕关节脱位在儿童中具有较高的发生率。

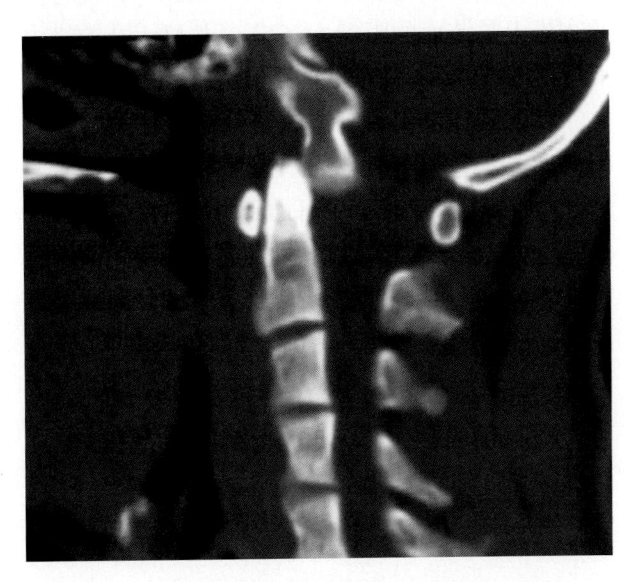

图 5–0–1　该患者因严重暴力发生寰枕关节脱位

一、寰枕关节脱位的相关解剖学

要认识寰枕关节脱位，首先要复习寰枕关节解剖方面的知识。寰枕关节由枕骨髁和寰椎的上关节突及其周围包绕关节囊构成。该关节主要承担头颅的前屈、后伸功能，并有适度的旋转和侧屈运动。在冠状面上，两侧的寰枕关节形成一定夹角（约 140°），所以，寰椎的上关节面整体上类似马鞍的形状，枕骨髁可以稳稳地坐在寰椎上关节突形成的马鞍状结构内，并在周围关节囊韧带的辅助下维持稳定。寰枕关节连接的前方有寰枕前膜、覆膜等结构，后方有寰枕后膜连接，并有发达的前方和后方肌群覆盖，所以正常人的寰枕关节是非常稳定的，只有严重创伤才有可能造成寰枕关节脱位。颅底发育畸形的患者，寰枕关节角可以变大，导致马鞍变浅，稳定性降低。颅底凹陷症的患者甚至出现枕骨大孔边缘内翻情况，引起寰枕关节脱位，颈椎结构陷入枕骨大孔。在儿童患者，寰椎侧块的关节面比较平，所以外伤性寰枕关节脱位在儿童人群中具有较高发生率。另外，发生于儿童的严重寰枢关节旋转固定有时也会合并寰枕关节旋转脱位的状态（图 5–0–2）。早期处理，一般通过牵引可以将其复位。

二、创伤性寰枕关节脱位的受伤机制与临床分型

一般认为，创伤性寰枕关节脱位主要与颅颈交界区严重创伤密切相关，按照暴力方向可以有前屈、后伸暴力，牵张分离暴力，扭转暴力等多种。暴力可以作用于头部向下传导至寰枕关节引

发寰枕关节脱位，也可直接作用于寰枕关节，引起寰枕关节分离。由于高能量暴力的作用，寰枕关节脱位可同时合并严重颅脑创伤甚至寰椎骨折或枢椎骨折（图 5-0-3）等。临床上，一般可以根据寰枕关节脱位的方向分为不同的类型。经典的 Traynelis 分型如图 5-0-4 所示，该分型方法根据枕骨与寰椎脱位时移位的相对方向将寰枕关节脱位分为 3 种类型。Ⅰ型：枕骨相对寰椎向前脱位；Ⅱ型：枕骨相对寰椎向上垂直脱位和分离，多由枕颈间的牵张暴力引起；Ⅲ型：枕骨相对寰椎向后脱位。这种分型方法是对寰枕关节脱位形态的一种描述性分型方法，虽然对理解寰枕关节脱位的发生机制具有一定帮助，但没有体现出损伤的严重程度。其对临床上治疗方法的选择缺乏直接的指导意义。患者的体位改变也可能影响寰枕间的相对位置关系而影响分型，所以具有一定的局限性。

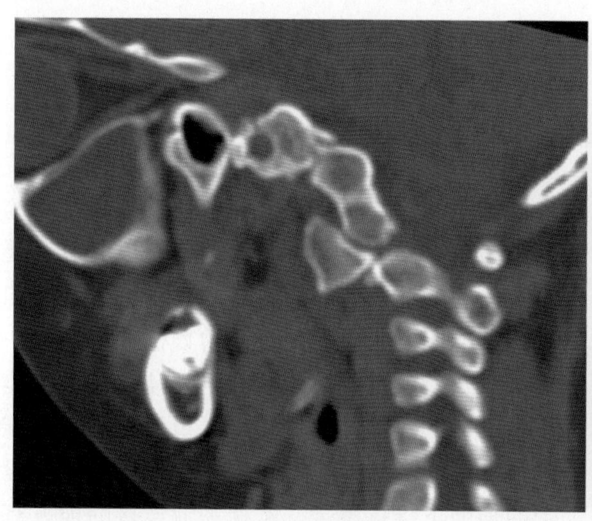
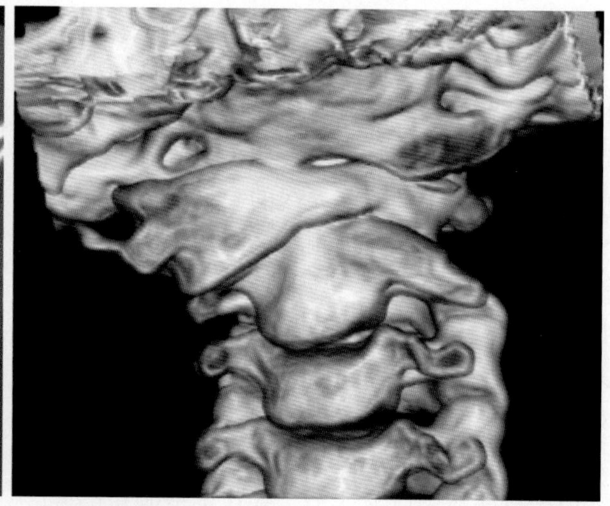

图 5-0-2 儿童寰枢椎旋转固定合并寰枕关节旋转脱位

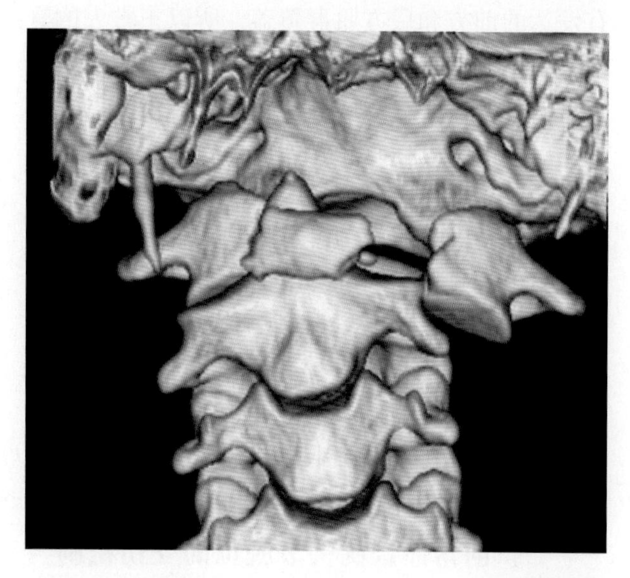

图 5-0-3 严重暴力可以导致寰枕关节脱位合并寰椎骨折

三、创伤性寰枕关节脱位的放射学测量与诊断

通过拍摄包含头颅的颈椎侧位 X 线片，或行颈椎和颅底 CT 检查，然后矢状面重建获得颈椎的中矢状面图像。在中矢状面图像上进行相关的画线测量和分析，可以对寰枕关节脱位进行诊断。诊断寰枕关节脱位常用的测量指标有 Powers 比值、X 线、枕骨大孔前缘中点与齿突尖的间距（BDI）、枕骨髁与寰椎上关节面的距离（CCI）、枕骨大孔前缘中点与枢椎椎体后缘皮质线间距（BAI）等（图 5-0-5）。

以上画线测量诊断方法是判断寰枕关节关系的简便方法，但有时单凭颈椎 X 线片检查容易漏诊，颈椎三维 CT 检查更有助于明确诊断。颈椎三维 CT 可以清楚地显示枕骨髁与寰椎侧块关节的跳跃征，二维重建则可以发现寰枕关节的分离征等，减少漏诊和误诊（图 5-0-6，图 5-0-7）。

四、创伤性寰枕关节脱位的早期处理

由于创伤性寰枕关节脱位发生时，患者多遭受强大的暴力，所以患者多表现为剧烈头痛，可合并脊髓或多系统创伤，也可合并脑神经损伤和椎动脉损伤。当脑干受压，自主呼吸功能受到影响时，患者需要接受机械通气，这增加了对患者神经损伤程度的判断难度。当然，少数寰枕关节脱位患者可以没有任何神经症状出现。

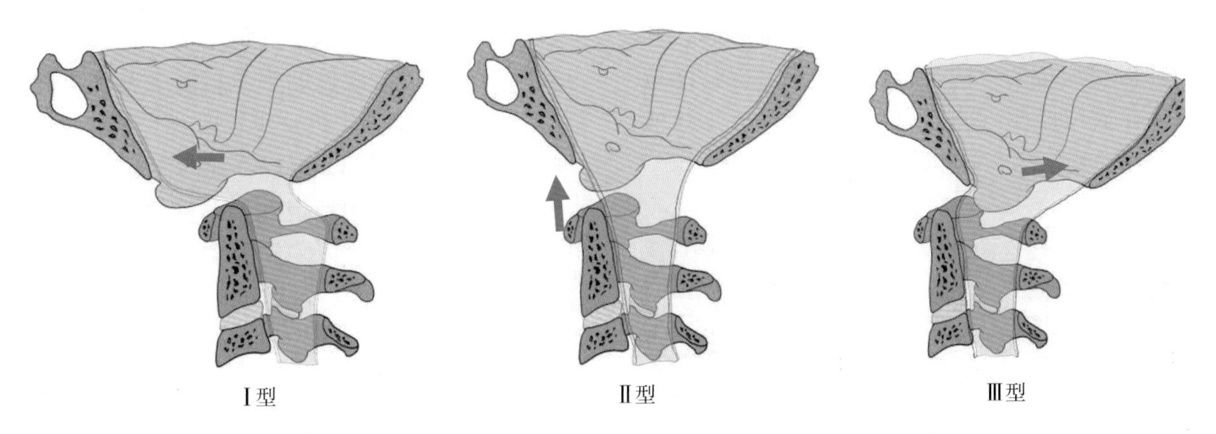

图 5-0-4 创伤性寰枕关节脱位的 Traynelis 分型

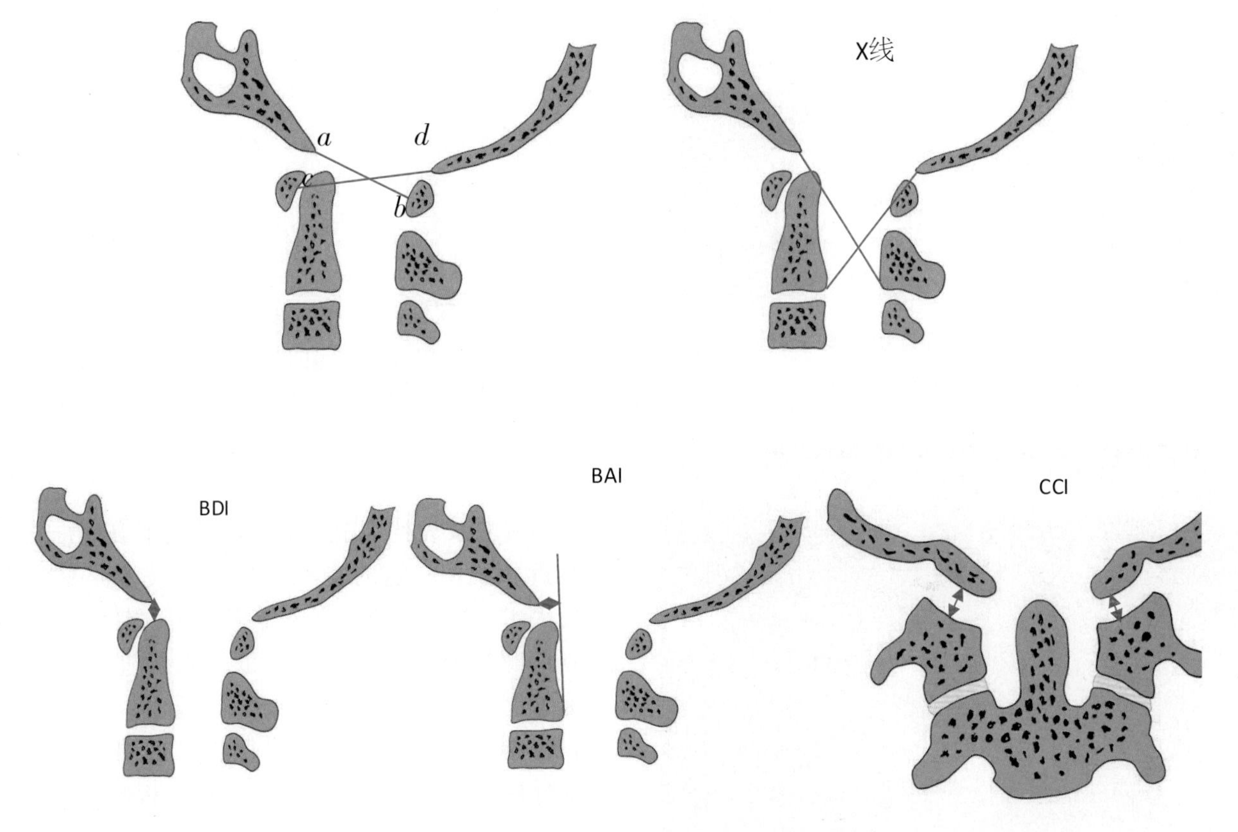

图 5-0-5 创伤性寰枕关节脱位的放射学测量与诊断

Powers 比值：指 *ab*（颅底或枕骨大孔前缘与寰椎后弓连线）与 *cd*（颅后点或枕骨大孔后缘与寰椎前弓连线）的比值，大于 1 则表示异常；X 线：如果颅底（或枕骨大孔前缘）与枢椎棘突椎板连接处的连线不经过枢椎，或颅后点（或枕骨大孔后缘）与枢椎椎体后下角连线不经过寰椎，则被判定为不正常；BDI：颅底（或枕骨大孔前缘中点）与齿突尖的距离，成人超过 10mm 或儿童超过 12mm 为不正常；CCI：枕骨髁与寰椎上关节面的距离，成人超过 2mm，儿童超过 5mm 为不正常；BAI：颅底（或枕骨大孔前缘中点）与枢椎椎体后缘皮质线间距，前移超过 12mm 或后移超过 4mm 被认为不正常

一旦疑诊创伤性寰枕关节脱位，应根据可能的受伤机制，对脊髓实施保护，防止损伤进一步加重尤为重要。一般使用沙袋限制颈椎运动，不推荐使用硬颈围，因为其有加重枕颈分离的可能。

应用Halo架外固定是不错的方法，可以获得良好的枕颈稳定，并可在手术摆放体位时增加安全性。对创伤性寰枕关节脱位患者不推荐使用牵引技术，颅骨牵引有加重枕颈分离而导致神经症状恶化和椎动脉损伤加重的危险。相反，让患者保持清醒状态，在透视监测下施以适当手法对颅骨加压或将脱位轻微复位，有可能减轻神经损伤症状。

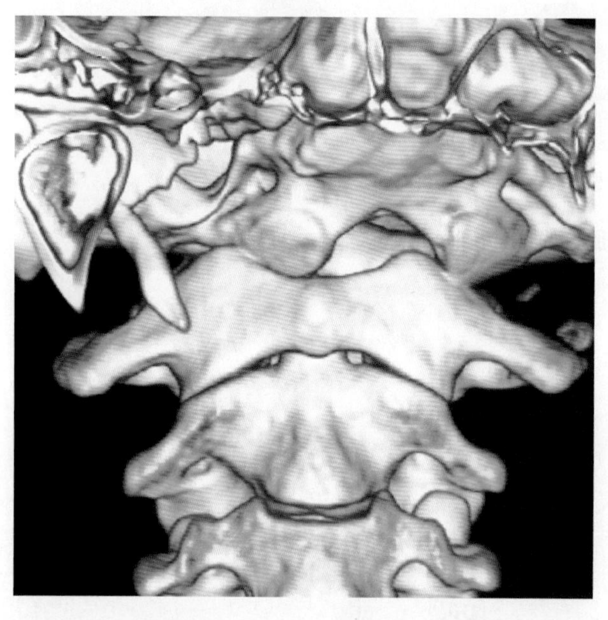

图5-0-6 颈椎三维CT可以显示枕骨髁与寰椎侧块关节的跳跃征，帮助诊断寰枕关节脱位

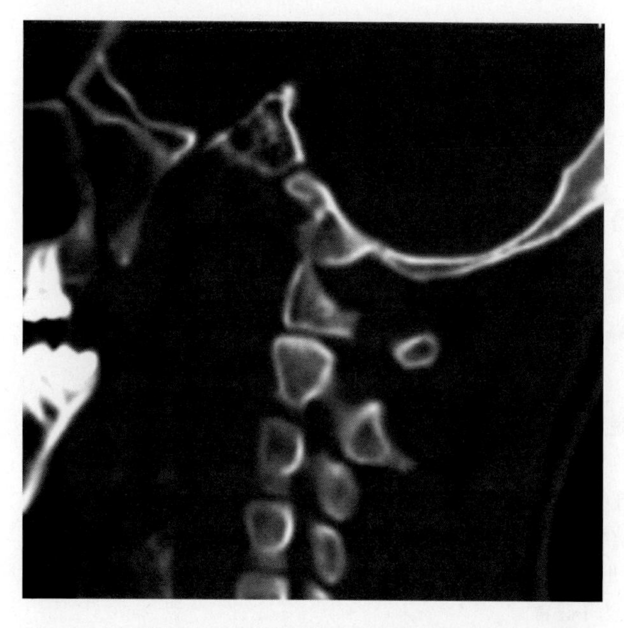

图5-0-7 颈椎CT二维重建可以发现寰枕关节的分离征

五、创伤性寰枕关节脱位的手术治疗

一旦寰枕关节脱位诊断确立，在患者病情稳定，脊髓功能受到保护的情况下，积极实施手术治疗。寰枕关节脱位的手术目的主要是重建枕颈稳定，阻止神经损害进一步发展。对于稳定性尚可、复位不困难的病例，可以在手术复位的情况下实施固定。对于枕颈稳定性差、复位困难的病例，不宜强求复位，可以实施原位固定与融合，避免高位颈髓损伤加重，导致病情恶化。手术方式主要包括各种枕颈内固定植骨融合手术，根据固定方式及范围的不同，手术方法有多种，具体采用何种手术方式，以及确定最佳的固定融合范围，需要根据创伤的具体情况、患者的年龄及解剖变异等因素选择。

1. 寰枕内固定术治疗创伤性寰枕关节脱位　单纯寰枕失稳是指只有寰枕关节失稳，而没有出现寰枢关节的失稳。这时，只需要实施寰枕融合手术。寰枕融合手术可以采用寰枕经关节螺钉或枕骨板结合寰椎侧块（或椎弓根）螺钉实施钉棒固定等即可。

（1）寰枕经关节螺钉技术：在枕颈椎后结构完整，不合并脊髓压迫的情况下，可以采用寰枕经关节螺钉固定技术。这一技术保留了寰枢关节的运动功能。

（2）寰枕钉棒固定技术：由于寰枕关节脱位主要累及寰枕关节，大多数情况下寰枢椎并无骨折和脱位，这时寰枕钉棒固定技术是最常用的手术方式（图5-0-8）。多采用枕骨板与寰椎侧块螺钉或经椎弓根螺钉通过钛棒连接技术实施寰枕关节固定和植骨融合。枕骨板固定时，需要在枕骨置入螺钉，一般枕骨靠近中线部分的枕骨板较厚，所以采用中线的枕骨板螺钉固定，螺钉长度最长可以达到12mm，具有较高的抗拔出力。而枕骨中线两侧的骨板较薄，不适合螺钉固定。另外也可采用经过枕骨的板障螺钉实施固定。

2. 扩大的枕颈内固定技术　如果损伤波及寰枢椎、下颈椎甚至胸椎，则枕颈固定的范围应该适当向下延伸。累及枢椎时，可以实施枕骨至枢椎固定植骨融合手术。累及下颈椎时，可以采用下颈椎侧块螺钉固定结合枕骨螺钉实施枕颈固定等。实施寰椎、枢椎椎弓根固定时具有损伤椎动脉的风险，术前必须进行 CTA 和薄层 CT 检查，了解枢椎椎弓根及椎动脉的变异情况，必要时采用术中导航技术，有助于降低椎动脉损伤的风险。

总之，寰枕关节脱位是发生于颅颈交界区的一种较为少见的疾病，早期诊断、合理治疗非常重要。颈椎 X 线片测量和 CT 检查更有助于明确诊断。在患者病情稳定，脊髓功能受到保护的情况下，积极实施手术治疗，以重建颅颈椎的稳定，阻止神经损害进一步发展。

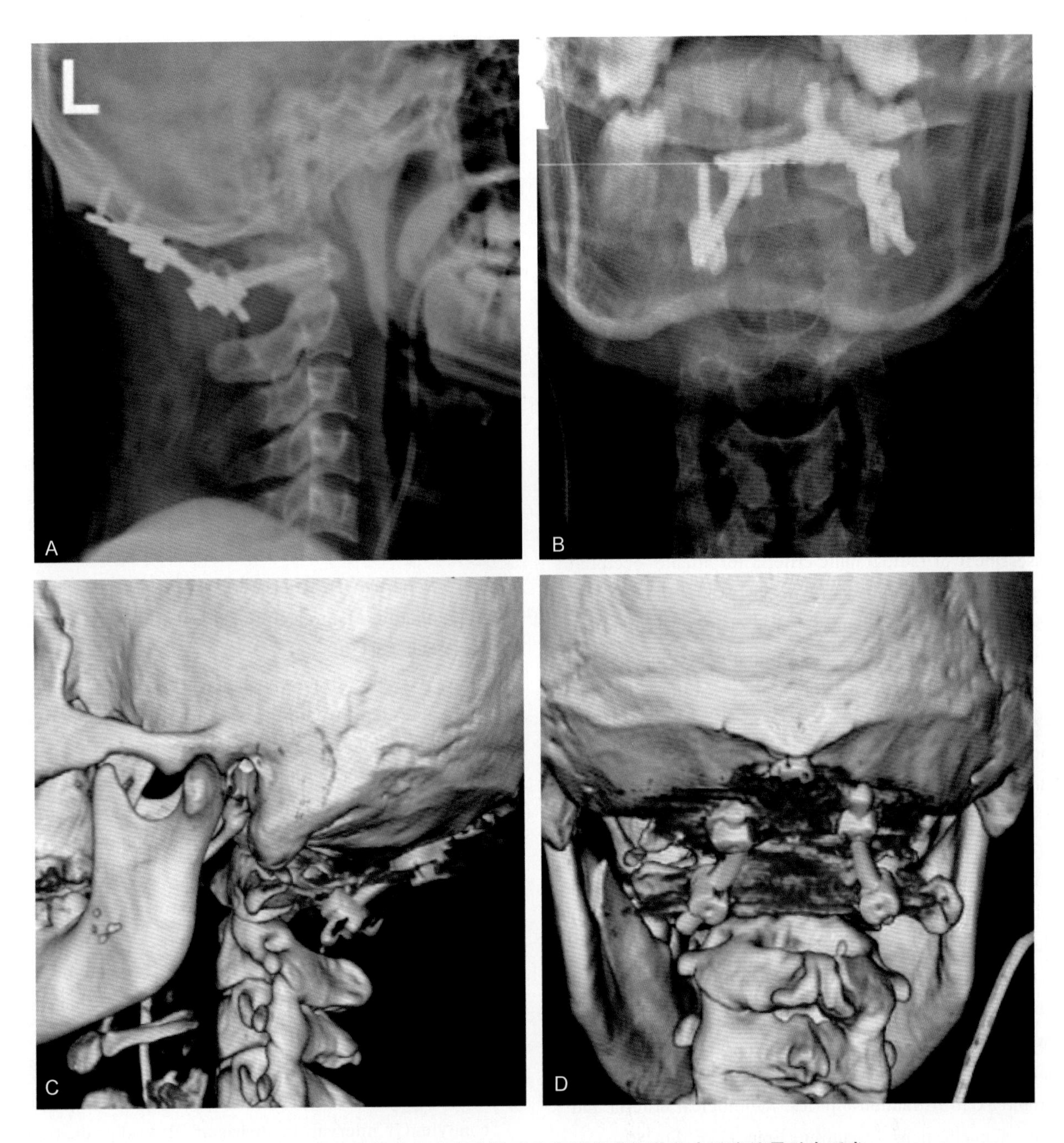

图 5-0-8 寰枕关节脱位患者实施后路寰枕关节短节段内固定植骨融合手术

术后复查的颈椎 X 线片显示寰枕关节脱位已经复位并实施寰枕关节固定（A、B）；手术后复查的颈椎三维 CT 显示寰枕关节固定及植骨情况（C、D）

参考文献

Adams VI, 1992. Neck injuries: I. Occipitoatlantal dislocation–a pathologic study of twelve traffic fatalities. J Forensic Sci,37(2):556–564.

Alker GJJ, Oh YS, Leslie EV, 1978. High cervical spine and craniocervical junction injuries in fatal traffic accidents: a radiological study. Orthop Clin North Am,9(4):1003–1010.

Bellabarba C, Mirza SK, West GA, et al, 2006. Diagnosis and treatment of craniocervical dislocation in a series of 17 consecutive survivors during an 8–year period. J Neurosurg Spine,4(6):429–440.

Bools JC, Rose BS, 1986. Traumatic atlantooccipital dislocation: two cases with survival. AJNR Am J Neuroradiol,7(5):901–904.

Bucholz RW, Burkhead WZ, 1979. The pathological anatomy of fatal atlanto–occipital dislocations. J Bone Joint Surg Am,61(2):248–250.

Chirossel JP, Passagia JG, Gay E, et al, 2000. Management of craniocervical junction dislocation. Childs Nerv Syst,16(10–11):697–701.

Dickman CA, Papadopoulos SM, Sonntag VK, et al, 1993. Traumatic occipitoatlantal dislocations. J Spinal Disord,6(4):300–313.

Dziurzynski K, Anderson PA, Bean DB, et al, 2005. A blinded assessment of radiographic criteria for atlanto–occipital dislocation. Spine (Phila Pa 1976), 30(12):1427–1432.

Ebraheim NA, Lu J, Biyani A, et al, 1996. An anatomic study of the thickness of the occipital bone. Implications for occipitocervical instrumentation. Spine (Phila Pa 1976),21(15):1725–1730.

Evarts CM, 1970. Traumatic occipito–atlantal dislocation. J Bone Joint Surg Am, 52(8):1653–1660.

Farley FA, Graziano GP, Hensinger RN, 1992. Traumatic atlanto–occipital dislocation in a child. Spine (Phila Pa 1976), 17(12):1539–1541.

Fruin AH, Pirotte TP, 1997. Traumatic atlantooccipital dislocation. Case report. J Neurosurg,46(5):663–666.

Garrett M, Consiglieri G, Kakarla UK, et al, 2010. Occipitoatlantal dislocation. Neurosurgery,66(3 Suppl):48–55.

Gonzalez LF, Fiorella D, Crawford NR, et al, 2004. Vertical atlantoaxial distraction injuries: radiological criteria and clinical implications. J Neurosurg Spine,(13):273–280.

Govender S, Vlok GJ, Fisher–Jeffes N, et al, 2003. Traumatic dislocation of the atlanto–occipital joint. J Bone Joint Surg Br, 85(6):875–878.

Grabb BC, Frye TA, Hedlund GL, et al, 1999. MRI diagnosis of suspected atlanto–occipital dissociation in childhood. Pediatr Radiol,29(4):275–281.

Guigui P, Milaire M, Morvan G, et al, 1995. Traumatic atlantooccipital dislocation with survival: case report and review of the literature. Eur Spine J, 4(4):242–247.

Hadley MN, Walters BC, Grabb PA, et al, 2002. Diagnosis and management of traumatic atlanto–occipital dislocation injuries. Neurosurgery,50(3 Suppl):S105–S113.

Harris JHJ, Carson GC, Wagner LK,1994. Radiologic diagnosis of traumatic occipitovertebral dissociation: 1. Normal occipitovertebral relationships on lateral radiographs of supine subjects. AJR Am J Roentgenol,162(4):881– 886.

Harris JHJ, Carson GC, Wagner LK, et al,1994. Radiologic diagnosis of traumatic occipitovertebral dissociation: 2. Comparison of three methods of detecting occipitovertebral relationships on lateral radiographs of supine subjects. AJR Am J Roentgenol,162(4):887–892.

Horn EM, Feiz–Erfan I, Lekovic GP, et al, 2007. Survivors of occipitoatlantal dislocation injuries: imaging and clinical correlates. J Neurosurg Spine,6(2):113–120.

Horn EM, Lekovic GP, Feiz–Erfan I, et al, 2004. Cervical magnetic resonance imaging abnormalities not predictive of cervical spine instability in traumatically injured patients. Invited submission from the Joint Section Meeting on Disorders of the Spine and Peripheral Nerves, March 2004. J Neurosurg Spine,1(1):39–42.

Lee C, Woodring JH, Goldstein SJ, et al, 1987. Evaluation of traumatic atlantooccipital dislocations. AJNR Am J Neuroradiol,8(1):19–26.

Menezes AH, 2008. Craniovertebral junction database analysis: incidence, classification, presentation, and treatment algorithms. Childs Nerv Syst,24(10):1101–1108.

Naso WB, Cure J, Cuddy BG, 1997. Retropharyngeal pseudomeningocele after atlantooccipital dislocation:report of two cases. Neurosurgery, 40(6):1288–1290.

Page CP, Story JL, Wissinger JP, et al, 1973. Traumatic atlantooccipital dislocation. Case report. J Neurosurg,39(3):394–397.

Pang D, Nemzek WR, Zovickian J, 2007. Atlanto–occipital dislocation: part 1–normal occipital condyle–C1 interval in 89 children. Neurosurgery,61(3):514–521.

Pang D, Nemzek WR, Zovickian J, 2007. Atlanto–occipital dislocation: part 2–the clinical use of (occipital) condyle–C1 interval, comparison with other diagnostic methods, and the manifestation, management, and outcome of atlanto–occipital dislocation in children. Neurosurgery,61(5):995–1015.

Papadopoulos SM, Dickman CA, Sonntag VK, et al, 1991.

Traumatic atlantooccipital dislocation with survival. Neurosurgery,28(4):574–579.

Roberts DA, Doherty BJ, Heggeness MH, 1998. Quantitative anatomy of the occiput and the biomechanics of occipital screw fixation. Spine (Phila Pa 1976), 23(10):1100–1108.

Saeheng S, Phuenpathom N, 2001. Traumatic occipitoatlantal dislocation. Surg Neurol, 55(1):35–40.

Sawin PD, Traynelis VC, Menezes AH, 1998. A comparative analysis of fusion rates and donor-site morbidity for autogeneic rib and iliac crest bone grafts in posterior cervical fusions. J Neurosurg,88(2):255–265.

Steinmetz MP, Lechner RM, Anderson JS, 2003. Atlantooccipital dislocation in children: presentation, diagnosis, and management. Neurosurg Focus,14(2):1.

Sun PP, Poffenbarger GJ, Durham S, et al, 2000. Spectrum of occipitoatlantoaxial injury in young children. J Neurosurg,93(1 Suppl):28–39.

Traynelis VC, Marano GD, Dunker RO, et al, 1986. Traumatic atlanto-occipital dislocation. Case report. J Neurosurg,65(6):863–870.

Vachata P, Bolcha M, Lodin J, et al, 2020. Atlanto-occipital dissociation. Rozhl Chir,99(1):22–28.

Woodring JH, Selke ACJ, Duff DE, 1981. Traumatic atlantooccipital dislocation with survival. AJR Am J Roentgenol,137(1):21–24.

第六章

颅颈交界畸形与颅底凹陷症

颅颈交界区是指颅底与高位颈椎的交界部位。其解剖区域包括颅后窝所在的颅底区域及寰枢椎等结构。这一区域有脑干、小脑、脑神经等重要神经结构及椎动脉等重要血管。胚胎发育过程中颅颈交界区的发育异常不仅造成骨性结构畸形，同时可伴随神经和血管的发育畸形。本章主要讨论颅颈交界区先天发育畸形的特点及其与颅底凹陷症的关系。

第一节　颅底发育畸形

一、颅底解剖

解剖学上将颅底分为颅前窝、颅中窝和颅后窝 3 个部分（图 6–1–1）。

颅后窝位于颅颈交界区的上部，其内部呈漏斗形（图 6–1–2），前壁是枕骨斜坡，后壁是枕骨鳞。顶部有小脑幕，底部的开口是枕骨大孔，与高位颈椎的椎管连通。颅后窝内容纳着脑干、小脑、颅神经和高位颈脊髓等重要结构。颅后窝的形态与枕骨发育关系密切，如枕骨斜坡发育异常，则可形成扁平颅底，枕骨大孔发育异常可导致枕骨大孔狭窄，枕骨鳞发育异常可造成颅后窝容积减小，引起小脑下疝。枕骨髁与寰椎侧块构成寰枕关节，枕骨髁畸形会影响颅颈椎的连接与稳定，形成颅底凹陷症。

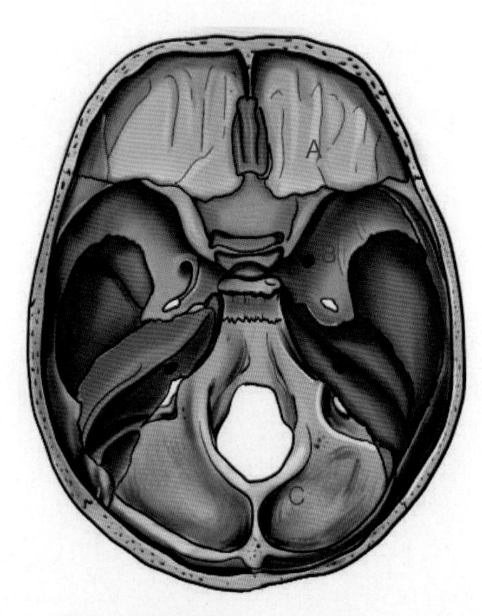

图 6–1–1　颅底包括颅前窝（A）、颅中窝（B）和颅后窝（C）

二、颅底发育畸形的特点

枕骨是构成颅后窝的重要骨骼，其解剖组成包括位于枕骨大孔前方的枕骨斜坡和位于枕骨大孔后方的枕骨鳞。颅底发育畸形可以从枕骨斜坡畸形、枕骨大孔畸形、枕骨髁畸形及颅后窝畸形等几个方面进行理解。

1. *扁平颅底与枕骨斜坡畸形*　枕骨斜坡位于枕骨大孔前方，似滑梯状，构成颅后窝前壁（图 6–1–3）。它在矢状面上呈现一定的倾斜角，称为斜坡角或颅底角。正常人颅底角 120° ～ 140° 。颅后窝的内部形态呈漏斗状（图 6–1–4A），漏斗的前部容纳脑干，后部容纳小脑等重要神经结构。枕骨大孔相当于漏斗口部，其下方与高位颈椎的椎管延续。枕骨斜坡发育畸形可表现为斜坡短小、平坦，形成扁平颅底。扁平颅底患者的颅后窝失去正常的漏斗状形态，呈平底锅状（图 6-1-4B）。其内的重要神经结构常受到挤压，可形成小脑下疝（图 6-1-4C）。

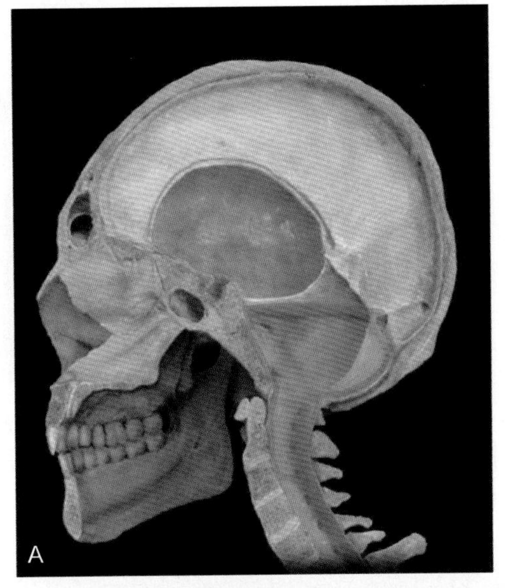
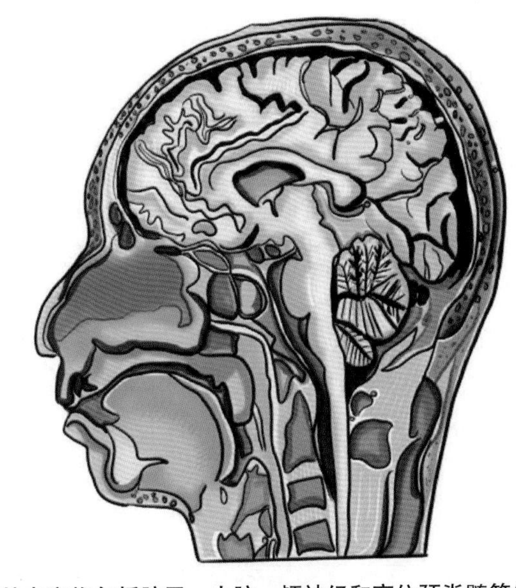

图 6-1-2　颅后窝与高位颈椎椎管延续，呈漏斗形（A），其内容物包括脑干、小脑、颅神经和高位颈脊髓等结构（B）

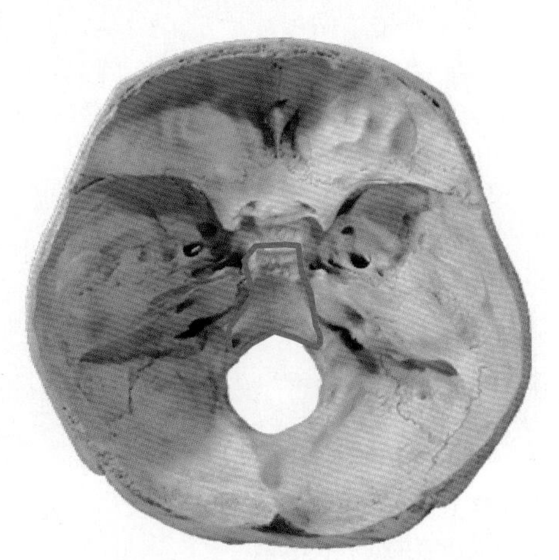
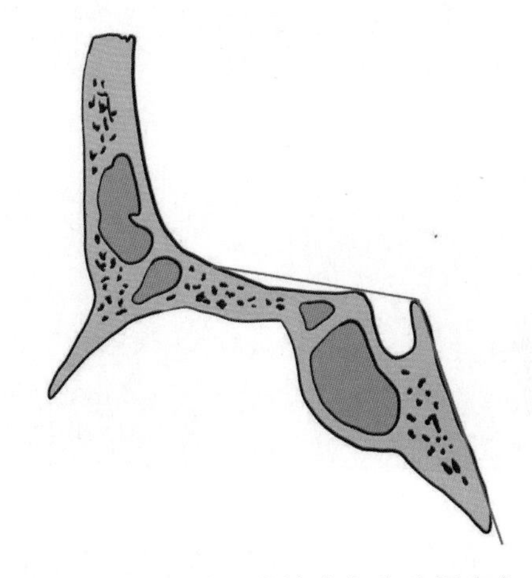

图 6-1-3　正常人的枕骨斜坡似滑梯状，呈现一定角度。颅前窝水平线与斜坡形成的夹角称为颅底角（正常 120°～140°），超过 140° 则提示扁平颅底

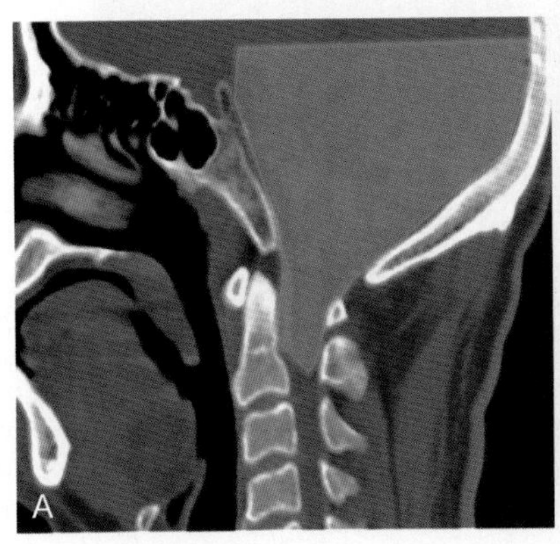
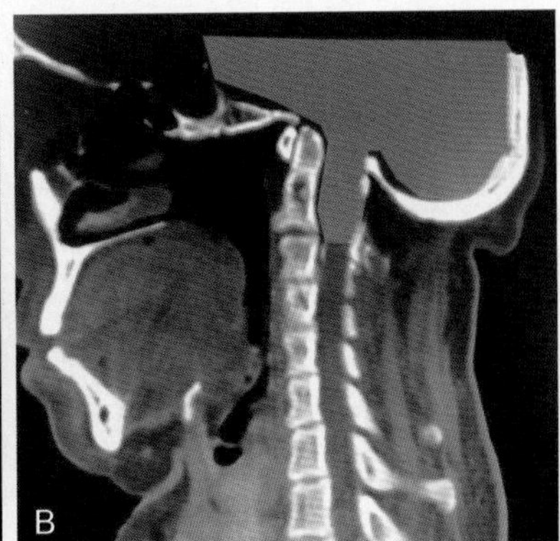
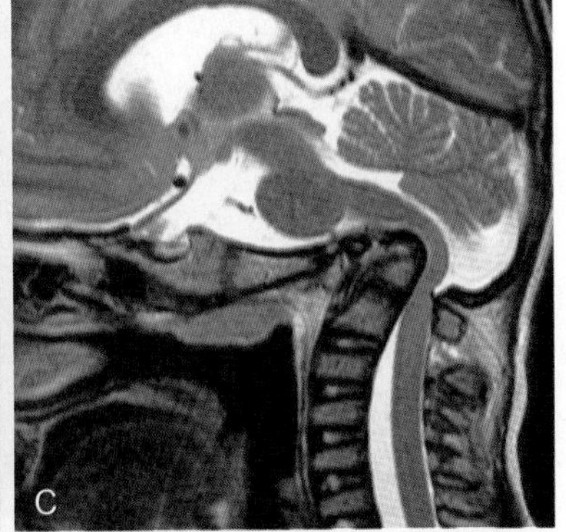

图 6-1-4　正常人颅后窝的内部形态呈漏斗状（A）；扁平颅底患者的颅后窝失去正常的漏斗状形态，呈平底锅状（B）；MRI 显示颅底凹陷症患者的脑干等神经结构受压变形（C）

2. 枕骨髁发育畸形　枕骨髁是位于枕骨大孔外侧的两个半月形骨性突起（图 6-1-5），舌下神经管由前上向后下穿过枕骨髁。枕骨髁的关节面呈半月形，与寰椎侧块的上关节面形成寰枕关节，寰枕关节在冠状面呈现一定的夹角，称为寰枕关节角，正常人 150° 左右（图 6-1-6）。扁平颅底的患者，因颅底上移，其寰枕关节角相应变大（图 6-1-7）。枕骨髁畸形主要有以下几种：枕骨髁未发育（缺如）、枕骨髁发育不良、寰枕融合（寰椎枕骨化）等。

（1）枕骨髁缺如：临床较为少见，可表现为枕骨髁单侧缺如或双侧缺如。单侧缺如可以导致斜颈（图 6-1-8），双侧缺如常合并枕骨大孔边缘内翻和颅底凹陷（图 6-1-9）。

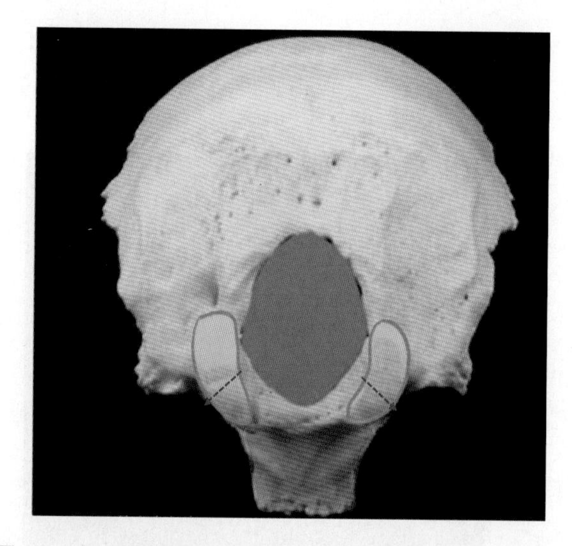

图 6-1-5　枕骨髁是位于枕骨大孔外侧的两个半月形骨性突起，它与寰椎侧块的上关节面形成寰枕关节。舌下神经管由前上向后下穿过枕骨髁

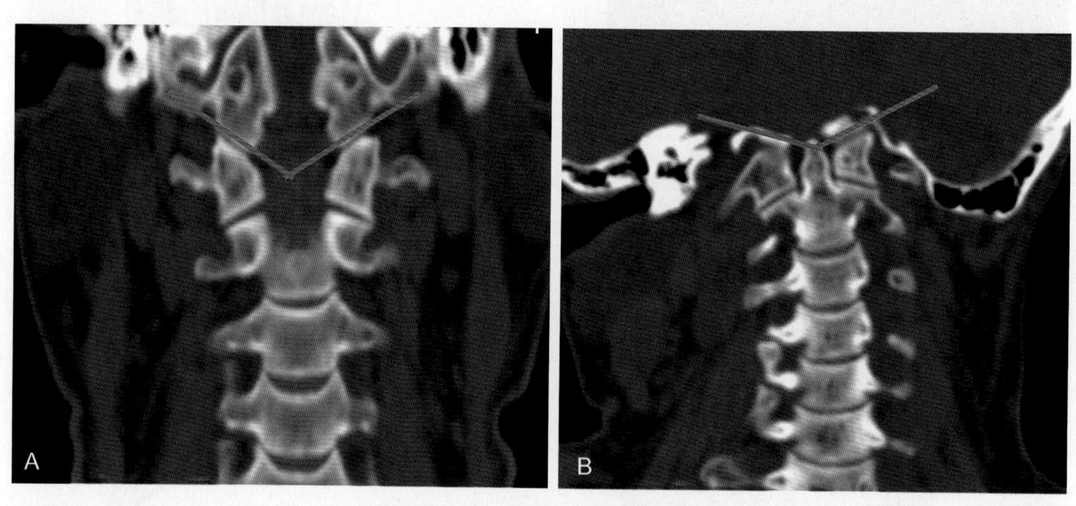

图 6-1-6　寰枕关节角（一）

A. 正常人的寰枕关节角；B. 扁平颅底患者的寰枕关节角

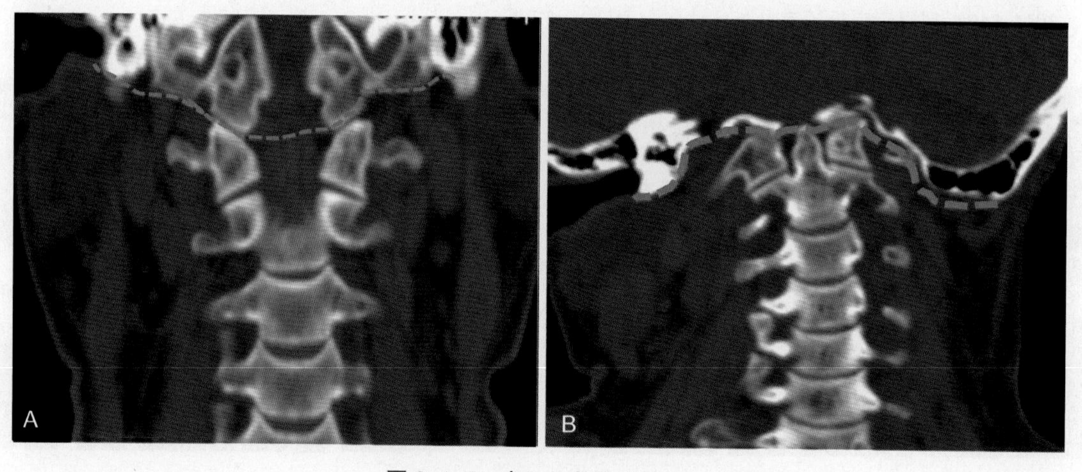

图 6-1-7　寰枕关节角（二）

A. 正常人颅底的冠状面轮廓线；B. 扁平颅底患者的轮廓线

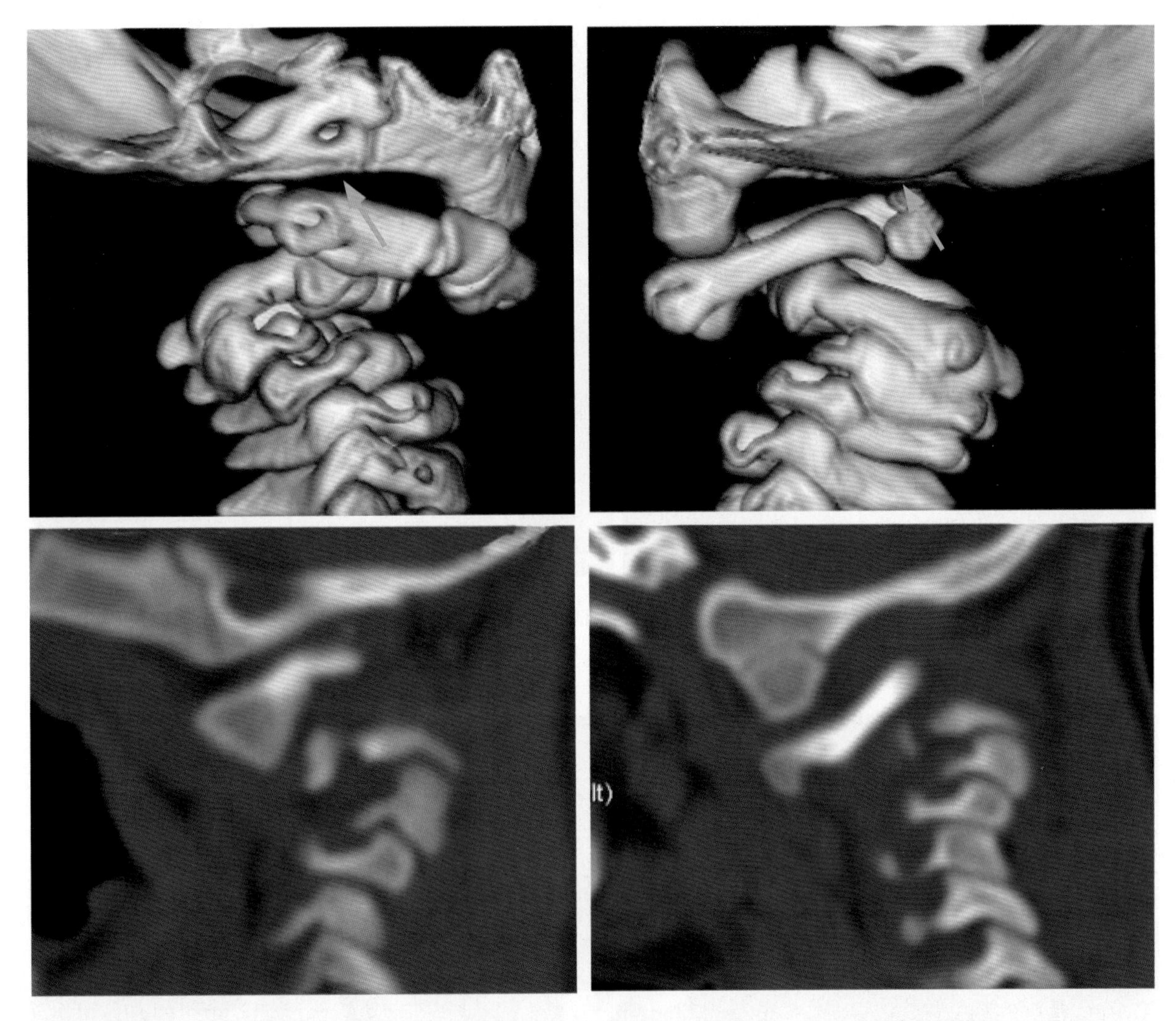

图 6-1-8　该患者右侧枕骨髁缺如（绿色箭头），导致斜颈，同时合并寰枢椎脱位

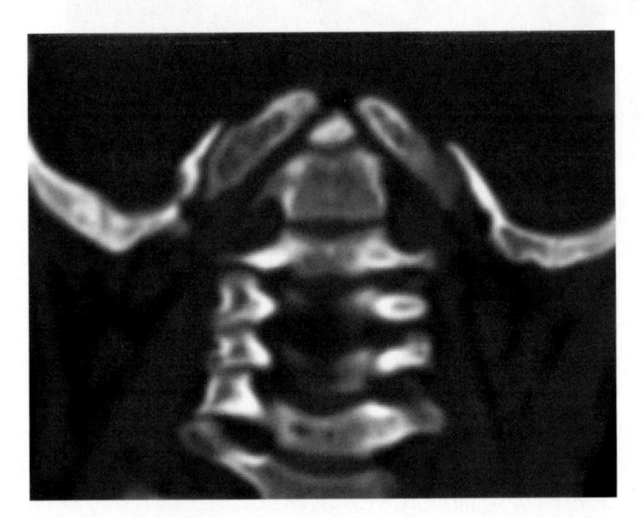

图 6-1-9　该患者双侧枕骨髁发育不良，伴枕骨大孔边缘内翻，形成颅底凹陷

（2）枕骨髁发育不良：正常发育的枕骨髁具有一定厚度，它与寰椎侧块形成的寰枕关节角为 150° 左右。枕骨髁发育不良可表现为枕骨髁小而薄，寰枕关节角变大（图 6-1-10）。枕骨髁发育不良常与扁平颅底同时存在。

（3）寰椎枕骨化：又称寰枕融合，临床较为常见，表现为寰椎侧块与枕骨髁的骨节未完全分开，两者融合为一体，寰椎侧块吸收成为枕骨髁的一部分。吸收后的“枕骨髁”可与枢椎侧块上关节面形成“枕枢关节”。另外，寰椎前弓与枕骨斜坡融合，寰椎后弓可与枕骨大孔后缘融合等成为完全寰椎枕骨化（图 6-1-11）。由于寰椎枕骨化，枢椎齿突上移接近枕骨大孔，形成“齿突高位”状态，如果发生寰枢椎脱位，齿突容易进入枕骨大孔，压迫脑干，形成颅底陷入状态。所以，临床上，寰枕融合现象在颅底凹陷症患者中比较常见。

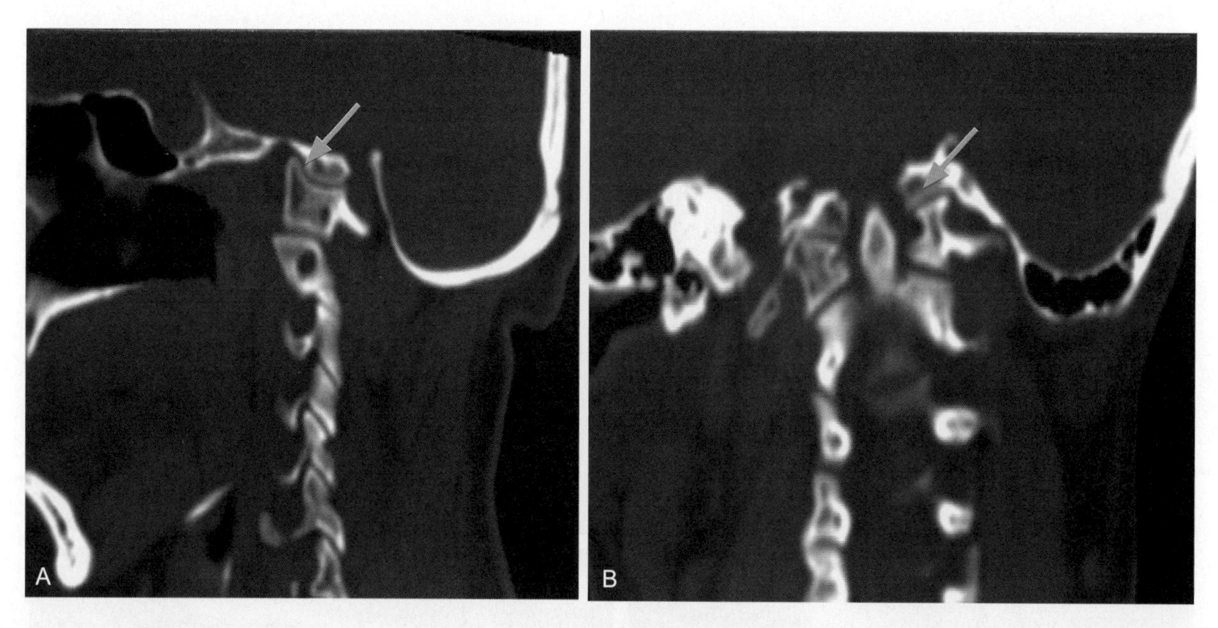

图 6-1-10 枕骨髁发育不良也是颅底发育畸形的一部分，常与扁平颅底同时存在，表现为枕骨髁小而薄（绿色箭头所示），寰枕关节角变大

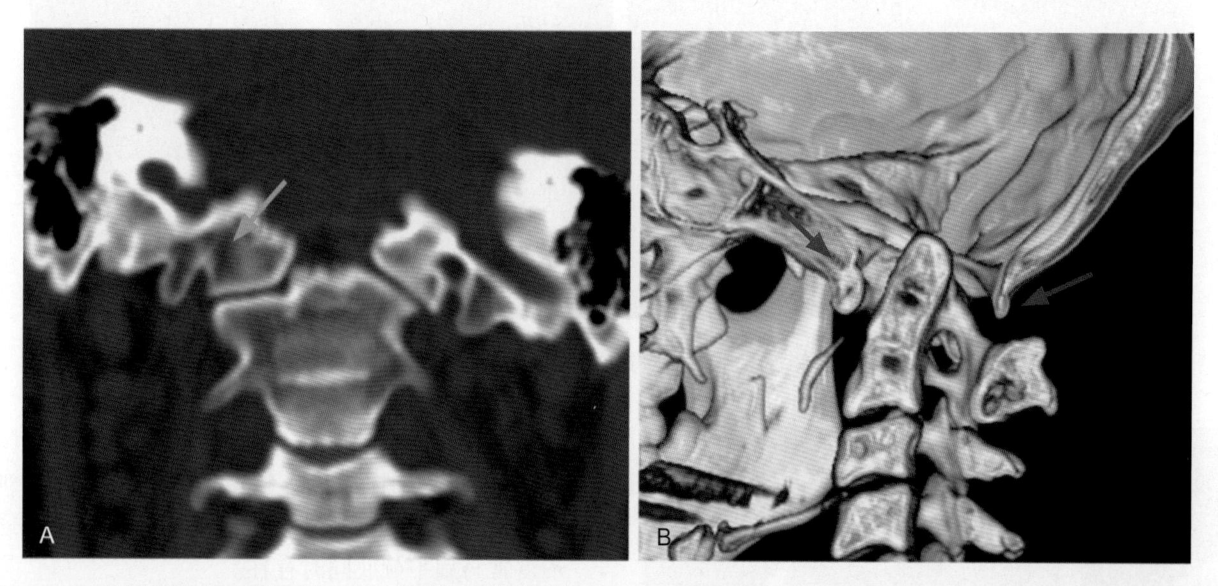

图 6-1-11 寰枕融合的患者可以表现为枕骨髁与寰椎侧块融合（A，绿色箭头），寰椎前弓与斜坡融合，寰椎后弓与枕骨大孔后缘融合（B，红色箭头）

寰椎枕骨化还可与下颈椎的椎节分节不全同时发生，如枢椎与第 3 颈椎（$C_{2/3}$），的分节不全甚至多个下颈椎椎节分节不全，即克利佩尔 – 费尔（Klippel–Feil）综合征。这时“枕枢关节”的应力增加，发生寰枢椎脱位的概率增加，更容易形成颅底凹陷症。

单纯寰枕融合，不合并寰枢椎脱位，未形成颅底凹陷且无临床症状者，不需要手术治疗。如果在寰枕融合的基础上发生寰枢椎脱位或形成颅底凹陷症，陷入枕骨大孔的枢椎齿突压迫脑干或延髓，出现严重的神经脊髓损害症状，则需要手术治疗。

3. 枕骨大孔畸形和狭窄　正常人的枕骨大孔呈卵圆形，前后径略大于横径，是颅后窝与颈椎椎管相连通的开口与通道（图 6-1-12A）。枕骨大孔发育异常可以表现为枕骨大孔形态不规则、枕骨大孔狭窄等，成为颅底发育畸形的一部分。如图 6-1-12B 所示，该患者是一名颅底凹陷症患者，其三维打印模型上可看到枕骨大孔边缘内翻，形态不规则，同时合并枕骨大孔狭窄。

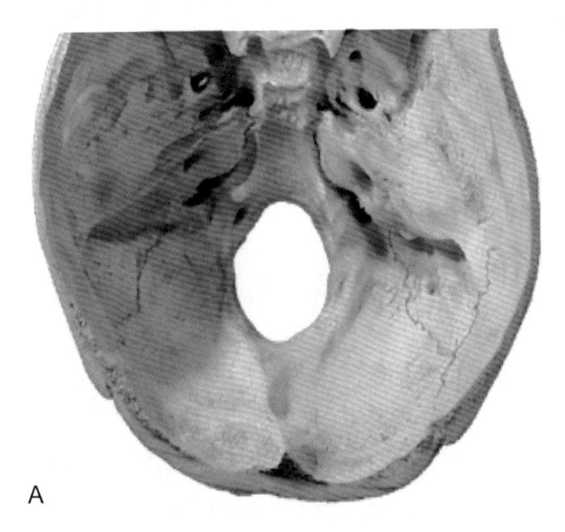

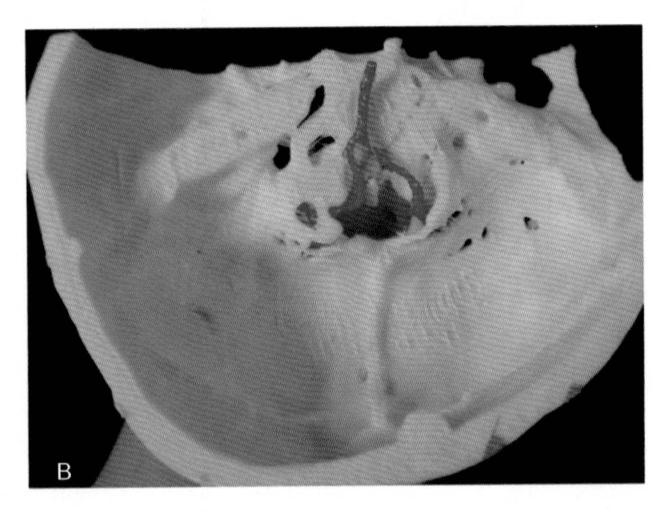

图 6-1-12　**正常人的枕骨大孔，呈卵圆形，前后径略大于横径（A）。颅底凹陷症患者的三维打印模型，可见枕骨大孔形态不规则且狭窄（B）**

4. 其他少见的颅底畸形

（1）枕骨脊椎化（图 6-1-13）：又称“枕椎”。枕骨的发育起源于第三枕骨生发中心的前寰椎，在发育过程中与颅底没有产生融合，这种“枕椎”很少能发展为一个独立的椎节，多数都是以枕骨大孔周围一个独立的骨块或骨性突起存在。枕骨基底部横裂、第三枕骨髁、枕骨髁旁突、上位横突及二分寰椎侧块关节都属于“枕椎”的表现形式。这些不同类型的小的骨性突起与胚胎发育有关，也与齿突发育异常存在相关性。

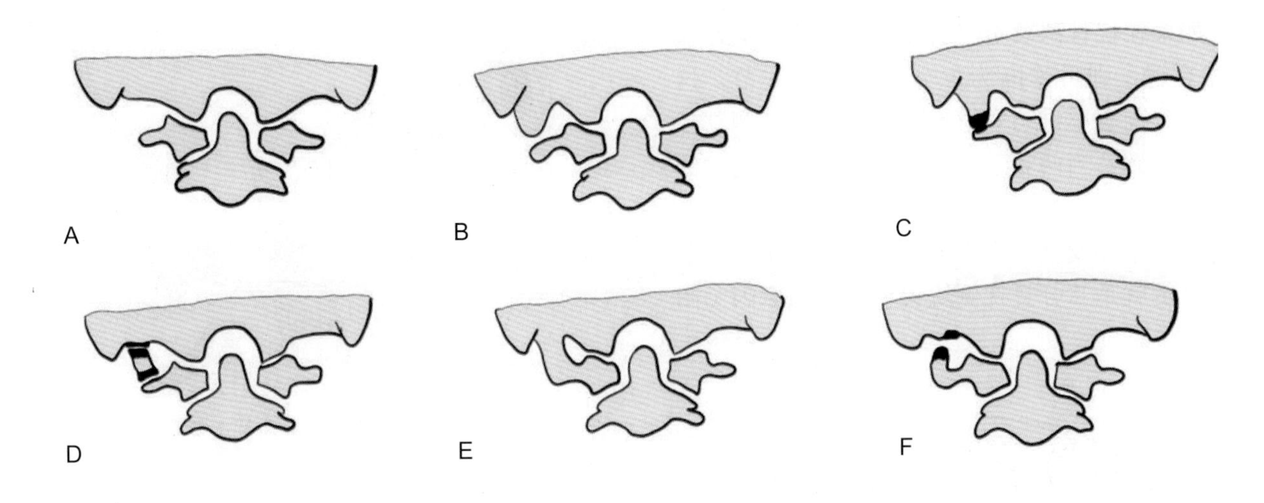

图 6-1-13　**枕骨脊椎化的多种形式**

A. 冠状位上正常的颅颈交界区；B. 枕骨髁旁结节，延伸至接近寰椎的横突；C. 寰椎横突性关节的枕骨髁旁突；D. 枕骨髁旁骨块，游离在枕骨与寰椎横突之间，并与枕骨及寰椎横突相关联；E. 将枕骨和寰枢椎融合的骨性连接；F. 有寰椎横突来源的横突上骨突与枕骨髁旁骨突相关联

（2）枕骨基底部横裂：是指枕骨原体节不全闭合导致的斜坡横向裂口。CT 显示为斜坡的不连续，偶尔可延伸至舌下神经管。如果延伸至舌下神经管，CT 可诊断为“双舌下神经管”（图 6-1-14）。

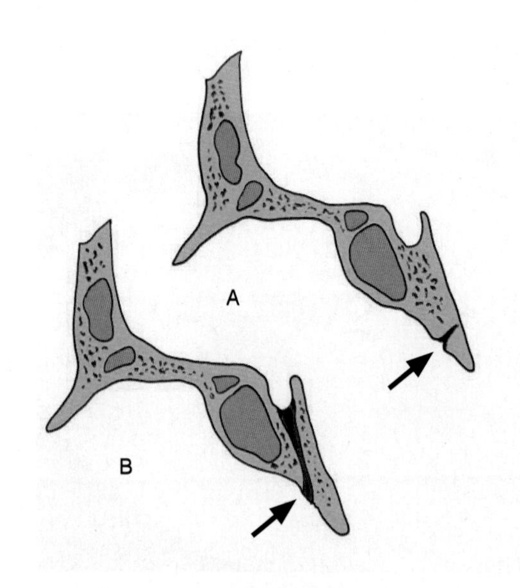

图 6-1-14 枕骨基底部横裂（箭头所指）

枕骨基底部横裂可以表现为小的凹痕（A），也可以表现为逐渐增大呈扇形的凹裂，从斜坡延伸至蝶鞍（B）

（3）第三枕骨髁：是枕骨基底部沿着枕骨大孔前缘生长的骨性突起，常与寰枢椎前弓或齿突相关节。如果多发，则称为颅底骨突。这些畸形常伴有颅底凹陷症，是导致神经压迫和寰椎枕关节活动受限的原因。

如果在枕骨髁及对应的寰椎侧块关节上存在小的裂缝，则可诊断为二分寰枕侧块关节。这种情况是前寰枢椎与寰枢椎生发中心的外侧部没有融合所致。当两者正常融合时，就形成正常的寰枕侧块关节。如果两者未正常融合，寰椎上方的骨生发中心就逐渐变为上关节面多出来的关节结构，也就是二分寰枕侧块关节形成的原因（图 6-1-15）。

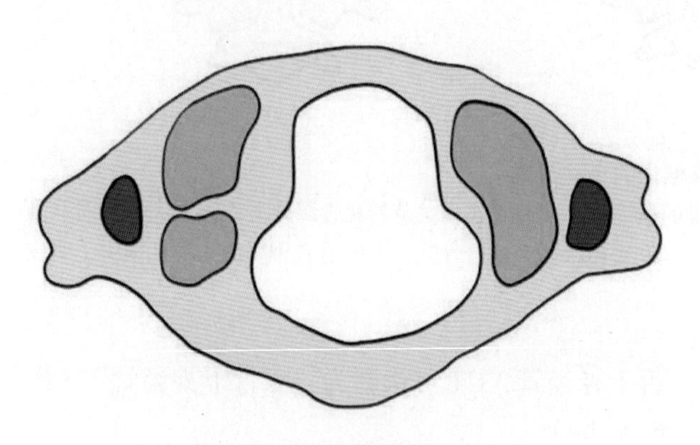

图 6-1-15 寰椎的上位观

左侧关节面分为两部分，右侧为正常的关节面

5. *颅后窝容积狭小与小脑下疝* 颅后窝内容纳着脑桥、延髓、小脑等重要的神经结构。因颅后窝先天发育不良导致容积减小，或因颅底畸形合并寰枢椎脱位，颈椎结构陷入枕骨大孔导致颅后窝容积继发性减小，其内容物因受到挤压可向枕骨大孔逃逸或疝出而形成小脑下疝。

三、颅底发育畸形的画线测量与诊断

颅底发育畸形可以通过 CT 检查进行诊断。扫描范围应该包括颅前窝至寰枢椎水平，然后行冠状面和矢状面的二维重建及三维重建。其中，中矢状面的 CT 重建图像可以代替传统的 X 线片测量，具有较好诊断价值。

诊断颅底发育畸形的常用测量指标有颅底角、斜坡长度、枕骨大孔矢状径、枕骨大孔相对矢状径等。

1. *颅底角* 如图 6-1-16 所示，其是颅前窝底水平线与斜坡的连线夹角，正常值为 120° ～ 140° 左右。颅底角超过 140° 提示颅底发育扁平。

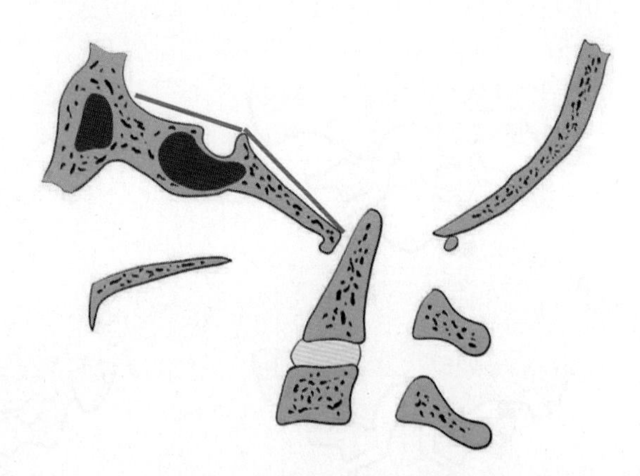

图 6-1-16 在中矢状面 CT 重建片上测量颅前窝底水平线与斜坡的连线夹角，即颅底角

2. *斜坡长度* 如图 6-1-17 所示，为鞍结节后缘至斜坡末端的长度，正常值为 40 ～ 45mm。颅底发育畸形和扁平颅底的患者可伴有斜坡短小。

3. *枕骨大孔矢状径* 包括枕骨大孔绝对矢状径和枕骨大孔相对矢状径。枕骨大孔绝对矢状径是指枕骨大孔前缘至枕骨大孔后缘的长度，枕骨大孔相对矢状径是指齿突后缘至枕骨大孔后缘的长度（图 6-1-18）。

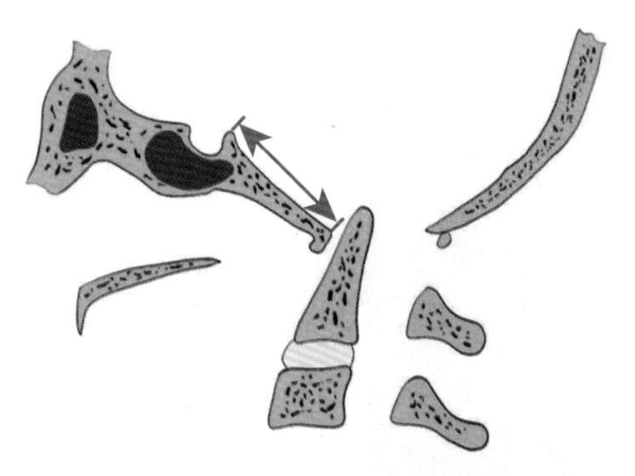

图 6-1-17　在中矢状面 CT 重建片上测量鞍结节后缘至斜坡末端的长度，即斜坡长度

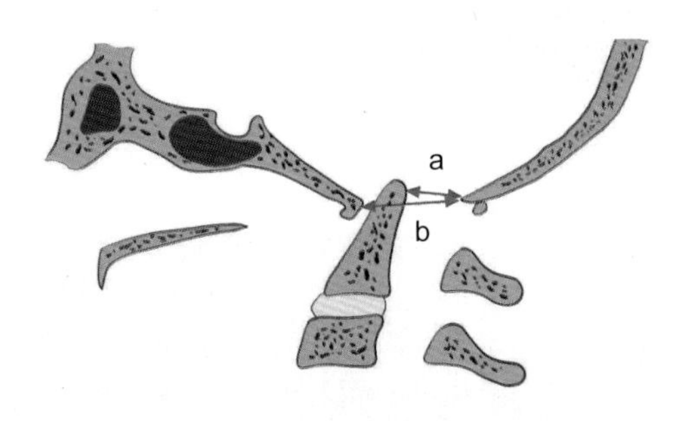

图 6-1-18　在中矢状面 CT 重建片上测量枕骨大孔绝对矢状径（下方长箭头 b）和相对矢状径（上方短箭头 a）

4. 寰枕关节角　又称 Schmidt–Fischer 角，是指双侧寰枕关节连线的夹角。其正常值为 124°～127°（图 6-1-19）。

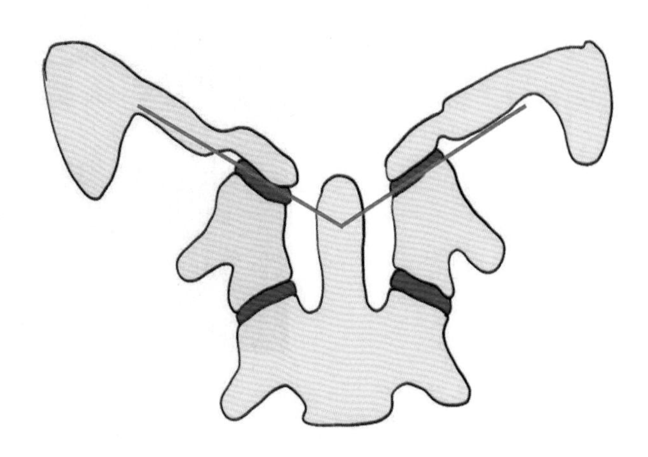

图 6-1-19　Schmidt–Fischer 角，是指双侧寰枕关节连线的夹角，又称寰枕关节角，正常值为 124°～127° 提示枕骨髁发育不良或扁平颅底

第二节　寰椎发育畸形

寰椎位于颅颈交界区，上方与枕骨髁形成寰枕关节，下方连接枢椎，形成复杂的寰枢关节。寰椎的解剖结构包括寰椎前弓、寰椎后弓及两侧的寰椎侧块，它们相互连接形成一个封闭的环形结构。寰椎的功能既像是一个承上启下的轴承，又像是一个颈椎运动功能转换器，维持颈椎稳定的同时，实现头颅灵活的屈伸和旋转运动，有利于人类从事复杂的工作和劳动。胚胎发育时期，寰椎前弓和寰椎后弓下部是由脊柱的第一骨化中心发育形成的，寰枢椎侧块和寰椎后弓上部由前寰椎发育而来。寰椎原始的骨化中心位于侧块，软骨骨化中心沿着前弓和后弓由外向内逐渐形成骨化，出生后的婴儿寰椎的前弓可见 2 个尚未闭合的纤维软骨性连接，后弓中部有一个尚未闭合的纤维软骨性连接（图 6-2-1）。如果在胚胎发育时期，前寰椎或脊柱的第一骨化中心发育不良或后期生长发育过程中骨骺闭合不良，则可形成多种多样的寰椎畸形，如寰椎前弓不连、寰椎后弓不连、寰椎前弓缺如、寰椎后弓缺如、寰椎前弓后弓联合畸形等（图 6-2-2～图 6-2-6）。另外，寰椎后弓闭合不良可形成中央塌陷，导致寰椎椎管狭窄。寰椎整体发育不充分还可导致小寰椎畸形，引起寰椎平面椎管狭窄，甚至可能因小寰椎可陷入枕骨大孔，形成颅底凹陷症（图 6-2-7）。

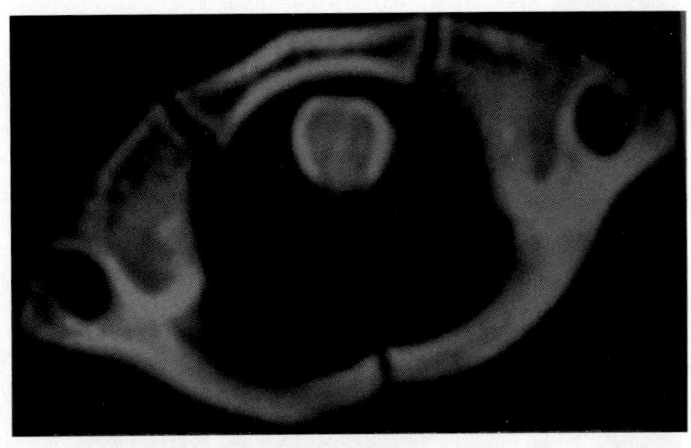

图 6-2-1　3 岁以内的幼儿，寰椎前弓可以看到 2 个未闭合的纤维软骨性连接，寰椎后弓中部一个未闭合的纤维软骨性连接

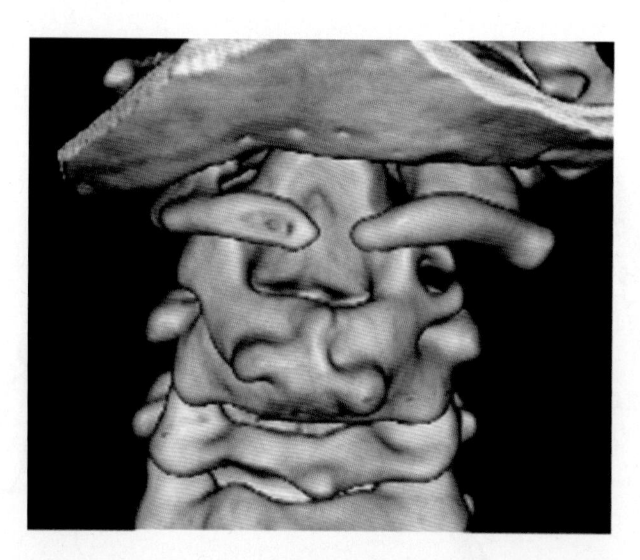

图 6-2-2 该患儿寰椎后弓不连

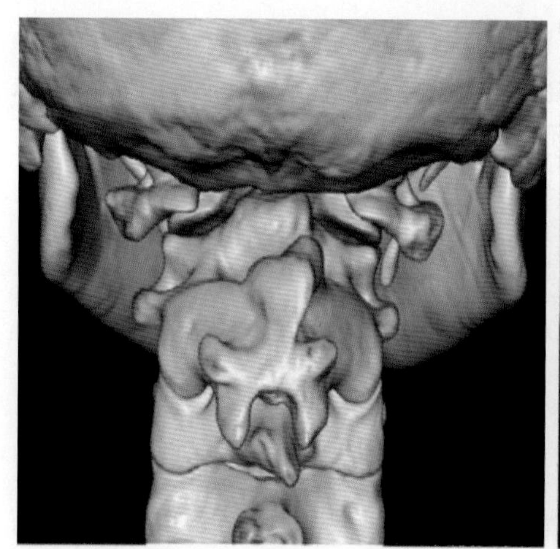
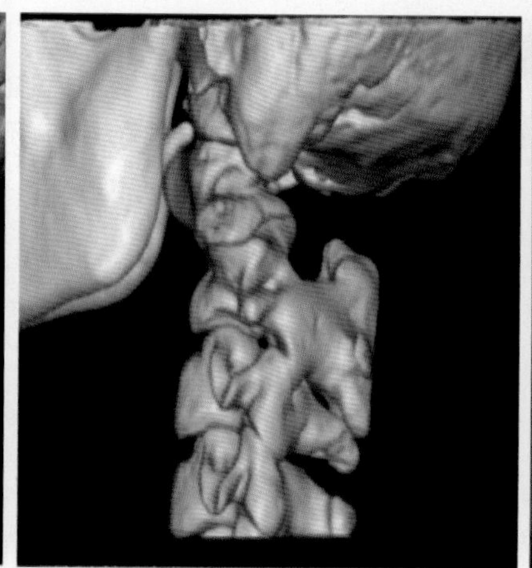
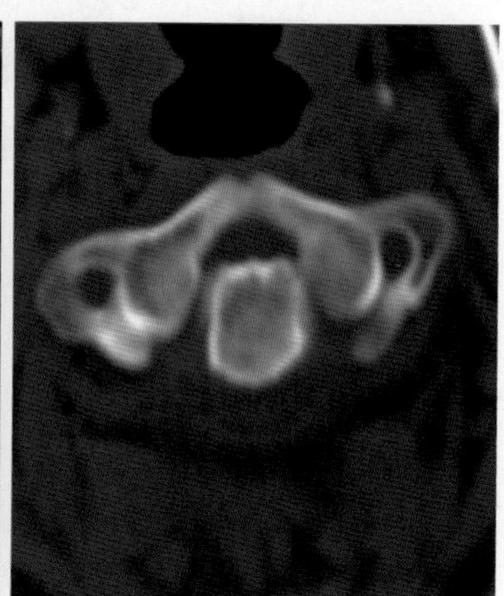

图 6-2-3 该患者寰椎后弓缺如

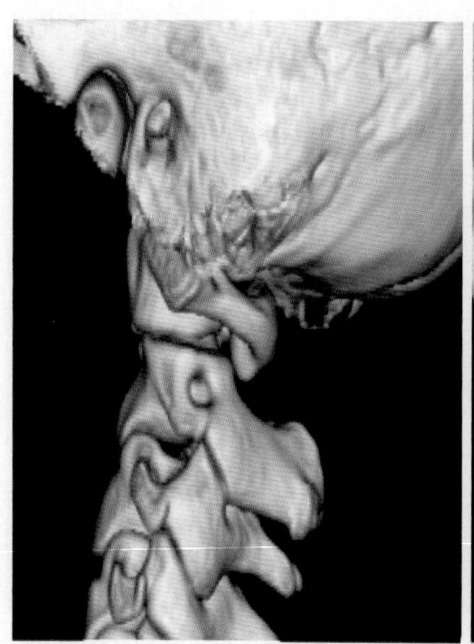
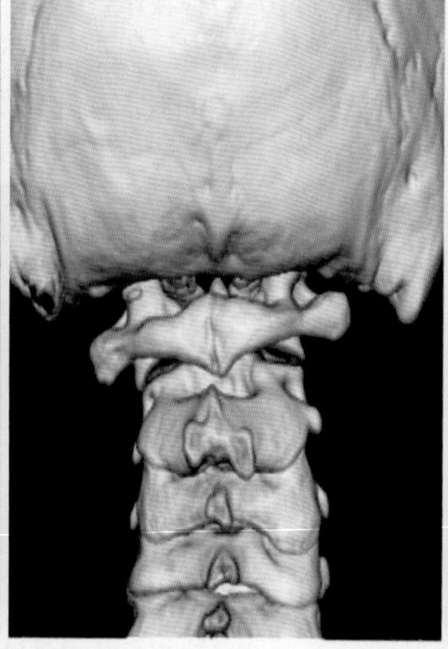
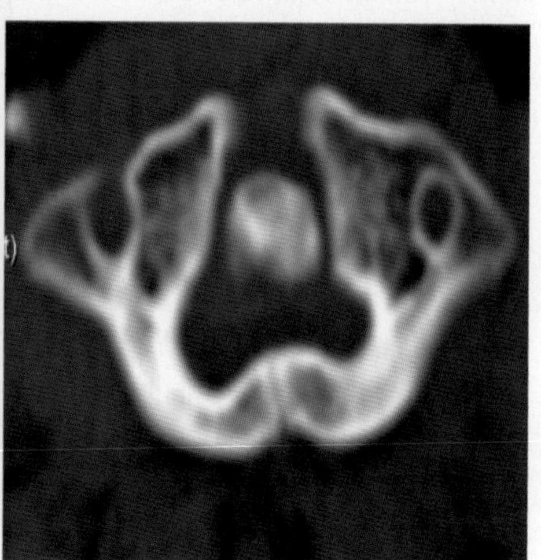

图 6-2-4 该患者寰椎后弓发育异常、后弓中央凹陷，导致寰椎椎管狭窄

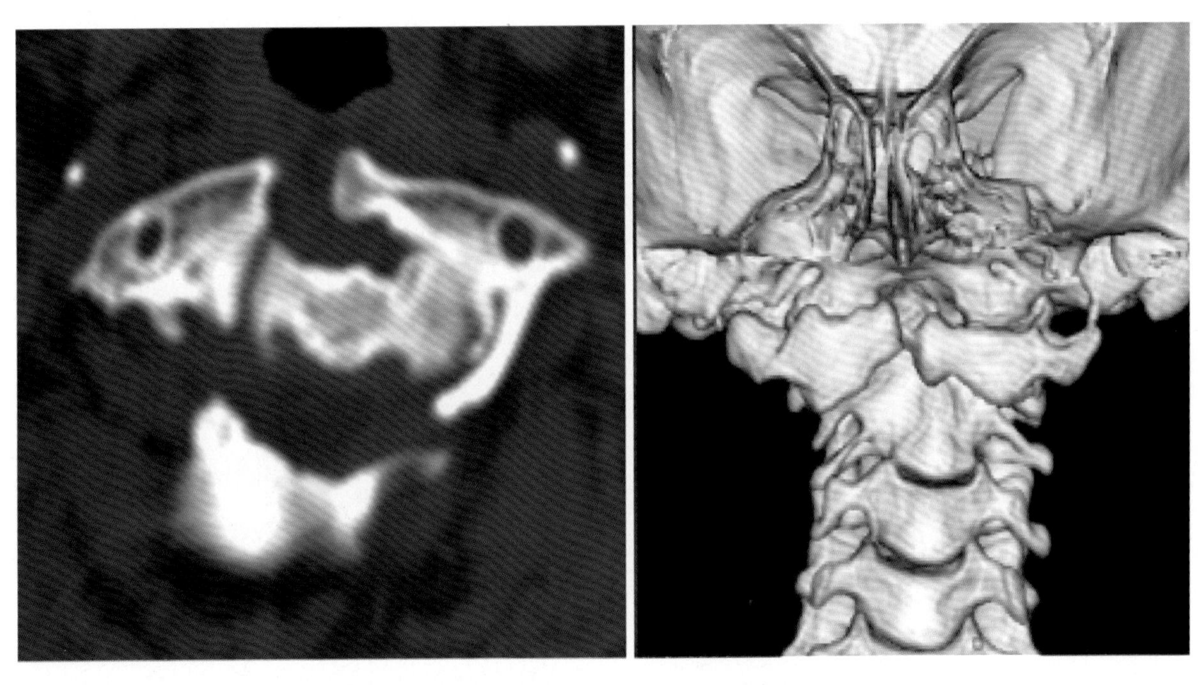

图 6-2-5　该患者寰椎前弓不连、寰椎后弓右侧缺如

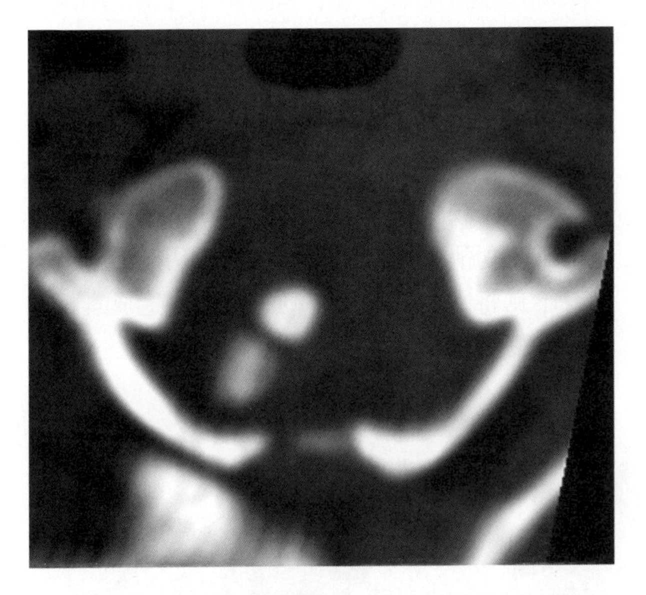

图 6-2-6　该患者寰椎前弓缺如伴寰椎后弓不连

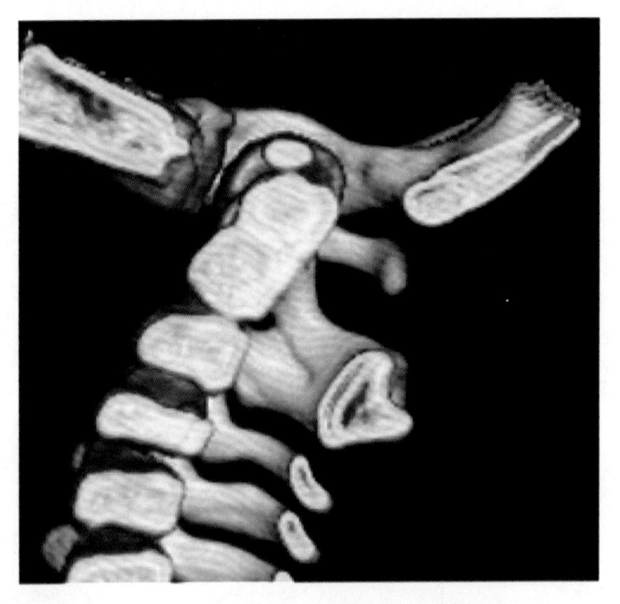

图 6-2-7　该患者发育不良的小寰椎陷入枕骨大孔，形成颅底凹陷症

第三节　枢椎发育畸形

枢椎位于颅颈交界区，上方与寰椎构成寰枢关节，下方与第 3 颈椎（C_3）相关节，是颈椎旋转与屈伸运动的交汇与过渡区。枢椎的解剖结构特殊，由位于前方的枢椎椎体、齿突、上侧块关节及位于后下方的下侧块关节和椎板棘突等结构组成。枢椎有 4 个独立的骨化中心（图 6-3-1）：1 个齿突骨化中心、1 个椎体骨化中心和 2 个椎弓骨化中心。椎体与侧块及齿突间的纤维软骨性连接一般在 6 ～ 7 岁时完全骨化，有时要延迟至 11 岁才完成骨化。在 3 ～ 6 岁儿童，两侧的椎弓软

骨连接完成骨化融合。枢椎发育畸形包括枢椎齿突发育不良、枢椎后结构发育不良及枢椎与下位颈椎分节不全等。

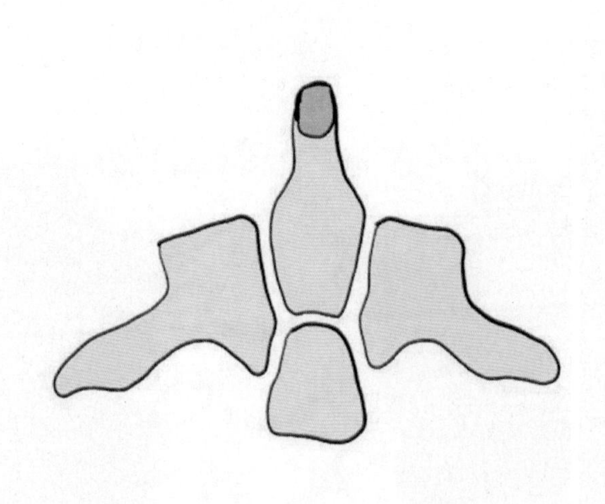

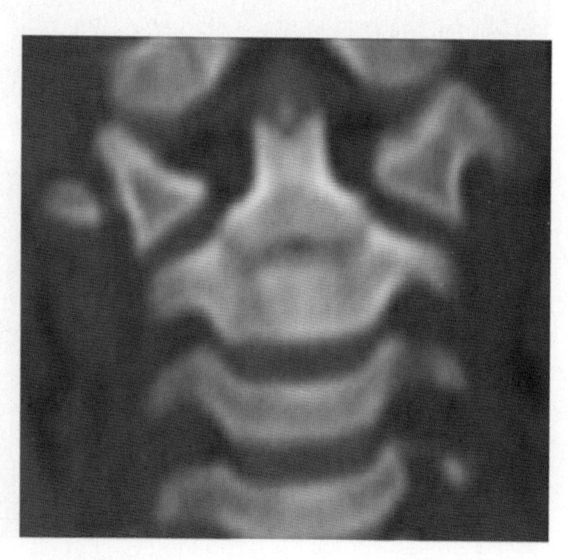

图 6-3-1 枢椎 4 个独立的骨化中心

1 个齿突骨化中心、1 个椎体骨化中心和 2 个椎弓骨化中心。椎体与侧块及齿突间的纤维软骨性连接一般在 6 ～ 7 岁时完全骨化，有时要延迟至 11 岁才完成骨化。在 3 ～ 6 岁儿童，两侧的椎弓软骨连接完成骨化融合

一、枢椎齿突发育不良

枢椎齿突发育不良是常见的枢椎发育畸形的一种类型，一般分为以下几种类型：①齿突短小；②齿突尖游离小骨；③游离齿突；④齿突缺如等（图 6-3-2，图 6-3-3）。另外，枢椎齿突发育不良可以合并一些全身性疾病，如唐氏综合征、脊椎骨骺发育不良（spondylo-epiphyseal dysplasia）和黏多糖贮积症等。由于枢椎齿突是维持寰枢椎正常旋转功能和稳定的重要结构，从而枢椎齿突发育不良将影响寰齿关节的完整性，造成寰枢椎失稳或脱位，必要时可行寰枢椎融合术。

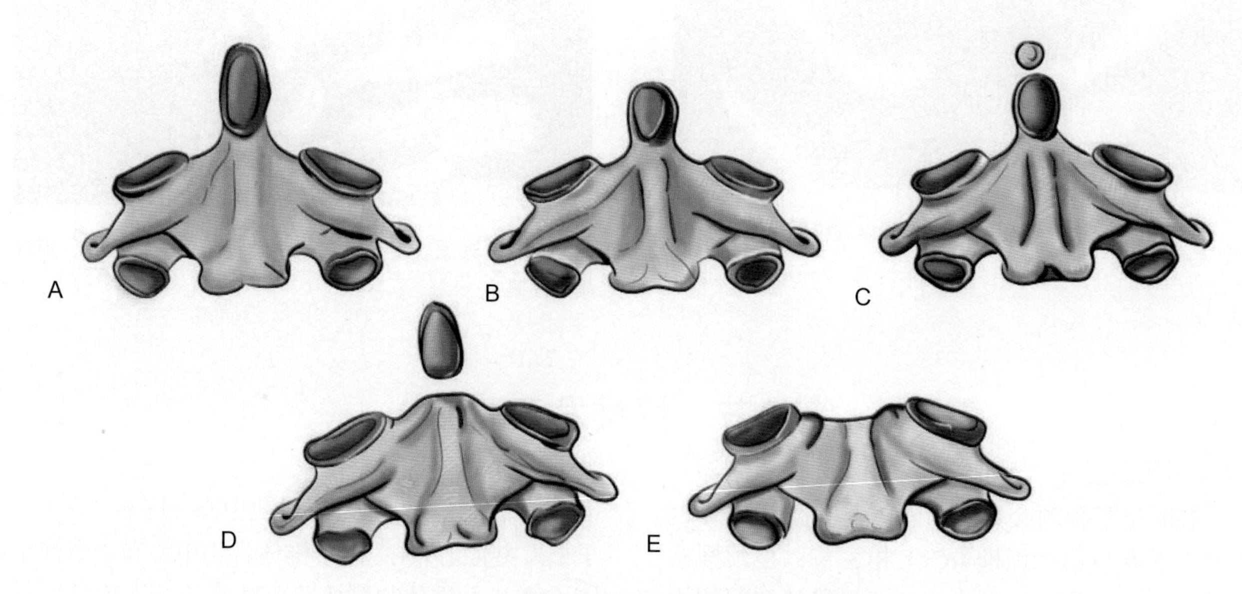

图 6-3-2 各种类型的齿突发育畸形与齿突骨折

A. 正常齿突；B. 齿突短小；C. 齿突尖游离小骨；D. 游离齿突；E. 齿突缺如

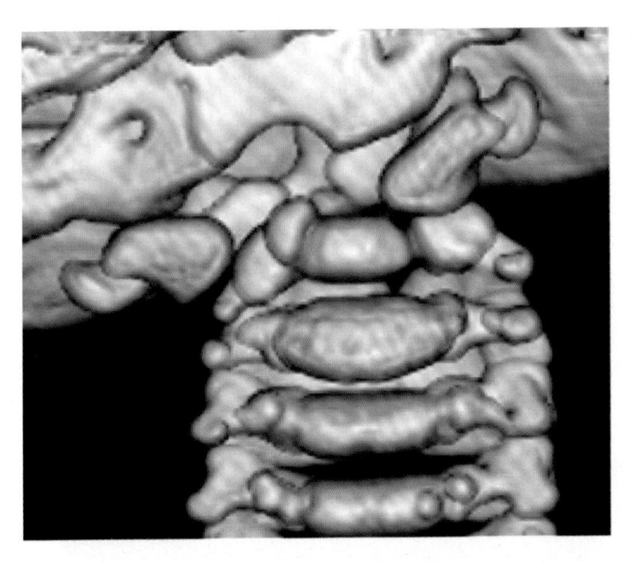

图 6–3–3 该患儿齿突先天缺如

游离齿突是枢椎齿突畸形最常见的一种，又称齿突游离小骨，主要表现为枢椎齿突顶端与基底部不连续，形成一个游离的小骨块。从胚胎学方面讲，齿突起源于 3 个骨生发中心，最主要的齿突生发中心位于两侧，被脊索分隔开。这两个生发中心来源于寰椎生骨节，位于齿突的基底部。第 3 个生发中心位于齿突尖部，这个骨生发中心来源于前寰椎，共同起源于第 4 枕骨生骨节。小骨终端一般 12 岁时与齿突基底部融合。如果超过这个年龄没有融合，则为齿突游离小骨，以后也不会发生融合。游离齿突以前多认为是胚胎发育期间齿突根部没有与椎体发生融合所致，但近年来倾向认为其与外伤和血管损伤有关。由于枢椎齿突是构成寰齿关节、维持寰枢椎稳定和正常旋转功能的重要结构，游离齿突畸形可影响寰齿关节的完整性和稳定性，从而导致寰枢椎失稳和寰枢椎脱位。严重者可以压迫高位脊髓，引起脊髓损害的临床症状，如肢体麻木、无力、走路不稳、肌肉萎缩等。这些症状有时与脊髓型颈椎病难以鉴别。诊断先天性游离齿突可以拍摄颈椎张口位 X 线片和颈椎侧位 X 线片，或行寰枢椎 CT 和 MRI 检查（图 6–3–4）。颈椎过伸过屈位摄片有助于判断寰枢椎脱位和失稳，颈椎 CT 检查可以了解游离齿突的形态，并可与枢椎齿突陈旧性骨折等进行鉴别。一般来讲，游离小骨的边缘比较圆滑，与其相对的枢椎顶部也比较平滑。而陈旧性齿突骨折骨不连形成的游离骨块常可以发现骨折面的硬化缘，与先天性游离齿突比较容易鉴别。颈椎 MRI 检查主要帮助了解高位脊髓的压迫程度及有无合并脊髓变性等情况，对手术预后判断具有重要价值。游离齿突的手术方法主要包括寰枢椎后路内固定植骨融合术和寰枢椎前路复位内固定植骨融合术两种。前者一般用于可复性寰枢椎脱位，后者多用于难复性寰枢椎脱位。

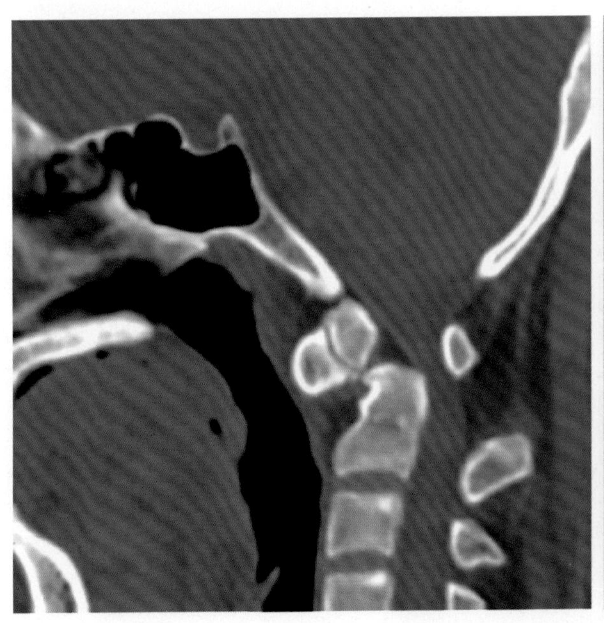

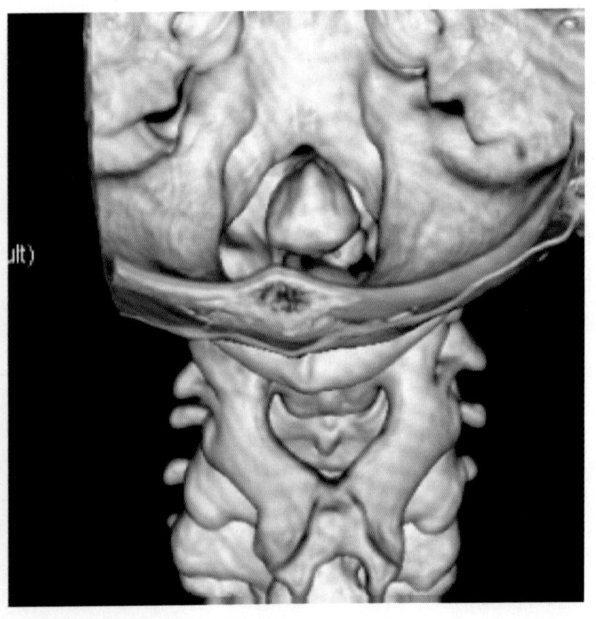

图 6–3–4 颈椎 CT 检查显示患者游离齿突合并寰枢椎前脱位

二、枢椎后结构发育不良

枢椎后结构发育不良临床比较少见，表现为枢椎后方附件结构（包括椎板、棘突、下关节突等）部分或全部缺失（图 6-3-5）。这时，枢椎仅留下前方结构（包括枢椎椎体、枢椎齿突和前侧块）。发育不良的枢椎与寰椎及第 3 颈椎的连接均存在薄弱和缺陷，容易合并寰枢椎脱位或枢椎与第 3 颈椎的脱位或滑脱。由于枢椎后结构缺如，患者的第 3 颈椎棘突代偿性肥大，形成类似枢椎棘突的结构，为颈椎后方肌群提供新的附着点。枢椎后结构的退化同时伴随第 3 颈椎棘突肥大是这一畸形的特征之一，普通的 X 线片有时容易将第 3 颈椎误认为枢椎，造成误诊，三维 CT 是很好的确诊手段。枢椎附件发育不全的患者，可因寰枢椎结构失稳，形成寰枢椎脱位或颅底凹陷。或因枢椎与第 3 颈椎结构失稳，形成枢椎与第 3 颈椎滑脱和颈椎后凸畸形。

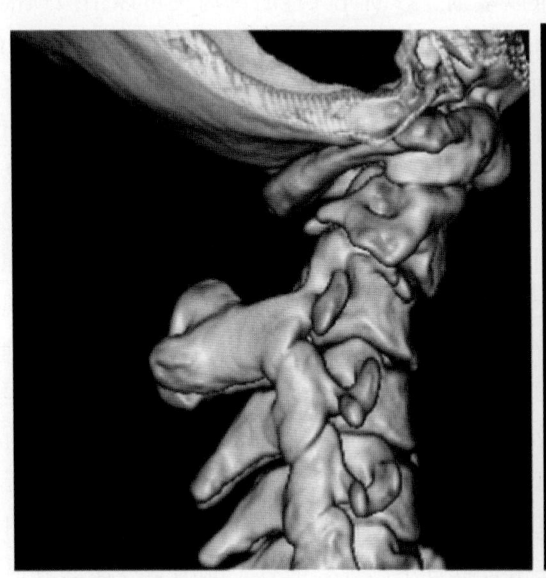

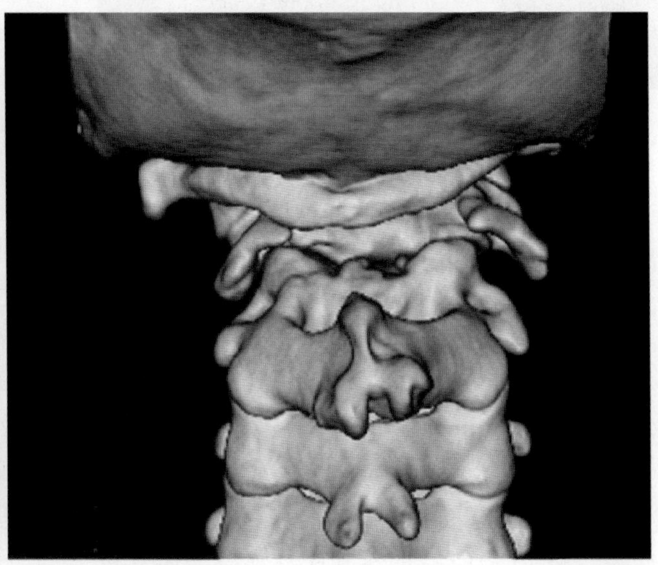

图 6-3-5 该患者枢椎后方附件发育性缺如（包括椎板、棘突及下关节突等）

三、枢椎与下位颈椎分节不全

枢椎与下位颈椎分节不全（图 6-3-6）属于 Klippel-Feil 综合征的一部分。患者常表现为后发际低下和短颈畸形，可合并颅底凹陷症。临床上枢椎与第 3 颈椎（$C_{2/3}$）分节不全最为常见，也可表现为枢椎以下连续多个颈椎椎节分节不全。患者的颈椎运动单元减少，加重了寰枢椎之间的运动负荷，容易并发寰枢椎脱位。另外，枢椎与下位颈椎分节不全合并寰枕融合的情况也比较常见，这类畸形更容易合并寰枢椎脱位和颅底凹陷。另外需要关注的是，枢椎与第 3 颈椎分节不全的情况下，椎动脉在枢椎椎动脉孔内走行容易形成紧密高跨现象，所以对这类患者实施后路固定手术时，尤其要注意行 CTA 检查，观察椎动脉变异情况，选择安全的置钉方式实施手术。

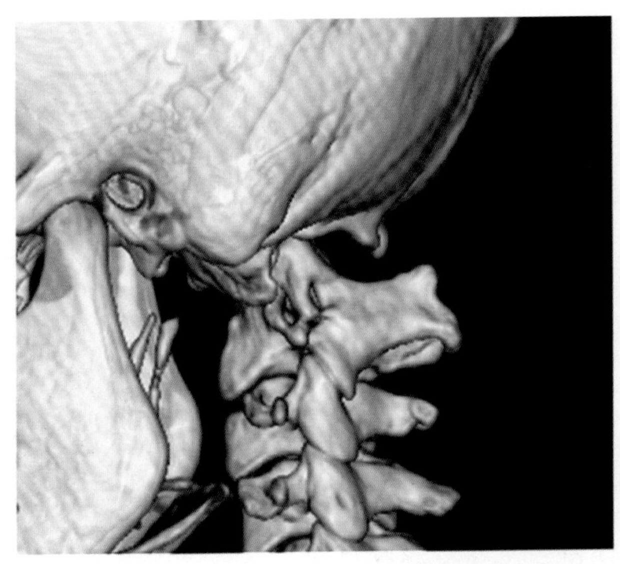
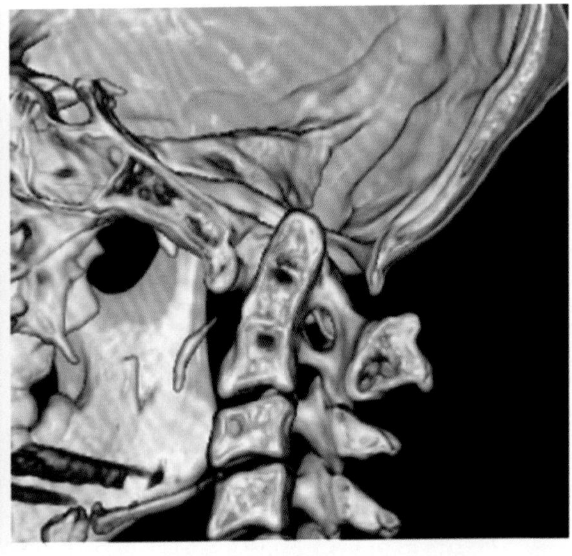

图 6-3-6 该患者除有寰枕融合畸形外，还有枢椎与第 3 颈椎融合畸形

第四节 Klippel-Feil 综合征与颅颈交界畸形

Klippel-Feil 综合征于 1912 年首先由 Klippel 和 Feil 报道，又称短颈畸形、先天性骨性斜颈或先天性颈椎融合畸形，是指 2 个或 2 个以上颈椎融合导致颈椎缩短，主要表现为颈部短粗、后发际低平、颈椎活动受限。但并非所有患者都具有上述特点，Gray 等认为只有 32% 的患者出现典型的三联征。

1. *颈部短粗* 常不太明显，但仔细观察该类患者颈部较正常人变短。面部不对称，从乳突至肩峰的两侧颈部皮肤增宽，呈翼状颈。

2. *后发际低平* 主要表现为后发际明显低于正常人。

3. *颈椎活动受限* 由于椎体融合，颈椎活动明显受限，旋转和侧弯受限尤为明显。多节段和全节段融合时活动受限明显，单节段和下节段融合时活动受限不太明显。

中低位颈椎融合引起的短颈畸形早期多不伴有神经症状。随着年龄增长，融合椎体上、下非融合颈椎节段的活动度增加，劳损和退变也相继发生。退行性变包括椎体后缘骨质增生及韧带结构增厚、钙化，上述病理变化将导致椎管狭窄，颈脊髓硬膜外的缓冲间隙减小，一旦遇到轻微外伤，即可引起神经症状，故此类患者几乎都是在遭受轻微外伤后出现明显神经症状。其临床特点是创伤轻、症状重，可造成四肢瘫痪，而 X 线检查又不表现出明显的骨损伤征象。

颅颈交界畸形同时合并 Klippel-Feil 综合征的患者可以表现为包括上颈椎在内的多个颈椎分节不全，可同时合并寰枕融合、寰枢椎脱位等，形成颅底凹陷（图 6-4-1），导致高位脊髓或延髓受压，出现神经症状。

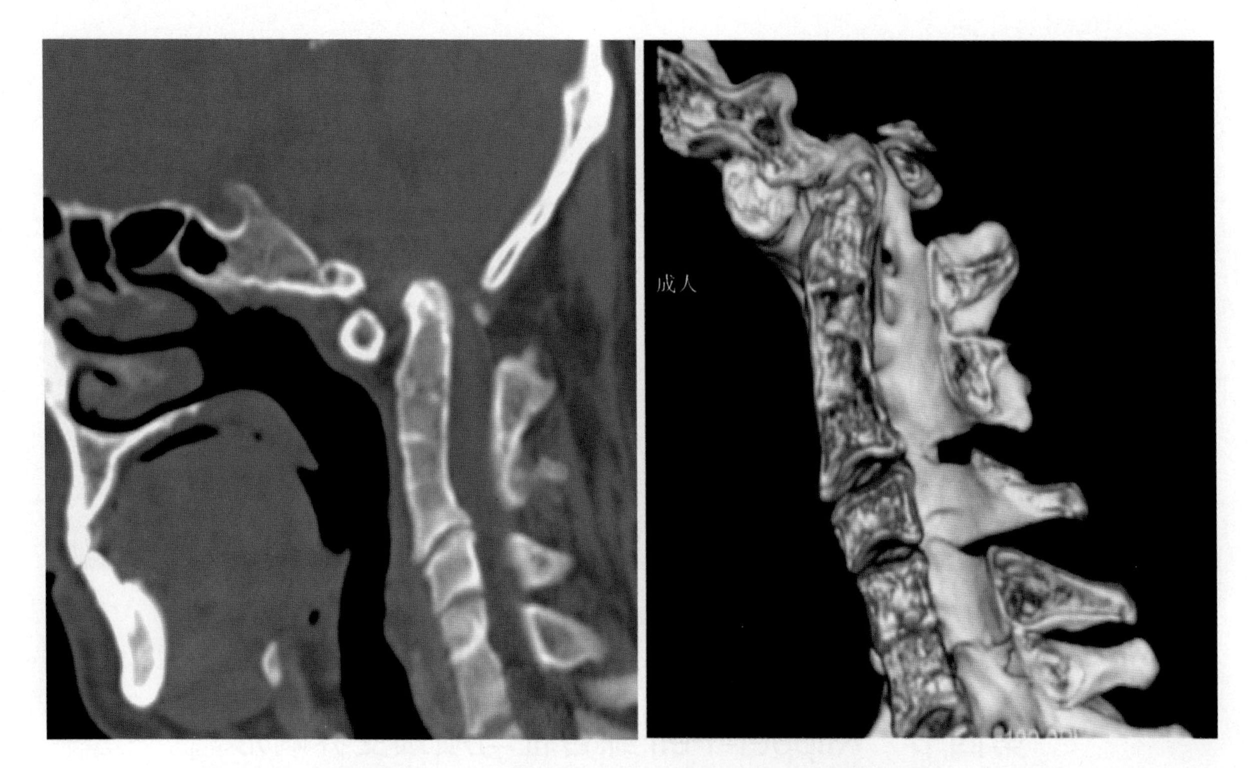

图 6-4-1　该患者第 2 ～ 4 颈椎及第 6、7 颈椎融合，同时合并寰枢椎脱位和颅底凹陷

第五节　唐氏综合征与颅颈交界畸形

唐氏（Down）综合征是 21 号染色体异常的先天性疾病，有标准型、易位型及嵌合体型 3 种类型。1866 年，John Langdon Down 首次对唐氏综合征的典型体征包括这类患儿相似的面部特征进行完整的报道，因此，这一综合征以其名字命名为唐氏综合征。高龄孕妇、卵子老化是发生染色体不分离的重要原因。临床观察发现，唐氏综合征的患儿可同时合并颅颈交界畸形和寰枢椎脱位。唐氏综合征的特点如下。

（1）患儿具有明显的特殊面容体征，如眼距宽，鼻根低平，眼裂小，眼外侧上斜，有内眦赘皮，外耳小，舌胖，舌常伸出口外，流涎多，身材矮小，头围小于正常，头前后径短，枕部平呈扁头，颈短、皮肤松弛；骨龄常落后于同龄人，出牙延迟，且常错位。头发细软而较少；前囟闭合晚，顶枕中线可有第三囟门；四肢短，由于韧带松弛，关节可过度弯曲，手指粗短，小指中节骨发育不良使小指向内弯曲，指骨短，手掌三叉点向远端移位，常见通贯掌纹、草鞋足，约 50% 患儿踇趾球部呈弓形皮纹。

（2）其智力低下表现随年龄增长而逐渐明显，智商指数 25 ～ 50，动作发育和性发育都延迟。

（3）男性唐氏综合征婴儿长大至青春期也不会有生育能力。而女性唐氏综合征婴儿长大后有月经，并且有可能生育。

（4）患儿常伴有先天性心脏病等其他畸形，因免疫功能低下，易患各种感染，白血病的发生率比一般人高 10 ～ 30 倍。如存活至成人期，则常在 30 岁以后即出现老年性痴呆症状。

细胞遗传学研究发现，在 21 号染色体长臂 21q22 区带为三体时，该个体具有完全类似唐氏综合征的临床表现，相反，该区带为非三体的个体则无此典型症状。由此推论，21q22 区可能是唐氏综合征的基因关键区带，又称唐氏综合征区。按染色体核型分析可将唐氏综合征患儿分为以下 3 型。

（1）标准型：占全部病例的 95%。患儿体细胞染色体为 47 条，有 1 条额外的 21 号染色体，核型为 47，XX（或 XY），+21。

（2）易位型：占 2.5% ～ 5%，患儿的染色体总数为 46 条，多为罗伯逊易位，是指发生于近端着丝粒染色体的一种相互易位，多为 D/G 易位，D 组中以 14 号染色体为主，即核型为 46，XX（或 XY），–14，+t（14q21q）；少数为 15 号染色体易位，这种易位型患儿约 50% 为遗传性，即亲代中有平衡易位染色体携带者。另一种为 G/G 易位，较少见，是由于 G 组中 2 条 21 号染色体发生着丝粒融合，形成等臂染色体 t（21q21q），或 1 条 21 号染色体易位到 1 条 22 号染色体上。

（3）嵌合体型：占 2% ～ 4%，患儿体内有 2 种或 2 种以上细胞株（以 2 种多见），一株正常，另一株为 21– 三体细胞，临床表现的严重程度与正常细胞所占百分比有关，可以从接近正常到典型表型，21– 三体细胞株比例越高，智力落后及畸形的程度越重。

唐氏综合征的患儿可合并先天游离齿突畸形及寰枢椎脱位。由于患者的韧带发育松弛，患儿较早可因脱位压迫高位脊髓出现临床症状而就诊。也有儿童在学步期摔倒导致症状加重恶化而就诊。

合并寰枢椎脱位的唐氏综合征患儿需要手术治疗。可根据寰枢椎的发育程度采用后路寰枢或枕颈椎固定融合术。较大患儿也可实施经口咽寰枢椎复位固定融合术。

第六节 颅底凹陷症的病理基础

上文介绍了各种颅颈交界区骨骼发育畸形的类型和表现。我们不是孤立地了解这些畸形，而是为了更好地理解颅底凹陷症这一特殊疾病。这些畸形是形成颅底凹陷症的基础。

一、颅底凹陷症的概念

颅底凹陷症又称颅底陷入症（basilar invagination）或颅底压陷症（basilar impression），是指在各种原发性颅颈交界畸形（如扁平颅底、枕骨髁发育不良、寰枕融合、齿突畸形、寰枢椎脱位）或病变基础上，颈椎上端结构向上挤压或陷入枕骨大孔，造成脑干、延髓的前方压迫，并可合并颅后窝容积减小，引起小脑下疝、脊髓空洞甚至脑积水等继发性神经系统改变，出现头痛、颈痛、肢体麻木、无力甚至瘫痪等神经脊髓压迫症状的疾病。一般根据形成原因颅底凹陷症可以分为原发性颅底凹陷症和继发性颅底凹陷症。前者是指在颅颈交界区先天发育畸形的基础上形成的颅底凹陷症，后者是指寰枢椎或颅底的创伤、肿瘤、炎症、结核等后天疾病继发的颅底凹陷症。本书探讨的范畴主要是先天畸形基础上的原发性颅底凹陷症，其诊断原则和部分手术方式也适合一些继发性颅底凹陷症。

二、颅底凹陷症的病理基础

原发性颅底凹陷症一般是在颅颈交界畸形的基础上形成的，包括颅底发育畸形、寰椎和枢椎先天发育畸形等。一般认为，在颅颈交界区先天性畸形基础上发生的寰枢椎脱位可以导致枢椎齿突上移陷入枕骨大孔，形成颅底凹陷症；颅底发育扁平也是形成颅底凹陷症的重要原因。那么，颅底凹陷症是不是简单地等同于扁平颅底或等同于寰枢椎脱位呢？显然不是。颅底凹陷症是在颅颈交界畸形的基础上发生的一种结构紊乱、序列失调和神经结构异常等，其形成机制复杂，表现形式多样，常是一种或一种以上的畸形因素参与了其病理机制。它可以以寰枢椎脱位甚至寰枕关节脱位的形式存在，也可以表现为没有脱位的稳定结构形式，甚至有学者将颅底凹陷症理解为颅椎的后凸畸形等。我们可以分别从颅底、寰椎与枢椎等畸形特征的基础上理解颅底凹陷症的病理机制和原理，从而加深对颅底凹陷症的认识。

1. *颅底发育畸形和颅底凹陷症* 颅底发育畸形是形成颅底凹陷症的重要因素，颅底发育畸形通常表现为颅底扁平、斜坡畸形、枕骨髁发育畸形、枕骨大孔畸形等。斜坡上移和水平化是形成颅底凹陷症的重要特征。颈椎 MRI 和颈椎矢状面 CT 上可见枢椎齿突和斜坡自前方压迫脑干或延髓导致脑干延髓角变小，颅后窝内容物受到挤压向枕骨大孔方向逃逸，形成小脑下疝等。我们将这种因颅底发育扁平、斜坡上移而形成的颅底凹陷症称为“稳定型”颅底凹陷症。“稳定型”是指其结构稳定，不存在脱位情况，区别于寰枢椎脱位等导致的颅底凹陷症。在中矢状面 CT 影像上测量发现颅底角增大和斜坡上移是这种类型颅底凹陷症的重要影像学特征，也可称其为斜坡型颅底凹陷症（图 6-6-1）。另外，颅底畸形同时合并寰枕关节脱位时可形成更为复杂的颅底凹陷症，称为寰枕关节脱位型颅底凹陷症。具体内容将在后面的章节中探讨。

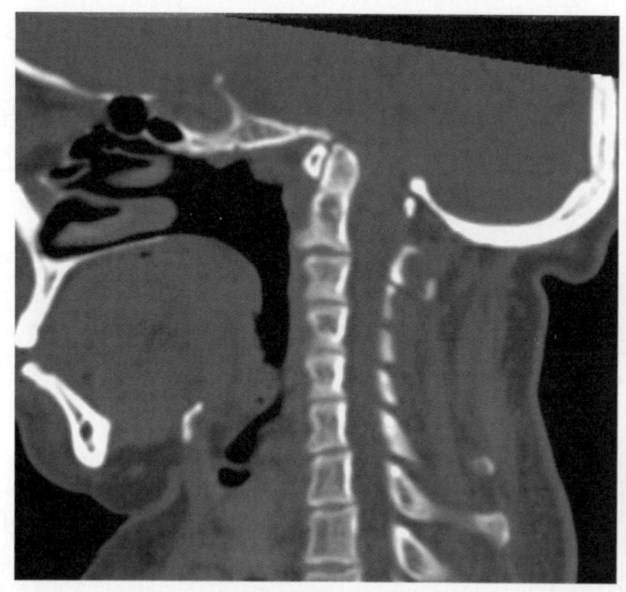
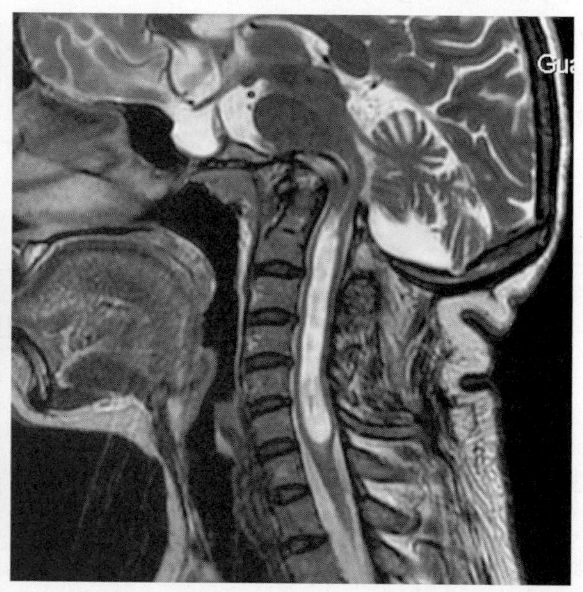

图 6-6-1 颅底凹陷症的患者常可见斜坡发育平坦，形成扁平颅底。由于斜坡水平化，与之相连的枢椎齿突随之上移，上移的枢椎齿突对脑干形成前方压迫

2. 寰椎枕骨化与颅底凹陷症 寰椎枕骨化是颅底凹陷症的重要病理特征。正常人的颈椎通过寰枕关节与颅骨形成连接。枕骨髁与寰椎侧块均有一定厚度，这就保证了枢椎齿突顶点不会进入枕骨大孔。即使寰枢椎前脱位，枢椎齿突也不会轻易超过 Chamberlain 线进入枕骨大孔。当患者寰椎枕骨化时，由于枕骨髁部分吸收，融合后的枕骨髁厚度小于正常人枕骨髁与寰椎侧块的厚度叠加，患者的枢椎齿突上移，接近枕骨大孔，形成“齿突高位状态”（图 6-6-2）。一旦发生寰枢椎脱位，齿突可超出 Chamberlain 线进入枕骨大孔，形成颅底凹陷。所以，许多颅底凹陷症的患者合并寰椎枕骨化现象。

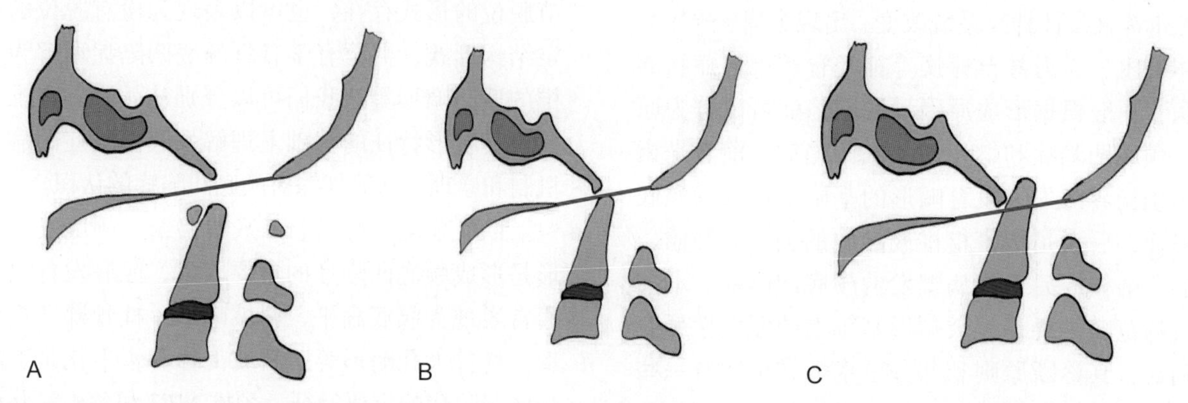

图 6-6-2 正常人齿突尖距离枕骨大孔有一定距离（A），当寰椎枕骨化时，患者齿突上移并靠近枕骨大孔（B），在此基础上合并寰枢椎脱位，可形成颅底凹陷症（C）

3. 寰枢椎侧块关节面斜坡化与颅底凹陷症　正常人的寰枢椎侧块关节面接近水平位，寰枢椎在寰齿关节和侧块关节的限制下可以在水平面实现旋转运动，不会形成垂直脱位。而颅底凹陷症患者的枢椎侧块上关节面常呈斜坡状，从而在寰枢椎之间存在一个向前下方“滑脱”的机制（图6-6-3）。寰椎很容易向前下方移位，枢椎齿突则向上移位，形成颅底凹陷症。所以寰枢椎上关节面斜坡化被认为是形成颅底凹陷症的重要病理因素之一。

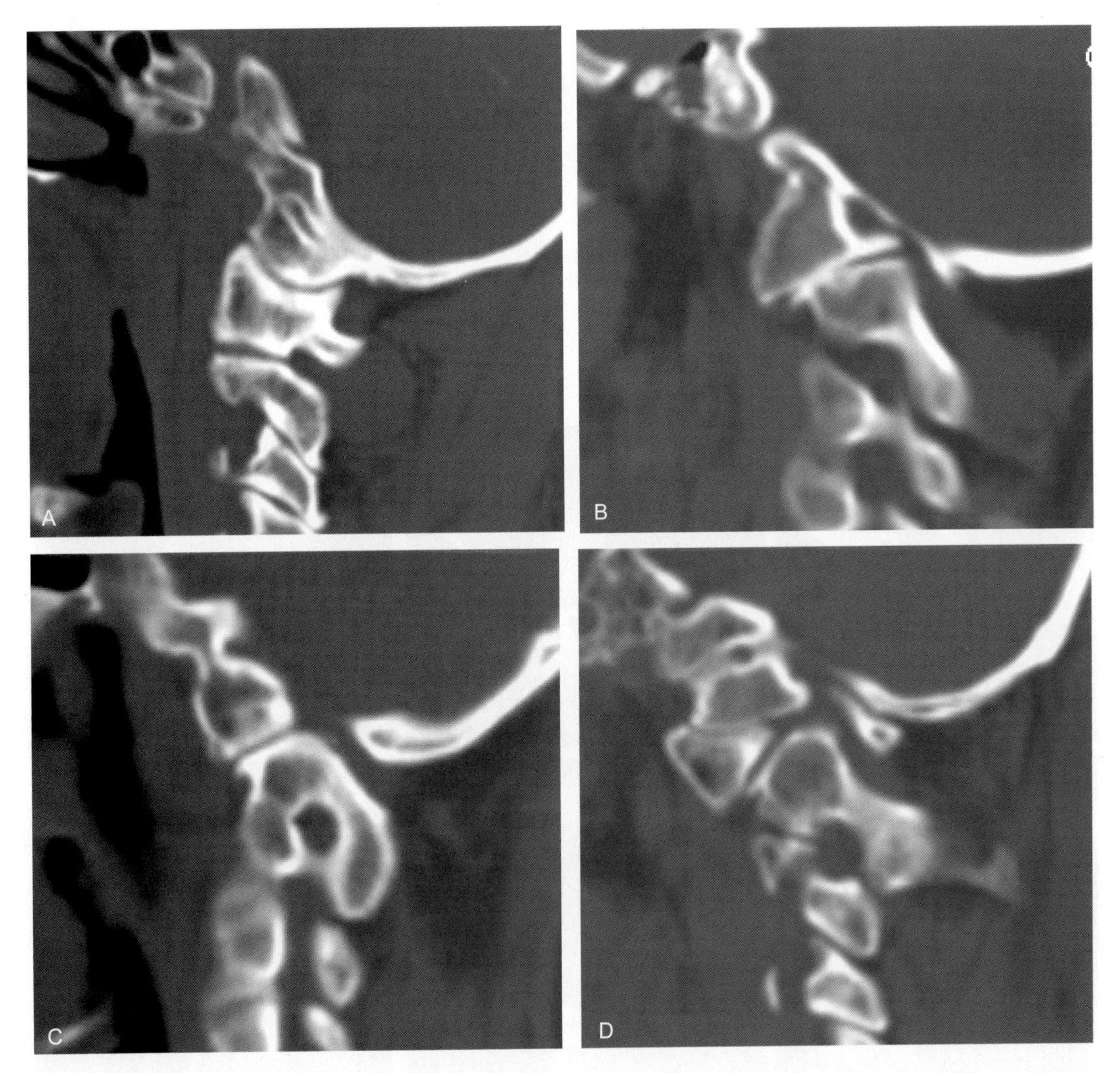

图6-6-3　正常人的寰枢椎侧块关节面呈水平状（A），而颅底凹陷症的患者，其寰椎下关节面及枢椎侧块上关节面可呈斜坡状改变（B～D）

4. 寰枢椎假关节畸形与颅底凹陷症　临床观察发现，除了寰枢椎侧块关节的斜坡化改变外，颅底凹陷症患者的寰枢椎之间还可形成各种各样的畸形和假关节（图6-6-4），大致可以分为以下情况。

（1）斜坡型假关节：该型假关节表现为枢椎上关节面呈斜坡状，对应的寰椎侧块关节面也可呈斜坡状，造成寰枢椎之间的不稳和滑脱趋势，被认为是形成颅底凹陷症的病理因素之一。

（2）唇样假关节：该型假关节可以在原侧块关节斜坡化的基础上形成，表现为枢椎倾斜的上关节面继续向前延伸，形成唇样边缘。

（3）球窝型侧块假关节：该型假关节和唇样假关节有些类似，但枢椎向后脱位后，顶压在枕骨髁后方的颅底部形成凹陷，称为球窝型假关节，此型假关节也给复位造成很大困难。

（4）垂直交锁型侧块假关节：该型假关节主要表现为侧块关节极度前下脱位后，遮盖在枢椎前方，在矢状面呈现垂直交锁状态，这种类型的假关节脱位比较严重，复位处理比较困难，大多数需要实施松解和截骨改造手术才能解锁复位。

（5）溜肩型侧块假关节：多见于寰椎发育较大，枢椎发育较小，两者侧块关节失匹配的患者，或因寰枢椎单侧滑脱形成旋转脱位，脱位侧的寰枢椎在新的位置磨合形成一种在冠状面上呈竖直状态的假关节；合并该型假关节的颅底凹陷症患者单纯牵引复位比较困难，一般需要实施松解手术后才可复位。

（6）鸟嘴样寰枢椎假关节：此型假关节可以和其他类型的假关节同时存在，多发生于寰枢椎脱位比较严重的颅底凹陷症患者。由于患者的寰椎前弓向前下方严重脱位，与枢椎椎体形成接触，持续的应力刺激骨赘增生，最后在寰椎前弓和枢椎椎体前方形成鸟嘴样假关节。鸟嘴样假关节形成有助于重建寰枢椎的稳定性，阻止颅底凹陷和寰枢椎脱位进一步发展。

以上这些假关节并不是出生后就有的，而是随着个体发育，在颅底凹陷症的进展过程中逐渐形成的。假关节的出现是机体为了适应新的状态，建立新的稳定性而自发塑造和改建的结果。假关节的形成增加了颅底凹陷症的复杂性和手术治疗的难度。相关内容将在后面的章节中介绍。

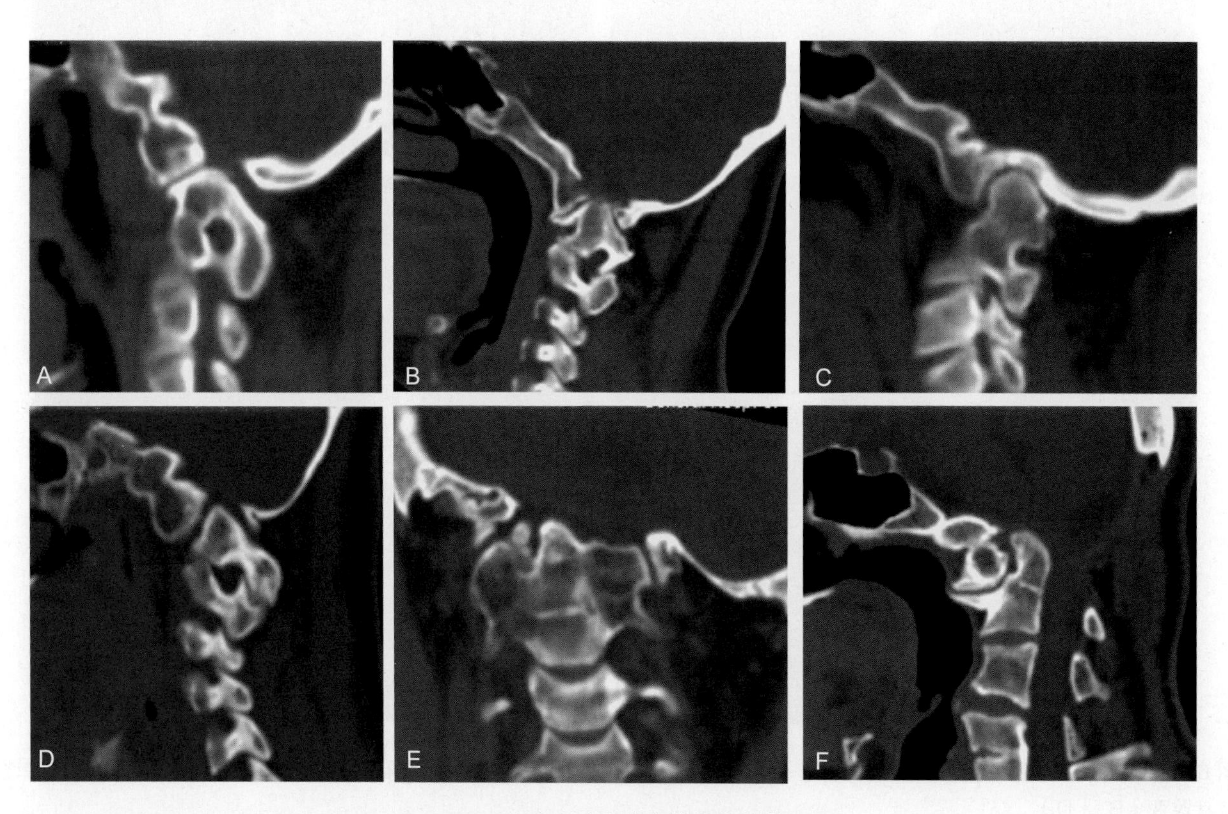

图 6-6-4　颅底凹陷症患者的各种关节畸形

A. 寰枢椎侧块关节斜坡化；B. 寰枢椎侧块关节唇样增生；C. 球窝型侧块关节；D. 寰枢椎侧块关节重度交锁；E. 鸟嘴样寰枢椎假关节；F. 溜肩型侧块假关节

5. 寰枕关节畸形与颅底凹陷症　寰枕关节是颅骨与颈椎连接部位最近的一个关节，也是维持颈椎稳定，阻止其上移进入枕骨大孔的第一道防线。如果胚胎时期枕骨髁发育异常，正常的寰枕关节未充分发育。寰椎和颅底的连接失去正常的马鞍形匹配关系，寰椎可部分或全部陷入枕骨大孔，形成颅底凹陷症。这种畸形比较罕见，也是构成颅底凹陷症的病理基础之一。

6 寰枢椎大小失匹配与颅底凹陷症　正常人寰枢椎大小和形态基本匹配，能形成稳定的关节，不易发生垂直方向的脱位。有些颅底凹陷症患者寰椎和枢椎发育差异较大，出现大小失匹配现象。这种大小失匹配可导致寰枢椎纵向“套叠”，形成颅底凹陷症。

如图 6-6-5、图 6-6-6 所示：①寰椎发育过大，枢椎基本正常。发育相对过大的寰椎与枢椎侧块关节失匹配，寰椎向下脱位，形成套叠样结构。枢椎齿突上移，形成颅底凹陷症（图 6-6-5）。②枢椎发育过小，寰椎基本正常。过小的枢椎陷入寰椎内部，寰枢椎纵向套叠，形成颅底凹陷症（图 6-6-6）。

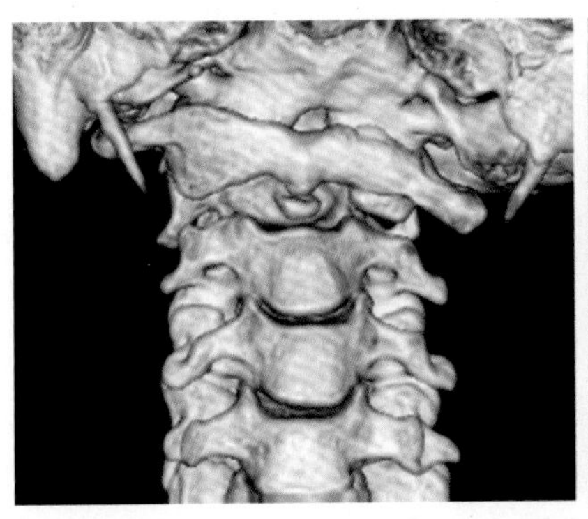
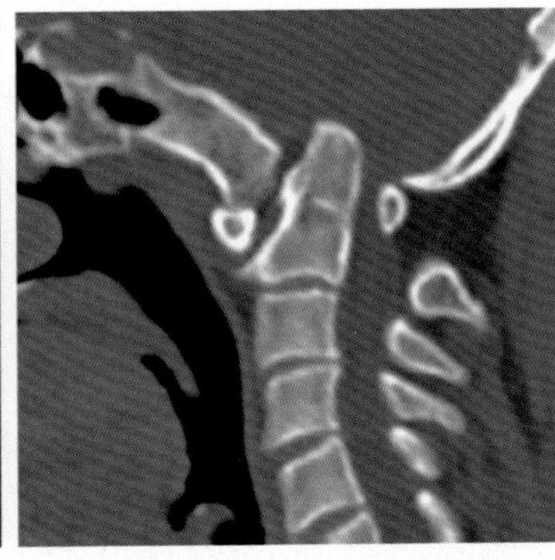
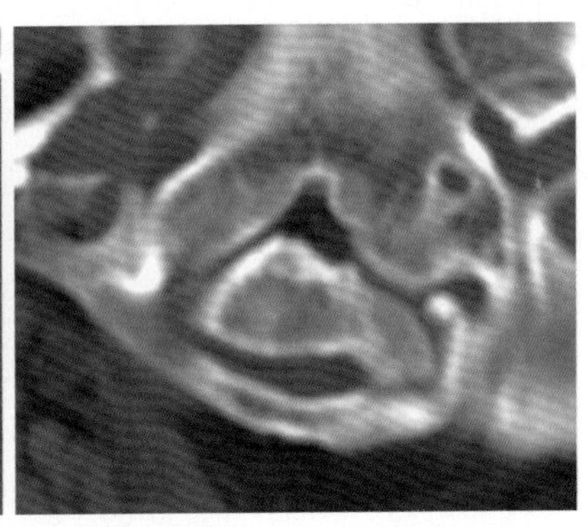

图 6-6-5　寰椎发育过大，形成寰枢椎套叠样脱位和颅底凹陷症

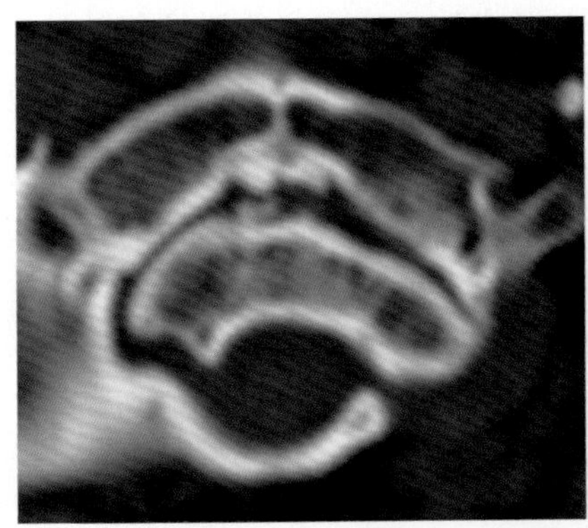
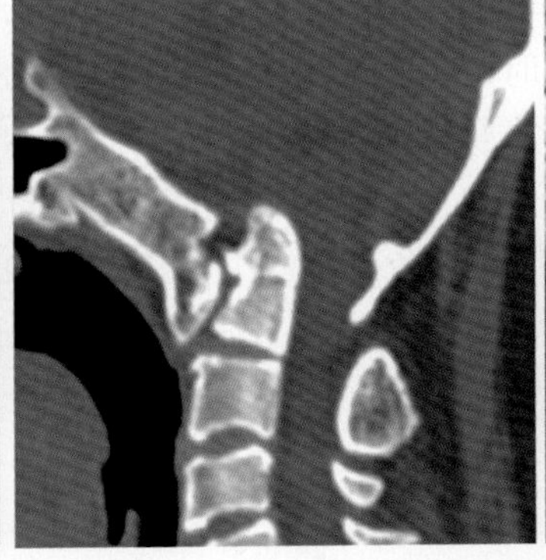
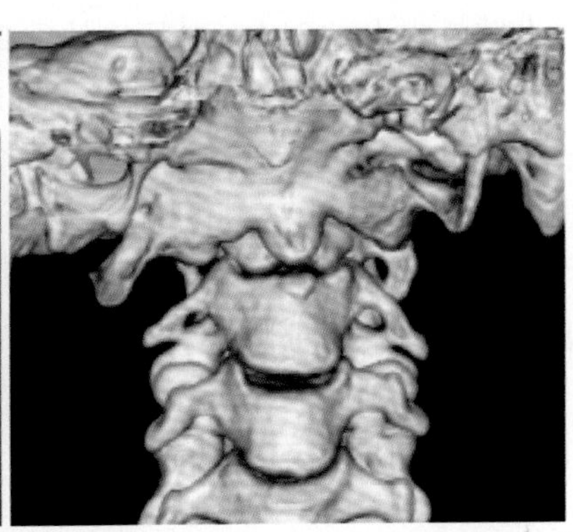

图 6-6-6　枢椎发育过小并陷入寰椎内部形成重度脱位和颅底凹陷症

三、颅颈交界发育畸形与颅底凹陷症的病理机制

综上所述，颅颈交界区的骨结构发育畸形是形成颅底凹陷症的病理基础，包括颅底发育畸形和寰枢椎发育畸形两个方面。患者可以某种畸形为主，或者以几种畸形组合的方式存在，并且相互影响，构成了颅底凹陷症这一复杂颅颈交界区疾病的病理基础。为了更好地理解颅底凹陷症的病理机制，笔者总结了以下几点。

（1）颅底发育畸形是形成 B 型（稳定型）颅底凹陷症的重要原因，它主要涉及扁平颅底、枕骨髁发育畸形和枕骨大孔发育畸形等。扁平颅底的患者常合并斜坡上移及关联的枢椎齿突上移，虽然没有发生脱位，但上移的斜坡尖端或枢椎齿突可直接压迫脑干，其是形成 B 型（稳定型）颅底凹陷症的主要病理基础。

（2）寰椎枕骨化畸形合并寰枢椎脱位是形成不稳定型颅底凹陷症的重要原因。正常人的寰椎侧块具有一定厚度，可以阻止枢椎齿突上移进入枕骨大孔。当寰椎侧块枕骨化时，侧块吸收变薄导致枢椎齿突垂直上移，非常靠近枕骨大孔；如果在此基础上发生寰枢椎脱位，枢椎齿突可直接进入枕骨大孔，形成颅底凹陷症。

（3）当颅底发育畸形和寰枢椎畸形或脱位等因素同时存在时，情况会变得更为复杂。例如，患者既有扁平颅底，又合并寰枢椎脱位，则可形成更难处理的不稳定型颅底凹陷症。

（4）颅颈交界畸形合并寰枢椎脱位是形成颅底凹陷症的常见原因；少数情况下，病理畸形合并寰枕关节脱位也可参与颅底凹陷症的形成。这种颅底凹陷症患者因颅底扁平、枕骨髁及寰椎发育不良等，寰枕关节失去正常解剖关系，寰椎部分或完全陷入枕骨大孔形成罕见的寰枕关节脱位型颅底凹陷症。

（5）必须重视枕骨大孔狭窄在颅底凹陷症发病机制中的作用。颅底凹陷症患者的脑干压迫因素中，除了斜坡上移、寰椎或枢椎齿突上移自前方压迫脑干引起神经损害表现外，常可合并枕骨大孔发育性狭窄。枕骨大孔发育性狭窄也是导致颅底凹陷症患者脑干或延髓压迫的重要病理因素，必须重视。对枢椎齿突下拉复位的同时，也要对枕骨大孔狭窄实施扩大减压，这样才能获得更为理想的手术效果。

（6）必须重视寰枢椎侧块关节畸形和脱位在颅底凹陷症发病机制中的重要作用。一方面，侧块关节斜坡化是导致寰枢椎脱位并形成颅底凹陷症的重要原因；另一方面，严重的侧块关节畸形和垂直交锁会增加手术治疗颅底凹陷症的难度。

（7）除了以上畸形因素外，寰枢椎发育差异造成的大小失匹配也是形成颅底凹陷症的重要因素之一。这些患者可形成类似寰枢椎纵向套叠的脱位，进而形成颅底凹陷症。这种情况下，常规手术治疗复位较为困难，且维持稳定较难，值得重视。

（8）颅底凹陷症患者常合并小脑下疝现象。其形成原因主要来自两个方面：一是颅骨发育畸形导致颅后窝容积天然狭小，难以容纳正常数量的脑组织；二是颅底凹陷症患者合并寰枢椎脱位，陷入枕骨大孔的枢椎齿突等骨性结构对颅后窝内容物的挤压和占位也可导致颅后窝容积减小，形成小脑下疝。疝入枕骨大孔的脑组织也会对脑干或延髓造成压迫，增加了病情的复杂性。

总之，颅底凹陷症是在颅颈交界区各种复杂畸形的基础上形成的疾病。这些错综复杂的畸形因素共同构成了颅底凹陷症的病理基础，给颅底凹陷症的诊断和治疗带来难度。充分阐明这些畸形因素，对正确理解颅底凹陷症的病理机制，进而采用合理的手段进行治疗，具有重要的临床意义（图 6-6-7，图 6-6-8）。

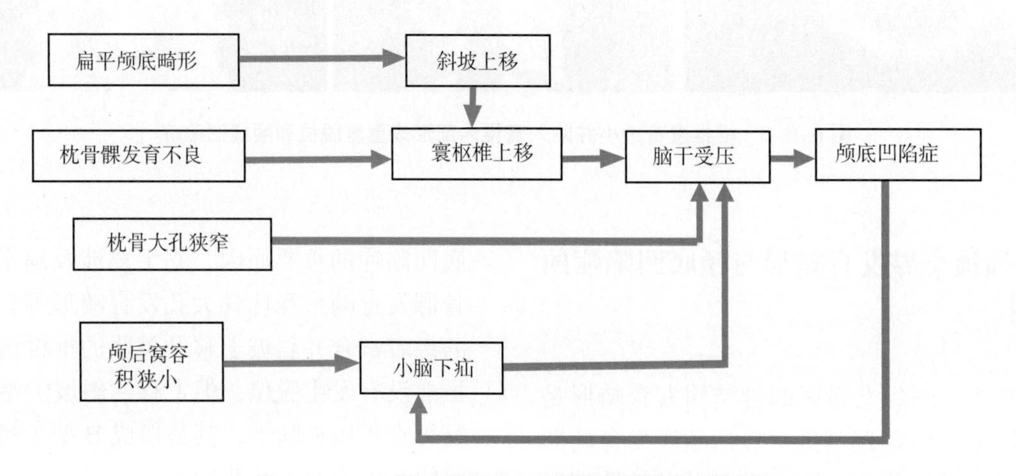

图 6-6-7　B 型（稳定型）颅底凹陷症的病理机制

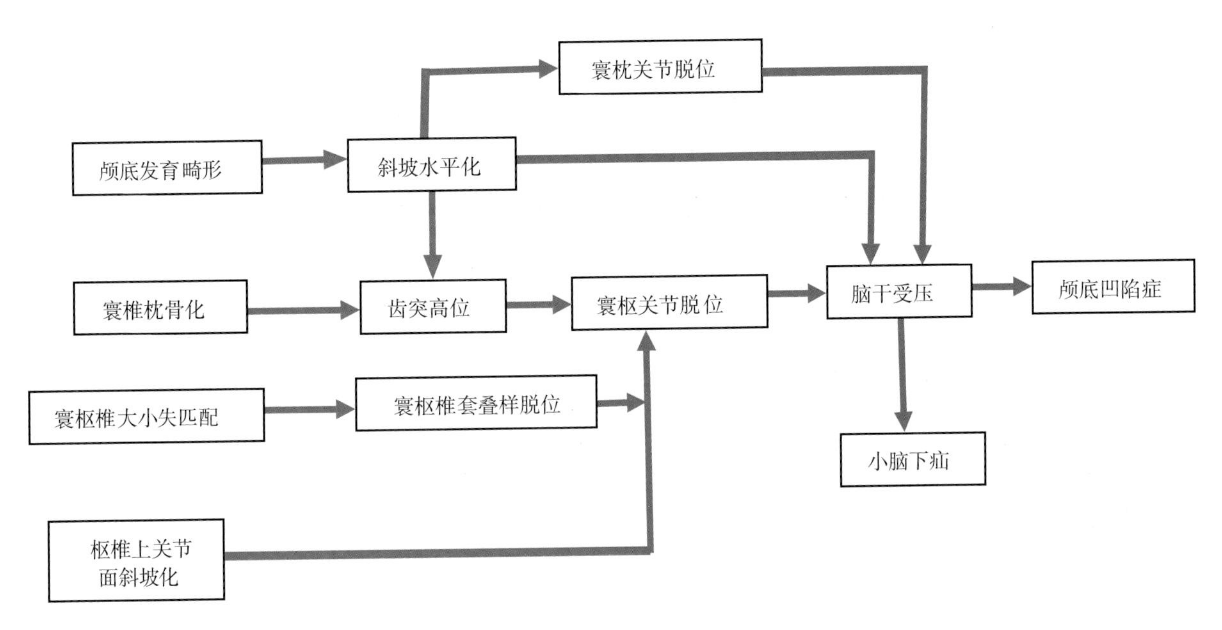

图 6-6-8　A 型（不稳定型）颅底凹陷症的病理机制

参考文献

Botelho RV, Ferreira ED, 2013. Angular craniometry in craniocervical junction malformation. Neurosurg Rev, 36(4): 603-610.

Botelho RV, Melo Diniz J, 2017. Basilar invagination: craniocervical kyphosis rather than prolapse from the upper cervical spine. J Neurol Neuromed, 2: 15-19.

Ferreira ED, Botelho RV, 2015. Atlas assimilation patterns in different types of adult craniocervical junction malformations. Spine (Phila Pa 1976), 40(22): 1763-1768.

Ferreira JA, Botelho RV, 2015. The odontoid process invagination in normal subjects, Chiari malformation and basilar invagination patients: pathophysiologic correlations with angular craniometry. Surg Neurol Int, 6: 118.

Goel A, Bhatjiwalem M, Desai K, 1998. Basilar invagination: a study based on 190 surgically treated patients. J Neurosurg, 88(6): 962-968.

Goel A, Nadkarni T, Shah A, et al, 2015. Bifid anterior and posterior arches of atlas: Surgical implication and analysis of 70 cases. Neurosurgery, 77(2): 296-305; discussion 305-306.

Henderson FC Sr, Henderson FC Jr, Wilson WA 4th, et al, 2018. Utility of the clivo-axial angle in assessing brainstem deformity: pilot study and literature review. Neurosurg Rev, 41(1): 149-163.

Karagöz F, Izgi N, 2002. Morphometric measurements of the cranium in patients with Chiari type Ⅰ malformation and comparison with the normal population. Acta Neurochir (Wien), 144(2): 165-171.

Koenigsberg RA, Vakil N, Hong TA, et al, 2005. Evaluation of platybasia with MR imaging. AJNR Am J Neuroradiol, 26(1): 89-92.

Lieberman DE, McBratney BM, Krovitz G,2002. The evolution and development of cranial form in Homosapiens. Proc Natl Acad Sci U S A, 99(3): 1134-1139.

Menezes AH,1997. Craniovertebral junction anomalies: diagnosis and management. Semin Pediatr Neurol, 4(3): 209-223.

Nishikawa M, Ohata K, Baba M, et al, 2004. Chiari Ⅰ malformation associated with ventral compression and instability: one-stage posterior decompression and fusion with a new instrumentation technique. Neurosurgery, 54(6): 1430-1434.

Smith JS, Shaffrey CI, Abel MF, et al, 2010. Basilar invagination. Neurosurgery, 66(3 suppl): 39-47.

Smoker WR, Khanna G,2008. Imaging the craniocervical junction. Childs Nerv Syst, 24(10): 1123-1145.

第七章

颅底凹陷症的画线测量与诊断分析

颅底凹陷症（BI）是指在各种原发性颅颈交界区畸形（如扁平颅底、枕骨髁发育不良、寰枕融合、齿突畸形、寰枢椎脱位）或病变基础上，颈椎上端结构上移或陷入枕骨大孔，并压迫脑干或延髓，或合并小脑下疝、脊髓空洞甚至脑积水等继发性改变，出现头痛、颈痛及肢体麻木、无力甚至瘫痪等神经损害症状的疾病。影像学检查是诊断颅底凹陷症的常用手段，对患者的X线片、CT和MRI等影像学资料进行分析和测量，有助于颅底凹陷症的科学诊断，并为手术决策提供依据。

一、颅底凹陷症的影像学检查

对颅底凹陷症进行诊断需要获取完善的影像学资料。

1. 颈椎X线片　为了方便测量，拍片范围应包括颅底和颈椎。拍片方式包括颈椎张口位片、标准颈椎侧位片和颈椎过伸过屈位片等。在颈椎X线片上可以测量齿突顶点距Chamberlain线的垂直距离，判断枢椎齿突上移水平，帮助诊断是否有颅底凹陷症。颈椎过伸过屈位片可以观察是否存在寰枢椎失稳或寰枢椎脱位。

2. 颈椎CT检查　扫描范围应该包括颅前窝至颈椎的范围，扫描完成后可行冠状位和矢状位重建。由于不受X线片影像重叠的影响，颈椎中矢状位CT重建片对诊断颅底凹陷症非常有用，可以替代普通的颈椎X线片进行画线测量，准确度更高。

3. 颈椎MRI检查　扫描范围应该包括颅脑和颈椎。在颈椎MRI片上可以观察脑干的受压情况，并判断是否合并小脑下疝、脊髓空洞和脑积水等，有助于颅底凹陷症的全面诊断。

颅底凹陷症诊断测量参数大致分为4类，这些参数从不同角度揭示了颅底凹陷症的严重程度和病理特点。对测量参数的全面分析可为手术方案的制订及手术疗效的评估提供依据。

二、颅底凹陷症的常用画线测量指标

1. 反映齿突上移程度的参数（Ⅰ类参数）　包括Chamberlain线、枕骨大孔线、Klaus高度指数和斜坡线等，用于显示齿突陷入枕骨大孔的严重程度。

（1）Chamberlain线（＞2.5mm异常，＞6.6mm可诊断）（图7-0-1）：是连接硬腭后缘至枕骨大孔后缘的连线。正常人枢椎齿突顶点一般不超过此线2.5mm。如果超出6.6mm，即可诊断颅底凹陷症。超过越多，提示枢椎齿突陷入越深，相应疾病越严重。

（2）枕骨大孔线（McRae线＞1～3mm可诊断）（图7-0-2）：是一条枕骨大孔前缘与后缘的连线。正常人枢椎齿突顶点一般不超过此线。如果超出1～3mm，即可诊断颅底凹陷症。超过越多，提示枢椎陷入越深，相应疾病越严重。

（3）Klaus高度指数（＜30mm可诊断）（图7-0-3）：Klaus线是一条连接蝶鞍顶点与颅后窝枕内隆凸的直线，Klaus高度指数是指枢椎齿突顶点至Klaus线的垂直距离，数值越小，提示齿突顶点位置越高。正常人Klaus高度指数大于30mm。如果测量值小于30mm，可以诊断颅底凹陷症。

（4）斜坡线（Wackenheim线）（＞1～3mm

可诊断）（图 7-0-4）：是指斜坡上缘的延长线，正常人的枢椎齿突低于此线，如果超出 1 ～ 3mm，即可诊断颅底凹陷症。超过越多，提示枢椎陷入越深，相应疾病越严重。

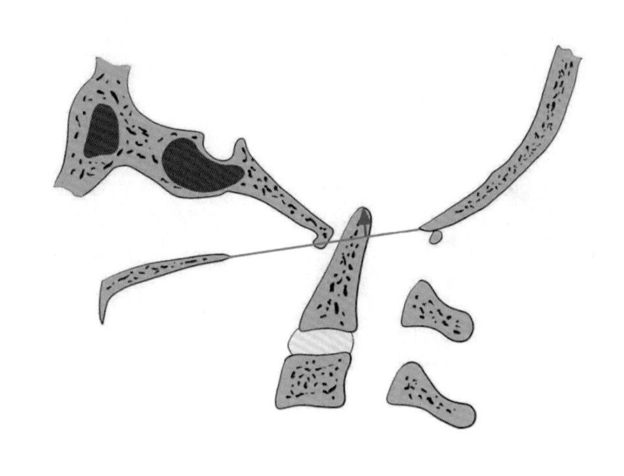
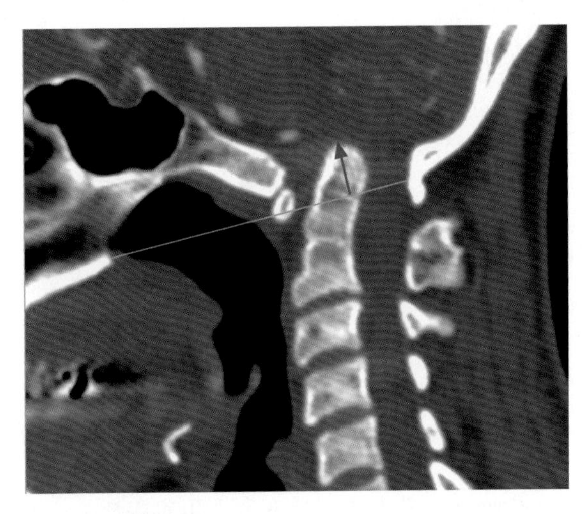

图 7-0-1　Chamberlain 线及其测量方法

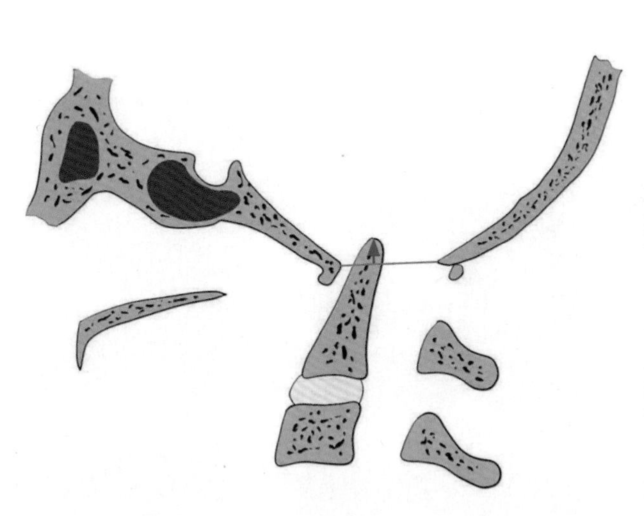
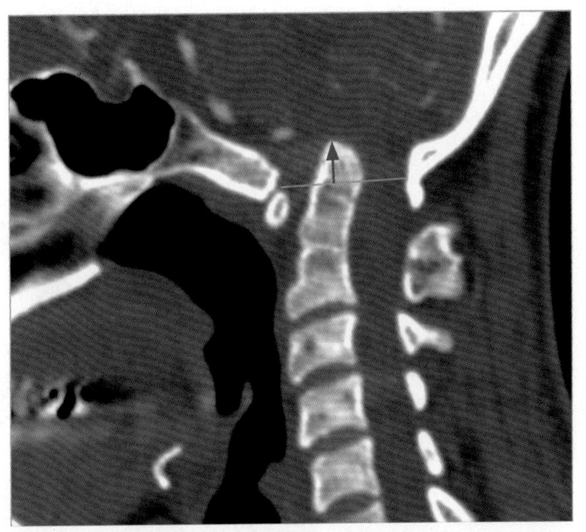

图 7-0-2　枕骨大孔线（MeRae 线）及其测量方法

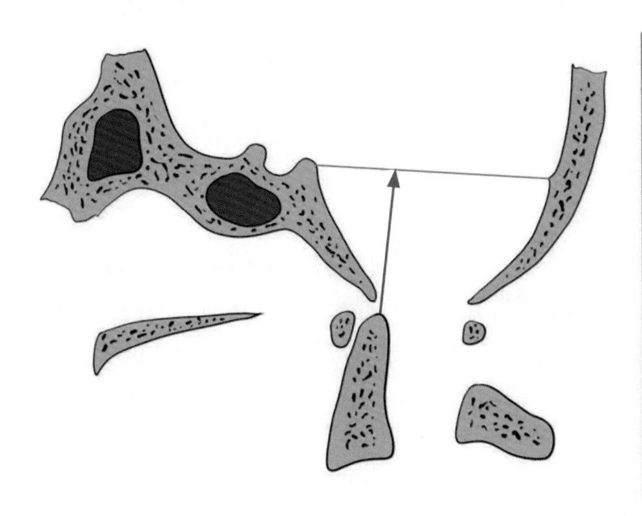
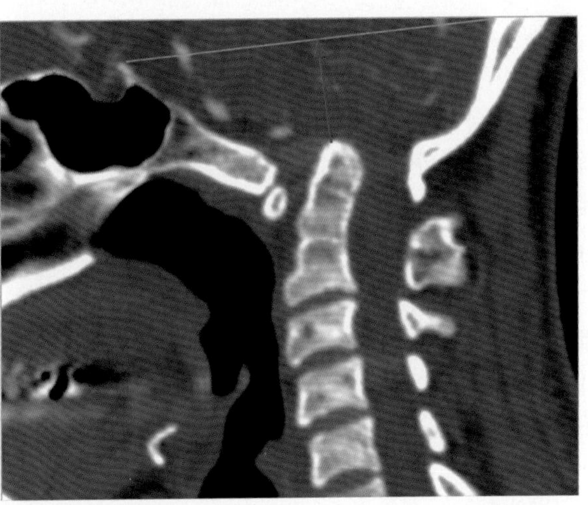

图 7-0-3　Klaus 高度指数及其测量方法

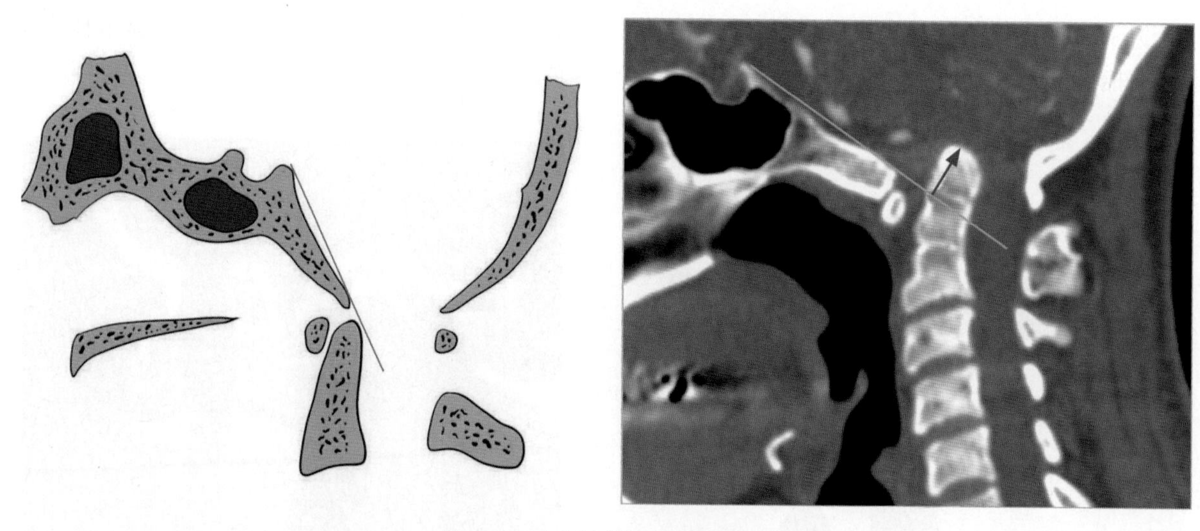

图 7-0-4 斜坡线及其测量方法

2. 反映颅底发育畸形的参数（Ⅱ类参数） 主要有颅底角、斜坡长度、寰枕关节角等。

（1）颅底角（图 7-0-5）：是指颅前窝平坦面与斜坡平面的夹角。正常人的颅底角为 120° ～ 140°，颅底角大于 140° 可以诊断扁平颅底。

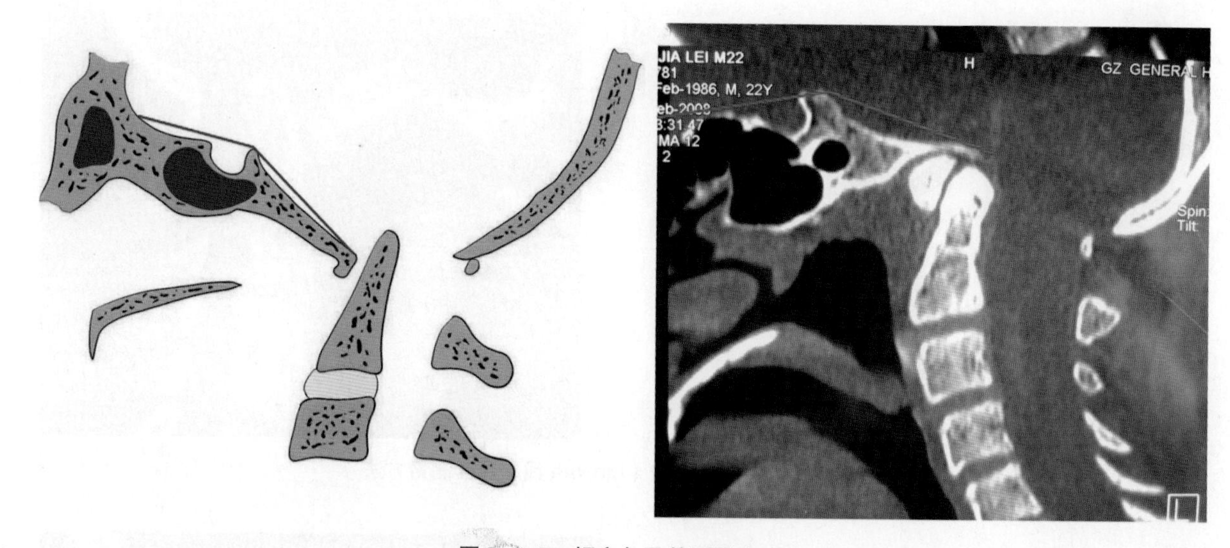

图 7-0-5 颅底角及其测量方法

（2）斜坡长度（图 7-0-6）：也是反映颅底斜坡发育程度的指标。正常人的斜坡长度为 4 ～ 4.5cm，小于 4cm 提示斜坡发育过短。扁平颅底的患者可合并斜坡发育短小。

（3）寰枕关节角（图 7-0-7）：是指两侧枕骨髁与寰椎侧块之间关节连线的夹角，正常值为 124° ～ 127°。颅底发育扁平的患者，寰枕关节角度变大。

3. 反映枕骨大孔发育畸形的参数（Ⅲ类参数） 主要有枕骨大孔绝对矢状径和枕骨大孔有效矢状径等。

（1）枕骨大孔绝对矢状径（图 7-0-8）：是枕骨大孔前缘与枕骨大孔后缘连线的长度，正常值为 30 ～ 35mm，其反映了枕骨大孔的实际大小。颅底凹陷症合并枕骨大孔狭窄时，枕骨大孔绝对矢状径小于正常标准。

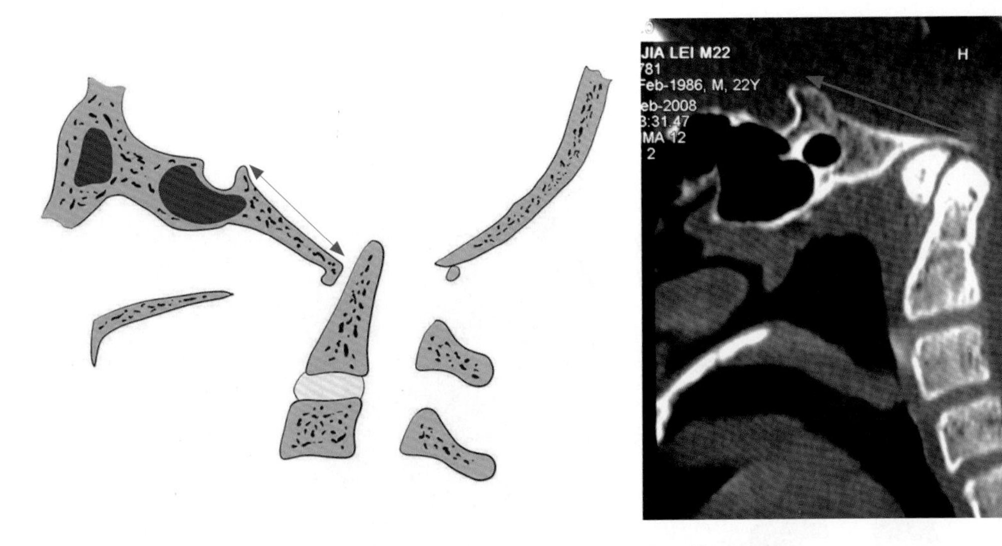

图 7-0-6　斜坡长度及其测量方法

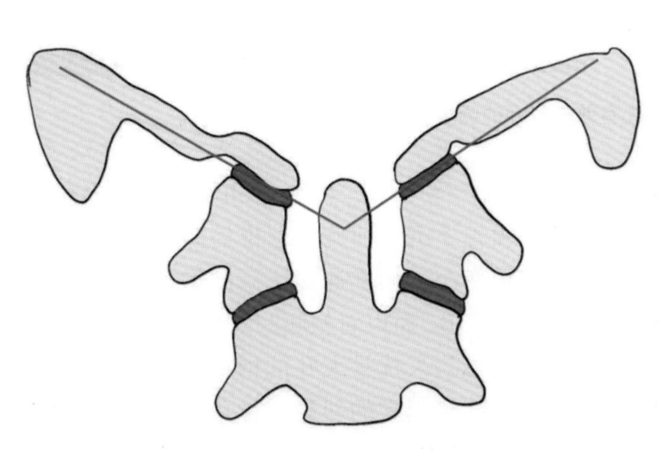
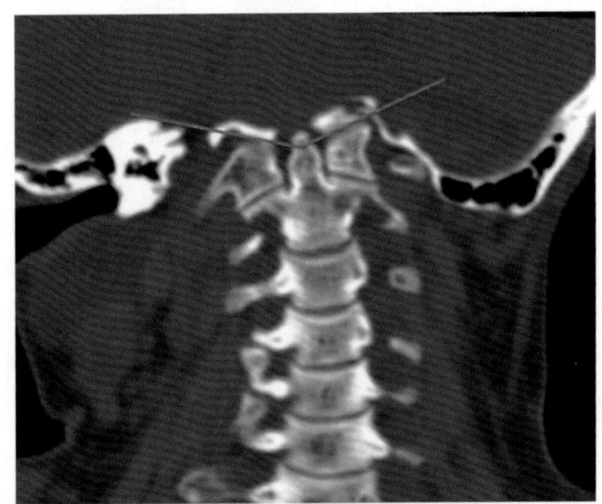

图 7-0-7　寰枕关节角及其测量方法

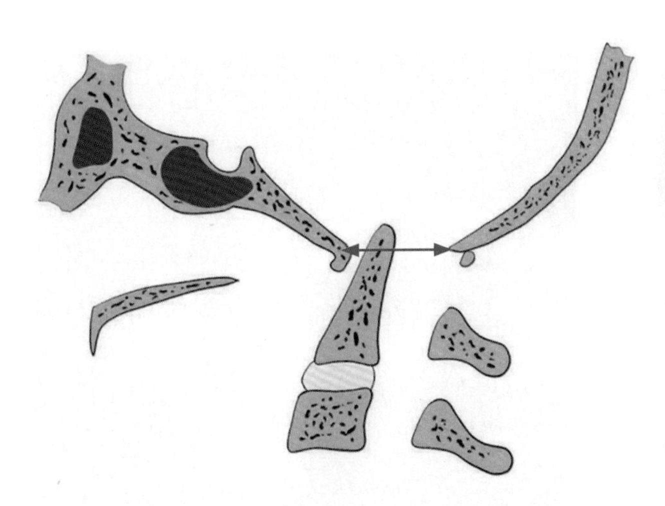
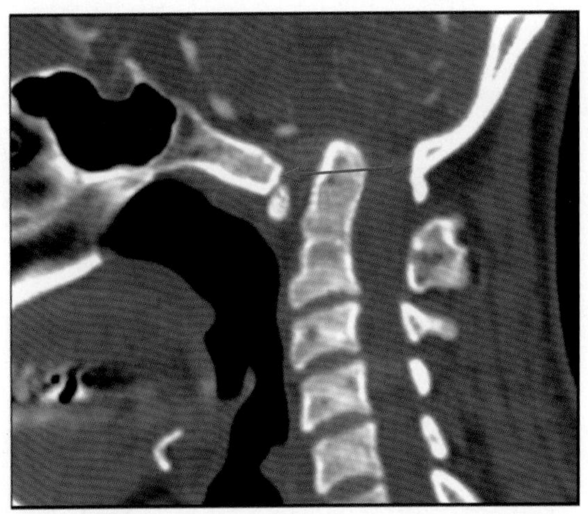

图 7-0-8　枕骨大孔绝对矢状径的测量方法

（2）枕骨大孔有效矢状径（图 7-0-9）：是指枢椎齿突后缘至枕骨大孔后缘的距离。这一矢状径不仅取决于枕骨大孔的绝对矢状径，还与齿突大小及寰枢椎脱位程度有关，是脑干或延髓通过颅颈交界区的实际骨性通道，比枕骨大孔绝对矢状径更能反映脑干压迫的程度。

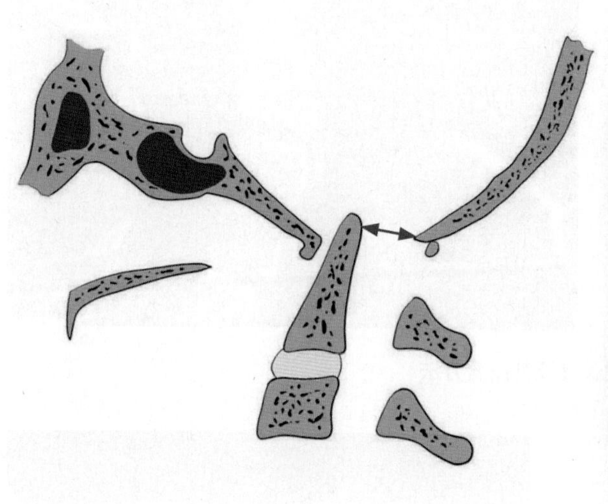
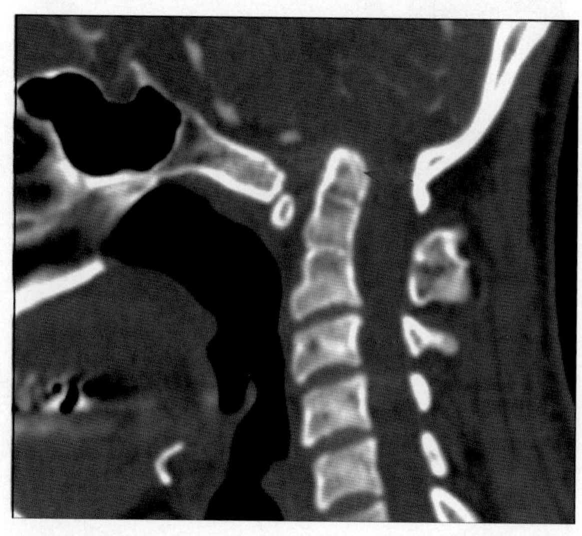

图 7-0-9　枕骨大孔有效矢状径的测量方法

4. 反映颅椎序列的角度参数（Ⅳ类参数）　除以上线性参数外，颅底凹陷症还伴有颅骨下沉和前旋，枢椎后倾等角度变化。反映颅椎连接部位角度变化的指标主要包括斜坡颈椎角和颈髓角（脑干颈髓角）等。

（1）斜坡枢椎角（图 7-0-10）：在颈椎 CT 中矢状面图像上，斜坡枢椎角（又称颅椎角）是指斜坡上缘延长线与枢椎后缘连线的夹角。正常值为 144°～169°。颅底凹陷症患者因寰枢椎脱位，颅骨下沉和前旋、枢椎后倾等改变导致斜坡枢椎角变小，颅椎连接区后凸增加，进一步加重脑干的压迫。所以对颅底凹陷症患者实施手术时，不仅要将陷入枕骨大孔的枢椎齿突下拉复位，还应尽量恢复正常的斜坡枢椎角，从而充分解除脑干压迫，并恢复正常的颅椎连接和序列。

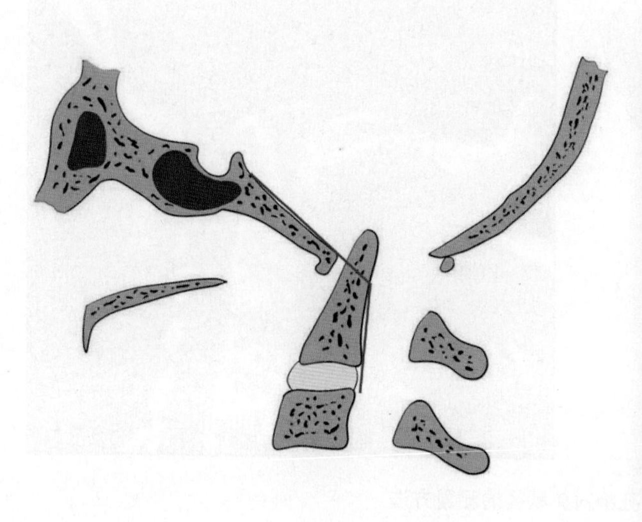
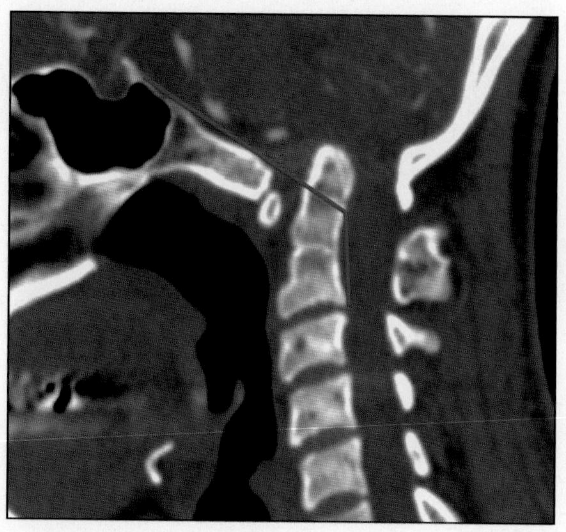

图 7-0-10　斜坡枢椎角及其测量方法

（2）颈髓角（脑干颈髓角）（图 7-0-11）：颅底凹陷症患者的枢椎齿突陷入枕骨大孔自前方压迫脑干时，可以导致脑干受压变形。颈髓角可以反映脑干受压变形的程度。正常人颈髓角为 135° ～ 175° ，颅底凹陷症患者颈髓角明显减小，测量这一参数可以帮助判断脑干受压迫程度。对颅底凹陷症患者实施复位固定手术时，随着脑干压迫的解除，以及斜坡颈椎角的改善，颈髓角也会获得相应改善。

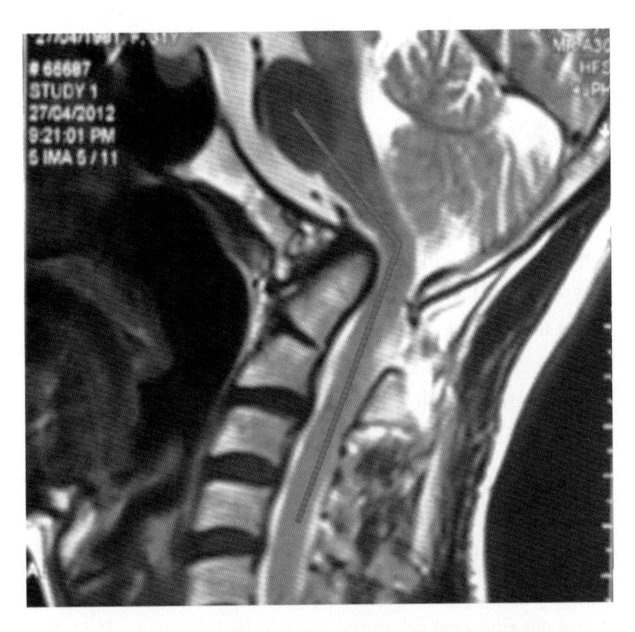

图 7-0-11　颈髓角（脑干颈髓角）及其测量方法

三、颅底凹陷症常用参数在颅底凹陷症临床诊断中的应用价值

以下 4 类参数从多个角度揭示了颅底凹陷症的影像学特征，可以为我们全面分析颅底凹陷症患者的特点、制订最佳手术方案提供参考。

1. Ⅰ类参数　用于判断颈椎结构陷入枕骨大孔的程度（即颅底凹陷的程度），从而确定诊断。常用的 4 个指标为 Chamberlain 线、枕骨大孔线、Klaus 高度指数和斜坡线等，其中任何一个指标达到标准并有相应的临床症状即可诊断颅底凹陷症。

2. Ⅱ类参数　用于分析患者的颅底发育畸形情况，判断患者是否合并扁平颅底。它包含了 3 个常用参数，即颅底角、斜坡长度、寰枕关节角等。如果患者的颅底角＞ 140°、斜坡长度＜ 4cm 或寰枕关节角＞ 150°，则考虑患者有颅底发育畸形。合并扁平颅底的颅底凹陷症患者由于斜坡明显上移，患者齿突位置一般很高，当实施前路手术时，经口咽入路有时也难以到达，这时可采用经鼻入路的手术方式。

3. Ⅲ类参数　主要用于判断颅底凹陷症患者是否合并枕骨大孔狭窄。枕骨大孔绝对矢状径小于 26mm 提示枕骨大孔狭窄。为这类颅底凹陷症患者制订手术方案时，我们不仅要考虑通过手术将陷入枕骨大孔的齿突下拉复位，还要酌情行枕骨大孔减压术才能获得更好的手术效果。

4. Ⅳ类参数　主要用于判断脑干受压变形的程度及颅椎序列后凸畸形的情况。在设计手术方案时，除了考虑将陷入枕骨大孔的齿突下拉复位外，还应考虑矫正斜坡枢椎角，改善颅椎连接部位的后凸，这样有利于获得最佳的手术效果。同时对改善颈椎序列的整体矢状面平衡也是有益的，这将在后面的相关章节介绍。

四、颅底凹陷症常用参数在颅底凹陷症疗效评价中的应用价值

对颅底凹陷症患者实施手术治疗，其目标是将陷入枕骨大孔的颈椎结构下拉复位，并恢复正常的斜坡枢椎角和颈椎整体的矢状面平衡。所以，4 类参数的测量对设计手术方案及评价颅底凹陷症手术复位效果具有较好的应用价值。其中Ⅰ、Ⅲ、Ⅳ类参数均可以通过手术加以纠治，Ⅱ类参数手术调整较为困难。所以，我们为颅底凹陷症患者实施手术治疗时，通过优化手术设计，尽量将Ⅰ类、Ⅲ类和Ⅳ类参数纠正到正常范围，以期获得较为理想的手术效果。如果手术目标只是实现其中一部分的参数恢复，有可能出现疗效不佳的情况（图 7-0-12）。

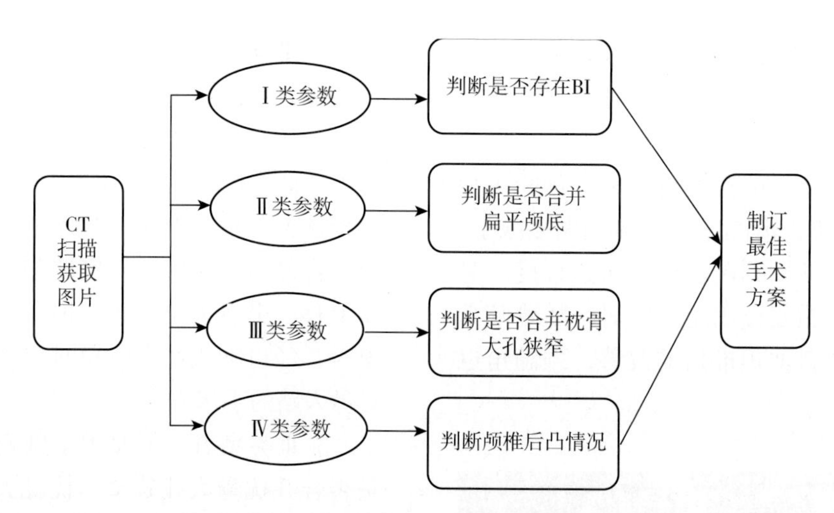

图 7-0-12 通过对颅底凹陷症（BI）患者颅底各类参数测量，在诊断是否存在 BI 的同时，判断是否合并扁平颅底，是否合并枕骨大孔狭窄，颅椎是否存在后凸畸形等，从而设计更加合理的手术方案

参考文献

田伟，安岩，季加宁等. 斜坡枢椎角的正常值及其与延髓脊髓角的相关性研究 [J]. 中华骨科杂志，2014，34（30：306-310

Bundschuh C, Modic MT, Kearney F, et al. Rheumatoid arthritis of the cervical spine: surface-coil MR imaging[J], Am Roontgenal, 1998, 151(3): 181-187.

Botelho RV, Ferreira ED, 2013. Angular craniometry in craniocervical junction malformation. Neurosurg Rev, 36(4): 603-610.

Botelho RV, Melo Diniz J, 2007. Basilar invagination: craniocervical kyphosis rather than prolapse from the upper cervical spine. J Neurol Neuromed,2:15-19.

Chamberlain WE,1939. Basilar impression (Platybasia):A bizarre developmental anomaly of the occipital bone and upper cervical spine with striking and misleading neurologic manifestations. Yale J Biol Med, 11(5):487-496.

Ferreira JA, Botelho RV, 2005. The odontoid process invagination in normal subjects,Chiari malformation and basilar invagination patients: pathophysiologic correlations with angular craniometry. Surg Neurol Int,6:118.

Goel A, 2004. Treatment of basilar invagination by atlantoaxial joint distraction and direct lateral mass fixation. J Neurosurg Spine,1(3):281-286.

Goel A,Bhatjiwalem M, Desai K,1998.Basilar invagination: a study based on 190 surgically treated patients.J Neurosurg,88(6):962-968.

Henderson FC Sr, Henderson FC Jr, Wilson WA 4th, et al, 2008. Utility of the clivo-axial angle in assessing brainstem deformity: pilot study and literature review. Neurosurg Rev,41(1):149-163.

Karagöz F，Izgi N，Kapijcijoglu Sencer S, 2002.Morphometric measurements of the cranium in patients with Chiari type I malformation and comparison with the normal population. Aca Neurochir (Wicm), 144(2):165-171.

Konigsberg RA, Vakil N, Hong TA, et al, 2005. Evaluation of platybasia with MR imaging. AJNR Am J Neuroradiol, 26(1): 89-92.

Kulkarni AG, Goel AH, 2008. Vertical atlantoaxial index: a new craniovertebral radiographic index. J Spinal Disord Tech,21(1):4-10.

Lieberman DE, McBratney BM, Krovitz G, 2002. The evolution and development of cranial form in Homosapiens. Proc Natl Acad Sci USA,99(3):1134-1139.

Liu ZL, Zhao XH, Guan J, et al, 2020. Quantitative reduction of basilar invagination: Correction target of clivo-axial angle. Clin Spine Surg,33(8):E386-E390.

McRae DL,1953. Bony abnormalities in the region of foramen magnum: correlation of the anatomic and neurologic findings. Acta Radiol, 40(2-3):335-354.

Menezes AH,1997. Craniovertebral junction anomalies: diagnosis and management. Semin Pediatr Neurol, 4(3):209-223.

Nishikawa M, Ohata K, Baba M, et al, 2004. Chiari I malformation associated with ventral compression and instability: one-stage posterior decompression and fusion with a new instrumentation technique. Neurosurgery, 54(6): 1430-1434.

Smoker WR, Khanna G,2002.Imaging the craniocervical junction. Childs Nerv Syst, 24:1123-1145

Wackenheim A，1974. Roentgen Diagnosis of the Cranio-Vertebral Region. New York:Springer-Verlag.

Smith JS, Shaffrey CI, Abel MF,et al,2010.Basilar invagination. Neurosurgery,66(3):39-47.

第八章

颅底凹陷症的临床分型

与其他疾病一样，疾病分型对指导治疗具有重要价值。由于颅颈交界区骨骼发育畸形的多样性，颅底凹陷症常呈现不同的病理特点和临床类型。对颅底凹陷症病理特点和分型进行研究有助于加深对这类疾病的理解，并推动手术治疗方法进步。

第一节 颅底凹陷症的分型研究

较早对颅底凹陷症进行分型研究的是印度学者 Goel，1998 年，他在一篇论文中首次提出根据颅底凹陷症患者是否合并小脑下疝将颅底凹陷症患者分为两种类型，其中不合并小脑下疝的颅底凹陷症归为Ⅰ型，合并小脑下疝的颅底凹陷症归为Ⅱ型。并依据这一分型决定手术方案。这种分型方法和当时神经外科以前路齿突切除手术和后路枕骨大孔减压手术作为颅底凹陷症治疗的主流技术是一致的，在临床手术方案制订方面发挥了一定作用。

随着对颅底凹陷症病理机制认识的深入，许多学者开始认识到这种分型方法的局限性。Goel 在后来的研究中也认识到该分型的缺陷，他发现寰枢椎脱位是许多颅底凹陷症发病的重要病理机制之一，并提出应用后路寰枢椎复位和钉板固定技术治疗这种合并寰枢椎脱位的颅底凹陷症的方法，收到了较好的疗效。在他的论文中，他首先提出将颅底凹陷症患者是否合并寰枢椎脱位作为分型的重要依据，将颅底凹陷症分为 A 型（合并寰枢椎脱位型）和 B 型（无寰枢椎脱位型）（图 8-1-1）。后来，这种颅底凹陷症分型方法在临床上获得了较为广泛的认可和应用。

临床上，可以根据颈椎 X 线影像测量的 Chamberlain 线（CL）、McRae 线（ML）和 Wackenheim 线（WL）分析及确定颅底凹陷症的类型。如果齿突顶点明显超出 Chamberlain 线（CL），但位于 McRae 线（ML）和 Wackenheim 线（WL）下方，且 ADI 值正常，可诊断为 Goel B 型颅底凹陷症；当测量结果显示其齿突顶点均位于 CL、ML 和 WL 的上方，且 ADI 值大于正常（>5mm），可诊断为 Goel A 型颅底凹陷症（图 8-1-2）。其特征如下：齿突在寰椎前弓后上方脱位，进入枕骨大孔，导致枕骨大孔相对狭窄，脑干受压。

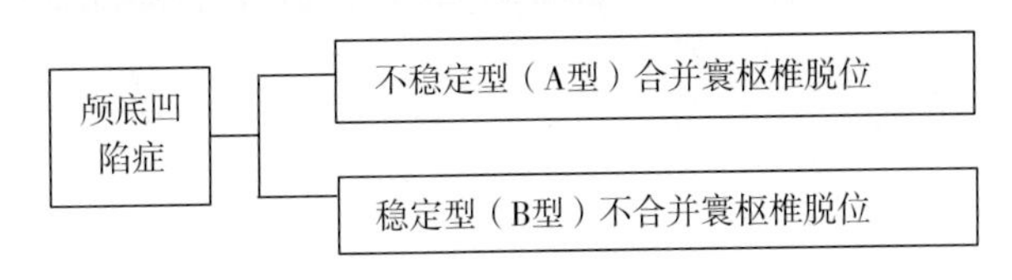

图 8-1-1 Goel 根据颅底凹陷症是否合并寰枢椎脱位将其分为 A、B 两型

Goel 分型的贡献在于揭示了寰枢椎脱位在颅底凹陷症发病中的重要意义，并根据是否合并寰枢椎脱位将其分为 2 种不同类型。这于理解两类颅底凹陷症患者的临床特征、指导手术治疗具有较好的参考意义。在 Goel 理论的影响下，传统的神经外科齿突切除方法治疗 Goel A 型颅底凹陷症逐渐减少，而借助钉板或钉棒器械将陷入枕骨大孔的齿突下拉复位，实现脑干减压，逐渐成为首选的手术方式。这也推动了颅颈交界区内固定手术的发展。手术风险相对更小、手术疗效更好的复位固定技术逐渐成为治疗该型颅底凹陷症的主流。

另外，随着越来越多的颅底凹陷症病例被发现并报道，颅底凹陷症病例的复杂性和多样性也日益受到关注。例如，有些颅底凹陷症患者不表现为寰枢椎脱位，而表现为寰枕关节异常。还有些颅底凹陷症患者既有扁平颅底、斜坡上移，同时又合并寰枢椎脱位。另外，有些患者颅底凹陷症并不严重，却合并明显的小脑下疝或脊髓空洞；有些患者颅底凹陷症严重，却不合并小脑下疝或脊髓空洞等。Goel 分型方法虽然简单易用，但临床上仍有许多颅底凹陷症患者无法纳入 Goel 提出的分型体系，Goel 分型的局限性也日益显现。

Goel 分型虽然是一种临床较为接受的颅底凹陷症分型方法，但仍存在以下不足：①分型方法较为简单，对颅底凹陷症形成的病理机制描述和理解并不全面。②忽视了寰枕关节异常在颅底凹陷症形成中的作用。临床发现，不稳定型颅底凹陷症不仅可以发生寰枢椎脱位，还可表现为寰枕关节脱位（图 8-1-3）。③忽视了斜坡畸形在颅底凹陷症病理机制中也扮演着重要角色，有些颅底凹陷症患者表现为斜坡发育短小或平坦、上移等，这些因素对脑干压迫均造成影响。④未将颅底凹陷症合并小脑下疝、脊髓空洞等继发的脊髓神经病理改变整合到分型体系中。总之，这一分型方法未能囊括颅底凹陷症患者更多的复杂病理情况，仍有完善和改进的空间。

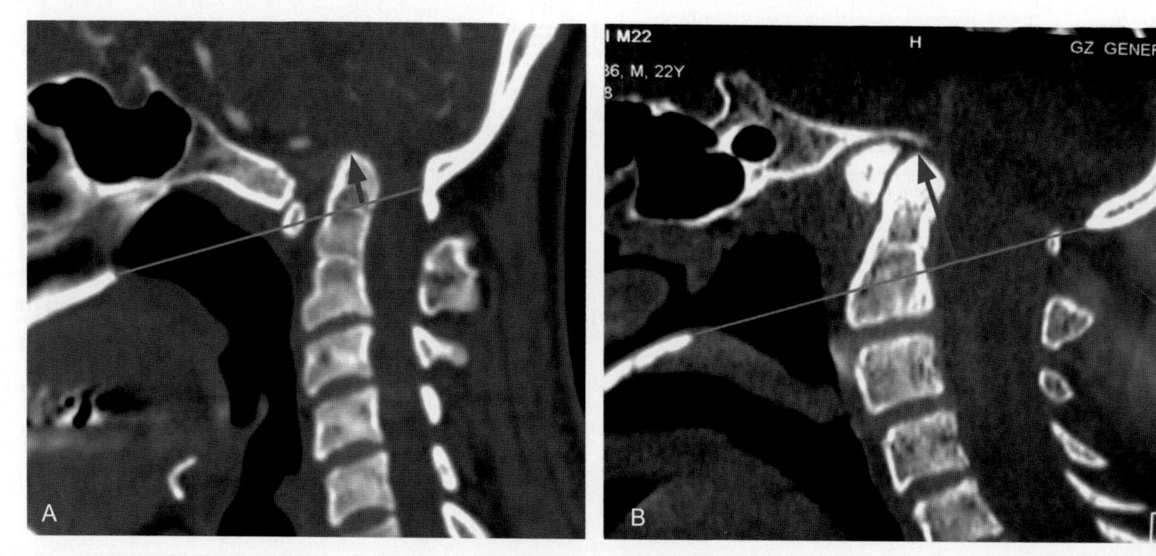

图 8-1-2　颅底凹陷症
A. Goel A 型颅底凹陷症；B. Goel B 型颅底凹陷症

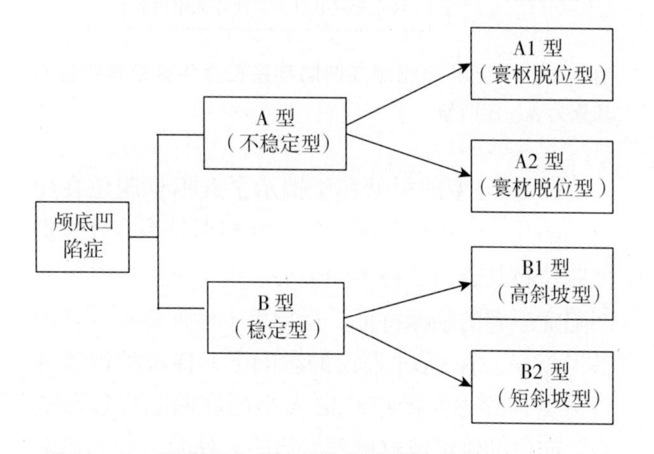

图 8-1-3　颅底凹陷症的系统化分型（改良 Goel 分型）

所以，有必要进一步完善 Goel 分型，建立更为全面的分型方法。笔者在 Goel 分型的基础上，将寰枕关节因素、斜坡发育因素等纳入颅底凹陷症的分型判断中，同时将颅底凹陷症合并小脑下疝（Chiari malformation）和脊髓空洞（syringomyelia）等神经病理特征纳入分型体系，初步建立了一种较为系统的分型方法，称为 BCS 系统化分型。如图 8-1-3，表 8-1-1 所示：首先根据是否合并颅颈连接部位的脱位（或失稳），将颅底凹陷症分为非稳定型（A 型）和稳定型（B 型）颅底凹陷症。A 型再细分为寰枢脱位型(A1 型)和寰枕脱位型(A2 型)。

B型可细分为高斜坡型(B1型)和短斜坡型(B2型)。并增加小脑下疝和脊髓空洞两个病理改变作为判断病情严重程度和预后的辅助参数（表8-1-1）。

表8-1-1 颅底凹陷症的系统化分型（BCS系统化分型）

	骨性病理特征（B）	合并小脑下疝(C)	合并脊髓空洞(S)
不稳定型（A型）	寰枢脱位型（A1型）	轻（+），中（++），重（+++）	轻（+），中（++），重（+++）
		–	–
	寰枕脱位型（A2型）	轻（+），中（++），重（+++）	轻（+），中（++），重（+++）
		–	–
稳定型（B型）	高斜坡型（B1型）	轻（+），中（++），重（+++）	轻（+），中（++），重（+++）
		–	–
	短斜坡型（B2型）	轻（+），中（++），重（+++）	轻（+），中（++），重（+++）
		–	–

根据以上BCS系统化分型，相应的治疗原则如下：A型颅底凹陷症首选下拉复位技术进行治疗。只有在无法复位的情况下，才选择齿突切除、颅后窝减压等术式进行治疗。B型颅底凹陷症根据压迫主要来自前方还是后方选择适当的手术方式。如果压迫主要来自前方，可选择经口咽或经鼻前方齿突（斜坡）切除减压手术；如果压迫主要来自后方，则可以行颅后窝减压、小脑扁桃体切除等术式。

对于合并小脑下疝或脊髓空洞的颅底凹陷症患者，BCS系统化分型方法可以较全面地反映其合并症的情况和严重程度，也可用于术后评价其转归情况，判断手术效果。

第二节 不稳定型（A型）颅底凹陷症

根据颅颈连接结构的稳定性，可以将颅底凹陷症大致分为不稳定型（A型）和稳定型（B型）两大类。其中不稳定型颅底凹陷症是本节探讨的重点。由于颈椎和颅骨的连接部位包括寰枕关节和寰枢关节，所以，寰枕关节的失稳或脱位及寰枢关节的失稳或脱位均可成为不稳定型颅底凹陷症的病理基础。临床上，寰枢脱位型颅底凹陷症较为常见，而寰枕脱位型颅底凹陷症相对少见。以下对两种情况分别进行介绍。

一、寰枢脱位型（A1型）颅底凹陷症

寰枢脱位型颅底凹陷症是合并寰枢椎脱位的颅底凹陷症，属BCS系统化分型中的A型，临床上最为常见。其特点如下：在颅颈交界区骨骼发育畸形的基础上合并寰枢椎脱位，导致枢椎齿突向上陷入枕骨大孔（顶点超过Chamberlain线5mm以上），并自前方压迫脑干，引起脑干变形、颈髓角变小等病理改变。一些患者可合并小脑下疝或脊髓空洞症。测量ML和WL，可发现其齿突顶点位于ML和WL的上方，且表现为ADI间隙增宽。

（一）寰枢脱位型颅底凹陷症的病理改变

颅颈交界畸形基础上发生寰枢椎脱位是该型颅底凹陷症的病理基础。该型颅底凹陷症患者的病理改变如下：寰枕融合；寰椎下关节面和枢椎上关节面斜坡化改变；寰枢椎假关节形成；枢椎与第3颈椎分节不全等。

1. 寰枕融合　临床观察发现，寰枢脱位型颅底凹陷症常伴有寰枕融合现象。寰枕融合的患者，寰椎侧块被部分吸收并与枕骨髁融合为一个整体，其枕骨髁厚度小于正常人枕骨髁与寰椎侧块叠加

的厚度，导致患者的枢椎齿突上移，形成“齿突高位”状态。在此基础上发生寰枢椎脱位，齿突很容易进入枕骨大孔，形成颅底凹陷。另外，寰枕融合患者，其横韧带的发育也可异常，从而增加寰枢椎脱位的概率，引起颅底凹陷症形成。

有些不稳定型颅底凹陷症患者并无寰枕融合，但分析这些病例的CT影像学资料可以发现，这些患者可能存在斜坡发育短小等因素，斜坡发育不良也可导致“齿突高位”状态。此时如果合并寰枢椎脱位，也可形成颅底凹陷。

2. 寰椎下关节面和枢椎上关节面斜坡化改变及寰枢椎假关节形成　Goel较早注意到枢椎上关节面斜坡化改变是参与颅底凹陷症形成的重要病理因素。正常人的寰枢椎侧块关节呈水平状，保持寰枢椎关节在垂直方向的稳定性。而枢椎上关节面斜坡化则增加了寰椎和颅骨向前下方移位的趋势。所以，颅底凹陷症患者的寰枢椎脱位不仅有前后脱位的成分，还有垂直脱位的成分，尤其是后者，可导致枢椎齿突上移，并陷入枕骨大孔形成颅底凹陷症。所以，对颅底凹陷症患者实施手术时，不仅要将寰椎向后复位，更要重视垂直方向的复位，尽量将齿突下拉复位至正常的解剖位置。除了枢椎上关节面斜坡化，其对应的寰椎下关节面（或枕骨髁下关节面）的斜坡化也很常见。关于枢椎上关节面斜坡化是先天形成的还是寰枢椎脱位后形成的目前仍有争议。一般认为，寰枢椎侧块关节面斜坡化改变与颅底凹陷症形成的过程是互为因果的关系，其促进了颅底凹陷症形成。临床观察发现，严重枢椎上关节面斜坡化常合并寰椎侧块或枢椎侧块边缘唇样增生和假关节形成，这也提示颅底凹陷症的形成也在一定程度上加速了关节面斜坡化过程并促进了假关节的形成。

3. 枢椎与第3颈椎分节不全　不稳定型（A型）颅底凹陷症常观察到合并枢椎与第3颈椎分节不全现象，甚至出现连续多个颈椎节段分节不全。从生物力学角度分析，枢椎与第3颈椎分节不全导致颈椎运动节段减少会增加寰枢椎间的应力，这可能是启动寰枢椎脱位的重要因素，并加速颅底凹陷症形成。对枢椎与第3颈椎融合椎实施手术固定时，其畸形也会给手术置钉带来影响，相关内容在专门的章节中探讨。

4. 合并小脑下疝　一些不稳定型颅底凹陷症患者可以合并小脑下疝。而对其实施齿突下拉复位手术后，会发现小脑下疝减轻或消失的现象。提示小脑下疝可能是颅底凹陷症的继发病变，通过治疗颅底凹陷症可以改善小脑下疝。其可能机制如下：颅底凹陷症患者枢椎齿突陷入枕骨大孔，因占位效应，颅后窝容积减小，促使其内容物下移，形成小脑下疝。通过手术将齿突拉出枕骨大孔后，颅后窝有效容积恢复正常，疝出的小脑组织自动回纳。

5. 合并脊髓空洞　一些不稳定型颅底凹陷症患者可以合并脊髓空洞。脊髓空洞的严重程度不一，轻者表现为寰枢椎平面的脊髓中央扩张，重者表现为累及全颈段脊髓空洞，更有甚者脊髓空洞向下延及胸椎甚至累及全脊髓。脊髓空洞的形成机制尚不明确，一般认为其与脑干受压引起脑脊液循环障碍有关。还有少数颅底凹陷症患者会同时合并小脑下疝、脊髓空洞甚至脑积水。与小脑下疝一样，对颅底凹陷症患者实施齿突下拉复位手术后，可以发现脊髓空洞缩小或消失的现象，说明脊髓空洞可能是颅底凹陷症的继发病变。

（二）寰枢脱位型颅底凹陷症的特点

寰枢脱位型颅底凹陷症的特点总结如下（图8-2-1）。

1. 常在寰枕融合的基础上合并寰枢椎脱位。
2. 寰枢椎脱位导致枢椎齿突陷入枕骨大孔。
3. 脑干延髓主要为前方受压，脑干颈髓角变小。
4. 有时可合并小脑下疝（图8-2-2）。
5. 有时可合并脊髓空洞。
6. 一般不合并扁平颅底，斜坡角基本正常，斜坡上移不明显。

（三）寰枢脱位型颅底凹陷症的几种常见情形

临床上，寰枢脱位型（A1型）颅底凹陷症还可表现为以下几种不同情形：①不伴寰枕融合的寰枢脱位型；②合并寰椎枕骨化的寰枢脱位型；③合并Klippel-Feil综合征的寰枢脱位型。

（1）不伴寰枕融合的情形：这类患者没有寰椎枕骨化现象（有时可合并斜坡发育畸形而导致寰椎上移）。寰枢椎脱位导致枢椎齿突超过

Chamberlain 线（> 5mm）进入枕骨大孔也可形成颅底凹陷症（图 8–2–3）。手术方案：可以选择后路寰枢椎复位内固定或经口咽前路寰枢椎复位内固定进行治疗，无须枕颈固定融合。手术时要重视寰枢椎垂直脱位的复位，以及下拉高度的维持。后路 Goel 技术是较好的手术方式，可以较好地保留颈椎旋转功能。前路齿突下拉复位手术也是值得推荐的手术方法。这类患者如果能够理想复位，手术预后较好。患者合并的小脑下疝和脊髓空洞也可能会在颅底凹陷症获得复位和固定后自然缓解或消失。

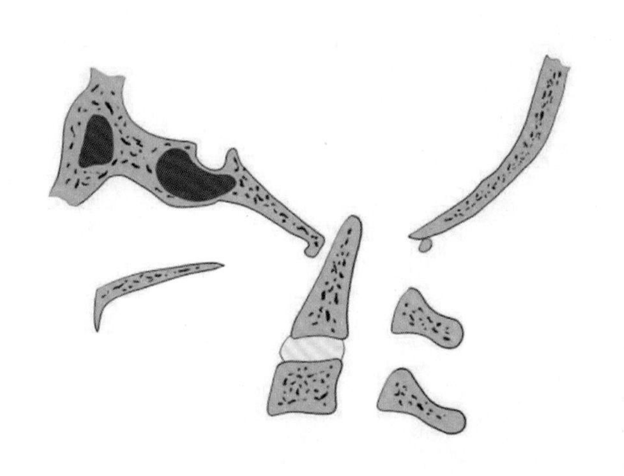
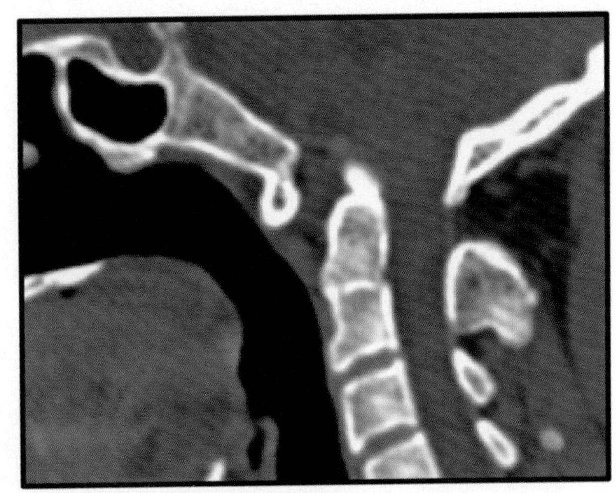

图 8–2–1　**寰枢脱位型颅底凹陷症的特点**

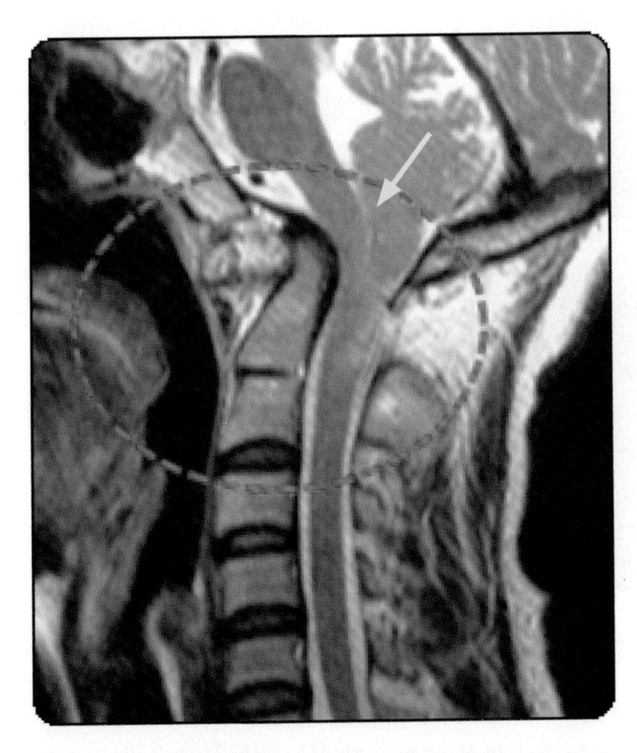

图 8–2–2　**寰枢脱位型颅底凹陷症患者脑干前方受压，合并小脑下疝**

（2）合并寰椎枕骨化的情形：这种情形较为常见，寰椎枕骨化时，寰椎厚度变薄，导致枢椎齿突上移，如果此时发生寰枢椎脱位，齿突很容易超出 Chamberlain 线，进入枕骨大孔，形成颅底凹陷症（图 8–2–4）。手术前可以根据颅骨牵引判断复位的难易程度，对可复性寰枢椎脱位，可以实施术中牵引复位、后路枕颈固定融合手术。如果是难复性寰枢椎脱位，则先行经口咽松解，再实施前路复位直接钢板固定或后路枕颈固定术。经口咽松解复位内固定术的优点：手术可以一次完成，无须改变体位；而且前路手术对寰枢椎侧块关节畸形、假关节均可以达到很好处理，同时于侧块关节间植入块状骨或支撑体维持下拉复位高度，术后临床效果较好。由于患者的寰椎侧块与枕骨髁先天融合，前路实施经口咽手术寰椎内固定置钉位置较高，显露和操作会存在一些困难。手术可以选择软腭劈开扩大显露方式。寰椎前路置钉时需加强术前规划，注意舌下神经管的位置，避免舌下神经损伤等潜在风险。前路松解后路固定手术需要术中改变体位，应该在维持适度颅骨牵引的状态下轴线翻身，尽量避免神经脊髓损伤。在实施后路手术操作和复位过程中最好进行电生理监护，降低脊髓损伤的概率。由于患者寰椎侧块与枕骨髁融合，后路实施枕颈固定就可以了。当患者已经实施颅后窝减压手术，需要再次翻修，这时已经丧失枕颈固定的条件，需要采用枕骨髁螺钉固定。手术前应该先行椎动脉造影检查，以了解椎动脉的走行情况，避免损伤。另外，对这类患者，术前也要注意判断是否有合并枕骨大孔狭窄的情况，如果有这一情况，需要同时实施枕骨大孔减压术，这样才能获得较好的效果。

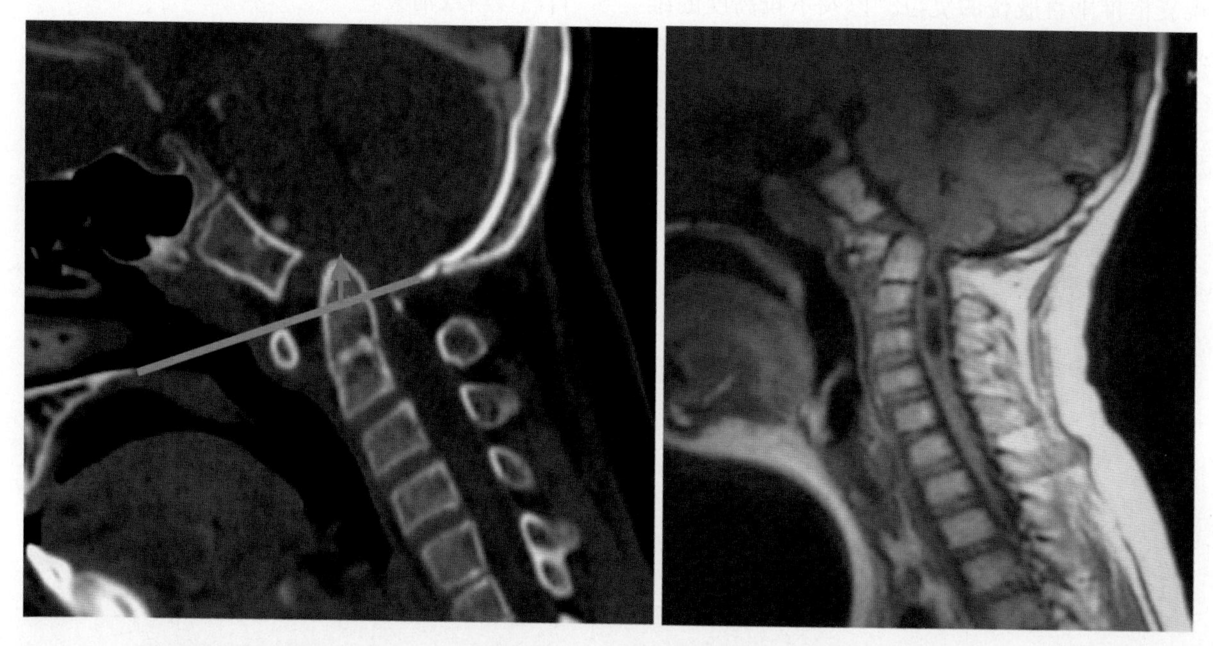

图 8-2-3　患者寰椎与枕骨髁分节完全，没有寰椎枕骨化。寰枢椎脱位导致枢椎齿突陷入枕骨大孔，形成颅底凹陷症

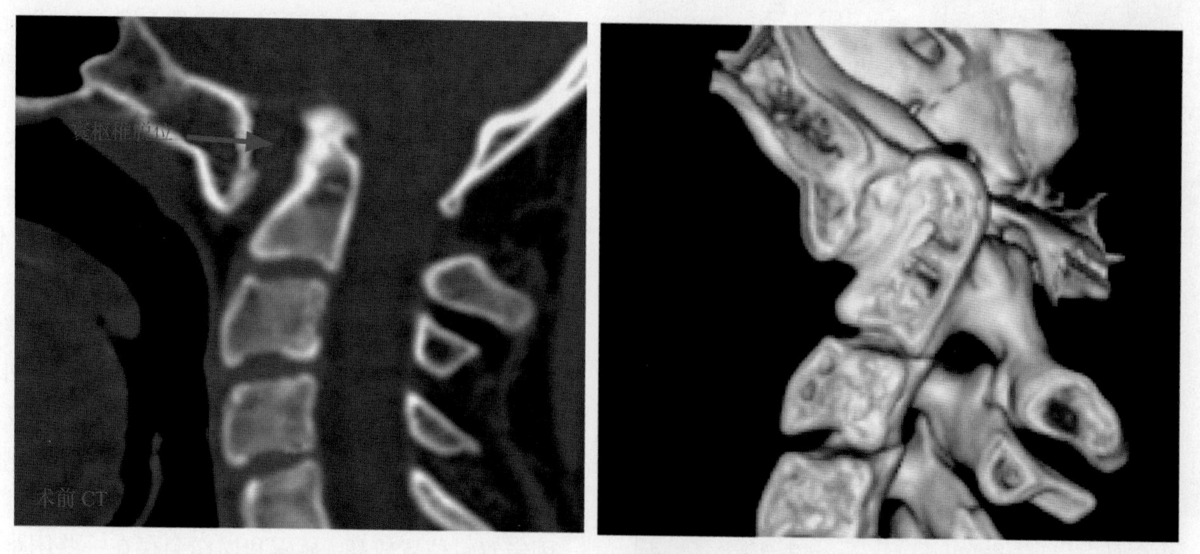

图 8-2-4　寰椎枕骨化，齿突位置较高，在此基础上合并寰枢椎脱位容易形成颅底凹陷症

（3）合并 Klippel-Feil 综合征的情形：Klippel-Feil 综合征患者常表现为短颈畸形和多节段颈椎分节不全。临床上以枢椎与第 3 颈椎分节不全合并颅底凹陷症的情况比较多见。也有患者表现为第 2 ～ 4 颈椎甚至更多节段的颈椎分节不全，可同时合并寰枕融合等改变。枢椎与第 3 颈椎分节不全或下颈椎多节段分节不全（图 8-2-5）可导致颈椎活动单元减少，颈椎的应力集中在寰枢椎活动单元，在以上病理基础上容易形成颅底凹陷症。治疗原则也是以齿突下拉复位、固定融合手术为主。手术前可以根据颅骨牵引判断复位的难易程度，对可复性寰枢椎脱位可以实施后路

枕颈固定融合手术。对于难复性寰枢椎脱位，则建议先行经口咽松解，然后选择前路或后路复位内固定手术。齿突切除减压手术是在无法有效复位情况下的选择。这类患者术前也要注意判断是否有合并寰椎管狭窄或枕骨大孔狭窄的情况，如果有这一情况，需要同时实施寰椎后弓或枕骨大孔减压术才能获得较好的效果。另外，由于患者颈椎多节段椎体融合，颈椎剩余的椎间盘数量不多，椎间盘应力高，随着年龄增长，发生椎间盘退变和突出的概率增加。在选择手术固定融合范围时应该考虑尽可能保留椎间盘功能，手术后应指导患者注意颈椎保健，推迟颈椎椎间盘突出发生的时间。

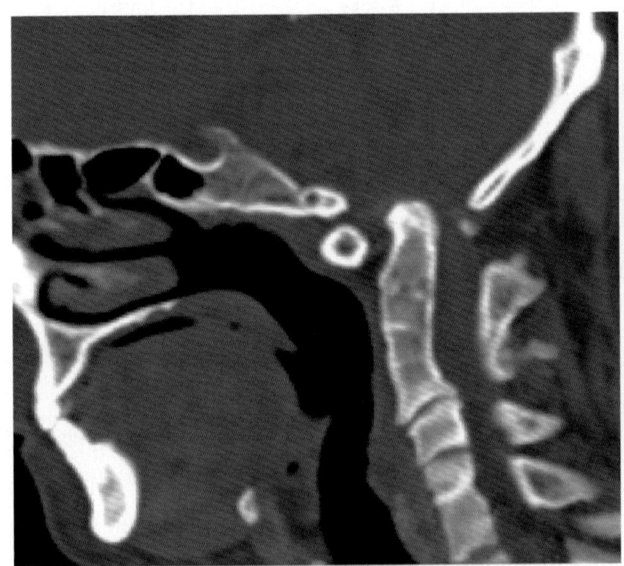

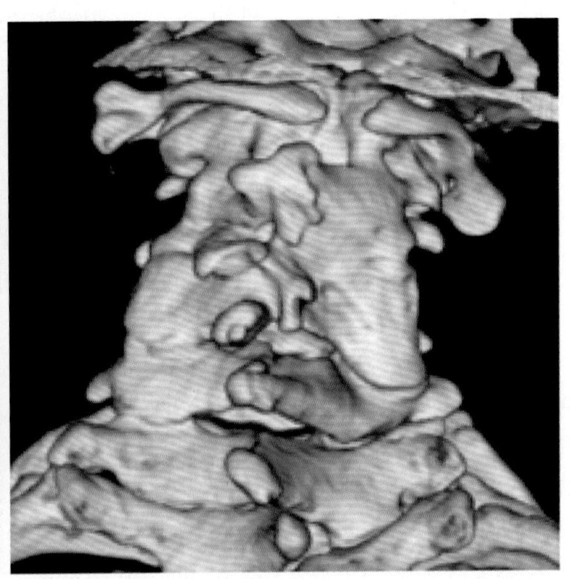

图 8-2-5 Klippel-Feil 综合征合并颅底凹陷症

（四）寰枢脱位型颅底凹陷症的神经脊髓压迫机制

寰枢脱位型颅底凹陷症患者大多因出现枕颈部疼痛、肢体麻木、无力、步态不稳等神经脊髓压迫症状前来就诊，了解其神经脊髓压迫机制，对制订合适的手术策略具有重要的指导意义。寰枢脱位型颅底凹陷症的神经脊髓压迫机制如图 8-2-6 所示：因枢椎齿突陷入枕骨大孔，自前方压迫脑干，导致脑干变形，并引起神经脊髓压迫症状；由于齿突进入枕骨大孔的占位效应，颅后窝容积继发性减小，部分脑组织疝出枕骨大孔，形成小脑下疝；疝出枕骨大孔的小脑组织可自后方压迫延髓，加重病情；因脑干受压导致脑脊液循环障碍，脊髓空洞形成。寰枢脱位型颅底凹陷症的手术原则如下：优先针对颅底凹陷症实施齿突下拉复位和固定融合，解除脑干压迫。如果小脑下疝和脊髓空洞自行改善，则无须另外手术干预，如果改善不佳，可以辅以后路枕骨大孔减压或脊髓空洞分流手术。

（五）寰枢脱位型颅底凹陷症的手术策略

寰枢脱位型是临床上最常见的颅底凹陷症类型，目前，临床上治疗寰枢脱位型颅底凹陷症的主流方法是以将陷入枕骨大孔的颈椎结构下拉复位、固定融合为主的方法。寰枢椎脱位松解技术和复位内固定手术均可用于寰枢脱位型颅底凹陷症。也就是说，大多数寰枢脱位型颅底凹陷症都可以采用寰枢椎松解、齿突下拉复位技术进行治疗。极少数不可复性颅底凹陷症患者需要采用传统的齿突切除减压手术进行治疗。患者入院后，首先根据颈椎 X 线片和颈椎 CT 检查确定寰枢脱位型颅底凹陷症的诊断，然后采用颅骨牵引的方法判断颅底凹陷症是属于可复性、难复性还是不可复性。病房内一般推荐采用颅骨双向牵引技术，纵牵引重量为体重的 1/10 ～ 1/8，垂直牵引重量为 2 ～ 3kg，牵引 3 天以上拍摄床边 X 线片，初步判断复位情况。判断该颅底凹陷症患者是属于可复性、难复性还是不可复性，然后根据不同的临床类型确定最佳的手术方式。

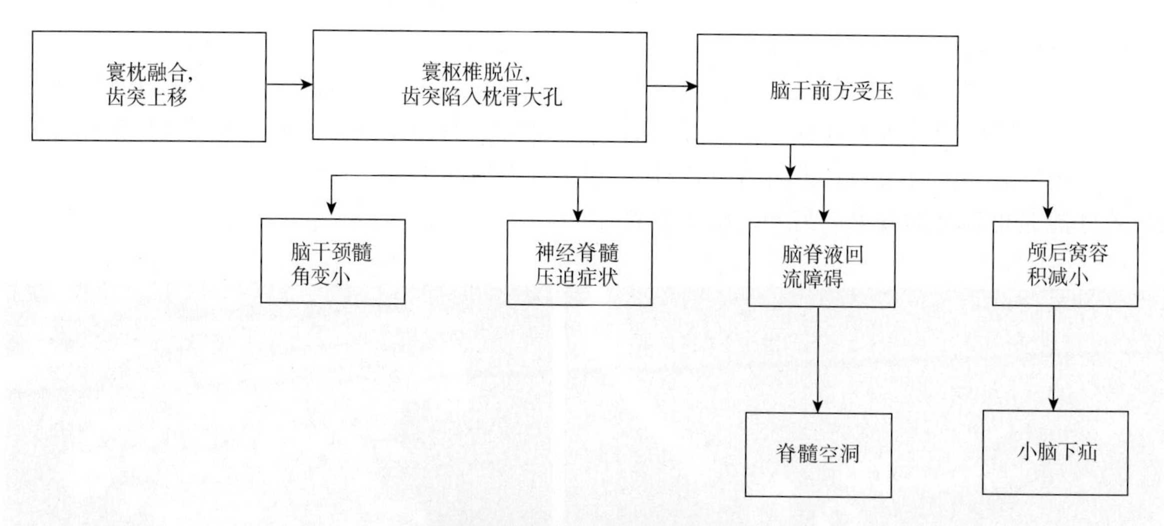

图 8-2-6　寰枢脱位型颅底凹陷症的神经脊髓压迫机制

1. 可复性颅底凹陷症（reducible basilar invagination，RBI）　病房内实施颅骨双向牵引 3 ～ 6 天拍片或在全身麻醉肌肉松弛状态下行颅骨牵引透视观察显示寰枢椎脱位可以复位，诊断为可复性寰枢椎脱位型颅底凹陷症。

2. 难复性颅底凹陷症（irreducible basilar invagination，IRBI）　病房内实施颅骨双向牵引 3 ～ 6 天拍片或在全身麻醉肌肉松弛状态下行颅骨牵引透视观察显示寰枢椎脱位无法获得复位，诊断为难复性寰枢椎脱位型颅底凹陷症。

3. 不可复性颅底凹陷症（unreducible basilar invagination，URBI）　病房内实施颅骨双向牵引 3 ～ 6 天拍片或在全身麻醉肌肉松弛状态下行颅骨牵引透视观察显示寰枢椎脱位无法获得复位，且术前 CT 检查显示间有骨性融合的患者可诊断为不可复性寰枢椎脱位型颅底凹陷症。

手术策略（图 8-2-7）：① 对可复性颅底凹陷症可以直接实施后路寰枢椎复位内固定或枕颈内固定。也可实施经口咽齿突下拉复位，TARP 钢板内固定。② 对难复性颅底凹陷症可以采用经口咽松解，结合后路枕颈或寰枢椎内固定方式。也可采用寰枢椎经口咽松解，齿突下拉复位，TARP 钢板内固定手术。③ 对于不可复性颅底凹陷症，由于患者的寰枢椎之间已经发生骨性融合，松解复位难度大。如小范围融合，可以将其切断、松解，转变为一般的难复性寰枢椎脱位再手术。如果融合范围较大，则将其切断分开的手术风险很大，可实施经口咽或经鼻齿突切除减压手术。

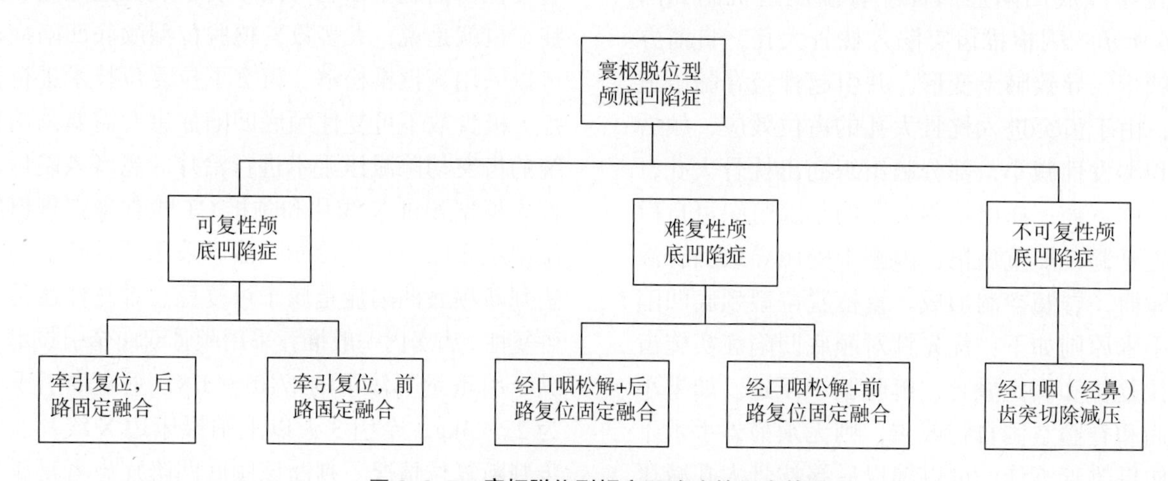

图 8-2-7　寰枢脱位型颅底凹陷症的手术策略

二、寰枕脱位型（A2 型）颅底凹陷症

寰枕脱位型颅底凹陷症临床上较为罕见，是指合并寰枕关节失稳或脱位的颅底凹陷症，也属于不稳定型（A 型）颅底凹陷症。其发病原因和病理机制与胚胎时期颅底发育畸形和寰椎发育不良均有密切关系，主要表现为颅底畸形基础上合并寰枕关节脱位或失稳，导致发育不良的寰椎陷入枕骨大孔，自前方压迫脑干，并引起相应的神经脊髓压迫症状。临床上需要与寰枢脱位型（A1 型）颅底凹陷症进行鉴别。

（一）寰枕脱位型颅底凹陷症的病理改变

一般认为，寰枕脱位型颅底凹陷症形成的初始原因是颅底和寰椎发育畸形导致颅底和寰椎连接部位形态异常、结构错位。患者可表现为发育不良小寰椎畸形，或同时存在扁平颅底、枕骨髁发育不良及枕骨髁内翻现象。婴儿出生后因直立行走，受头颅重量的作用，小寰椎向上挤压颅底，并陷入枕骨大孔，形成颅底凹陷症。如果陷入枕骨大孔的寰椎未能得到及时复位，在枕骨大孔内继续发育长大，可以和枕骨大孔形成互锁，这时将其下拉复位非常困难，成为嵌顿型颅底凹陷症。以下介绍寰枕脱位型颅底凹陷症的主要病理改变。

1. *颅底发育畸形*　寰枕脱位型颅底凹陷症患者可伴有明显的颅底发育畸形，表现为扁平颅底、枕骨髁发育不良、枕骨大孔内翻畸形等。由于颅底扁平化，在中矢状面 CT 上表现为斜坡角增大、斜坡上移等，有些患儿甚至斜坡呈水平状。在三维 CT 和三维打印的颅骨模型上可以发现患者的枕骨大孔边缘内翻，其枕骨髁发育不良甚至缺失，以及枕骨大孔形态异常、枕骨大孔狭窄等。

2. *寰椎发育不良*　寰枕脱位型颅底凹陷症患者可有寰椎发育不良，主要表现为小寰椎畸形，并可合并寰椎后弓闭合不良、后弓缺如等。寰枕关节畸形和失匹配或寰椎发育较小而与枕骨大孔失匹配可能是形成寰枕脱位型颅底凹陷症的重要原因：发育较小的寰椎与颅底未能形成正常的寰枕关节，伴随着枕骨大孔边缘内翻，小寰椎逐渐向上陷入枕骨大孔，从而形成颅底凹陷症。

（二）寰枕脱位型颅底凹陷症的特点

寰枕脱位型颅底凹陷症的特点总结如下（图 8-2-8）。

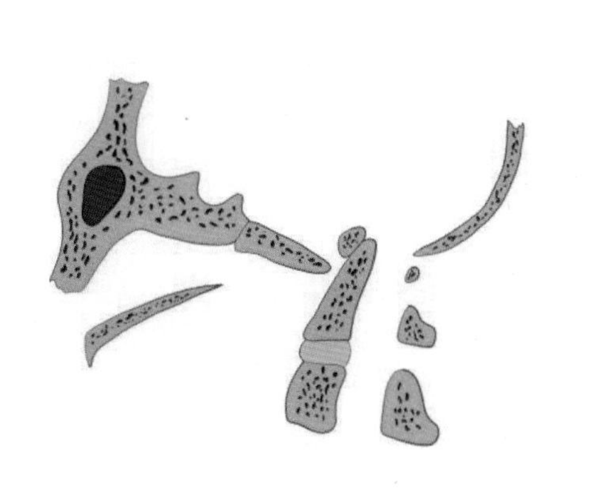
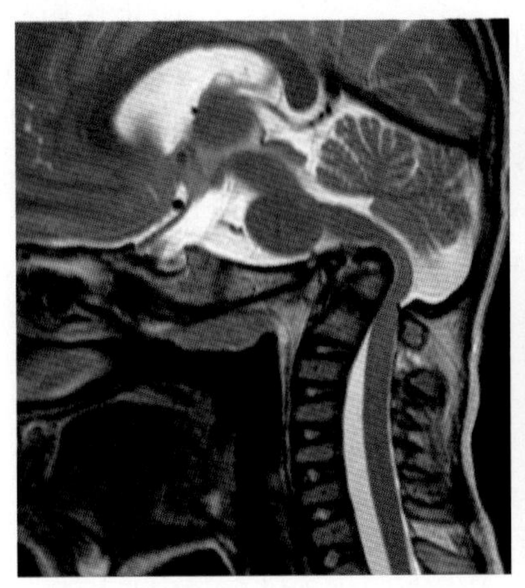
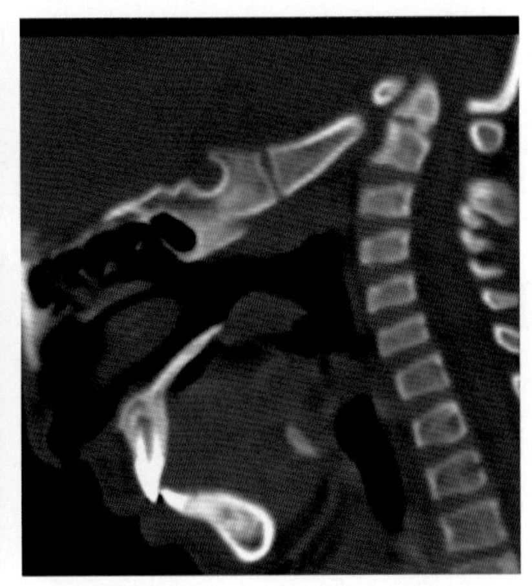

图 8-2-8　寰枕脱位型颅底凹陷症

1. 合并颅底发育畸形，如扁平颅底、枕骨髁发育不良、枕骨大孔边缘内翻等。

2. 可合并寰椎发育畸形或发育不良，表现为小寰椎畸形、寰椎后弓发育不良等。

3. 寰枕连接异常，寰椎整体或部分陷入枕骨大孔，自前方压迫脑干。

4. 寰枢椎关系正常，无寰枢关节脱位。

5. 常规 X 线片检查容易误诊或漏诊。

6. 行颈椎 CT 检查可以发现陷入枕骨大孔的寰椎前弓和枢椎齿突。

（三）寰枕脱位型颅底凹陷症的诊断

寰枕脱位型颅底凹陷症临床上较为罕见，这种颅底凹陷症的患者可缓慢发病或因轻微头颈部外伤后出现神经脊髓压迫症状加重被送医院检查

确诊，经验不足的医师阅读X线片容易误判为寰枢脱位型颅底凹陷症。其特点如下：寰枢椎关节无异常或脱位，发病机制和寰枕关节的结构异常或脱位密切相关。其为胚胎时期颅底发育畸形导致枕骨大孔边缘内翻，发育不良的寰椎陷入枕骨大孔所致。由于枢椎齿突随寰椎前弓一并陷入枕骨大孔，如果不仔细阅片，容易误诊。颈椎CT检查是较好的确诊手段。应该行包括颅骨在内的颈椎薄层螺旋CT扫描，然后行冠状位、矢状位和三维CT重建，可以全面观察颅底与寰枢椎畸形情况，分析病变类型并确立诊断。在颈椎中矢状面的颈椎CT上可见陷入枕骨大孔的枢椎齿突前方有寰椎前弓影，三维CT重建则可清晰显示陷入枕骨大孔的寰椎前弓及伴随的枢椎齿突，从而确诊。另外，扁平颅底、斜坡高抬也是其病理改变之一，寰枢椎结构关系正常可排除寰枢椎脱位。冠状面CT重建可发现枕骨大孔边缘内翻、枕骨髁发育不良等情况。对寰枕脱位型颅底凹陷症早期诊断、早期治疗，可以将陷入枕骨大孔的寰椎完全复位，纠正异常的颅椎序列，使其恢复到正常结构。若患者就诊时间较晚，陷入枕骨大孔的寰椎随颅骨发育逐渐长大，当其超过枕骨大孔横径时，可形成嵌顿型颅底凹陷症（图8-2-9），这时难以将其下拉复位，治疗非常困难。总之，此种颅底凹陷症较为复杂，宜早期诊断、早期治疗。

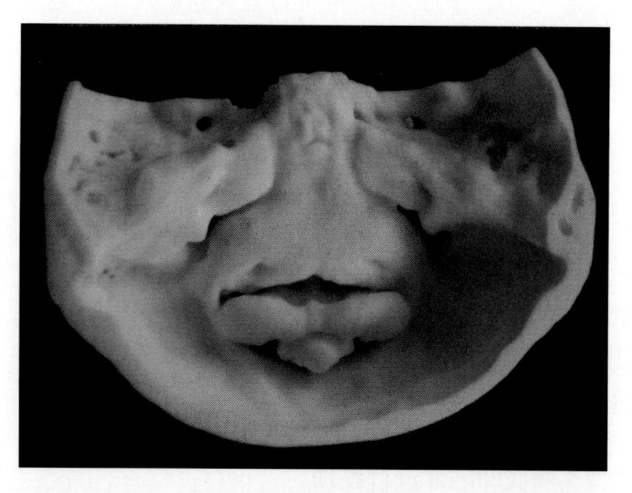

图8-2-9 陷入枕骨大孔的寰椎继续长大，并超过枕骨大孔横径，形成难以“拔出”复位的嵌顿型颅底凹陷症

（四）寰枕脱位型颅底凹陷症的手术治疗策略（图8-2-10）

寰枕脱位型颅底凹陷症诊断明确且出现相关神经脊髓压迫症状者应该及早手术治疗，以免病情加重，延误最佳治疗时机。手术治疗的原则：尽可能通过颅骨牵引、手术松解、器械复位等措施将陷入枕骨大孔的结构下拉复位，解除脑干压迫，并实施枕颈固定和融合，重建颅椎结构稳定，防止疾病复发。常用的手术方式如下：经口咽松解复位内固定术、颈椎牵引复位并后路枕颈内固定术等。对于合并枕骨大孔狭窄的患者，还需要实施枕骨大孔扩大减压手术。

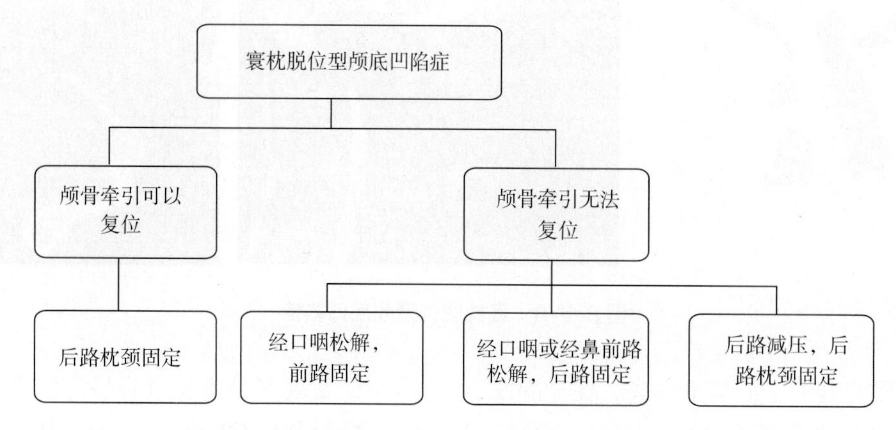

图8-2-10 寰枕脱位型颅底凹陷症的手术治疗策略

患者入院后，可先行颅骨牵引判断颅底凹陷能否下拉复位。如果容易复位，则实施后路枕颈固定融合术。应将患者置于Mayfield头架上进行手术，术中实施颅骨牵引，在牵引及器械的配合下尽可能将陷入枕骨大孔的结构下拉复位，同时还应纠正斜坡枢椎角，将颅骨和颈椎固定在最佳

复位状态。如果复位困难，可以尝试经口咽松解，再行后路枕颈固定融合术。但这类患者由于颅底扁平、寰枢椎陷入位置深在，经口咽前路松解比较困难。手术时需要选择软腭劈开扩大入路才可能显露枕骨髁的位置，有时甚至需要选择经鼻入路才能到达。如果经口咽入路能够显露与松解充分，直接实施前路钢板固定也是一个不错的选择。

第三节 稳定型（B 型）颅底凹陷症

稳定型（B 型）颅底凹陷症是指以颅颈交界区结构稳定（不合并寰枢关节脱位或寰枕关节脱位）为特征的颅底凹陷症。这种类型的颅底凹陷症以颅底畸形为主，表现为扁平颅底，斜坡枢椎角增大，斜坡上移呈水平状（B1 型）；或表现为斜坡短小（B2 型）。其可合并枕骨髁发育不良、枕骨大孔边缘内翻等。这种颅底凹陷症患者虽然不合并寰枢关节脱位或寰枕关节脱位，但患者的枢椎齿突随斜坡明显上移，自前方压迫脑干，形成颅底凹陷。在颈椎 CT 中矢状面图像上进行测量，其齿突顶点明显超出 Chamberlain 线（CL），但位于 McRae 线（ML）和 Wackenheim 线（WL）下方，且 ADI 值正常。因颅底畸形导致该型颅底凹陷症患者的颈椎结构相对靠后，且颅后窝容积相对减小，所以患者多合并小脑下疝或脊髓空洞。

一、稳定型（B 型）颅底凹陷症的病理改变

一般认为，稳定型颅底凹陷症的形成与颅底畸形密切相关，与寰枕关节脱位或寰枢关节脱位关系不大。稳定型颅底凹陷症患者大多伴有严重颅底发育畸形，可表现为扁平颅底、枕骨髁发育不良、枕骨大孔内翻等。由于颅底扁平化，在矢状面 CT 上可见斜坡角增大、斜坡上移，有些患者甚至斜坡呈水平状，与其相邻的枢椎齿突随其上移。齿突顶点可超出 Chamberlain 线，但仍位于 WL 和 ML 的下方。患者颅底呈平底锅状，颅后窝容积明显减小，可导致小脑下疝；另外，水平化的斜坡后缘或上移的齿突向后压迫脑干，导致脑干变形。由于患者的枕骨、寰椎、枢椎结构关系正常，不合并寰枢关节脱位或寰枕关节脱位，颅颈连接是稳定的，所以稳定型颅底凹陷症患者的临床症状发展一般比较缓慢，甚至部分患者可以长期无明显神经损害症状，而单纯表现为头痛、颈痛等。与不稳定型颅底凹陷症不同，颈椎外伤不是加重病情的外在因素，后者可因头颈部轻微外伤导致后者症状加重。另外，因稳定型颅底凹陷症的患者颅后窝容积变小，小脑下疝的发生率很高，小脑下疝成为脑干后方的致压因素。稳定型颅底凹陷症合并脊髓空洞的情况也比较常见，有时和小脑下疝同时出现。

另外，根据斜坡畸形特征，还可将稳定型颅底凹陷症细分为 B1 型和 B2 型。B1 型主要表现为斜坡上移和水平化，又称为高斜坡型。B2 型主要表现为斜坡发育短小，导致枢椎齿突上移，形成颅底凹陷，又称为短斜坡型。与 B1 型相比，B2 型的病理改变和临床症状相对较轻。也有部分患者的斜坡既平又短，这种混合形态的 B 型颅底凹陷症齿突上移严重，处理起来更加困难。

二、稳定型（非脱位型）颅底凹陷症的影像学特点

稳定型颅底凹陷症的影像学特点（图 8–3–1）如下。

1. 患者因颅底发育畸形，表现为斜坡上抬、斜坡角变大。

2. 患者齿突可随斜坡上移，顶点超过 Chamberlain 线。

3. 寰枢结构关系正常，不伴寰枢关节脱位。

4. 寰枕结构关系正常，不伴寰枕关节脱位。

5. 常合并小脑下疝或脊髓空洞。

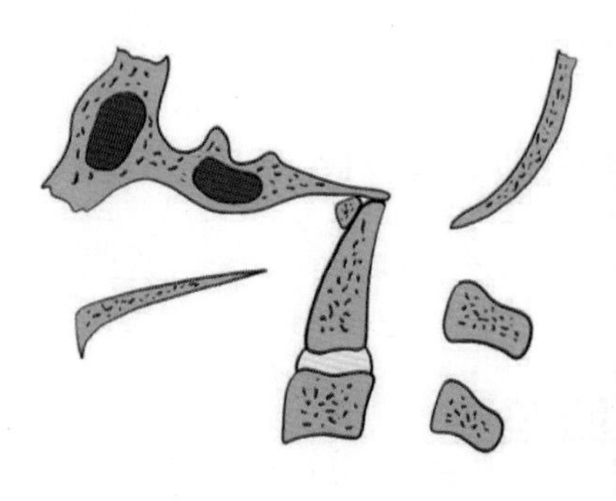
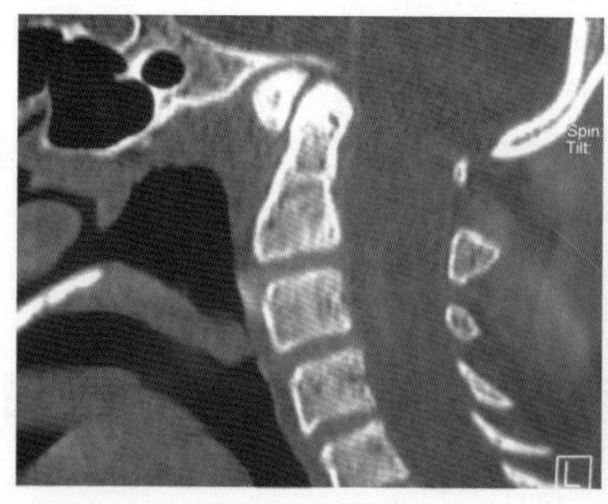
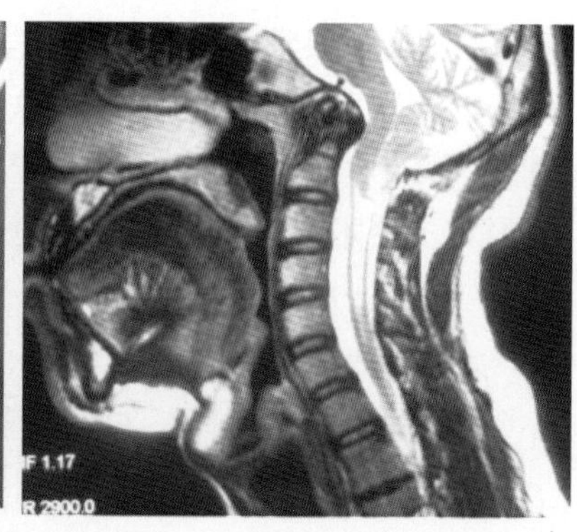

图 8-3-1 稳定型颅底凹陷症

三、稳定型颅底凹陷症的诊断

稳定型颅底凹陷症的患者多表现为短颈、发际低等特殊外貌特征。早期可因头痛及单侧肢体麻木、无力等症状就诊。当小脑下疝较严重，并出现后组脑神经症状时，较易诊断。合并脊髓空洞时，脊髓损害症状会进行性加重，可出现四肢麻木、无力及肌肉萎缩等症状，通过颈椎 CT 和 MRI 检查可以确诊。一些患者可能早期因发现脊髓空洞或小脑下疝就诊，行颈椎 CT 检查才确诊为该型颅底凹陷症。对于有不明原因的单侧肢体麻木、无力等表现，且有短颈、发际低等特殊外貌特征的患者，如果合并后组脑神经症状，则高度怀疑颅底凹陷症。包含头颅的颈椎侧位 X 线片可以帮助诊断，但因 X 线片影像重叠等原因，有时也会漏诊或误诊。颈椎 CT 检查测量后可以帮助确诊。CT 扫描范围要包括颅前窝和颈椎，并行冠状位和矢状位检查及三维 CT 重建。在颈椎中矢状面 CT 影像上可以发现稳定型颅底凹陷症的特征性改变：① 患者斜坡平坦或短小，枢椎齿突随斜坡上移，明显超过 Chamberlain 线（大于 5mm）；② 排除寰枢关节脱位和寰枕关节脱位情况。

四、稳定型颅底凹陷症的神经脊髓症状形成机制与手术原理

稳定型颅底凹陷症患者大多因出现肢体麻木、无力等神经脊髓压迫症状前来就诊，症状严重者可出现后组脑神经症状、小脑共济失调，以及严重脊髓空洞引起的感觉分离、大小便功能障碍等。了解其发病过程及相关的神经脊髓症状产生机制，对制订合适的手术策略具有重要的指导意义。一般认为，稳定型颅底凹陷症的神经脊髓压迫机制如下：① 扁平颅底导致斜坡上移，枢椎齿突随斜坡上移，自前方压迫脑干，导致脑干变形；② 扁平颅底导致颅后窝容积减小，形成小脑下疝；③下疝的脑组织挤入枕骨大孔，自后方压迫延髓及高位颈脊髓；④脊髓中央导水管与第四脑室脑脊液循环受阻，导致脊髓空洞形成。所以，稳定型颅底凹陷症手术治疗的原则如下：压迫主要来自前方者选择前路减压，压迫来自后方者选择颅后窝减压。前路减压方式主要包括经口咽齿突切除（或斜坡部分切除）及经鼻齿突切除（或斜坡部分切除）。后路减压方式主要包括枕骨大孔去骨瓣减压、小脑扁桃体切除硬膜成形术等。实施颅后窝减压术后，脊髓空洞自行改善说明手术效果较好；如果改善不佳，可以辅以脊髓空洞分流手术。

五、稳定型颅底凹陷症的手术治疗策略

稳定型颅底凹陷症的治疗原则不同于不稳定型颅底凹陷症。由于该类型颅底凹陷症的病理基础不是寰枢关节脱位，所以下拉复位的技术并不适用于该类型颅底凹陷症。骨性压迫结构切除减压是其主要手术方法，包括前路齿突或斜坡切除减压术、后路颅后窝减压术等。一般而言，如果压迫主要来自前方，可选择经口咽或经鼻前路齿突切除或斜坡部分切除减压手术。由于患者大多数因颅底扁平而齿突位置陷入深在，手术技术要求较高，手术难度和风险较大。如果压迫主要来

自后方的小脑下疝，则可以选择颅后窝减压手术，手术以间接减压为主，可以获得一定疗效。但如果前后均有压迫，且前方压迫非常严重，建议先行前路减压。还有一些患者，因颅底扁平导致斜坡枢椎角变小，出现脑干受压，这时可以通过颅骨牵引下枢椎去旋转复位技术增加斜坡颈椎角以达到减轻脑干压迫的目的，这种技术可以和颅后窝减压手术联合使用，可获得较好的临床效果（图 8-3-2）。

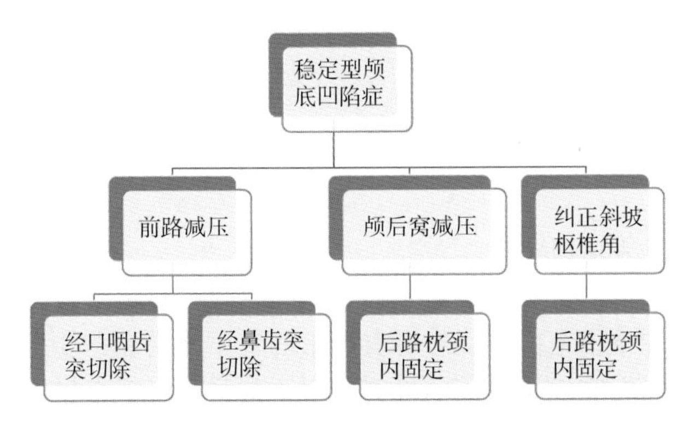

图 8-3-2 **稳定型颅底凹陷症的手术治疗策略**

参考文献

王建华，尹庆水，夏虹，等，2011. 颅底凹陷症的分型及其意义 . 中国脊柱脊髓杂志，21（4）：290 -294.

王建华，尹庆水，夏虹，等，2012. 先天性寰枕融合和 / 或 C2-3 融合与颅底凹陷症发病机制的关系 . 中国脊柱脊髓杂志，22（7）：578-582.

Goel A, Bhatjiwale M, Desai K, 1998. Basilar invagination: a study based on 190 surgically treated patients. J Neurosurg,88(6):962-968.

Goel A, Jain S, Shah A, 2018. Radiological Evaluation of 510 Cases of Basilar Invagination with Evidence of Atlantoaxial Instability (Group A Basilar Invagination). World Neurosurg,110:533-543.

Goel A, Nadkarni T, Shah A, et al, 2016. Radiologic Evaluation of Basilar Invagination Without Obvious Atlantoaxial Instability (Group B Basilar Invagination): Analysis Based on a Study of 75 Patients. World Neurosurg,95:375-382.

Goel A, Sathe P, Shah A, 2017. Atlantoaxial Fixation for Basilar Invagination without Obvious Atlantoaxial Instability (Group B Basilar Invagination): Outcome Analysis of 63 Surgically Treated Cases. World Neurosurg,99:164-170.

Goel A, Shah A, Rajan S, 2009. Vertical mobile and reducible atlantoaxial dislocation. Clinical article. J Neurosurg Spine,11(1):9-14.

Goel A, Shah A, 2008. Atlantoaxial joint distraction as a treatment for basilar invagination: a report of an experience with 11 cases. Neurol India,56(2):144-150.

Goel A, 2004. Treatment of basilar invagination by atlantoaxial joint distraction and direct lateral mass fixation.J Neurosurg Spine, 1(3):281-286.

Goel A, 2005. Progressive basilar invagination after transoral odontoidectomy: treatment by atlantoaxial facet distraction and craniovertebral realignment. Spine (Phila Pa 1976),30(18):E551-e555.

Goel A, 2009. Basilar invagination, Chiari malformation, syringomyelia: a review.Neurol India,57(3):235-246.

Goel A, 2012. Instability and basilar invagination. J Craniovertebr Junction Spine,3(1):1-2.

Goel A, 2014. Facetal alignment: Basis of an alternative Goel's classification of basilar invagination. J Craniovertebr Junction Spine,5(2):59-64.

Goel A, 2017. Short neck, short head, short spine, and short body height Hallmarks of basilar invagination. J Craniovertebr Junction Spine,8(3):165-167.

Goel A, 2018. Basilar invagination, syringomyelia and Chiari formation and their relationship with atlantoaxial instability. Neurol India,66(4):940-942.

Goel A, 2020. Basilar Invagination: Instability Is the Cause and Stabilization Is the Treatment. Neurospine,17(3):585-587.

Goel A, 2023. Joint "release" and joint "realignment:" Are they necessary for the treatment of basilar invagination? J Craniovertebr Junction Spine, 14(1):1-3.

Kothari M, Goel A, 2007. Transatlantic Odonto-Occipital Listhesis: the so-called basilar invagination. Neurol India,55(1):6-7.

Sardhara J, Behari S, Singh S, et al, 2021. A Universal Craniometric Index for Establishing the Diagnosis of Basilar Invagination. Neurospine,18(1):206-216.

Shah A, Serchi E, 2016. Management of basilar invagination: A historical perspective. J Craniovertebr Junction Spine,7(2):96-100.

Shah A, Vutha R, Prasad A, et al, 2023. Central or axial atlantoaxial dislocation and craniovertebral junction alterations: a review of 393 patients treated over 12 years. Neurosurg Focus,54(3):E13.

Wang JH, Zhu CR, Xia H, 2009. Management of unique basilar invagination combined with C1 prolapsing into the foramen magnum in children：report of 2 cases.World Ne urosurg, 127:92-96.

第九章

颅底凹陷症的治疗及手术技术

第一节　寰枢椎及枕颈内固定技术

寰枢关节脱位和颅底凹陷症等颅颈交界区疾病常需要手术治疗，手术治疗的原则主要是复位、减压和固定融合，所以寰枢椎及枕颈内固定技术是治疗颅颈交界区疾病的重要手段。寰枢椎内固定技术经过多年的发展逐渐完善，手术器械日益丰富，能够满足大多数情况下各种寰椎手术需要。临床上常用的颅颈交界内固定技术除了传统的寰枢椎后路钛缆（钢丝）和钛夹固定技术外，还包括寰枢椎后路经关节螺钉内固定技术、寰枢椎后路钉棒内固定技术及后路枕颈钉棒和钉板内固定技术等。本节主要介绍目前临床上常用的各种后路寰枢椎及枕颈内固定技术的原理、方法及手术技巧。

一、寰枢椎后路钢丝固定技术

寰枢椎后路钢丝固定技术在临床上应用较早，尤其在寰枢椎椎弓根螺钉技术发明和应用之前，钢丝或钛缆固定是寰枢椎最为简单实用的固定手段。由于寰椎呈环形结构，寰椎的后弓及枢椎的椎板都是钢丝最好的捆扎部位。当寰枢椎处于复位状态时，用钢丝将寰椎后弓、枢椎棘突和植骨块捆扎固定，可以获得足够的稳定。

（一）手术适应证与禁忌证

1. *主要手术适应证*　①寰枢椎不稳；②寰枢关节脱位；③齿突骨折等。寰枢椎后路钢丝固定技术应用的前提条件是寰椎后弓和枢椎椎板、棘突等结构完整。

2. *手术禁忌证*　①颅颈交界区不稳超出寰椎和枢椎范围；②患者有严重的骨质疏松症；③患者有寰枢椎平面的椎管狭窄（禁忌椎板下穿越钢丝）；④患者的寰椎后弓或枢椎后方结构被破坏或骨折；⑤患者寰枢椎发育畸形导致后方结构缺如等。

（二）手术方法

1. *麻醉和体位*　手术采用气管插管全身麻醉，患者取俯卧位，头部置于 Mayfield 头架上，调整手术床至头高足低位，以利于静脉血液回流，减少手术野出血。

2. *手术方法*　常用的手术方法包括 Gallie 融合术和 Brooks 融合术等，下面分别介绍。

（1）Gallie 融合术：在 20 世纪 30 年代，Gallie 首先报道了使用钢丝及骨移植行颈椎融合手术的原则及手术技术，后来有些学者将寰枢椎融合的中线钢丝固定技术称为 Gallie 融合术。具体方法如下: 从髂嵴上取一厚度 5 ～ 8mm 的单皮质自体骨，在其下磨出一切迹，使移植骨可骑跨在枢椎棘突上，上缘位于寰椎后弓的背侧。经寰椎后弓深面穿过对折弯曲的钛缆（或钢丝），套于枢椎棘突下方并收紧钛缆（或钢丝），放置移植骨块，钢丝从背侧缠绕固定移植骨块使之附着于枢椎棘突与寰椎后弓之间，然后行常规的切口缝合及辅助支具固定（图 9–1–1）。此技术虽然简单，但存在寰椎后脱位时不能采用。从力学角度看，这种固定方式相对于其他寰枢椎间固定的钢丝固定技术在抵抗侧位移位及旋转方面较弱。

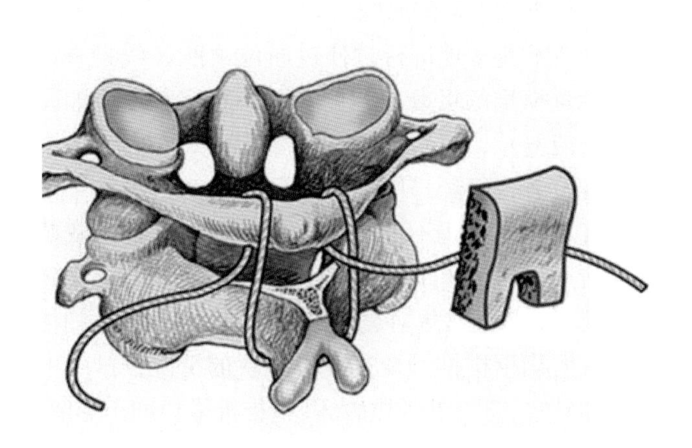

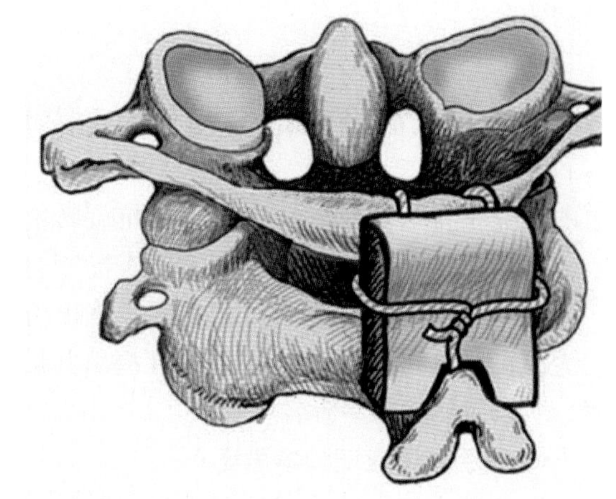

图 9-1-1　寰枢椎后路 Gallie 融合术

（2）Brooks 融合术：1978 年，Brooks 和 Jenkins 提出了一种寰枢椎楔形加压固定技术，随后 Griswold 等进行了改进。具体方法如下：常规显露寰枢椎，并于寰椎后弓和枢椎棘突、椎板相对面用磨钻磨除部分皮质以利于骨融合。依次经寰椎后弓及枢椎椎板下双侧各穿过双股的钛缆（或钢丝），在穿过钛缆（或钢丝）时必须看到硬脊膜以防损伤。取 2 块矩形单面皮质骨的楔形自体髂嵴骨块，分别置于两侧已磨除骨皮质的寰椎后弓及枢椎椎板之间，两侧均楔紧移植骨，在移植骨背侧拧紧每侧的两条钛缆（或钢丝），使两楔形移植骨固定牢靠（图 9-1-2），加入另外的骨松质覆盖融合面以消除无效腔，常规缝合切口及术后应用支具。从力学角度看，该方法较 Gallie 融合术能提供更强的抗旋转固定，但该技术主要的不足是其需要在寰枢椎之间连续置入钢丝，因此存在神经损伤的风险。

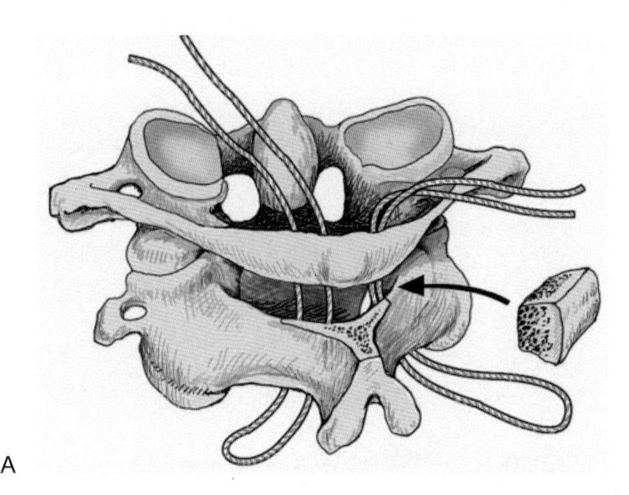

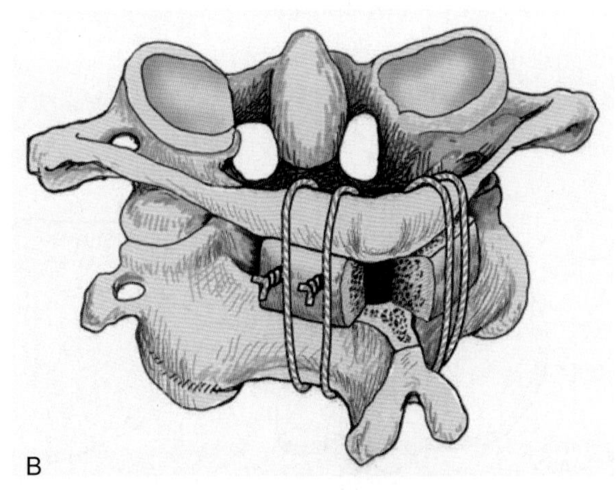

图 9-1-2　寰枢椎后路 Brooks 融合术

寰枢椎钢丝固定术是一项为多数骨科医师熟悉的技术，技术的选择可依据个人的熟悉程度、操作的容易性、力学的有效性及安全性而定。所有这些钢丝固定技术在控制寰枢椎的活动时都只是中度的半坚强固定，它们允许寰枢椎间 20% ～ 50% 的病理性活动，通过附加 Halo 架或经关节螺钉内固定寰枢椎可最大限度提高融合率。另外，自体骨移植及精确融合骨面准备等都是达到最佳融合效果的好方法。钢丝固定术只是限制寰枢椎间的活动，因而需要附加其他方法以达到最高的融合率。

二、寰枢椎后路 Magerl 螺钉固定技术

由于寰枢椎后路钢丝固定技术的抗旋转能力较差，术后必须辅以坚强的外固定才有助于骨融合，而寰枢椎的经关节螺钉技术在固定强度方面有较大提高，这一技术最早由 Magerl 提出并加以应用，所以用他的名字命名。

（一）手术适应证和禁忌证

1. 手术适应证 该技术适用于各种原因引起的寰枢椎不稳，如外伤（齿突骨折、寰椎骨折、寰椎横韧带断裂）、先天异常（齿突游离）、炎性病变（类风湿关节炎）等。对于一侧不适合螺钉固定的患者，单侧经关节螺钉固定联合后路植骨钢丝固定仍具有良好的手术效果。另外其还特别适合寰椎后弓骨折或后弓缺如的患者。

2. 手术禁忌证

（1）椎动脉畸形，如枢椎椎动脉孔高跨、扭曲、盘绕，以及向上向内挤压枢椎椎弓根，造成枢椎椎弓根细小无法容纳椎弓根螺钉。

（2）枢椎和寰椎侧块被肿瘤等病灶破坏。

（3）严重的骨质疏松症。

（4）严重的寰枢关节脱位无法获得较理想复位的患者。

（二）术前准备

术前常规进行过伸过屈位颈椎 X 线检查，评价寰枢椎的可复位程度及其不稳定程度；如脱位未能复位，可行颈椎双向牵引 1 周左右。仍不能复位者，行经口咽前路松解。松解后再次牵引，直至复位，仍不能复位者，应改行其他术式。术前 MRI 检查可以明确脊髓受压情况及有无横韧带断裂。术前常规对寰枢椎进行薄层螺旋 CT 扫描，可明确枢椎椎弓及寰枢椎侧块的情况，排除椎动脉异常、进钉处骨质破坏、枢椎椎弓根细小等情况。

（三）手术体位和切口

必须先进行颅骨牵引，达到寰枢椎完全复位后才能进行固定。术中患者取俯卧位，维持牵引，防止手术操作时寰枢椎位置发生变化。手术切口一般取颈部后正中纵行切口。另外，根据患者颈部是否允许过屈，切口有所不同。如允许过屈，只需显露寰枢椎，就可以直接置入螺钉；否则，需采用从枕外隆凸至第 7 颈椎（C_7）棘突的长切口显露，或者在 C_7/T_1 棘突侧方 1 ～ 2mm 处另选择小切口，在透视下经皮置钉。

（四）手术方法

采用屈颈位有利于获得理想的钉道并有助于拧入螺钉（图 9–1–3）。采用颈椎后路切口显露寰椎和枢椎。切口从寰椎后结节延伸到 C_7 棘突。

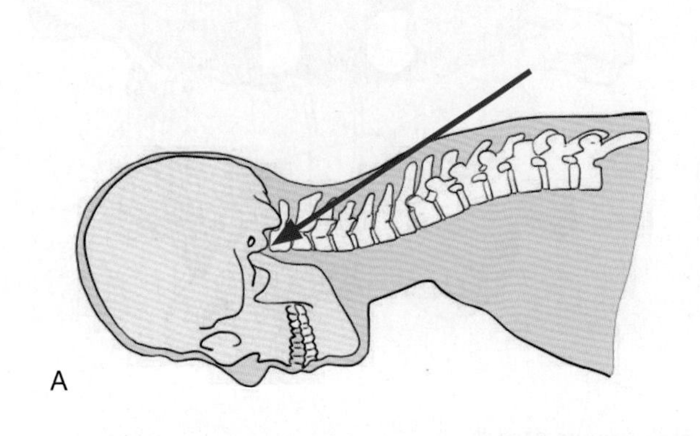

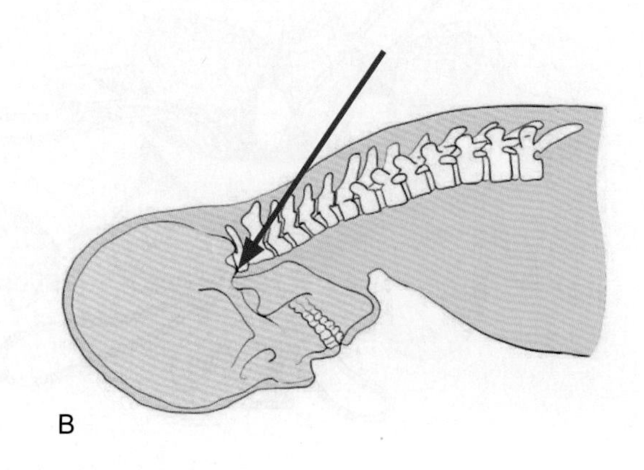

图 9–1–3 颈椎取前屈位有利于获得比较理想的钉道

直视下显露，行骨膜下剥离，显露寰椎、枢椎关节突。将枢椎椎板的黄韧带切除，用神经剥离子向上轻轻牵开第 2 颈神经根及其静脉丛，增加显露（图 9–1–4）。第 2 颈神经根周围的静脉出血可以用轻柔压迫法或双极电凝法止血。

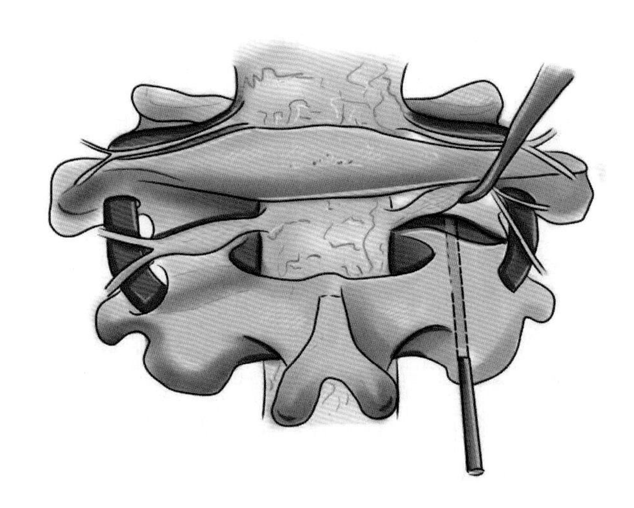

图 9-1-4 实施 Magerl 螺钉固定时，可以用神经剥离子向上轻轻牵开第 2 颈神经根及其静脉丛，增加显露

必要时，术中可以对寰枢椎实施手法复位。用 Aliss 钳夹住枢椎棘突，轻轻向前推移枢椎及向后牵拉寰椎可对前脱位进行复位，如为后脱位，则向相反方向用力。或将钢丝或钛缆穿过寰椎后弓，留作牵引时使用，并可用于棘突间植骨块固定。进行钉道准备时，将枢椎棘突轻轻朝向枕部牵引，有利于钻孔。

进钉点位于枢椎椎弓根与下关节交界处的最低点，枢椎小关节内侧缘向外 2 ～ 3mm 处。根据情况有时需要将进钉点调整 1 ～ 2mm 以适应解剖关系的变化。钻孔前，用骨凿在枢椎后方的骨皮质凿一痕迹，防止钻头进入前打滑。

在侧位透视图像监测下，调整钻孔的方向，保证钉道正确。前后位图像上，钉道应该具有向内 0° ～ 10° 的角度（图 9-1-5）。在矢状面上，轨迹指向寰椎前结节中点方向。钉道准备完成后，用测深器测量钉道长度，选择合适的加压螺钉拧入。螺钉的顶端必须位于寰椎前弓皮质缘的后方。钉道方向偏下可能进入椎动脉孔，损伤椎动脉；钉道方向偏上则可能进入寰枕关节。钉道完成后，用测深器探测钉道深度，然后选择合适的加压螺钉拧入；螺钉拧入后，应将螺钉头部埋入骨面以下，以免影响寰枢椎关节活动。

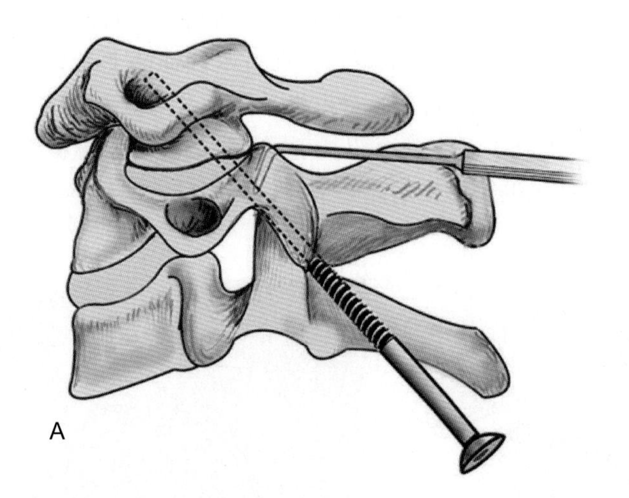

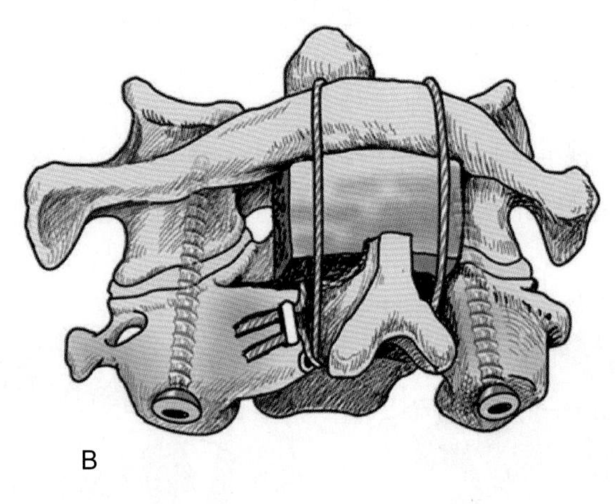

图 9-1-5 Magerl 螺钉钉道应该具有向内 0° ～ 10° 的角度。螺钉斜向上穿过枢椎侧块上关节面和寰椎侧块关节的下关节面，指向寰椎前结节方向。固定完成后，可用双面骨皮质的自体髂骨进行植骨，钛缆捆扎固定

拧入两侧的螺钉后，可用高速磨钻打磨寰椎、枢椎后方的骨皮质，然后用颗粒状自体或异体骨松质粒或骨泥植骨。或者用双面骨皮质的自体髂骨进行植骨。手术时必须将髂骨块仔细加工，卡于寰椎、枢椎后弓之间，用钢丝或钛缆捆扎固定（图 9-1-5）。

此技术可以单独应用，也可以和后路钢丝、椎板夹固定等技术联用。由于枢椎椎动脉一侧变异较大，有些患者只能行单侧经关节螺钉固定，也可以变通的方法灵活应用实现手术固定的目标，如采用单侧螺钉固定联合应用其他各种现有的后路技术。

（五）手术并发症

该技术的主要并发症包括螺钉偏离、螺钉断裂、螺钉穿出及由此造成的脑神经损伤、椎动脉损伤等，其中椎动脉损伤是风险较大、相对较易

发生的并发症之一。

造成螺钉侵入枢椎椎动脉孔的主要因素：①椎弓根的宽度，解剖测量发现，有些个体的椎弓根极为狭小，难以容纳一枚螺钉，或者允许的安全范围较小，螺钉稍有偏误，则侵入椎动脉孔内；②寰枢关节复位不良，手术前强调较完善的寰枢椎复位，如果复位欠佳，钉道容易进入椎动脉孔，引起椎动脉损伤；③术者对钉道方向的把握误差过大也可造成螺钉进入椎动脉孔造成血管损伤。因此，术前患者应该接受详细的CT检查，包括薄层螺旋CT断层扫描，明确枢椎椎弓及寰椎侧块的情况，排除因椎动脉异常或类风湿关节炎而造成的骨性结构侵蚀；术中根据解剖标志及透视结果反复确认方向，这对选择实施本术式及避免医源性椎动脉损伤非常重要。

（六）术后处理

术后可以辅助颈围等轻便外固定支具固定6～8周，有初步骨性愈合后可以拆除外固定支具。

三、寰枢椎后路椎弓根（侧块）螺钉内固定术

对于可复性寰枢椎脱位，临床上多实施后路融合固定，最初的方法是采用后路钢丝固定技术，主要包括Gallie融合术和Brooks融合术，但由于椎板下穿钢丝的危险性较高，随后出现了椎板夹技术，具有代表性的有Halifax椎板夹和Apofix椎板钩。与钢丝固定技术一样，椎板夹固定技术虽然具有较好的前后和左右方向的稳定性，但抗旋转性能较差，导致植骨融合率仅80%左右。Magerl发明的寰枢椎经侧块关节螺钉内固定术克服了上述不足，具有优异的三维稳定性，植骨融合率高达95%。但是，Magerl技术要求螺钉固定前必须解剖复位，而且全程要在X线透视下进行，如果患者颈椎无法维持前屈体位，螺钉的上斜角度过大，将造成操作困难。

近年来，在临床上获得广泛应用的是寰枢椎后路侧块（椎弓根）螺钉固定技术及该技术基础上的寰枢椎后路钉板或钉棒固定技术。该固定方法的原理如下：将螺钉分别固定于寰椎和枢椎，获得固定锚定点；再利用钛板或钛棒分别与固定锚定点连接构成具备提拉复位能力的四边形钉板或钉棒固定系统。该固定系统螺钉进钉角度小，固定前不苛求寰枢椎必须解剖复位，而且无须持续在X线透视下进行，在技术和性能上具有明显的优越性，目前是寰枢椎后路手术的主流术式（图9-1-6）。下面介绍基于寰椎置钉技术、枢椎置钉技术的寰枢椎后路短节段钉棒固定方法。

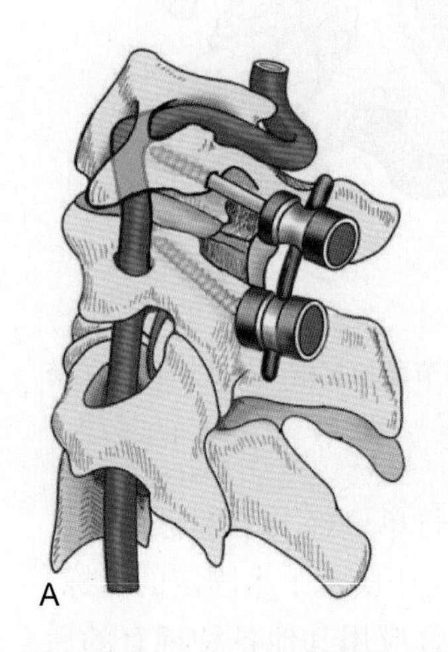

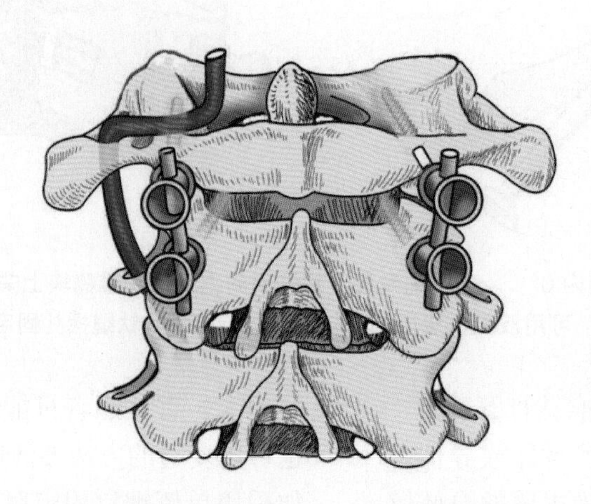
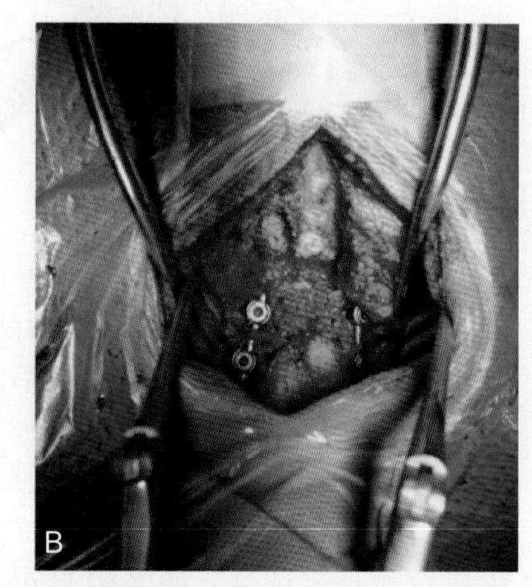

图9-1-6　寰枢椎后路钉棒固定技术：寰椎侧块螺钉固定＋枢椎椎弓根螺钉固定

（一）寰椎后路螺钉固定技术

寰椎的整体解剖结构呈环形，由位于两侧的侧块关节及连接侧块关节的寰枢椎前弓和后弓构成。寰椎侧块具有一定的厚度和宽度，足以容纳一枚直径3.5mm的螺钉，从而实现固定。寰椎后弓与侧块连接处的上方有椎动脉走行，其厚度个

体差异较大。目前用于寰椎后路螺钉固定的方法主要包括寰椎侧块螺钉固定技术和经寰椎后弓侧块螺钉固定技术两种，后者又称寰椎经椎弓根螺钉固定技术。两种技术各具特点，下面分别介绍。

1. 寰椎侧块螺钉固定技术　通常选择寰椎后弓下缘与侧块后缘移行处的侧块中点作为螺钉锚定点，螺钉全长位于侧块内（图 9–1–7）。该术式的难点是术中需要将第 2 颈神经根和静脉丛向下推开才可显露进钉点，因解剖位置深在，静脉丛丰富，可因静脉丛出血造成显露和操作困难。如果能够成功处理该部的静脉丛，置钉的安全性应高于寰椎经椎弓根螺钉固定技术。

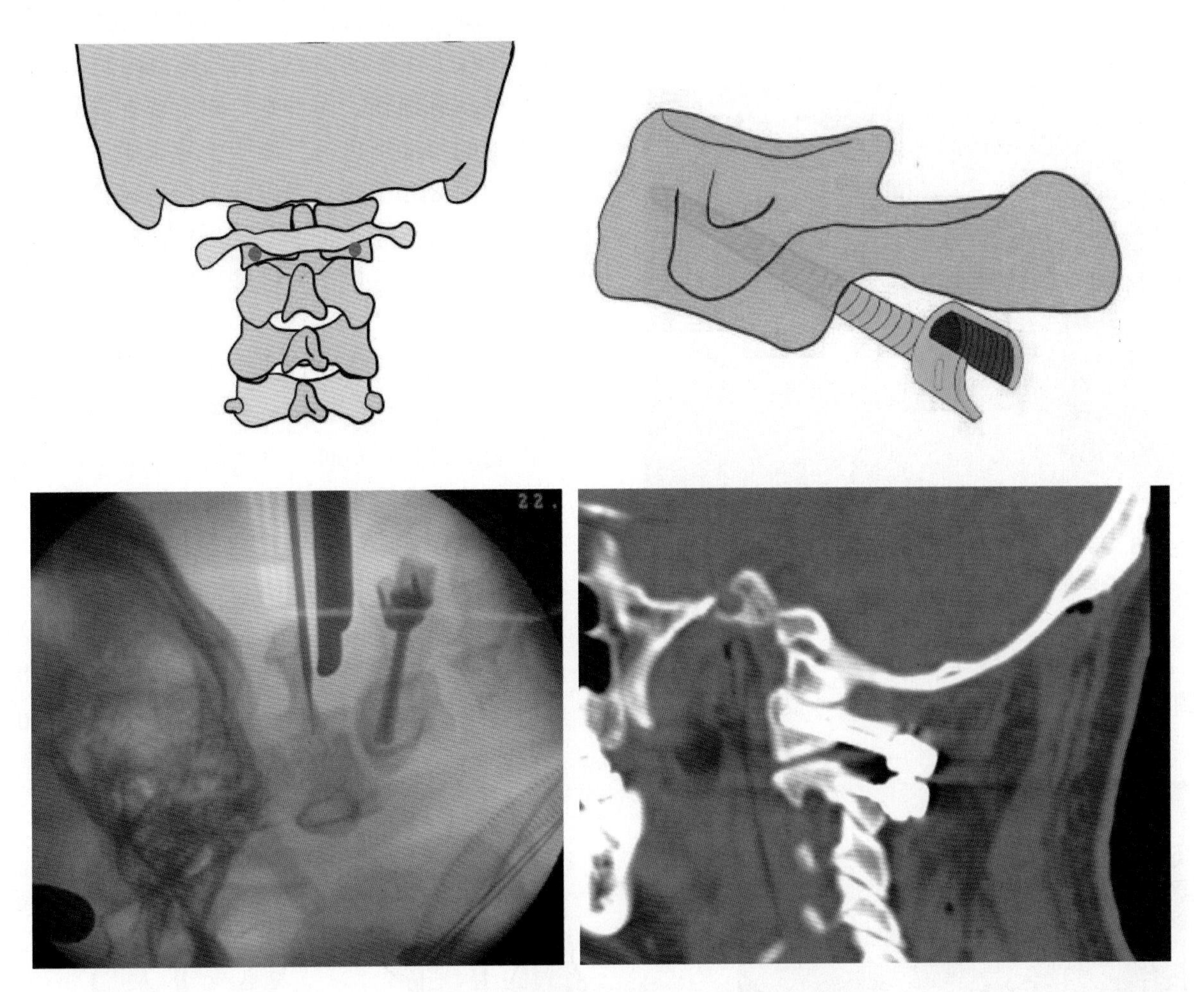

图 9–1–7　**寰椎侧块螺钉固定技术**

螺钉进钉点位于寰椎后弓下缘与侧块后缘移行处的侧块中点，螺钉指向寰椎前结节，全长位于侧块内

不同学者描述的进钉角度稍有差异，Harms 技术以寰椎侧块关节与寰椎后弓交界处的中点作为确定进钉点的解剖标志，螺钉垂直于冠状面或轻度内斜进钉，在矢状面的进钉角度平行于寰椎后弓。党耕町等认为螺钉需内斜 10°，上仰 30°，这样可避免损伤椎动脉。夏虹等认为螺钉上斜 20°，内斜 15° 为佳，螺钉长度为 20 ～ 23mm。

由于寰枢椎侧块关节的后方有丰富的球团状静脉丛，使用磨钻或电钻开孔时容易绞绕撕裂静脉丛，造成大量出血，会给显露寰椎侧块螺钉的进钉点造成困难，手术无法进行。笔者设计了一种带保护袖套的寰椎开路工具（图 9–1–8）。该装置由三个部件组成：① 钻头保护袖套；② 电钻；③ 开路钻头。手术时，先用双极电凝钳初步处理寰枢椎后方的静脉丛，减少和控制出血。然后用神经剥离子顺寰椎后弓行骨膜下剥离至后弓与侧块交界处，探查寰椎侧块，触及寰椎侧块的中心作为进钉点，将保护袖套的头部抵住侧块后方骨面，在袖套的保护下用电钻进行钻孔。钻头进入侧块 5mm 左右，透视观察钻头的位置，正确的位置应该指向寰椎前结节的方向。这时继续利用电钻开道或改用手钻完成剩余的钉道。操作过程中无须完全剥离该部的静脉丛，也不需要完全显露寰椎后弓的内外缘及寰枢椎侧块关节，出血少，手术野干净，是一种安全简便的寰椎侧块螺钉置钉方法。

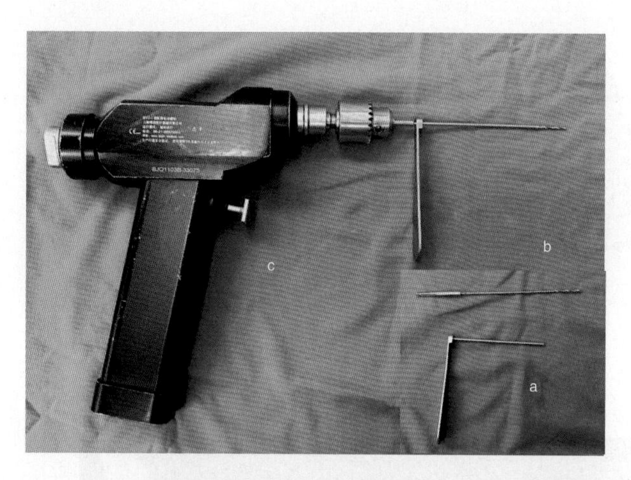

图 9-1-8　带保护袖套的寰椎侧块螺钉安全开路装置组成
a. 钻头保护袖套；b. 钻头；c. 电钻

2. *寰椎经椎弓根螺钉固定技术*　经寰椎后弓至侧块的固定方式称为寰椎经椎弓根螺钉固定技术，也有学者将其称为经寰椎后弓侧块螺钉固定技术（图 9-1-9），该技术由 Resnick 和谭明生首先提出。螺钉的起始部分位于寰椎后弓，终末部分位于侧块内，该螺钉较侧块螺钉更长，固定强度更高。

Resnick 等以枢椎的峡部作为术中确定进钉点的解剖标志，进钉点在枢椎峡部中心的正上方，寰椎后弓上下缘的中心，强调螺钉内斜 10°，以避免椎动脉损伤。而且螺钉固定要在立体定位导向装置的帮助下进行。谭明生等术中先显露寰椎后弓的内缘和下缘，并以此为标志确定进钉点，螺钉内斜 10°，上仰 5°，该点基本上与 Resnick 的进钉点重合，位于寰椎椎弓根横径中点的内侧 1.0 ～ 2.0mm 处。

解剖研究发现，当寰椎后弓的高度大于 3.5mm 时，可以容纳直径 3.5mm 螺钉，是寰椎椎弓根螺钉固定的最佳适应证。笔者的经验如下：手术操作时，首先确定椎弓根螺钉的进钉点，然后用直径 1mm 的小磨钻开孔，顺骨松质髓腔进入侧块后缘，透视确认钉道的方向正确后，换直径 2mm 钻头，继续开道，进入寰椎侧块，并穿透寰椎侧块前方的骨皮质，测量钉道深度，选择合适长度的螺钉，攻丝后拧入螺钉，完成固定（图 9-1-10）。

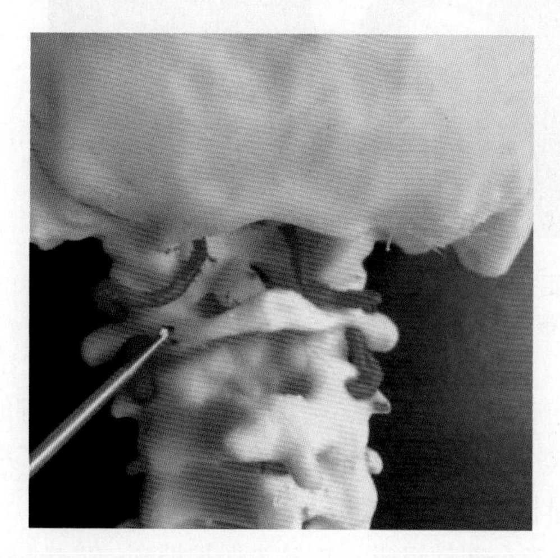

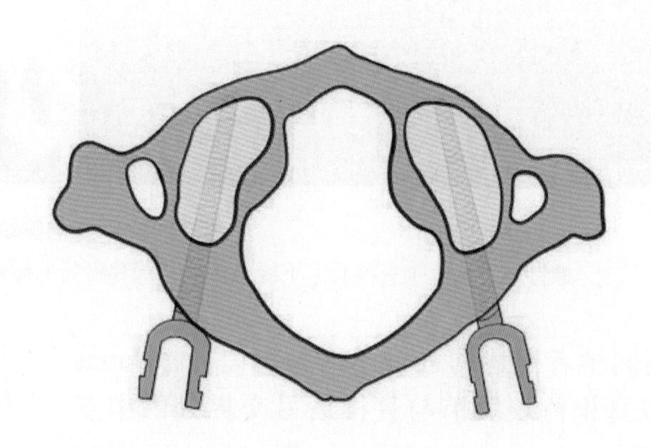

图 9-1-9　寰椎经椎弓根螺钉固定技术

一般认为，进钉处的寰椎后弓高度（术中测得）和椎动脉沟处的寰椎后弓高度其中之一小于 3.5mm（术前 CT 测得）时，有可能出现寰椎后弓上方的椎动脉损伤，不宜行 3.5mm 寰椎经椎弓根螺钉固定，应考虑改行寰椎侧块螺钉固定，或采用直径更小的螺钉进行椎弓根固定。

笔者的经验是，当椎动脉沟上方的寰椎后弓高度小于 3.5mm 时，可以使用神经剥离子顺寰椎后弓上缘分离并推开位于寰椎椎动脉沟上方的椎动脉，并探查侧块的位置，确定寰椎后弓的最佳进钉点。然后用直径 1mm 磨钻经寰椎后弓钻孔，直接进入寰椎侧块。透视确认钉道的方向正确后，用直径 2mm 磨头扩大钉道。然后改用 2.0mm 和 2.5mm 钻头继续全程扩大钉道，最后用丝弓进行攻丝。测量钉道深度，选择合适长度的螺钉拧入，完成固定（图 9–1–11）。

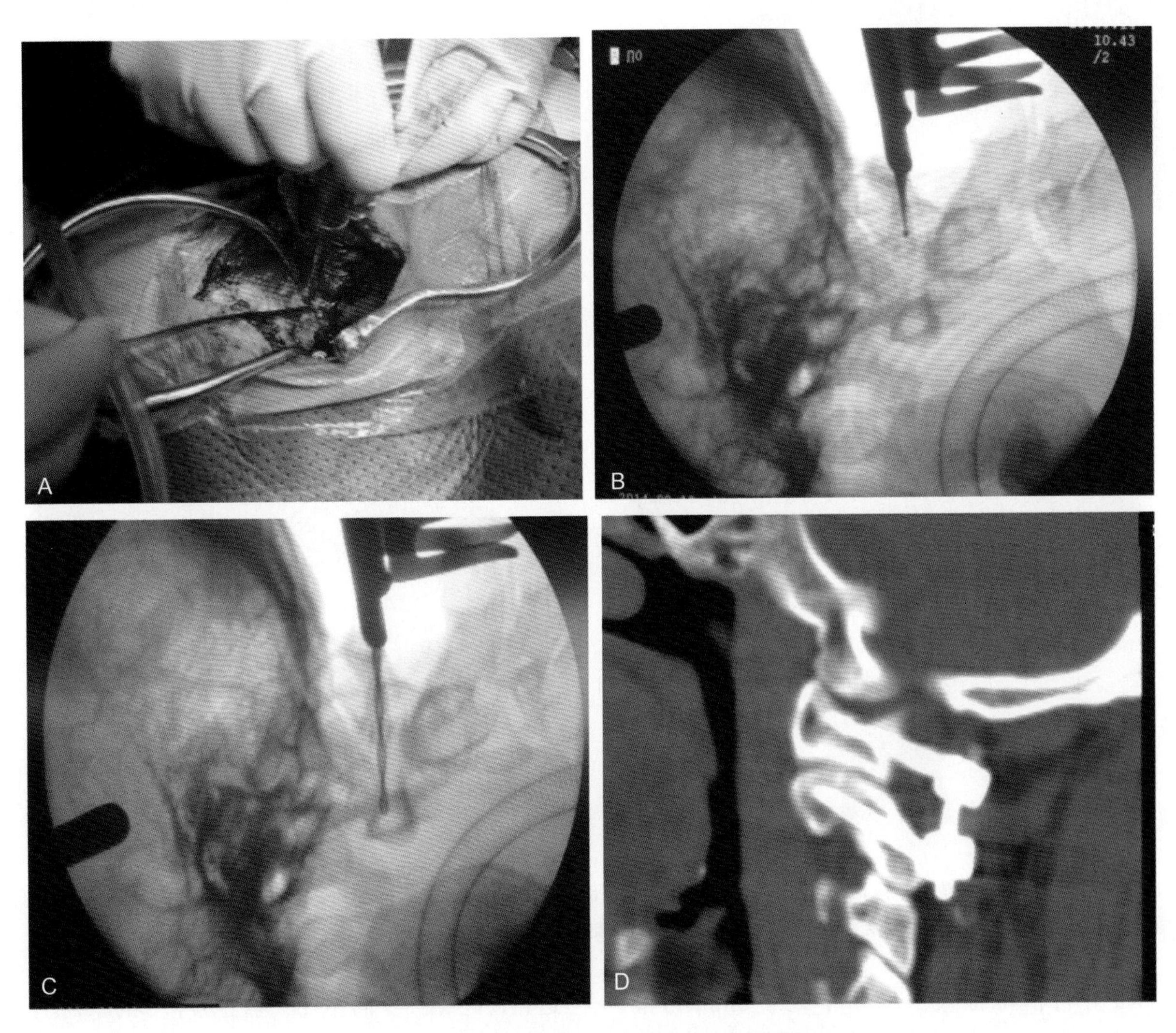

图 9–1–10　寰椎经椎弓根螺钉固定技术操作技巧

手术首先用直径 1mm 的小磨钻开孔，并顺骨松质髓腔进入侧块后缘（A、B），透视确认钉道的方向正确后，换直径 2mm 和 2.5mm 钻头逐步扩大钉道（C），测量钉道深度，选择合适长度的螺钉，攻丝后拧入螺钉，完成固定（D）

（二）枢椎后路螺钉固定技术

1. 枢椎侧块螺钉固定技术　此技术的螺钉全长位于枢椎侧块内，有别于螺钉经侧块和峡部进入椎体内的枢椎椎弓根螺钉固定技术。枢椎侧块螺钉进钉上斜角度较大，但内斜角度较小，基本与矢状面平行。其螺钉轨迹等同于后路 Magerl 经寰枢椎侧块关节螺钉的前半部分，即螺钉不穿破枢椎侧块的上关节面，螺钉全程位于枢椎的下关节突和峡部。其与 Magerl 螺钉进钉点无明显差别，多以枢椎下关节突内下缘的外上方 2 ～ 3mm 处为进钉点，内斜 0° ～ 10° ，上仰 45° ～ 50° ，手锥遇到较大阻力时即停止钻入，螺钉长 16 ～ 20mm。因枢椎侧块螺钉具有较大的上仰角度，可以最大限度避免螺钉伤及外下方的椎动脉。

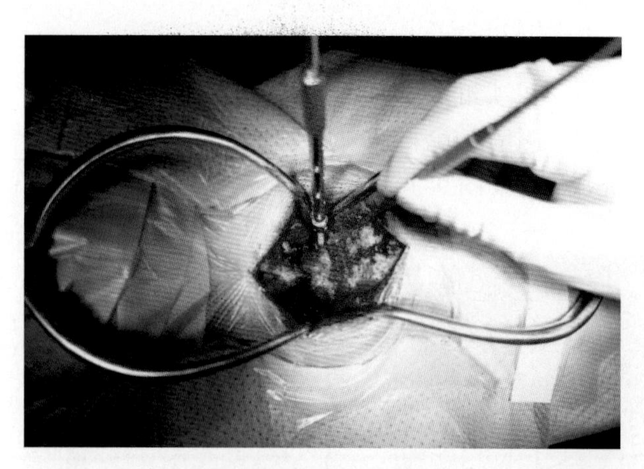

图 9-1-11　当寰椎后弓高度小于 3.5mm 时，可以在椎动脉沟的上方用神经剥离子推开椎动脉，然后采用逐级扩大钉道的方法实施经椎弓根螺钉固定技术

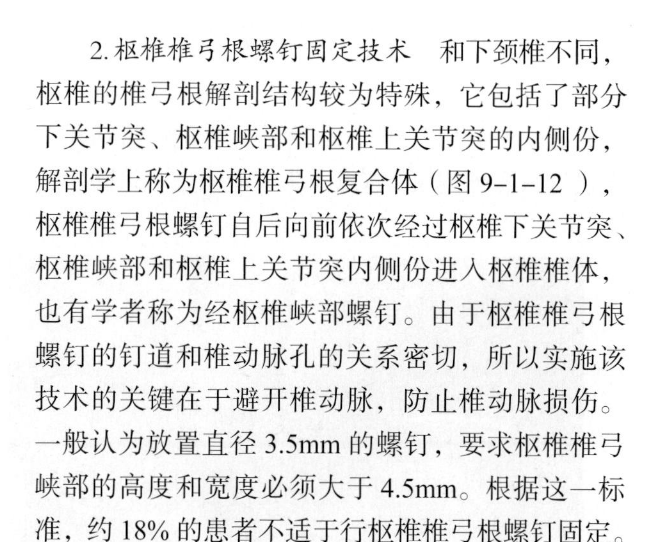

2. 枢椎椎弓根螺钉固定技术　和下颈椎不同，枢椎的椎弓根解剖结构较为特殊，它包括了部分下关节突、枢椎峡部和枢椎上关节突的内侧份，解剖学上称为枢椎椎弓根复合体（图 9-1-12），枢椎椎弓根螺钉自后向前依次经过枢椎下关节突、枢椎峡部和枢椎上关节突内侧份进入枢椎椎体，也有学者称为经枢椎峡部螺钉。由于枢椎椎弓根螺钉的钉道和椎动脉孔的关系密切，所以实施该技术的关键在于避开椎动脉，防止椎动脉损伤。一般认为放置直径 3.5mm 的螺钉，要求枢椎椎弓峡部的高度和宽度必须大于 4.5mm。根据这一标准，约 18% 的患者不适于行枢椎椎弓根螺钉固定。

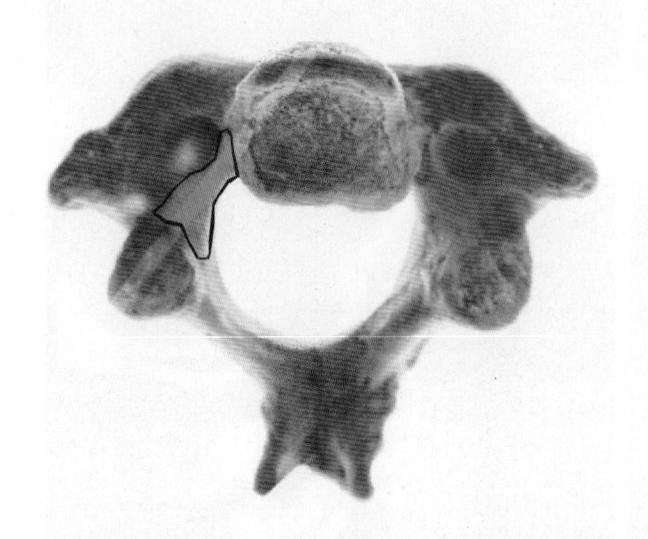

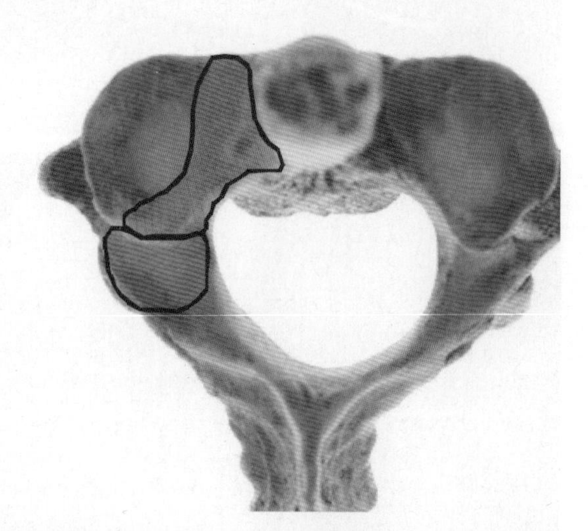

图 9-1-12　枢椎椎弓根复合体包括了部分下关节突、枢椎峡部和枢椎上关节突的内侧份，枢椎椎弓根螺钉自后向前依次经过枢椎下关节突、枢椎峡部和枢椎上关节突内侧份进入枢椎椎体

Xu 等将枢椎椎板上缘水平线下 5mm 与椎管侧壁外侧 7mm 的交点确定为进钉点，螺钉内斜 30°，上倾 20°（图 9-1-13），螺钉长 18 ～ 22mm。Howington 等的进钉角度较大，螺钉内斜 35.2°，上倾 38.8°。多数学者强调显露枢椎椎弓根的内缘和上缘，直视下确定进钉点和进钉角度。笔者的经验是，以枢椎下关节突中点内上各 2mm 为进钉点，手术顺椎弓峡部内侧缘向上探及一拐点（称为 G 点，图 9-1-14），这时基本可以确定枢椎椎弓根螺钉的走向。保证螺钉大致内斜 20° ～ 25°，上倾 20° ～ 30°，进钉深度 22 ～ 26mm。由于椎弓根的下缘和外缘为椎动脉，而且椎弓根上缘和内缘的骨皮质较厚，因而进钉应遵循“宁内勿外、宁上勿下”的原则。

3. 枢椎椎板螺钉固定技术　于 2004 年由 Wright 最早提出并应用。它主要针对枢椎椎动脉高跨变异导致枢椎椎弓根螺钉置入困难的患者。其原理是，在枢椎棘突与椎板交界处开孔，向对侧椎板方向开道，在枢椎椎板的骨松质内建立一个有效的螺钉通道，然后拧入一枚 3.5mm 螺钉作为寰枢椎后路钉棒固定的锚定点。生物力学研究显示，这种螺钉固定技术具有较好的抗拔出力，可以作为枢椎椎弓根螺钉置入失败的挽救措施或备选固定手段。临床应用发现，该螺钉技术具有以下特点：①螺钉钉道较长，可以达到 22 ～ 26mm，具有较好的抗拔出力；②螺钉置入定位方便，无须透视，不易损伤椎动脉，手术安全性高；③一般可以使用 2 枚 3.5mm 螺钉交叉固定，也可以与椎弓根螺钉混搭应用，能有效降低椎动脉损伤的风险。

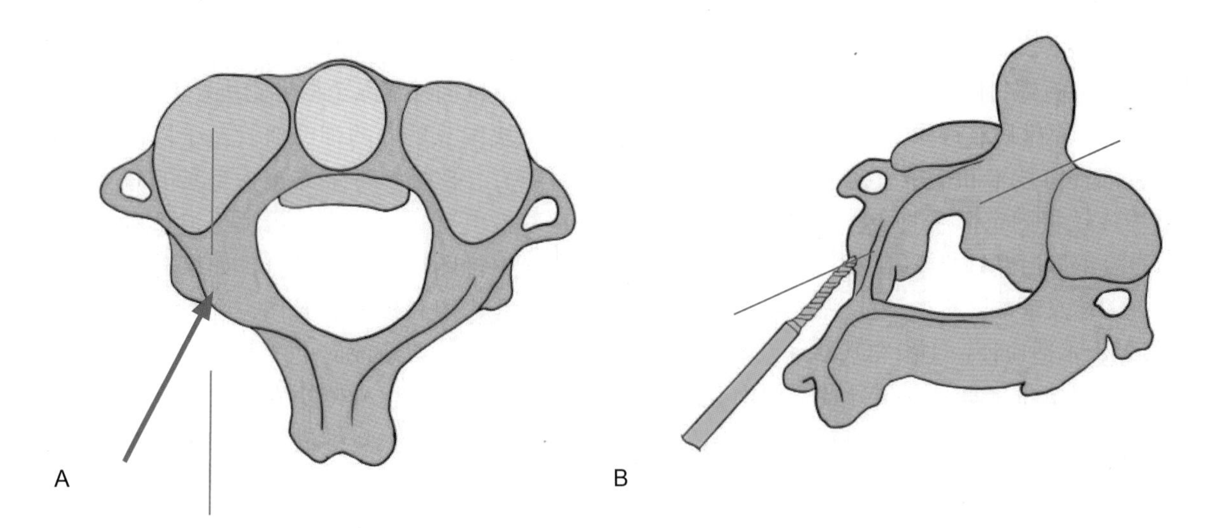

图 9-1-13 Xu 等将枢椎椎板上缘水平线下 5mm 与椎管侧壁外侧 7mm 的交点确定为进钉点，螺钉内斜 30°（A），上倾 20°（B）

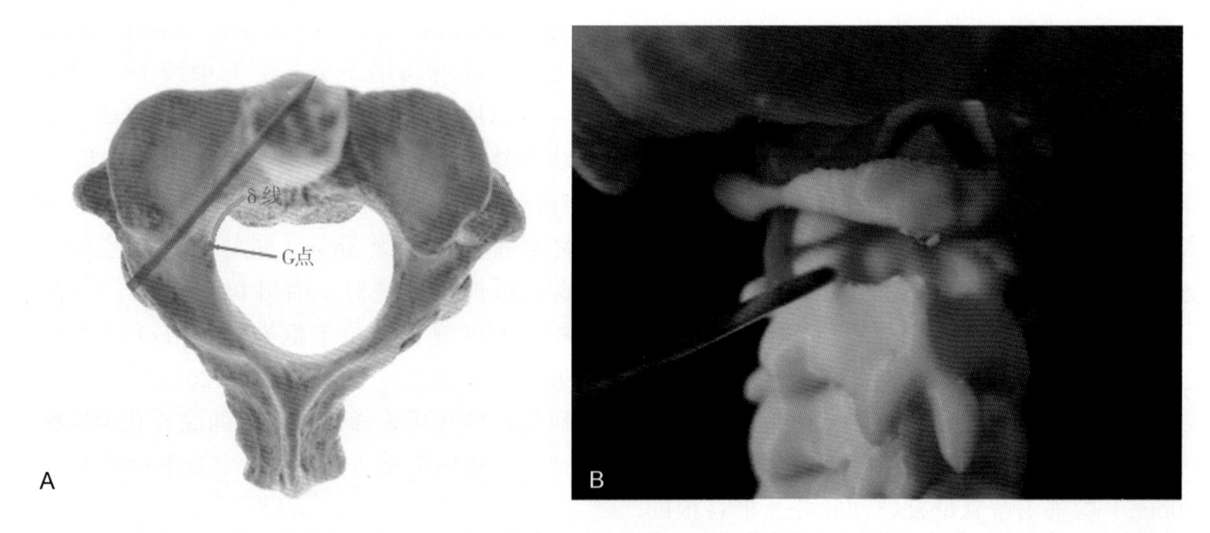

图 9-1-14 **以枢椎下关节突中点内上各 2mm 为进钉点，手术顺椎弓峡部内侧缘向上探及一拐点（G 点），这时基本可以确定枢椎椎弓根螺钉的走向。保证螺钉大致内斜 20° ～ 25°，上倾 20° ～ 30°，进钉深度 24 ～ 28mm。进钉应遵循“宁内勿外、宁上勿下”的原则**

在使用枢椎椎板螺钉前，应该在 CT 上仔细测量患者枢椎相关参数，了解枢椎椎板的厚度和宽度，评估螺钉置入的可行性。具体手术操作时，可以先用高速磨钻在枢椎棘突基底部开孔建立进钉点。如果使用 2 枚螺钉交叉固定，应充分设计好进钉点的位置，避免 2 枚螺钉相互影响和碰撞。进钉点应位于棘突和椎板的交界处，避免过低，否则钉道建立过程容易进入椎管。建立钉道时推荐使用头部略微弯曲，有一定弹性的开路器，这种开路器手感较好，可以顺着椎板间的骨松质向前推进，而不易突破椎板的骨皮质，进入椎管。开路器进入适当长度后，用探测器测量深度，切勿过长，以防穿入对侧椎动脉孔。使用硬质开路器操作时尤应注意避免方向错误，突破骨皮质进入椎管。

枢椎椎板螺钉使用简便，但仍存在不足，主要有以下几个方面：①螺钉尾部位置较高，贴近皮下，术后患者舒适度较椎弓根螺钉差。②为了方便钛棒连接，需要使用万向螺钉。因椎板螺钉的方向并不与人体垂直，所以抵抗寰椎向前脱位的力量较弱，术后容易发生复位丢失现象，建议辅助较为可靠的外固定。③在处理枢椎椎板的植骨床时需要小心，不能打磨过度，否则会导致螺钉外露降低椎板螺钉的固定强度，内固定失效。

（三）寰枢椎后路钉棒（板）固定技术

在寰椎置钉技术和枢椎置钉技术的基础上，结合钛棒或钛板固定形成的多边形固定系统固定技术就是寰枢椎后路钉棒或钉板固定技术。

1. 手术适应证与禁忌证

（1）手术适应证：①齿突基部不稳定陈旧性骨折患者；②寰椎横韧带断裂导致寰枢椎脱位和失稳患者；③其他原因所致的可复性寰枢椎失稳或脱位患者；④术前未完全复位但无须前路减压的寰枢椎脱位患者；⑤经前路松解后的难复性寰枢椎脱位患者；⑥由炎症、肿瘤等造成寰枢椎骨质破坏和稳定性破坏，需要实施寰枢椎固定融合的患者。

（2）手术禁忌证：①寰椎侧块肿瘤、结核、爆裂骨折等破坏造成螺钉无法固定的禁用寰椎椎弓根螺钉和寰椎侧块螺钉患者；②枢椎椎体及侧块爆裂骨折禁用枢椎椎弓根螺钉和枢椎侧块螺钉患者；③因椎动脉紧密高跨造成椎弓根有效高度和宽度小于3.5mm的患者，禁用枢椎椎弓根螺钉固定；④寰枢椎先天畸形，后方结构缺如，无法实施后路螺钉固定患者。

2. 术前准备　拍摄张口位、颈椎正侧位X线片了解寰枢椎脱位的类型；寰枢椎薄层CT（1.0mm）检查了解寰枢椎椎动脉孔及椎弓根的解剖变异情况；颈部MRI检查脊髓受压情况及寰椎横韧带损伤情况；寰枢椎脱位患者常规行颈椎双向牵引或颅骨牵引，床旁拍片检查牵引后的复位情况。

3. 麻醉和体位　气管插管全身麻醉，俯卧位，胸部稍垫高，头部置于头架上，颈椎维持适度前屈位，应用眼贴保护双眼，维持颅骨牵引。

4. 手术步骤

（1）切口和显露：取颈后正中纵切口，如为单纯寰枢椎固定手术，切口范围为枕后隆突至枢椎棘突，切口长5～6cm；其他患者的切口向下适当延长。沿中线纵向切开皮肤、皮下组织、项韧带达枕骨及棘突，紧贴骨质用电刀切开肌肉附着达双侧椎板，骨膜下剥离，向两侧显露枕骨及寰枢椎侧块。在寰椎后弓后缘的中下部行骨膜下剥离，显露至椎动脉沟外缘，旁开中线20mm左右。枢椎向外显露至枢椎侧块外1/3处。位于寰枢椎侧块关节后方的神经血管丛予以保留，寰椎后弓下方、枢椎峡部上方覆盖丰富的静脉丛，可采取双极电凝止血，或用棉片压迫止血。一般情况下寰枢椎侧块关节勿显露，如果需要行侧块关节间撑开松解和植骨等操作，则需要仔细清除表面的静脉丛，切断或向上牵开第2颈神经根才可进行操作。观察枢椎侧块发育大小是否正常；寰椎是否存在旋转；寰椎进钉点处后弓的高度是否符合螺钉固定要求。

（2）进钉点和方向：寰椎侧块螺钉的进钉点位于侧块中部（可用神经剥离子探及），寰椎后弓与侧块交界处的中点。进钉方向，头倾5°～10°，内斜0°～5°。寰椎椎弓根螺钉的进钉点位于椎动脉沟的下方，旁开中线18～20mm，可以用神经剥离子探及椎弓根的内缘或一枢椎侧块中线上的投影点作为参考，距寰椎后弓上缘3mm（进钉点处后弓高度为4.0～6.0mm时）或距寰椎后弓下缘3mm（进钉点处后弓高度大于6.0mm时）处进钉，内斜0°～5°。枢椎椎弓根螺钉的进钉点位于枢椎侧块中点内上各2mm处，内斜20°～25°，上斜20°～30°；也可以枢椎侧块后表面较为恒定的滋养孔为枢椎进钉点，显露枢椎椎弓根内缘后直视下打钉。

（3）钉道准备：以枢椎椎弓根螺钉为例，确定螺钉进钉点开口后，持椎弓根手锥按内斜20°～25°、上斜20°～30°的方向缓慢旋进手锥，当遇到较大阻力时，适当调整手锥方向，前10mm的钉道阻力稍大，此后手锥进入侧块，前进时遇到的阻力很小，否则，可能钉道方向有误。手锥进入深度达25mm后应小心，一般进钉深度为26～30mm。最后探针探知，确认四周骨壁，攻丝后将明胶海绵塞入钉道口止血。正常的钉道有中等量渗血。按相同的方法，准备寰椎椎弓根螺钉的钉道，长24～28mm。

（4）螺钉固定：钉道准备完成后，将患者额头垫高，恢复颈椎生理曲度，保证患者术后可自然平视前方。预弯板或棒，选用3.5mm合适长度的椎弓根螺钉固定。由于板或棒存在一定的屈度，寰椎螺钉旋紧时可看到寰椎轻度后移复位，机制与腰椎滑脱固定复位类似。螺钉固定完成后，C形臂透视复位情况及螺钉位置。

（5）植骨融合：用尖嘴咬骨钳或磨钻将寰椎后弓、枢椎椎板、枢椎棘突上缘咬出或磨出松质骨面，准备好植骨床；同时取自体髂骨两片（单侧皮质），大小约15mm×30mm，刮匙刮出髂骨内的部分骨松质，先将骨松质铺于植骨床上，髂骨片置于棘突两侧，皮质面朝外。表面覆盖明胶海绵2块。

（6）伤口缝合：留置伤口负压引流管，将头后大直肌、头下斜肌和头半棘肌缝回枢椎棘突，而后逐层常规缝合伤口。

5. *术后处理* 术后24～48小时拔除引流管，可佩戴颈围坐起或下床行走。术后静脉滴注抗生素1天，颈围制动10～12周，日间护理可取下颈围，夜间可去除颈围正常睡眠。注意避免颈部屈曲、低头。术后1周摄张口正侧位片，CT检查钉道，评估螺钉置放情况，行颈椎MRI检查，评估寰枢椎复位和脊髓减压情况。后期定期行寰枢椎CT检查，观察植骨融合情况。

6. *手术技巧与注意事项* 在进行寰枢椎后路侧块或椎弓根螺钉固定时，以下几点应特别注意。

（1）正确判断进钉点，把握好进钉方向，注意手感，手锥设定保护挡，缓缓递进钻孔。

（2）钛棒或钛板应预弯出生理弧度，适当抬高头部，维持颈部生理弯曲，而后方行螺钉固定。

（3）认真准备植骨床，尤其是寰椎后弓后缘，其是植骨不融合的多发部位。

（4）提倡使用自体骨，尽量避免使用异体骨和异种骨。

该技术操作较Magerl螺钉固定方便，切口短，进钉角度小，同时还可实现寰枢椎提拉复位，即术中先固定枢椎椎弓根螺钉，依靠折弯钢板的杠杆作用，随后拧紧寰椎椎弓根螺钉时，寰椎会发生轻度后移，从而进一步纠正脱位，机制与腰椎滑脱类似。寰椎椎弓根螺钉的置钉操作危险性较大，术者应对局部的三维解剖结构和解剖关系高度熟悉，并有在人体标本上成功置钉的经验，以及进行寰枢椎传统后路手术的经验积累，才可进行寰椎椎弓根螺钉的置钉操作。

总之，寰枢椎具有侧块或椎弓根螺钉固定的可行性，由钛板或钛棒连接螺钉构成的固定系统的固定强度较Magerl经侧块关节螺钉更优，临床应用表明该术式操作相对简单、安全，可作为上颈椎后路固定的优选术式。

（四）寰枢椎后路固定技术的组合与灵活应用

因寰枢椎解剖变异的存在，不是所有的患者都适合使用标准的寰枢椎椎弓根螺钉固定技术实现短节段固定。当寰椎或枢椎椎弓根发育不良或椎动脉变异等因素导致椎弓根螺钉固定技术无法应用时，我们可以采取更加灵活的组合固定方式实现手术目标。各种技术选择的一般原则：①寰椎或枢椎椎弓根螺钉的强度均优于相应的侧块螺钉，临床上应优先选择寰椎和枢椎椎弓根螺钉固定。②寰椎螺钉固定方式的选择取决于椎动脉沟处的寰椎后弓高度，大于3.5mm建议选择寰椎椎弓根螺钉固定；反之，可选择寰椎侧块螺钉固定。③枢椎螺钉固定方式的选择取决于枢椎椎动脉孔变异对椎弓根的影响，当枢椎椎弓根的高度和宽度均大于3.5mm时，推荐使用椎弓根螺钉固定；当枢椎椎动脉孔存在内挤和高跨情况，导致椎弓根明显变细，小于3.5mm时，建议选择侧块螺钉固定或椎板螺钉固定的方式。④术前测量枢椎椎板厚度大于3.5mm时可考虑使用椎板螺钉固定。⑤若寰椎后弓小于3.5mm，或存在椎动脉沟环等变异情况，推荐使用寰椎侧块螺钉固定。临床上根据患者的具体情况可选择以下多种组合进行螺钉固定：寰椎椎弓根螺钉+枢椎椎弓根螺钉、寰椎侧块螺钉+枢椎椎弓根螺钉、寰椎椎弓根螺钉+枢椎侧块螺钉、寰椎侧块螺钉+枢椎侧块螺钉、寰椎椎弓根螺钉+枢椎椎板螺钉、寰椎侧块螺钉+枢椎椎板螺钉等。两侧可以根据具体情况灵活选择不同的固定方式混搭使用。

四、枕颈内固定技术

治疗寰枢椎脱位的最佳固定方式是寰枢椎短节段固定融合手术，可以最大限度地保留枕颈运动功能，远期效果较为理想。然而，当患者由于减压、骨质缺损、骨组织病变、解剖异常等因素无法采用寰枢椎短节段固定时，必须进行枕颈固定融合。另外，对于一些寰枕融合的颅底凹陷症患者，常需要实施后路复位枕颈固定手术进行治疗。

（一）枕颈内固定的手术适应证

1. 因寰枢椎骨性结构损伤、病变、解剖异常，无法行后路或前路寰枢椎固定的寰枢椎脱位患者，可以行枕颈内固定。

2. 寰椎发育畸形、椎动脉走行变异导致寰椎后路置钉困难，无法实施寰枢椎短节段固定的患者。

3. 因先天性寰椎枕骨化合并寰枢椎脱位或颅底凹陷症需要实施后路复位枕颈内固定的患者。

4. 各种原因引起枕颈不稳或合并延髓压迫的患者。

5. 寰椎肿瘤、结核等病变导致寰椎骨质破坏和塌陷，需要实施枕颈固定和重建的患者。

（二）枕颈内固定的手术步骤

1. 气管插管全身麻醉，置患者于俯卧位，维持头颅牵引。

2. 常规行枕颈后正中切口，显露枕骨背部、寰椎后弓及枢椎椎板、侧块。

3. 根据脊髓后方受压范围确定后方减压范围，必要时酌情咬除 0.5 ～ 1.0cm 半弧形枕骨，以扩大枕骨大孔，切除寰椎后弓宽约 1.5cm 或部分枢椎椎板，予以后方减压。

4. 显露枢椎椎弓根，以枢椎下关节突中点内上各 1 ～ 2mm 为进钉参考点，直视枢椎椎弓根的情况下钻孔（向头侧 20° ～ 30° 、向内侧 20° ～ 25° ）。

5. 必要时，为增加固定强度，可适当于下方增加至 C_3 甚至 C_4 侧块螺钉（以侧块中点内下各 2mm 为进钉参考点，向头侧约 45° ，向外侧约 28° ）。

6. 依次旋入枢椎椎弓根螺钉（或包括 C_3、C_4 侧块螺钉），调整好枕颈轴线，颅骨钻孔旋入螺钉固定，安装钛棒，并安装横连接杆。

7. 取髂骨块修整成合适大小和形状移植于枕颈部。

8. 术毕拆除颅骨牵引装置，伤口负压引流 24 ～ 48 小时，酌情应用地塞米松和甘露醇脱水，离床者需戴颈托保护。颈围制动 3 个月，定期复查，了解内固定及关节融合情况。

（三）枕颈内固定的手术技巧与注意事项

1. 固定节段的选择：一般情况下，尽可能将下方固定止于枢椎，形成 C_0–C_2 固定结构（图 9–1–15），这样可以尽可能保留颈椎的活动功能。如果 C_2 螺钉固定困难或存在骨质疏松等情况，酌情可将下方固定点延伸至 C_3、C_4 节段，可以根据情况进行椎弓根螺钉或侧块螺钉固定。实施长节段枕颈固定时，应该尽可能恢复好颈椎的生理弧度及寰枢椎角，维持正确的颈椎矢状面平衡（具体内容将在有关章节讲解）。

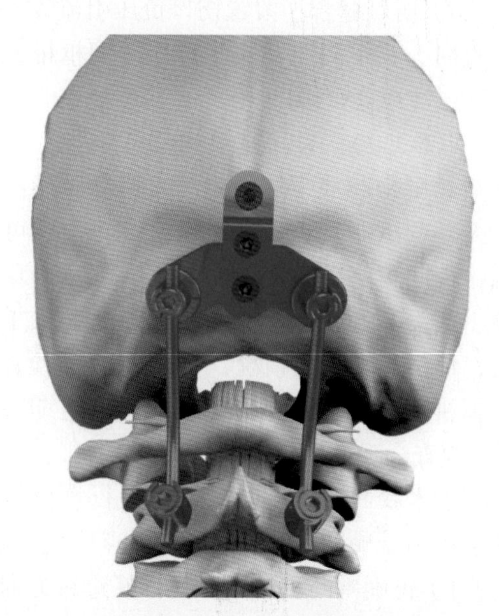

图 9–1–15 实施枕颈固定时，尽可能将下方固定止于枢椎，形成 C_0 ～ C_2 固定，有利于保留颈椎的活动功能

2. 枢椎椎弓根螺钉的进钉方向特别重要，应遵循“宁内勿外、宁上勿下”的进钉原则；同时术前应仔细研读 X 线、CT、MRI 片，判断患者是否适合枢椎椎弓根螺钉固定；而且特别强调手感的重要性，在未达枢椎椎体前方皮质前，进钉过程中不应有突破感。有条件者，术前应做好血管介入栓塞止血的准备。

3. 手术的关键是坚强固定，有赖于螺钉与侧块或椎弓根等骨质紧密的锚接，牢固的锚接又取决于正确的进针位置和角度。无论是枢椎的椎弓根螺钉或下颈椎的侧块螺钉，螺钉锚定点的内侧是脊髓，外侧是椎动脉，螺钉锚定点的安全空间狭小，安全正确选择枢椎进钉点和进钉角度是该手术成功的关键。笔者的体会：①以枢椎下关节突中点内上各2mm为进钉参考点；②于枢椎椎板上缘探知并剥离显露椎弓根上缘，直视下选定进钉点；理论参考进钉角度：向头侧20°～30°，向内20°～25°，进钉深度24～28mm；进钉的关键是探知并显露椎弓根上缘和内缘，直视下掌握进钉角度。

4. 为增加固定强度，根据情况可增加寰椎作为螺钉的锚定点，寰椎侧块螺钉的进钉点位于寰椎后弓下缘与寰椎侧块移行处的中点，需要显露寰枢椎侧块关节的后方结构才能完成螺钉固定。寰椎椎弓根螺钉的进钉点位于经枢椎下关节突中点的纵垂线上，距寰椎后弓上缘最少3mm，不需要显露寰枢椎侧块关节的后方结构即可完成螺钉固定。也可用寰椎后结节中点作为定位标志，由此向外侧18～20mm即为进钉点，但具体数据需参考术前CT检查。术中应特别注意寰椎后结节发育是否正常，是否位于后正中线上。

5. 对于先天性畸形患者，术中应特别注意骨性结构及椎动脉，注意不能像对待其他原因引起的病例一样操作。因先天性畸形，枕颈后部结构通常有寰椎后弓不连、枢椎椎板缺损、寰枕融合、寰枕之间硬脊膜浅显等发育畸形，术中常规操作易致严重副损伤，因此，术前要仔细检查核对MRI等影像学检查结果。术中多用神经剥离子探路，深层宜用小尖刀细心操作，勿用电刀操作，切勿粗暴钝性剥离。

6. 当实施枕颈内固定时，需要考虑枕骨区的骨性结构及其深面静脉窦的解剖和变异情况可能带来的手术风险。一般枕骨鳞部的后方凸起增厚部分是枕外隆凸，其颅内对应部分是枕内隆凸。枕骨外面有两道横行的增厚骨棘，分别是上项线和下项线。枕骨中线部分骨板最厚，向两侧变薄。将枕骨作为锚定点实施固定时，螺钉应尽量靠近中线附近固定。颅内静脉窦是内固定手术时应该避免损伤的重要结构。实施枕骨螺钉固定时，螺钉一般不穿透枕骨内板比较安全。当静脉窦发生变异时，即使在安全区域置钉，如果使用双皮质螺钉，有时也可能因为穿破变异的静脉窦而导致颅后窝血肿。

参考文献

瞿东滨，金大地，朱志红，等,2000. 国人寰枢椎经关节螺钉固定术的解剖学研究. 中国矫形外科杂志，7(11): 1117-1119.

谭明生，张光铂，李子荣，等,2002. 寰椎测量及其经后弓侧块螺钉固定通道的研究. 中国脊柱脊髓杂志，12(1): 5-8.

王超，尹绍猛，闫明，等,2004. 使用枢椎椎弓根螺钉和枕颈固定板的枕颈融合术. 中华外科杂志，42(12) : 707-711.

王建华，尹庆水，夏虹，等,2007. 枢椎椎动脉孔分型对枢椎椎弓根置钉的临床意义. 中国脊柱脊髓杂志，17(8): 593-595.

夏虹，钟世镇，刘景发，等,2002. 寰椎侧块后路螺钉固定的可行性研究. 中国矫形外科杂志，10(9): 888-891.

Cassinelli EH, Lee M, Skalak A, et al, 2006. Anatomic considerations for the placement of C2 laminar screws. Spine (Phila Pa 1976),31(24):2767-2771.

Clifton W, Garcia JO, Damon A, et al, 2019. Freehand C2 Laminar Screw Placement: Technical Note and Operative Video. Cureus,11(9):e5549.

Cohen LL, Yang BW, Glotzbecker MP, et al, 2020. Occipital Plate Fixation in the Pediatric Population. J Pediatr Orthop,40(9):462-467.

Dorward IG, Wright NM, 2011. Seven years of experience with C2 translaminar screw fixation: clinical series and review of the literature. Neurosurgery, 68(6): 1491-1499.

Elliott RE, Tanweer O, Boah A, et al, 2013. Atlantoaxial fusion with transarticular screws: meta-analysis and review of the literature . World Neurosurg, 80(5): 627-641.

Elliott RE, Tanweer O, Boah A, et al, 2014. Atlantoaxial fusion with screw-rod constructs: meta-analysis and review of literature.World Neurosurg, 81(2): 411-421.

Goel A, Desai KI, Muzumdar DP, 2002. Atlantoaxial fixation using plate and screw method: a report of 160 treated patients. Neurosurgery, 51(6): 1351-1357.

Haid RWJ, 2011. C1-C2 transarticular screw fixation: technical aspects. Neurosurgery, 49(1): 71-74.

Harms J, Melcher RP, 2001. Posterior C1-C2 fusion with polyaxial screw and rod fixation. Spine (Phila Pa 1976), 26(22):2467-2471.

Henriques T, Cunningham BW, Olerud C, et al, 2000. Biomechanical comparison of five different atlantoaxial posterior fixation techniques. Spine (Phila Pa 1976), 25(22): 2877-2883.

Hong X, Dong Y, Yunbing C, et al, 2004. Posterior screw placement on the lateral mass of atlas: an anatomic study. Spine (Phila Pa1976), 29(5): 500-503.

Jacobson ME, Khan SN, An HS, 2012. C1-C2 posterior fixation: indications, technique, and results. Orthop Clin

North Am, 43(1): 11-18.
Jea A, Sheth RN, Vanni S, et al, 2008. Modification of Wright's technique for placement of bilateral crossing C2 translaminar screws: technical note. Spine J,8(4):656-660.
Jun BY, 1998. Anatomic study for ideal and safe posterior C1-C2 transarticular screw fixation. Spine (Phila Pa 1976), 23(15):1703-1707.
Kabir SM, Casey AT, 2009. Modification of Wright's technique for C2 translaminar screw fixation: technical note. Acta Neurochir (Wien),151(11):1543-1547.
Ma XY, Yin QS, Wu ZH, et al, 2005. Anatomic considerations for the pedicle screw placement in the first cervical vertebra. Spine (Phila Pa 1976), 30(13): 1519-1523.
Macki M, Hamilton T, Pawloski J, et al, 2020. Occipital fixation techniques and complications. J Spine Surg, 6(1): 145-155.
Mandel IM, Kambach BJ, Petersilge CA, et al, 2000. Morphologic considerations of C2 isthmus dimensions for the placement of transarticularscrews .Spine(Phila Pa1976), 25(12): 1542-1547.
Menendez JA, Wright NM, 2007. Techniques of posterior C1-C2 stabilization. Neurosurgery, 60(1 Suppl 1): S103- S111.
Menezes AH,2010. Occipitocervical fixation. World Neurosurg, 73(6): 635-637.
Neo M, Matsushita M, Iwashita Y, et al, 2003. Atlantoaxial transarticular screw fixation for a high-riding vertebral artery. Spine (Phila Pa 1976), 28(7): 666-670.
Patkar S, 2017. Craniovertebral fixation: a new technique of occipital-cervical fixation. Neurol Res,39(12):1125-1128.
Resnick DK, Lapsiwala S, Trost GR, 2002. Anatomic suitability of the C1-C2 complex for pedicle screw fixation. Spine(Phila Pa1976), 27(14): 1494-1498.
Richter M, Schmidt R, Claes L, et al, 2002. Posterior atlantoaxial fixation: biomechanical in vitro comparison of six different techniques. See comment in PubMed Commons below. Spine (Phila Pa 1976), 27(16): 1724-1732.
Seçer M, Karakoyun OD, Uluta M, et al, 2022. Salvage posterior atlantoaxial fixation techniques: A retrospective study. Neurocirugia (Astur : Engl Ed),33(6):310-317.
Singh B, Cree A, 2015. Laminar screw fixation of the axis in the pediatric population: a series of eight patients. Spine J,15(2):e17-e25.
Stulik J, Vyskocil T, Sebesta P, et al, 2007. Atlantoaxial fixation using the polyaxial screw-rod system. Eur Spine J, 16(4): 479-484.
Tan M, Wang H, Wang Y, et al, 2003. Morphometric evaluation of screw fixation in atlas via posterior arch and lateral mass. Spine (Phila Pa 1976), 28(9): 888-895.
Wang J, Xia H, Ying Q, et al, 2013. An anatomic consideration of C2 vertebrae artery groove variation for individual screw implantation in axis. Eur Spine J, 22(7): 1547-1552.
Xia DD, Lin SL, Chen W, et al, 2014. Computed tomography morphometric analysis of C2 translaminar screw fixation of Wright's technique and a modified technique in the pediatric cervical spine. Eur Spine J,23(3):606-612.
Yin Q, Ai F, Zhang K, et al, 2005. Irreducible anterior atlantoaxial dislocation: one-stage treatment with a transoral atlantoaxial reduction plate fixation and fusion. Report of 5 cases and review of the literature. Spine (Phila Pa 1976), 30(13): E375-E381.

第二节 经口咽寰枢椎复位内固定术

经口咽寰枢椎复位内固定术（transoral anterior reduction and fixation with plate，TARP）是尹庆水教授发明的一种寰枢椎前路复位内固定技术，最初被用于治疗难复性寰枢椎脱位，后经发展也可用于A型颅底凹陷症的治疗及儿童寰枢椎脱位的治疗。采用传统手术方法治疗难复性寰枢椎脱位一般需要先进行前路松解，然后再实施后路复位与固定。TARP通过前路经口咽松解，并结合特殊设计的钢板和器械的复位和固定作用，解决了难复性寰枢椎脱位前路松解同时行前路复位和固定的难题，成为治疗寰枢椎脱位的一种独创的有效方法。它将难复性寰枢椎脱位经口咽松解，然后翻转体位实施后路固定的两次手术转化为一次手术，简化了手术操作，提高了手术效率。这一技术的发明为治疗难复性寰枢椎脱位和颅底凹陷症提供了新的手段。本节主要介绍TARP的基础知识与理论。

一、经口咽寰枢椎复位内固定术的手术工具介绍

要开展TARP，首先需要了解TARP的配套器

械。目前用于 TARP 的器械包括 3 个方面：①经口咽显露系统；② TARP 复位内固定专用器械包；③外科置入物，如 TARP 钢板。

（一）经口咽显露系统

目前用于经口咽手术的显露器械主要是 Codman 经口咽拉钩系统，笔者研制了一套改进优化后的经口咽显露系统（NZW-RTRS 经口咽显露系统）（图 9-2-1 ～图 9-2-3）。其部件包括显露器框架、压舌板、软腭拉钩、深部肌肉拉钩等。NZW-RTRS 经口咽显露系统的主体是一个椭圆形的框架结构，头侧有门齿拉钩，尾侧是压舌板导轨。门齿拉钩一般用橡胶圈保护，防止损伤牙齿。压舌板一般有多种规格，用于下压舌体，张开口腔。软腭拉钩用于向上牵开软腭，增加口腔视野。深部肌肉拉钩有深浅两种规格，主要用于牵开椎前肌肉，显露寰枢椎结构。由于口腔深在，空间狭小，充分显露和良好照明是保证手术顺利实施的关键。NZW-RTRS 经口咽显露系统配有专用的医用冷光源装置，术者不用再佩戴头灯等就可获得良好的手术视野而实施手术。另外，NZW-RTRS 经口咽显露系统还配有软腭牵开器，可用于劈开软腭的扩大显露手术。

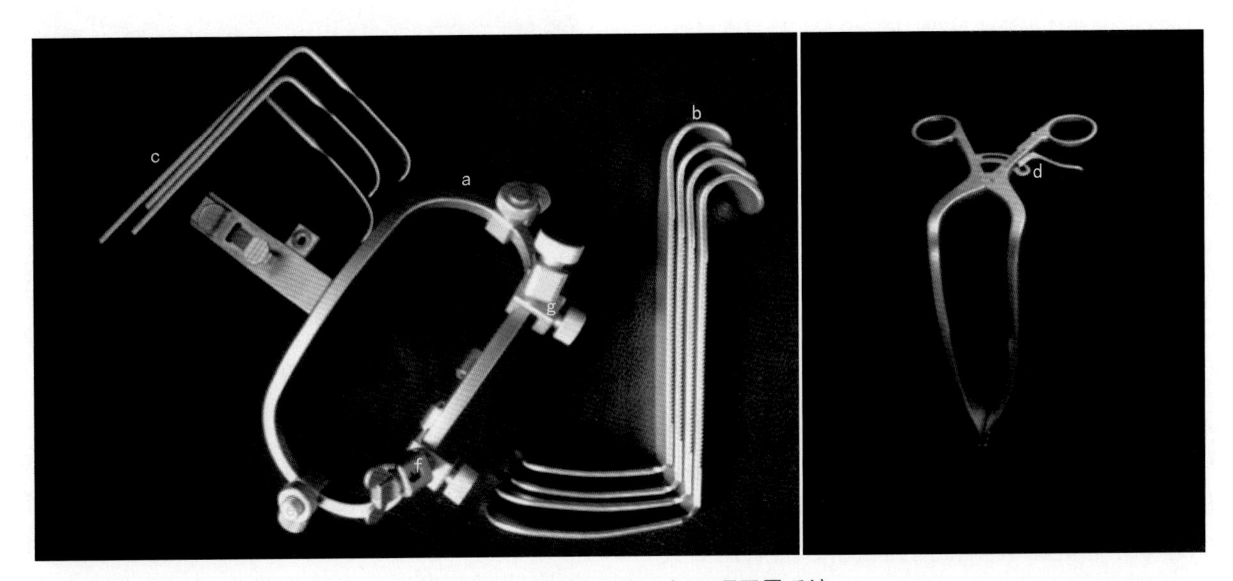

图 9-2-1　NZW-RTRS 经口咽显露系统

包括主框架（a）、压舌板（b）、软腭拉钩（c）、深部撑开器（d）等，主框架上有软腭牵开器（e）、软腭拉钩万向固定器（f）及冷光源座（g）

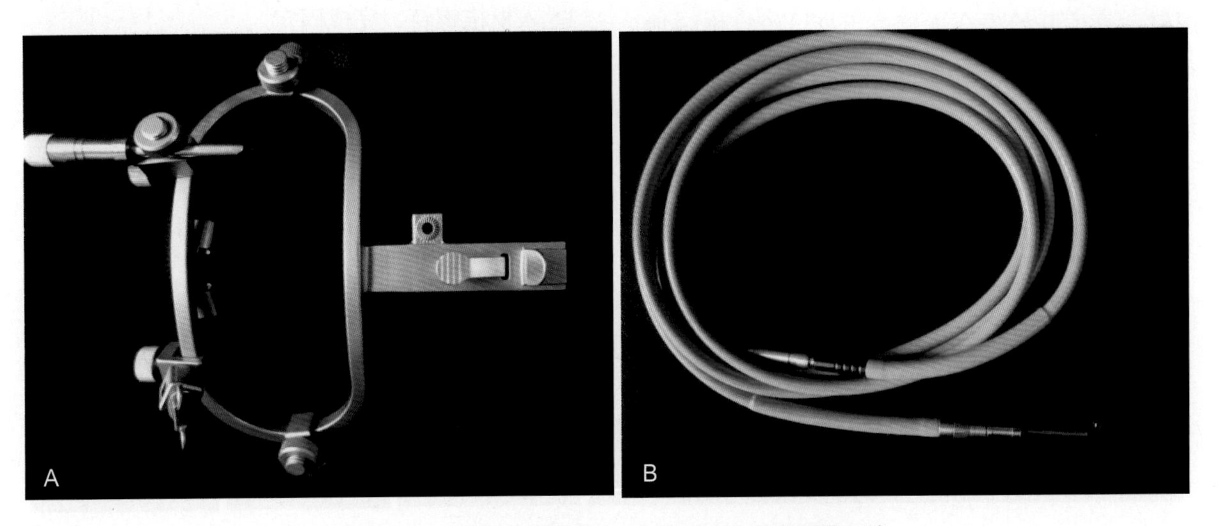

图 9-2-2　自带冷光源的 NZW-RTRS 经口咽显露系统

A. 光源头固定于框架上；B. 光纤线与光源头

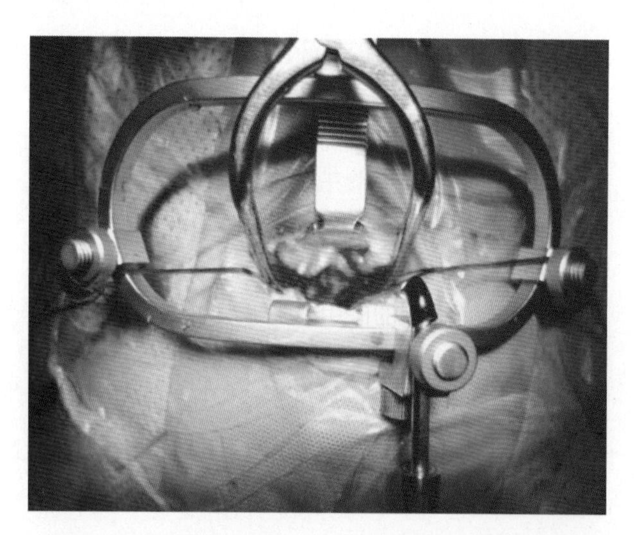

图 9-2-3 自带冷光源的 NZW-RTRS 经口咽显露系统

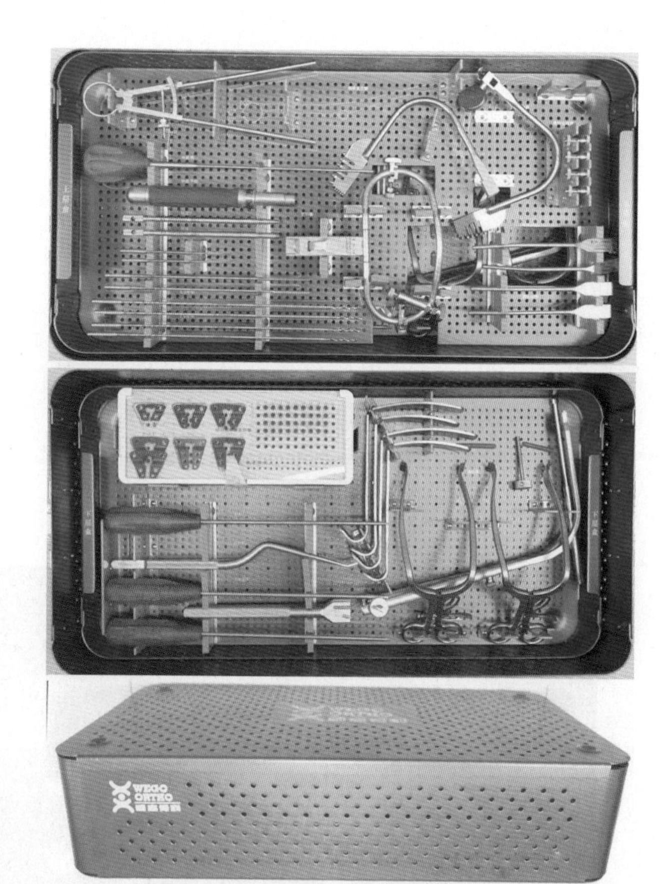

图 9-2-4 TARP 复位固定专用器械盒

（二）TARP 复位内固定专用器械包

TARP 复位内固定专用器械包主要用于实施寰枢椎前路复位和固定。工具组成如图 9-2-4 所示，主要包括 TARP 复位钳、临时复位螺钉、圆规、手钻、丝攻、长柄螺钉起子、长柄锁紧起子等工具。

其中 TARP 复位钳（图 9-2-5）是核心工具，它由撑开器上爪、撑开器下爪、手柄、推挤螺旋旋钮、手柄旋钮等结构组成。TARP 复位钳和固定在枢椎上的临时复位螺钉及 TARP 钢板配合使用。其原理如下：先行寰枢椎前路松解，然后用 2 枚螺钉将 TARP 钢板固定在寰椎侧块上，在枢椎椎体上拧入 1 枚临时螺钉。然后将复位钳的上爪钩住 TARP 钢板的横梁，下爪钩住枢椎椎体上的临时螺钉。复位开始先合拢复位手柄，给寰椎施加向上复位的力量。然后旋转推挤复位旋钮，给寰枢椎施加向后的复位力量，两者形成的合力可以将滑向前下方的寰椎推向后上方实现复位。对于颅底凹陷症患者，可将枢椎齿突向下拔出枕骨大孔，并恢复斜坡枢椎角，完成颅底凹陷症的复位。复位完成后，取下复位钳，建立枢椎螺钉通道并置入枢椎螺钉，完成固定。

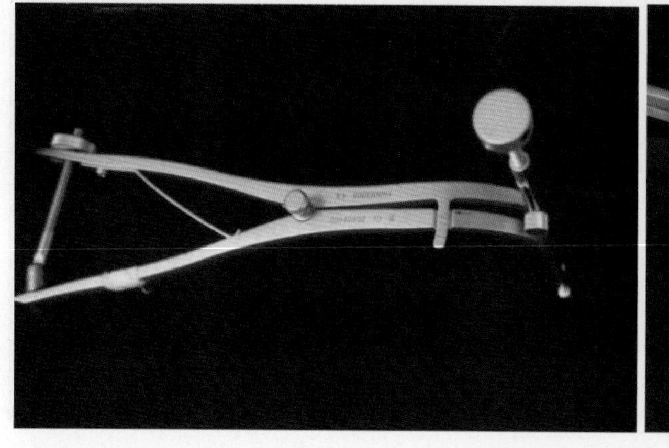
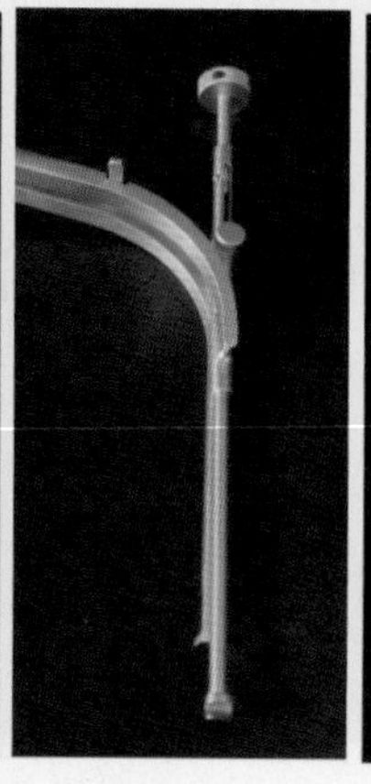
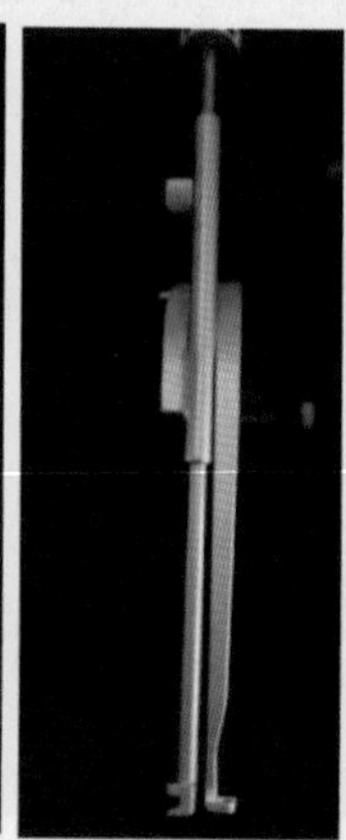
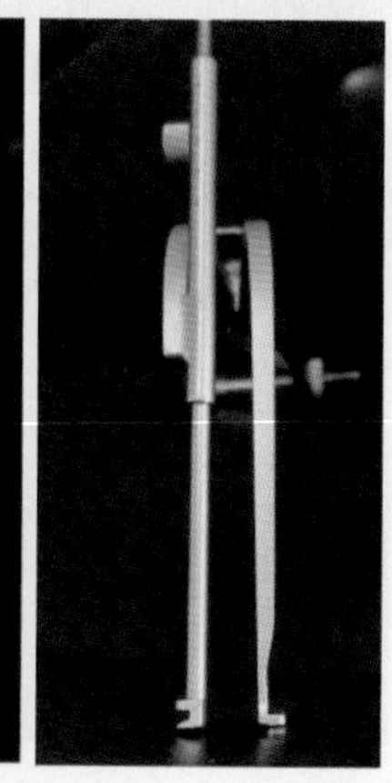

图 9-2-5 TARP 复位钳

（三）TARP 钢板

TARP 钢板是一种专门用于经口咽寰枢椎手术的内植物，其整体呈蝴蝶形，两翼通过横梁连接成为一个整体，钢板中央有滑槽，方便临时复位螺钉上下滑动。TARP 钢板经过长期使用，不断改良，目前已经从第Ⅰ代钢板发展到现在的第Ⅴ代钢板（图 9-2-6）。临床上使用较多的是第Ⅳ代、第Ⅴ代 TARP 钢板。

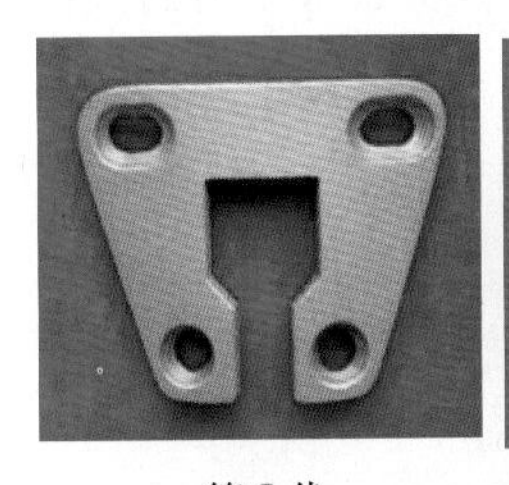
第Ⅰ代
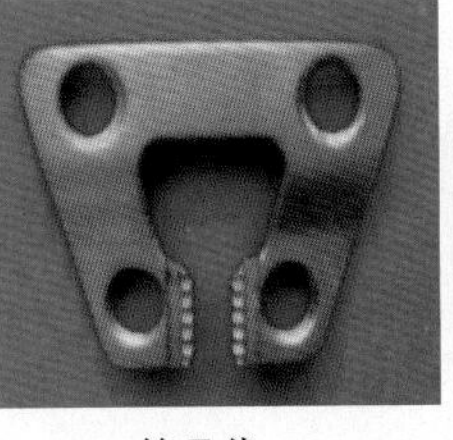
第Ⅱ代
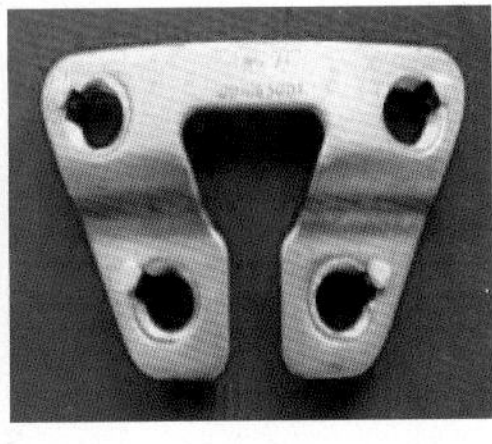
第Ⅲ代
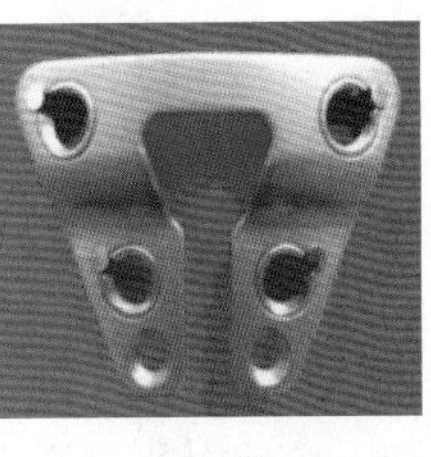
第Ⅳ代
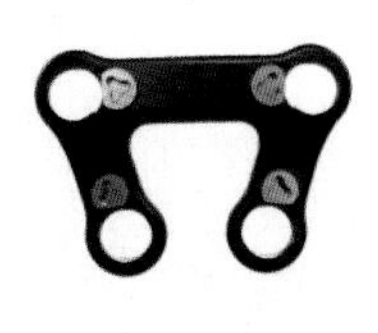
第Ⅴ代

图 9-2-6　**分别展示第Ⅰ代至第Ⅴ代 TARP 钢板**

第Ⅰ代钢板特点：钢板侧面呈平面形状，螺钉为普通螺钉，枢椎采用椎体钉技术固定。

第Ⅱ代钢板特点：钢板侧面为解剖形设计，更加贴合，螺钉为内螺纹锁定钉，枢椎采用椎体钉技术固定。

第Ⅲ代钢板特点：钢板侧面为解剖形设计，更加贴合，螺钉为挤压环锁定，枢椎开始应用逆向椎弓根螺钉技术固定。

第Ⅳ代钢板特点：钢板侧面为解剖形设计，更加贴合，螺钉为挤压环锁定，枢椎采用逆向椎弓根螺钉技术固定，与第Ⅲ代钢板的差别是增加了 2 枚枢椎小螺钉。其作用是复位完成后，用小螺钉固定钢板，然后撤离复位钳，这样可以在维持复位的情况下进行枢椎逆向椎弓根螺钉固定。

第Ⅴ代钢板特点：结合微创理念，全新设计 TARP 钢板。钢板小巧，薄而刚。锁定装置改为挤压螺钉固定，克服了锁定弹簧圈易损坏的缺陷，具备一定的提拉复位能力。由于钢板设计符合微创手术理念，手术操作时对软组织剥离少，缝合张力小。除用于成人手术外还配有儿童专用规格，可用于儿童寰枢椎手术。

二、经口咽寰枢椎复位内固定术的相关解剖学及前路置钉技术

本部分主要介绍 TARP 的相关解剖学知识，以及寰枢椎前路置钉技术。

（一）经口咽入路的软组织解剖

1. 咽腔解剖与组成　用经口咽撑开器张开口腔，正常人的口腔由四壁和底部组成，上壁是软腭和硬腭，下壁是舌体和舌根，两侧壁是面颊部，后壁是咽喉壁黏膜和肌肉。一般成人用口腔撑开器可以张开 3.5 ～ 5cm，张口困难或口腔狭窄的患者可能撑开不到 3cm。口腔深度 9 ～ 15cm。在口腔撑开器的视野下，可以见到遮挡在咽后壁前方的软腭和悬雍垂及部分咽后壁黏膜。为了改善显露，需要用软腭拉钩将软腭向上牵开或使用导尿管将其向鼻咽部拉开，以增加上方显露。大多数情况下，使用经口咽撑开器显露口腔，其上界可达斜坡下缘，下界可达到枢椎椎体下缘（图 9-2-7）。但对于颅底凹陷症患者，当其软腭几乎完全遮盖咽喉壁时，常需要将软腭劈开才可增加显露。

2. 咽后壁的软组织解剖　咽后壁由黏膜、黏膜肌层、椎前肌层和椎前韧带等结构组成（图 9-2-8）。黏膜和黏膜肌层较薄，覆盖于椎前肌肉的表层。正常人的黏膜血液供应丰富，并有丰富的淋巴组织。咽喉壁炎症时，可见咽喉壁黏膜组织充血，并可以有淋巴滤泡增生。在儿童，咽喉壁的两侧可见扁桃体，如果术前发现扁桃体肿大或炎症，应先行处理，再行手术。慢性扁桃体炎患者可以先行扁桃体切除术，炎症消除后再择期行寰枢椎手术。椎前肌肉主要包括头长肌和颈长肌，前路松解手术时，需要部分横断头长肌和颈长肌。手术完成后，可先缝合椎前肌肉层，降低缝合张力，再严密缝合黏膜和黏膜肌层，有

助于降低感染率。

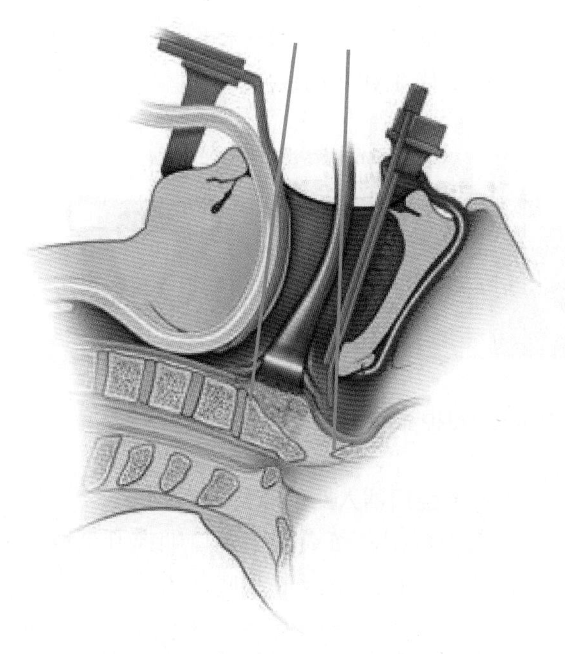

图 9-2-7　经口咽入路使用经口咽撑开器显露口腔，其上界可达斜坡下缘，下界可达到枢椎椎体下缘

（二）经口咽入路的相关血管解剖

实施经口咽寰枢椎手术时，需要了解颈动脉和椎动脉的解剖变异情况，防止出现血管损伤等严重并发症。

颈动脉一般位于椎旁肌的外侧，旁开中线 2.5 ～ 3.5cm。大多数情况下，采用中线切口实施经口咽手术时，不易伤及颈动脉。少数情况下，患者的颈动脉存在变异情况，表现为一侧或两侧颈动脉向内扭曲，接近中线，甚至越过中线到对侧，这时颈动脉覆盖于寰椎或枢椎前方（图 9-2-9）。如果术前未做全面检查，术者不了解这一变异情况，极有可能伤及颈动脉，导致难以控制的大出血。

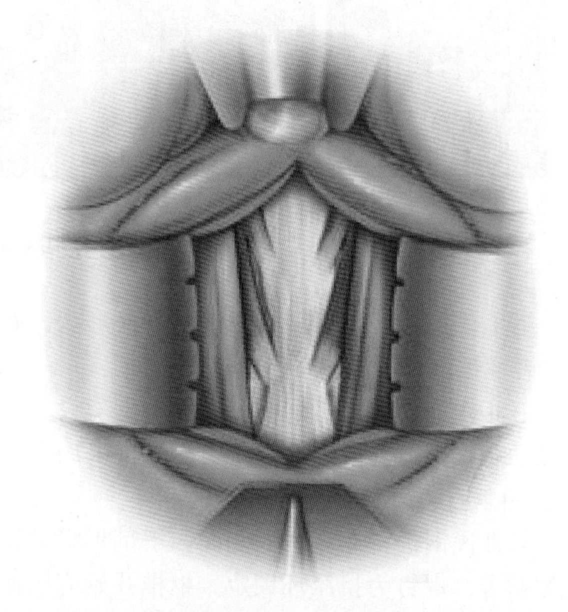

图 9-2-8　切开咽后壁黏膜和黏膜肌层，分离椎前肌，可以见到椎前韧带等结构

椎动脉也是经口咽寰枢椎手术需要重点保护的血管，当椎动脉存在紧密高跨变异时，应该避免采用逆向椎弓根螺钉技术，避免螺钉进入椎动脉孔造成血管损伤。

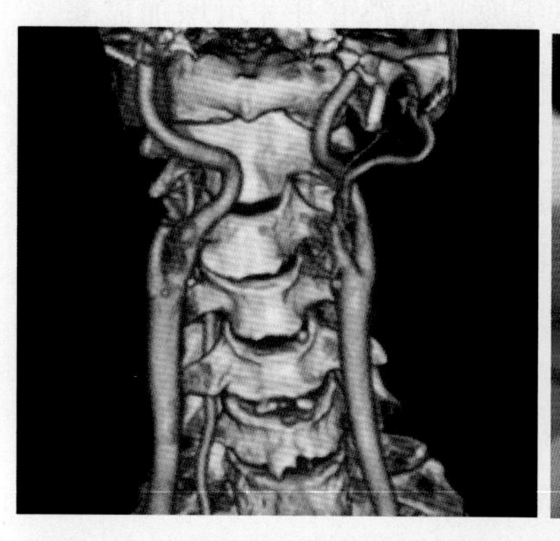

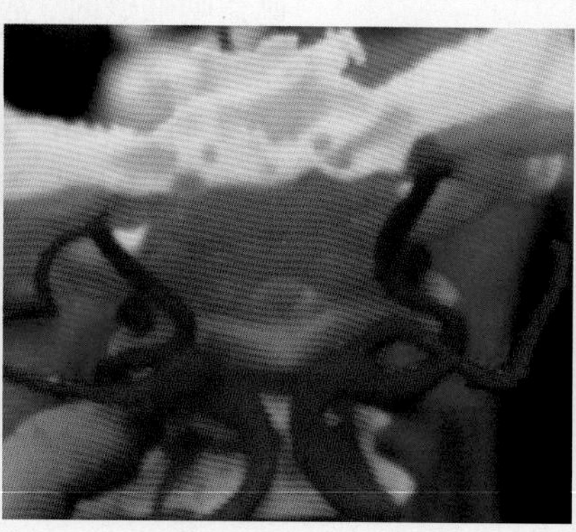

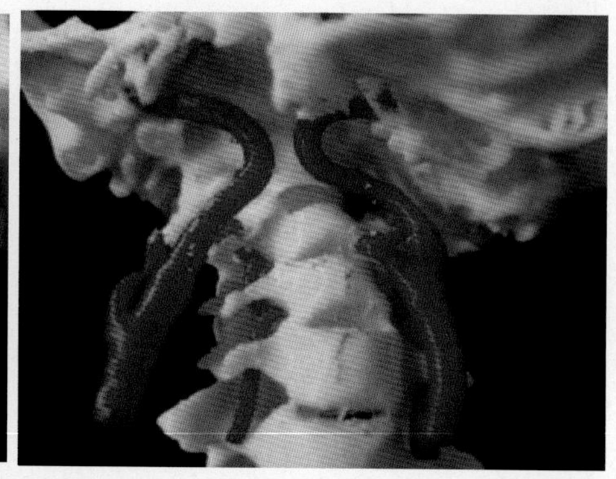

图 9-2-9　患者颈动脉存在变异，表现为一侧或两侧颈动脉向内扭曲，接近或超过中线，颈动脉完全或部分覆盖寰椎或枢椎前方。实施经口咽前路手术时术前必须排除这种变异情况，以免发生颈动脉损伤

（三）寰枢椎前路置钉技术

TARP 需要实施 TARP 钢板固定时，需要在寰椎和枢椎置入螺钉。

1. 寰椎前路侧块螺钉固定与逆向椎弓根螺钉

固定技术 寰椎侧块螺钉的进钉点一般在侧块的中点（水平中分线与垂直中分线的交点），具体可以根据 TARP 钢板的孔距稍作调整。进钉方向：矢状面指向寰椎后弓，冠状面向外偏斜 15° ～ 20° （图 9-2-10）。大多数情况下寰椎前路侧块螺钉的固定强度可以满足临床需要，少数情况下也可以置入寰椎逆向椎弓根螺钉，这样可以获得比侧块螺钉更长的钉道和更大把持力。寰椎前路逆向椎弓根螺钉需要贯穿侧块和寰椎后弓，手术需要在透视下实施，以确保螺钉精确穿过寰椎后弓，螺钉应该尽量避免偏上穿出侧块，否则有伤及椎动脉的风险。

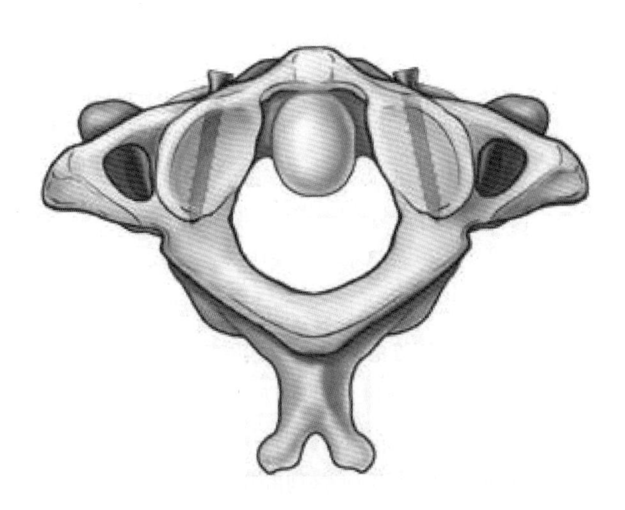

图 9-2-10 寰椎前路侧块螺钉固定技术，冠状面向外偏斜 15° ～ 20°

2. 枢椎椎体螺钉、枢椎逆向椎弓根螺钉和关节突螺钉固定技术 枢椎椎体螺钉与普通的颈椎前路手术椎体螺钉置钉方法基本相同。置钉方向一般内倾 15° 左右，避免向外进入椎动脉孔，伤及椎动脉。椎体螺钉固定虽然是一种安全简便的置钉固定方法，但其螺钉的钉道较短，把持力一般，用于骨质疏松症患者，强度较差，不推荐使用。

枢椎逆向椎弓根螺钉固定技术具有钉道较长、把持力强的特点，可以单侧或双侧应用。其置钉方法如下（图 9-2-11）：螺钉进钉点旁开枢椎中线 6.5mm，距离上关节面 3mm 左右。以枢椎齿突为参考，钉道指向外下方，一般外倾 30° ～ 35° ，尾倾 15° 左右。

当患者因颅底凹陷出现枢椎上移时，经口咽实施逆向椎弓根螺钉置入有时会受到上颌门牙的影响，不能获得足够的尾倾角。这时可以将螺钉贴近枢椎上关节突的关节面下方指向外侧置钉。虽然螺钉位于关节突内，不经过椎弓峡部，螺钉较短，但其把持力明显高于普通的椎体螺钉。这种置钉方法称为“枢椎前路关节突螺钉置入”，也可理解为“短程逆向枢椎椎弓根螺钉置入”。

临床上，当枢椎一侧的椎动脉孔变异（紧密高跨）不适合置入逆向椎弓根螺钉时，可以采用一侧逆向椎弓根螺钉与对侧的椎体螺钉或关节突螺钉混搭的固定方式，同样可以获得足够的力学强度，是一种值得推荐的内固定方式。

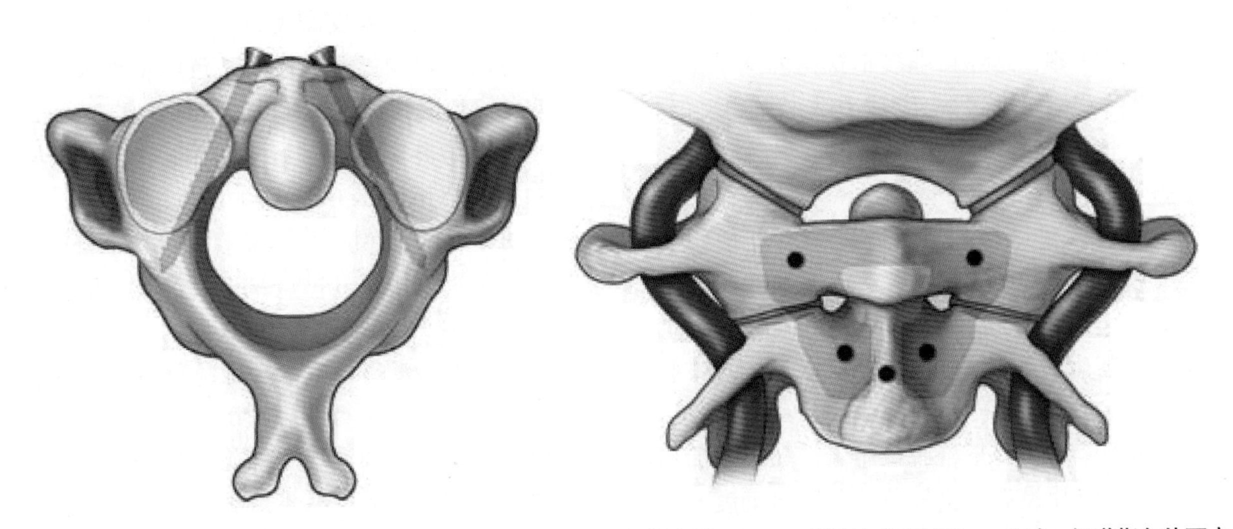

图 9-2-11 枢椎逆向椎弓根螺钉固定技术：螺钉进钉点，旁开枢椎中线 6.5mm，距离上关节面 3mm 左右。钉道指向外下方，一般外倾 30° ～ 35° ，尾倾 15° 左右

三、经口咽寰枢椎复位内固定术的术前评估与准备

实施TARP前，一般需要进行充分的术前准备，并行术前评估，然后实施手术，以保证手术顺利，降低手术并发症。

（一）经口咽寰枢椎复位内固定术的适应证与禁忌证

1. *手术适应证* ①需要经口咽松解的难复性寰枢椎脱位患者；②不适合后路固定手术的寰枢椎脱位患者；③合并寰枢椎脱位的颅底凹陷症患者；④寰枢椎后路手术失败，需要行前路翻修手术的患者；⑤颅底凹陷症后路手术失败，需要行前路翻修的患者；⑥寰枢椎前方骨性结构基本完整，适合前路置钉固定的患者；⑦排除咽喉壁感染、化脓性扁桃体炎者；⑧骨质良好，无骨质疏松症者。

2. *手术禁忌证* ①存在咽后壁感染、口腔炎症或龋齿的患者；②有化脓性扁桃体炎者；③有严重骨质疏松症者；④寰枢椎前方结构缺失，不适合前路螺钉固定者；⑤患者全身情况差，有全身感染、败血症等不适合手术者。

（二）经口咽寰枢椎复位内固定术的术前准备

1. *全身准备* 要实施TARP，首先应该了解患者全身情况，有无糖尿病、营养不良、严重肝肾功能损害等慢性疾病。有以上情况者，应该先请内科会诊，并进行相应的治疗，以改善全身营养状况、调理肝肾功能、调节血糖，为手术创造条件。

2. *口腔准备* 是经口咽寰枢椎内固定手术的重要环节。患者入院后，应该首先检查了解患者的口腔情况，判断是否有龋齿、扁桃体炎、急性咽炎等口腔疾病。如果有以上情况，应该请口腔科会诊，进行相应治疗。患者即使没有以上疾病，也应该常规洁牙，并于术前3天开始给予氯己定漱口液漱口，口服甲硝唑等，抑制口腔细菌生长，为口咽手术创造良好的口腔环境。

3. *颅骨牵引* 寰枢椎脱位患者，如果术前颈椎过伸过屈位片没有丝毫复位迹象和可动度，可以行颅骨牵引1～3天，帮助判断寰枢椎脱位的类型，为手术策略的制订提供依据。一般建议使用颈椎双向牵引技术，其比一般的单向颈椎牵引更为有效。如果牵引3天左右，拍片提示寰枢椎有部分复位，则判断为可复性寰枢椎脱位，不用继续牵引，直接选择后路手术就可以。如果双向牵引1周以上，仍无任何复位迹象，则判断为难复性寰枢椎脱位，可以考虑行经口咽松解复位内固定手术。当然，现在为了缩短住院时间，一般术前牵引时间不超过3天；也可以采用术中全身麻醉下大重量牵引判断复位程度的方法确定手术方式。

4. *术前资料准备* 寰枢椎脱位患者入院以后，除了一般性全身检查外，重点应该围绕寰枢椎脱位行颈椎过伸过屈位摄片及颈椎薄层CT、颈椎CTA、颈椎MRI检查。这些资料对确定诊断、分析病情、制订手术方案都具有重要的价值。

（三）经口咽寰枢椎复位内固定术的术前评估

实施TARP的患者应该重视术前资料的评估，以确定合理的手术方案，降低手术风险和减少并发症。术前评估主要包括以下几个方面。

1. *判断寰枢椎脱位的类型、确定是否需要实施经口咽寰枢椎松解内固定手术* 患者入院后，先通过颈椎过伸过屈位片简单判断是否为可复性寰枢椎脱位。如果颈椎过伸过屈位片显示无任何复位迹象，则可实施颅骨牵引，结合床旁摄片或颅骨牵引下CT检查进一步判断寰枢椎脱位的类型。

2. *寰枢椎骨性结构的测量* 借助影像储存与传输系统（PACS），在寰枢椎薄层CT片上测量寰椎螺钉钉道的长度和置钉角度，枢椎逆向椎弓根螺钉的置钉角度和长度及备选的枢椎关节突螺钉的置钉角度和长度等，供手术时参考。

3. *椎动脉解剖变异评估* 借助CT椎动脉造影检查及枢椎薄层CT扫描切片，了解颅颈交界区椎动脉走行变异情况，优势椎动脉位于哪一侧，并判断枢椎椎动脉孔的解剖变异类型，确定是否适合逆向椎弓根螺钉固定等。

4 *颈动脉变异评估* 实施经口咽寰枢椎手术要重视颈动脉的走行变异情况。正常颈动脉一般远离中线，大多数情况下实施经口咽手术时，不易伤及颈动脉。但也有少数患者的颈动脉极度内聚，覆盖于寰椎或枢椎前方（图9-2-9）。如果术者不了解这一变异情况，仍按照平时经验实施经口咽手术，极有可能伤及颈动脉，导致难以控

制的大出血。

四、经口咽寰枢椎复位内固定术的操作技术

经过以上全面而周密的术前准备，就可以实施经口咽手术了。主要手术步骤如下。

（一）手术麻醉与插管

经鼻气管插管全身麻醉（一般无须气管切开）下实施手术。气管插管不能使用普通的塑料气管插管，必须选用有弹簧的加强型气管导管。因为手术显露过程中深部撑开装置会对气管导管施加压力，普通气管导管无法承受压力而会导致管道狭窄或闭合造成通气困难，而加强型气管导管可以耐受压力。为了方便术者（右利手）缝合切口，气管导管一般置于患者的右侧鼻腔，左侧鼻腔用于放置鼻胃管。

（二）手术体位

手术时，患者取仰卧位（图 9–2–12），肩后用软枕垫高，颈下垫圆枕，枕部垫颈圈或软垫，保持颈椎后仰。术中维持颅骨牵引，牵引重量为 6 ～ 10kg。适当调整床头，保持头高足低位，利于颈部静脉回流，减少手术出血。经口手术的术者与助手站位及设备摆放：术者位于患者右侧，助手站于对侧，麻醉医师位于患者头侧。C 形臂平移推至头颈部位进行透视，用毕将其向头侧移开（图 9–2–13）。

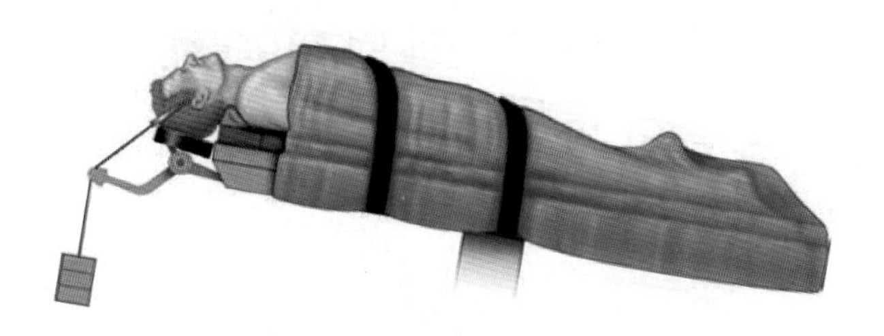

图 9–2–12 TARP 手术体位

患者仰卧，背部垫高，保持头后仰，术中维持颅骨牵引，并调整手术床至头高足低位

（三）手术前的口腔清洗

为了降低手术感染率，一般在手术正式铺单前，先用氯己定、过氧化氢、碘伏和生理盐水清洗口腔。正式消毒铺单完成，切开组织之前，重复以上步骤，再次进行口腔清洗，直至口腔清洗液清亮为止。

（四）手术关键步骤

1. *切口* 手术采用咽后壁正中切口，长 3 ～ 4cm。上方起于寰椎前结节，下方止于舌根部。一般用长柄小圆刀浅浅切开黏膜和黏膜肌肉层，然后改用长柄电刀纵向切开，并向两侧剥离椎前肌肉组织。

2. *软组织的松解* 一般认为影响复位的软组织因素如下：① 挛缩带，包括挛缩的头长肌、前纵韧带；挛缩的侧块关节囊；挛缩的齿突尖韧带等。② 增生性瘢痕，包括寰枢椎侧块关节周围增生的瘢痕组织。③ 阻碍性瘢痕，主要指寰齿关节后方增生的瘢痕组织等。

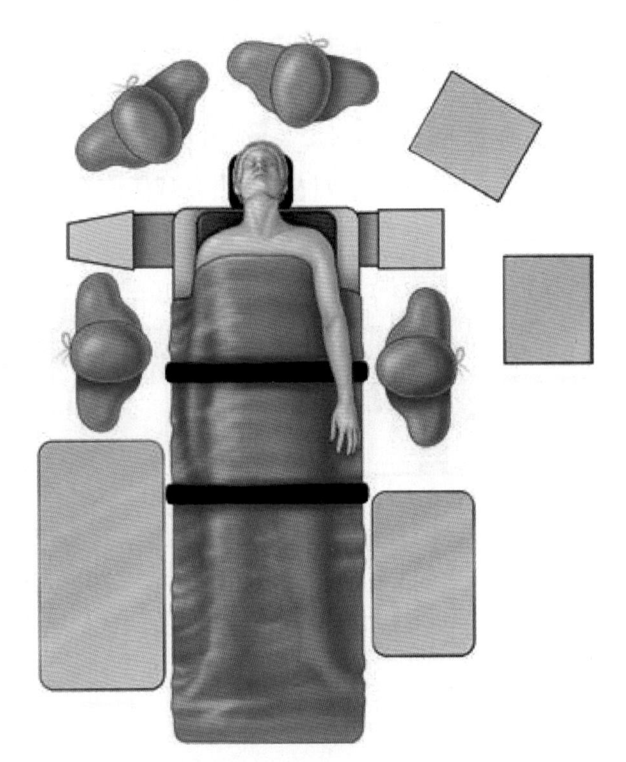

图 9–2–13 经口咽手术的术者与助手站位及设备摆放

麻醉医师位于患者头侧；术者位于患者右侧，助手站于对侧。C 形臂透视设备位于头侧，使用时平移推至头颈部进行透视，用毕将其向头侧移开

手术显露和软组织松解一般是同步进行的，术者可以一边显露和清理瘢痕组织，一边实施松解。显露开始时，可将挛缩的头长肌和颈长肌部分横断，可起到松解作用，同时也便于将肌肉向两侧剥离，以充分显露寰椎前弓、侧块及枢椎椎

体等结构。对于寰齿间隙的瘢痕组织，需要用磨钻将寰椎前弓部分切除后才可清理干净。对于两侧侧块关节间的软组织瘢痕，可用电刀清理，找到侧块关节囊后，用薄的颈椎咬骨钳向两侧切开关节囊，将铰刀插入侧块关节，通过旋转铰刀充分松解侧块关节。

3. 硬组织的松解与打磨　难复性寰枢椎脱位患者，在寰齿间隙后方有瘢痕组织甚至骨痂样组织阻碍复位，在寰枢椎侧块关节可有假关节形成，并伴有骨痂增生。这时可用高速磨钻打磨和清理这些阻碍复位的骨性增生组织，为复位创造条件。

4 骨性畸形的截骨改造和松解　对于一些合并重度侧块关节畸形、侧块关节交锁、齿突畸形、寰椎肥大及寰齿关节或侧块关节间有部分骨性融合和连接的患者，还可以使用超声骨刀实施截骨和改造手术，将难复性寰枢椎脱位转变为可复位的类型。

5. 钢板的选择与固定　寰枢椎松解完成以后，在颅骨牵引作用下，可以获得很大程度的复位。如果复位仍不理想，可以继续松解，并借助 TARP 复位器辅助复位。这时需要选择合适的钢板实施固定。钢板的大小可以根据手术前 CT 测量数据确定，也可以使用卡规进行测量，根据测量结果，选择一枚最接近的钢板实施固定。寰椎一般使用侧块螺钉固定，枢椎可以根据术前评估结果，使用双侧逆向椎弓根螺钉或逆向椎弓根螺钉与侧块螺钉混合固定。当两侧椎动脉孔均有变异，不适合逆向椎弓根螺钉固定时，可使用椎体螺钉固定。

6. 复位器的使用　TARP 复位器是专为寰枢椎脱位复位而设计的工具，主要用于经过松解以后，复位仍不理想的患者。具体操作时，先完成钛板与寰椎的固定，使其成为一个整体，然后在枢椎椎体上拧入 1 枚临时螺钉（图 9-2-14）。将 TARP 复位钳的上复位爪钩住 TARP 钢板的横梁，下复位爪钩住临时复位螺钉，这时可以张开复位钳，将寰椎上提，实现垂直复位；然后旋转复位钳的前后复位旋钮，实现寰椎的水平复位（图 9-2-15）。

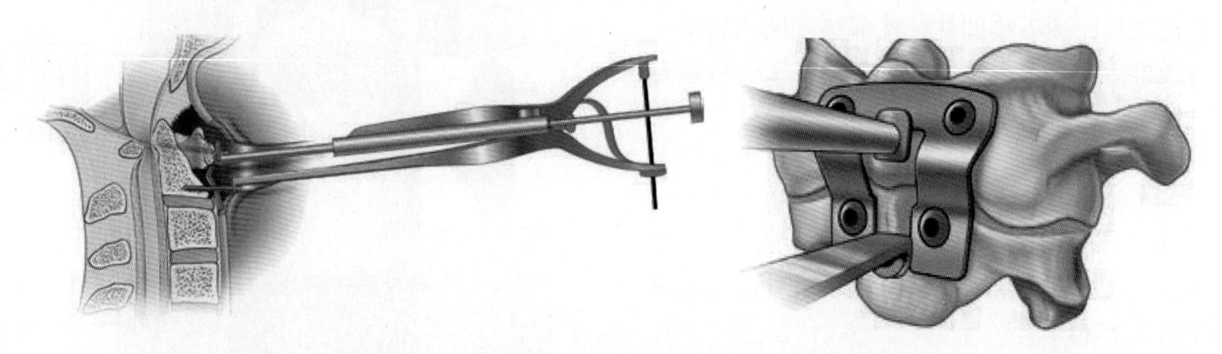

图 9-2-14　TARP 复位器与枢椎椎体的临时复位螺钉

钛板与寰椎固定后成为一个整体，并在枢椎椎体上拧入 1 枚临时螺钉，将 TARP 复位器的上复位爪钩住 TARP 钢板的横梁，下复位爪钩住临时复位螺钉后进行复位操作

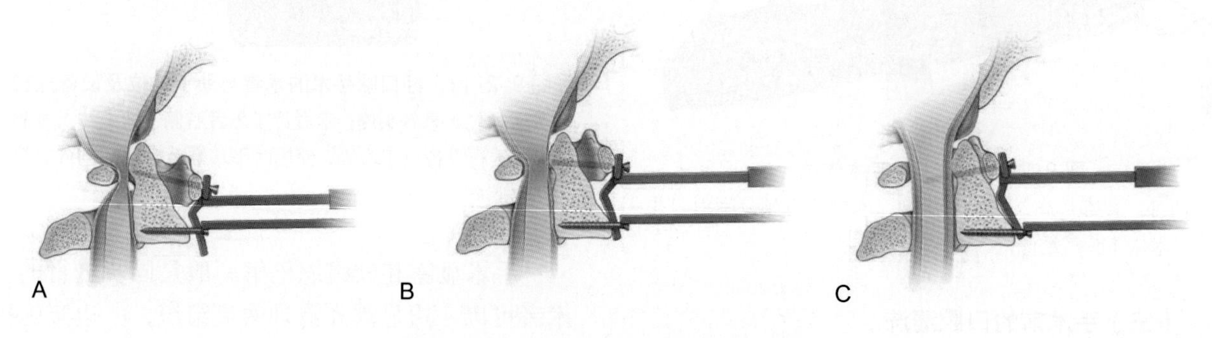

图 9-2-15　TARP 复位器辅助复位过程

A、B. 实现垂直复位；B、C. 实现水平复位

Zhang B, Liu H, Cai X, et al, 2016. Biomechanical Comparison of Modified TARP Technique Versus Modified Goel Technique for the Treatment of Basilar Invagination: A Finite Element Analysis. Spine (Phila Pa 1976),41(8):E459-E466.

Zhu C, Wang J, Wu Z, et al,2019. Management of pediatric patients with irreducible atlantoaxial dislocation: transoral anterior release, reduction, and fixation. J Neurosurg Pediatr,14:1-7.

Zou X, Ouyang B, Yang H, et al,2020. Surgical treatment for basilar invagination with irreducible atlantoaxial dislocation: transoral atlantoaxial reduction plate fixation vs occipitocervical fixation. BMC Musculoskelet Disord,21(1):825.

第三节 难复性寰枢椎脱位及颅底凹陷症的松解技术

临床上，难复性寰枢椎脱位及合并难复性脱位的颅底凹陷症单纯行颅骨牵引一般无法复位，这时需要先实施寰枢关节松解手术，将难复性寰枢椎脱位转化为可复性寰枢椎脱位，为进一步的手术复位创造条件。寰枢椎松解的方法有多种，一般根据手术入路的不同分为后路松解技术和前路松解技术两大类，前路松解技术又包括经口咽松解和经下颌下入路松解两种，其中经口咽松解技术是临床上最为常用且非常有效的松解方法，也是治疗难复性寰枢椎脱位及颅底凹陷症的关键技术。通过寰枢关节松解，可以消除阻碍寰枢椎复位的病理因素，为手术复位创造条件。本节重点介绍经口咽松解技术的方法和原理。

一、常用的寰枢关节松解入路与方法

根据手术入路不同，寰枢椎松解手术分为前路松解和后路松解两大类。寰枢关节前路松解术可以采用经下颌下颈前入路或经口咽入路。经口咽入路最为常用，采用经口咽入路可以对寰齿关节、寰枢椎侧块关节等部位进行垂直操作，松解效率高，是最佳的寰枢椎前路松解手术入路（图9-3-1）。经下颌下入路寰枢椎松解手术适合下颌骨位置较高的患者，其优点是操作过程不经口腔，手术感染风险相对较小。为了增加手术的可视性，也可以在内镜辅助下操作。但该入路易受下颌骨阻挡，需要借助特殊的刮匙工具处理寰枢椎侧块关节前方的组织瘢痕或骨痂。由于工作角度较倾

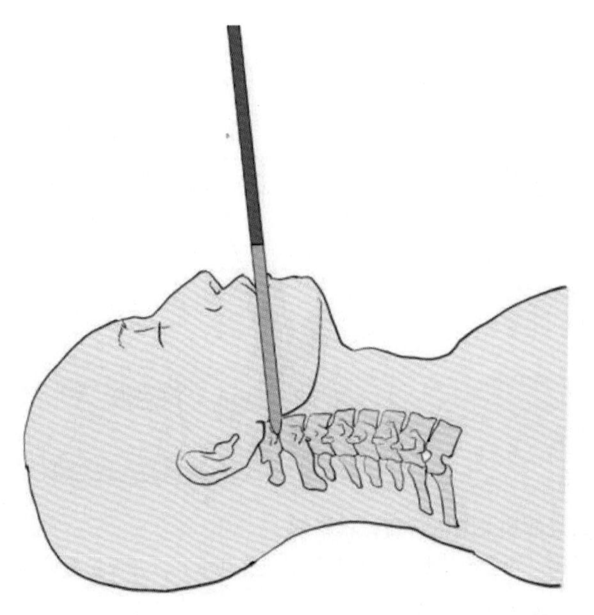

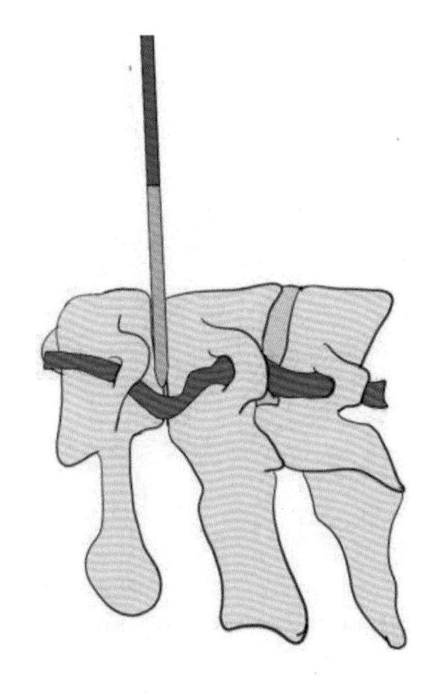

图 9-3-1 采用经口咽入路

器械可以垂直进入寰枢椎侧块关节间隙实施撑开松解操作，其是最佳的寰枢椎前路松解手术入路

斜，工具无法顺着侧块关节间隙完全进入关节进行撑开操作，松解效率较低（图 9–3–2 ）。除了前路松解术，还有后路经侧块关节松解术。这项技术主要适用于侧块关节增生和畸形及挛缩带等因素阻碍复位的情形，不适用于合并寰齿关节中线区域骨性阻挡的难复性寰枢椎脱位。实施后路松解术可以结合后路寰枢椎或枕颈内固定技术采用一个体位完成难复性寰枢椎脱位（或颅底凹陷症）手术治疗，手术部位感染风险较低。其缺点如下：实施寰枢椎侧块关节后路松解手术，首先要处理好寰枢椎侧块关节后方的静脉丛，控制其出血，才能保证清晰的手术野。另外，由于第 2 颈神经根覆盖在寰枢椎侧块关节的后方，需要切断第 2 颈神经根或将其牵开才能充分显露寰枢椎关节间隙进行操作。因椎动脉也在寰枢椎后方走行，当椎动脉发生变异时，实施后路侧块关节松解术有损伤椎动脉的风险。术前一定要行椎动脉 CT 造影检查，了解其变异情况，确认这种手术方式的安全性。对变异的椎动脉加以保护，避免损伤椎动脉造成严重后果（图 9–3–3）。

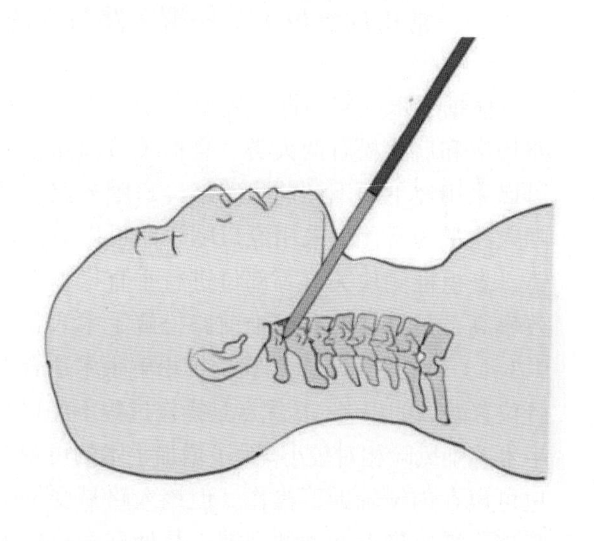
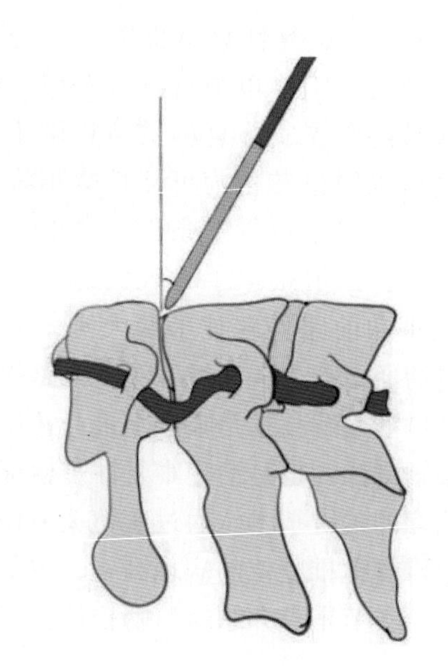

图 9–3–2　采用下颌下颈前入路

因受下颌骨阻挡，工具较难完全进入寰枢椎侧块关节间隙实施撑开和松解操作，松解效率较低

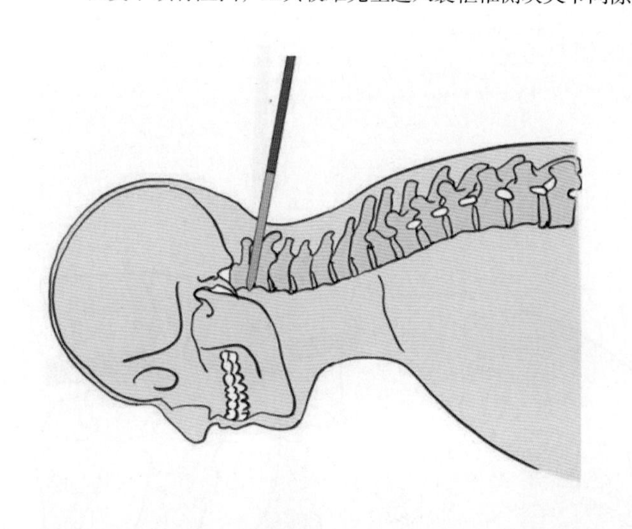
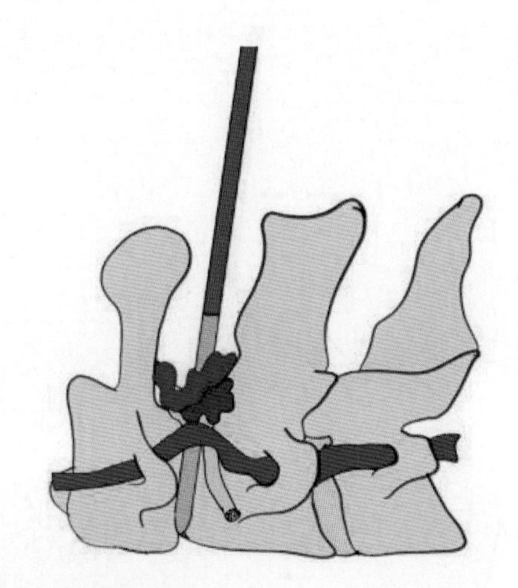

图 9–3–3　采用后路方式经侧块关节进行寰枢椎松解

首先需要处理好寰枢椎后方的静脉丛，控制出血，保证手术野清晰。还需要切断第 2 颈神经根或将其牵开，并保护好椎动脉，避免造成副损伤

二、难复性寰枢椎脱位松解手术的原理

早期，大多数学者认为难复性寰枢椎脱位复位困难主要与寰枢椎前方挛缩的软组织张力带有关，手术松解的目的主要是切断和松解这些张力带，解除寰枢椎脱位的束缚，为复位创造条件。许多医师也遵循这一原则为难复性寰枢椎脱位患者实施松解手术，但常发现有些患者的复位效果并不理想。临床实践发现，复位不理想的难复性寰枢椎脱位患者大多数合并存在寰枢椎侧块关节畸形或增生等阻碍复位的骨性因素，手术医师在行软组织松解的同时，应针对这些畸形和增生的骨性因素进行截骨和改造，消除复位阻力，才能让寰枢椎松解更加彻底有效。所以要对难复性寰枢椎脱位（或颅底凹陷症）实施有效的松解手术，了解影响难复性寰枢椎脱位的病理因素非常重要。一般认为，造成寰枢椎脱位（或颅底凹陷症）复位困难的因素主要包括软组织因素和骨性因素两方面。

1. 阻碍寰枢椎脱位（或颅底凹陷症）的软组织因素　① 挛缩带：包括挛缩的头长肌、前纵韧带；挛缩的侧块关节囊；挛缩的齿突尖韧带等。② 增生性瘢痕：包括寰枢椎侧块关节周围增生的瘢痕组织。③ 阻碍性瘢痕：主要指寰齿关节后方增生的瘢痕组织等。传统的寰枢椎松解术是基于软组织松解理论进行的，其原理是用电刀切断阻碍复位的挛缩组织，并将撑开器插入侧块关节进行撑开和松解，解除位于寰枢椎前方的挛缩张力带，为复位创造条件。

2. 阻碍寰枢椎脱位的骨性因素　除软组织因素外，难复性寰枢椎脱位还存在影响复位的骨性因素，如寰齿关节或侧块关节间增生的骨痂、骨赘、畸形的假关节，以及各种阻碍复位的结构性畸形、点状或广泛骨融合因素等。

寰枢椎松解手术的原理：①对影响复位的软组织瘢痕进行有效松解，增加寰枢关节的可动度；② 对影响复位的骨性阻挡因素进行改造或截骨，消除阻力，变难复性寰枢椎脱位为可复性寰枢椎脱位；③ 采用截骨术消除融合灶，变不可复位性寰枢椎脱位为可复性寰枢椎脱位。

三、经口咽寰枢椎松解手术

经口咽寰枢椎松解手术是一种松解效率高且较为安全可靠的技术，在临床上应用较为广泛。下面对其重点介绍。

（一）经口咽寰枢椎松解术的常用工具

要高效率实施寰枢关节松解手术，必须配备一套专用的手术工具。这些工具包括长柄电刀、长柄微型刮匙、寰枢椎侧块关节专用铰刀（撑开器）、寰枢椎侧块关节刮刀、高速磨钻、长的颈椎超薄枪钳等（图 9-3-4）。多种工具配合使用，可以收到理想的效果，下面分别对每种松解工具的用法进行介绍。

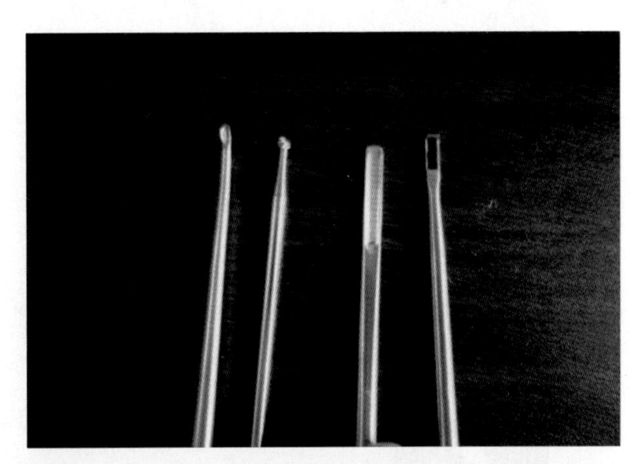

图 9-3-4　寰枢关节松解工具：侧块关节刮匙、高速磨钻、侧块关节铰刀（撑开器）、侧块关节刮刀等

1. 高速磨钻（图 9-3-5）　是实施经口咽松解手术的基本工具，高速磨钻在经口咽松解手术中主要承担以下任务：① 打磨寰椎前弓及枢椎齿突，清理寰椎前弓和齿突之间的瘢痕组织或骨性增生物。我们知道，寰枢椎脱位患者寰齿间隙一般会有阻碍复位的瘢痕组织或骨痂等结构，必须将其清理和磨除才利于复位。由于寰椎前弓遮挡于齿突前方，可以先用高速磨钻切除部分寰椎前弓到达齿突前方，然后进行瘢痕组织清理、骨痂磨除等操作。②打磨侧块关节。难复性寰枢椎脱位和颅底凹陷症患者常有假关节形成，手术松解时需要用高速磨钻将寰枢椎侧块增生的唇缘打磨平整。另外，在对寰枢椎侧块关节进行撑开操作后，

也可用磨钻打磨清理关节软骨组织，为植骨融合创造条件。③磨削增生的骨赘，去除阻挡复位的骨性组织。使用高速磨钻可以清理骨赘，改造增生，在消除阻挡因素等方面发挥重要作用。④截骨改造畸形，消除融合点，将不利于复位的骨性因素转化为可复位因素。例如，对于齿突钩状畸形的寰枢椎脱位，可以用高速磨钻将齿突截断，再进行复位；对于一些局部已经有骨性融合的不可复性寰枢椎脱位，也可以用高速磨钻将融合点打断，转为可复性寰枢椎脱位。

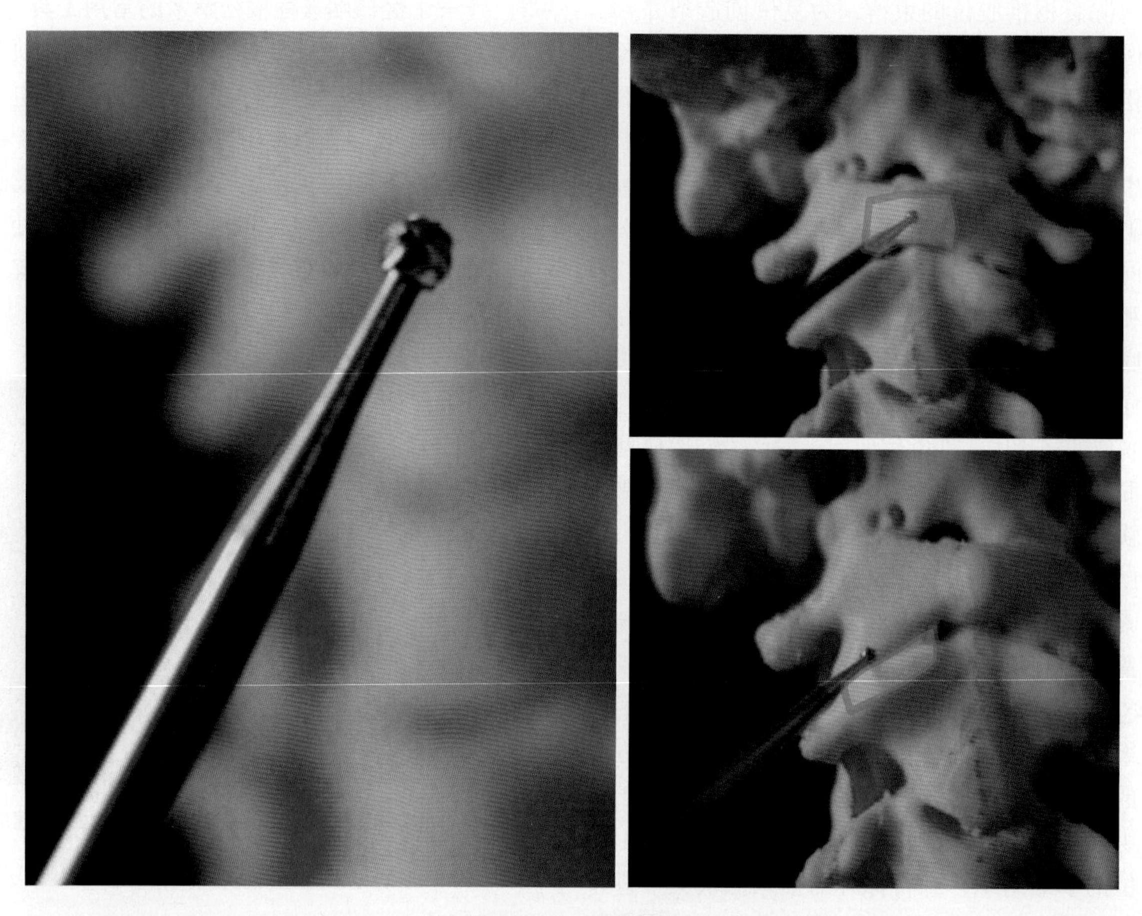

图 9-3-5　**高速磨钻**

作用：① 打磨寰椎前弓及枢椎齿突；② 打磨侧块关节；③ 磨削增生的骨赘，去除阻挡复位的骨性组织；④ 截骨改造畸形，将不利于复位的骨性因素转化为可复位因素

2. 薄枪钳（图 9-3-6）　实施寰枢椎前路松解手术时，需要用到薄枪钳。用它可以切开或切除寰枢椎侧块关节囊，清理增生骨赘，清理关节软骨，切除部分寰椎前弓等。

3. 侧块关节撑开器（铰刀）（图 9-3-7）　寰枢椎侧块关节撑开器是经口咽松解的重要工具，其头部侧面扁尖，方便插入寰枢椎侧块关节间隙，有 3mm、4mm、5mm、6mm、8mm 宽度等几种规格，手术时，将撑开器横向插入寰枢椎侧块关节间隙，然后垂直旋转 90° 将寰枢椎侧块关节间隙撑开。也可通过抬高和摇摆手柄实现撬拨松解功能。交替使用不同规格的撑开器，可以有效实现寰枢椎侧块关节松解。另外，撑开器还可起到清除寰枢椎侧块关节软骨的作用，是寰枢椎前路松解手术必不可少的工具。

4. 侧块关节刮匙和刮刀（图 9-3-8）　侧块关节刮匙和刮刀的作用主要是清理关节软骨，为骨融合创造条件。寰枢椎松解工具包配备了微型刮匙和微型刮刀两种工具，这两种工具交替使用，可以较为彻底地清理关节软骨，提高效率。

（二）寰枢椎软组织松解四步法

1. 第一步　切断头长肌，清理浅面软组织瘢痕，消除软组织张力带对复位的影响（图 9–3–9）。通常认为，寰枢椎前方挛缩的头长肌、前纵韧带和关节囊是阻碍复位的软组织因素，它们像一个张力带牵拉着寰枢椎，阻止其复位。可以通过手术横向切断头长肌、切开关节囊、清理软组织瘢痕等方法实施软组织松解。

手术要点如下。

（1）显露的同时用长柄电刀清理浅面瘢痕。

（2）一边清理，一边冲洗。

（3）横向切断头长肌时要注意两边的宽度不能过度靠外，一般尽量不要超过侧块关节的中外1/3 水平。向两侧切开关节囊时应注意避免伤及颈动脉和椎动脉等重要血管。

2. 第二步　切除部分寰椎前弓，清理齿突前方瘢痕（图 9–3–10）。

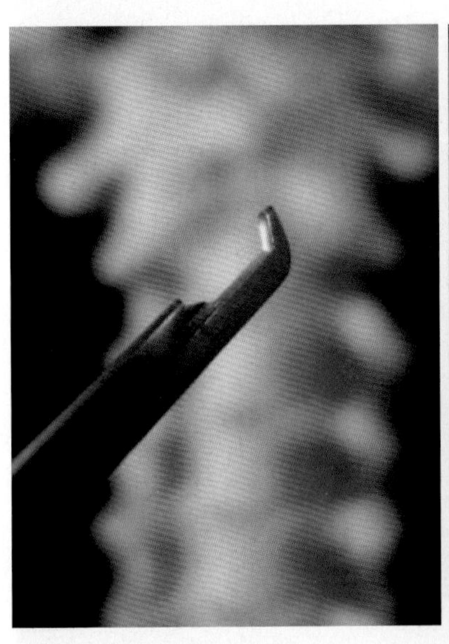
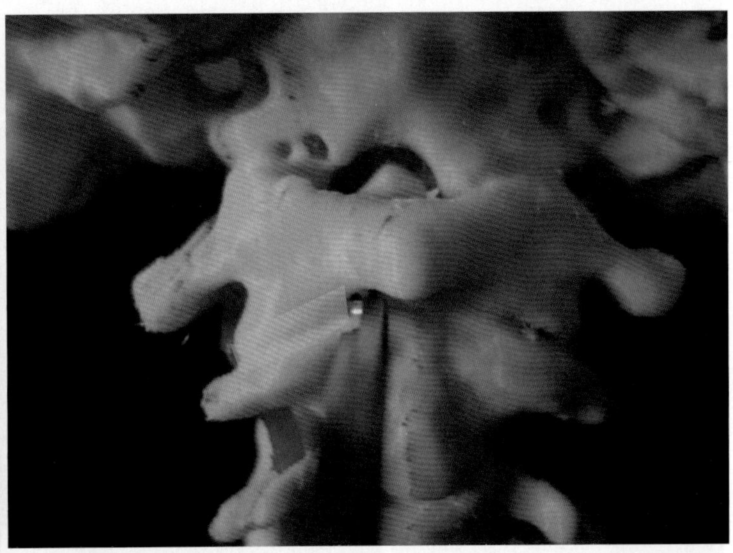

图 9–3–6　**薄枪钳**

在经口咽松解手术中主要发挥以下作用：① 切开寰枢椎侧块关节囊；②参与清理寰枢椎侧块关节软骨；③ 切除寰椎前弓；④用于齿突切除手术

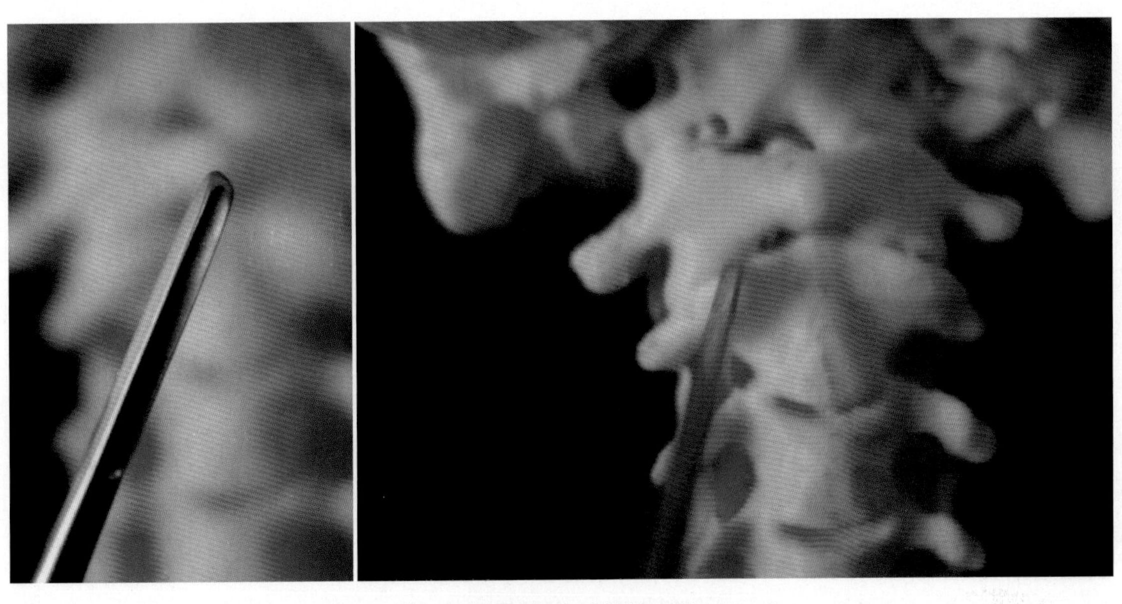

图 9–3–7　**寰枢椎侧块关节撑开器（铰刀）**

作用：①打开侧块关节；②撑开并维持侧块关节高度；③清除关节软骨

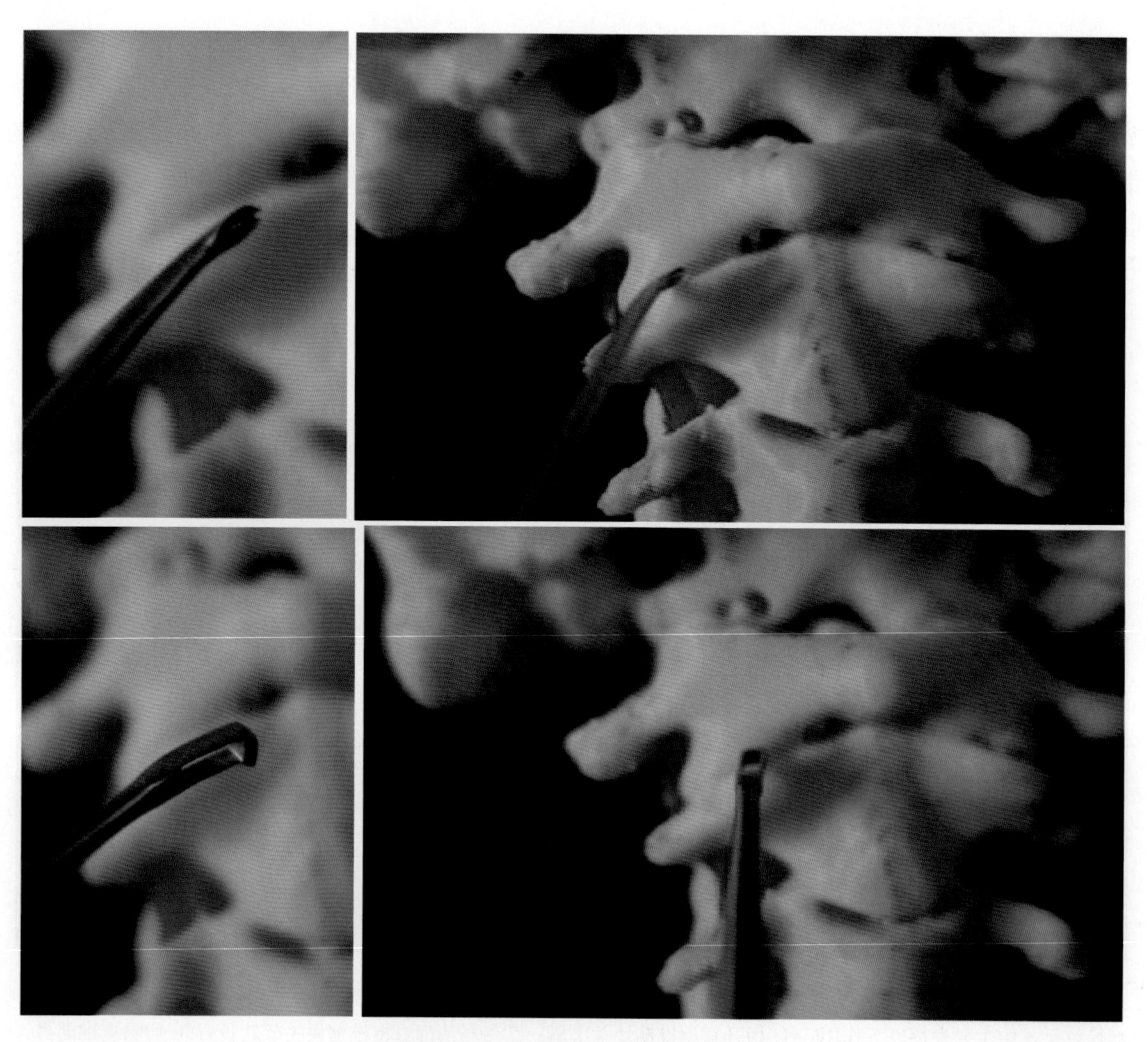

图 9-3-8 **侧块关节刮匙和刮刀**

作用：刮除寰枢椎侧块关节面的关节软骨，利于植骨融合

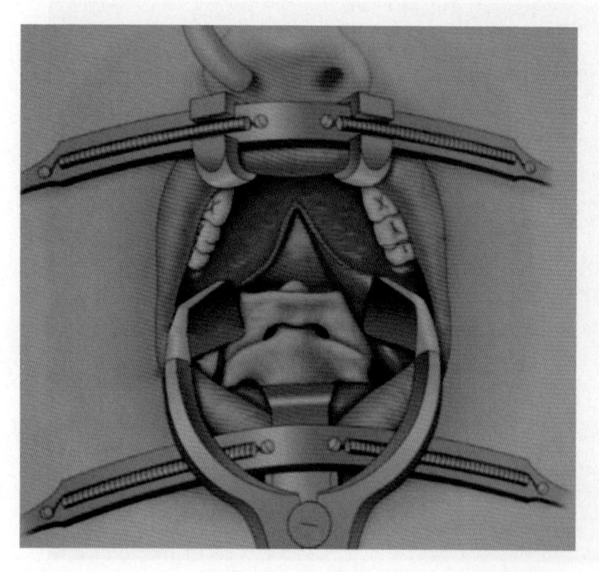

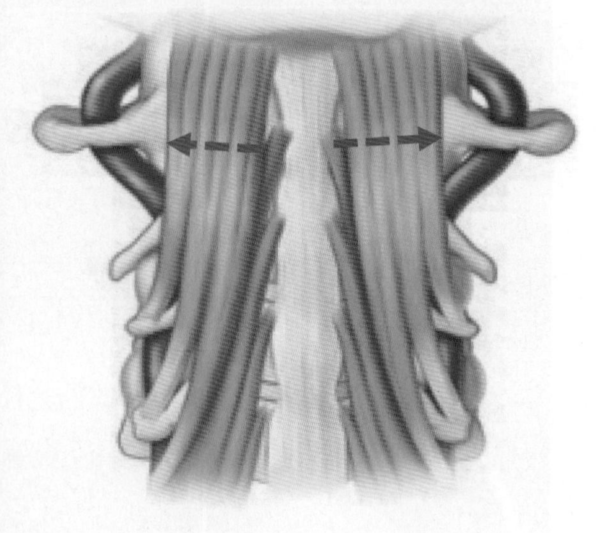

图 9-3-9 **松解第一步**

切断头长肌，清理浅面软组织瘢痕

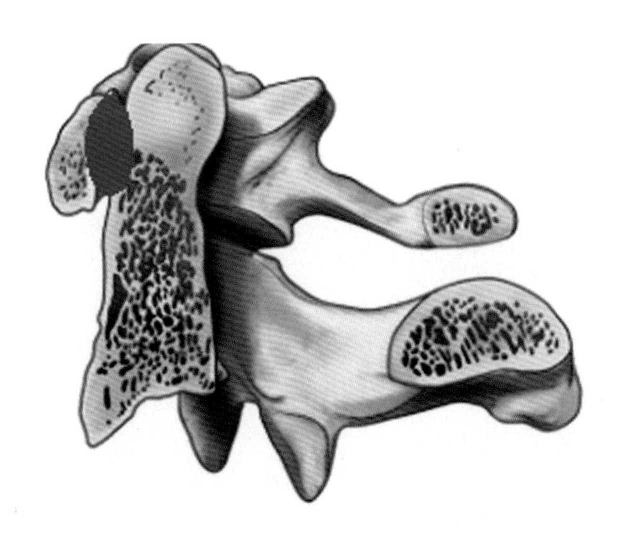

图 9-3-10 松解第二步

切除部分寰椎前弓，清理齿突前方瘢痕

手术要点如下。

（1）寰齿间隙组织增生是阻碍复位的重要因素之一。

（2）用电刀清理齿突前方的软组织瘢痕。

（3）用磨钻磨除骨性增生。

3. 第三步 松解齿突尖韧带（图 9-3-11）。

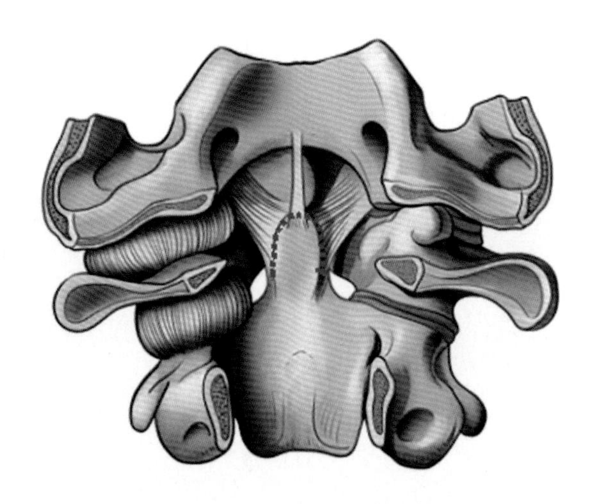

图 9-3-11 松解第三步

松解齿突尖韧带

手术要点如下。

（1）有时齿突尖韧带挛缩是阻碍复位的因素。

（2）齿突尖韧带可用刮刀切断。

（3）彻底松解后方便下拉复位。

4. 第四步 撑开并松解双侧侧块关节，清理关节软骨（图 9-3-12）。

手术要点如下。

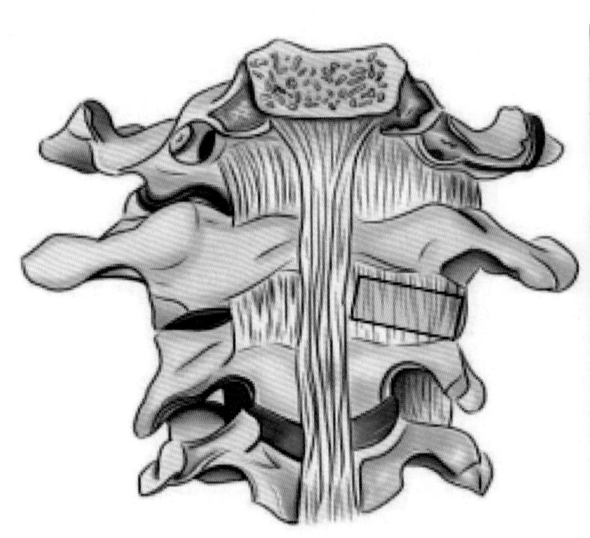

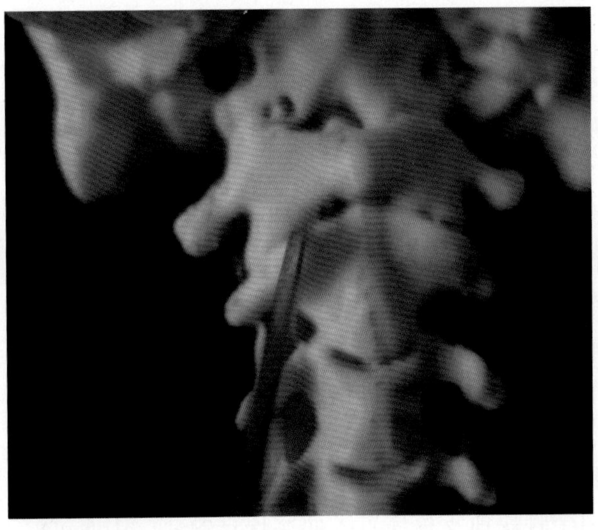

图 9-3-12 松解第四步

松解并撑开双侧侧块关节，清理关节软骨

（1）侧块关节的处理是松解复位的关键步骤。

（2）可用电刀或枪钳切开关节囊。

（3）使用专用撑开器插入侧块关节间隙，将关节间隙打开。

（4）增生骨赘累及关节软骨用高速磨钻打磨去除。

（5）用刮刀和刮匙进一步清理关节面软骨。

5. 松解成功的判断方法 采用以上四步法进行操作后，基本完成了松解过程，这时可以通过以下方法判断松解是否成功。

（1）直视下观察侧块关节是否完全打开，或用小钩探查齿突顶点，彻底松解后，枢椎齿突被下拉，探子可探及其顶部。

（2）透视下观察比较松解前后寰椎前弓与枢椎椎体下缘的距离是否被明显拉开判断松解是否成功（图 9-3-13）。

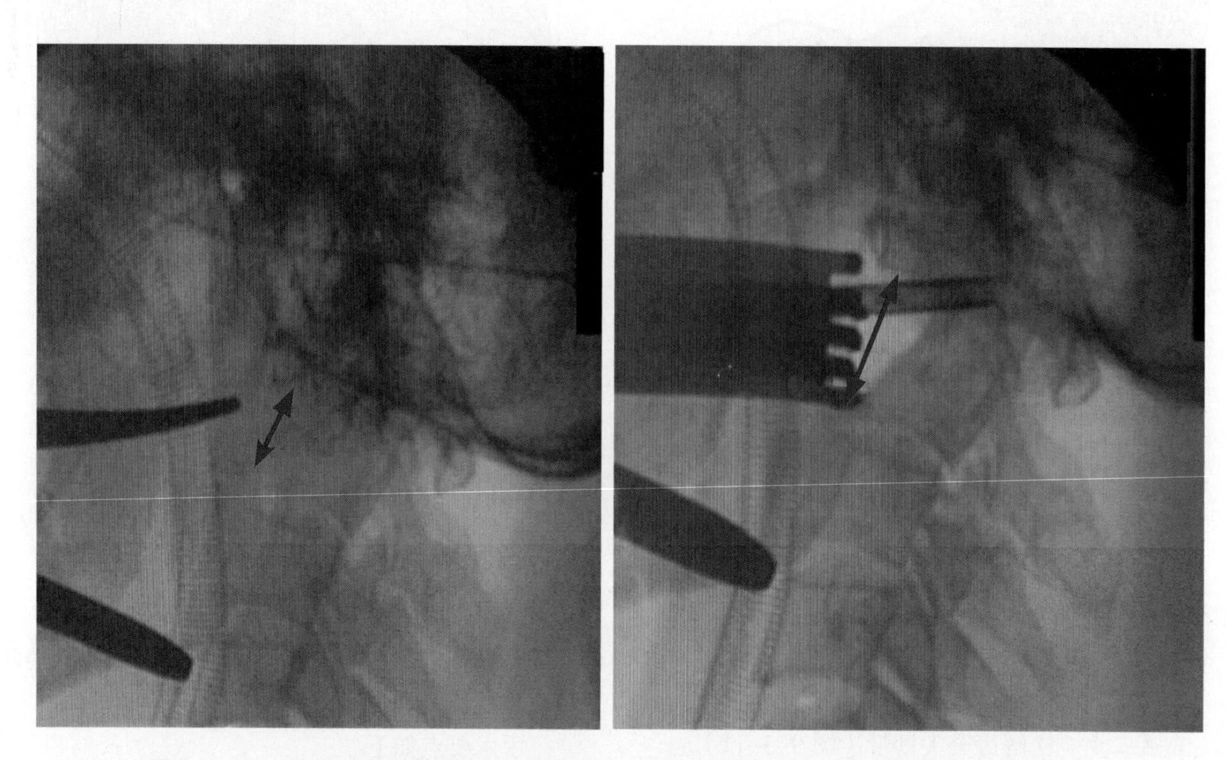

图 9-3-13 通过透视观察寰椎前弓与枢椎椎体下缘的距离是否被明显拉开判断松解是否成功

在难复性寰枢椎脱位的前路松解术的四步法中，对寰枢椎侧块关节的松解与撑开最为关键，也是最为有效的松解步骤。为什么要强调寰枢椎侧块关节的处理呢？原因如下：① 侧块关节是寰枢椎骨质最坚硬的部分，也是唯一可以通过器械进行撑开获得下拉复位的部位，如果不打开侧块关节进行松解和撑开操作，通常难以获得满意的松解效果；② 枢椎齿突和侧块是一个整体，侧块关节间隙撑开了，枢椎齿突也就自然拉下来了；③ 通过撑开和松解侧块关节，可以消除关节畸形等骨性因素对复位的阻碍，并能处理其软骨面，有利于骨块或支撑体置入而实现骨融合；④通过侧块关节撑开的程度可以判断和调节齿突下拉复位的程度。侧块关节撑开器的头部侧面呈扁尖形，当寰枢椎侧块关节因脱位或畸形而间隙很小难以进入时，可以将撑开器头部插入或击入狭窄的寰枢椎侧块关节间隙，通过撬拨、90° 旋转等操作将侧块关节打开，然后轮换使用不同规格的撑开器松解侧块关节。侧块关节充分撑开后，侧块关节周围阻碍复位的软组织也就松开了。两侧的侧块关节都充分松解后，可保留一侧的撑开器，维持其撑开高度，再处理对侧关节面，进行植骨和支撑体置入。所以侧块关节的操作和松解是寰枢关节松解成功的关键。

（三）难复性寰枢椎脱位骨性因素松解与截骨改造技术

传统观点认为寰枢椎前方挛缩的肌肉、韧带、关节囊等软组织瘢痕条带形成的“张力带”是造成难复性寰枢椎脱位复位困难的主要因素，可以通过将这些影响复位的“张力带”切断实现寰枢关节松解。这种基于软组织张力因素带学说对难复性寰枢椎脱位的理解并不全面，它忽略了骨性畸形因素对难复性寰枢椎脱位的影响。对难复性寰枢椎脱位和颅底凹陷症患者而言，除了软组织瘢痕阻碍复位外，骨性增生或结构畸形也是影响复位的重要因素，而且对后者的处理更为关键。

影响寰枢椎复位的骨性因素：本书根据影响

难复性寰枢椎脱位复位的骨性因素所在的解剖位置将其分为A、B两型。A型（旁中央型）指位于寰枢侧块关节间阻碍复位的骨性因素。其具体分为A1型（侧块关节斜坡化）、A2型（侧块关节唇样增生）、A3型（侧块关节球窝畸形）、A4型（侧块关节垂直交锁）和A5型（寰枢椎侧块关节骨痂及局灶融合）、A6型（溜肩型假关节）等。B型（中央型）指累及寰齿关节的骨性因素，具体包括B1型（寰齿间隙增生性骨痂或融合）、B2型（钩状齿突畸形）和B3型（肥大齿突畸形）等。根据不同类型，采用相应的手术方法进行处理。可以获得最佳松解效果。具体方法如下。

（1）A型（旁中央型）：骨性阻挡因素位于两边的侧块关节，具体包括以下几种亚型。

1）A1型：侧块关节斜坡化。枢椎上关节面斜坡化改变在颅底凹陷症患者中最为常见。由于枢椎上关节面呈斜坡状，寰椎侧块呈前下方滑脱趋势。如图9-3-14所示，手术切断头长肌并打开关节囊后，逐级插入撑开器，对其撑开松解，将侧块关节间隙充分打开。然后用磨钻打磨枢椎上关节面和寰椎下关节面，将其改造成较为平坦的寰枢椎侧块关节。松解完成后置入支撑骨块，并应用TARP钢板实施固定（图9-3-14）。

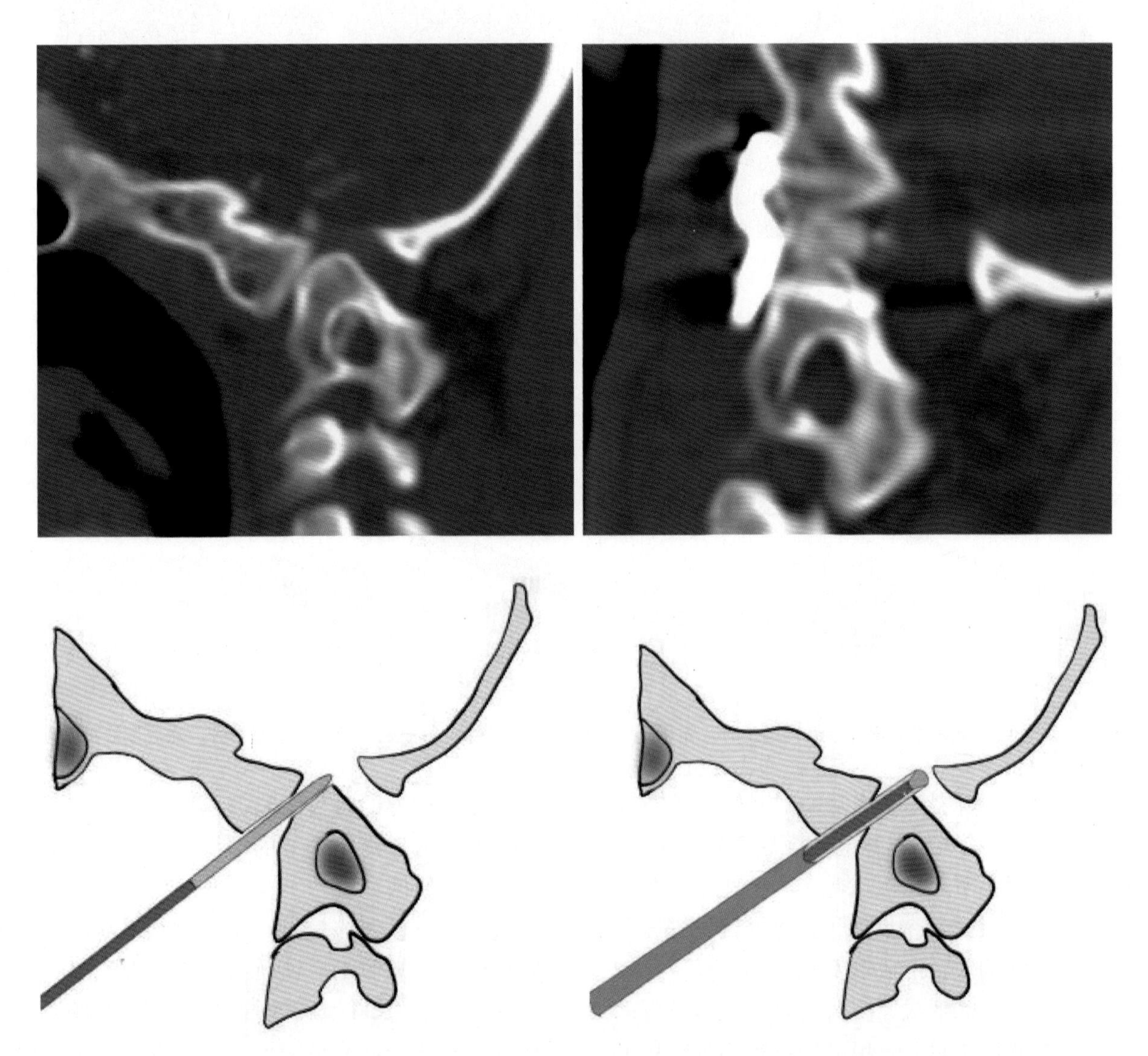

图9-3-14　针对寰枢侧块关节斜坡化，用高速磨钻打磨枢椎上关节面和寰椎下关节面，将其改造为较平坦的寰枢椎侧块关节。插入撑开器，将其撑开松解后，置入块状骨支撑，完成复位和固定

2）A2 型：侧块关节唇样增生。寰枢椎侧块关节脱位后，机体为重建寰枢椎的稳定性，刺激关节部位局部增生，形成唇样骨赘，阻碍复位。这种关节唇样增生可以发生于单侧或双侧的寰枢椎侧块关节。先用磨钻将唇样结构磨除，然后才能打开侧块关节间隙，并插入铰刀进行逐级撑开，完成侧块关节松解（图 9–3–15）。

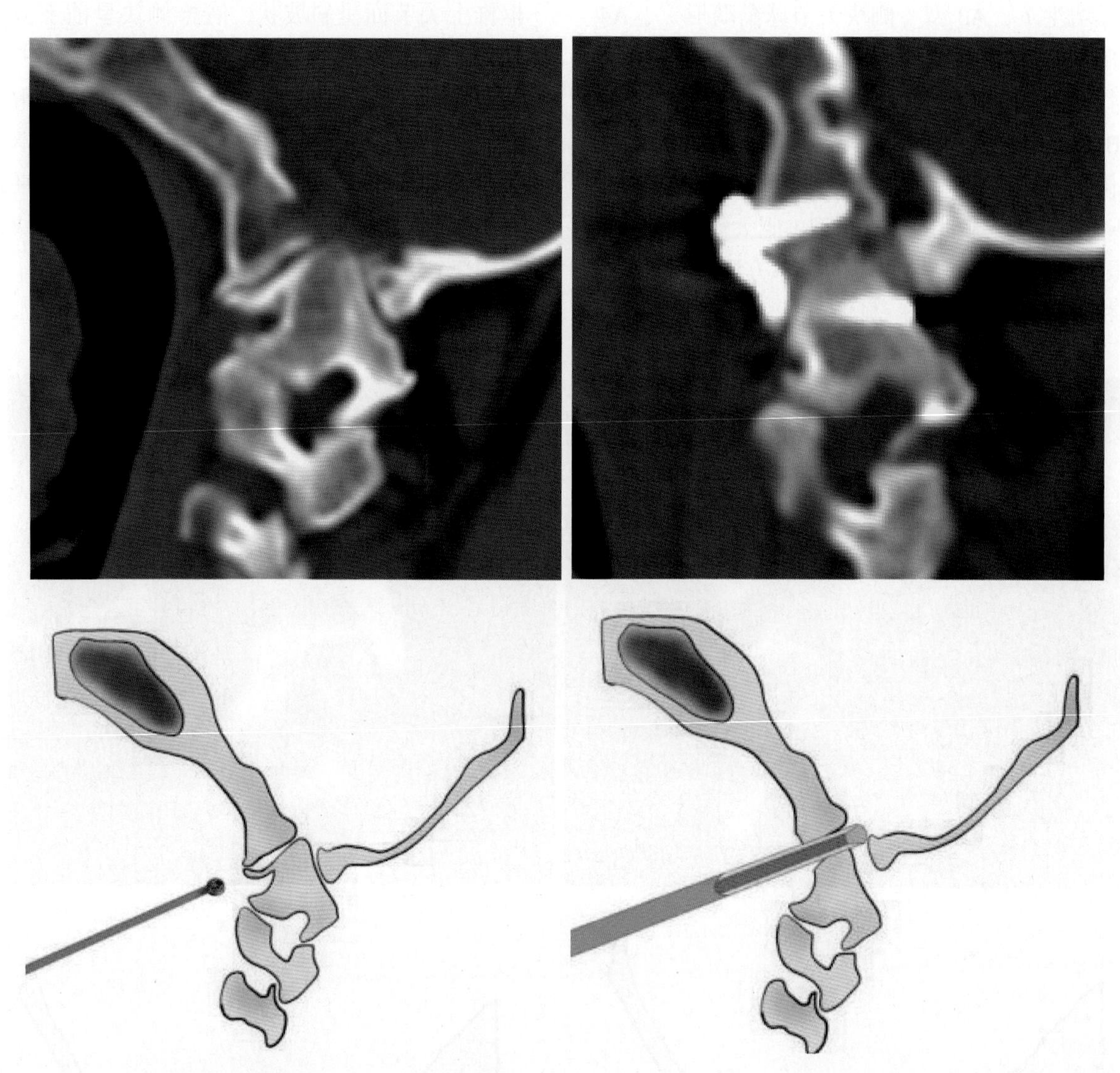

图 9–3–15 **处理寰枢椎侧块关节唇样增生时，先用磨钻将唇样结构磨除，再插入铰刀进行逐级撑开，完成侧块关节松解**

3）A3 型：侧块关节球窝畸形。侧块关节球窝畸形多发生于合并寰枕融合的颅底凹陷症患者，因寰枢椎侧块关节形态似球窝，故称球窝关节畸形（图 9–3–16）。其特点如下：寰椎侧块深度覆盖并包裹枢椎侧块，形成球窝状关节，复位比较困难。这种畸形的形成原因可能是在胚胎发育的中后期或婴儿出生以后，患者的枢椎逐步向后上方脱位，其上关节突顶压在枕骨髁后方颅底的骨板上，逐渐形成凹坑。随着个体的生长发育，枢椎侧块关节的上关节面和枕骨化寰椎的下关节面及枕骨髁后方的骨板凹陷部位相互磨合，逐渐形成一个类似球窝状关节的结构。造成这种畸形复位困难的原因如下：①这种畸形特征的患者寰枢椎前后脱位纵深比较大，枢椎侧块基本位于寰椎侧块后缘，类似于交锁状态的寰枢椎侧块关节。它在新的位置与颅底的枕骨凹陷形成假关节。②寰椎侧块的前缘呈帽檐状，向前下方覆盖包绕枢椎侧块和部分椎体，并完全遮挡寰枢椎侧块关节间隙，给松解带来很大难度。对侧块关节球窝畸形实施改造和松解的要点如下：①先用超声骨刀或高速磨钻切除寰椎侧块下方的部分骨质，去除帽檐，为铰刀进入侧块关节间隙创造条件；②插入铰刀并通过撬拨法松解侧块关节；③在颅骨牵引的作用下，通过撬拨、撑开等操作打开侧块关节，增加斜坡颈椎角，改善头颅前倾；④使用磨钻和铰刀等工具进一步改造关节面形态，并置入合适厚度的支撑骨块或融合器；⑤松解完成后，结合前路 TARP 钢板固定或后路钉棒固定完成手术。如图 9-3-16 所示，枕骨化的寰椎侧块向前下方脱位，包裹覆盖枢椎上关节面，形成球窝关节，复位非常困难。

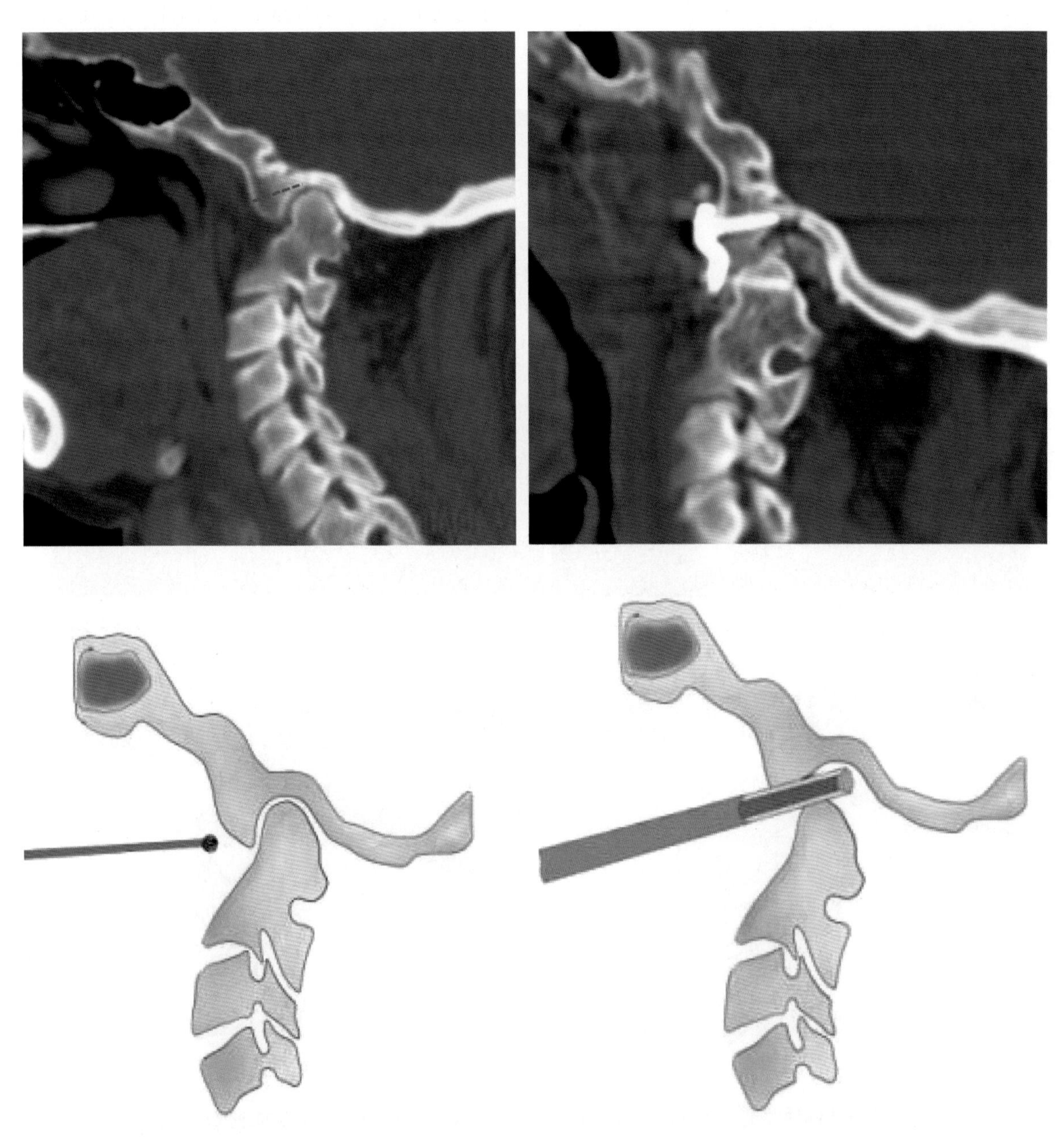

图 9-3-16 **患者术前 CT 显示寰椎枕骨化，枕骨髁与枢椎上关节突形成球窝形假关节，遮挡并阻碍复位。先用超声骨刀或高速磨钻将枕骨髁截骨改造成形，再将撑开器插入关节间隙，实施撬拨、松解**

4）A4 型：侧块关节垂直交锁。侧块关节交锁是一种侧块关节严重脱位的状态，这时寰椎侧块完全滑到枢椎椎体前方，两者的关节面脱离接触，形成垂直交锁状态。如图 9-3-17 所示，寰椎侧块与枢椎上关节面完全脱离接触，向前下方脱位至枢椎椎体前方，形成交锁状态，复位非常困难，必须通过畸形改造然后松解的方法才有可能获得复位。具体做法如下：①在颅骨牵引状态下，先松解软组织，将垂直脱位的寰椎侧块稍微拉开。②由于寰椎侧块完全覆盖在侧块关节前方，器械无法进入真正的寰枢关节间隙，可用超声骨刀进行截骨或用高速磨钻磨除部分寰椎侧块下缘的骨质，寻找侧块关节间隙。③插入小号铰刀，利用杠杆力量撬拨，将垂直滑脱的寰椎侧块上抬，进行松解。进行该项操作时可以左右两侧交替进行。④侧块关节初步松开后，更换其他型号的铰刀，重复以上撬拨及旋转等操作，逐级撑开和松解侧块关节间隙。⑤用高速磨钻打磨枢椎侧块关节上部，改造其上关节面，获得改造后平行的寰枢椎关节间隙。⑥取适当厚度的髂骨块或支撑体置入侧块关节间隙。⑦应用前路 TARP 钢板或后路钉棒完成固定。

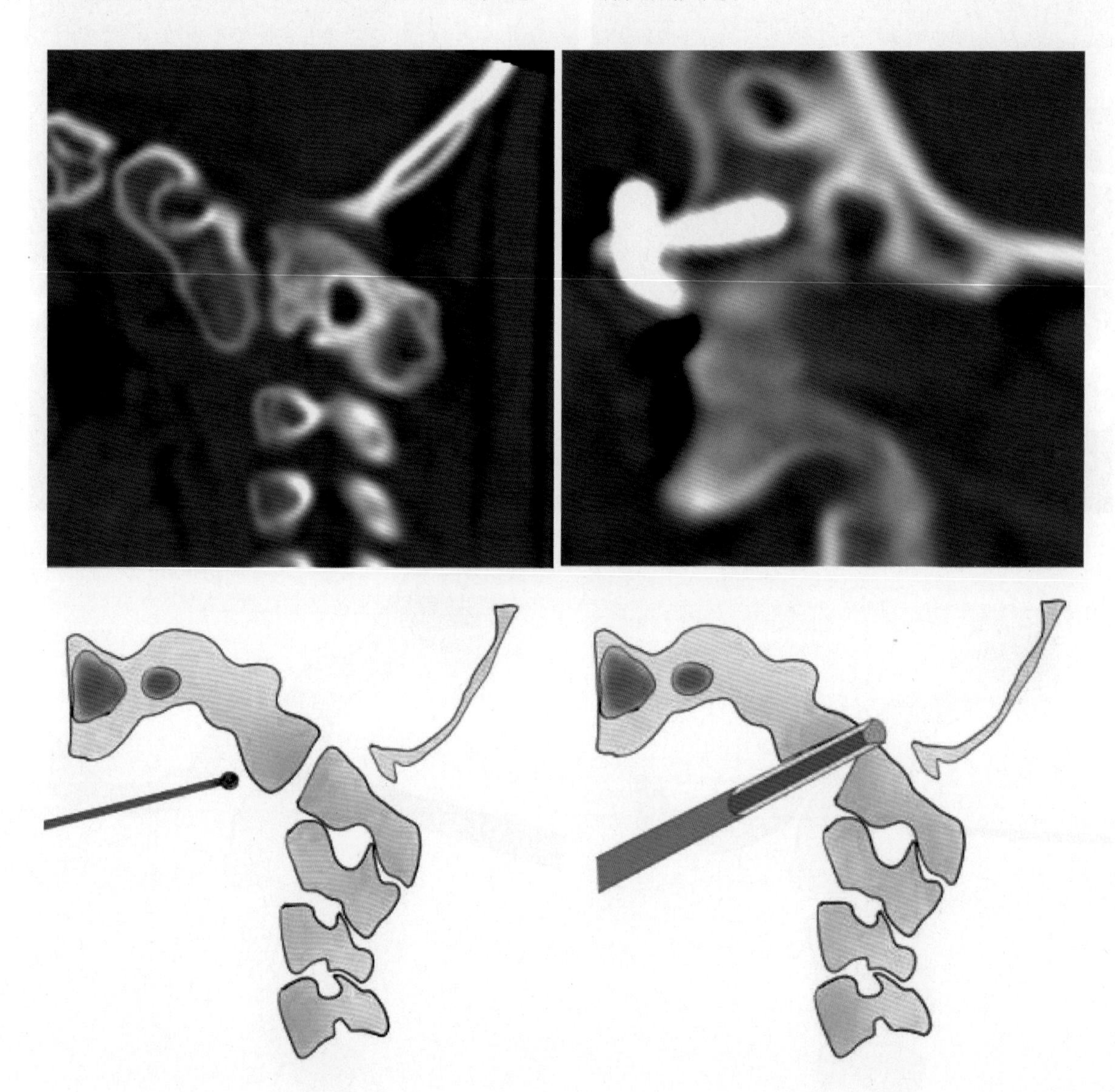

图 9-3-17 **术前颈椎 CT 显示侧块关节重度交锁。将寰椎侧块截骨改造后，找到关节间隙的进入点，插入撑开器，通过撬拨和旋转撑开技术进行松解**

5）A5 型：寰枢椎侧块关节骨痂及局灶融合。寰枢椎侧块关节间的骨痂和局限性融合灶可以成为阻碍复位的骨性因素，针对寰枢椎侧块关节间的骨痂和局限性融合灶，先用磨钻打磨将其分离，然后插入铰刀进行旋转撑开操作，逐步将侧块关节间隙的融合点打断，充分打开侧块关节，获得充分松解（图 9-3-18）。

6）A6 型：溜肩型假关节。溜肩型假关节多见于因寰椎发育较大、枢椎发育较小而寰枢椎尺寸失匹配的颅底凹陷症患者。因寰椎尺寸较大，寰椎侧块的下关节面和枢椎的上关节面脱离接触，寰椎滑向枢椎外下方，且与枢椎侧前方的骨质接触，逐渐形成假关节（图 9-3-19）。这种假关节的关节面呈竖直状态，其关节接触面积比正常的寰枢椎侧块关节要小。该类型的假关节也可发生于寰枢椎单侧旋转固定的患者，其脱位侧的寰椎侧块与枢椎上关节面脱离接触后，与枢椎侧前方的骨质接触，逐渐形成一种呈竖直状态的假关节。具有这种特征性假关节的患者大多是难复性脱位患者，需要对其实施改造和松解才可复位。具体做法如下：①软组织松解完成后，找到两侧的侧块关节间隙。铰刀插入关节间隙后借助杠杆力量将其撬拨松解。②用磨钻打磨和改造畸形的假关节，促使其水平化。③在改造后的侧块关节间隙置入支撑作用的融合器或髂骨块，并应用前路钢板或后路钉棒完成固定。

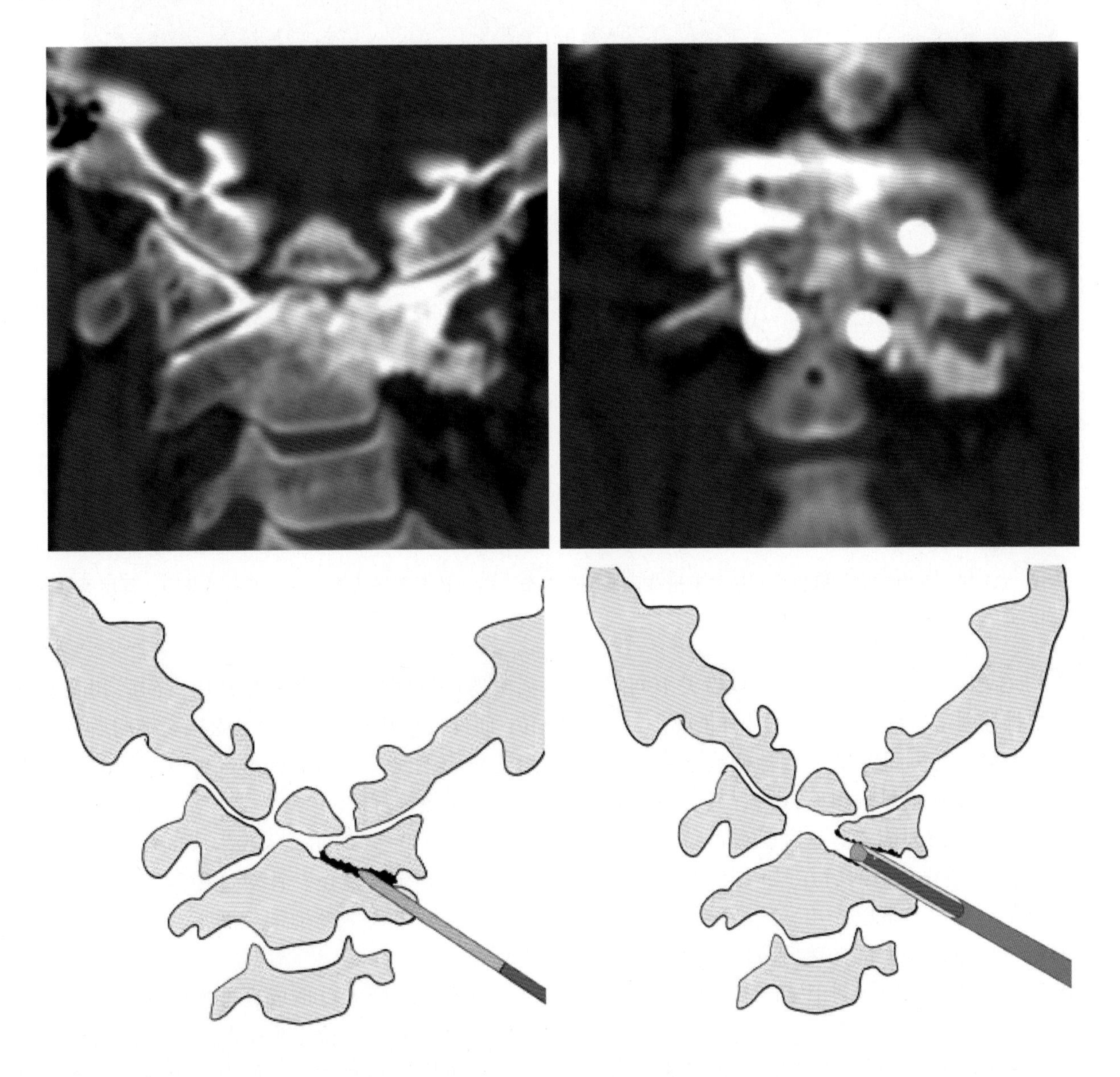

图 9-3-18 针对寰枢椎侧块关节间的骨痂和局限性融合灶，先用超声骨刀或磨钻将其分离，然后插入铰刀进行旋转撑开操作，打开侧块关节，获得充分松解

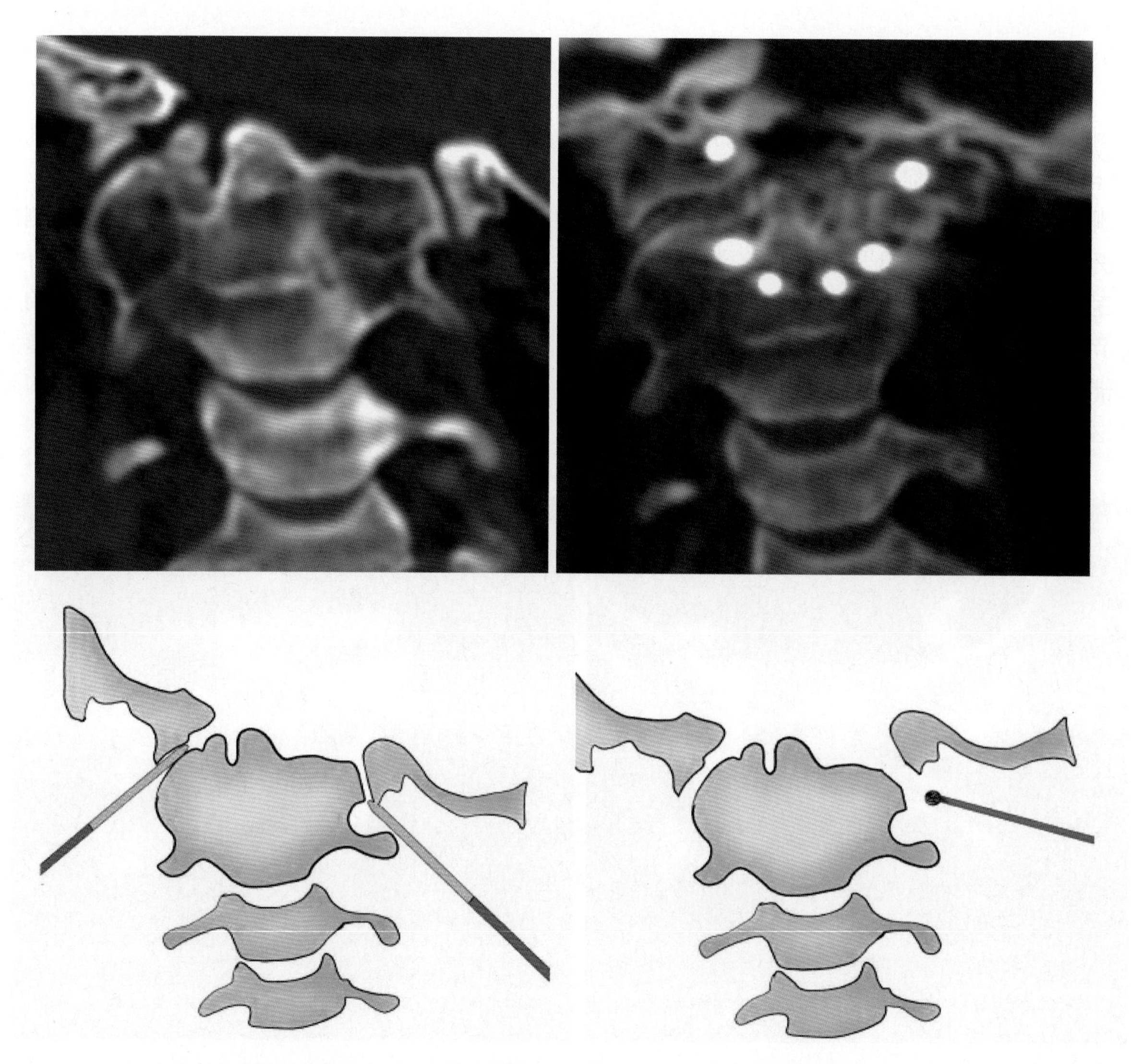

图 9-3-19　CT 显示患者左侧的寰枢椎侧块关节形成溜肩型假关节，插入撑开器进行撬拨，打开关节间隙，再用磨钻改造其关节面后置入支撑骨块

（2）B 型（中央型）：指位于寰齿关节间阻碍复位的骨性因素，具体分为以下几种情况。

1）B1 型：寰齿间隙增生性骨痂或融合。当寰齿间隙存在骨痂或骨性融合灶时，其会成为阻碍寰枢椎复位的重要因素。这种骨痂可位于齿突的前方，或位于寰椎前弓的后方。如果不将其磨除，其将严重阻碍复位。可以先用高速磨钻切除部分寰椎前弓，显露齿突上部，然后将齿突前方的骨赘打磨切除，消除阻挡，利于复位（图 9-3-20，图 9-3-21）。

2）B2 型：齿突畸形。齿突畸形也是影响寰枢椎脱位复位的因素之一，包括钩状齿突和肥大齿突等。钩状齿突可阻碍寰椎前弓向后和向上复位；而发育异常肥大的齿突会阻挡寰椎向后复位。对这种影响复位的齿突畸形也可以实施改造，从而有助于更好复位。

如图 9-3-22 所示，齿突形成倒钩样结构，阻挡其向下和向前复位。针对这种齿突畸形，可以用高速磨钻将齿突畸形部位磨平，解除阻挡，促进复位。

齿突发育肥大可造成寰椎平面的椎管狭窄，并阻碍寰椎向后复位，为了获得更好的向后复位效果，可以用高速磨钻将肥大齿突前部打薄，增加复位深度（图 9-3-23）。

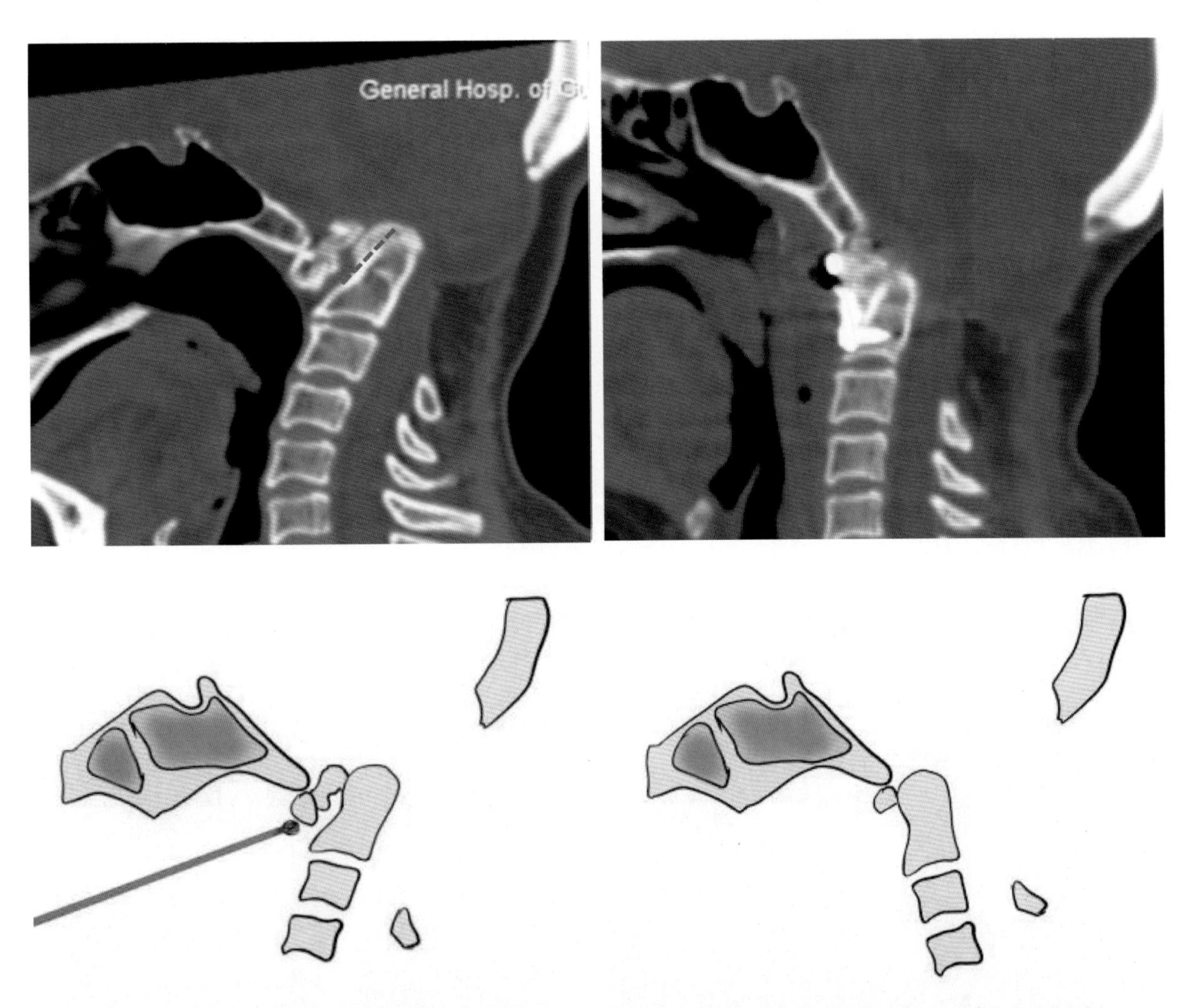

图 9-3-20 CT 显示枢椎齿突前方有骨痂增生，阻碍复位，用高速磨钻将其磨除，然后进行松解复位

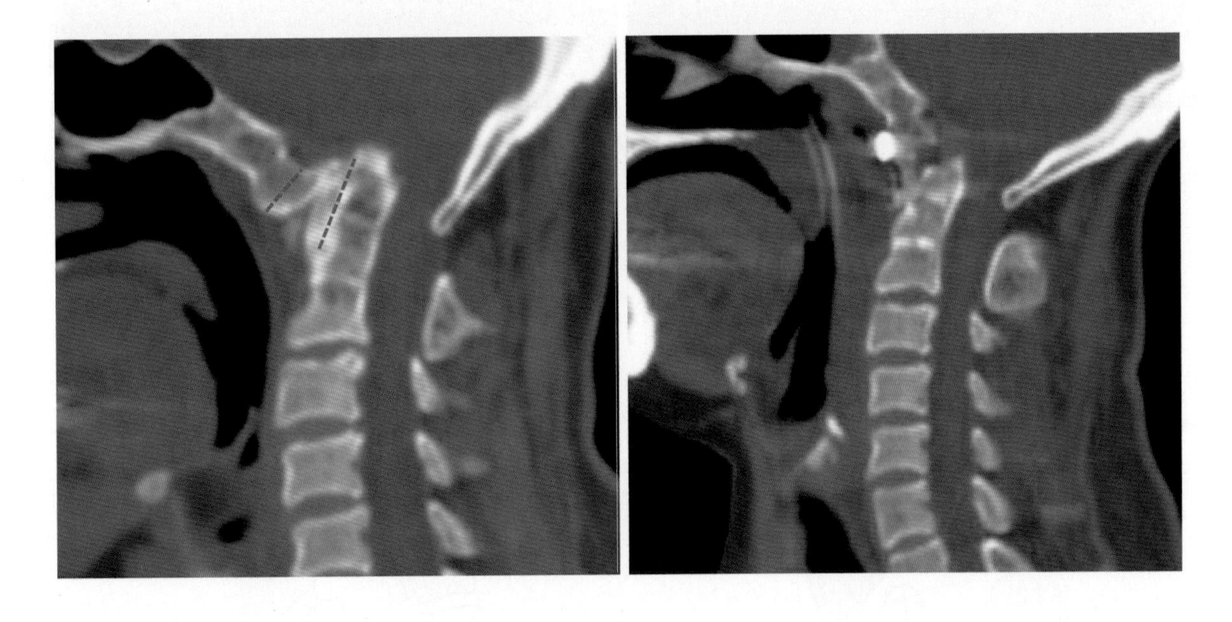

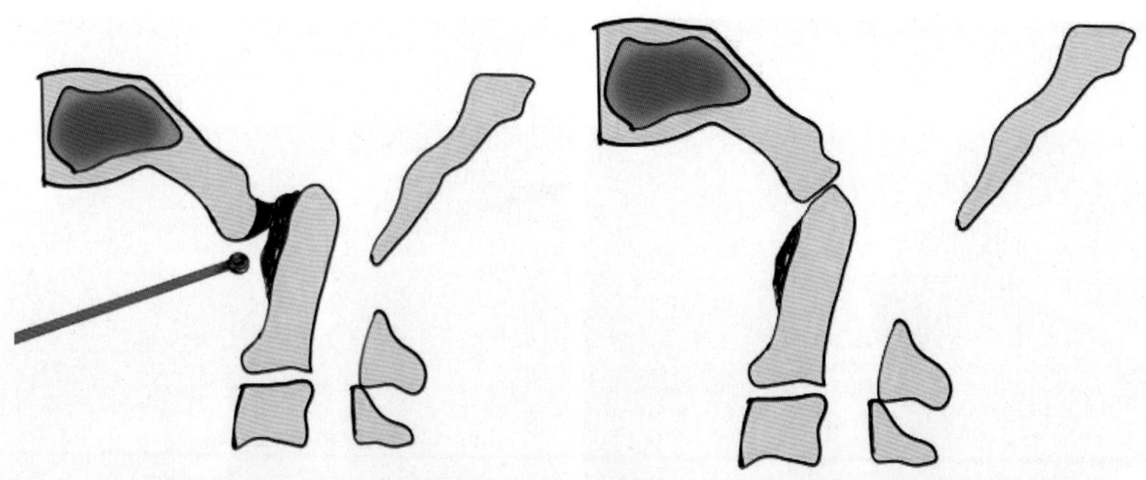

图 9-3-21 CT 显示寰椎前弓后缘增生及枢椎齿突前方骨性增生阻碍复位。应用高速磨钻将寰椎前弓及枢椎齿突的增生骨磨除部分，然后进行松解复位

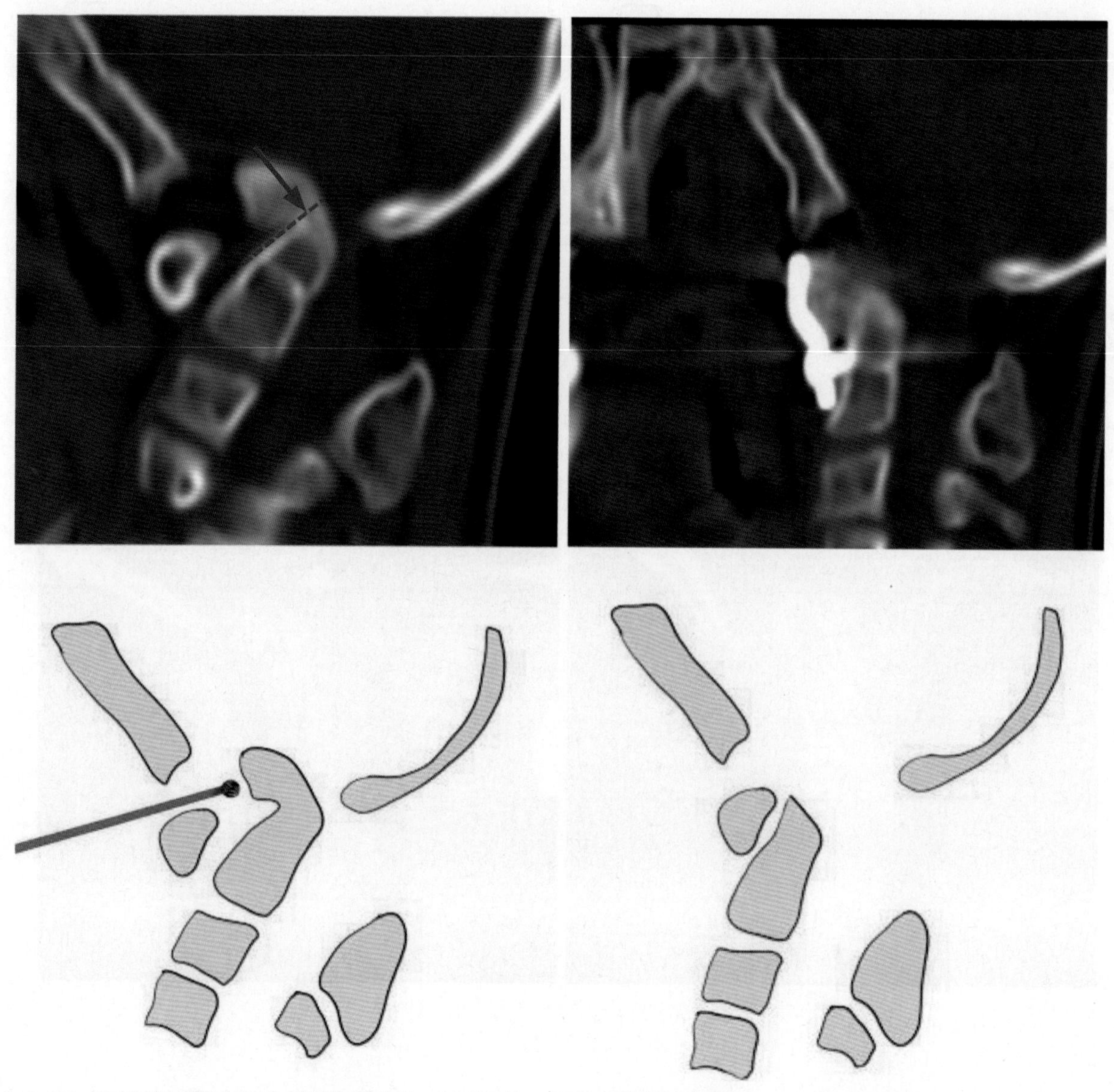

图 9-3-22 CT 显示枢椎齿突尖部呈钩状畸形，阻碍复位。用高速磨钻将其磨除，将其转变为正常结构，然后实施复位和固定

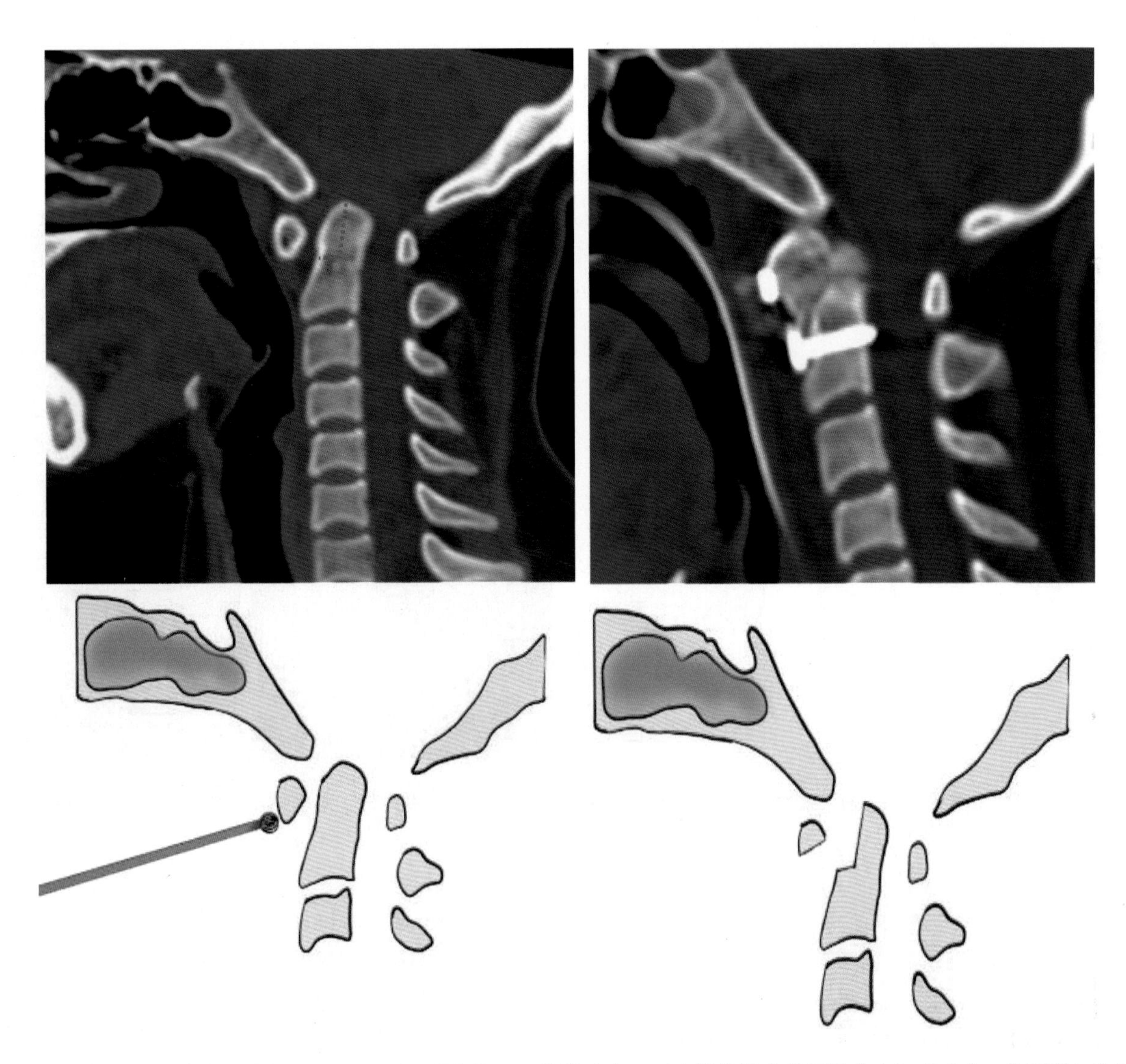

图 9-3-23　CT 显示枢椎齿突发育肥大，其导致寰椎平面椎管狭窄。用磨钻将肥大的枢椎齿突打磨改小，从而增加寰椎向后的复位量，改进复位效果

3）B3 型：寰枢椎鸟嘴样假关节。鸟嘴样假关节（图 9-3-24）是指发生于寰椎前弓和枢椎椎体之间的一种增生性假关节，多发生于寰枢椎脱位比较严重的颅底凹陷症患者，可以与其他类型的假关节同时存在。患者的寰椎前弓向前下方长期脱位，与枢椎椎体前下方接触，应力刺激导致骨赘增生，逐渐形成鸟嘴样假关节。这种假关节在一定程度上起到阻止颅底凹陷进一步发展、重建寰枢椎稳定性的作用。处理鸟嘴样假关节的方法有两种：①用高速磨钻将鸟嘴样骨赘磨平，去除假关节，然后按照前面介绍的方法和原则处理寰齿关节和两侧的侧块关节，实现寰枢椎脱位复位和重建；②如果侧块关节畸形也比较严重（如呈交锁脱位状态），复位非常困难。这时可以将鸟嘴样关节和枢椎齿突一并切除，然后在寰椎前弓与枢椎椎体残端之间置入支撑骨块以重建寰枢椎稳定，并增加斜坡枢椎角以减轻来自脑干前方的压迫。

小结

寰枢椎松解术是处理难复性寰枢椎脱位和颅底凹陷症的重要技术。寰枢椎松解的手术方式有多种，其核心原理在于消除阻碍复位的一切软组织因素和骨性因素，将难复性寰枢椎脱位转化为可复位类型，才能达到手术松解的目的。随着人们对难复性寰枢椎脱位病理机制研究的深入，现代松解理念不应该仅停留在“瘢痕挛缩带”理论和软组织松解的水平，而应该更重视骨性因素的松解对治疗难复性寰枢椎脱位的价值。对复杂类型的难复性寰枢椎脱位而言，骨性因素可能是更为重要的阻碍复位的因素，应该采用“软硬兼施，双管齐下”的策略，将软组织松解和骨性截骨改造松解技术有效结合起来，才能获得最佳松解效果。

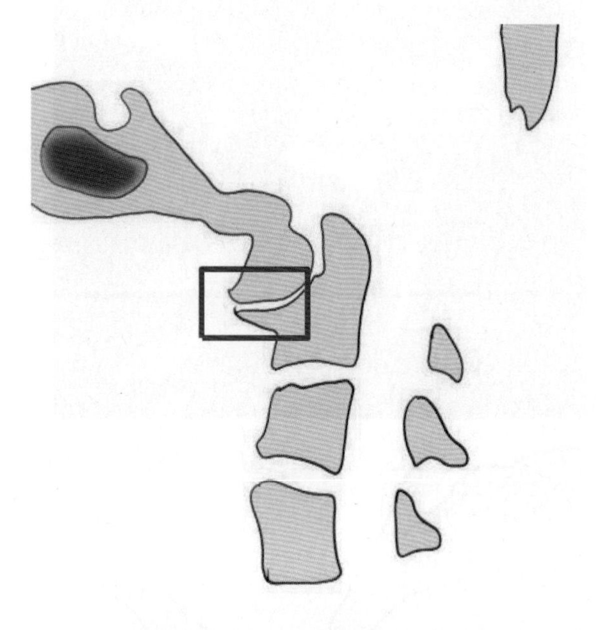

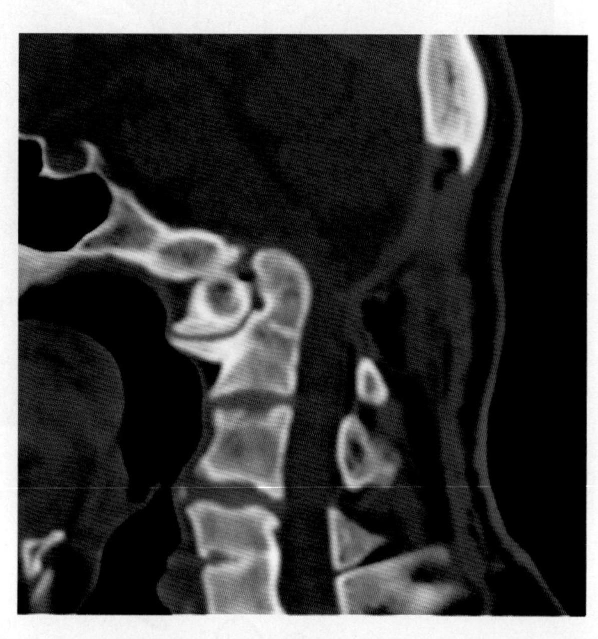

图 9-3-24 CT 显示寰椎前弓与枢椎椎体前下方的增生性骨赘形成了鸟嘴样假关节。用磨钻将其打磨改造，然后实施复位和固定

参考文献

Achalare A, Chaudhary K, Dhawale A, et al, 2021. Transoral release to realign postoperative loss of reduction following occipitocervical fixation for congenital basilar invagination. Spine Deform, 9(4): 1197-1205.

Aggarwal RA, Rathod AK, Chaudhary KS, 2016. Irreducible Atlanto-Axial Dislocation in Neglected Odontoid Fracture Treated with Single Stage Anterior Release and Posterior Instrumented Fusion. Asian Spine J, 10(2): 349- 354.

Chandra PS, Kumar A, Chauhan A, et al, 2013. Distraction, compression and extension reduction of basilar invagination and atlanto-axial dislocation: a novel pilot technique. Neurosurgery, 72(6): 1040-1053.

Chandra PS, Prabhu M, Goyal N, et al, 2015. Distraction, compression, extension, and reduction combined with joint remodeling and extraarticular distraction: description of 2 new modifications for its application in basilar invagination and atlantoaxial dislocation: prospective study in 79 cases. Neurosurgery, 77(1): 67-80.

Chen Z, Duan W, Chou D, et al, 2021. A Safe and Effective Posterior Intra-Articular Distraction Technique to Treat Congenital Atlantoaxial Dislocation Associated With Basilar Invagination: Case Series and Technical Nuances. Oper Neurosurg (Hagerstown), 20(4): 334-342.

Dong C, Yang F, Wei H, et al, 2021. Anterior release without odontoidectomy for irreducible atlantoaxial dislocation: transoral or endoscopic transnasal. Eur Spine J, 30(2): 507-516.

Goel A, Shah A, 2008. Atlantoaxial joint distraction as a treatment for basilar invagination: a report of an experience with 11 cases. Neurol India, 56(2): 144-150.

Goel A, 2004. Treatment of basilar invagination by atlantoaxial joint distraction and direct lateral mass fixation. J Neurosurg Spine, 1(3): 281-286.

Laheri V, Chaudhary K, Rathod A, et al, 2015. Anterio transoral atlantoaxial release and posterior instrumented fusion for irreducible congenital basilar invagination. Eur Spine J, 24(12): 2977-2985.

Liu T, Li F, Xiong W, et al, 2010. Video-assisted anterior transcervical approach for the reduction of irreducible atlantoaxial dislocation. Spine (Phila Pa 1976), 35(15): 1495-1501.

Lvov I, Grin A, Godkov I, et al, 2021. Transcervical approach with endoscopic assistance for surgical treatment of patient with irreducible atlantoaxial dislocation: a case report. Neurocirugia (Astur : Engl Ed), 32(2): 94-98.

Ma H, Dong L, Liu C, et al, 2016. Modified technique of transoral release in one-stage anterior release and posterior reduction for irreducible atlantoaxial dislocation. J Orthop Sci, 21(1): 7-12.

Ma H, Lv G, Wang B, et al, 2014. Endoscopic transcervical anterior release and posterior fixation in the treatment of irreducible vertical atlantoaxial dislocation. Eur Spine J, 23(8): 1749-1754.

Rehman RU, Akhtar MS, Bibi A, 2022. Anterior transcervical release with posterior atlantoaxial fixation for neglected malunited type II odontoid fractures. Surg Neurol Int, 13:132.

Salunke P, Sahoo SK, Deepak AN, et al, 2015. Comprehensive drilling of the C1-2 facets to achieve direct posterior reduction in irreducible atlantoaxial dislocation. J Neurosurg Spine, 23(3): 294-302.

Srivastava SK, Aggarwal RA, Nemade PS, et al, 2016. Single-stage anterior release and posterior instrumented fusion for irreducible atlantoaxial dislocation with basilar invagination. Spine J, 16(1): 1-9.

Wang C, Yan M, Zhou HT, et al, 2006. Open reduction of irreducible atlantoaxial dislocation by transoral anterior atlantoaxial release and posterior internal fixation. Spine (Phila Pa 1976), 31(11): E306-E313.

Wang J, Xia H, Ma XY, et al, 2023. Treating pediatric irreducible atlantoaxial rotatory fixation (IAARF) by unlocking facet joint through transoral approach and fixing with slim-TARP plate (15 Cases Series). J Pediatr Orthop, 43(2): 83-90.

Wang J, Xia H, Ma XY, et al, 2023. Treatment of irreducible atlantoaxial dislocation by bony deformity osteotomy,remodeling, releasing, and plate fixating through transoral approach. Int Orthop, 47(1): 209-224.

Wang Q, Mao K, Wang C, et al, 2017. Transoral atlantoaxial release and posterior reduction by occipitocervical plate fixation for the treatment of basilar invagination with irreducible atlantoaxial dislocation. J Neurol Surg A Cent Eur Neurosurg, 78(4): 313-320.

Xu ZW, Liu TJ, He BR, et al, 2015. Transoral anterior release,odontoid partial resection, and reduction with posterior fusion for the treatment of irreducible atlantoaxial dislocation caused by odontoid fracture malunion. Eur Spine J, 24(4): 694-701.

Yin YH, Tong HY, Qiao GY, et al, 2016. Posterior reduction of fixed atlantoaxial dislocation and basilar invagination by atlantoaxial facet joint release and fixation: A modified technique with 174 cases. Neurosurgery, 78(3): 391-400; discussion 400.

第四节 经口咽松解及后路复位内固定技术治疗颅底凹陷症

颅骨牵引下后路复位固定技术在临床上较为常用的治疗颅底凹陷症的手术方法，一般可根据复位的难易程度采用经口咽松解结合后路复位枕颈固定术或大重量牵引下后路复位内固定手术进行治疗，也可实施颅骨牵引下后路侧块关节松解并后路复位内固定术。本节主要介绍颅骨牵引下后路复位内固定术及经口咽松解并后路复位内固定术。关于后路侧块关节松解及复位内固定技术将在专门的章节进行介绍。

一、颅底凹陷症经口咽松解并后路复位内固定术的术前规划

患者入院后，需要先行颈椎X线、CT和MRI检查，对寰枢椎脱位和颅底凹陷症进行诊断和评估，再选择适当的手术方法进行治疗。

（一）手术适应证

经口咽松解并后路复位内固定术的适应证：①合并寰枢椎脱位的颅底凹陷症；②寰枢椎结构完整，适合后路置钉；③合并寰椎枕骨化，但颅骨后壁结构完整，颅骨骨板厚度适合螺钉固定；④颅骨牵引或经口咽松解后能够复位。

（二）手术禁忌证

手术禁忌证：①枕骨发育不良（如儿童），枕骨骨板薄，螺钉无法固定；②曾实施过颅后窝减压手术，枕骨大块缺失，无法固定；③寰枢椎或颈椎发育异常导致后方结构畸形或重要结构缺失，无法实施固定；④全身麻醉松弛状态下大重量牵引，或经口咽松解后仍无法复位的寰枢椎脱位及颅底凹陷症；⑤骨性融合的不可复性寰枢椎脱位及颅底凹陷症。

（三）术前资料的准备

1 颅椎 CT　覆盖颅前窝到 C_7 的全范围颈椎薄层 CT 检查（推荐层厚 1mm）。扫描范围之所以要包括颅前窝和颈椎的全范围，是为了充分了解颅底发育畸形情况和颈椎的发育情况，判断是否合并扁平颅底、枕骨大孔狭窄及寰椎枕骨化等畸形，了解寰枢椎及相关颈椎节段是否适合置钉固定。其中中矢状面颈椎 CT 重建片可用于颅底凹陷症的画线测量，帮助诊断。

2. 寰椎和枢椎椎弓根轴线方向的连续薄层 CT 检查（推荐层厚 1mm）　用于判断椎动脉孔的变异情况，判断是否适合置钉，测量椎弓根的宽度和高度，提供测量参数作为手术参考。当颈椎需要向下延伸固定范围时，C_3 以下颈椎椎弓根轴位片可以提供椎弓根螺钉置钉参数。

3. 颈椎 MRI　了解脑干受压程度，判断是否合并脊髓变性或脊髓萎缩，观察有无脊髓空洞、小脑下疝和脑积水等。

4. 颈椎椎动脉和颈动脉血管造影及带骨的三维血管重建　可帮助了解颈椎椎动脉和颈动脉的走行情况，判断有无变异等。

（四）术前评估

为了确定是否需要手术松解，术前要先判断颅底凹陷症属于难复性的还是可（易）复性的。评估方法主要有以下两种。

1. 颈椎双向牵引床旁摄片法　术前给患者行颅骨双向牵引，纵向牵引重量为体重的 1/10 ～ 1/8，垂直牵引重量为 2 ～ 3kg。牵引前拍片了解脱位情况，牵引 3 天后开始拍摄床旁颈椎侧位片，隔天拍摄 1 次，比较牵引前后寰枢椎脱位的复位情况。如果寰枢椎没有任何变化，则判断为难复性寰枢椎脱位（或颅底凹陷症）。如果有部分复位，则判断为可复性寰枢椎脱位（或颅底凹陷症）。如果完全复位，则判断为易复性寰枢椎脱位（或颅底凹陷症）。难复性寰枢椎脱位（颅底凹陷症）需要实施经口咽松解并后路复位内固定术。可复性和易复性寰枢椎脱位（颅底凹陷症）均直接行术中颅骨牵引、后路复位内固定术。

2. 全身麻醉下颈椎牵引判定法　麻醉成功后，先协助患者取仰卧位实施颅骨牵引，牵引重量为体重的 1/6 ～ 1/5。床旁透视观察枢椎齿突是否被下拉或是否存在前后复位的情况。判断方法：可以测量寰椎前弓下缘与枢椎椎体下缘间的距离或寰椎后弓下缘与枢椎棘突上缘的距离及寰椎后弓前缘与枢椎椎骨后壁的距离等，如果牵引前和牵引后存在明显差异，则判断为可复性寰枢椎脱位（或颅底凹陷症），反之则判定为难复性寰枢椎脱位（或颅底凹陷症）。难复性寰枢椎脱位（及难复性颅底凹陷症）患者可先实施经口咽松解，然后再行后路复位内固定术。可复性颅底凹陷症患者直接实施后路复位、寰枢或枕颈固定骨融合手术。

（五）经口咽松解的口腔准备

对拟实施经口咽松解、后路复位内固定术的患者应在术前 3 天行口腔准备。

1. 术前重点检查是否有龋齿、牙龈炎、扁桃体炎等情况。如有以上情况，应立即申请专科会诊，并进行专科处理。

2. 即使没有口腔疾病，患者也应该常规进行洁牙治疗。

3. 术前给患者用 1% 氯己定漱口液含漱 4 次 / 天。

4. 术前给患者口服甲硝唑片 0.4g，口服，3 次 / 天。

二、经口咽松解、后路固定治疗难复性颅底凹陷症的手术流程

（一）麻醉及体位

手术分两个步骤完成，第一步患者取仰卧位，行经口咽松解手术；第二步转换为俯卧位，行颅底凹陷症后路复位内固定手术。经口咽松解手术采用经鼻插管全身麻醉。术前预留鼻胃管，供术后鼻饲营养使用。为了方便手术缝合咽后壁切口，一般建议患者于右侧鼻腔行气管插管，左侧鼻腔放置胃管，右利手的主刀医师站在患者右侧时，操作会比较方便。

1. 仰卧位的体位摆放　前路手术仰卧位的体位摆放与前面章节介绍的相同。患者肩背部用背枕垫高，保持头部后仰，颈部用圆枕支撑，枕后隆突处垫软的凝胶体位垫防止压伤。术中维持颅骨牵引，重量为体重的 1/6 ～ 1/5。

2. 体位翻转方法　经口咽松解完成后，将患者转移到平车上。手术床安装 Mayfield 头架及头

托，放置胸垫就绪后可以将患者翻身过床。体位翻转一般需要 5 名医师同步配合完成，一名医师站在手术床头，负责翻转患者头部，患者的左右两侧各站 2 名医师，在统一指挥下，他们负责将患者躯体随着头部旋转呈轴线翻转到手术台上。体位翻转过程中要听从翻转头部的医师统一指挥，同步轴向翻身，避免头颈部扭转。翻转的整个过程中术者要将颈椎维持在牵引状态，可以减小脱位对颈脊髓的不利影响。体位翻转完成后，重新安装牵引装置，调整力线。翻身完成后，台下护士要调整头架高度，使头架的马蹄托与患者额面部贴合，尽量让患者的颈椎呈屈曲状态俯卧在头架上。

3. 俯卧位的体位摆放 体位翻转完成后，患者取俯卧位，头部置于 Mayfield 头架的头托上，颅骨牵引重量为患者体重的 1/6 ～ 1/5, 手术床调整为头高足低位，利于静脉回流，减少手术出血。

（二）经口咽松解手术

经口咽松解手术相关内容参考前面章节。

（三）后路切口及显露

手术取后正中切口，起于枕外隆凸，止于枢椎棘突，切口长 5 ～ 6cm。顺中线切开皮肤，然后用电刀顺白线切开并分离头夹肌，剥离枕骨部位肌肉附着，向下显露寰椎后弓、枢椎棘突和枢椎椎板、侧块关节等结构时应仔细保护静脉丛，防止出血。一旦静脉丛出血，可以用双极电凝钳止血，或用脑棉片和明胶海绵压迫止血。剥离显露枢椎椎板时，注意保留头半棘肌的附着点不被切断。

（四）内固定及置钉方法

由于寰枢脱位型颅底凹陷症的患者大部分合并寰枕融合畸形，后路手术一般可采用后路枕颈固定系统实施固定，对于不合并寰椎枕骨化的颅底凹陷症，可实施后路寰枢椎内固定。枕颈固定的范围不宜过大，以免术后患者颈椎旋转活动受到较大影响。一般在力学强度足够的情况下尽可能行 C_0 ～ C_2 固定，这样有利于保护较多的颈椎运动节段，提高术后生活质量。

C_1 ～ C_2 固定可应用后路钉棒系统或钉板系统，寰椎一般使用椎弓根螺钉或侧块螺钉固定，枢椎可行椎弓根螺钉或椎板螺钉固定。在实施 C_0 ～ C_2 枕颈固定时，可选用钉棒系统或钉板系统。枢椎首选单轴椎弓根螺钉固定，这样复位力量充分，术后不易发生复位丢失。当椎动脉变异导致枢椎椎动脉孔呈现紧密高跨状态（Ⅱ型椎动脉孔）时，可选择椎板螺钉固定。但椎板螺钉的抗旋转能力较差，术后容易发生复位丢失现象，术后需要辅以较强的外固定，或者采用增加下位固定节段的方法克服。临床上，颅颈交界畸形合并椎动脉变异的情况相对多见，可以采用枢椎椎弓根螺钉与椎板螺钉混搭固定的方式，这种混合固定系统较双侧椎板螺钉固定可靠性好，力学性能能够满足固定要求。如果双侧均采用椎板螺钉固定，则术后应辅以比较可靠的外固定，否则有可能会出现复位丢失。枕骨固定方法有多种，如 AO 的钉板装置采用旁中线固定，优点是固定螺钉较多、抗扭转力量较强，缺点是中线两侧的骨板较薄，单枚螺钉固定强度较差。美国强生公司的三叶草枕骨板则采用中线固定方式，优点是枕骨中线部位骨板最厚，固定强度佳。螺钉尽量不要穿透内板，注意避免静脉窦损伤引起颅后窝血肿等并发症。另外钉棒系统和钉板系统相比，后者的抗扭转力量更强。国内王超等设计的后路枕颈钉板系统具有较好的提拉复位能力和抗扭转力，术后内固定失败的概率较低，在力学性能上要优于钉棒系统。

如果患者的枢椎存在解剖变异导致无法置钉，这时可能需要将内固定节段向下延伸，但应该力求避免大范围长节段枕颈融合与固定。另外，实施后路手术时应该尽可能将颅底凹陷充分复位后实施固定。如果复位欠佳情况下实施较长节段固定，则容易发生颈椎整体失平衡及术后吞咽困难等并发症。

（五）后路复位技术

颅底凹陷症的后路复位方法有多种，如器械复位法及术中颅骨牵引结合手法复位法等。器械复位法是通过器械的撑开或提拉复位功能将陷入枕骨大孔的结构拔出复位，然后实施固定。牵引复位则是在维持颅骨牵引的同时，结合一定的手法将陷入枕骨大孔的结构复位，有效恢复颅椎序列。两种技术如应用得当，皆可获得理想效果。

1. 长尾螺钉固定提拉复位术 将枕骨板螺钉设计为长尾螺钉，手术时根据复位后预测的位置将钛棒预设为理想的弧度，先固定尾端螺帽，然后将钛棒放入枕骨钛板的长尾螺钉滑槽内，借助工具撑开作用于 $C_2 \sim C_0$，将枢椎齿突下拉复位，并通过拧入螺帽获得向后向上的提拉复位力量。

2. *枕颈钉板固定提拉复位技术*　如国内王超等应用自行研制的 $C_0 \sim C_2$ 枕颈钉板固定装置，先在枢椎拧入 2 枚椎弓根螺钉，然后将枕骨板按照预设弧度进行塑形后与枢椎的椎弓根螺钉连接固定，复位时通过枕骨板及螺钉的提拉复位作用，将枕骨上提，同时将枢椎下拉并拔出枕骨大孔进行复位，可以获得较好的复位效果（图 9-4-1）。

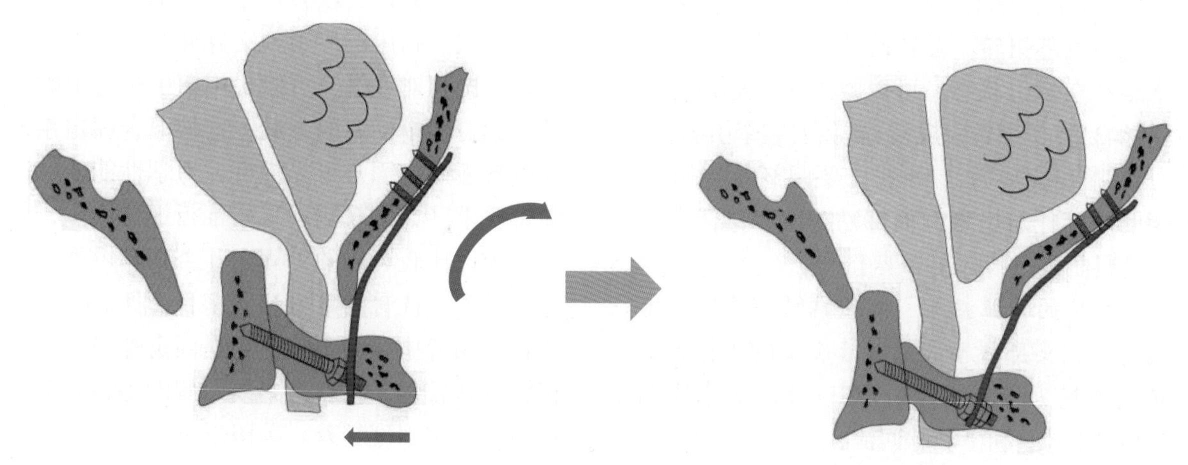

图 9-4-1　王超等应用自行研制的 $C_0 \sim C_2$ 枕颈钉板固定装置，先在枢椎拧入 2 枚椎弓根螺钉，然后将枕骨板按照预设弧度进行塑形后与枢椎的椎弓根螺钉连接固定，复位时通过枕骨板及螺钉的提拉复位作用，将枕骨上提，同时将枢椎下压和下拉拔出枕骨大孔进行复位

3. *大重量颅骨牵引结合手法复位技术*　如果不借助以上专门的复位器械及固定装置，也可在大重量颅骨牵引下采用“压棘抬颈法”实施有效复位。具体做法如下。

完成枢椎置钉及枕骨板固定后，将钛棒塑形成预设的形状，枢椎螺钉连接，先锁紧枢椎侧尾帽，枕骨板尾帽保留活动。在颅骨牵引状态下，助手握颅骨牵引弓将头部后仰，术者拇指垂直下压枢椎棘突，或用两个螺丝起子顶住枢椎椎弓根螺钉尾端垂直下压，将枢椎向前推移复位（图 9-4-2）。这样形成了将枢椎齿突下拉、前推的复位合力。在两股力量的作用下，大部分患者可以获得较为理想的复位，最后旋紧枕骨板螺钉尾帽，完成固定。

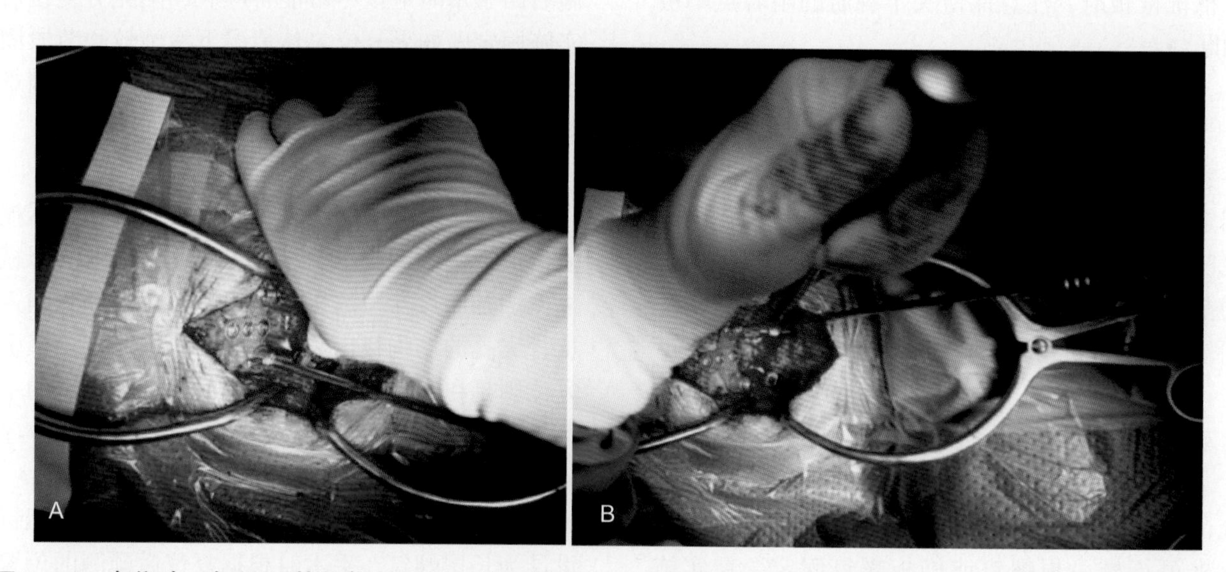

图 9-4-2　复位时，助手双手扶着牵引弓上抬，使头部后仰，术者拇指垂直下压枢椎棘突（A），或将两个尾帽螺丝起子顶住枢椎椎弓根螺钉尾端垂直下压枢椎棘突，推动枢椎向前复位（B）

（六）植骨技术

颅底凹陷复位固定后，后路植骨非常重要。可靠的植骨融合是获得长远疗效的保证。植骨材料一般建议取自体髂骨，自体髂骨供骨量不够的情况下（如儿童）可以混合使用少量异体骨。常用的植骨方法有两种：大块髂骨结构性植骨或髂骨骨泥（骨颗粒）植骨。前一种方法为将取下的块状髂骨修整后一端卡在枢椎棘突上，另一端用丝线绑在枕骨大孔周围的骨板上（枕骨钻孔）。后一种方法则是取下骨松质泥，将其填充在枕骨与枢椎棘突之间。植骨前必须先处理植骨床。可以用高速磨钻将枕骨大孔上方的骨外板磨除，裸露骨松质；用咬骨钳去除枢椎棘突前方部分皮质，枢椎椎板可用高速磨钻打磨，形成出血凹坑，达到去除皮质的目的，有助于骨融合。

（七）术后处理

1. *术后口腔护理* 第2天早晨查房时将填塞在口腔的碘伏纱布取出，应用大量生理盐水冲洗口腔直至口腔干净清爽。每天行口腔护理4～6次，气管插管拔除后可嘱患者利用含漱的方法清洗口腔。

2. *术后气管插管的护理与拔管指征* 术后患者一般保留气管插管，送ICU。气管导管可在第2天口腔消肿后拔除。口腔消肿的判断：可以根据患者舌体肿胀和消退程度进行判断。拔管前也可以先行堵管试验进行气道通畅程度判断。具体做法如下：将气管导管球囊排空，用胶布封堵气管导管管口，如果患者没有呼吸困难，血氧饱和度没有明显下降，则可以拔管。

3. *术后胃管管理* 胃管一般保留1周，用于鼻饲。1周后可以拔管，改半流食。少数患者不耐受胃管，此类患者可以术后3天拔管。但应该经静脉适当补充足够的热量和营养。

4. *术后抗生素的应用* 如果患者同时实施了经口咽松解手术，术后可联合应用第一代头孢和甲硝唑3～5天。复查血常规、降钙素原基本正常后停用抗生素。

5. *术后佩戴支具* 术后需要佩戴可靠的颈椎支具进行制动，以减少颈椎过度活动，利于骨融合。一般的外固定时间为3～6个月，因内固定的可靠程度和患者年龄及全身营养状况不同，所以骨融合速度有差异。骨融合较快的患者一般在术后3个月左右有骨痂生成，这时可以逐步摘除颈围。骨愈合慢者，需要适当延长支具佩戴时间。术后严格佩戴支具，尽量减少颈椎旋转运动，有利于枕颈植骨融合。

三、经口咽松解后路固定技术治疗颅底凹陷症的相关技术问题探讨

（一）颅底凹陷症后路置钉方式选择

采用后路内固定技术治疗颅底凹陷症时，需要关注后路内固定方式选择。临床上常用的后路内固定系统包括钉棒系统和钉板系统两大类，一般认为钉板系统的抗扭转力优于钉棒系统，可以优先选择。

由于枕颈固定对颈椎的旋转和屈伸功能会有一定影响，手术固定原则上应该尽量实施短节段固定，这样可以最大限度保留颈椎的旋转功能。仅对寰枢椎脱位而言，理论上C_1～C_2固定是最佳的固定方式，但实际上大部分颅底凹陷症患者会有寰枕融合的情况，这时C_0～C_2固定是常用的内固定方式。大量病例远期随访发现，下颈椎运动代偿较好的患者，C_0～C_2固定对颈椎活动不会造成很大影响。

生物力学研究表明，枢椎若应用2枚椎弓根螺钉固定，C_0～C_2固定系统完全可以满足枕颈融合的需要。当椎动脉变异给枢椎椎弓根螺钉置入带来影响时，枢椎椎弓根螺钉与椎板螺钉混搭固定可以作为替代固定方式。只有枢椎双侧椎动脉内挤高跨，Ⅱ型椎动脉孔变异时，可以考虑将内固定节段下延至第3颈椎（C_3）。对颅底凹陷症患者实施更大范围的枕颈固定是不建议的手术方式，那样会给颈椎活动带来较大的影响。

（二）枢椎椎板螺钉的合理应用

由于枢椎椎动脉孔存在较多的变异情况，当枢椎椎动脉孔存在内挤高跨的情形时，不建议应用椎弓根螺钉固定，推荐采用椎板螺钉固定作为替代的固定方式。与椎弓根螺钉相比，枢椎椎板螺钉的抗扭转能力较差，如果枢椎仅单侧椎动脉变异，可以采用椎弓根螺钉与椎板螺钉混搭固定的方式，这种混搭结构可以获得足够的固定强度（图9-4-3）。但如果枢椎的两侧均存在椎动

脉孔变异，而不得已使用双侧椎板螺钉固定时，术后必须佩戴可靠的支具，因椎板螺钉的抗旋转能力较差，要避免在骨融合之前发生复位丢失的情况。

（三）$C_{2/3}$ 复合体的后路置钉方法

当颅底凹陷症患者存在 $C_{2/3}$ 先天融合情况时，$C_{2/3}$ 复合体不同于正常的枢椎，其融合椎的枢椎、第 3 颈椎椎弓根形态大多存在变异，椎弓根通常发育细小，椎动脉孔高跨的概率很高。这时需要根据具体情况采用合理的置钉方式实施固定。一般来讲，有 4 种置钉策略可供选择，临床医师可以根据具体情况灵活应用。

1. 枢椎椎弓根螺钉置钉法　术前 CT 检查测量复合体中枢椎椎弓根的宽度和高度，如果枢椎椎弓根发育程度可满足置钉要求，则可实施枢椎椎弓根螺钉固定，作为 $C_{2/3}$ 复合体的锚定点（图 9–4–4）。

2. 枢椎上关节突螺钉置钉法　术前 CT 检查测量复合体中枢椎椎弓根的宽度和高度，并通过 CTA 观察判断椎动脉出枢椎孔后的走行情况，如果椎动脉出孔的位置不影响侧块显露和置钉，则可以采用枢椎上关节突螺钉固定方式完成手术（图 9–4–5）。

3. 第 3 颈椎椎弓根螺钉置钉法　当 $C_{2/3}$ 复合体的枢椎椎弓根狭小无法置钉时，而第 3 颈椎椎弓根发育程度可满足置钉要求，则可行第 3 颈椎椎弓根螺钉固定，作为 $C_{2/3}$ 复合体的锚定点，并完成枕颈固定（图 9–4–6）。

4. 枢椎（或第 3 颈椎）椎板螺钉置钉法　当 $C_{2/3}$ 复合体的椎板厚度能够满足置入椎板螺钉的要求时，可以采用枢椎或第 3 颈椎椎板螺钉技术实施固定，建立两枚或多枚 $C_{2/3}$ 复合体的螺钉锚钉点，并实施枕颈固定（图 9–4–7）。

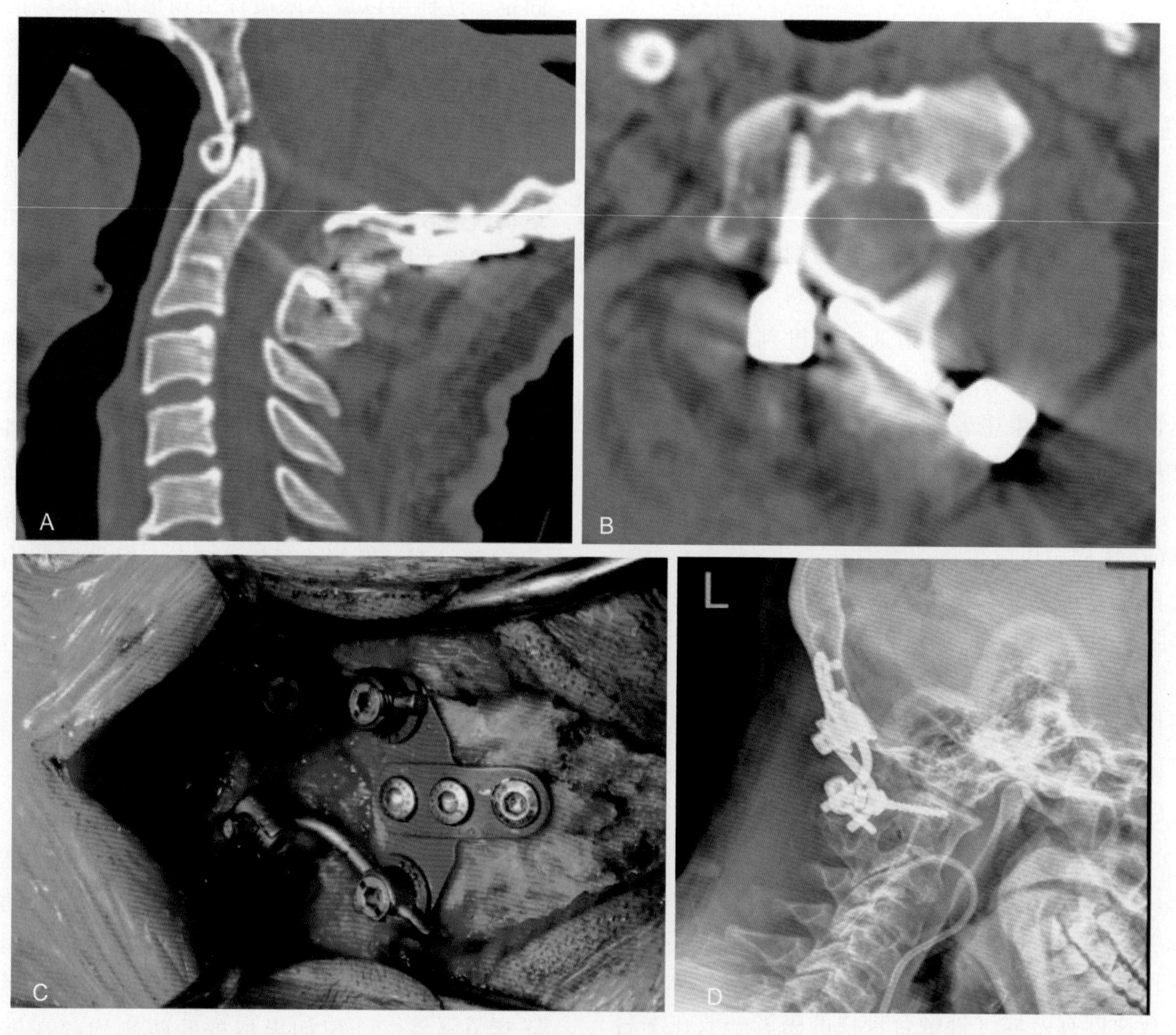

图 9–4–3　如果枢椎仅单侧椎动脉变异，采用椎弓根螺钉与椎板螺钉混搭固定的方式，也可获得足够的固定强度

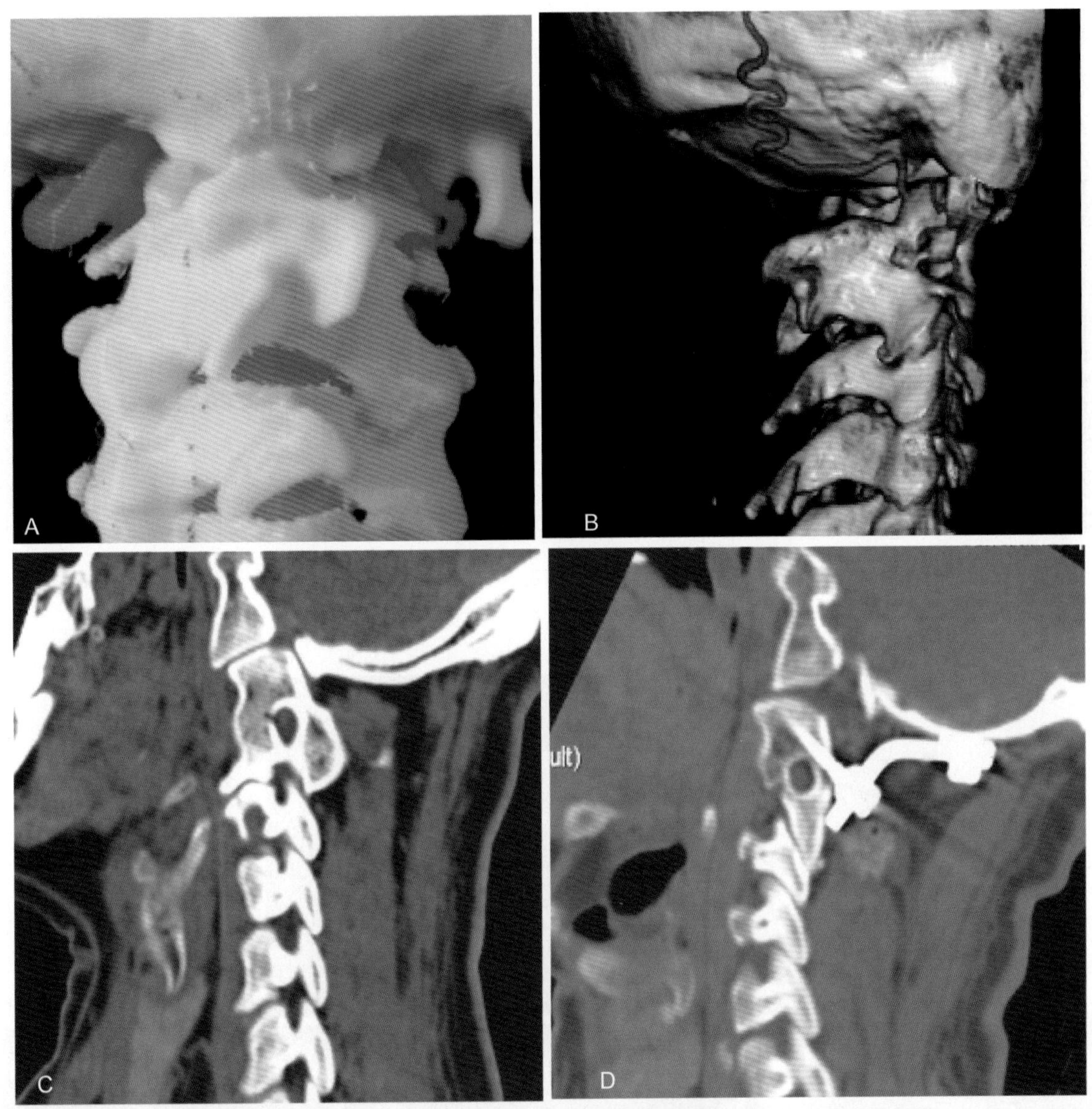

图 9-4-4 术前 CT 检查测量复合体中枢椎椎弓根的宽度和高度，如果枢椎椎弓根发育程度可满足置钉要求，则可实施枢椎椎弓根螺钉固定，作为 $C_{2/3}$ 复合体的锚定点

A、B. 术前通过 CTA 及带血管的三维模型观察判断椎动脉在枢椎的变异情况；C、D. 采用枢椎椎弓根螺钉固定的方式完成手术

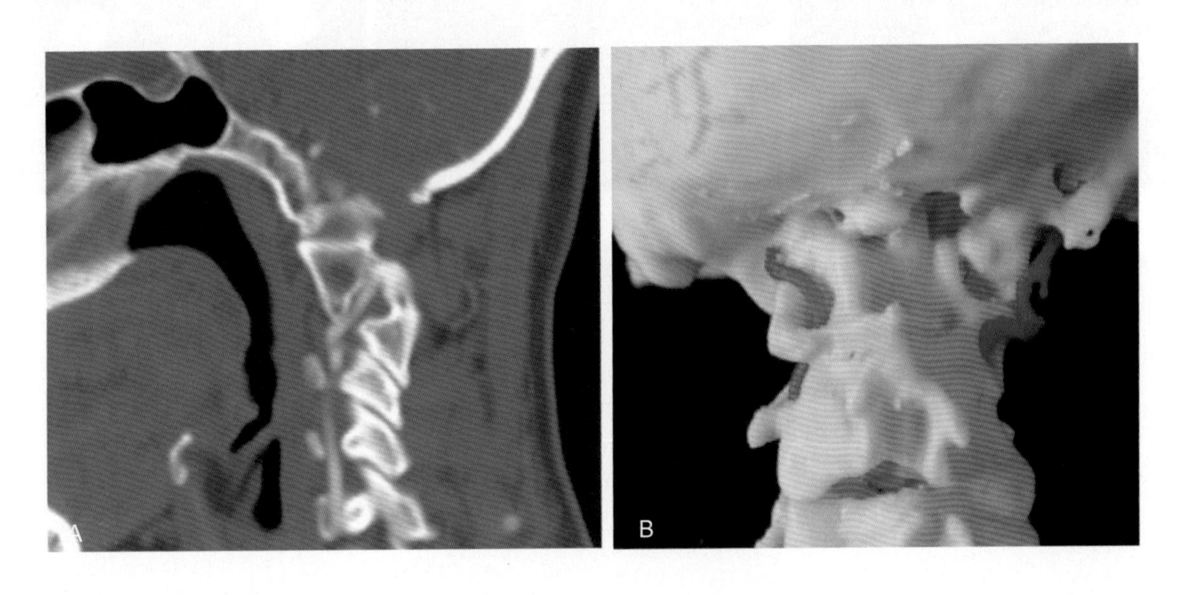

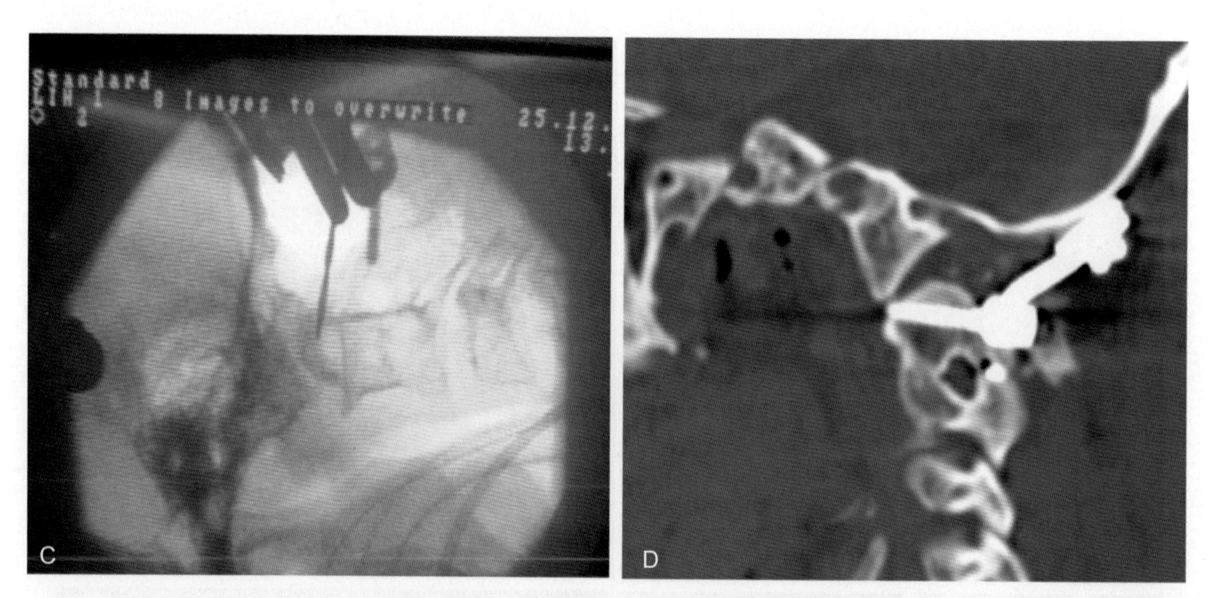

图 9-4-5 术前通过 CTA 观察判断椎动脉出枢椎孔后的走行情况，如发现椎动脉出孔的位置不影响侧块的显露和置钉（A、B），则可以采用枢椎上关节突螺钉固定方式完成手术（C、D）

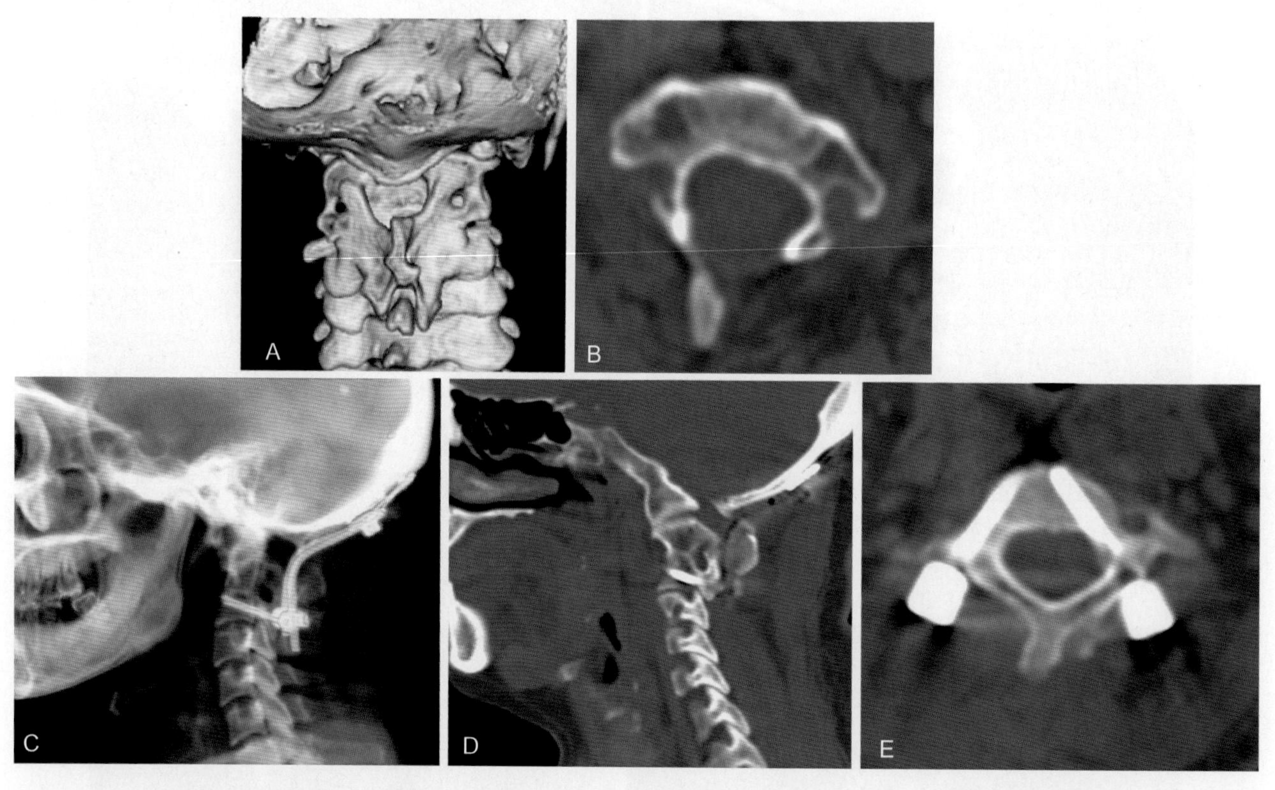

图 9-4-6 当 $C_{2/3}$ 复合体的枢椎椎弓根狭小无法置钉时（C、D），而第 3 颈椎椎弓根发育程度可满足置钉要求，则可行第 3 颈椎椎弓根螺钉固定，作为 $C_{2/3}$ 复合体的锚定点，并完成枕颈固定（A、B、E）

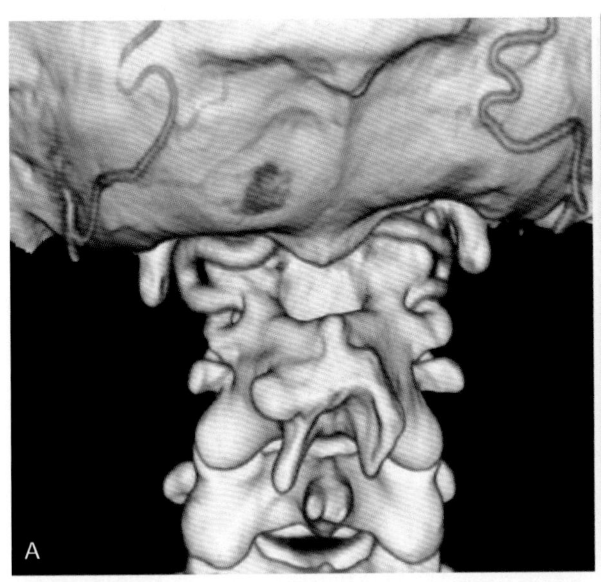

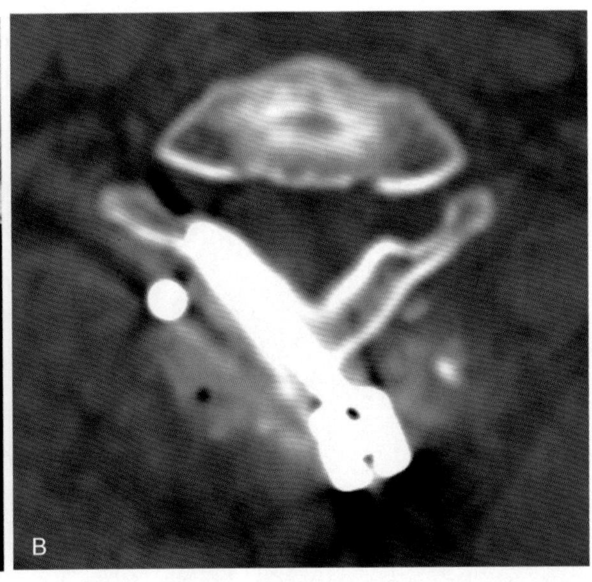

图 9-4-7 **虽然合并枢椎椎动脉内挤高跨畸形（A），但当 $C_{2/3}$ 复合体的椎板厚度能够满足椎板螺钉置入要求时，可以采用两枚或多枚椎板螺钉作为 $C_{2/3}$ 复合体的锚定点实现枕颈固定（B）**

（四）颅底凹陷症后路手术与术后复位丢失

颅底凹陷症后路手术方法不当会导致术后复位丢失现象（图 9-4-8）。临床主要表现：患者在术后早期症状有所缓解，但在后期的随访过程中再次出现症状加重的情况。这时复查颈椎 CT 或 MRI 会发现齿突复位程度变差，甚至又回到手术前的脱位状态。这种现象称为颅底凹陷症术后复位丢失。为什么会发生颅底凹陷症术后复位丢失现象呢？分析起来主要与以下因素有关：① 手术松解不彻底，手术复位是通过大重量术中牵引及后路内固定装置的撑开作用获得的。手术麻醉过后，其软组织的反弹力量较大导致复位丢失。②内固定装置不够坚强，如果内固定装置结构强度不足以对抗机体的反弹力量，又没有辅助足够的外固定，容易出现复位丢失现象。③ 手术缺乏有效的寰枢椎侧块关节支撑。颅底凹陷症在实施齿突下拉复位手术后，如果齿突下拉的距离较大，寰枢椎侧块关节间隙被拉开后缺乏有效的接触和支撑，应力不经过前方传导而全部施加在后路钉棒系统上，容易发生内固定失败导致复位丢失。如果同时在寰枢椎侧块关节间隙置入支撑骨块或有一定强度的支撑体，则有助于防止复位丢失。④ 植骨床处理不当导致植骨未融合也是导致术后复位丢失的重要原因之一。

要有效防止颅底凹陷症术后发生复位丢失现象，可以从以下几个方面入手：① 对难复性颅底凹陷症要尽可能实施彻底松解，再实施固定，而不是过分依赖术中大重量牵引和器械的复位力量强制复位，这样有助于降低术后作用于内固定器械上的反弹应力；②后路手术使用钉板固定装置，可增加固定系统的整体刚度，有助于降低术后复位丢失的概率；③ 枢椎螺钉尽量采用固定尾帽的椎弓根螺钉，增加底座强度和刚度，防止尾帽倾斜和平行四边形效应导致术后复位丢失；④对短节段固定强度不佳的患者可以适当延长颈椎固定节段，但不要以牺牲术后远期颈椎活动度为代价；⑤对寰枢椎侧块关节使用结构性支撑植骨或使用融合器等支撑体，可以增加内固定系统的整体强度，防止术后复位丢失；⑥术后辅以可靠的外固定有助于降低术后复位丢失的概率。

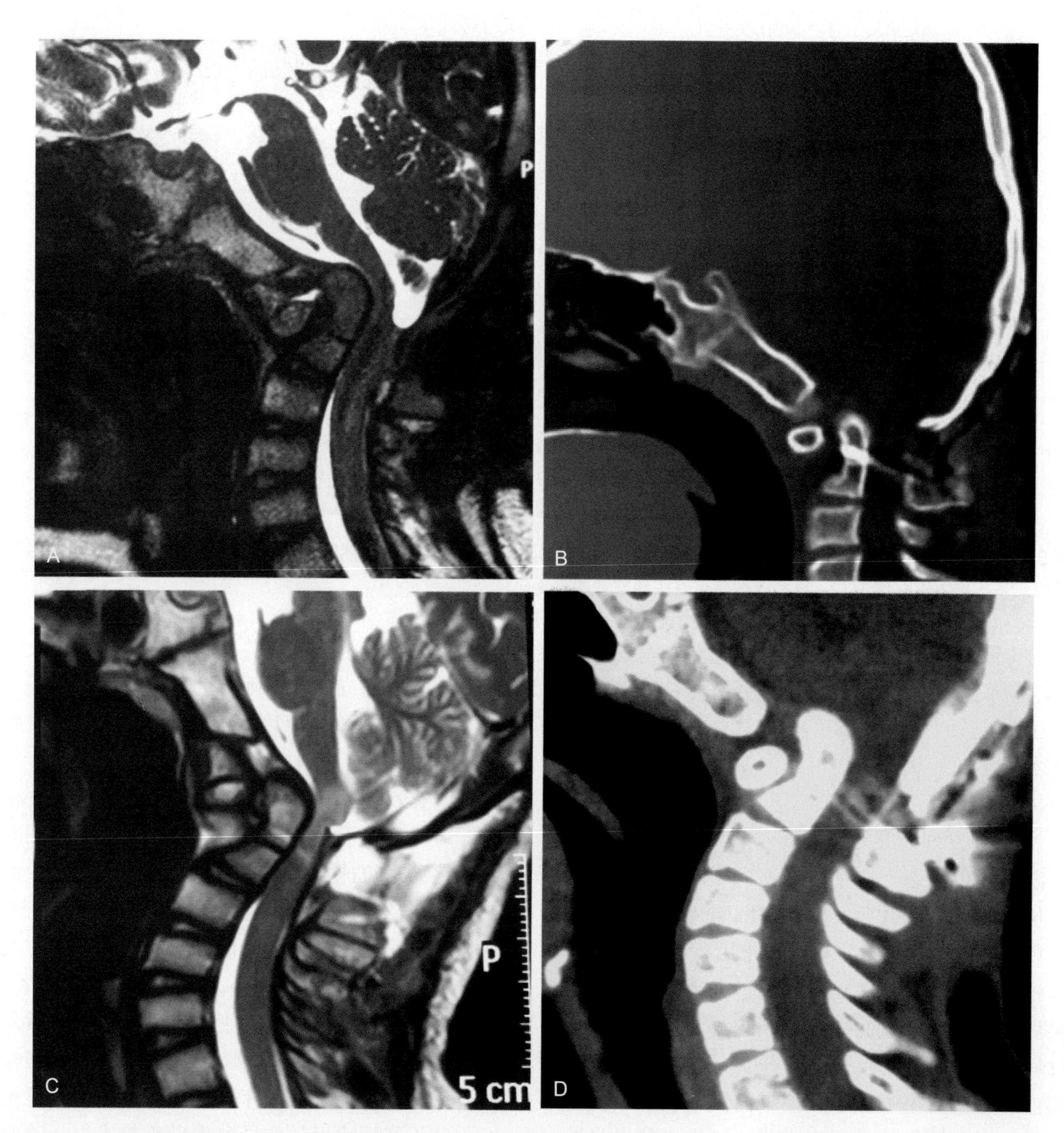

图 9-4-8　颅底凹陷症患者术前 MRI 显示枢椎齿突陷入枕骨大孔并压迫脑干（A），患者接受颅骨牵引下后路复位枕颈固定手术，术后症状明显改善，术后 1 周复查 CT 和 MRI 显示枢椎下拉复位（B、C）。但患者术后 3 个月症状再次加重，遂复查颈椎 CT 显示术后复位丢失，枢椎再次陷入枕骨大孔，其是导致症状反弹并加重的重要原因（D）

四、经口咽松解、后路复位内固定手术治疗颅底凹陷症的病例剖析

【病例 1】经口咽松解联合后路复位固定手术病例

1. 一般资料　患者，女性，59 岁，因“不明原因右上肢麻木无力 2 年，加重 1 年”收治入院。

2. 术前影像学检查　术前颈椎 CT 检查提示患者寰椎枕骨化、寰枢椎脱位、枢椎齿突陷入枕骨大孔形成颅底凹陷。颈椎 MRI 提示脑干前方受压（图 9-4-9）。

3. 主要难点　患者入院后行颅骨双向牵引 1 周，无法复位，判定为难复性颅底凹陷症。主要存在以下难点：①患者寰椎前弓与枢椎齿突间有骨痂增生，阻碍复位；②斜坡较平，枢椎位置较高，前路松解后实施钢板固定较为困难，遂采用经口咽松解并后路内固定的方式实施手术；③患者枢椎椎动脉变异，右侧内挤高跨，不适合椎弓根螺钉固定（图9–4–10）。

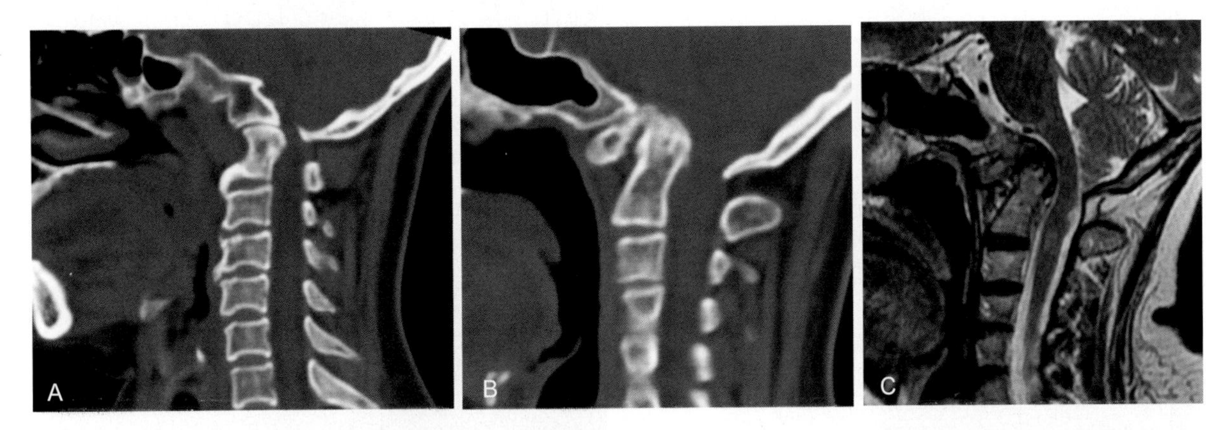

图 9–4–9 患者术前颈椎 CT 检查提示寰椎枕骨化伴寰枢椎脱位（A、B）；颈椎 MRI 提示枢椎齿突陷入枕骨大孔并自前方压迫脑干（C）

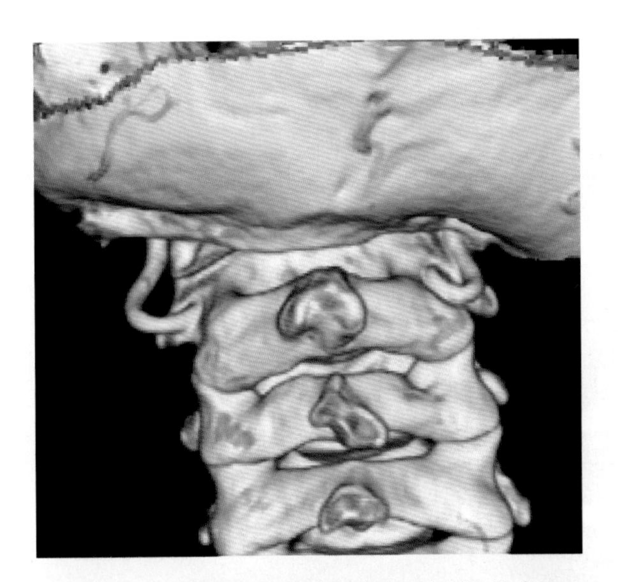

图 9–4–10 患者枢椎椎动脉变异，右侧内挤高跨

4. 手术策略与技巧 麻醉成功后，患者取仰卧位，维持颅骨牵引，牵引重量为10kg。透视观察发现寰枢椎脱位未能复位，遂实施经口咽松解手术（图9–4–11），手术切除部分寰枢椎前弓，清理寰椎前弓和枢椎齿突之间的骨痂，切除部分齿突，并行双侧侧块关节松解和撑开操作。

前路松解完成后，转换为俯卧位，行后路枕颈固定（图9–4–12）。考虑患者右侧椎动脉内挤高跨，采用左侧椎弓根螺钉、右侧椎板螺钉的混搭固定方式完成手术。

5. 术后随访 术后复查CT显示枢椎齿突顶部被切除少许，齿突获得下拉复位。枢椎左侧采用椎弓根螺钉固定，右侧采用椎板螺钉固定。术后MRI显示齿突下拉复位，脑干压迫解除（图9–4–13）。

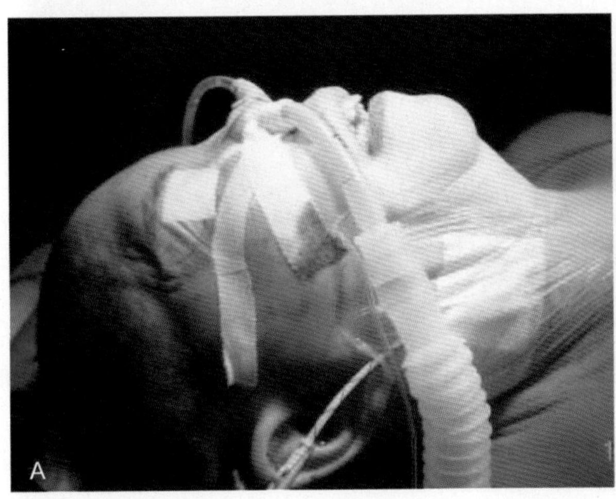

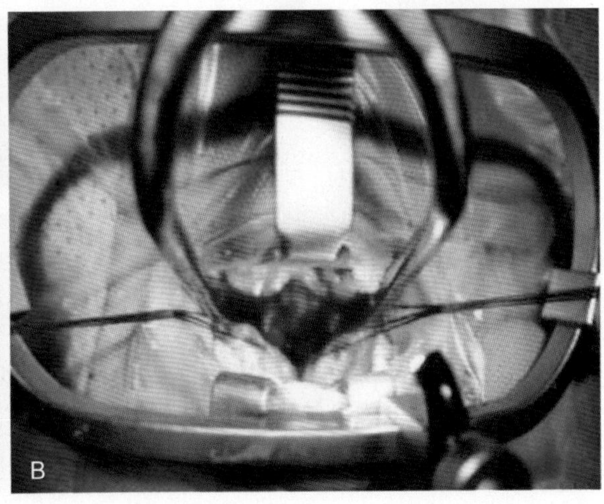

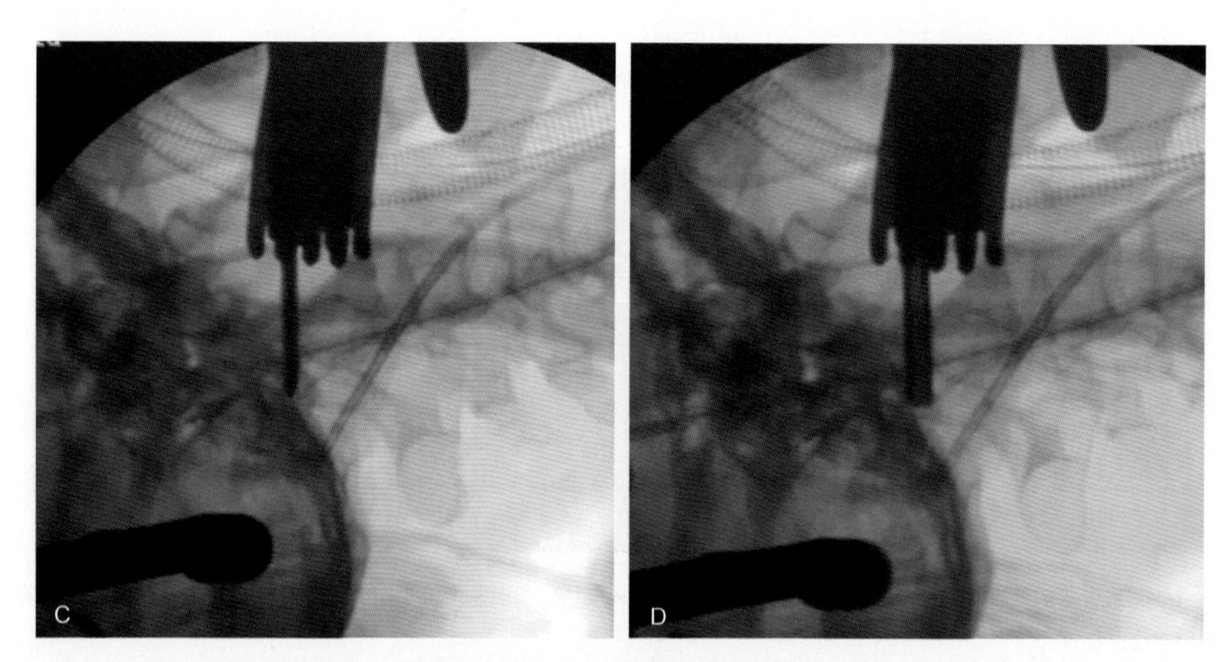

图 9-4-11 麻醉成功后，患者取仰卧位，维持颅骨牵引，牵引重量为 10kg（A）。采用经口咽入路实施松解。为了增加显露，将软腭劈开（B），并将铰刀插入侧块关节实施撑开和松解（C、D）

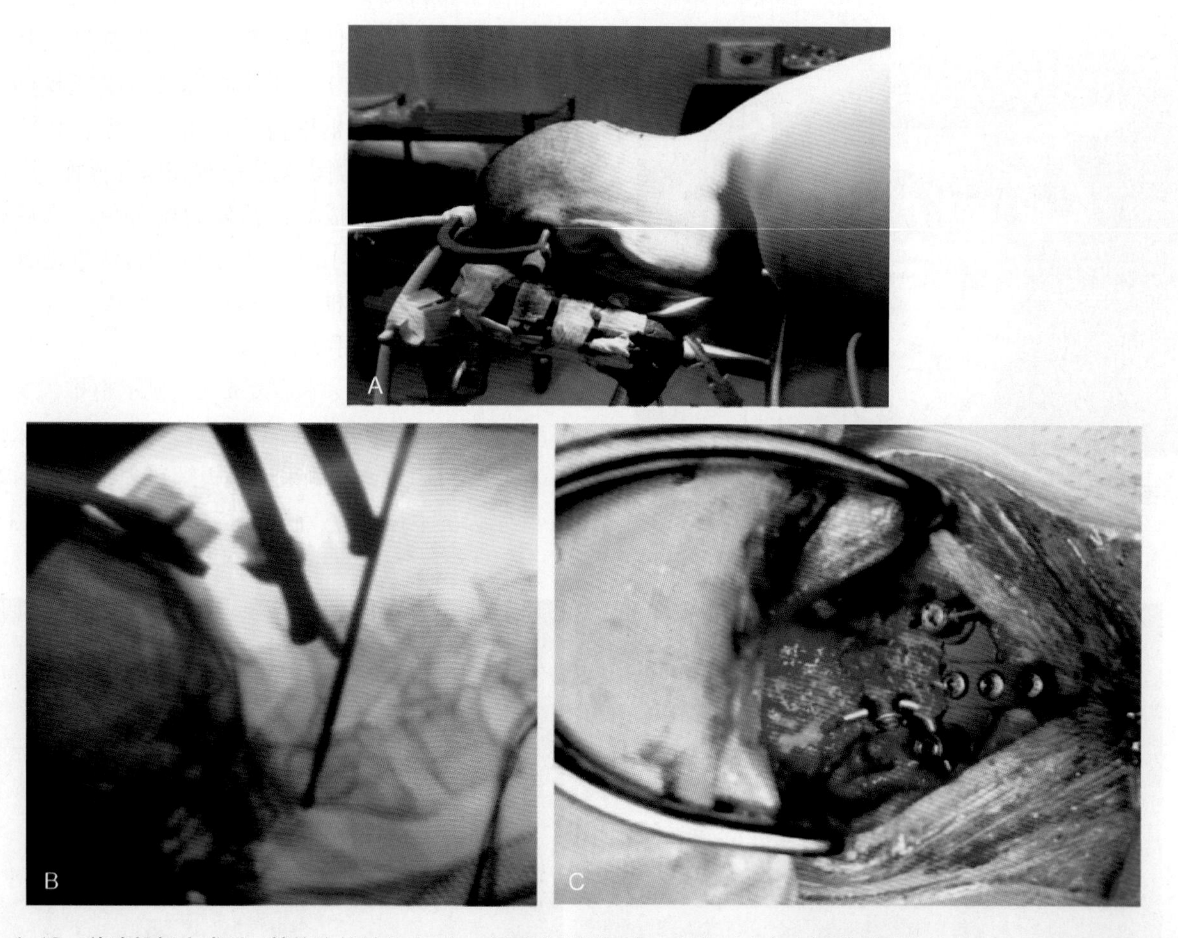

图 9-4-12 前路松解完成后，转换为俯卧位（A），行后路枕颈固定。考虑到患者右侧椎动脉内挤高跨，采用左侧椎弓根螺钉、右侧椎板螺钉的混搭固定方式完成手术（B），术后在 $C_0 \sim C_2$ 间用自体骨松质植骨（C）

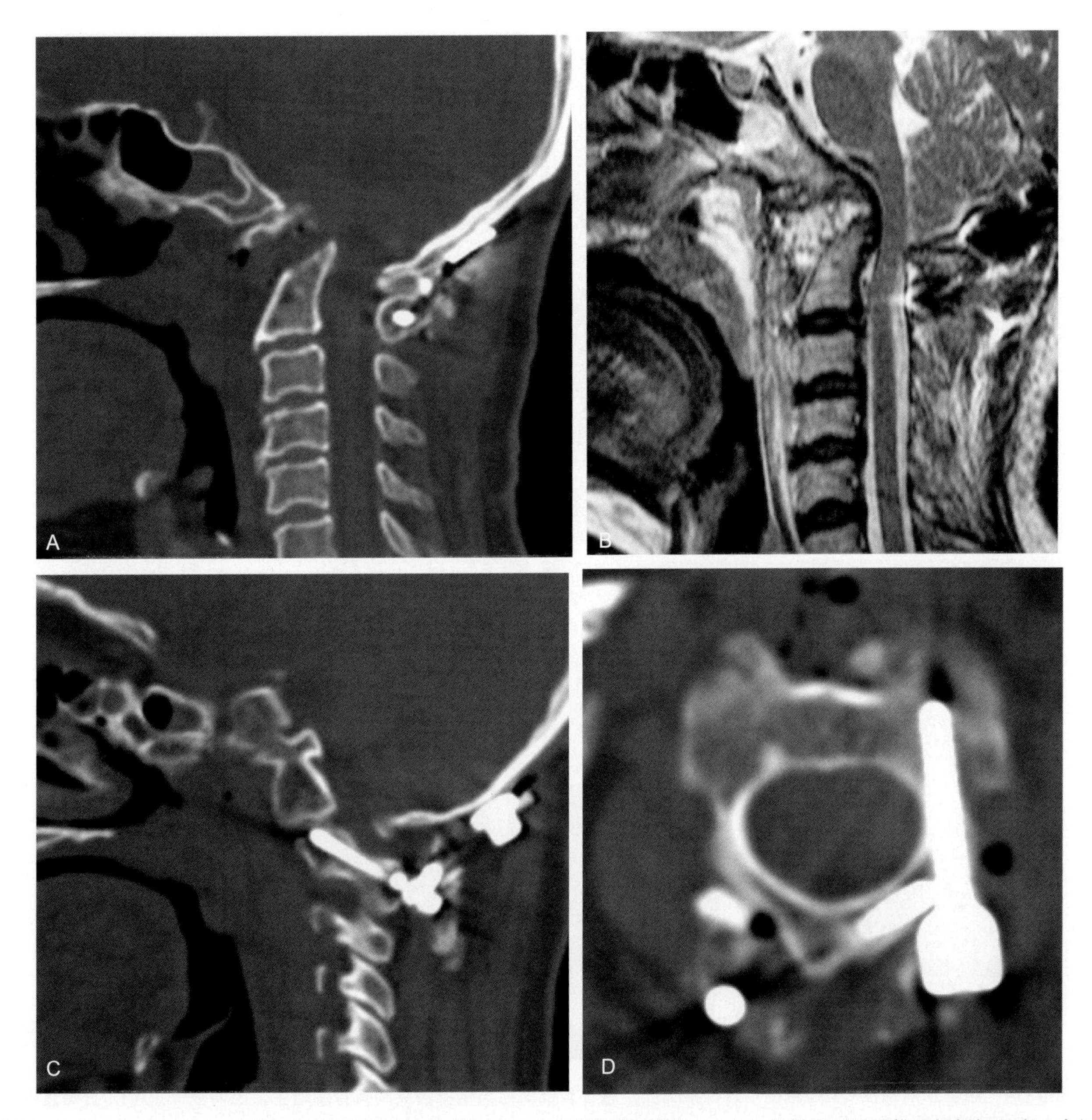

图 9-4-13　术后复查 CT 显示枢椎齿突顶部被切除少许，齿突获得下拉复位（A）。枢椎左侧采用椎弓根螺钉固定，右侧采用椎板螺钉固定（C、D）。术后 MRI 显示齿突下拉复位，脑干压迫解除（B）

【病例 2】经口咽松解并后路复位固定手术病例

1. 一般资料　患者，女性，55 岁，因“四肢麻木、无力及步态不稳伴胸背部束带感 5 年，加重 1 年”收治入院。

2. 术前影像学检查　术前颈椎 CT 检查提示患者寰枢椎脱位伴斜颈。寰枢椎前弓和齿突间有大量骨痂增生，阻碍复位。患者右侧寰枢椎侧块关节严重脱位并交锁。颈椎 MRI 显示延髓受压变细，并有信号改变（图 9-4-14）。颈椎三维 CT 显示寰枢椎脱位伴斜颈，寰齿关节之间有大量骨痂增生（图 9-4-15）。

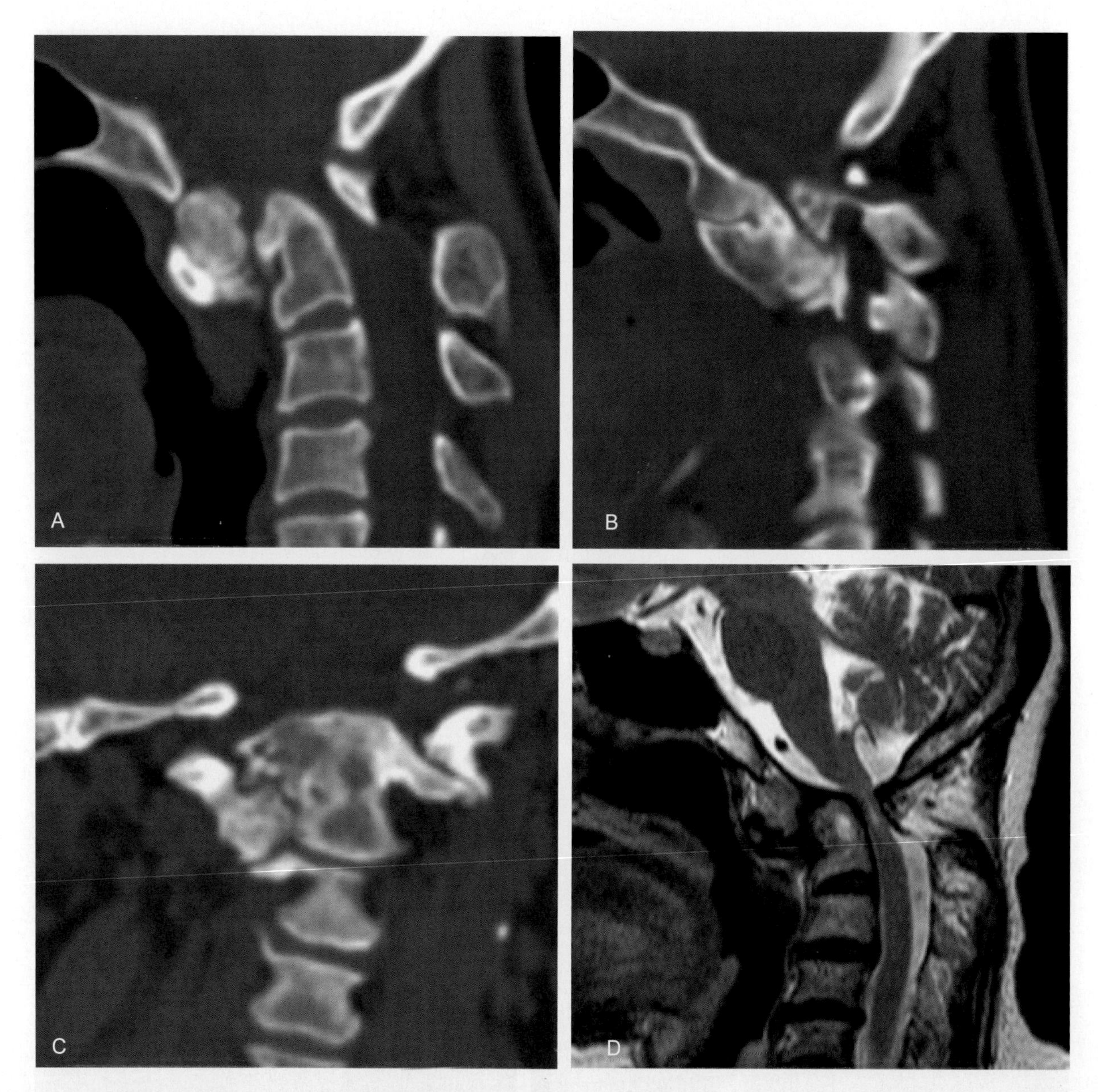

图 9-4-14　患者术前颈椎 CT 检查提示寰枢椎脱位，患者寰椎前弓与枢椎齿突间有骨痂增生，阻碍复位（A），右侧寰枢椎侧块关节旋转脱位并交锁（B、C）。颈椎 MRI 提示延髓受压伴信号改变（D）

3. *主要难点*　患者入院后行颅骨双向牵引 1 周，无法复位，判定为难复性颅底凹陷症。主要存在以下难点：①患者寰椎前弓与枢椎齿突间有骨痂增生，阻碍复位；②患者右侧侧块关节交锁，复位困难，遂采用经口咽松解并后路内固定的方式实施手术。

4. *手术策略与技巧*　麻醉成功后，患者取仰卧位，维持颅骨牵引，牵引重量为 10kg。透视观察发现寰枢椎脱位未能复位，确认为难复性寰枢椎脱位合并颅底凹陷症，遂实施经口咽松解手术（图 9-4-16），手术切除部分寰枢椎前弓，清理寰椎前弓和枢椎齿突之间的骨痂，行双侧侧块关节松解和撑开操作。前路松解完成后，转换为俯卧位，行后路枕颈内固定（图 9-4-17）。考虑患者左侧椎动脉内挤高跨，采用右侧椎弓根螺钉、左侧椎板螺钉的混搭固定方式完成手术。

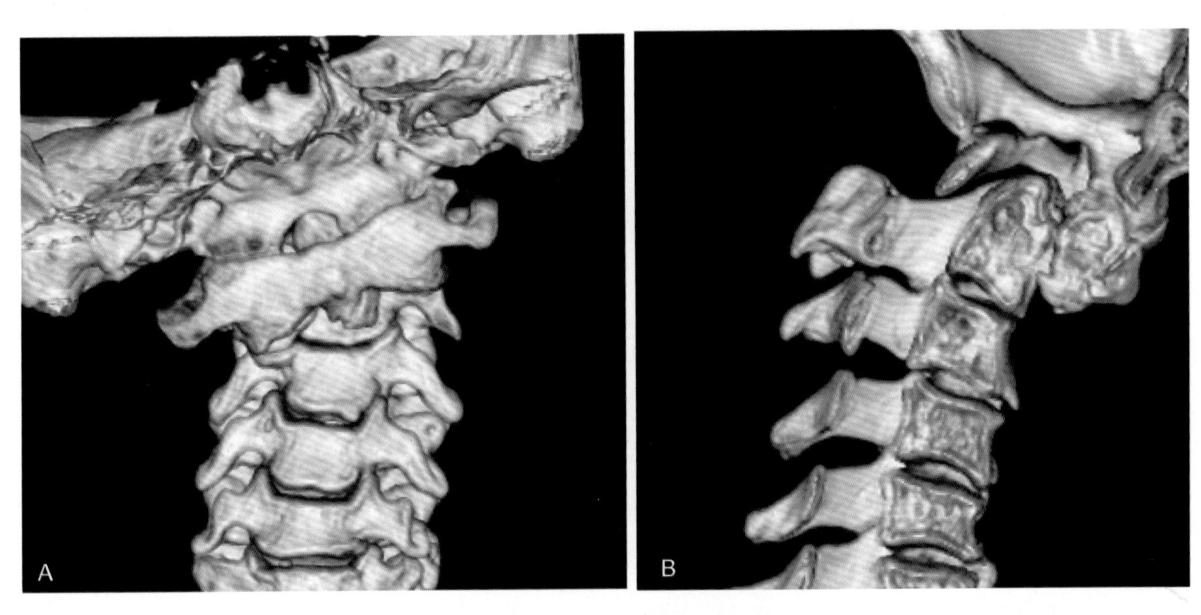

图 9-4-15　术前三维 CT 显示寰枢椎脱位伴斜颈，寰齿关节之间有大量骨痂增生

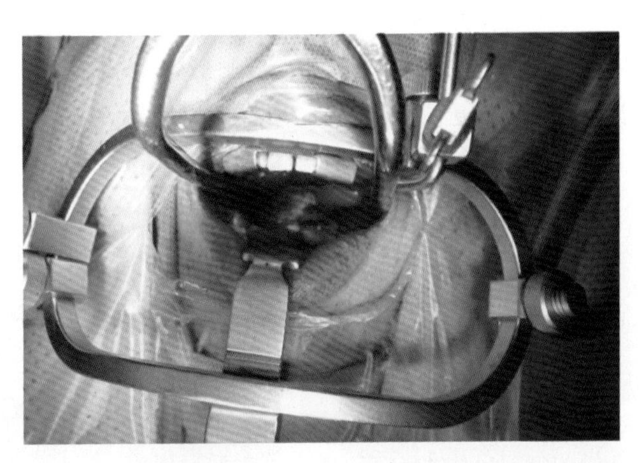

图 9-4-16　麻醉成功后，患者取仰卧位，维持颅骨牵引，牵引重量为 10kg。实施经口咽松解手术，手术清理寰椎前弓和枢椎齿突之间的骨痂，并行双侧侧块关节松解和撑开操作

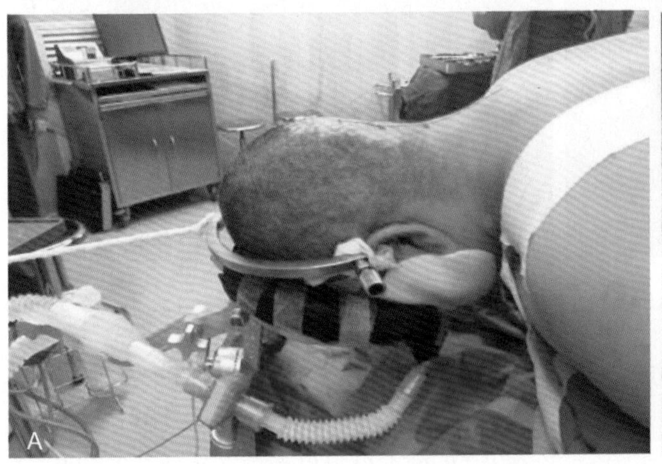

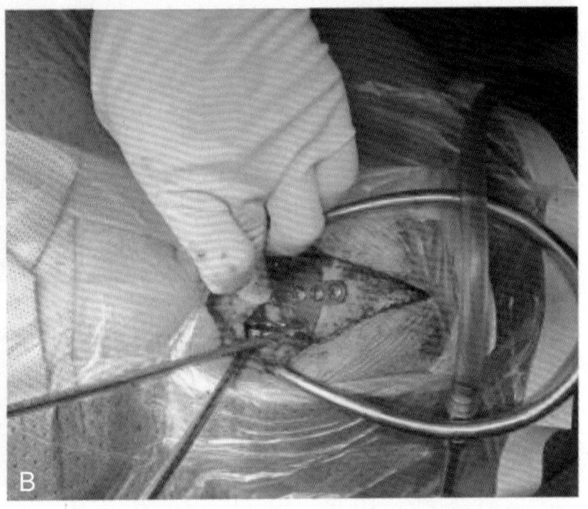

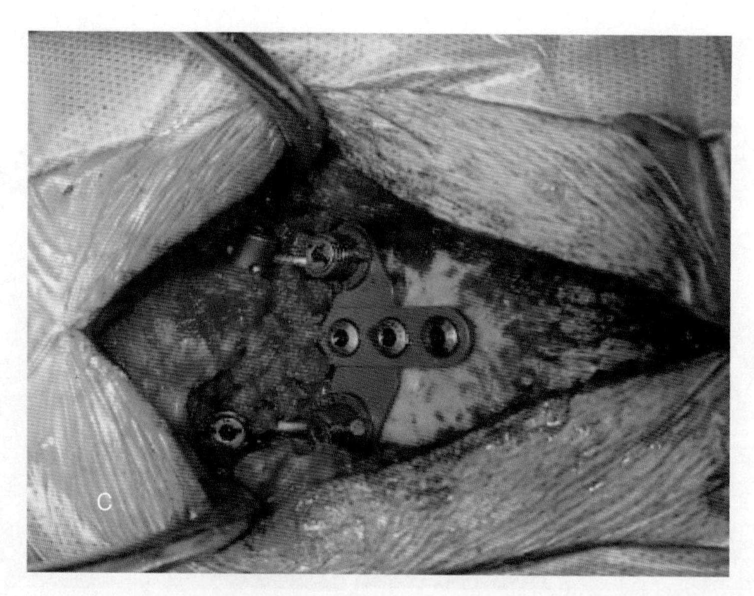

图 9-4-17　前路松解完成后，转换为俯卧位，行后路枕颈内固定（A）。考虑患者左侧椎动脉内挤高跨，采用右侧椎弓根螺钉、左侧椎板螺钉的混搭固定方式，并在 C_0 ~ C_2 间应用自体髂骨植骨（B、C）

5. 术后复查与随访　术后复查 CT（图 9-4-18）显示寰枢椎脱位经前路松解获得复位（图 9-4-18A）。术后 MRI 显示高位脊髓压迫、脑干压迫解除（图 9-4-18B）。

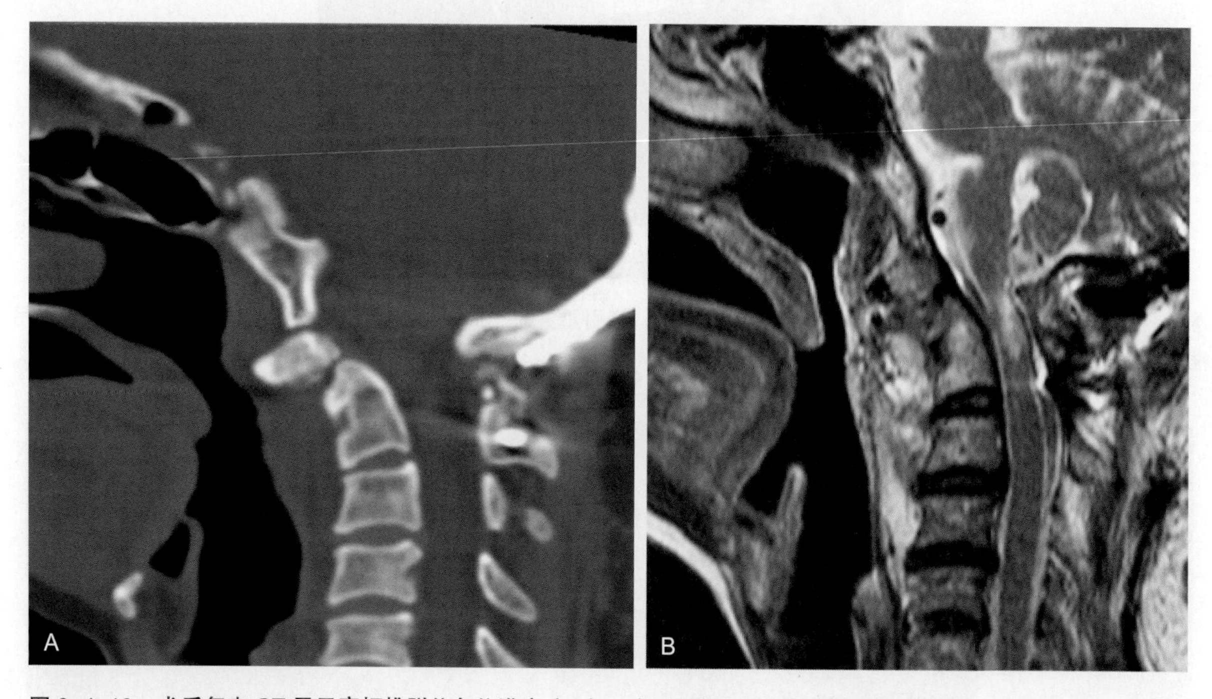

图 9-4-18　术后复查 CT 显示寰枢椎脱位复位满意（A）。术后颈椎 MRI 显示高位脊髓压迫、脑干压迫解除（B）

【病例 3】全身麻醉下大重量牵引并单纯后路复位固定治疗可复性颅底凹陷症病例

1. 一般资料　患者，男性，40 岁，因“不明原因双上肢麻木、双手不灵活 4 年余”收治入院。

2. 术前影像学检查（图 9-4-19）　颈椎 X 线检查及 CT 检查提示患者存在颅颈交界畸形、寰枕融合、枢椎与第3颈椎分节不全，合并寰枢椎脱位（图9-4-19A～C）。颈椎MRI显示枢椎齿突上移进入枕骨大孔，压迫脑干，并可见延髓部位信号改变（图9-4-19D）。

3. *主要难点* 患者枢椎椎动脉孔解剖变异，左侧呈现内挤高跨形态，不适合椎弓根螺钉固定，遂采用右侧椎弓根螺钉结合左侧椎板螺钉的固定方式实施手术。

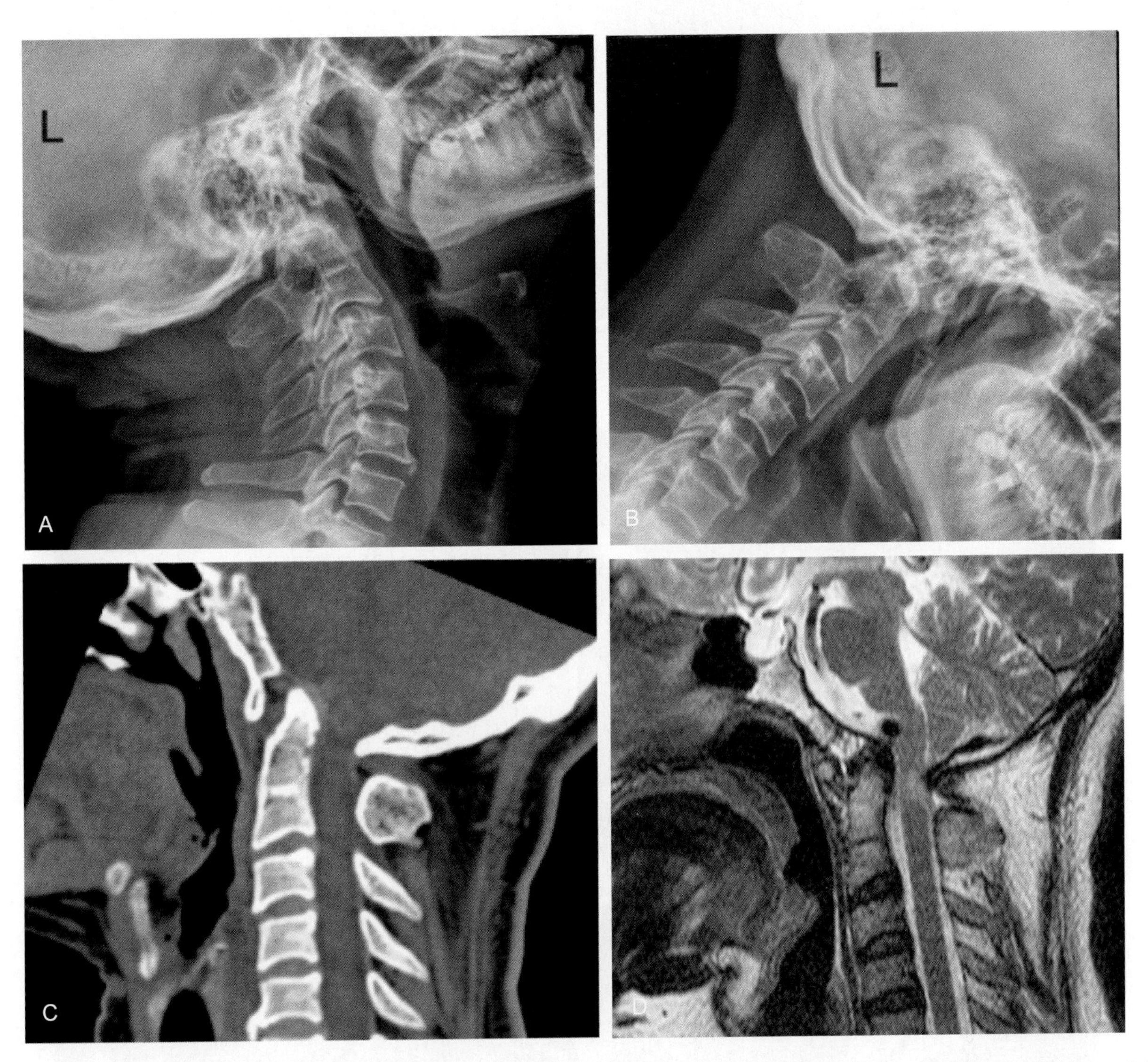

图9-4-19 颈椎X线及CT检查提示患者有寰枕融合、枢椎与第3颈椎分节不全，合并寰枢椎脱位，形成颅底凹陷症（A～C）。颈椎MRI显示枢椎齿突上移进入枕骨大孔，压迫脑干，并可见延髓部位信号改变（D）

4. *手术策略与技巧* 入院后完善术前检查，然后在全身麻醉下行后路复位、枕颈固定融合术。由于患者枢椎左侧椎动脉孔呈内挤高跨形态，选择右侧椎弓根螺钉、左侧椎板螺钉的混搭固定方式完成手术，并取自体髂骨植骨（图9-4-20）。

5. *术后复查与随访（图9-4-21）* 术后1周复查颈椎CT显示枢椎齿突下拉复位，斜坡枢椎角恢复正常（图9-4-21A），X线片显示钉棒固定装置位置良好（图9-4-21B），术后、术前MRI对比提示脑干压迫解除（图9-4-21C、D）。患者临床症状改善，临床疗效满意。

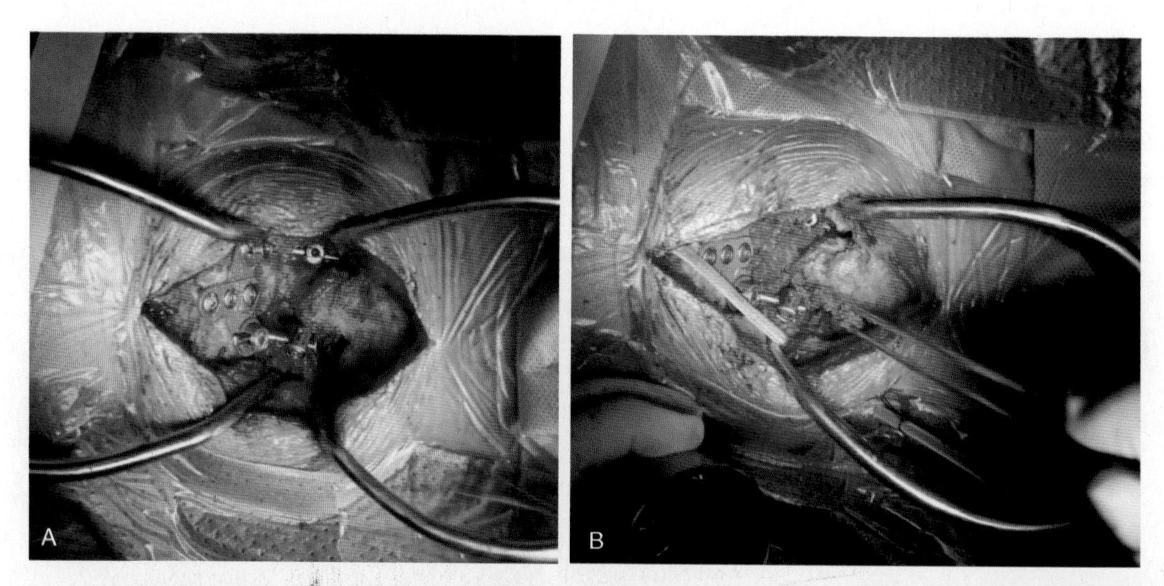

图 9-4-20　采用右侧椎弓根螺钉、左侧椎板螺钉的混搭固定方式完成手术，行 $C_0 \sim C_2$ 枕颈固定（A），并取自体髂骨植骨（B）

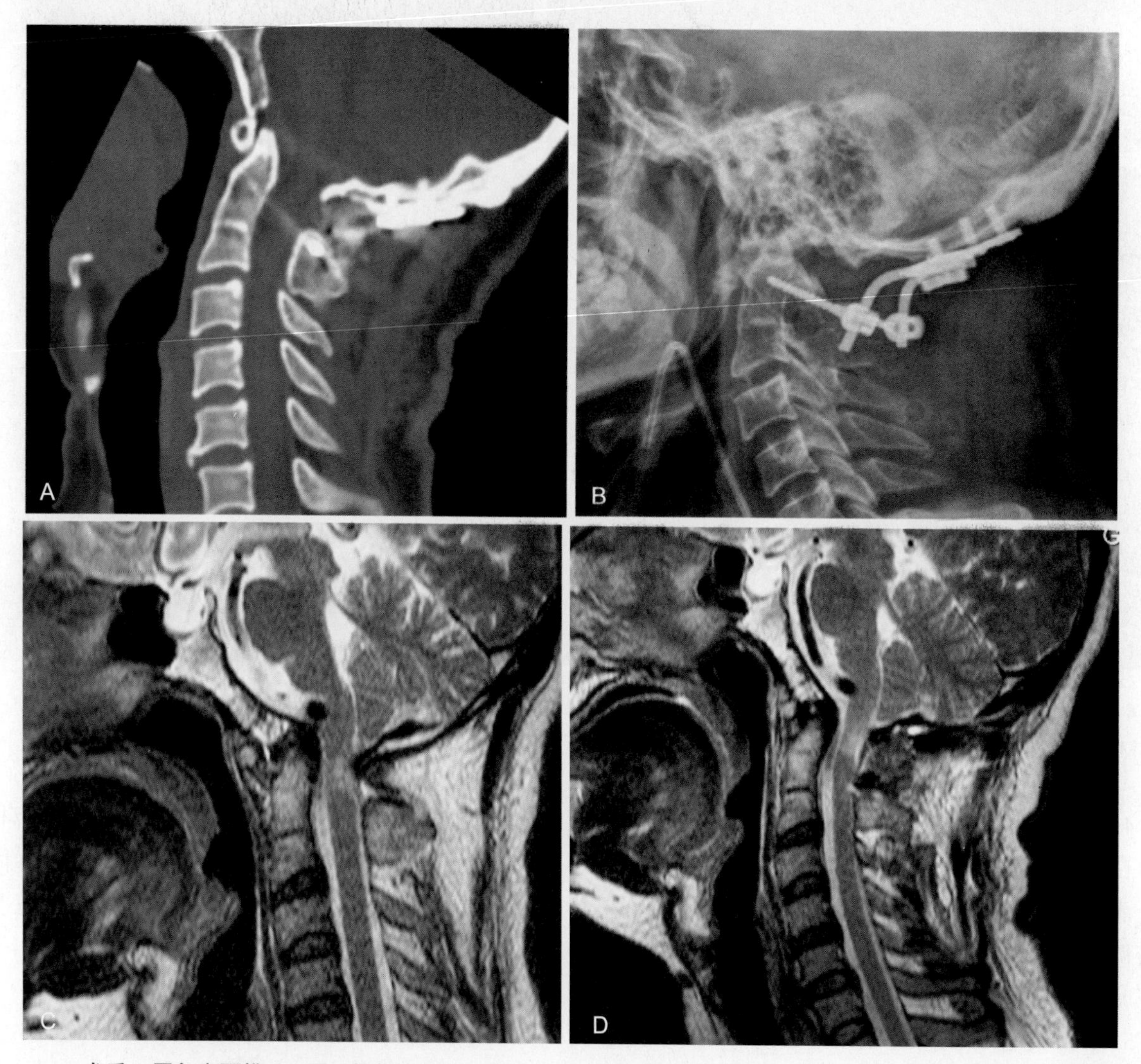

图 9-4-21　术后 1 周复查颈椎 CT 显示枢椎齿突下拉复位，斜坡颈椎角恢复正常（A）；X 线片显示钉棒固定装置位置良好（B）；术前、术后 MRI 对比提示脑干压迫解除（C、D）

【病例4】全身麻醉下大重量牵引并后路复位固定治疗颅底凹陷症病例

1. 一般资料　患者，男性，31岁，因“不明原因左侧肢体麻木，抓握无力1年余”收治入院。

2. 术前影像学检查（图9-4-22）　颈椎CT提示患者存在寰枕融合、枢椎与第3颈椎分节不全，合并寰枢椎脱位，形成颅底凹陷症（图9-4-22A、B）。颈椎MRI显示枢椎齿突上移进入枕骨大孔，压迫脑干，延髓部位信号改变（图9-4-22C）。

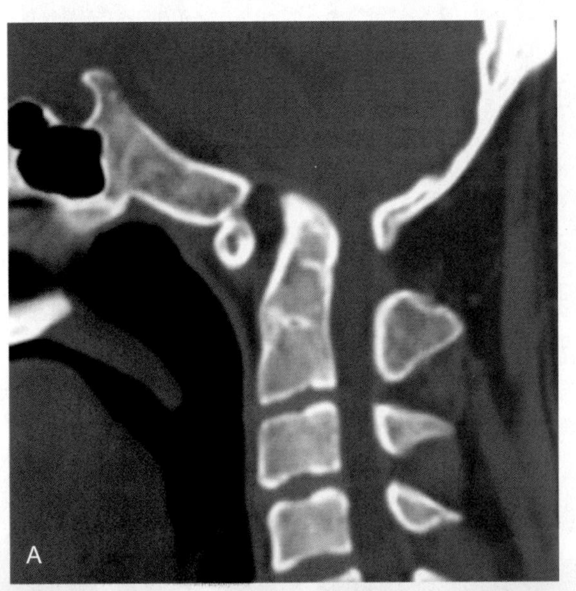

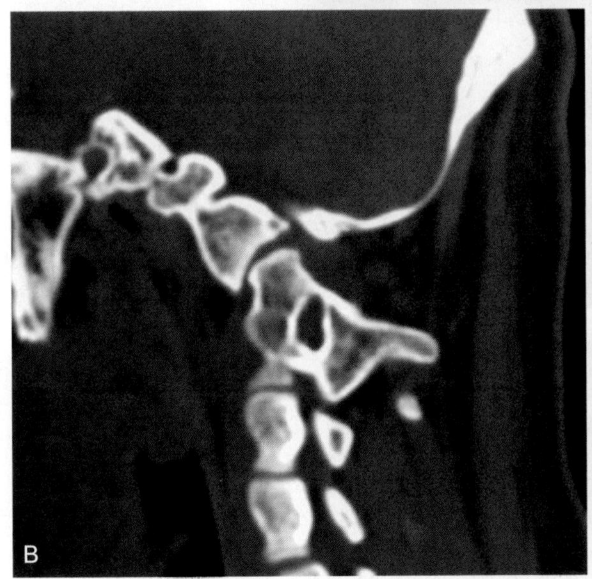

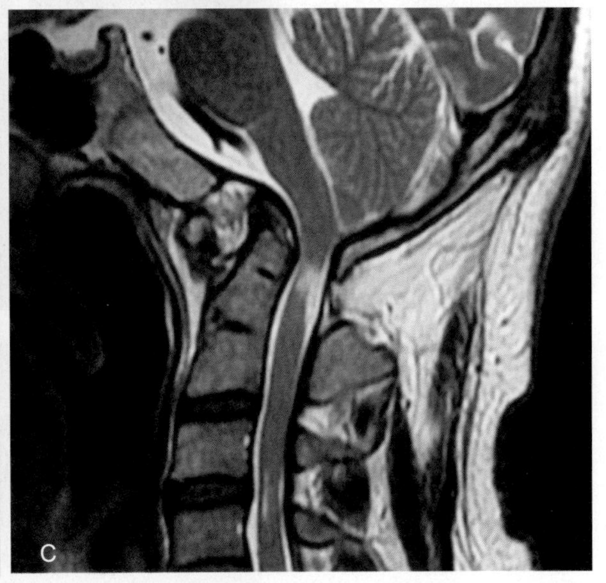

图9-4-22　颈椎CT提示患者存在寰枕融合、枢椎与第3颈椎分节不全，合并寰枢椎脱位，形成颅底凹陷症（A、B）。颈椎MRI显示枢椎齿突上移进入枕骨大孔，压迫脑干，延髓部位信号改变（C）

3. 主要难点　患者枢椎椎动脉孔解剖变异，双侧均呈内挤高跨形态，不适合椎弓根螺钉固定（图9-4-23）。

4. 手术策略与技巧　入院后行颅骨牵引发现枢椎齿突可以通过牵引部分复位，采用全身麻醉下大重量牵引复位并后路枕颈内固定术。

入院后完善术前检查，然后在全身麻醉下行后路复位、枕颈固定融合术。由于患者枢椎双侧椎动脉孔呈内挤高跨形态，手术选择左侧上关节突螺钉固定、右侧椎板螺钉固定的混搭固定方式。采用颅骨牵引下压棘抬颈法复位技术实施颅底凹陷症复位及C_0～C_2枕颈固定。并取自体髂骨植骨（图9-4-24）。

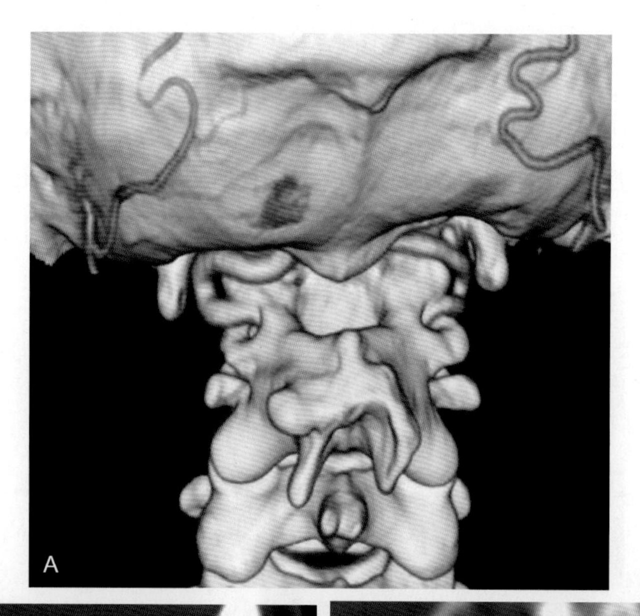

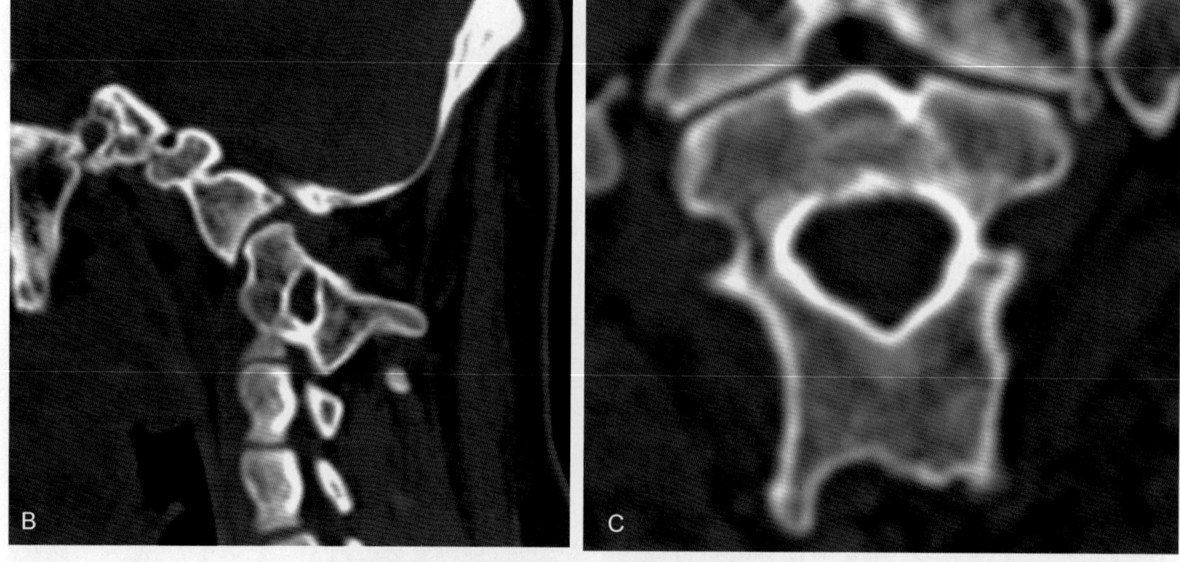

图 9-4-23 患者枢椎椎动脉孔解剖变异，双侧均呈内挤高跨形态，不适合椎弓根螺钉固定

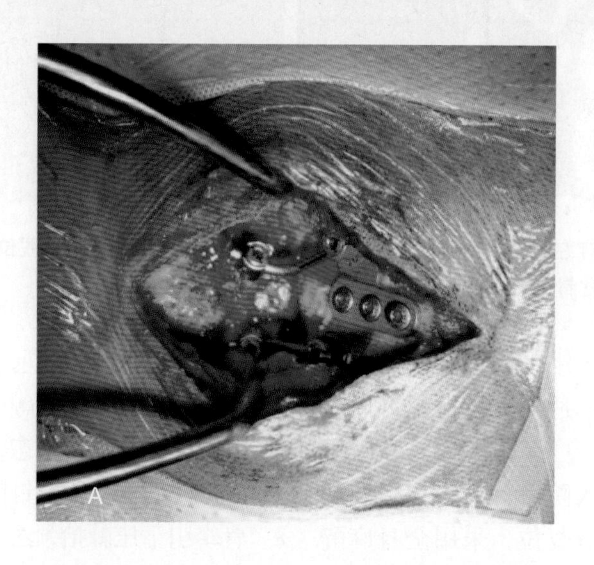

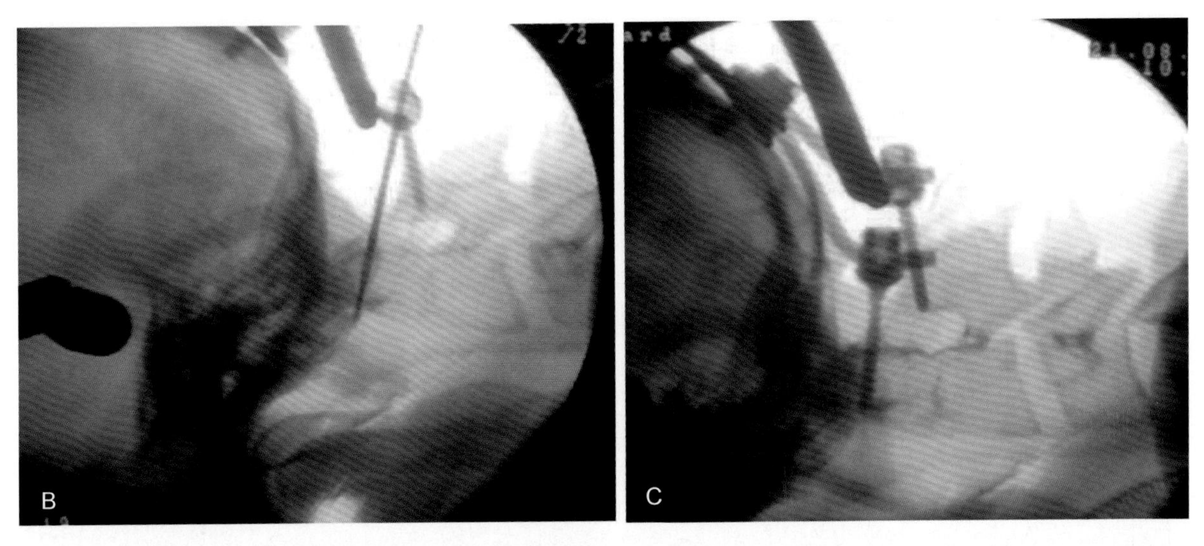

图 9-4-24 采用颅骨牵引下压棘抬颈法复位技术实施颅底凹陷症后路复位内固定术（A）。并根据患者术前评估情况，选择左侧侧块螺钉固定、右侧椎板螺钉固定的混搭固定方式（B、C）

5. 术后复查与随访（图 9-4-25） 术后 X 线片显示钉棒固定装置位置良好（图 9-4-25A），复查颈椎 CT 显示陷入枕骨大孔的枢椎齿突下拉复位到正常解剖位置，斜坡枢椎角恢复正常（图 9-4-25B）。$C_{2/3}$ 复合体分别应用了 1 枚椎板螺钉和 1 枚侧块螺钉固定（图 9-4-25C、D）。患者临床症状改善，临床疗效满意。

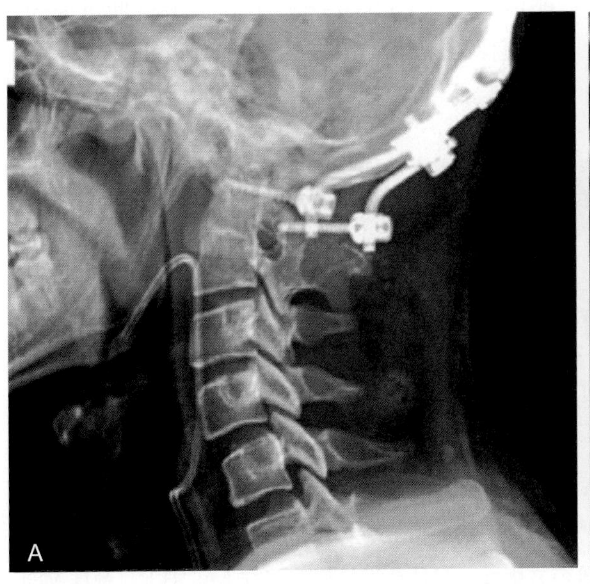

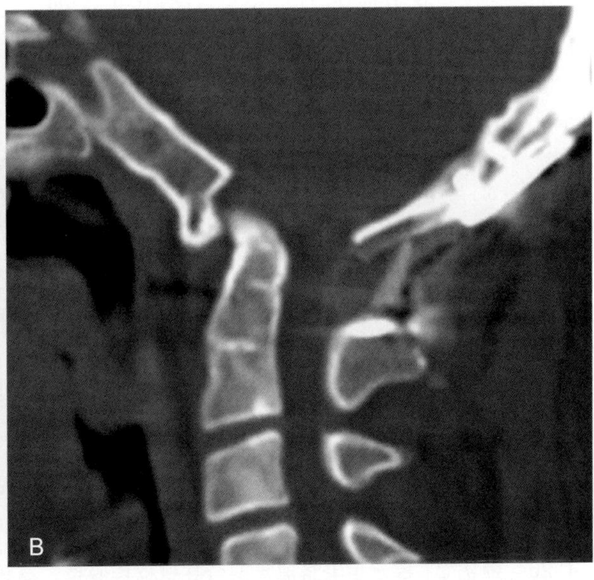

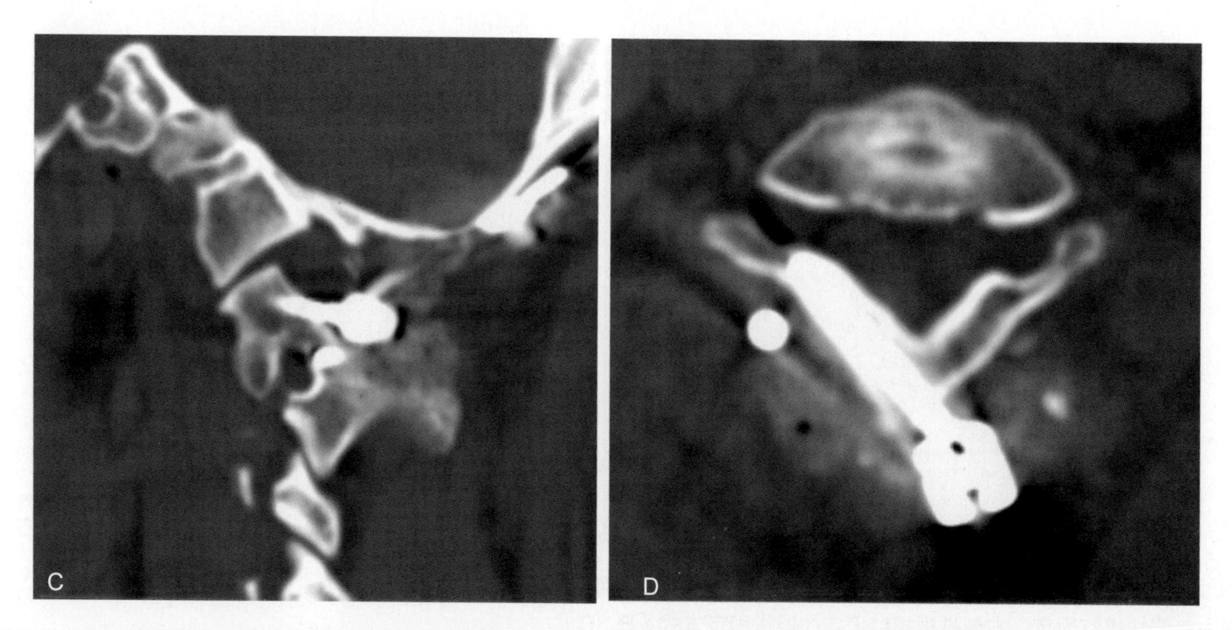

图 9-4-25　术后 X 线片显示钉棒固定装置位置良好（A），复查颈椎 CT 显示陷入枕骨大孔的枢椎齿突下拉复位到正常解剖位置，斜坡枢椎角恢复正常（B）。$C_{2/3}$ 复合体分别应用了 1 枚椎板螺钉和 1 枚侧块螺钉固定（C、D）

【病例 5】经口咽松解并后路复位固定治疗难复性寰枢椎脱位病例

1. 一般资料　患者，女性，31 岁，因“不明原因四肢麻木、双下肢无力、步态不稳 5 年，加重伴行走困难 6 个月”收治入院。

2. 术前影像学检查　颈椎 X 线片及 CT 提示患者游离齿突合并寰枢椎脱位，寰椎前弓肥大，脱位至枢椎椎体前下方（图 9-4-26A、B）。颈椎 MRI 提示患者延髓受压变细。脑干颈髓角明显变小（图 9-4-26C）。颈椎过伸过屈位片显示寰枢椎脱位无明显变化（图 9-4-27）。

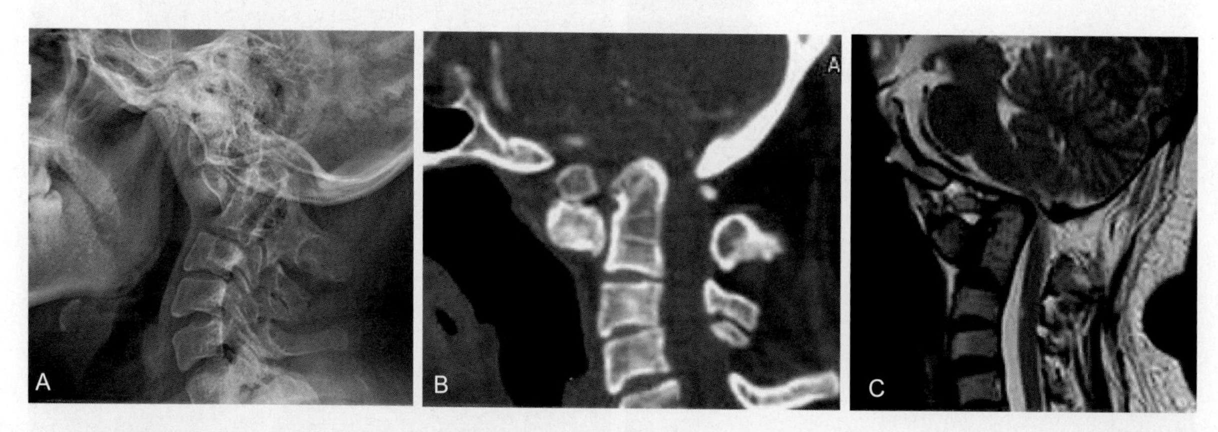

图 9-4-26　颈椎 CT 提示患者游离齿突合并寰枢椎脱位，寰椎前方肥大，脱位至枢椎体前下方（A、B）。颈椎 MRI 显示枢椎齿突上移进入枕骨大孔，压迫脑干，延髓受压变细，脑干颈髓甬明显变小（C）

3. 主要难点　入院后行颈椎双向牵引 1 周发现寰枢椎脱位无法复位，遂考虑行前路松解联合后路固定手术进行治疗。手术难点：①寰枢椎脱位严重，两侧侧块关节呈现重度滑脱或垂直交锁状态，后路松解较为困难（图 9-4-28）；②患者双侧枢椎椎动脉孔内挤高跨（Ⅱ型，图 9-4-28A），且第 3 颈椎椎弓根细小，椎弓根螺钉置入困难（图 9-4-29A）；③患者颈动脉呈内弓状发育畸形，实施经口咽松解术有损伤颈动脉的风险（图 9-4-29B）。

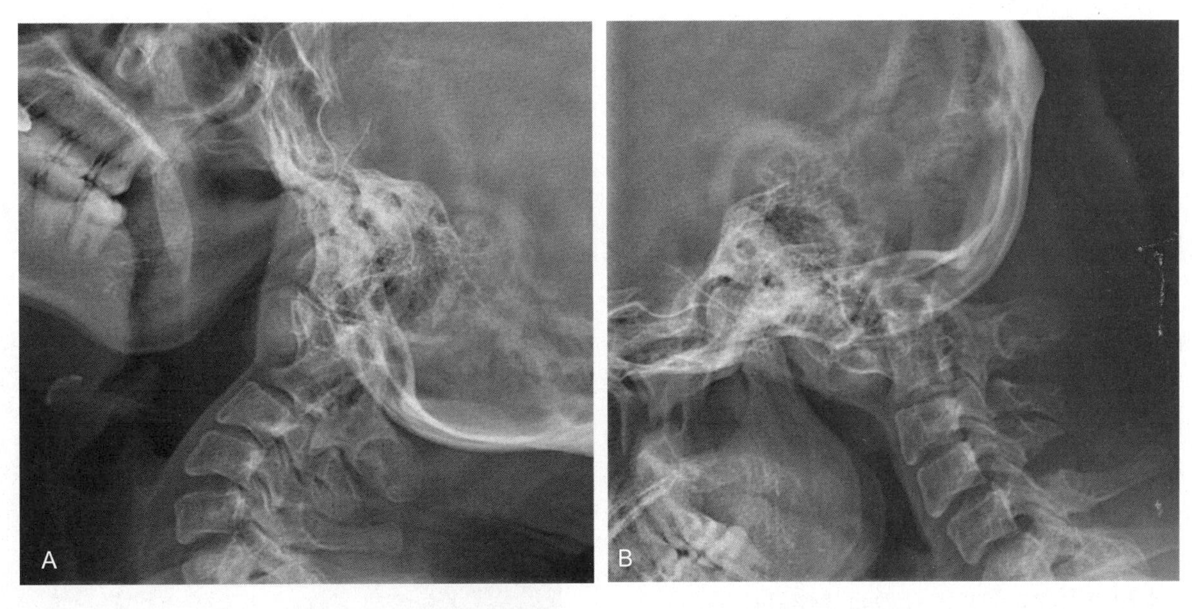

图 9-4-27　颈椎过伸过屈位 X 线片显示寰枢椎脱位无明显变化

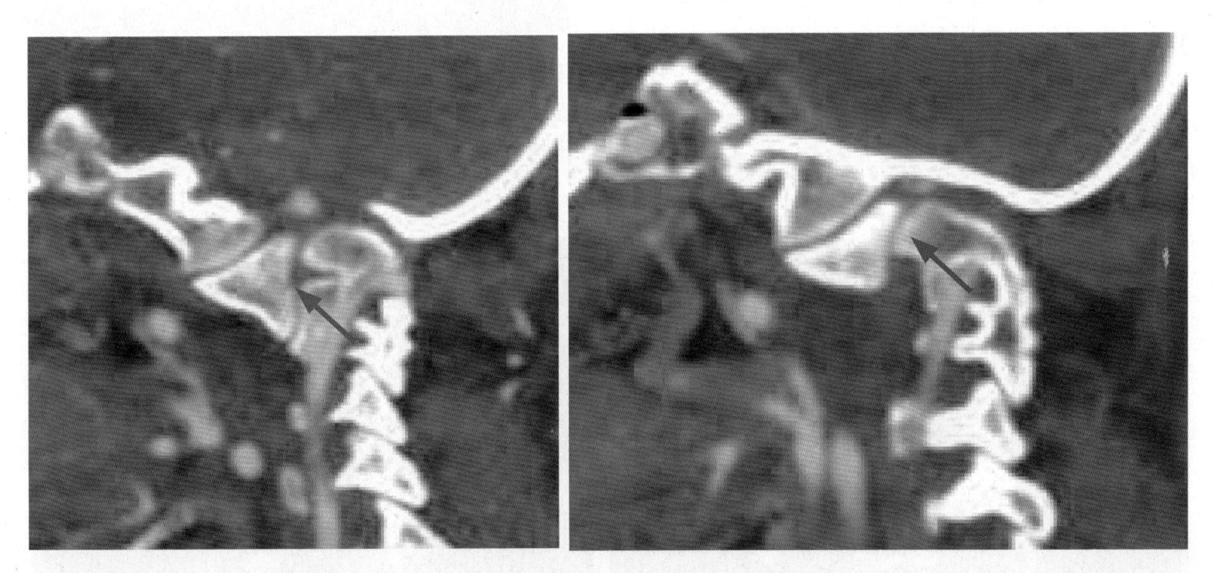

图 9-4-28　颈椎旁中央矢状面重建 CT 提示患者左侧寰枢椎侧块关节重度脱位并交锁（A）；右侧侧块关节严重斜坡化并向前下方滑脱（B）

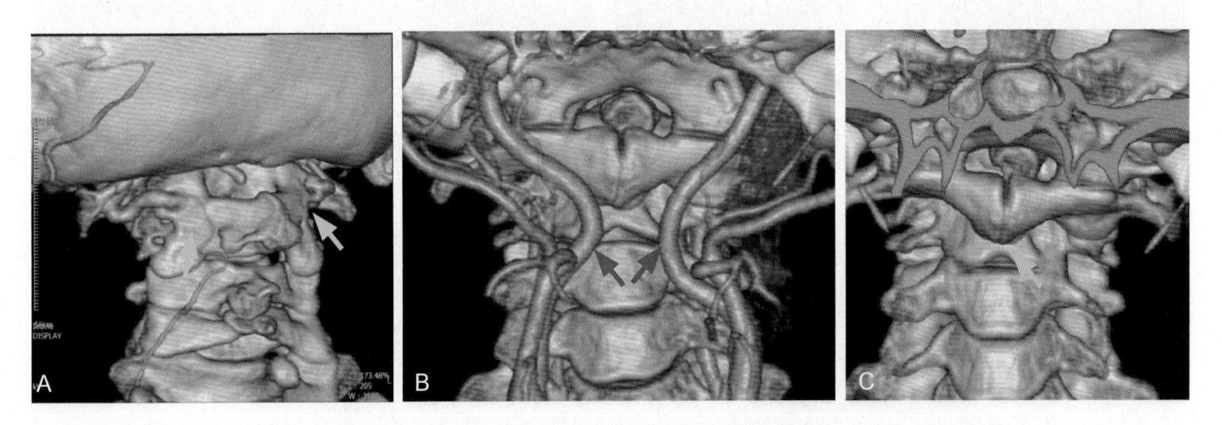

图 9-4-29　颈椎三维 CT 提示患者寰椎前弓不连伴寰椎后弓缺如，双侧枢椎椎动脉孔内挤高跨（Ⅱ型，绿色箭头，A）；患者颈动脉呈内弓状发育畸形（红色箭头，B）；寰椎向前下方脱位，遮盖在枢椎椎体前方（绿色箭头，C）

4. *手术策略与技巧* 入院后完善术前检查，然后在全身麻醉下行经口咽侧块关节松解并后路复位内固定术。由于患者枢椎双侧椎动脉孔呈内挤高跨形态，且第3颈椎椎弓根发育不良，手术选择左侧枢椎、第3颈椎侧块螺钉固定及右侧椎板螺钉固定的混搭固定方式。

考虑到患者颈动脉呈内弓状畸形，行经口咽松解尤其是钢板内固定手术易损伤颈动脉造成严重后果。根据三维打印的颈椎模型，在寰椎前弓和两侧椎动脉围成的小安全三角区手术，进行显露和分离（图9-4-30），先用超声骨刀将肥大的寰椎前弓切除，再插入铰刀，对两侧的侧块关节实施撑开和松解。松解完成后，改俯卧位，行后路复位枕颈内固定手术，并取自体髂骨植骨。

5. *术后复查与随访* 术后1周复查颈椎CT检查显示寰枢椎脱位明显复位，并可见结构性植骨块(图9-4-31A、B)；旁中央矢状面颈椎CT对比显示两侧的寰枢椎侧块关节均已解锁复位(图9-4-32)。术后1周复查颈椎MRI显示延髓压迫完全解除，枕骨大孔直径明显增宽，脑干颈髓角恢复正常（图9-4-33）。患者临床症状改善，临床疗效满意。

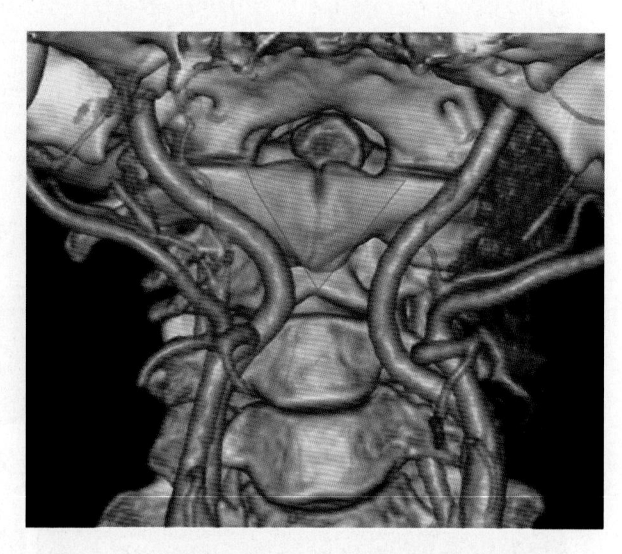

图9-4-30 在寰椎前弓和两侧椎动脉围成的小安全三角区手术，进行显露和分离，并实施寰枢椎侧块关节松解操作

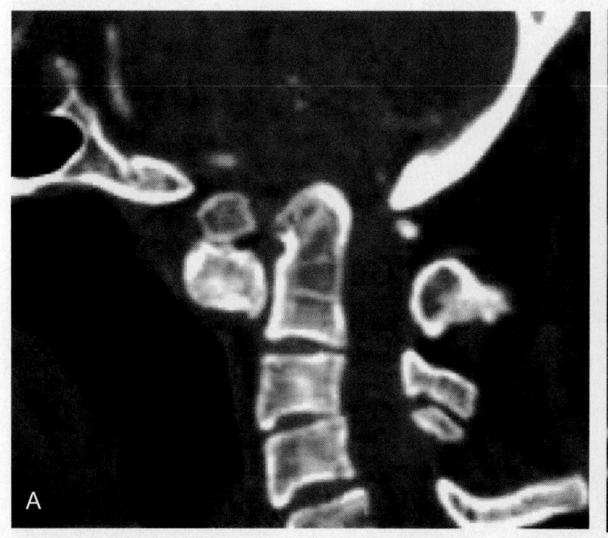

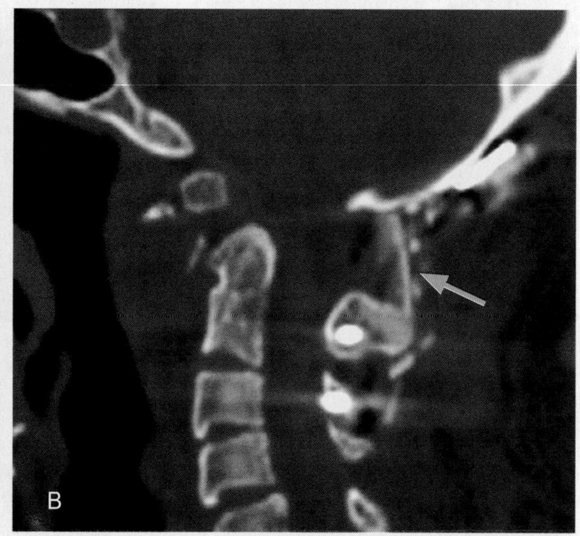

图9-4-31 术前（A）、术后（B）颈椎CT检查显示寰枢椎脱位明显复位，绿色箭头显示枕颈后方可见结构性植骨块（B）

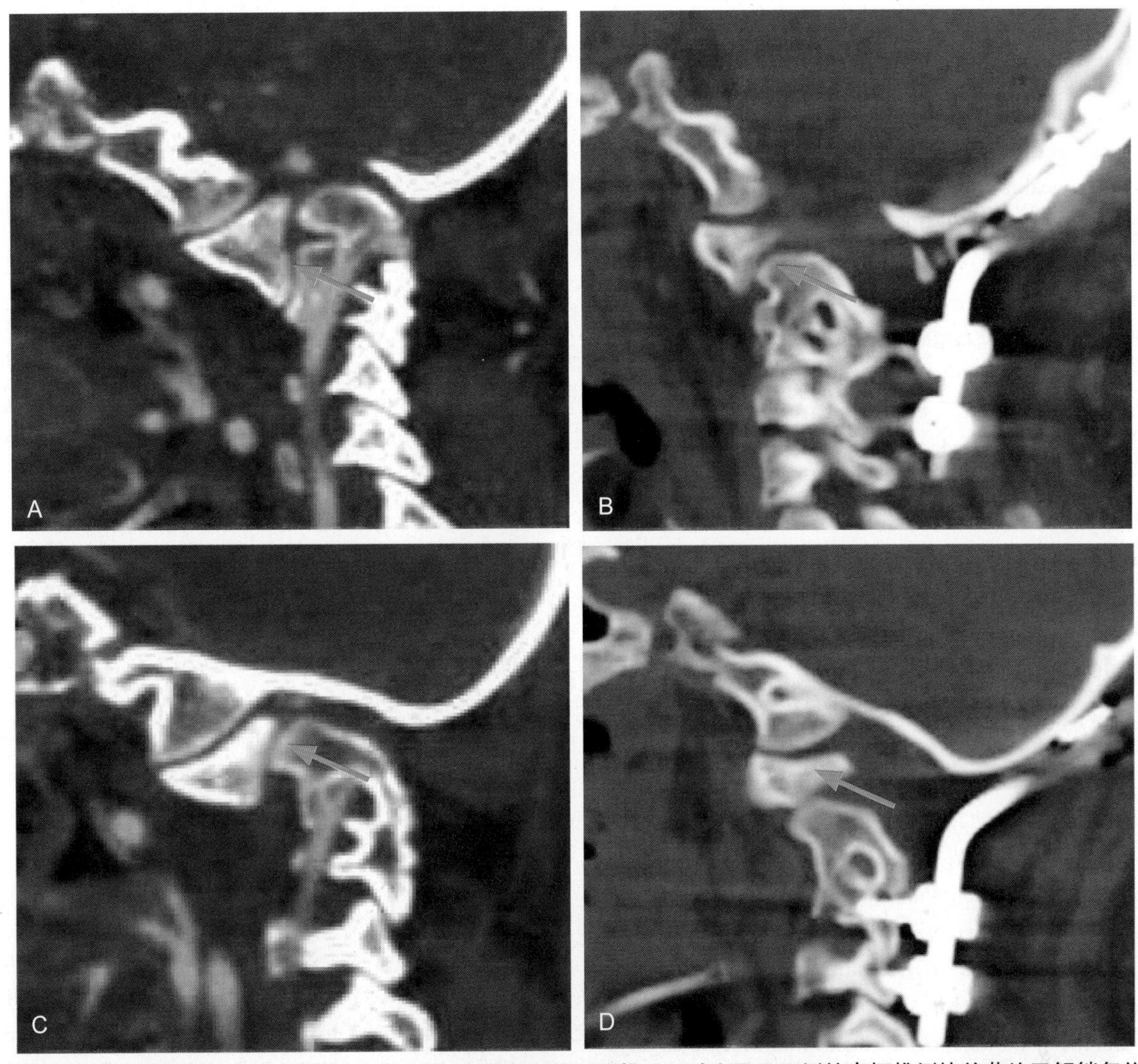

图 9-4-32　术前（A、B）、术后（C、D）旁中央矢状面颈椎 CT 对比显示两侧的寰枢椎侧块关节均已解锁复位

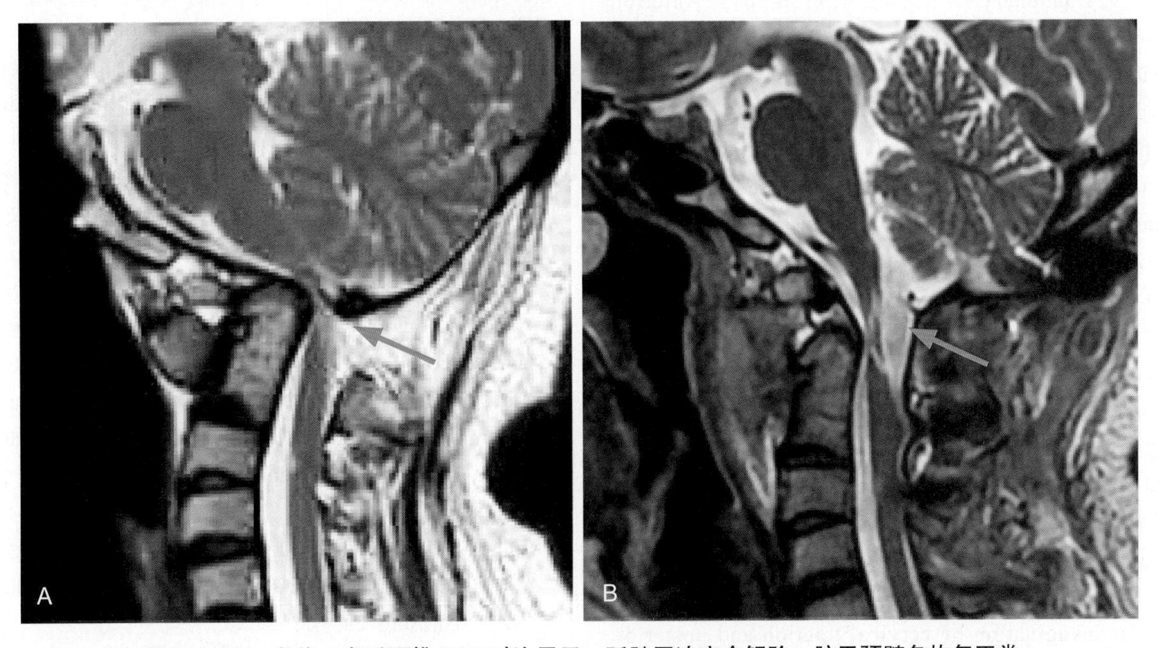

图 9-4-33　术前、术后颈椎 MRI 对比显示，延髓压迫完全解除，脑干颈髓角恢复正常

参考文献

Achalare A, Chaudhary K, Dhawale A, et al, 2021. Transoral release to realign postoperative loss of reduction following occipitocervical fixation for congenital basilar invagination. Spine Deform, 9(4): 1197-1205.

Aggarwal RA, Rathod AK, Chaudhary KS, 2016. Irreducible atlanto-axial dislocation in neglected odontoid fracture treated with single stage anterior release and posterior instrumented fusion. Asian Spine J,10(2):349-354.

Ai FZ, Yin QS, Wang ZY, et al, 2006. Applied anatomy of transoral atlantoaxial reduction plate internal fixation. Spine (Phila Pa 1976),31(2):128-132.

Ai FZ, Yin QS, Xu DC, et al,2011. Transoral atlantoaxial reduction plate internal fixation with transoral transpedicular or articular mass screw of C2 for the treatment of irreducible atlantoaxial dislocation: two case reports. Spine (Phila Pa 1976),36(8):E556-E562.

Dong CK, Yang F, Wei HY, et al, 2021. Anterior release without odontoidectomy for irreducible atlantoaxial dislocation: transoral or endoscopic transnasal. Eur Spine J, 30(2): 507-516.

Guan J, Jian FZ, Yao QY, et al, 2020. Quantitative reduction of basilar invagination with atlantoaxial dislocation by a posterior approach. Neurospine,17(3):574-584.

Jian FZ, Chen Z, Wrede KH, et al,2010. Direct posterior reduction and fixation for the treatment of basilar invagination with atlantoaxial dislocation. Neurosurgery, 66(4): 678-687.

Laheri V, Chaudhary K, Rathod A, et al,2015. Anterior transoral atlantoaxial release and posterior instrumented fusion for irreducible congenital basilar invagination. Eur Spine J,24(12):2977-2985.

Ma HN, Dong L, Liu CY, et al, 2016. Modified technique of transoral release in one-stage anterior release and posterior reduction for irreducible atlantoaxial dislocation. J Orthop Sci,21(1):7-12.

Ma H, Lv GH, Wang B, et al, 2014. Endoscopic transcervical anterior release and posterior fixation in the treatment of irreducible vertical atlantoaxial dislocation. Eur Spine J,23(8):1749-1754.

Meng Y, Chen H, Lou JG, 2016. Posterior distraction reduction and occipitocervical fixation for the treatment of basilar invagination and atlantoaxial dislocation. Clin Neurol Neurosurg,140:60-67.

Peng XS, Chen LY, Wan Y, et al, 2011. Treatment of primary basilar invagination by cervical traction and posterior instrumented reduction together with occipitocervical fusion. Spine, 36(19):1528-1531.

Rehman RU, Akhtar MS, Bibi A, 2022. Anterior transcervical release with posterior atlantoaxial fixation for neglected malunited type Ⅱ odontoid fractures. Surg Neurol Int, 13:132.

Sheng XQ, Liu H, Meng Y, et al, 2022. Posterior two-step distraction and reduction for basilar invagination with atlantoaxial dislocation: a novel technique for precise control of reduction degree without traction. Eur Spine J, 31(10): 2704-2713.

Shetty A, Kumar A, Chacko A, et al, 2013. Reduction techniques in the management of atlantoaxial subluxation. Indian J Orthop, 47(4): 333-339.

Srivastava SK, Aggarwal RA, Nemade PS, et al, 2016. Single-stage anterior release and posterior instrumented fusion for irreducible atlantoaxial dislocation with basilar invagination. Spine J, 16(1): 1-9.

Tong HY, Qiao GY, Zhao B, et al, 2020. Can posterior reduction replace odontoidectomy as treatment for patients with congenital posterior atlantoaxial dislocation and basilar invagination. Oper Neurosurg (Hagerstown), 18(6):660-667.

Wang C, Yan M, Zhou HT, et al, 2006. Open reduction of irreducible atlantoaxial dislocation by transoral anterior atlantoaxial release and posterior internal fixation. Spine (Phila Pa 1976), 31(11): E306-E313.

Wang J, Xia H, Ma XY, et al, 2023. Treating Pediatric Irreducible Atlantoaxial Rotatory Fixation (IAARF) by Unlocking Facet Joint Through Transoral Approach and Fixing With Slim-TARP Plate (15 Cases Series). J Pediatr Orthop,43(2):83-90.

Wang JH, Xia H, Ma XY, et al, 2023. Treatment of irreducible atlantoaxial dislocation by bony deformity osteotomy, remodeling, releasing, and plate fixating through transoral approach. Int Orthop, 47(1): 209-224.

Wang QD, Mao KZ, Wang CL, et al, 2017. Transoral atlantoaxial release and posterior reduction by occipitocervical plate Fixation for the treatment of basilar invagination with irreducible atlantoaxial dislocation. J Neurol Surg A Cent Eur Neurosurg, 78(4): 313-320.

Xia H, Yin QS, Ai FZ, et al, 2014. Treatment of basilar invagination with atlantoaxial dislocation: atlantoaxial joint distraction and fixation with transoral atlantoaxial reduction plate (TARP) without odontoidectomy. Eur Spine J, 23(8): 1648-1655.

Yigitkanli K, Simsek S, Guzel A, 2021. Posterior realignment of basilar invagination with facet joint distraction technique. Br J Neurosurg, 28: 1-8.

Yin Q, Ai F, Zhang K, et al, 2005. Irreducible anterior

atlantoaxial dislocation: one-stage treatment with a transoral atlantoaxial reduction plate fixation and fusion. Report of 5 cases and review of the literature. Spine (Phila Pa 1976), 30(13): E375-E381.

Yin QS, Ai FZ, Zhang K, et al, 2006. Transoral atlantoaxial reduction plate fixation for irreducible atlantoaxial dislocation. Chin J Traumatol, 9(1): 14-20.

Yin QS, Ai FZ, Zhang K, et al, 2010. Transoral atlantoaxial reduction plate internal fixation for the treatment of irreducible atlantoaxial dislocation: a 2- to 4-year follow-up. Orthop Surg, 2(2): 149-155.

Yin QS, Li XS, Bai ZH, et al, 2016.An 11-Year Review of the TARP procedure in the treatment of atlantoaxial dis location. Spine (Phila Pa 1976), 41(19): E1151-E1158.

Yin QS, Wang JH, 2015. Current trends in management of atlantoaxial dislocation. Orthop Surg, 7(3): 189-199.

Zhu C, Wang J, Wu Z, et al, 2019. Management of pediatric patients with irreducible atlantoaxial dislocation: transoral anterior release, reduction, and fixation. J Neurosurg Pediatr, 14: 1-7.

第五节 后路经寰枢侧块关节松解复位固定技术（Goel 技术）治疗颅底凹陷症

首先报道并应用后路经寰枢侧块关节松解复位固定技术治疗寰枢椎脱位和颅底凹陷症的学者是印度的 Goel 医师，因此此技术又称 Goel 技术，Goel 医师最早报道了采用后路寰枢椎侧块关节撑开技术治疗寰枢椎脱位的方法。为了维持关节间隙的高度，防止复位丢失，并获得侧块关节的骨性融合，他还在撑开的侧块关节间隙置入金属支撑体和自体骨，并应用寰枢椎后路螺钉和钢板对寰枢椎实施固定。这种技术和寰枢椎后路内固定技术结合起来，逐渐成为治疗颅底凹陷症和寰枢椎脱位的一种新的手术方法。后来许多学者在 Goel 技术的基础上进行了一些改良，包括内固定方法的改良、支撑体的改良、植骨方法的改良、手术工具的改良等，让这种技术不断完善和成熟。本节主要介绍 Goel 技术治疗颅底凹陷症的原理、方法和技术特点等。

一、Goel 技术治疗颅底凹陷症的原理及适应证与禁忌证

（一）Goel 技术的基本原理

Goel 手术的基本原理主要包括以下方面。

1. *寰枢椎后路侧块关节撑开与松解* Goel 认为，寰枢椎发育畸形基础上的寰枢椎脱位是形成颅底凹陷症的主要原因，寰椎在畸形的枢椎侧块关节上向前下方滑移和脱位，可导致枢椎齿突向上陷入枕骨大孔，从而压迫脑干，形成颅底凹陷症。患者常表现为颈部疼痛及脑干、延髓受压引起的神经功能受损症状。传统的齿突切除手术只能单纯解除压迫，但无法改变颅椎的排列异常。通过手术将寰枢椎侧块关节撑开与松解，并置入金属支撑体和植骨，可以获得更好的治疗效果。

2. *寰枢椎后路钉板内固定* Goel 使用自己研制的寰枢椎后路钉板内固定装置结合后路寰枢椎关节撑开技术治疗颅底凹陷症，这一方法可以实现寰枢椎的短节段固定，并获得很好的生物力学稳定性（图 9-5-1）。Goel 在他发表的文献中展示了一些病例，这些患者均诊断为合并寰枢椎脱位的颅底凹陷症，采用该技术治疗后，陷入枕骨大孔的枢椎齿突被下拉复位到相对正常的位置，脑干压迫获得改善（图 9-5-2）。

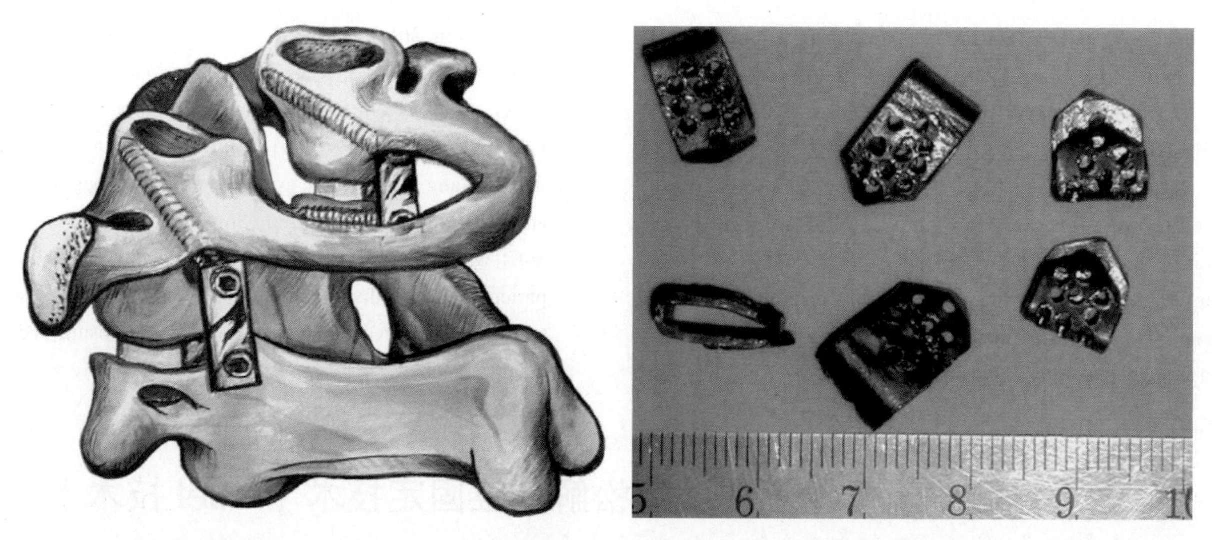

图 9-5-1　Goel 发明的寰枢椎后路侧块关节撑开复位内固定技术：通过后方寰枢椎螺钉及钢板固定技术将侧块关节撑开，并置入金属支撑体

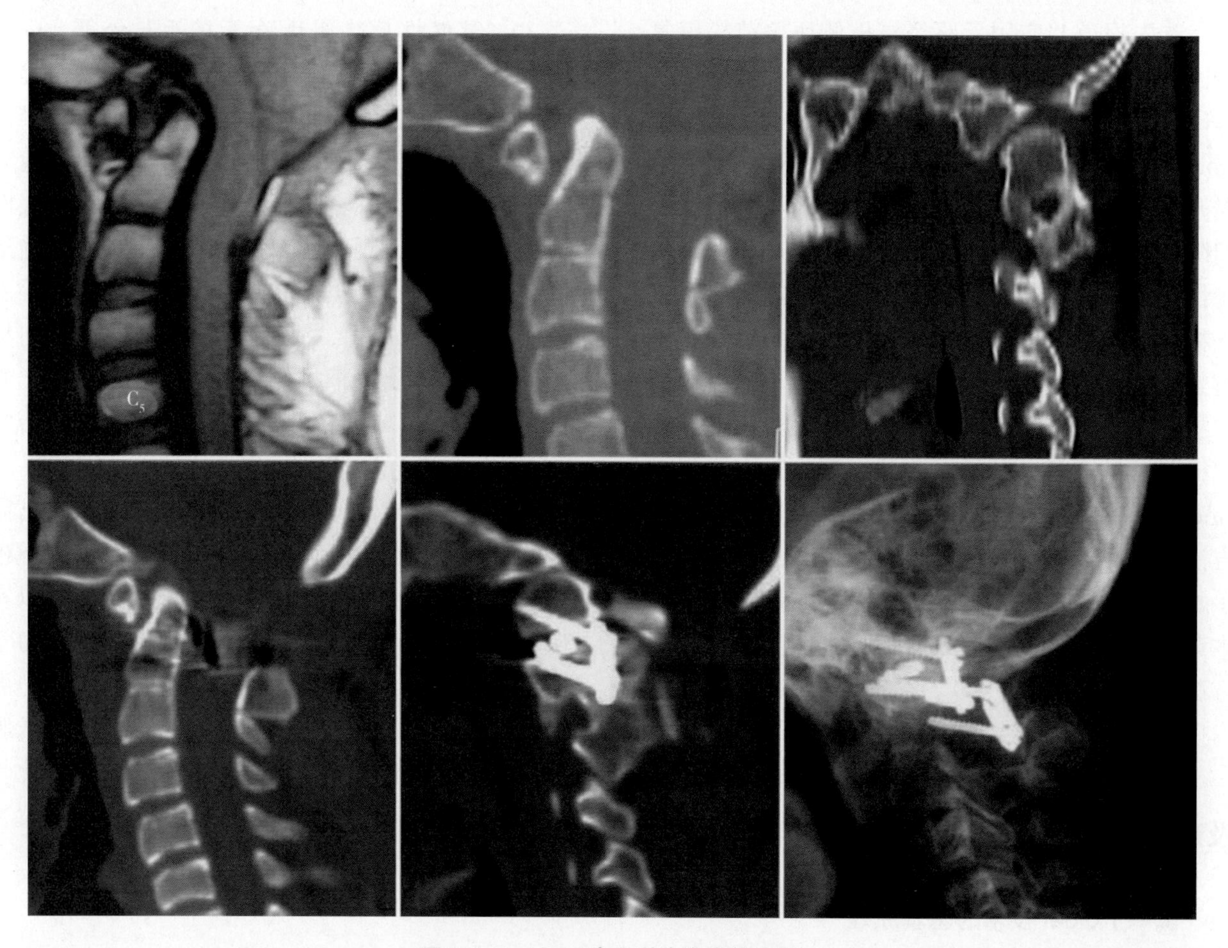

图 9-5-2　Goel 在文献中发表的病例

该患者被诊断为颅底凹陷症合并寰枢椎脱位，使用后路寰枢椎钉板固定，侧块关节间垫入金属支撑体，将陷入枕骨大孔的齿突下拉复位

（二）Goel 技术的手术适应证与禁忌证

1. 手术适应证　①合并寰枢椎脱位的颅底凹陷症；②寰枢椎侧块完整，适合置钉；③枢椎的后方结构完整，适合置钉；④寰枢椎区域的椎动

脉走行正常，无影响侧块关节显露和操作的解剖变异；⑤骨质良好，无骨质疏松，适合侧块关节撑开，螺钉对其具有很好的把持力。

2. 手术禁忌证①寰枢椎结构发育不良，不适合螺钉固定；②严重骨质疏松症，寰枢椎不适合螺钉固定；③枢椎椎动脉孔呈内挤高跨状态，不适合椎弓螺钉固定；④寰枢椎后方椎动脉变异，有分支或主干覆盖于侧块关节后方，阻碍侧块关节显露和撑开及置钉等操作；⑤因寰齿关节增生、畸形或骨性融合而复位困难的患者；⑥全身情况差，无法耐受手术者。

二、Goel 技术治疗难复性颅底凹陷症的手术方法与流程

（一）麻醉及体位

手术采用经口咽插管全身麻醉。麻醉成功后，患者取俯卧位，头部置于 Mayfield 头架的头托上，颅骨牵引重量为 10 ～ 12kg（患者体重的 1/6 ～ 1/5），手术床调整为头高足低位，利于静脉回流，减少手术出血（图 9–5–3）。

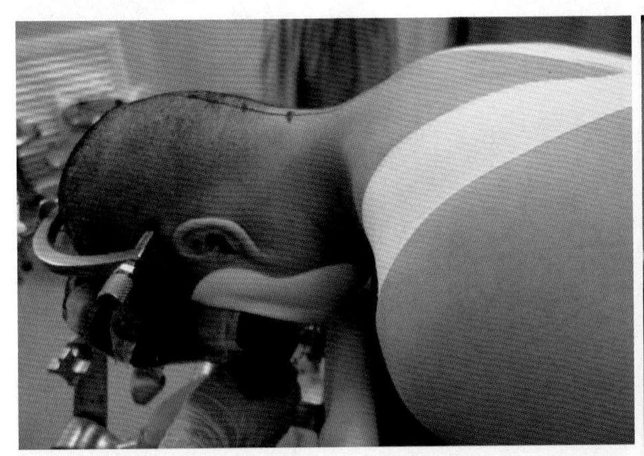
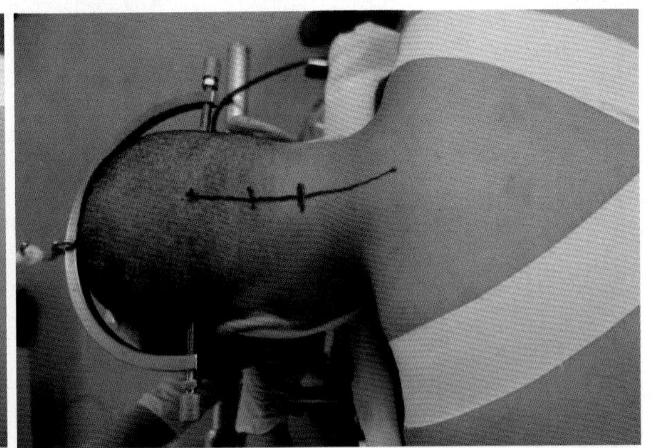

图 9–5–3 患者取俯卧位，头部置于 Mayfield 头架上，维持颅骨牵引

（二）后路切口及显露

手术取后正中切口，起于枕外隆凸，止于枢椎棘突，切口长 5 ～ 6cm。中线切开皮肤，然后用电刀顺白线切开并分离头夹肌，剥离枕骨部位肌肉附着，向下显露寰椎后弓及枢椎棘突和椎板，注意保留头半棘肌的附着点不被切断。

（三）静脉丛的处理及侧块关节的显露

进入侧块关节，并实施侧块关节撑开操作，首先必须清晰显露侧块关节。由于侧块关节表面有第 2 颈神经根跨过，并覆盖丰富的静脉丛。手术为了清晰显露侧块关节，需要用双极电凝钳将静脉丛烧灼止血，并切断第 2 颈神经根，在保障清晰手术野的同时，可充分显露寰枢椎侧块关节。手术前建议行椎动脉造影检查，当患者椎动脉变异，有椎动脉分支覆盖于寰枢椎侧块关节表面时，不建议实施侧块关节松解操作。

（四）侧块关节的撑开与松解

侧块关节的撑开是实现枢寰椎侧块关节松解的重要步骤（图 9–5–4），可以将撑开器插入侧块关节间隙，然后旋转 90° 进行撑开，或使用撬拨技术实施撑开和松解，其基本原理和前路手术相同。当患者的侧块关节间隙非常狭窄或后缘闭合时，可以先用磨钻将其打开一个缝隙，然后将撑开器的尖头插入间隙，旋转撑开。换用不同规格的撑开器实施撑开操作后，可以获得较为充分的寰枢椎侧块关节松解，这时可以初步进行内固定，再次松解后置入合适大小的支撑体和自体骨，使用器械最终复位后完成固定。

（五）支撑体的置入

置入支撑体前可以先连接钉棒，进行复位和撑开后维持间隙宽度，然后选择合适大小的支撑体置入。支撑体可以是自体髂骨块，也可以是定制的椎间融合器或支撑体。如图 9–5–5 所示，笔者使用其研制的异体骨支撑体，其头部呈尖形，可以很方便地击入侧块间隙，并获得可靠支撑。

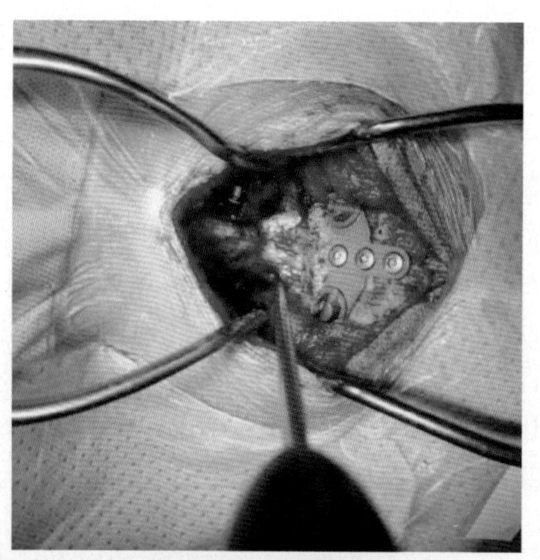

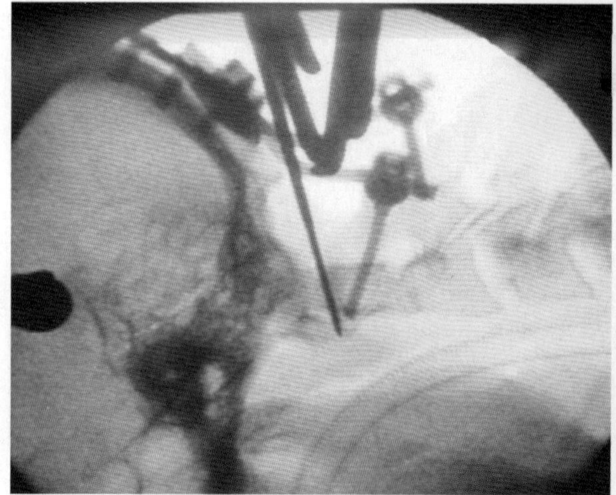

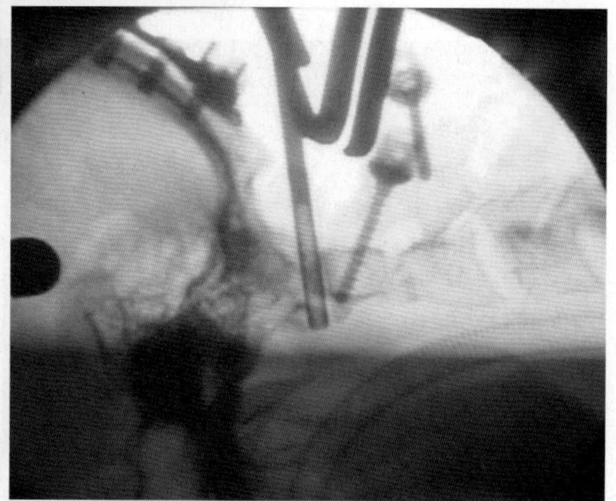

图 9-5-4　将撑开器插入侧块关节间隙，实施撑开和松解操作

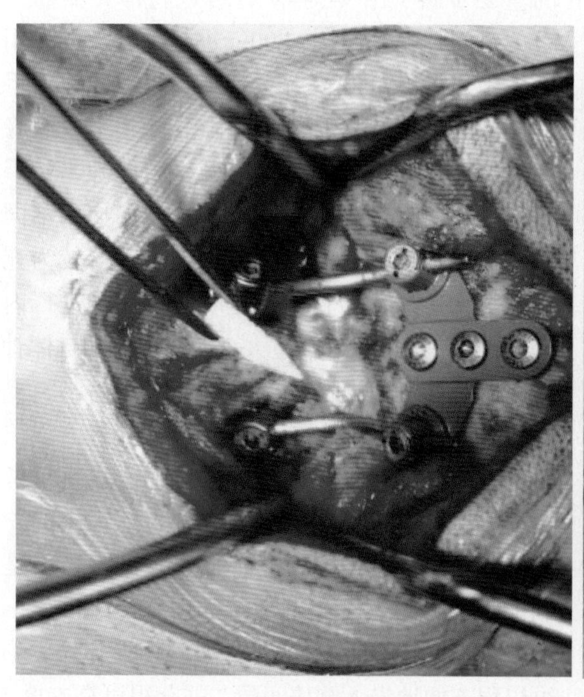

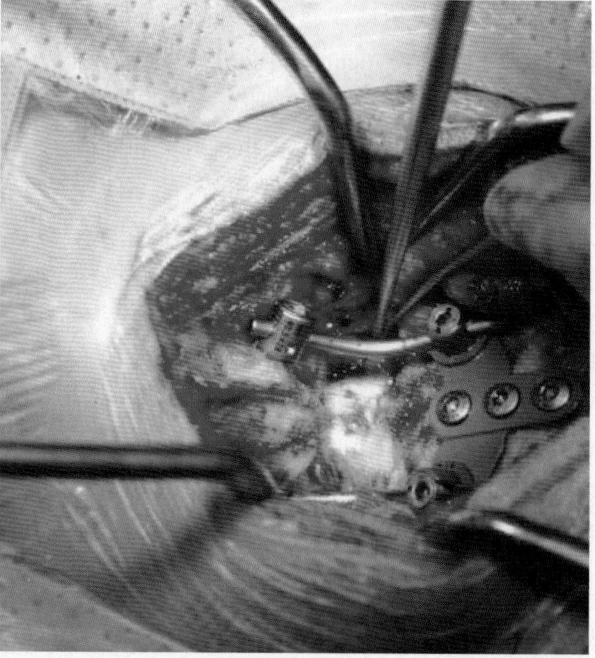

图 9-5-5　将异体骨材料的支撑体置入侧块间隙：该支撑体头部较尖，可以很方便地击入侧块间隙，并获得可靠支撑

（六）内固定及置钉方法

采用 Goel 技术治疗颅底凹陷症时可以选择后路寰枢椎固定或枕颈固定的方法完成手术。由于寰枢关节脱位型颅底凹陷症的患者大部分合并寰枕融合畸形，后路手术大多可以实施枕颈固定，对于不合并寰枕融合的颅底凹陷症患者，建议实施后路寰枢椎内固定。枕颈固定的范围不宜过大，以免术后患者颈椎旋转活动受到较大影响。推荐尽可能行 C_0 ～ C_2 固定，这样有利于保护较多的颈椎运动节段，提高术后生活质量。

C_1 ～ C_2 固定可应用后路钉棒系统或钉板系统，寰椎一般应用椎弓根螺钉或侧块螺钉固定。枢椎可应用椎弓根螺钉或椎板螺钉固定，首选单轴螺钉固定，这样复位力量充分，术后不易发生复位丢失。如椎动脉变异导致枢椎椎动脉孔呈内挤高跨状态（Ⅱ型椎动脉孔），可选择椎板螺钉固定。

有时需要将内固定节段向下延伸，但应该力求避免大范围长节段枕颈融合与固定。另外，实施后路手术时应该尽可能将颅底凹陷充分复位后实施固定。如果复位欠佳，又实施了较长节段固定，容易发生颈椎整体失平衡及术后吞咽困难等并发症。

（七）植骨技术

寰枢关节置入支撑体以后，可以同时置入自体骨松质更有利于侧块关节间的融合（图 9-5-6）。也可以在侧块关节间置入自体髂骨块，以实现侧块关节的支撑性骨融合。如果觉得侧块关节融合不可靠，还可在枕颈后方进行补充植骨处理。

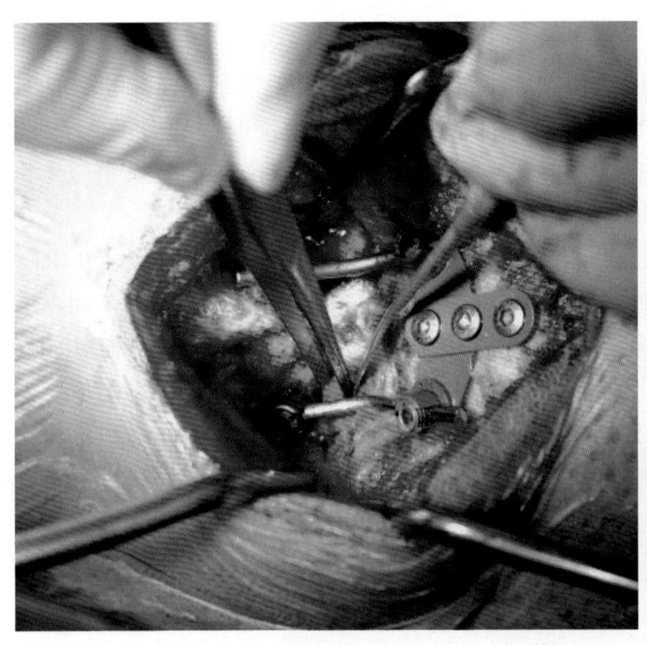

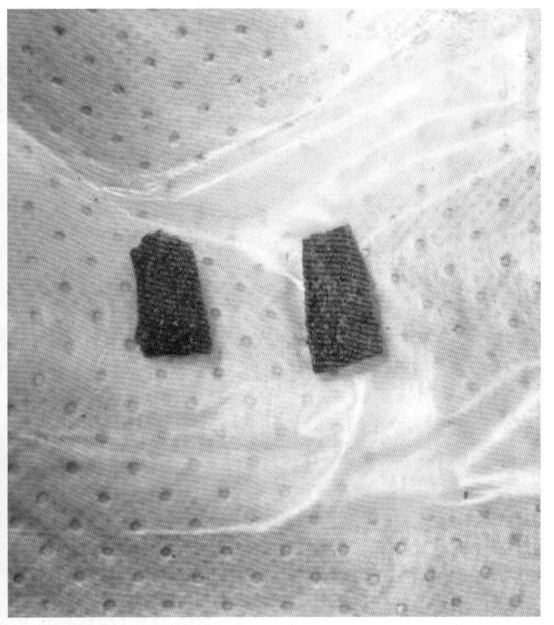

图 9-5-6　寰枢关节置入自体骨更有利于骨融合

术后需要佩戴可靠的颈椎支具进行制动，以减少颈椎过度活动，有利于骨融合，一般的外固定时间为 3 ～ 6 个月，因内固定的可靠程度和患者年龄及全身营养状况不同，骨融合速度有差异。骨融合条件好的患者一般 3 个月左右有骨性骨痂生成，这时可以去除颈围。骨愈合慢者，需要适当延长支具佩戴时间。术后严格佩戴支具，尽量减少颈椎旋转运动，有利于枕颈植骨融合。

三、 Goel 技术的不足与改良

（一）Goel 技术的优缺点与并发症

Goel 技术的应用改变了人们对颅底凹陷症的认识，许多能够通过复位治疗的颅底凹陷症患者不再需要接受风险更高的齿突切除手术。通过后路寰枢椎椎弓根螺钉固定及针对寰枢椎侧块关节的撑开和挤压置入物的支撑，可以将陷入枕骨大孔的结构下拉复位，并结合应用后路内固定装置，维持复位后的颅椎序列，并获得可靠的固定。这在一定程度上降低了颅底凹陷症的手术风险，改善了手术效果。

Goel 技术存在如下不足：①大部分颅底凹陷症患者都合并寰椎枕骨化的情况，寰椎枕骨化的寰椎与枕骨髁融为一体，位置较深，且椎动脉在该区域也存在较多变异，置入螺钉的风险加大。②由于寰枢椎侧块关节后方有第2颈神经根遮盖，周围有丰富的静脉丛，如果要对寰枢椎关节间隙进行操作，必须处理好静脉丛，避免大量出血，影响手术操作。③实施 Goel 手术时，要充分显露寰枢椎侧块关节，一般需要切断第 2 颈神经根以增加显露。第 2 颈神经根切断后，术后患者会残留顽固性枕部皮肤麻木症状，一定程度上影响患者的生活质量。

（二）Goel 技术的改良

由于 Goel 技术存在一定缺陷，有学者对其进行了改良，手术变得更为方便和安全，手术效果也得到进一步提高。主要的改良大致包括以下 2 个方面：①针对颅底凹陷症合并寰枕融合带来的寰椎侧块置钉困难，将寰椎侧块螺钉固定改为枕骨固定。这样简化了手术操作的步骤，降低了风险，而且并未增加对颈椎活动的影响。②为了避免第2颈神经根切除带来的枕部皮肤麻木并发症，可以在处理寰枢椎后方静脉丛，充分止血后，用神经剥离子或神经牵开器将第 2 颈神经根向头侧翻转牵开，这样也可以充分显露寰枢椎侧块关节，为后续的操作创造条件。术后患者枕部皮肤麻木的发生率明显降低，生活质量改善。③有效控制寰枢椎静脉丛出血是 Goel 技术的难点，可以采取综合措施降低寰枢椎静脉丛出血，保证清晰的手术视野，为手术顺利实施创造条件。具体做法如下：①手术体位注意腹部悬空，保持适度的头高足低体位，利于静脉回流；②手术过程中适当使用氨甲环酸等静脉止血药物及新型的局部止血粉、止血棉纱和泡沫等手术止血材料可有效控制静脉丛出血；③ 使用双极电凝，采用包围式逐步烧灼止血的方法对减少静脉丛出血很有帮助；④ 手术显微镜的使用，可以使术者清晰地分辨血管和神经，处理止血更加果断、高效。

（三）病例剖析

1. 一般资料　患者，女性，37 岁，因“头痛伴头晕，右上肢麻木 2 年，加重 6 个月”就诊。患者主要表现为后枕部及顶部疼痛，低头时明显，并有明显头晕，颈椎活动时头晕加重，严重影响日常生活。另外右上肢有麻木症状。其余肢体感觉、运动正常，无括约肌功能障碍。

2. 术前影像学检查　入院 X 线片及 MRI 检查提示，患者在颈椎过伸过屈位时，寰齿前间隙增宽，下颈椎无明显失稳（图 9-5-7）。颈椎 MRI 提示，枢椎齿突上移，压迫脑干，导致脑干颈髓角变小（图 9-5-7）。

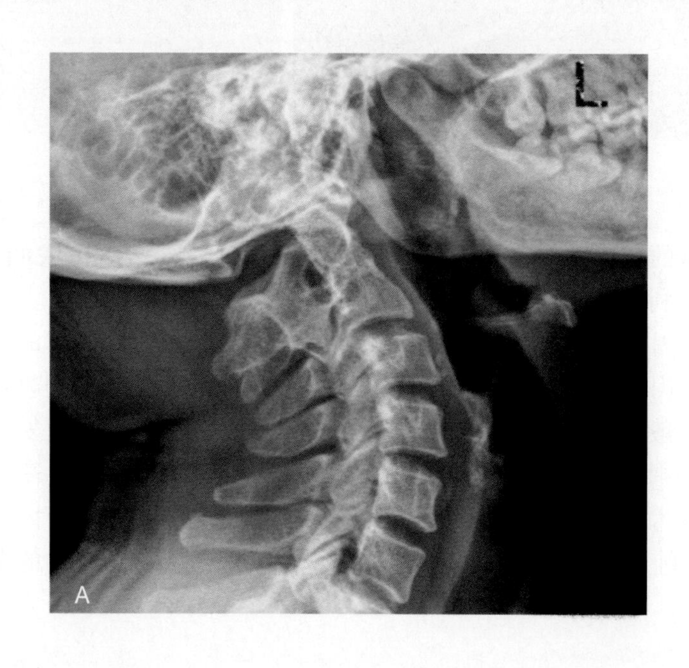

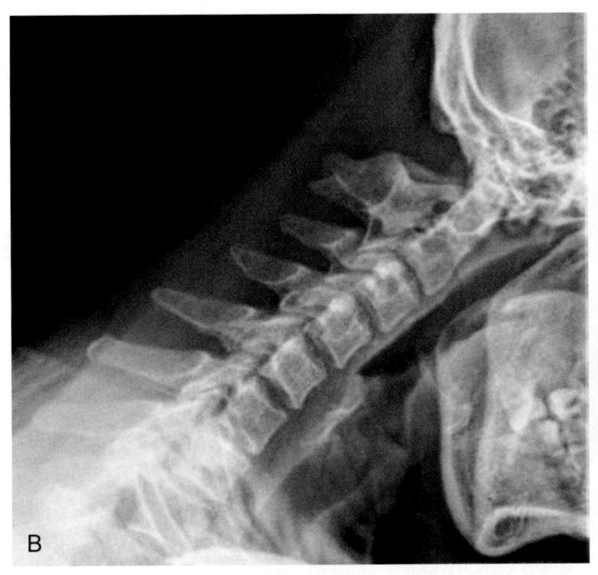

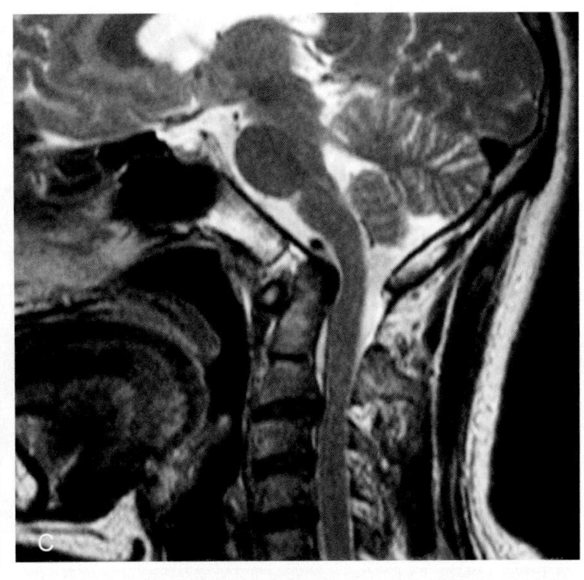

图 9-5-7 入院 X 线片及 MRI 检查提示，患者在颈椎过伸过屈位时，寰齿前间隙无明显增宽，下颈椎无明显失稳（A、B）。颈椎 MRI 提示，枢椎齿突上移，压迫脑干，导致脑干颈髓角变小（C）

3. *手术要点* 入院后，在全身麻醉下实施了后路改良 Goel 手术。手术时患者取俯卧位，头部放置在 Mayfield 头架上，维持颅骨牵引（重量约 10kg）。取后正中切口，起于枕外隆凸，止于枢椎棘突。切开皮肤、皮下组织后，用电刀顺白线分离椎旁肌肉，充分显露枕骨及后方的寰枢椎椎板、棘突等结构。先实施枢椎螺钉固定，并安装枕骨固定板备用。由于患者左侧枢椎椎动脉孔内挤高跨，遂采用左侧椎板螺钉、右侧椎弓根螺钉固定。手术的关键步骤是寰枢椎侧块关节的显露与处理：笔者使用双极电凝包围式烧灼技术将包绕在第2颈神经根周围的静脉丛渐进式电凝止血。出血裂口较大，烧灼失效时，将止血棉纱填入出血裂口，压迫止血，然后再继续电凝烧灼静脉丛与应用止血棉纱压迫止血，使静脉丛与部分止血材料一起炭化，可以获得较为理想的止血效果和清晰的手术视野。静脉丛出血处理干净后，找到第 2 颈神经根，用神经拉钩将其向头侧和外侧牵开，这时可以显露深面的寰枢椎侧块关节。一般情况下寰枢椎侧块关节后缘呈闭合状态，这时将寰枢椎侧块关节撑开器插入关节间隙，然后利用 90° 旋转方法将侧块关节间隙撑开。将寰枢椎侧块关节彻底松解并清除关节软骨。透视观察撑开松解满意，这时保留一侧的撑开器，维持撑开状态，在对侧寰枢椎关节间隙置入一枚合适高度的异体骨支撑体。同法完成对侧操作。支撑体放置完毕，取 2 枚钛棒，根据枕颈形状适当塑形，与枢椎和枕骨板连接，采用颅骨牵引下压棘抬颈法进行复位，并完成最终固定。

4. *术后复查随访* 术后复查 CT、MRI 显示枢椎齿突获得下拉复位，脑干颈髓角明显增加，脑干压迫解除。重建 CT 显示寰枢椎侧块关节之间的异体骨支撑体位置良好。患者临床症状明显改善（图 9-5-8）。

小 结

2004 年，Goel 提出了一种治疗寰枢关节脱位型颅底凹陷症的技术，它采用寰枢椎螺钉置入结合钢板固定的方法实施寰枢椎脱位的后路固定，并通过侧块关节之间置入金属支撑体维持复位的高度，这种技术可以将陷入枕骨大孔的齿突下拉到正常的位置，并解除脑干压迫，可获得较好的疗效。以后许多学者将其改良，并逐步完善。并有学者设计了专门用于寰枢椎后路的侧块关节融合器，手术更加方便。Goel 手术和经口咽松解下拉复位内固定技术一样，改变了神经外科长期以来以枢椎齿突切除术作为前路减压方式治疗颅底凹陷症的传统手术思路，成为治疗颅底凹陷症的新方法。

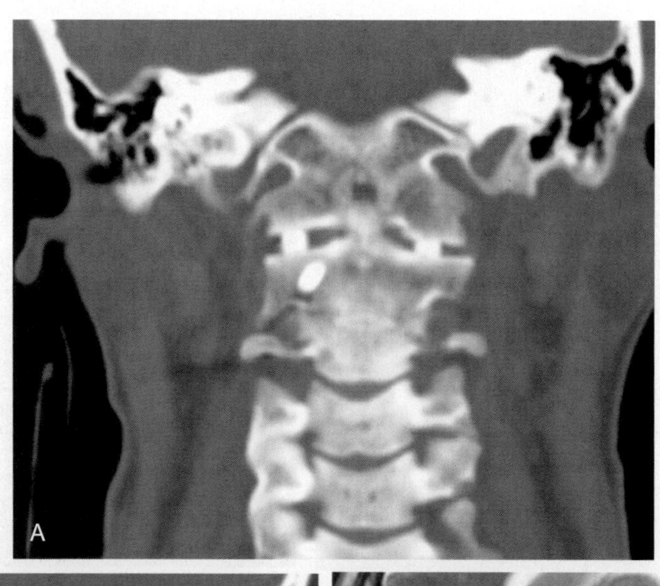

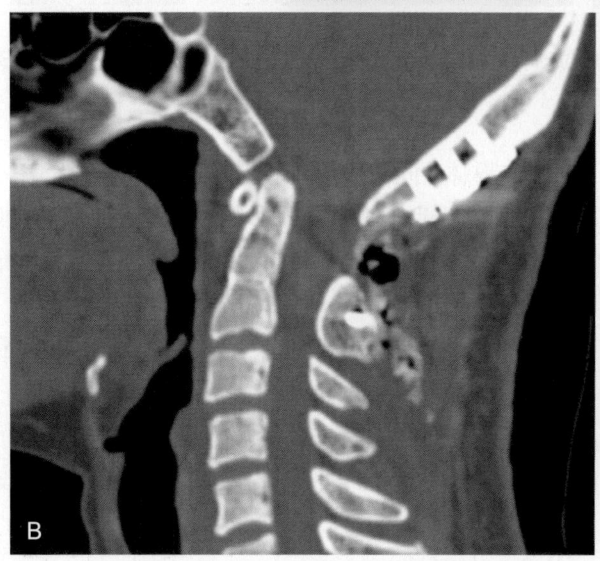

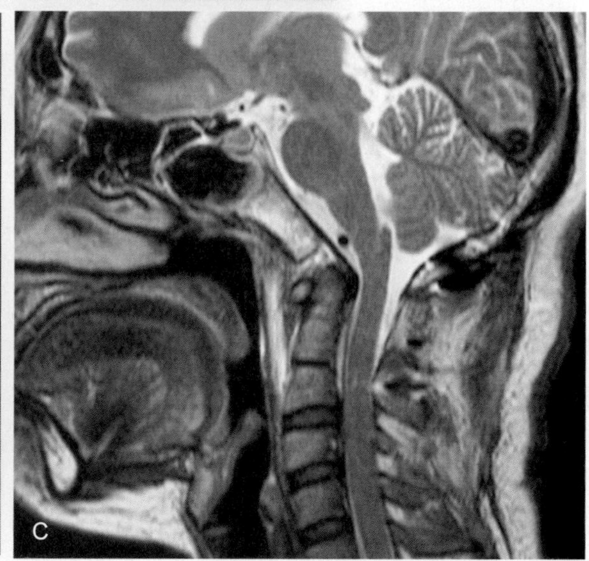

图 9-5-8 术后复查 CT 显示寰枢椎侧块关节被拉开并置入了 2 枚支撑体（A），枢椎齿突获得下拉复位，斜坡枢椎角明显改善（B）。术后复查颈椎 MRI 显示脑干压迫解除（C）

Goel 技术在治疗需要行侧块关节松解的难复性寰枢椎脱位和颅底凹陷症方面具有一定优势。理论上，此技术避免了经口咽松解然后再行后路固定的麻烦，并可减小经口咽手术感染的风险。但这一技术也并非完美，从后路行侧块关节撑开松解的神经血管损伤风险可能比前路手术更高，另外这种技术对一些椎动脉变异的患者并不适合，对于寰齿关节等靠近中线部位需要松解的病例，这种技术也存在一定的手术盲区。总之，只有合理掌握手术适应证的前提下应用这一技术，才能发挥其最佳效果。

参考文献

Cacciola F, Boszczyk B, Perrini P, et al, 2019. Realignment of Basilar Invagination by C1-C2 Joint Distraction: A Modified Approach to a Paradigm Shift. Acta Neurochir Suppl, 125: 273-277.

Chandra PS, Agarwal M, 2020. A case of severe basilar invagination and AAD, corrected using the technique of DCER-distraction, compression, extension,reduction (with spacer + universal reducer). Neurosurg Focus Video, 3(1): V9.

Chandra PS, Kumar A, Chauhan A, et al, 2013. Distraction,compression, and extension reduction of basilar invagination and atlantoaxial dislocation: a novel pilot technique. Neurosurgery, 72(6): 1040-1053.

Chandra PS, Prabhu M, Goyal N, et al, 2015. Distraction, Compression, Extension, and Reduction combined with joint remodeling and extra-articular distraction: description of 2 new modifications for Its application in basilar invagination and atlantoaxial dislocation: Prospective study in 79 cases. Neurosurgery, 77(1): 67-80.

Chen Z, Duan W, Chou D, et al, 2021. A Safe and effective posterior intra-articular distraction technique to treat congenital atlantoaxial dislocation associated with basilar invagination: Case series and technical nuances. Oper Neurosurg (Hagerstown), 20(4): 334-342.

Duan W, Chou D, Jian F, et al, 2020. Posterior intra-articular distraction with cage placement to treat congenital atlantoaxial dislocation associated with basilar invagination. Neurosurg Focus Video, 3(1): V2.

Goel A, Desai KI, Muzumdar DP, 2002. Atlantoaxial fixation using plate and screw method: a report of 160 treated patients. Neurosurgery, 51(6): 1351-1357.

Goel A, Laheri V, 1994. Plate and screw fixation for atlanto-axial subluxation. Acta Neurochir, 129(1-2): 47-53.

Goel A, Shah A, 2008. Atlantoaxial joint distraction as a treatment for basilar invagination: a report of an experience with 11 cases. Neurol India, 56(2): 144-150.

Goel A, 2004. Treatment of basilar invagination by atlantoaxial joint distraction and direct lateral mass fixation.J Neurosurg Spine, 1: 281-286.

Goel A, 2014. Facetal alignment: Basis of an alternative Goel's classification of basilar invagination. J Craniovertebr Junction Spine, 5(2): 59-64.

Guo SL, Zhou DB, Yu XG, et al, 2014. Posterior C1-C2 screw and rod instrument for reduction and fixation of basilar invagination with atlantoaxial dislocation. Eur Spine J, 23(8): 1666-1672.

Jian FZ, Chen Z, Wrede KH, et al, 2010. Direct posterior reduction and fixation for the treatment of basilar invagination with atlantoaxial dislocation. Neurosurgery, 66(4): 678- 687.

Karthik PB, Sardhara J, Tiwari N, et al, 2018. A device for three-dimensional quantitative assessment and alignment of C1-2 vertebrae during posterior distraction and fusion technique for atlantoaxial dislocation and/or basilar invagination. Neurol India, 66(1): 181-187.

Kim IS, Hong JT, Sung JH, et al, 2011. Vertical reduction using atlantoaxial facet spacer in basilar invagination with atlantoaxial instability. J Korean Neurosurg Soc, 50(6): 528-531.

Liu Z, Jian Q, Duan W, et al, 2021. Atlantoaxial dislocation with bony fusion of C1/2 facet joints treated with posterior joint release, Distraction and reduction. Spine Surg Relat Res, 6(2): 175-180.

Meng Y, Chen H, Lou J, et al, 2016. Posterior distraction reduction and occipitocervical fixation for the treatment of basilar invagination and atlantoaxial dislocation. Clin Neurol Neurosurg, 140: 60-67.

Polli FM, Trungu S, Miscusi M, et al, 2017. Atlantoaxial joint distraction with a new expandable device for the treatment of basilar invagination with preservation of the C2 nerve root: A Cadaveric Anatomical Study. Acta Neurochir Suppl, 124: 75-79.

Rapisarda A, Pennisi G, Montano N, et al, 2022. Atlantoaxial joint distraction and fusion with DTRAX intra-articular cages: A cadaveric feasibility study and review of the pertinent literature. World Neurosurg, 166: 153-158.

Salunke P, Sahoo SK, 2019. Comprehensive drilling of C1-2 facets and multiplanar realignment for atlanto-axial dislocation and basilar invagination:2-dimensional operative video. Oper Neurosurg (Hagerstown), 16(2): 55-57.

Sarat Chandra P, Bajaj J, Singh PK, et al, 2019. Basilar invagination and atlantoaxial dislocation: Reduction, deformity correction and realignment using the DCER (Distraction, Compression, Extension, and Reduction) technique with customized instrumentation and implants. Neurospine, 16(2): 231-250.

Vidal CHF, Fonseca RB, Leimig B, et al, 2021. Increase of the clivus-canal angle in patients with basilar invagination, without atlantoaxial displacement, treated with a simple maneuver of indirect decompression of the odontoid with the head clamp, during posterior occipitocervical arthrodesis. Surg Neurol Int, 12: 260.

Wang J, Xu T, Pu L, et al, 2020. Release,reduction, and fixation of one-stage posterior approach for basilar invagination with irreducible atlantoaxial dislocation. Br J Neurosurg, 2020: 1-14.

Yigitkanli K, Simsek S, Guzel A, 2021. Posterior realignment of basilar invagination with facet joint distraction technique. Br J Neurosurg, 28:1-8.

Yin YH, Tong HY, Qiao GY, et al, 2016. Posterior reduction of fixed atlantoaxial dislocation and basilar invagination by atlantoaxial facet joint release and fixation: A modified technique with 174 cases. neurosurgery, 78(3):391-400.

Yoshizumi T, Murata H, Ikenishi Y, et al, 2014. Occipitocervical fusion with relief of odontoid invagination: atlantoaxial distraction method using cylindrical titanium cage for basilar invagination--case report. Neurosurg Rev, 37(3): 519-524.

第六节 经口咽松解下拉复位内固定手术治疗颅底凹陷症

前面相关章节分别介绍了寰枢椎的经口咽松解技术和寰枢椎脱位的经口咽复位内固定技术。两者结合应用是治疗难复性寰枢椎脱位非常有用的一种手术方法，其可用于治疗合并寰枢椎脱位的颅底凹陷症。当患者在颅颈交界畸形基础上发生寰枢椎脱位时，枢椎齿突可上移陷入枕骨大孔，压迫脑干，形成颅底凹陷症。这时可以采用经口咽松解并将枢椎齿突下拉复位及钢板内固定的方法治疗颅底凹陷症。经口咽松解齿突下拉复位技术治疗颅底凹陷症的最佳适应证是合并寰枢椎脱位的颅底凹陷症，通过对寰枢椎畸形和脱位进行软组织松解、骨畸形截骨改造、侧块关节撑开和支撑植骨等，将齿突充分下拉复位，解除脑干压迫，避免了齿突切除减压手术的风险。由于该手术只需通过一个口腔内的隐蔽切口完成，具有手术创伤小、固定节段短、手术融合率高、远期效果好等优点。下面从手术原理、操作技巧方面进行介绍，并附典型病例剖析。

一、经口咽松解下拉复位内固定手术治疗颅底凹陷症的手术原理

颅底凹陷症一般是发生于颅颈交界畸形基础上的寰枢椎脱位，如扁平颅底、寰椎枕骨化等，这时枢椎齿突的解剖位置接近枕骨大孔，呈现“齿突高位”状态，一旦形成寰枢椎脱位，枢椎齿突即可陷入枕骨大孔形成颅底凹陷症。另外，颅底凹陷症患者的寰枢椎脱位不仅表现为前后方向的脱位，更主要表现为垂直方向的脱位，它是导致齿突上移，陷入枕骨大孔，并压迫脑干和延髓的重要原因。通过影像学观察发现，颅底凹陷症患者因枢椎后倾引起斜坡枢椎角变小是脑干受压的另一重要原因。所以，采用齿突下拉复位技术治疗颅底凹陷症时，将齿突下拉复位的同时，还应尽量纠正寰枢椎前后脱位并恢复正常的斜坡枢椎角才能获得最佳疗效。经口咽松解下拉复位技术（TAPR）治疗颅底凹陷症的手术原理主要包括以下几个方面。

1. **通过经口咽松解实现齿突的垂直复位和水平复位，解除脑干压迫** 采用经口咽松解技术，去除阻碍复位的软组织因素和骨性因素，并在颅骨牵引及TARP复位工具的配合下，完成齿突垂直复位和水平复位，将陷入枕骨大孔的枢椎齿突恢复到正常的解剖位置（图9-6-1）。

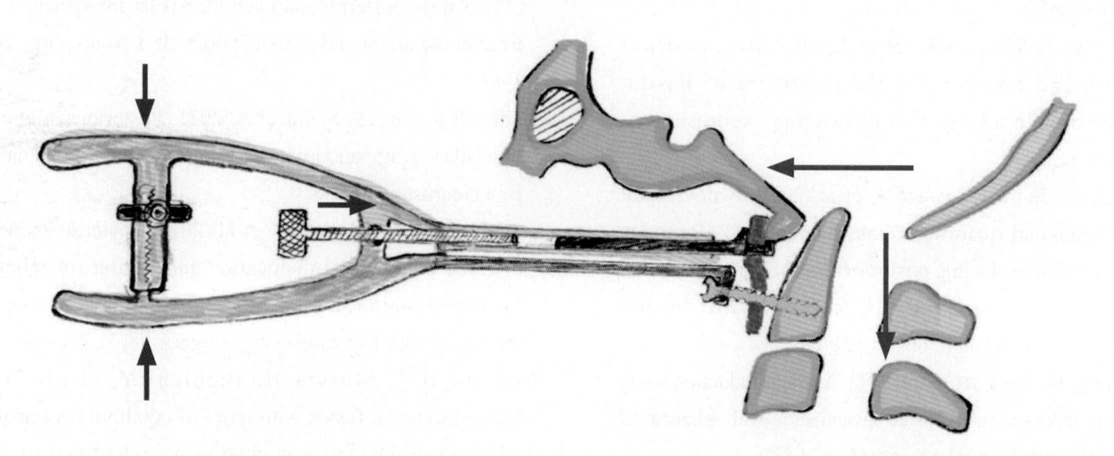

图 9-6-1 经口咽松解后，在颅骨牵引及TARP复位工具的配合下，将陷入枕骨大孔的齿突下拉复位

2. 通过寰枢椎侧块关节撑开并置入一定高度的支撑体维持齿突的下拉位置 对寰枢椎侧块关节实施畸形改造及松解和撑开，充分打开侧块关节间隙，并置入髂骨块或椎间融合器等支撑体，以获得足够的齿突下拉力量，并维持下拉复位高度（图 9-6-2）。

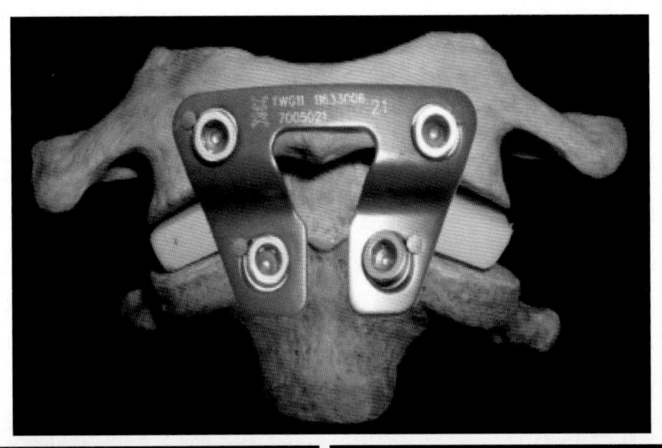

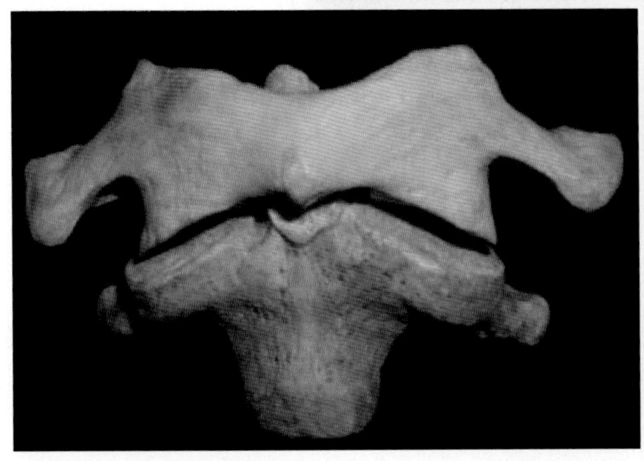

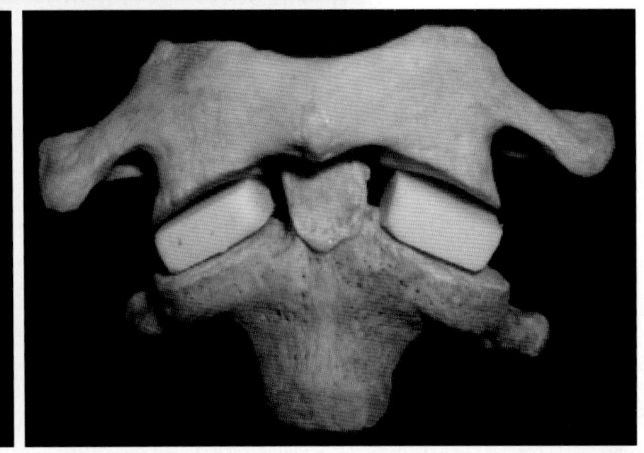

图 9-6-2 实施经口咽松解下拉复位手术治疗颅底凹陷症，在针对侧块关节进行松解、撑开复位之后，在两边的侧块关节置入支撑体，以维持下拉复位高度

3. 纠正斜坡枢椎角、改善颈椎整体序列和平衡 该技术在实施经口咽松解、齿突下拉复位的同时，通过改变和调整斜坡枢椎角进一步改善脑干压迫情况。使用前路钢板进行固定，并垫入前高后低的椎间融合器或骨块调整斜坡枢椎角，恢复正常的颈椎序列。临床观察发现，一些术前有鹅颈畸形的颅底凹陷症患者，经过下拉复位并纠正斜坡枢椎角后，颈椎整体平衡也会明显改善，鹅颈畸形消失。

二、经口咽松解下拉复位内固定手术治疗颅底凹陷症的术前评估和准备

经口咽松解下拉复位内固定手术治疗颅底凹陷症患者一般要进行以下术前准备。

（一）资料准备

术前应该准备以下影像学资料。

1. 颈椎薄层 CT 扫描（推荐层厚 1mm） 扫描范围要包括颅前窝到第 7 颈椎的全范围，可以充分了解颅底畸形情况和颈椎整体的发育情况，判断是否合并扁平颅底、枕骨大孔狭窄及寰椎枕骨化等畸形，了解寰枢椎及下位颈椎是否适合置钉固定。其中，中矢状面颈椎 CT 重建可用于颅底凹陷症的画线测量和诊断。

2. 顺寰椎和枢椎椎弓根轴线方向的连续薄层 CT 扫描（推荐层厚 1mm） 用于测量寰椎和枢椎椎弓根螺钉的置钉方向及螺钉长度；并帮助判断寰枢椎是否适合置钉。

3. 颈椎 MRI 检查　用于了解脑干受压程度，判断是否合并脊髓变性或脊髓萎缩，有无脊髓空洞、小脑下疝和脑积水等。

4. 颈椎椎动脉和颈动脉 CTA 检查及带骨三维血管重建　用于充分了解椎动脉的走行情况、有无变异及椎动脉变异和骨结构畸形的关系，帮助制订安全的手术策略。颈动脉 CTA 检查可以帮助判断颈动脉走行有无异常，尤其实施经口咽前路手术时，排除有无颈动脉内聚的情况，避免发生颈动脉损伤。

（二）口腔准备

1. 术前重点检查是否有龋齿、牙龈炎和扁桃体炎等情况。如有以上情况，应立即申请专科会诊，并进行专科处理。即使没有口腔疾病，患者也应该常规洁牙。

2. 术前给患者用 1% 氯己定漱口液含漱 4 次 / 天。

3. 术前给患者口服甲硝唑片 0.4g，3 次 / 天。

（三）颅骨牵引

术前可行颈椎双向牵引 1 ～ 2 天，纵向牵引重量为体重的 1/10，垂直牵引重量为 2 ～ 4kg。并床旁拍摄颈椎侧位 X 线片，判断颅底凹陷症是否容易复位。如果容易复位，可以选择后路手术。如果复位困难，可以选择经口咽松解下拉复位手术治疗。也可进行术前全身麻醉下牵引治疗，透视观察判断复位难易程度以确定是行单纯后路手术还是经口咽松解下拉复位手术进行治疗。另外，笔者还总结了一种单纯根据术前 CT 影像学特征判断颅底凹陷症复位困难程度的方法以确定最佳手术方案。这样可以减少患者术前牵引的恐惧和痛苦。

（四）专用器械准备

实施经口咽松解下拉复位内固定手术需要准备以下器械。

（1）经口咽松解下拉复位内固定手术器械（含全套钢板）包。

（2）寰枢椎经口咽显露系统器械包。

（3）长柄磨钻（或超声骨刀）。

（4）可伸缩长柄电刀。

（5）长的小圆刀。

（6）深部缝合持针器。

（7）深部打结器。

（8）寰枢椎松解器械包。

三、经口咽松解下拉复位内固定手术治疗颅底凹陷症的手术步骤与要点

经口咽松解下拉复位内固定手术治疗颅底凹陷症主要包括以下步骤。

（一）麻醉与手术体位摆放

患者取仰卧位，肩背部垫高，保持头部极度后仰，行颅骨牵引，牵引重量为 6 ～ 10 kg（图 9-6-3）。

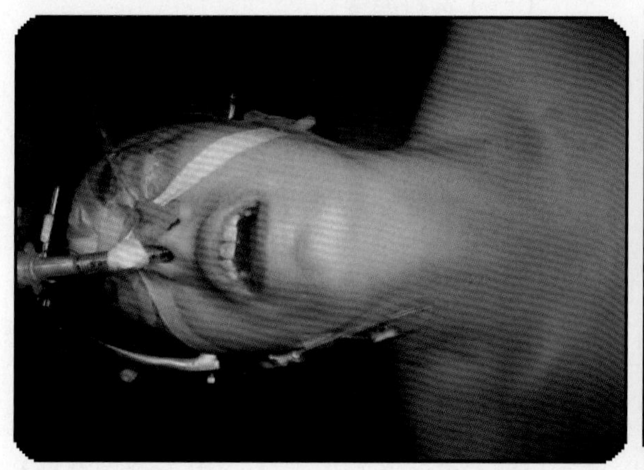

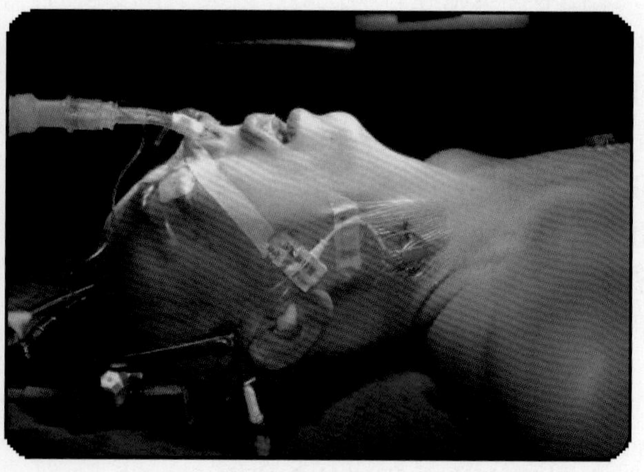

图 9-6-3　患者肩背部垫高，保持头部极度后仰，维持颅骨牵引

要点如下。

（1）麻醉插管要求：采用经鼻插管（一般右鼻腔插管，左鼻腔留置胃管）。

（2）体位要求：采取肩背部垫高，颈椎极度后仰体位。

（二）术中颅骨牵引

术中保持颈椎后仰位，维持颅骨牵引，牵引重量为体重的 1/10 ～ 1/6。

（三）术前口腔清洗

手术开始正式铺单前，要进行一次口腔清洗。消毒铺单完成后再进行一次口腔清洗，确保清洗液清亮不浑浊，口腔洁净（图 9–6–4）。

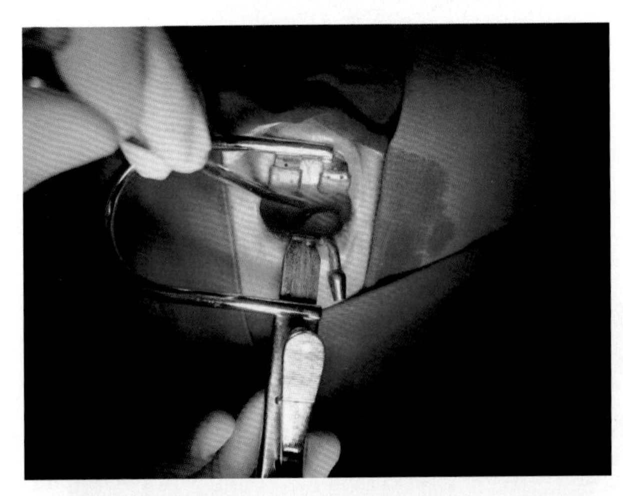

图 9–6–4 手术开始正式铺单前，要进行一次口腔清洗，消毒铺单完成后，再进行一次口腔清洗

要点如下。

（1）生理盐水、氯己定溶液、碘伏反复冲洗。

（2）铺单前和铺单后分别清洗口腔 1 次。

（3）冲洗液清亮为止。

（四）手术切口与显露

手术开始，用 Codman 拉钩牵开口腔，软腭可以采用悬雍垂悬吊的方法牵开以增加上方显露。如果显露不够充分，则需要纵向劈开软腭，两边缝线牵开，固定在 Codman 框架上（图 9–6–5）。

要点如下。

（1）颅底凹陷症患者因寰枕融合等因素，寰枢椎上移，位置高深，常需要劈开软腭扩大显露。

（2）咽后壁取纵向切口，顺中线切开。

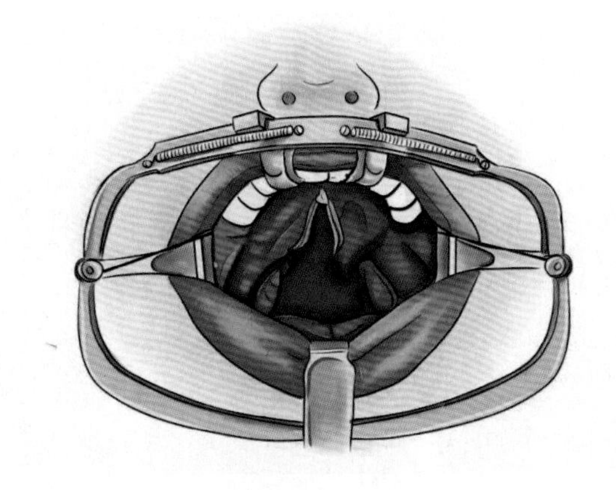

图 9–6–5 如果软腭遮挡造成显露不够充分，则需要纵向劈开软腭，两边缝线牵开以扩大显露

（3）小的出血点采取电凝止血。

（4）用长柄电刀向两侧剥离。

（五）经口咽松解

经口咽松解是手术的关键步骤，包括软组织松解及骨性畸形改造和松解两个方面（图 9–6–6）。

要点如下。

（1）瘢痕组织的松解用电刀。

（2）骨性增生的松解用磨钻或超声骨刀。

（3）关键松解部位：寰齿间隙、双侧侧块关节。

（六）侧块关节撑开与处理

侧块关节的撑开和松解是 TAPR 的关键，通过侧块关节撑开操作充分打开侧块关节间隙，从而下拉齿突，获得复位空间（图 9–6–7）。

要点如下。

（1）用电刀清理侧块关节前方的软组织瘢痕。

（2）用电刀或椎板钳切开关节囊。

（3）辨认假关节，用磨钻打磨去除假关节边缘的骨赘及骨痂遮挡。

（4）将微型铰刀的刀刃面插入关节间隙，旋转后撑开，撬拨松解。

（七）髂骨块准备

侧块关节松解完成后，其关节间隙被充分打开，这时需要置入合适高度的骨块或融合器以维持复位高度，为融合创造条件。三面皮质骨的髂骨块是最佳的侧块关节支撑体（图 9–6–8）。

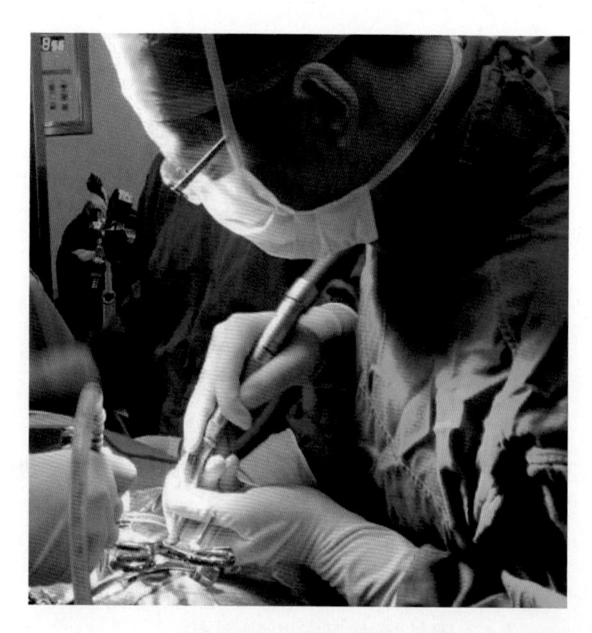

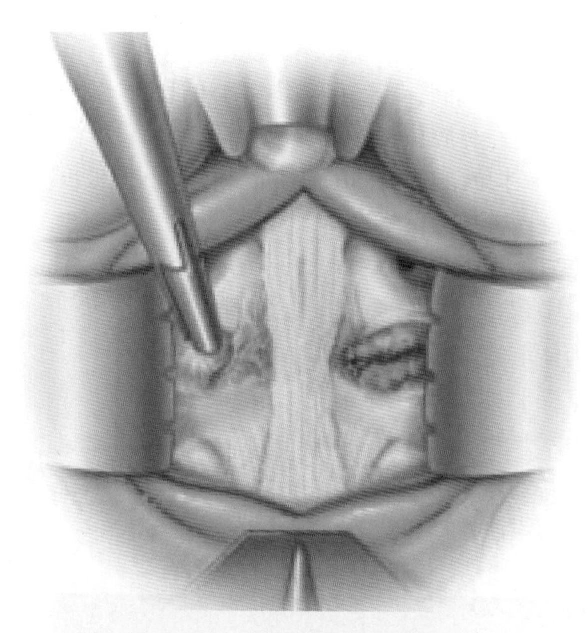

图 9-6-6 软组织松解完成后，要使用磨钻、超声骨刀等工具进行骨性畸形改造和松解

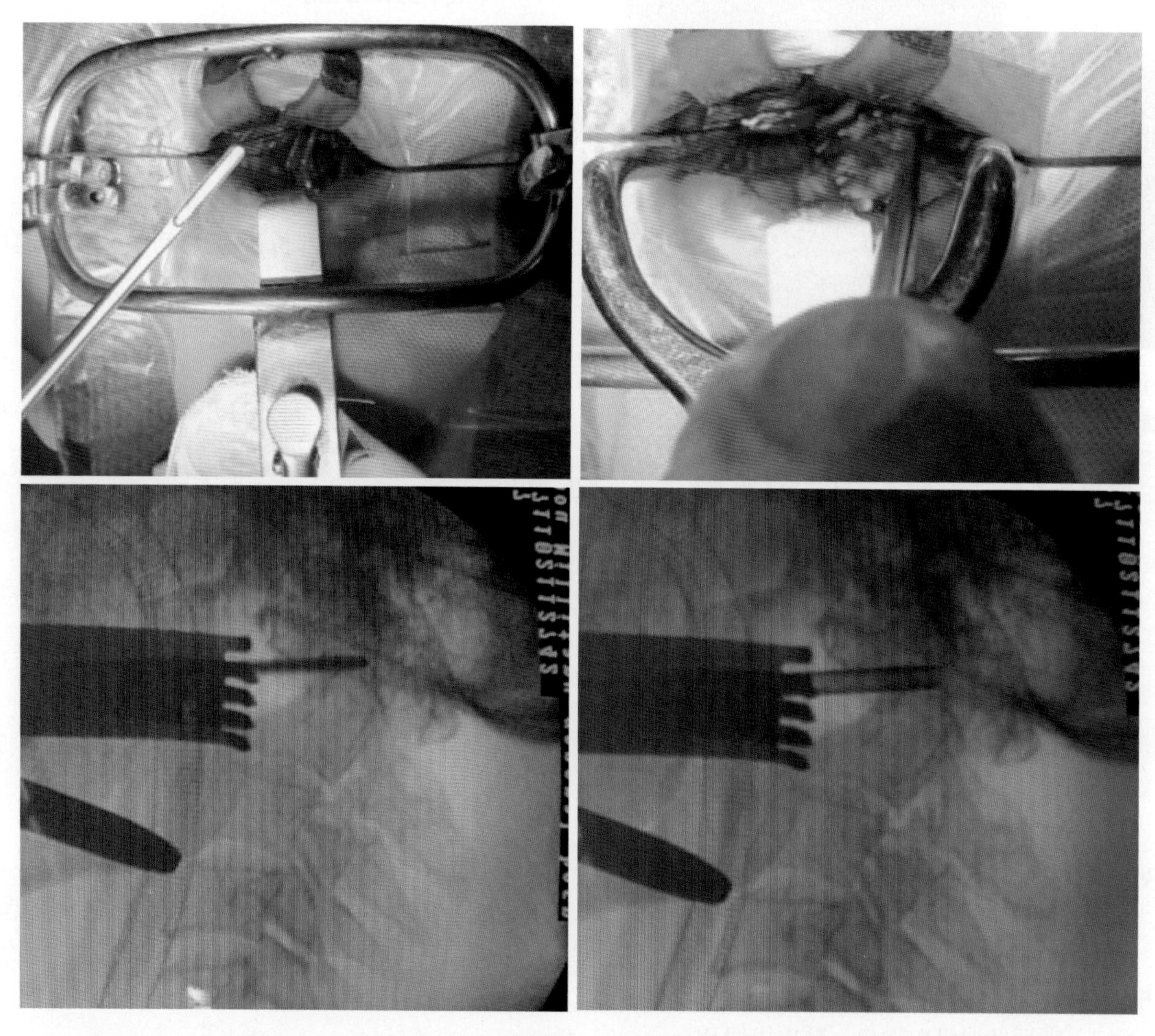

图 9-6-7 将撑开器插入侧块关节间隙，通过撬拔、旋转撑开等方法将侧块关节打开，获得有效松解

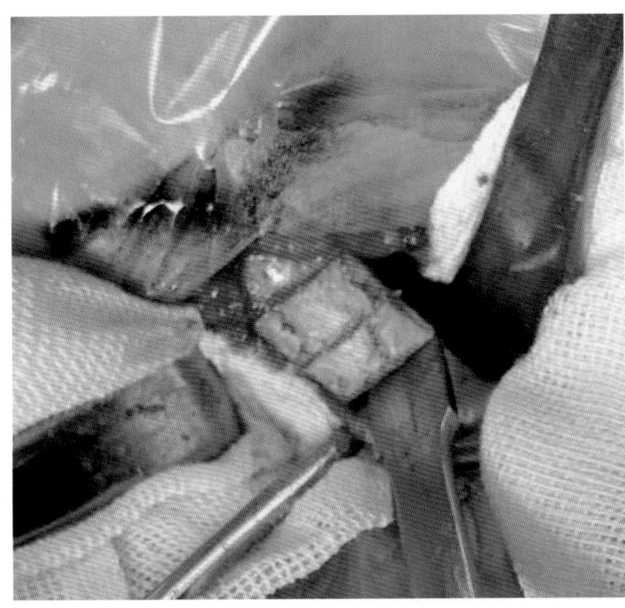
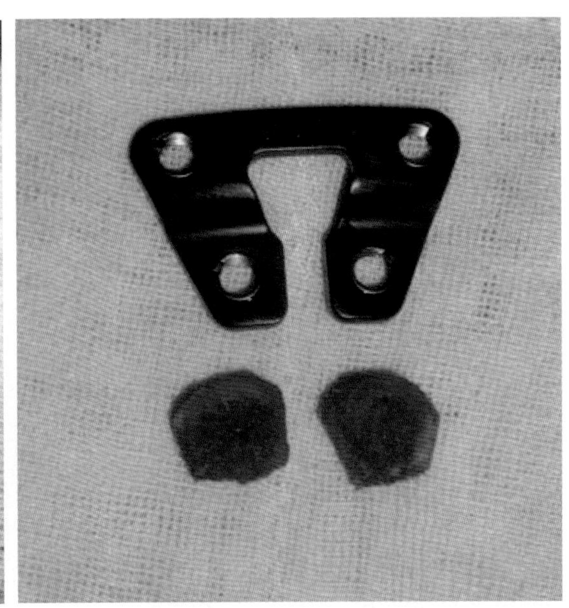

图 9-6-8　取三面皮质骨的髂骨块作为侧块关节间隙的支撑体

（八）侧块关节间隙支撑与植骨

将取下的骨块置入撑开的侧块关节间隙（图9-6-9），可以有效维持下拉复位高度，为植骨融合创造条件。

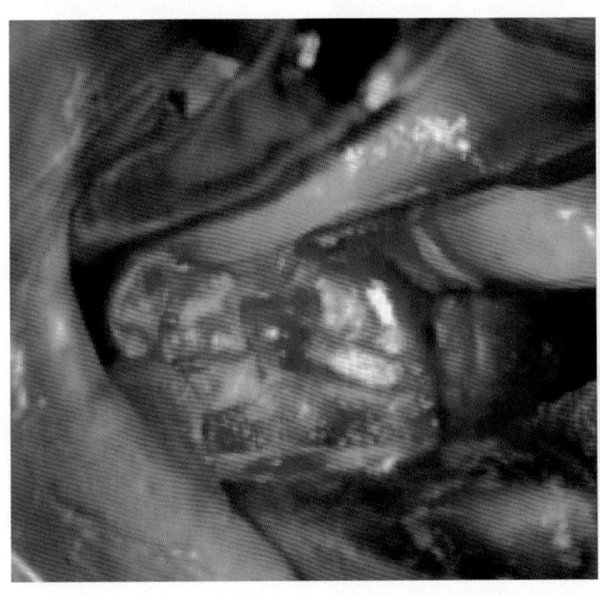
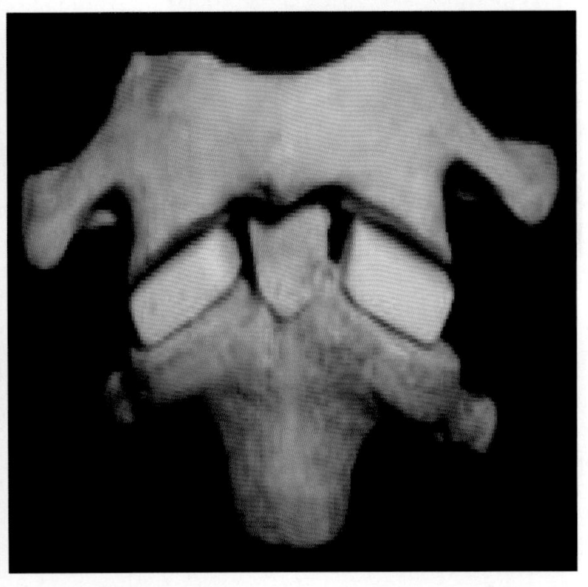

图 9-6-9　将取下的骨块置入撑开的侧块关节间隙

要点如下。

（1）用撑开器撑开一侧关节，维持撑开高度，再实施对侧植骨。

（2）先将碎骨颗粒填入侧块关节间隙，再用器械将其推向关节间隙后方。

（3）植入髂骨块。髂骨块厚度适中，使其置入关节间隙不宜过紧。

（4）完成一侧植骨后，再行对侧植骨。

（九）钢板选择与寰椎的初步固定

选择一枚尺寸合适的钢板，先在寰椎侧块建立钉道，将钢板与寰椎固定。然后在枢椎椎体上拧入1枚临时复位螺钉。将复位器分别与TARP钢板的上横梁及临时复位螺钉连接，然后上下撑开复位钳，实现纵向复位。再旋转后推旋钮，将寰椎后推，纠正前后脱位。

要点如下。

（1）选择合适大小的钢板，用2枚侧块螺钉将其固定在寰椎或枕骨髁上，使钢板和寰椎成为一个整体。

（2）在枢椎椎体中线靠近钢板滑槽处拧入1枚临时复位螺钉。

（十）撑开器安装与精确复位

撑开器安装与精确复位如图9-6-10所示。

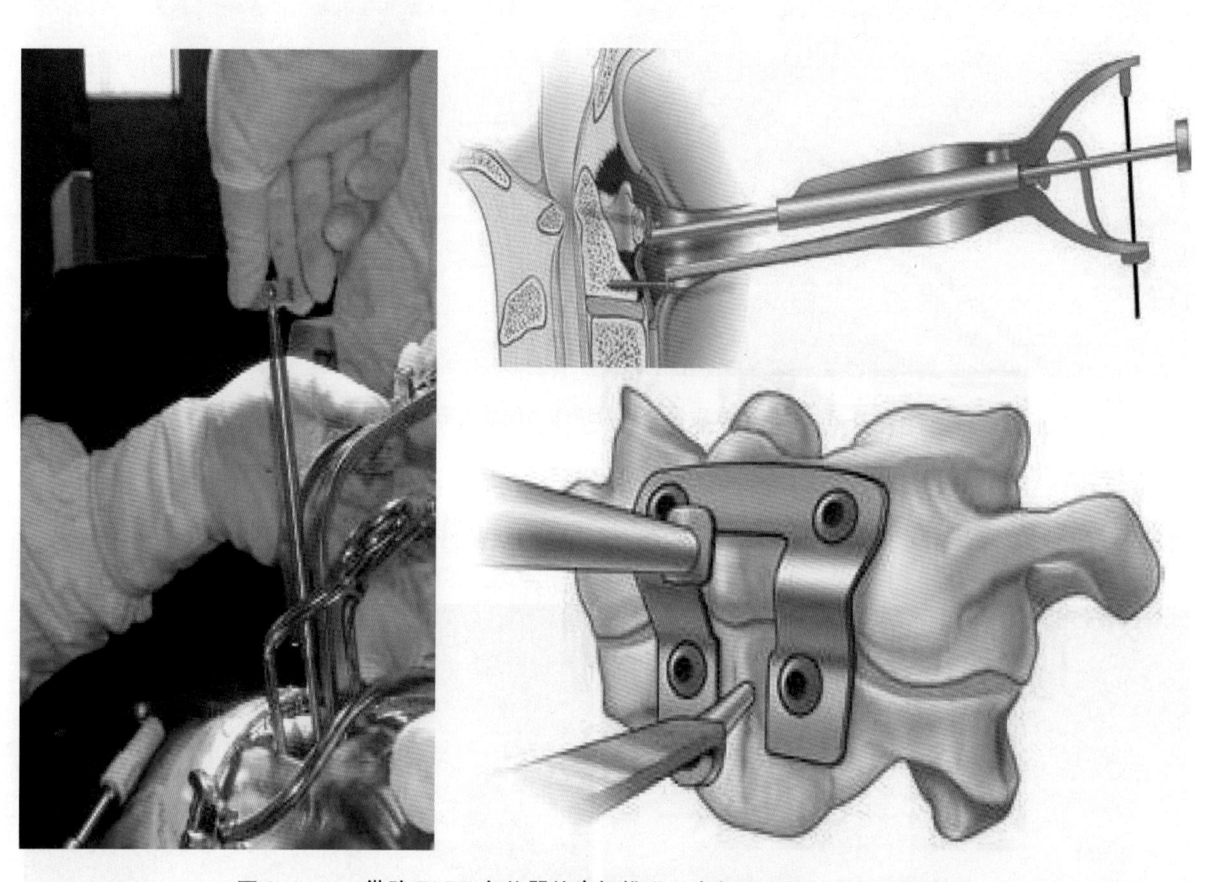

图9-6-10 借助TARP复位器使寰枢椎进一步复位，并纠正斜坡枢椎角

（十一）枢椎置钉、完成固定

透视观察下复位满意后，根据术前判断的枢椎椎弓根和椎动脉孔变异情况，选择逆向椎弓根螺钉或椎体螺钉的方式实施固定，最后去掉临时复位螺钉，完成钢板固定（图9-6-11）。

要点如下。

（1）根据枢椎椎动脉的变异情况，选择合理的置钉方式，完成枢椎固定。

（2）如椎动脉孔呈内挤高跨状态，则可使用椎体钉固定。

（3）如椎动脉孔无内挤高跨，则可采用逆向椎弓根螺钉固定。

（4）注意保护优势侧椎动脉，避免损伤。

（十二）切口缝合与关闭

切口必须分层严密缝合。如果肌肉层较薄，也可全层缝合（图9-6-12）。一般建议应用7号丝线缝合，也可酌情应用可吸收缝线等。线节要紧密，避免在切口愈合前脱落导致切口裂开。

要点如下。

（1）咽后壁可分层缝合，降低肌肉和黏膜张力。

（2）使用小胖圆针7号丝线，3个线结，防止脱落。

（3）缝合完毕，用碘伏纱条填塞切口，隔离周围口鼻腔分泌物。

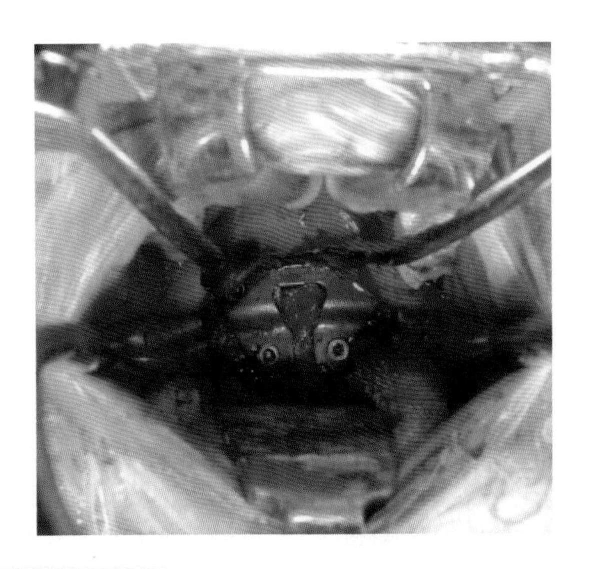

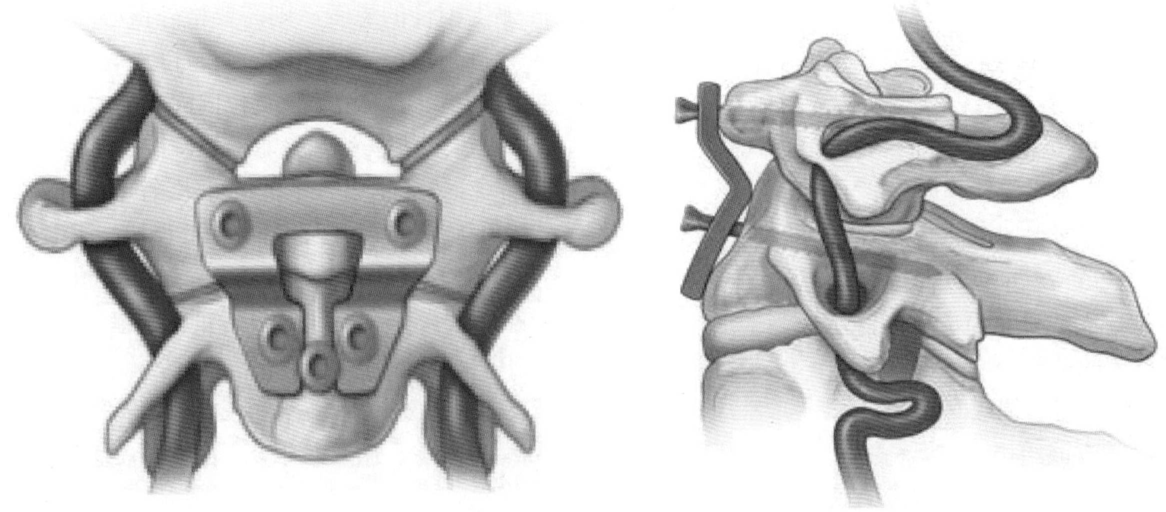

图 9-6-11　寰枢椎螺钉置入完成后，去掉临时复位螺钉，完成固定

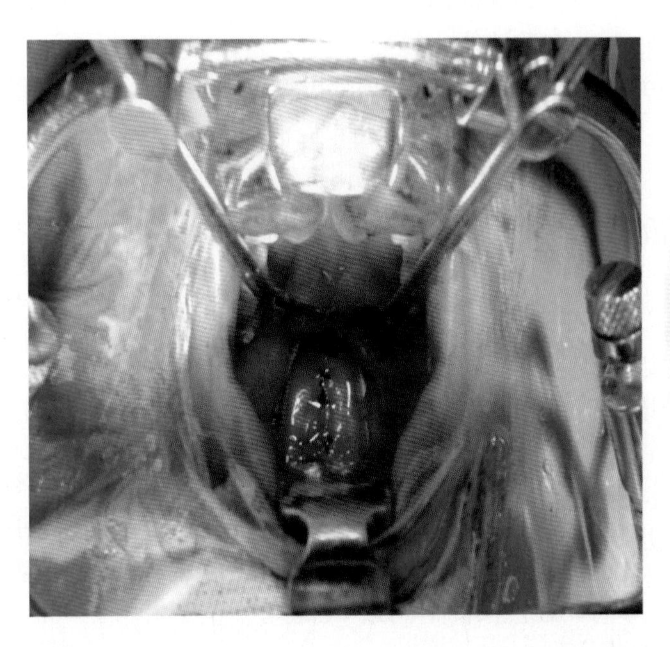

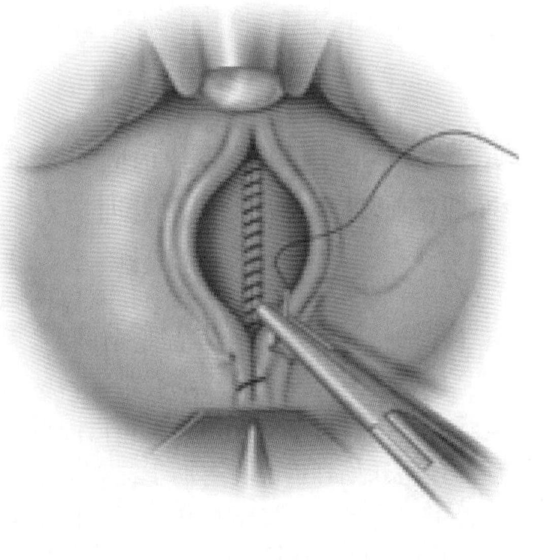

图 9-6-12　手术完成后，严密缝合切口

四、经口咽松解下拉复位内固定手术治疗颅底凹陷症的术后处理

（一）术后口腔护理

术者在实施经口咽松解下拉复位手术后第2天早查房时可将填塞在口腔的碘伏纱布取出，并用大量生理盐水冲洗口腔直至口腔干净清爽。以后每天行口腔护理4～6次。

（二）术后气管插管的护理与拔管指征

术后患者一般保留气管插管，送ICU。气管导管一般在第2天口腔消肿后拔除。口腔是否消肿可以根据患者舌体肿胀和消退程度进行判断。拔管前也可以先行堵管试验进行气道通畅程度判断。具体做法如下：将气管导管气囊排空，用胶布封堵气管导管管口，如果患者没有呼吸困难，血氧饱和度没有明显下降，则可以拔管。

（三）术后胃管管理

胃管一般保留1周，用于鼻饲饮食。1周后可以拔管，改半流食。少数患者胃管不耐受，也可以术后3天拔管。但应该经静脉适当增加热量和营养物质的补充。

（四）术后佩戴支具

术后应该给患者佩戴舒适可靠的颈椎支具，辅助固定3～6个月，视复查后骨融合情况去除支具。

（五）术后抗生素的应用

术后一般主张联合应用第一代头孢和甲硝唑7～10天。复查血常规、降钙素原基本正常后停用抗生素。

五、经口咽松解下拉复位内固定手术治疗颅底凹陷症的手术并发症与处理

实施一台成功的经口咽松解下拉复位内固定手术需要术前精心准备、术中精细操作和术后用心管理。任何手术处理不当，都会带来一些潜在的并发症。掌握经口咽松解下拉复位内固定手术并发症的预防和处理措施，有助于提高手术成功率，改善手术效果。经口咽松解下拉复位内固定手术的主要并发症与处理包括以下几个方面。

（一）经口咽手术感染的预防措施与综合管理

1. 经口咽手术感染的综合预防措施　由于口腔是一个绝对有菌的环境，经此部位手术，容易发生感染，所以必须高度重视经口咽手术的术前口腔准备和术后口腔护理，降低手术切口感染的概率。一般接受经口咽松解下拉复位内固定手术的患者，术前有3天左右的口腔准备时间，采用消毒液口腔漱口、口服甲硝唑等综合护理措施，可以获得一个非常清洁的口腔环境，口腔切口的感染率会降低。但对于口腔条件不佳的患者，如慢性或急性扁桃体炎、严重龋齿、长期吸烟、口腔卫生不佳的患者，则需要格外留心。术前可先去专科会诊，处理相关疾病，待疾病改善后再择期实施经口咽松解下拉复位内固定手术。

感染的预防要贯穿术前、术中、术后3个环节，进行全程管理，主要包括以下几个方面。

（1）术前口腔准备工作要严格。

（2）手术开始前要进行2次口腔清洗，术中严格无菌操作，动作轻柔，尽量减小组织剥离创伤。术中间断冲洗，保持口腔清洁。

（3）手术切口缝合完毕，口腔可以填塞无菌碘伏棉纱，用其压迫伤口，隔断周围唾液等分泌物。

（4）术后12小时取出伤口填塞的无菌棉纱时，立即用大量无菌盐水进行全口腔冲洗，保持口腔清洁。

（5）气管插管拔管后每天让患者自主口腔含漱6～8次，保持口腔清洁。

（6）合理应用抗生素，预防感染。

一般采用以上措施系统管理经口咽松解下拉复位内固定手术的每个环节，经口咽手术的感染率可以控制至非常低的程度，笔者所在医院实施的1000余例经口咽松解下拉复位内固定手术，总体感染率仅2%～3%。

2. 经口咽手术感染的诊断与处理

（1）经口咽松解下拉复位内固定手术后咽后壁感染的诊断：经口咽松解下拉复位内固定手术后感染有早发性感染和迟发性感染两种。前者多发生于术后早期，一般可发生于术后3～7天，

患者表现为高热、咽痛等症状。抽血检查可表现为血象升高、降钙素原升高、红细胞沉降率快等。有些患者可以有寒战等菌血症表现，这时血培养可以发现阳性。其可能与咽后壁伤口的分泌物入血有关。这时可以行纤维喉镜检查，可以发现切口部位肿胀、有分泌物甚至钢板外露等情况，可以确诊感染。迟发性感染较为少见，可发生于术后3个月以后，表现为咽喉疼痛、咳黄脓样黏痰等。患者可以没有发热等全身症状。行血液检查可以发现血象升高、红细胞沉降率加快等。行纤维喉镜检查可以帮助确诊。

（2）经口咽松解下拉复位内固定手术后咽后壁感染的处理：术后早期感染应该先行纤维喉镜检查，如果没有切口裂开、缝线脱落等情况，可以先应用抗生素非手术治疗，同时加强口腔护理和清洁，一般可以早期控制。一旦感染控制不佳，或合并切口裂开、钢板外露等，以及迟发性感染，则应外科干预。处理方法：将内固定物取出，彻底清洗伤口，减张缝合，术后给予敏感抗生素治疗。如果感染部位局限于椎体前方，也可考虑先行后路固定手术，再取出前路固定，进行创面清创。这样有助于避免复位丢失，保持前路手术复位的成果。经过以上积极处理，感染均可获得有效控制，患者大多能够重新愈合。

（二）手术切口裂开、钢板外露的诊断与处理

手术切口裂开也是经口咽松解下拉复位内固定手术早期并发症之一，可发生于咽后壁黏膜肌肉较薄，使用钢板体积较大的患者，另外也与术者操作粗暴，导致咽后壁黏膜肌肉肿胀，压力增高，以及缝合不到位，术后缝线脱落有关。经口咽松解下拉复位内固定手术后切口严密缝合对防止切口裂开、术后感染都非常关键。因为一旦切口裂开、钢板外露，口腔分泌物将进入切口，导致感染。避免手术切口裂开的措施主要包括以下几点：①手术操作要轻柔细致，降低肌肉软组织水肿；②手术时间要尽可能短，长时间操作会增加软组织肿胀；③尽可能少做大范围剥离，减小创伤；④尽可能选择体积小的钢板实施固定，如Slim-TARP钢板；⑤肌肉和黏膜尽可能分层缝合，减小张力，全层缝合时边距要足够，肌肉层要缝透彻，最大限度降低切口张力。

（三）术后内固定松动的防范与处理

术后内固定松动是经口咽松解下拉复位内固定手术晚期并发症之一，主要发生于骨质疏松症患者及使用第Ⅰ、Ⅱ代钢板的患者。松动的原因主要包括：①患者有严重的骨质疏松症，螺钉把持力不够，导致术后螺钉松动。这种螺钉松动大多发生于枢椎螺钉，可能与枢椎螺钉受到的拔除应力较大有关。②使用第Ⅰ、Ⅱ代TARP钢板的患者，由于枢椎多采用椎体螺钉固定，钉道较短，抗拔出力较弱，容易发生松动。解决方法为可以将钉子略微打穿对侧骨皮质，形成双皮质固定。③患者枢椎椎体发育欠佳，导致可置入螺钉的有效长度较短，把持力弱，容易松动。这种情况多见于儿童和成骨不全或软骨成骨不全的患者。④手术对寰枢关节的松解不够，依靠复位器强力复位，这时存在较大的反弹力量作用于钢板螺钉上，容易导致螺钉受力过大，引起松动。为了避免术后钢板螺钉松动发生，应该采取以下应对措施：①术前应该对患者行骨密度检查，了解是否合并骨质疏松症。如果确诊有比较严重的骨质疏松症，则应尽量避免选择前路手术，或行内科抗骨质疏松症治疗，改善骨密度后再择期手术。②手术应该尽量选择第Ⅲ代以上钢板实施固定，枢椎尽可能采用逆向椎弓根螺钉的固定方式，增强其抗拔出力，降低松动概率。③手术松解应尽可能彻底，不要过度依赖复位器的外力强制复位，避免枢椎螺钉应力过高。④对枢椎骨骼发育不良导致钉道短、把持力不够的患者，可以增加后路固定以增强内固定系统的整体稳定性，降低手术失败率。

（四）椎动脉损伤的预防与处理

椎动脉损伤是经口咽松解下拉复位内固定手术中较为常见、危害较大的并发症之一。患者两侧椎动脉同时损伤或优势侧椎动脉损伤可导致小脑梗死甚至死亡，应该引起手术医师的高度重视。一般认为，经口咽松解下拉复位内固定手术过程中椎动脉损伤主要发生于寰枢椎螺钉置钉过程，尤其是枢椎逆向椎弓根螺钉置入。前面的解剖学知识告诉我们，枢椎的椎动脉孔受椎动脉变异的影响，可以表现为4种形态，其中内挤高跨型椎

动脉孔在实施逆向椎弓根螺钉固定时，螺钉容易进入椎动脉孔挤压椎动脉导致血管闭塞，引起严重后果。预防椎动脉损伤的措施：①术前行椎动脉造影、三维重建及枢椎椎动脉孔薄层CT扫描检查，判断椎动脉孔的解剖变异类型。对Ⅱ型椎动脉尽量避免采用逆向椎弓根螺钉置钉方式，改用相对安全的椎体螺钉固定。②术前通过椎动脉CTA检查了解患者的优势椎动脉在哪侧。对于优势椎动脉侧，尽量使用比较安全的置钉方式，非优势侧可采用逆向椎弓根螺钉固定方式。这种混搭式的固定方法既可保证足够的固定强度，又可有效保证优势椎动脉不被损伤，是一种比较科学的置钉策略。

（五）术后呼吸道管理与气道梗阻的预防

术后呼吸道梗阻是经口咽手术术后早期并发症之一，处理不当可导致严重后果，必须充分认识，并加以预防。一般认为术后呼吸道梗阻主要与以下原因有关：①手术操作时间太长，导致咽后壁、舌体等气道周围软组织高度肿胀，气道狭窄；②手术麻醉后气道松弛，舌根后坠导致气道狭窄；③患者体型肥胖，术前就有严重的呼吸暂停综合征；④术后药物使用不当，一些麻醉、镇静、催眠药物抑制呼吸，增加了气道梗阻的风险。术后气道梗阻的好发时间是气管插管拔出以后转入普通病房的1周内。严重的气道梗阻未予以及时处理可以导致患者窒息死亡。一般来讲，可以采用以下措施有效防止经口咽松解下拉复位内固定术后气道梗阻：①做好术前评估，体型肥胖、术前就存在睡眠呼吸暂停综合征的患者应该列为高危人群，术后加以重点防范；②手术轻柔操作，提高手术速度，降低手术时间，从而减轻术后软组织水肿；③术后使用白蛋白、新鲜血浆，适量应用激素等，减轻术后水肿，促进水肿吸收；④使用口咽通气道，预防术后气道梗阻；⑤术后尽量避免使用对呼吸有抑制的镇静催眠药物；⑥加强对高危人群的监护，一旦有气道梗阻的征兆，及时行气管切开和呼吸机辅助呼吸等。

六、经口咽松解下拉复位内固定手术治疗难复性颅底凹陷症（寰枢椎脱位）的病例剖析

【病例1】

1. *一般资料* 患者，男性，10岁，因“颈椎歪斜7年，加重伴四肢无力、步态不稳2年”收治入院。

2. *术前影像学检查* 术前颈椎CT检查提示患者枕骨化、寰枢椎脱位、枢椎齿突陷入枕骨大孔形成颅底凹陷。齿突顶点超过Chamberlain线15mm。颈椎MRI提示脑干受压变形（图9-6-13）。

3. *主要难点* 入院后行颈椎双向牵引1周，寰枢椎脱位无变化。颈椎矢状位重建CT显示患者的两侧侧块关节严重脱位，且呈垂直交锁畸形，诊断考虑颅底凹陷症合并难复性寰枢椎脱位。手术策略：采用经口咽松解、齿突下拉复位、TARP钢板内固定技术实施手术（图9-6-14）。由于寰枢椎脱位和畸形严重，必须对畸形的侧块关节进行改造和松解才能复位。

4. *手术策略与技巧* 麻醉成功后，患者取仰卧位，维持颅骨牵引，牵引重量为12kg。透视观察发现寰枢椎脱位未能复位，进一步确认为难复性寰枢椎脱位合并颅底凹陷症，遂采用经口咽松解技术，对交锁的侧块关节畸形实施截骨改造+寰枢椎侧块关节撑开松解复位+TARP钢板前路固定（图9-6-15）。手术顺利，经过彻底松解后，陷入枕骨大孔齿突被下拉复位，并用TARP钢板完成固定。

5. *术后随访* 手术将交锁的侧块关节完全解锁，并获得理想复位。术后颈椎X线片和CT提示（图9-6-16），枢椎齿突下拉复位到正常位置。两侧的侧块关节恢复了正常解剖关系。斜坡枢椎角和脑干颈髓角较术前均明显改善。术后随访2年MRI显示寰枢椎侧块关节之间获得骨性融合。枢椎齿突和寰椎前弓之间也获得骨性融合。术后1年随访观察患儿的颈椎运动功能基本正常（图9-6-17）。

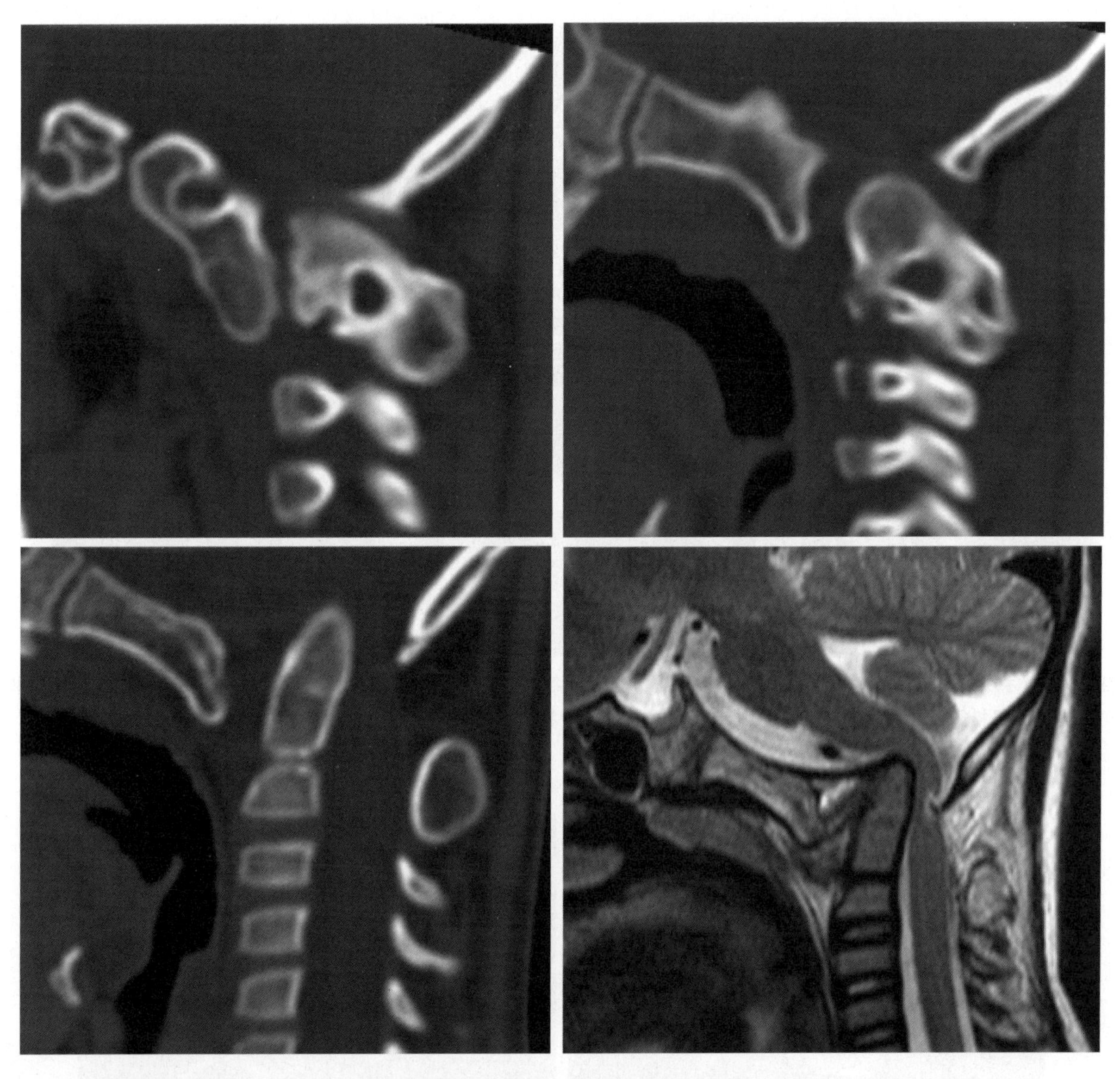

图 9-6-13 患者术前颈椎 CT 检查提示寰枢椎脱位、枢椎齿突陷入枕骨大孔形成颅底凹陷。齿突顶点超过 Chamberlain 线 15mm。两侧的寰枢椎侧块关节均严重脱位并交锁。颈椎 MRI 提示脑干受压变形

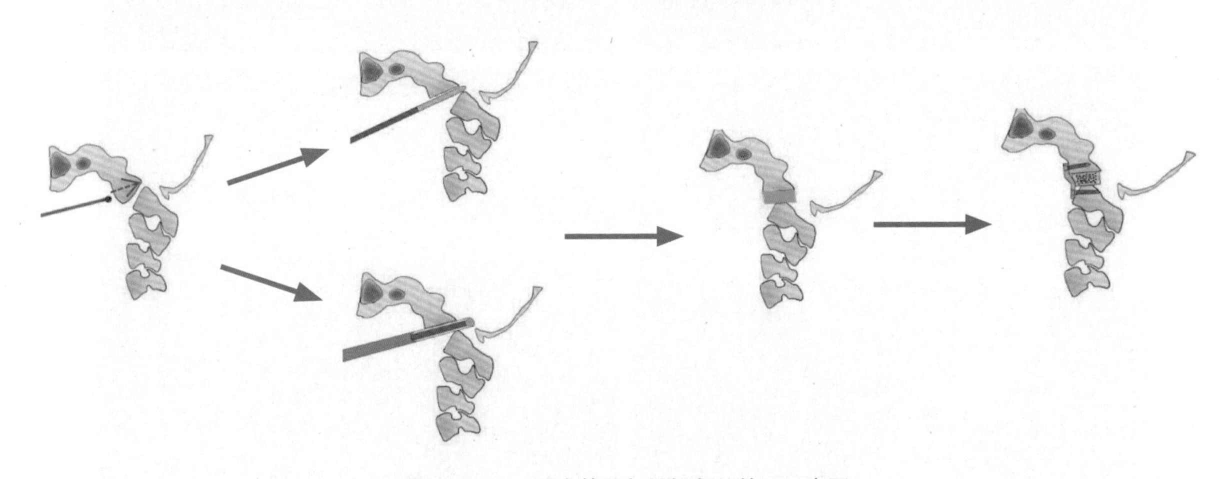

图 9-6-14 手术策略与松解复位技巧示意图

针对侧块关节垂直交锁，先用磨钻打磨改造枕骨髁前缘，将其改造后，将撑开器插入关节间隙，对侧块关节实施撬拨和撑开，逐步松解复位，然后置入支撑体以维持侧块关节撑开高度，最后用钢板固定

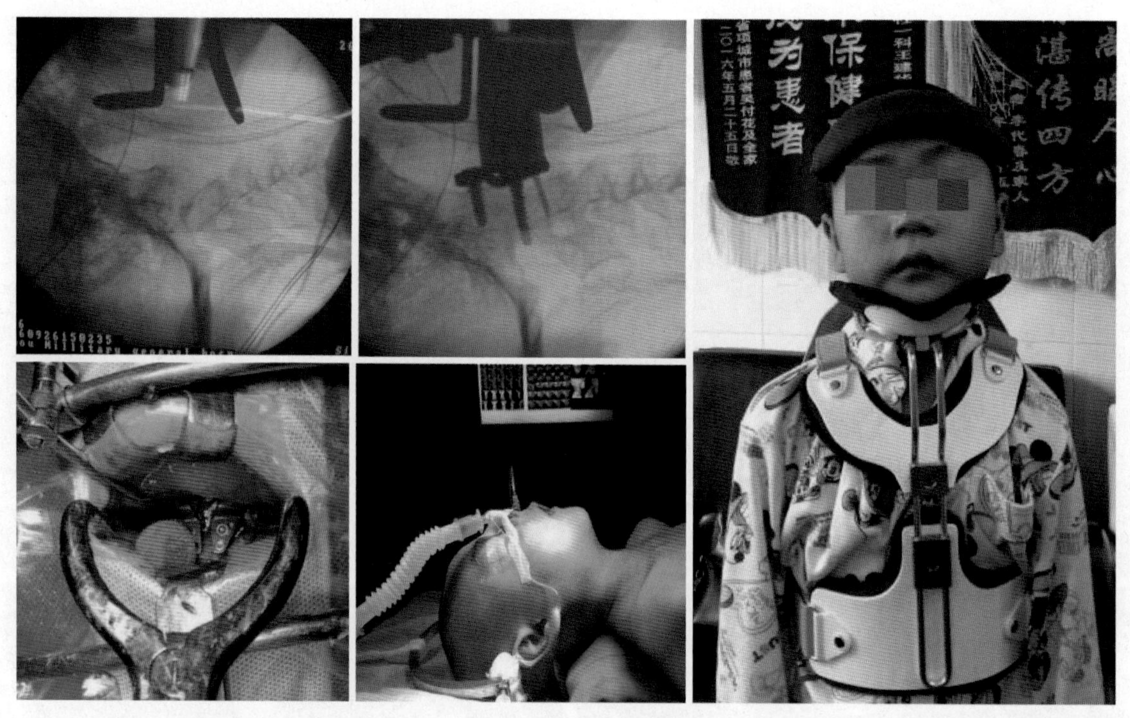

图 9-6-15 术中图片显示患者取仰卧位进行经口咽松解、齿突下拉复位手术治疗。手术开始，麻醉松弛状态下，寰枢椎脱位仍未复位，经松解复位后用 TARP 钢板固定，透视显示复位状态良好。术后患者使用头颈胸支具固定 3 个月

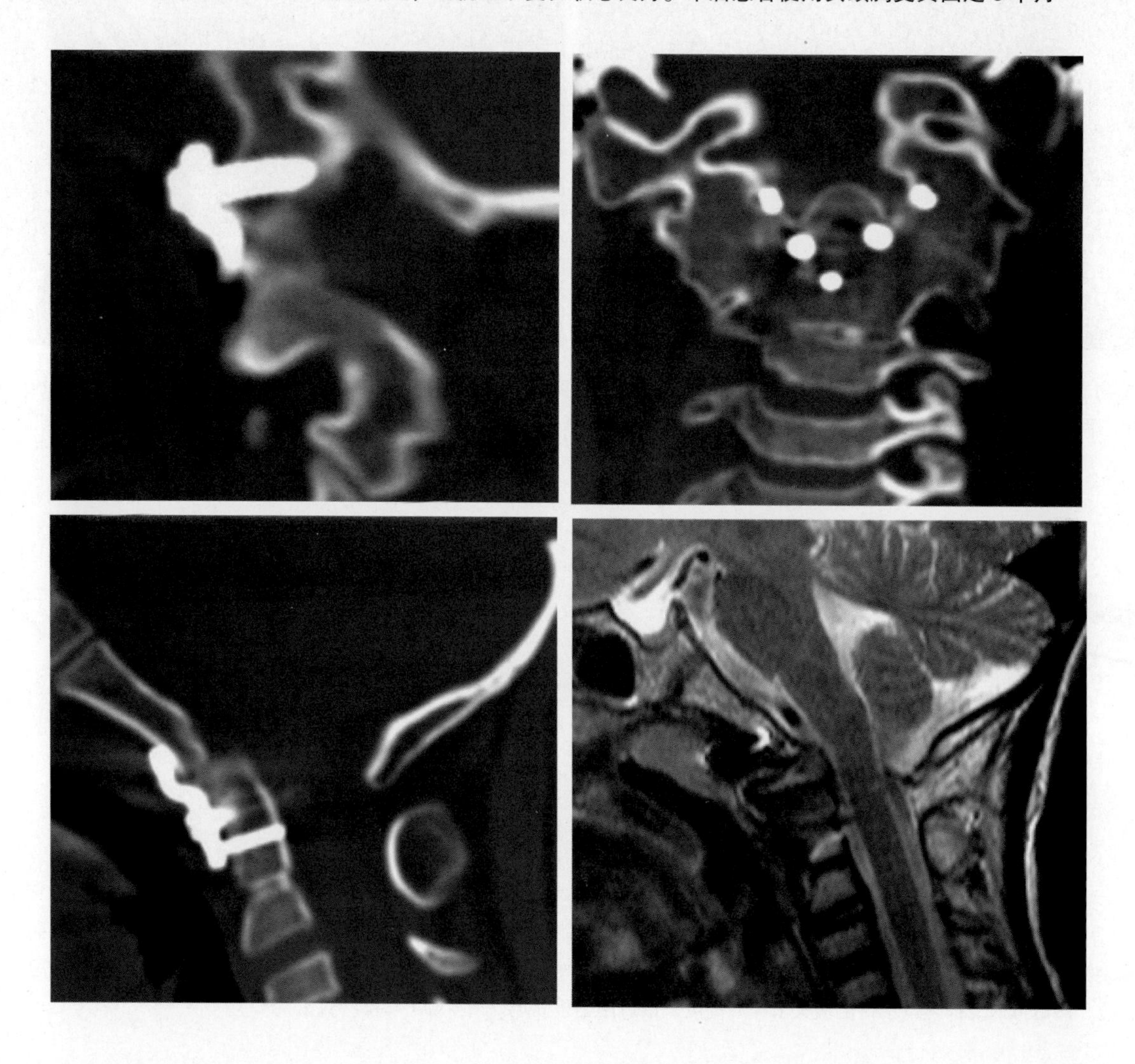

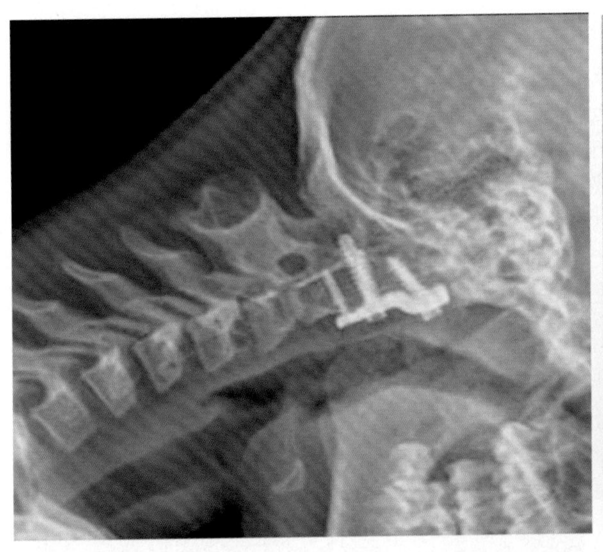
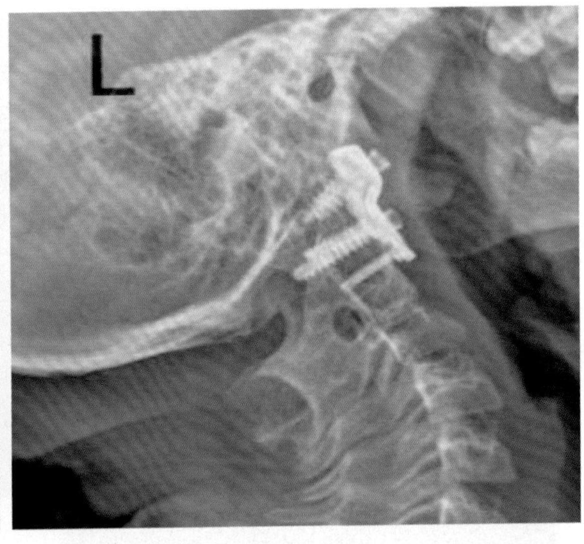

图 9-6-16　术后 2 年随访的颈椎 CT 显示陷入枕骨大孔的枢椎齿突被下拉复位至正常的解剖位置，寰枢椎侧块关节置入的支撑骨块已经骨性融合。颈椎 MRI 显示脑干压迫完全解除，脑干颈髓角恢复正常，脑脊液流通顺畅。颈椎过伸过屈位 X 线片显示颈椎活动度良好

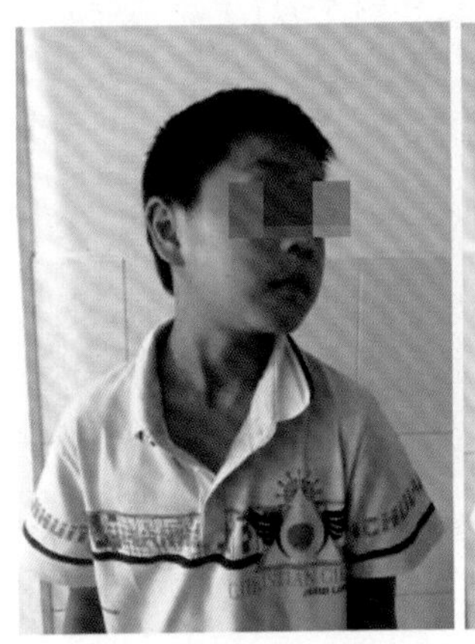
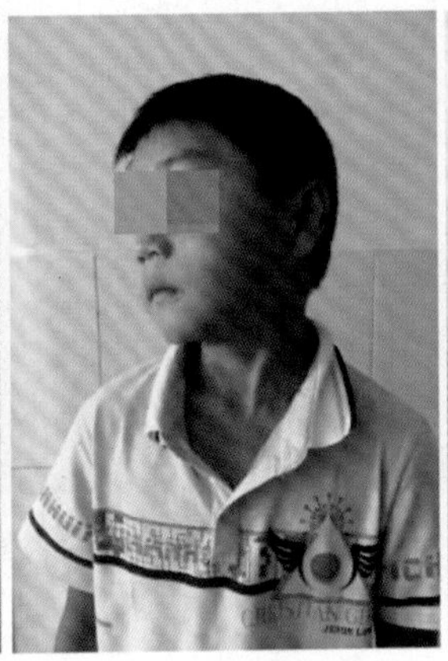
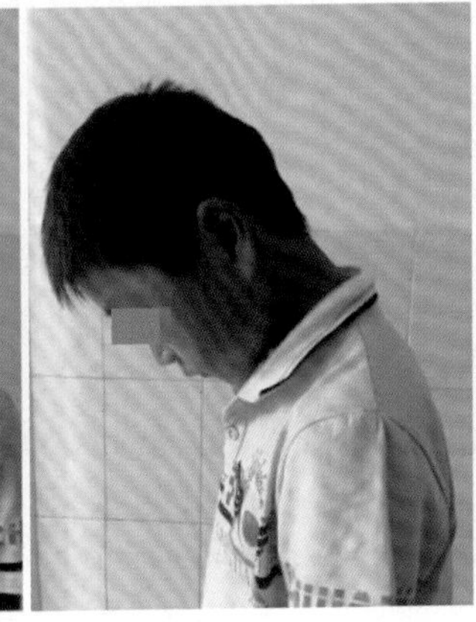
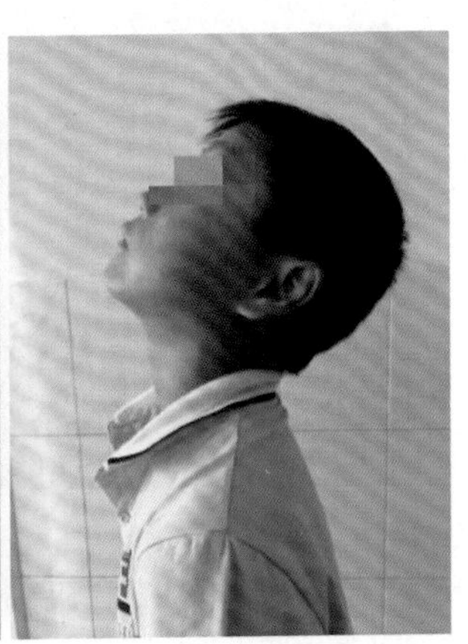

图 9-6-17　术后 1 年随访观察患者颈椎活动度良好

【病例 2】

1. 一般资料　患者，女性，58 岁，因“右手无力、麻木伴步态不稳 3 年”收治入院。

2. 术前影像学检查　术前颈椎 CT 检查提示患者寰椎枕骨化合并枢椎与第 3 颈椎分节不全、寰枢椎脱位合并颅底凹陷症、枢椎齿突陷入枕骨大孔形成颅底凹陷。齿突顶点超过 Chamberlain 线 11mm。颈椎 MRI 提示脑干受压变形（图 9-6-18）。

3. 主要难点　入院后行颈椎牵引 5 天，寰枢椎脱位无变化，因患者的寰椎前弓与枢椎齿突之间有增生性骨痂，阻碍复位（图 9-6-19）。侧块关节面呈斜坡化改变，并有骨痂形成。颈椎 MRI 提示脑干受压变形。诊断考虑：①颅底凹陷症合并难复性寰枢椎脱位；②寰椎枕骨化，枢椎与第 3 颈椎分节不全。除软组织因素外，还存在复杂的骨性因素影响复位，需要进行改造和松解才能复位。手术策略：采用经口咽松解、齿突下拉复位、TARP 钢板内固定技术实施手术。

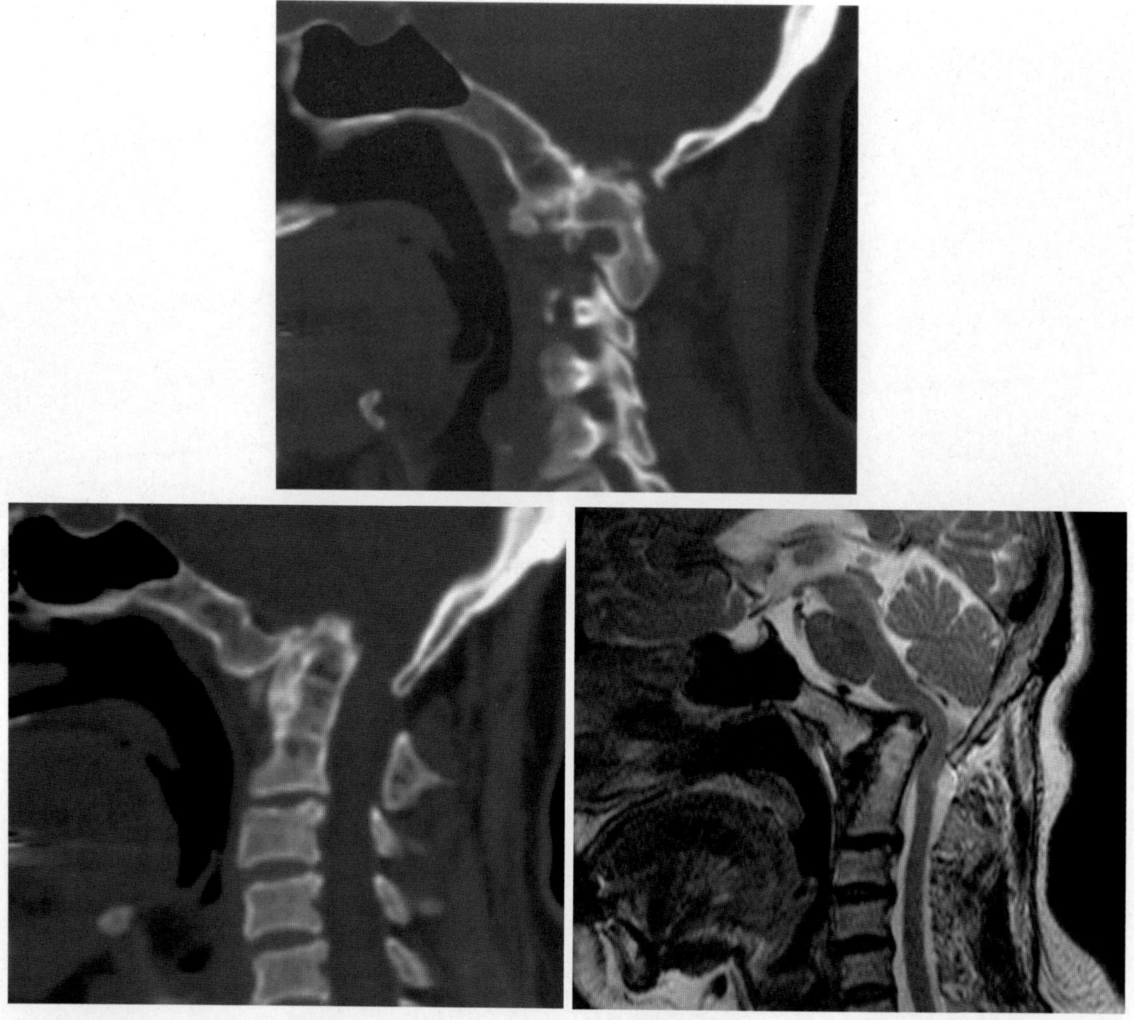

图 9-6-18　患者术前颈椎 CT 检查提示寰枢椎枕骨化、枢椎与第 3 颈椎分节不全、寰枢椎脱位合并颅底凹陷症及枢椎齿突陷入枕骨大孔。患者的寰椎前弓与枢椎齿突之间有增生性骨痂，阻碍复位。寰枢椎侧块关节面呈斜坡化改变，并有骨痂形成。颈椎 MRI 提示脑干受压变形

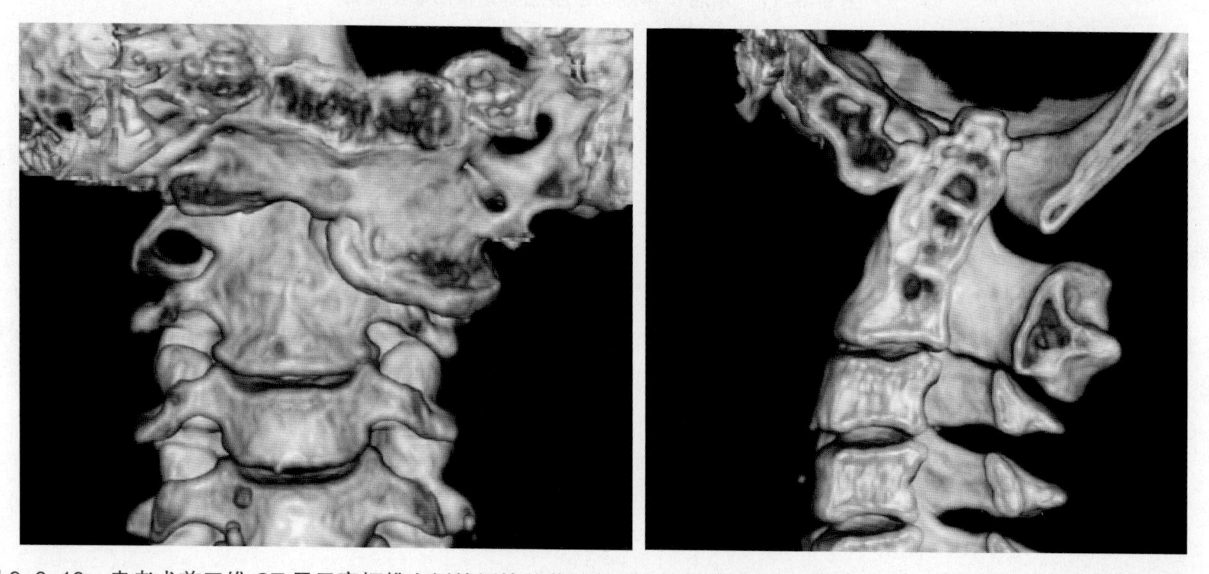

图 9-6-19　患者术前三维 CT 显示寰枢椎左侧的侧块关节脱位并有增生和畸形。寰椎前弓与枢椎齿突之间有增生性骨痂，阻碍复位

4. *手术策略与技巧*　麻醉成功后，患者取仰卧位，维持颅骨牵引，牵引重量为6kg。透视观察发现寰枢椎脱位未能复位，遂采用经口咽松解下拉复位手术进行治疗。用磨钻将寰椎前弓与枢椎齿突之间的增生骨痂磨除，并对侧块关节进行撑开和松解，最后用TARP钢板前路固定（图9-6-20，图9-6-21）。手术顺利，效果满意。

5. *术后复查*　术后颈椎X线片和CT提示枢椎齿突下拉复位到正常位置。术后复查颈椎CT显示陷入枕骨大孔的枢椎齿突被下拉复位至正常的解剖位置，钢板固定位置良好。颈椎MRI显示脑干压迫完全解除，脑干颈髓角恢复正常（图9-6-22）。

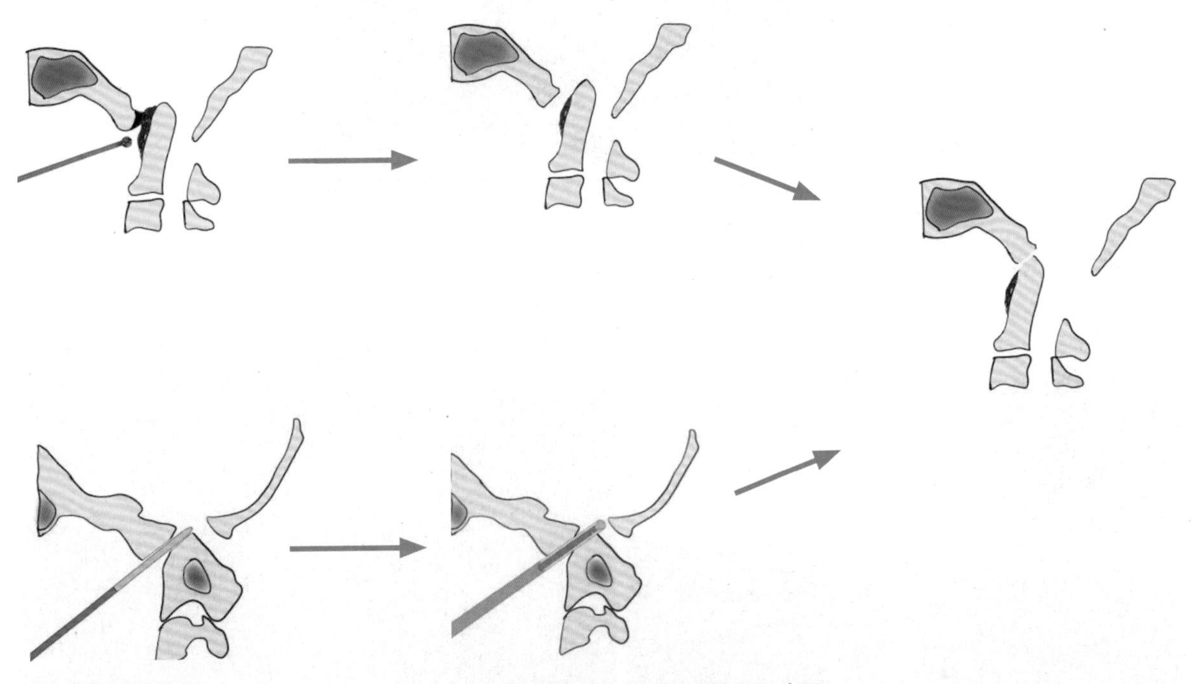

图9-6-20　手术策略与松解复位技巧示意图

针对阻碍复位的骨性因素和软组织因素进行综合松解：先用磨钻打磨改造寰椎前弓和枢椎齿突尖部的增生骨痂，消除复位的中线阻挡因素。然后将撑开器插入侧块关节间隙，对侧块关节实施撬拨和撑开，逐步松解复位

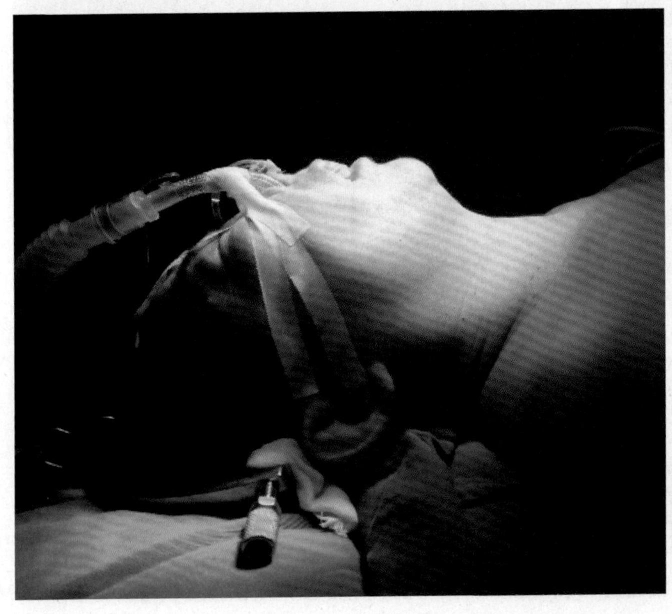

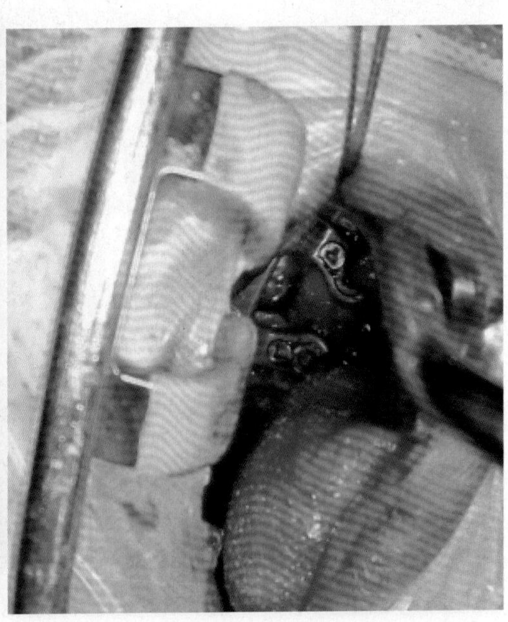

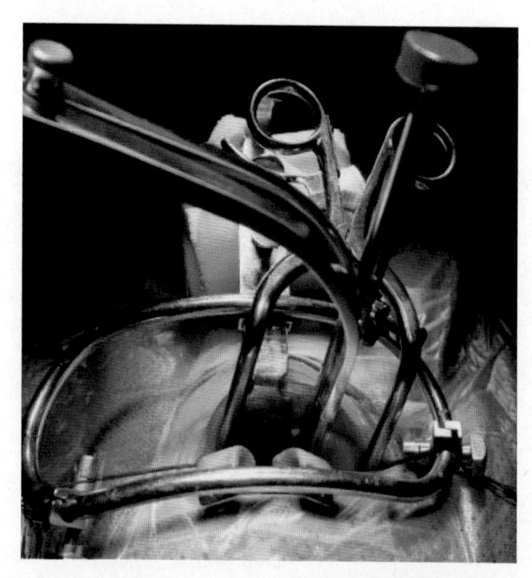

图 9-6-21 患者接受了经口咽松解下拉复位手术

用磨钻将寰椎前弓与枢椎齿突之间的增生骨痂磨除，并对侧块关节进行撑开和松解，最后用 TARP 钢板前路固定

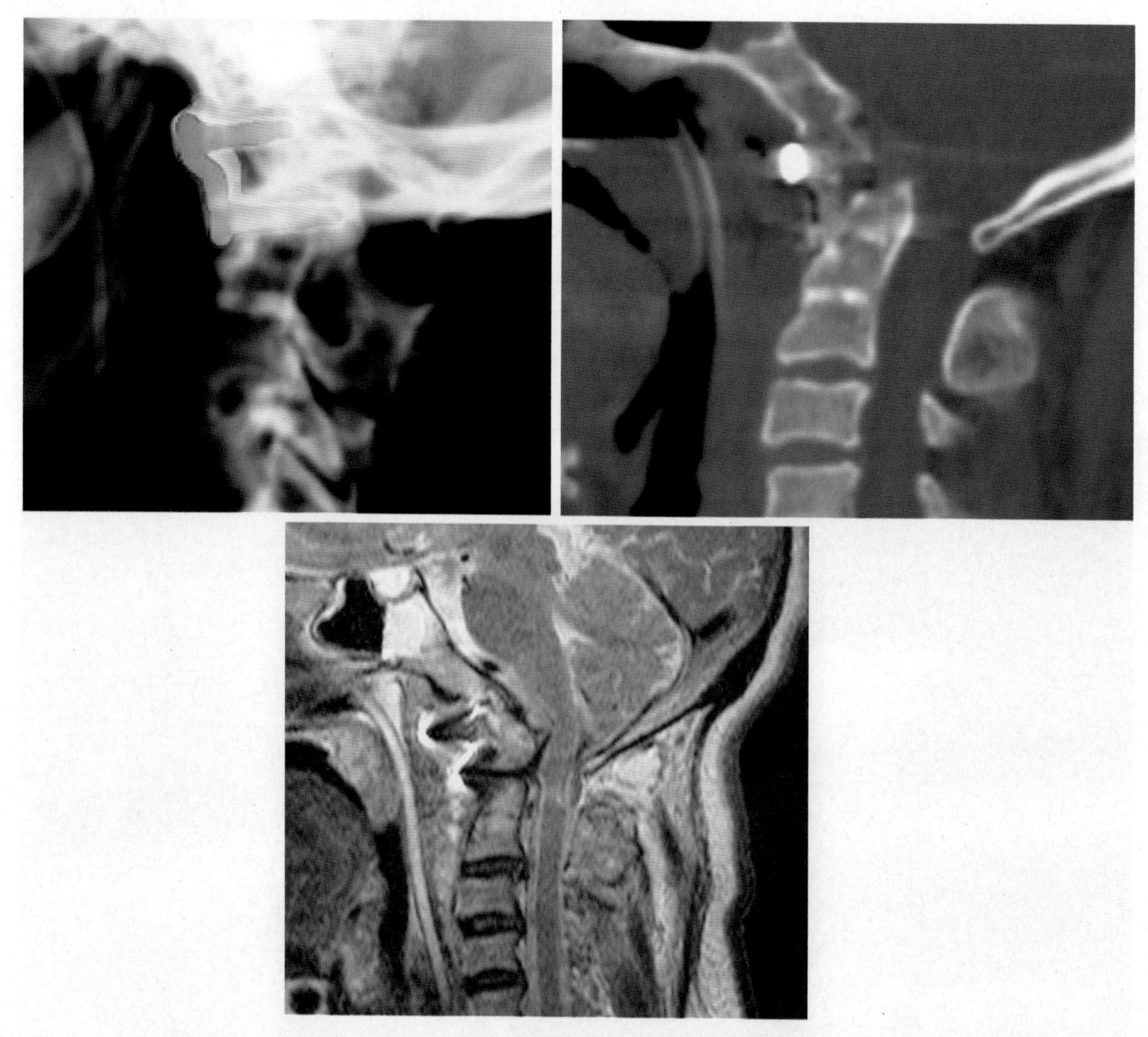

图 9-6-22 术后复查颈椎 CT 显示陷入枕骨大孔的枢椎齿突被下拉复位至正常的解剖位置，钢板固定位置良好。颈椎 MRI 显示脑干压迫完全解除，脑干颈髓角恢复正常

【病例 3】

1. 一般资料 患者，女性，33 岁，因“枕颈部疼痛伴双手无力、麻木 2 年”收治入院。

2. 术前影像学检查 术前颈椎 CT 检查提示患者寰椎枕骨化合并枢椎与第 3 颈椎分节不全、寰枢椎脱位合并颅底凹陷症及枢椎齿突陷入枕骨大孔形成颅底凹陷。齿突顶点超过 Chamberlain 线 11mm。颈椎 MRI 提示脑干受压变形（图 9–6–23）。

3. 主要难点 入院后行颈椎牵引 3 天，寰枢椎脱位无变化，因患者的枢椎上关节面呈斜坡化，寰椎侧块（枕骨髁）向前下脱位。另外患者的枢椎与第 3 颈椎分节不全，椎动脉在枢椎椎动脉孔处内挤高跨（图 9–6–24）。手术策略：采用经口咽松解、齿突下拉复位、TARP 钢板内固定技术实施手术（图 9–6–25）。

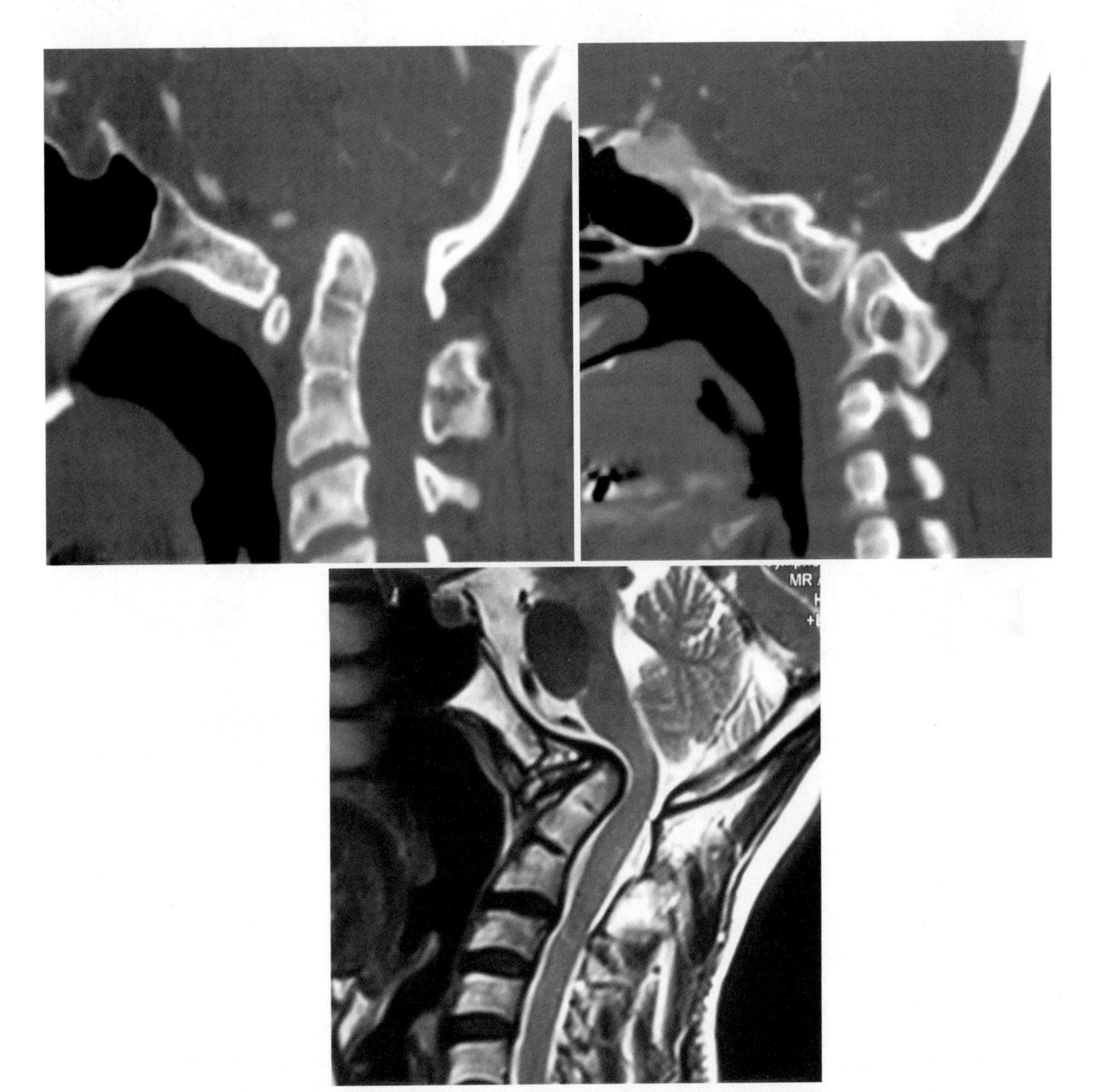

图 9–6–23 患者术前颈椎 CT 检查提示寰枢椎枕骨化、枢椎与第 3 颈椎分节不全、寰枢椎脱位合并颅底凹陷症及枢椎齿突陷入枕骨大孔。患者的枢椎上关节面呈斜坡化，寰椎侧块（枕骨髁）向前下脱位。寰枢椎左侧的侧块关节面呈斜坡化改变，并有骨痂形成。颈椎 MRI 提示脑干受压变形

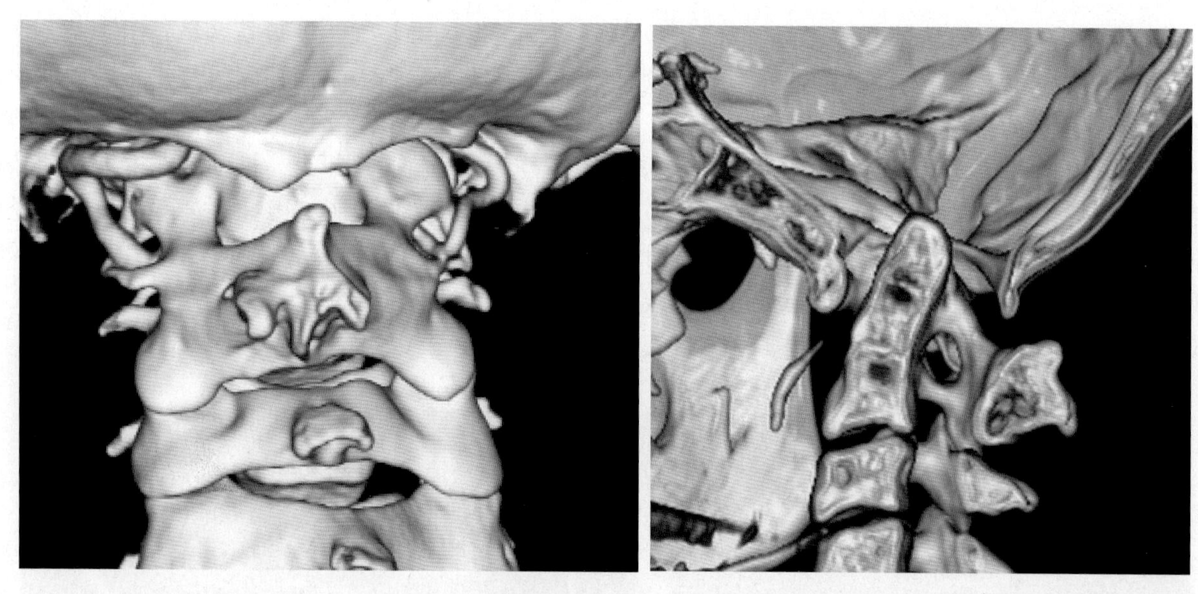

图 9-6-24 患者的枢椎与第 3 颈椎分节不全，椎动脉在枢椎椎动脉孔处呈内挤高跨形态

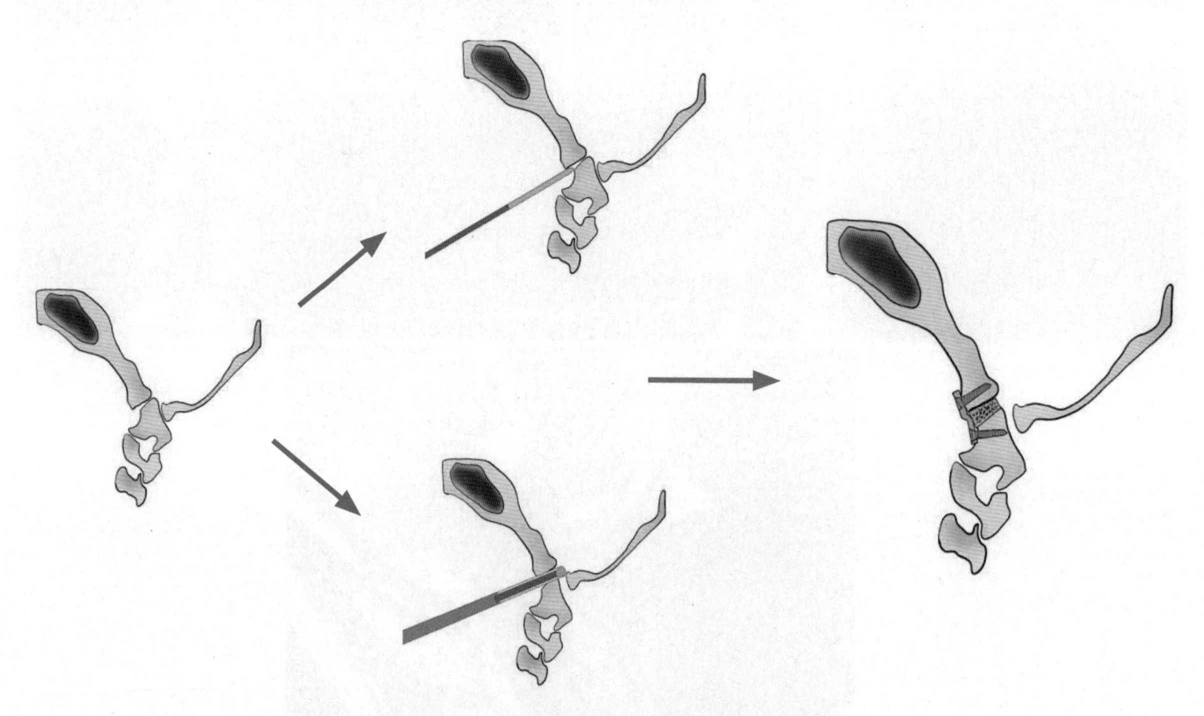

图 9-6-25 手术策略与松解复位技巧示意图

针对阻碍复位的骨性因素和软组织因素进行综合松解。可将铰刀插入侧块关节间隙，通过撬拨和旋转撑开，逐步松解。松解完成后，关节间隙可以置入支撑骨块，然后实施钢板固定

4. 手术策略与技巧　麻醉成功后，患者取仰卧位，多次清洗口腔后，取咽后壁正中切口显露寰枢椎。用电刀将挛缩的头长肌横向切断，清理关节囊及寰椎前弓与枢椎齿突之间的增生瘢痕，

找到侧块关节间隙，插入撑开器，对侧块关节进行撑开和松解，将斜坡化的侧块关节修平，打磨寰椎前弓与枢椎齿突之间的植骨床，并置入 2 枚自体骨块（图 9–6–26）。剩余骨泥填充于寰椎前弓与枢椎齿突之间植骨，最后用 TARP 钢板固定。

5. 术后复查与随访　术后行颈椎 CT、MRI 复查。颈椎 MRI 显示枢椎齿突下拉复位到正常位置，脑干压迫完全解除，脑干颈髓角恢复正常。术后 3 天复查颈椎 CT 显示（图 9–6–27）陷入枕骨大孔的枢椎齿突被下拉复位至正常的解剖位置，钢板固定位置良好。侧块关节间隙可见支撑的骨块（图 9–6–27）。术后随访至 1 年复查的颈椎 CT 显示除了侧块关节已经骨性融合，寰齿间隙形成了骨性融合（图 9–6–27）。

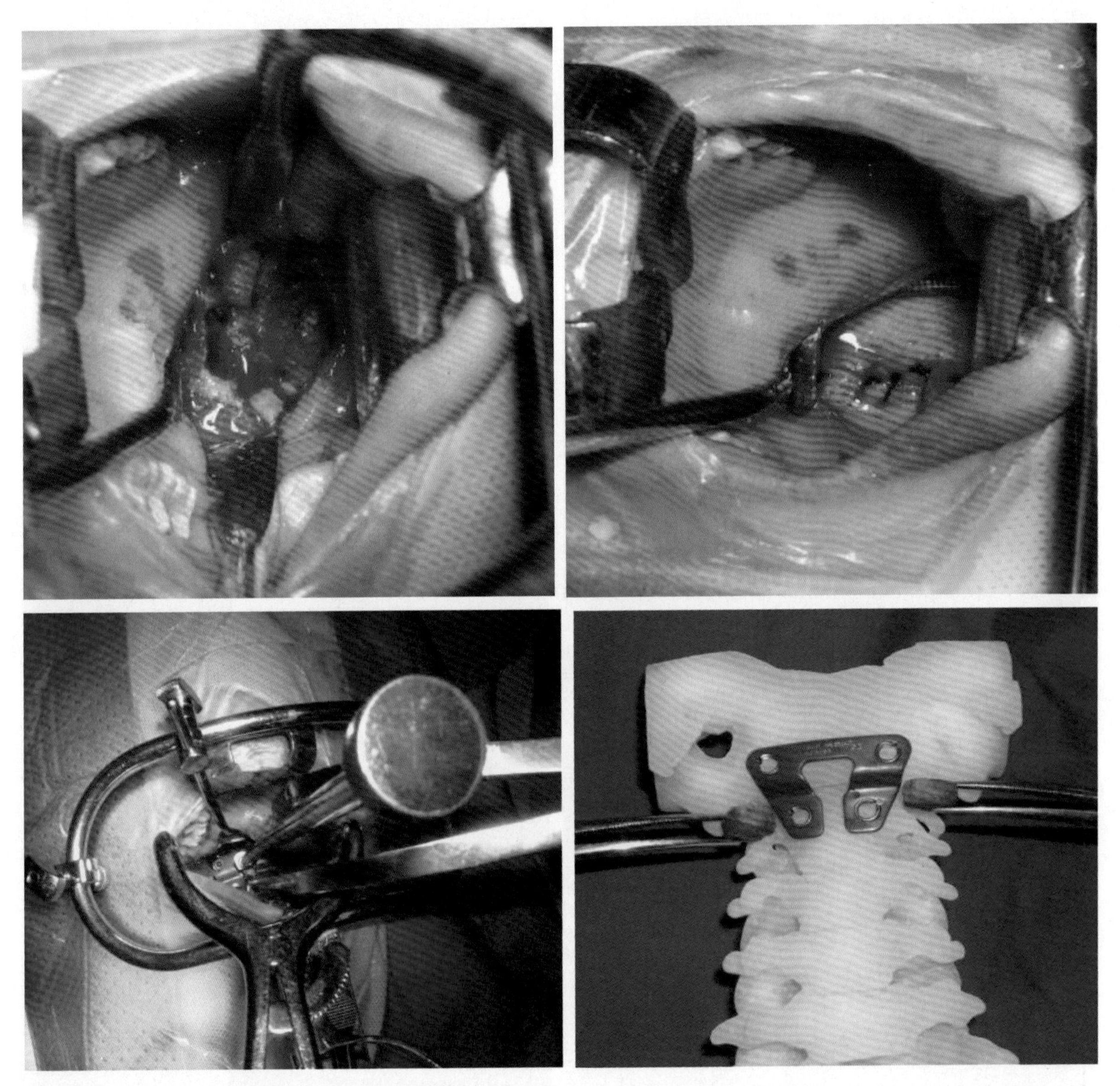

图 9–6–26　患者接受了经口咽松解齿突下拉复位内固定手术。将侧块关节撑开松解后，置入 2 枚自体髂骨块，然后用 TARP 钢板固定。手术完毕严密缝合切口

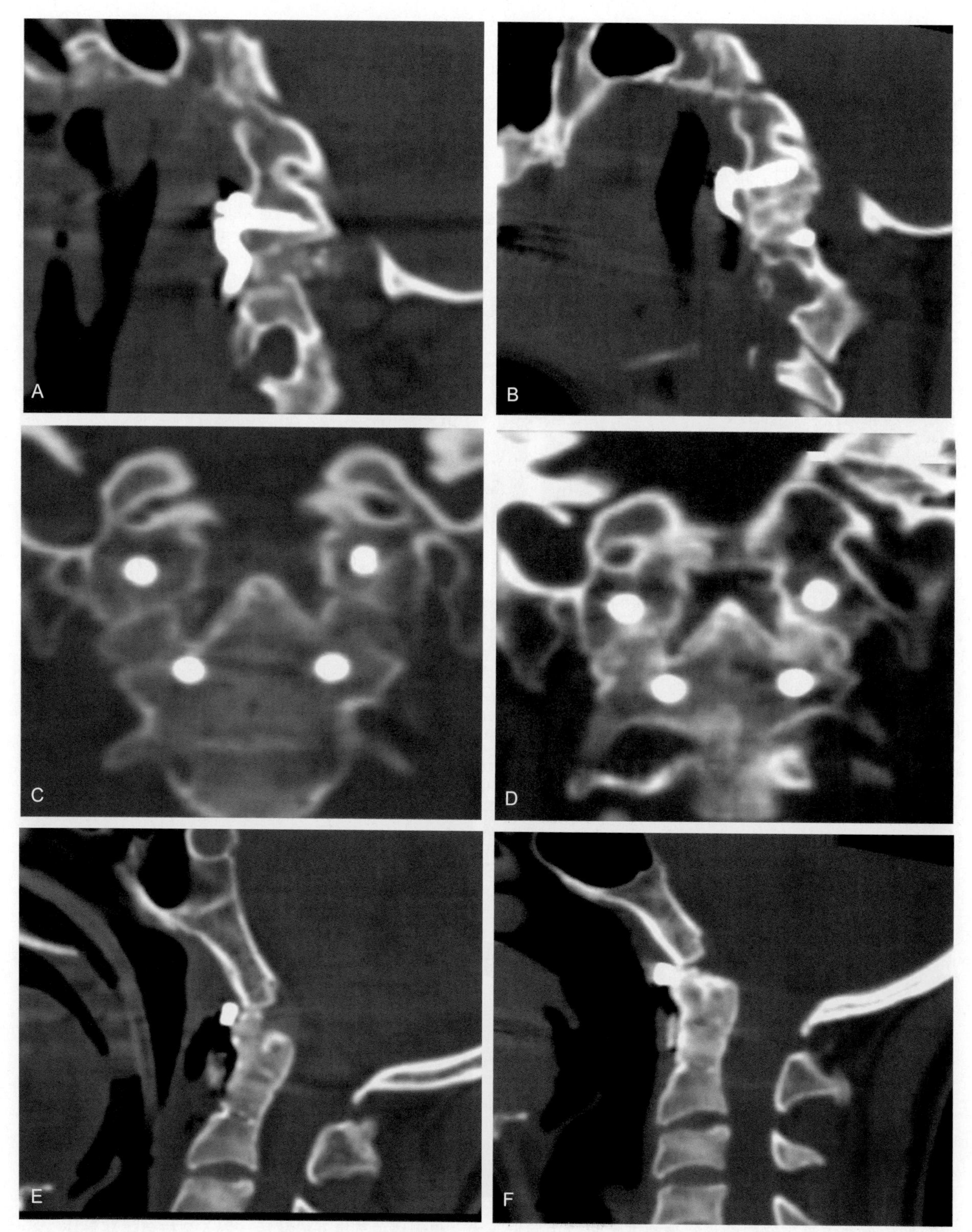

图 9-6-27 患者接受了经口咽松解下拉复位手术

A、C、E. 术后 3 天复查的颈椎 CT，显示陷入枕骨大孔的枢椎齿突被下拉复位至正常的解剖位置，侧块关节间隙可见支撑的骨块。B、D、F. 患者术后随访至 1 年复查的颈椎 CT，除了侧块关节已经骨性融合，寰齿间隙也形成骨性融合

【病例 4】

1. 一般资料　患者，女性，47 岁，因“枕颈部疼痛伴四肢无力 2 年，加重伴呼吸无力，无法独立行走 6 个月”收治入院。

2. 术前影像学检查　术前颈椎 CT 检查提示患者枢椎与第 3 颈椎分节不全、寰枢椎脱位合并颅底凹陷症、枢椎齿突陷入枕骨大孔形成颅底凹陷。颈椎 MRI 显示延髓严重受压变细（图 9-6-28）。

3. *主要难点* 入院后行颈椎牵引 7 天，寰枢椎脱位无变化，因患者的寰椎较宽大，枢椎相对发育较小，寰椎向前下方脱位，套于枢椎前下方，形成溜肩型假关节（图 9-6-29）。需要经前路松解才能复位。手术策略：采用经口咽松解、齿突下拉复位、TARP 钢板内固定技术实施手术。

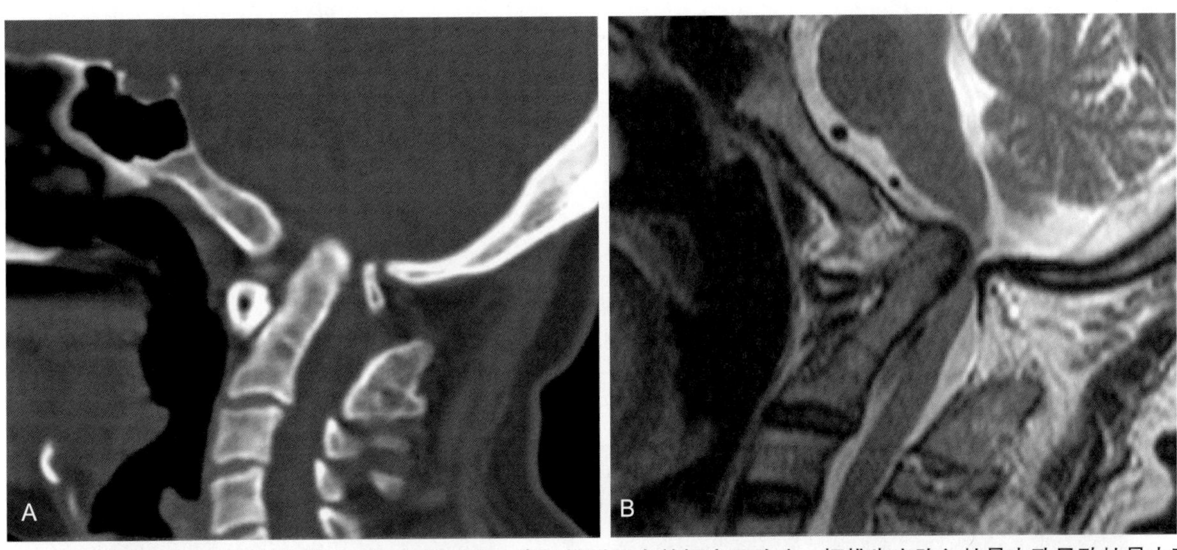

图 9-6-28 术前 CT 显示枢椎与第 3 颈椎分节不全、寰枢椎脱位合并颅底凹陷症、枢椎齿突陷入枕骨大孔导致枕骨大孔出口部位严重狭窄（A），颈椎 MRI 提示延髓受压变细（B）

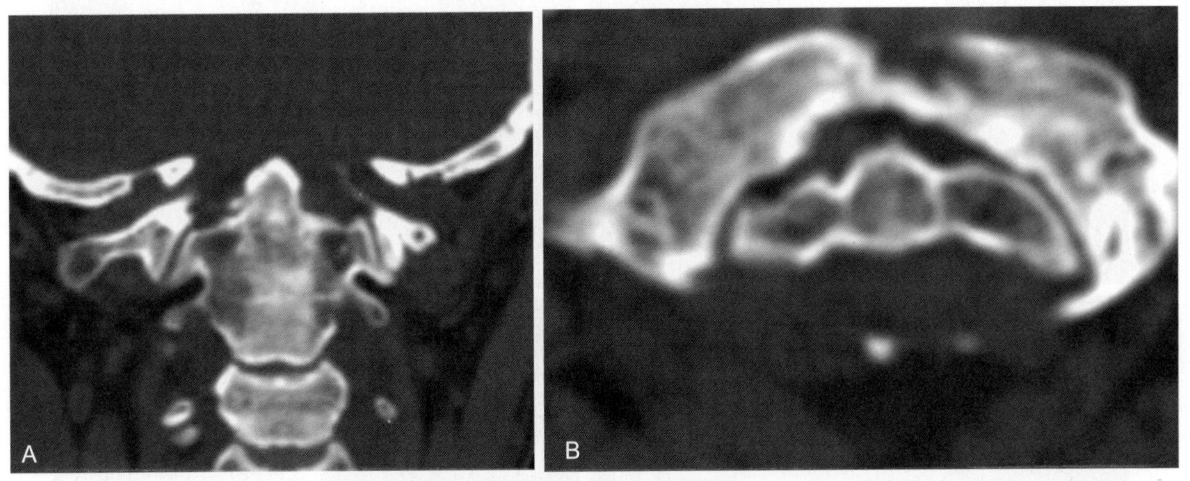

图 9-6-29 术前 CT 显示患者的寰椎较宽，向前下方脱位，形成溜肩型假关节

4. *手术策略与技巧* 麻醉成功后，患者取仰卧位，多次清洗口腔后，取咽后壁正中切口显露寰枢椎。用电刀将挛缩的头长肌横向切断，清理关节囊及寰椎前弓与枢椎齿突之间的增生瘢痕，找到侧块关节间隙，插入撑开器，对侧块关节进行撑开和松解，将斜坡化的侧块关节修平，并置入自体髂骨（图 9-6-30）。打磨寰椎前弓与枢椎齿突之间的植骨床，将剩余的骨泥填充于寰椎前弓与枢椎齿突之间进行多维度植骨，最后用 TARP 钢板固定。

5. *术后复查与随访* 术后 1 年复查颈椎 CT 显示陷入枕骨大孔的枢椎齿突被下拉复位至正常的解剖位置，钢板固定位置良好。侧块关节间隙可见植骨已经融合（图 9-6-31A ～ C）。术后 1 年复查颈椎 MRI 显示枢椎齿突下拉复位到正常位置，脑干压迫完全解除，脑干颈髓角恢复正常（图 9-6-31D）。

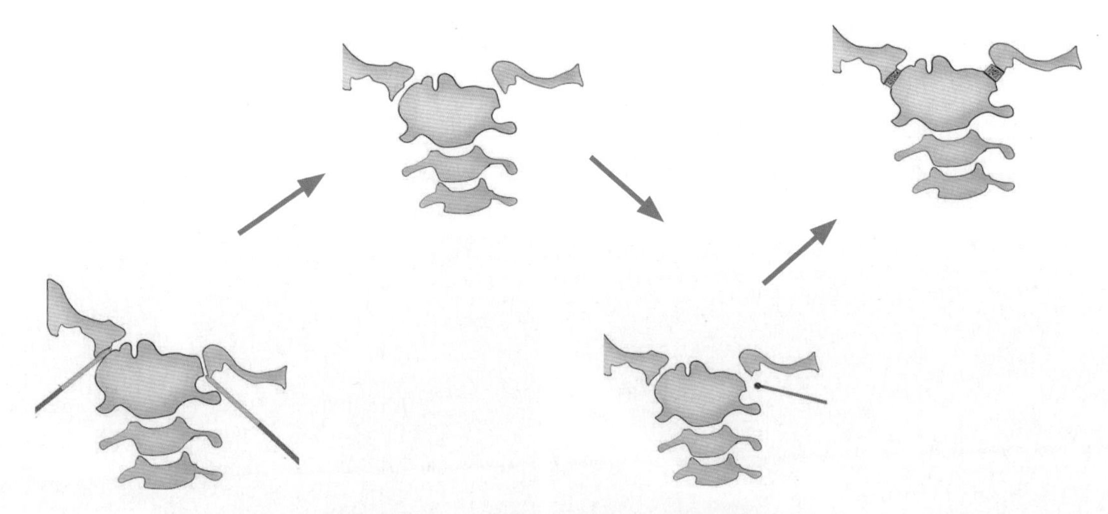

图 9-6-30　手术策略与松解复位技巧示意图

针对假关节进行综合松解。将铰刀插入侧块关节间隙，通过撬拨和旋转撑开，逐步松解。关节间隙打开后，用磨钻打磨，将其水平化。松解完成后，关节间隙可以置入支撑骨块，然后实施钢板固定

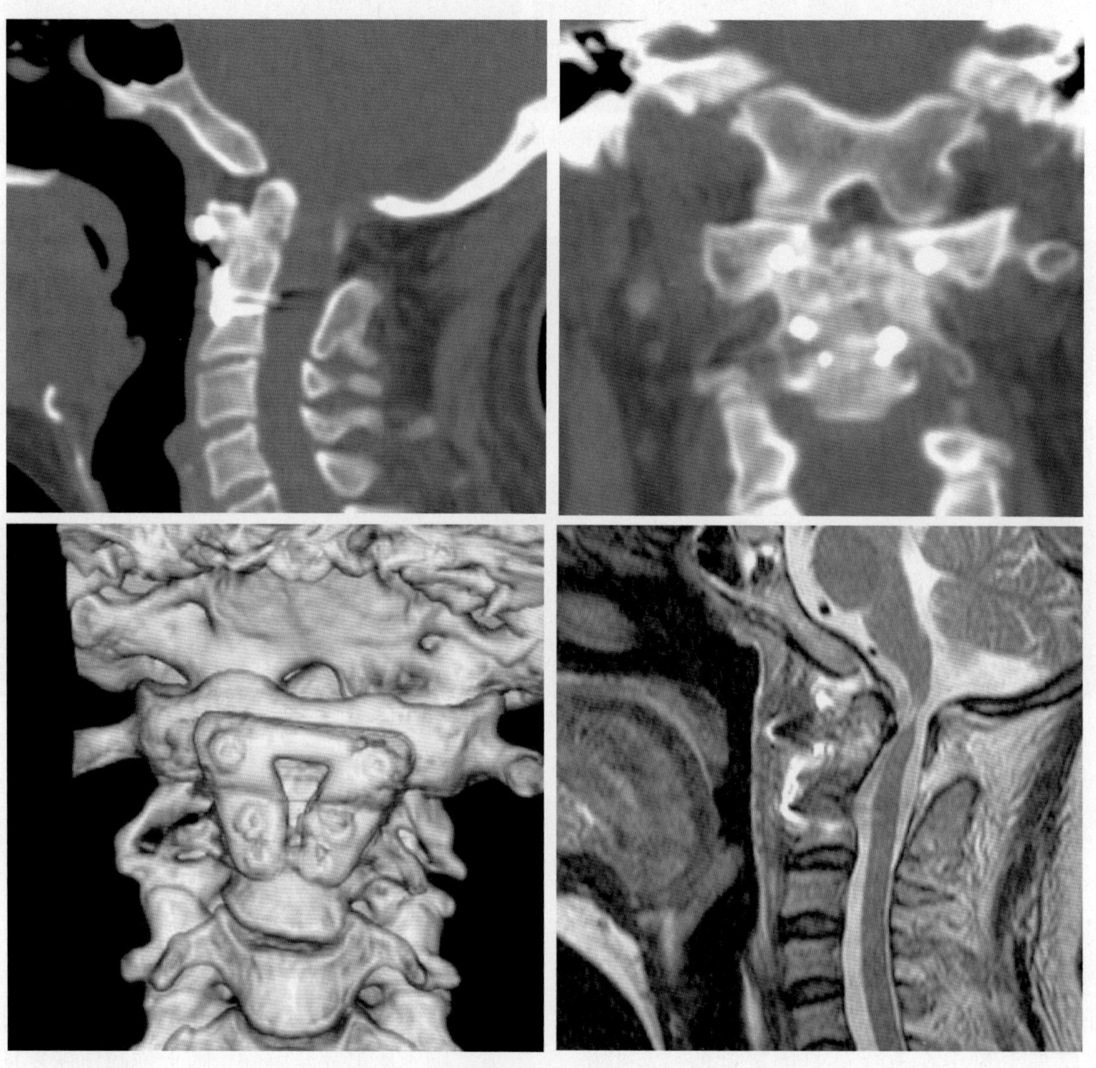

图 9-6-31　患者接受了经口咽松解下拉复位手术

术后 6 个月复查颈椎 CT 显示寰椎被向上提拉复位，齿突下移至斜坡边缘。三维 CT 显示 TARP 钢板发挥了良好的固定作用。术后复查 MRI 显示延髓压迫完全解除，脑干颈髓角恢复正常

【病例 5】

1. 一般资料　患者，男性，44 岁，因“枕颈部疼痛伴四肢麻木，步态不稳 2 年”收治入院。

2. 术前影像学检查　术前颈椎 CT 检查提示患者寰枕融合伴枢椎与第 3 颈椎先天融合、寰枢椎脱位合并颅底凹陷症（图 9-6-32A），术前颈椎 MRI 显示枢椎齿突陷入枕骨大孔压迫脑干（图 9-6-32B ）。

3. 主要难点　入院后行颅骨牵引，寰枢椎脱位无变化，术前 CT 显示患者存在寰枕融合和枢椎与第 3 颈椎先天融合。枕骨化的寰椎侧块向前下方脱位，并包绕枢椎上关节面，形成球窝状假关节（图 9-6-33A）。这种假关节给复位带来困难，手术需要前路松解，改造球窝状假关节，消除骨性阻挡，才有利于复位（图 9-6-33B）。手术策略：采用经口咽松解、齿突下拉复位、TARP 钢板内固定技术实施手术。

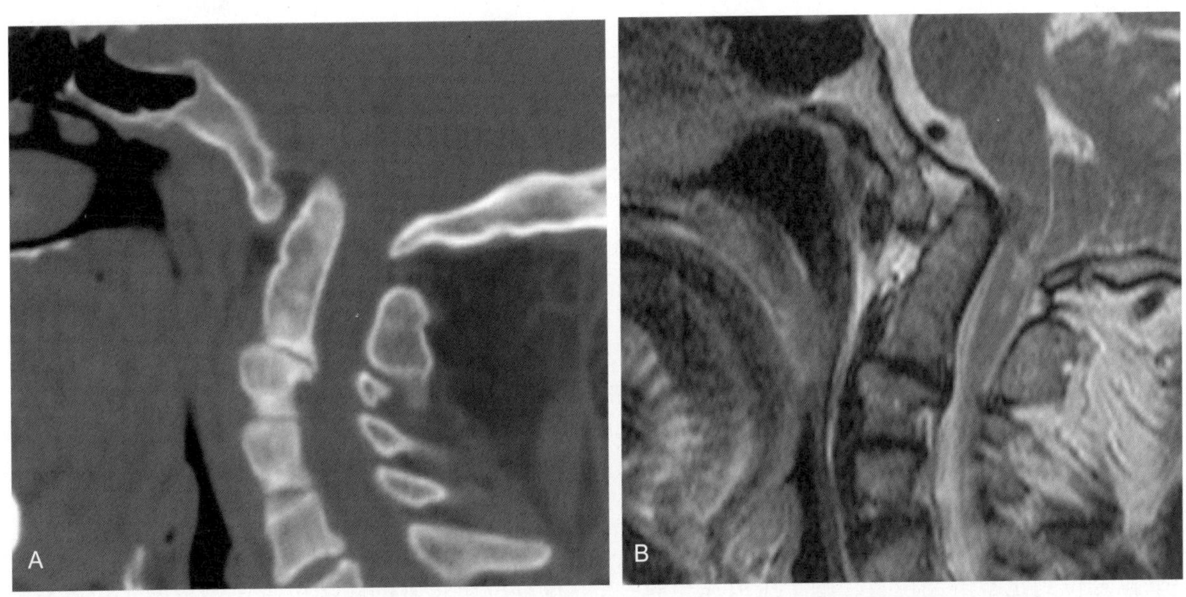

图 9-6-32　术前 CT 检查提示患者寰枕融合伴枢椎与第 3 颈椎先天融合、寰枢椎脱位合并颅底凹陷症（A），术前颈椎 MRI 显示枢椎齿突陷入枕骨大孔压迫脑干（B）

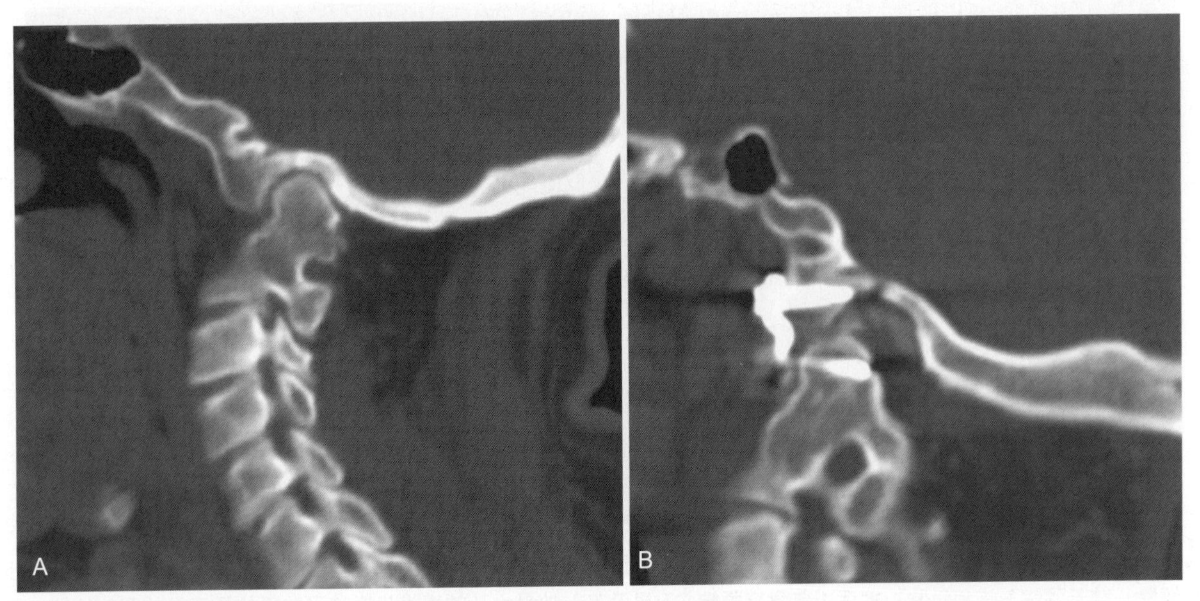

图 9-6-33　术前 CT 显示患者侧块关节明显畸形，枕骨化的寰椎侧块向前下方脱位，并包绕枢椎上关节面，形成球窝状假关节（A）。手术需要将球窝状假关节改造后松解，消除骨性阻挡，才有利于复位（B）

4. *手术策略与技巧* 麻醉成功后，患者取仰卧位，多次清洗口腔后，取咽后壁正中切口显露寰枢椎。由于寰椎向前下方脱位后包绕枢椎上关节面，形成球窝状假关节，器械要进入侧块关节间隙，必须先用磨钻将遮盖部分磨平和去除遮挡，然后将铰刀插入侧块关节间隙，通过撬拨和旋转撑开，逐步松解，并在颅骨牵引的配合下，将寰椎向上向后复位。关节间隙充分打开后，用磨钻和刮匙处理关节软骨，关节间隙植骨，然后实施钢板固定（图 9-6-34）。

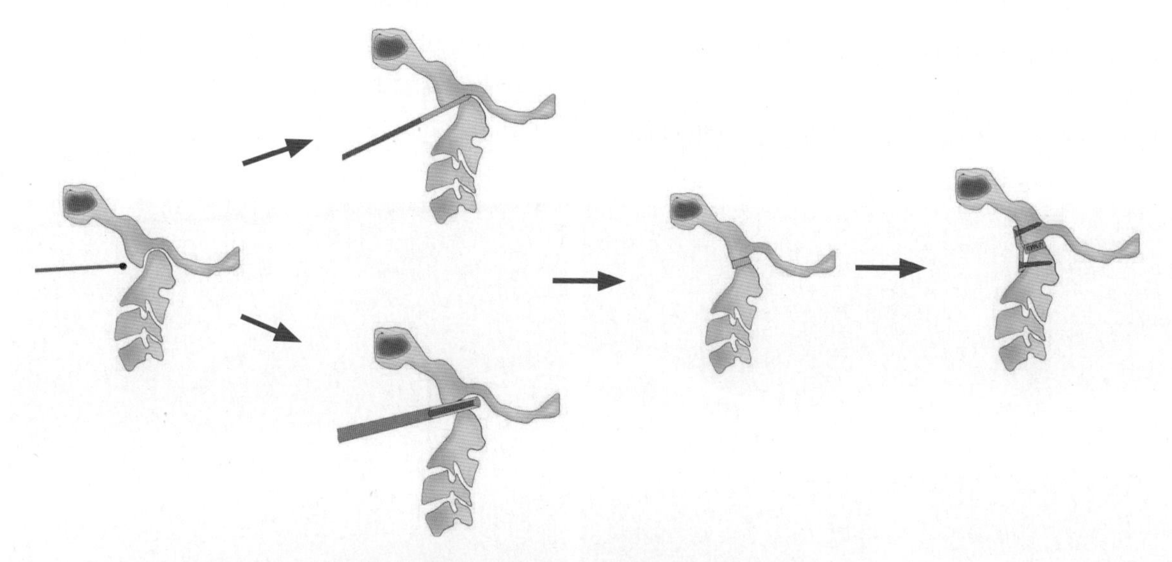

图 9-6-34 手术策略与松解复位技巧示意图

针对假关节进行综合松解。先用磨钻将寰椎前缘覆盖关节面的部分打磨修平，用铰刀探查并插入侧块关节间隙，通过撬拨和旋转撑开，逐步松解，并在颅骨牵引的配合下，将寰椎向上向后复位。关节间隙填入骨松质，并置入支撑骨块，然后实施钢板固定

5. *术后复查与随访* 术后颈椎 MRI 显示枢椎齿突下拉复位到正常解剖位置，脑干压迫完全解除，脑干颈髓角恢复正常。术后 1 年复查颈椎 CT 显示（图 9-6-35）陷入枕骨大孔的枢椎齿突被下拉复位至正常的解剖位置，钢板固定位置良好。侧块关节间隙已完全骨性融合。

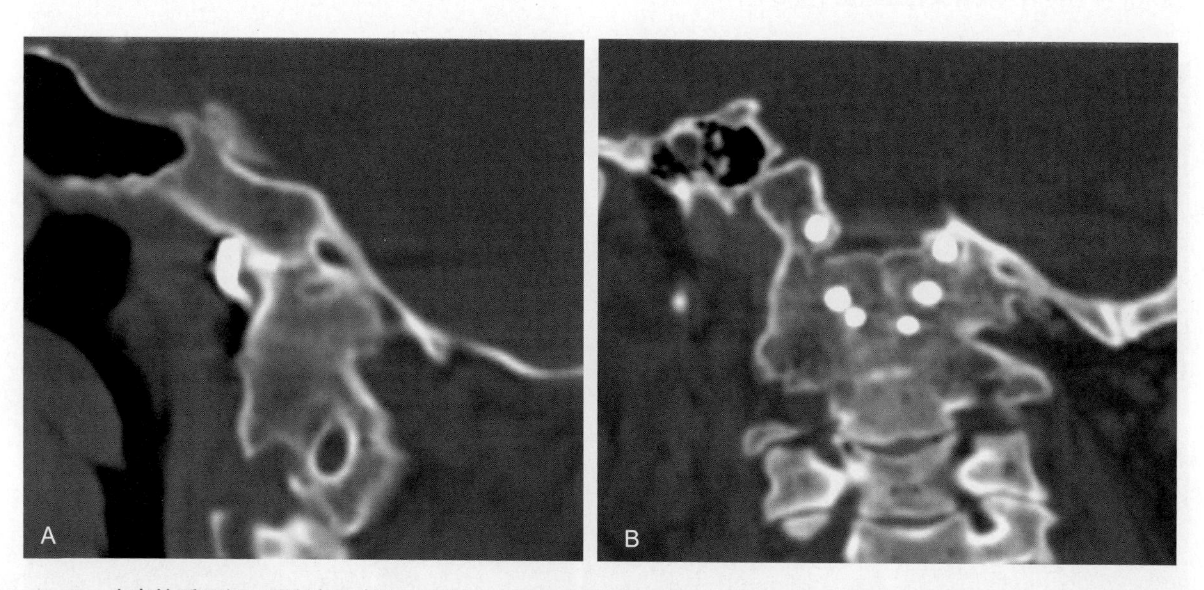

图 9-6-35 患者接受了经口咽松解下拉复位手术。手术后颈椎 MRI 显示枢椎齿突下拉复位到正常（剖解）位置，脑干压迫完全解除，脑干颈髓角恢复正常。术后 1 年复查颈椎 CT 显示陷入枕骨大孔的枢椎齿突被下拉复位至正常的解剖位置，钢板固定位置良好。侧块关节间隙已完全骨性融合

【病例 6】

1. 一般资料 患者，女性，53 岁，因“枕颈部疼痛伴四肢麻木，无法独立行走 2 年”收治入院。

2. 术前影像学检查 术前颈椎 CT 检查显示患者先天游离齿突畸形伴寰枢椎脱位。MRI 显示高位脊髓受压变细（图 9–6–36 ）。

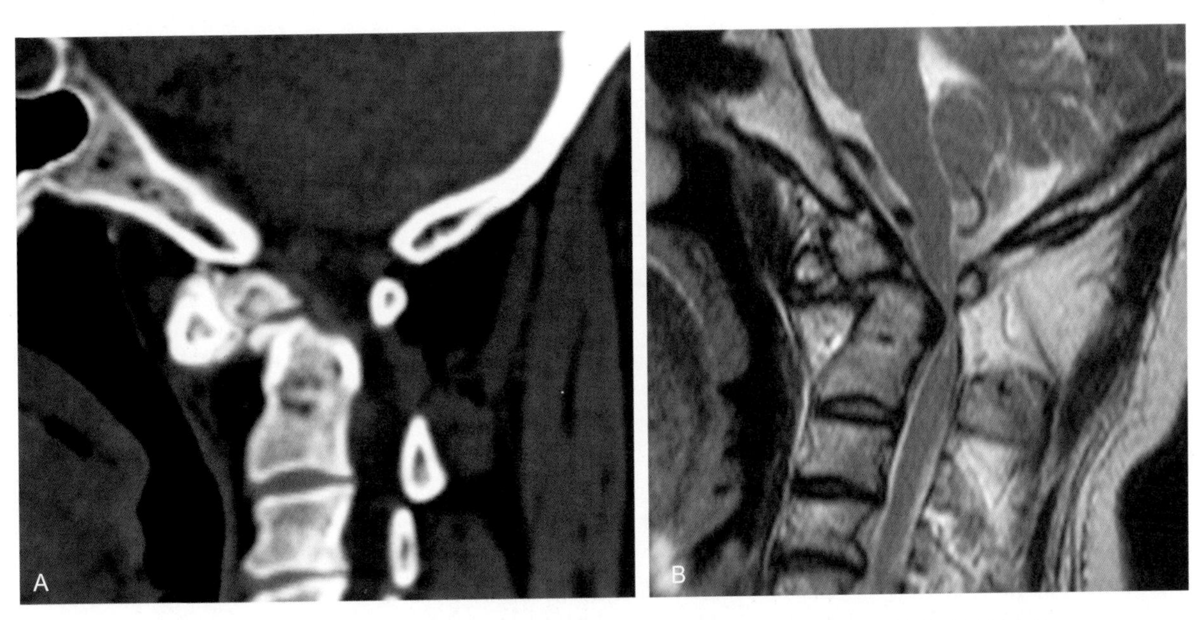

图 9–6–36 术前 CT 显示先天游离齿突畸形伴寰枢椎脱位。MRI 显示高位脊髓受压变细

3. 主要难点 术前 CT 显示（图 9–6–37）患者左侧寰枢椎侧块关节部分融合，常规手术无法复位。需要先行手术松解，将侧块关节的融合点打断，消除骨性阻挡，才有利于复位。手术策略：采用经口咽松解、TARP 钢板内固定技术实施手术。

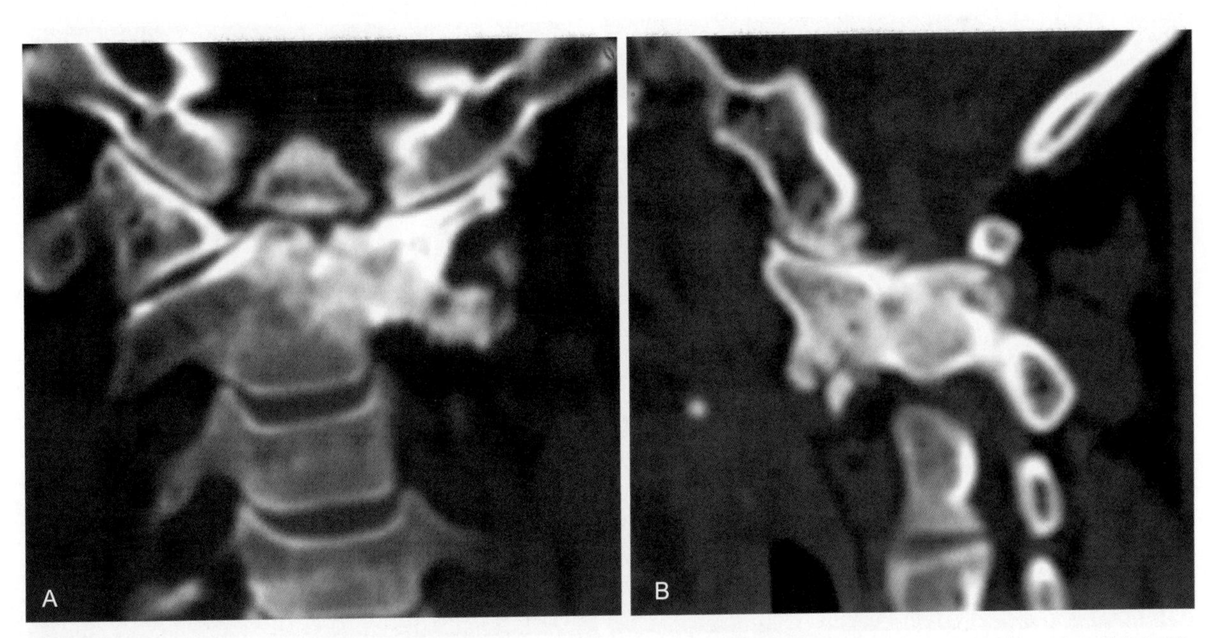

图 9–6–37 术前 CT 显示患者左侧侧块关节部分融合，阻碍复位。手术需要将侧块关节的融合点打断，消除骨性阻挡，才有利于复位

4. 手术策略与技巧　需要重点针对左侧侧块关节进行松解。先用磨钻打磨关节间隙，清理骨痂，打断融合点。然后将撑开器插入关节间隙，进行撬拨和旋转撑开，逐步松解。关节间隙充分打开后，植骨，钢板固定（图 9–6–38）。

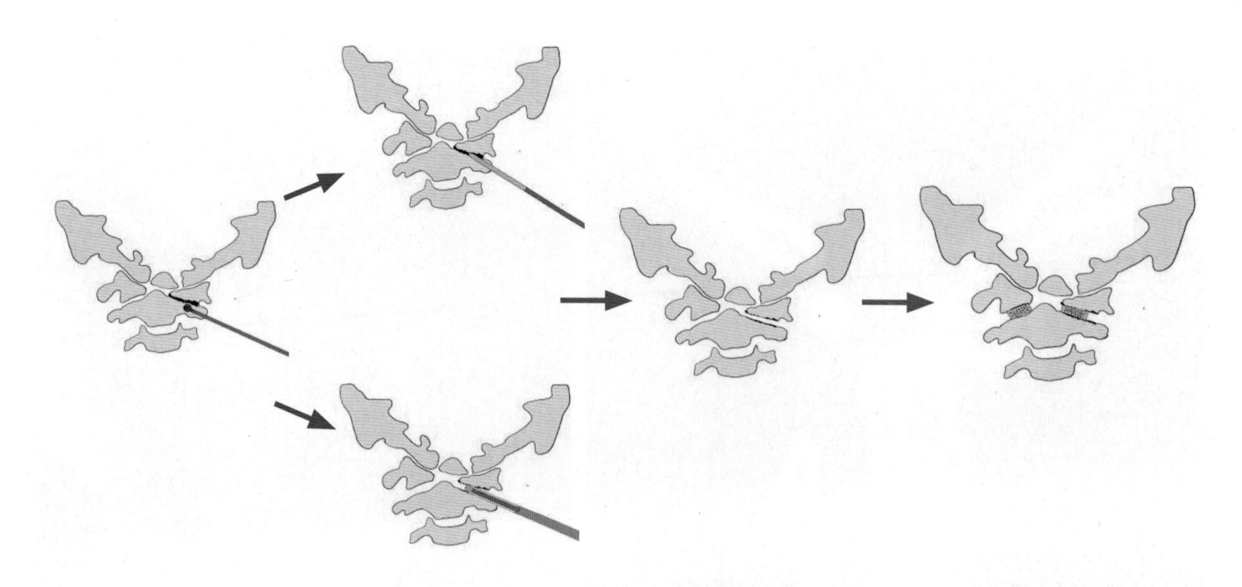

图 9–6–38　手术策略与松解复位技巧示意图

需要重点针对左侧侧块关节进行松解。先用磨钻打磨关节间隙，清理骨痂。打断融合点。然后将撑开器插入关节间隙，进行撬拨和旋转撑开，逐步松解。关节间隙充分打开后，植骨，钢板固定

5. 术后复查　术后 1 周复查 CT 显示（图 9–6–39）两侧侧块关节均被打开，左侧侧块关节的融合点完全被打断并被有效撑开，寰枢椎脱位获得理想复位。

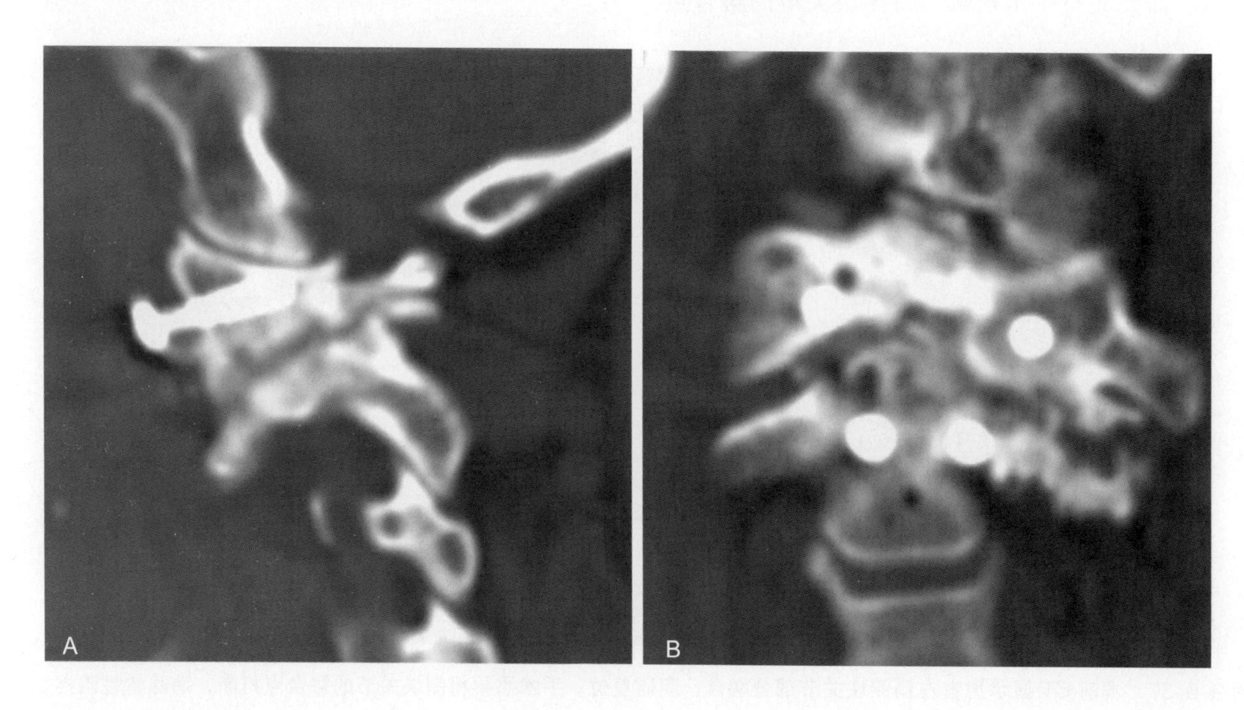

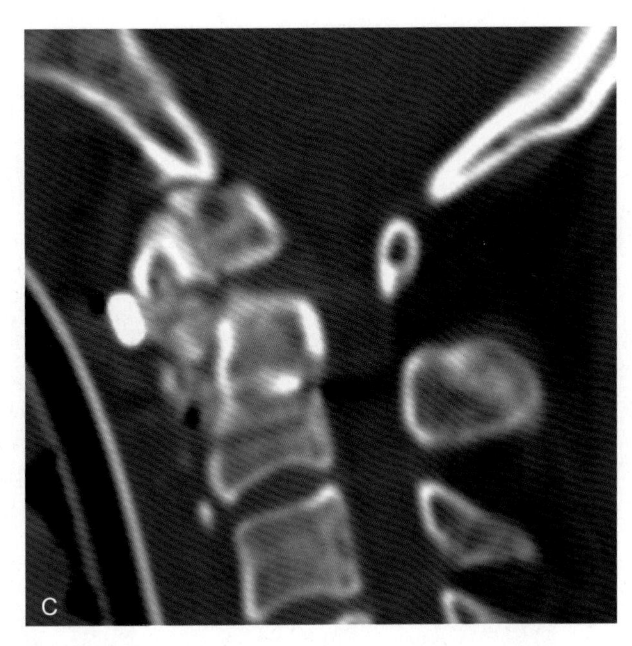

图 9-6-39 患者接受了经口咽松解寰枢椎复位内固定手术，术后 CT 显示两侧侧块关节均被打开，左侧侧块关节的融合点完全被打断并被有效撑开，寰枢椎脱位获得理想复位

【病例 7】

1. 一般资料 患者，女性，28 岁，因“颈椎疼痛伴双上肢麻木、无力，手指不灵活 3 年，加重 1 年”入院。查体：双手握力差，双手麻木，痛觉减退。霍夫曼（Hoffmann）征阳性。

2. 术前影像学检查 术前颈椎 X 线片及 CT 检查提示患者先天游离齿突畸形伴寰枢椎脱位。MRI 显示高位脊髓受压变细（图 9-6-40）。

3. 主要难点 术前 CT（图 9-6-41 ～图 9-6-44）显示患者双侧寰枢椎侧块关节严重脱位，并形成垂直交锁，寰椎侧块向前下方脱位至枢椎前方，并与第 3 颈椎形成假关节。必须行截骨手术才能解除交锁，实现复位。手术策略：采用经口咽截骨松解复位内固定技术实施手术。笔者将这种需要实施截骨松解才能复位的前路手术称为 TORP（transoral osteotomy releasing, remodelling, reduction and fixation with plate）手术。

4. 手术策略与技巧 先根据 CT 检查测量结果，设计截骨方向及所需要的截骨量，保证确切解除交锁。手术过程中需使用超声骨刀，根据设计的截骨平面实施截骨。截骨完成后，将撑开器插入关节间隙，进行撬拨和旋转撑开，逐步松解。关节间隙充分打开后，植骨，钢板固定（图 9-6-45 ～图 9-6-47）。

5. 术后复查 术后 1 周复查 CT（图 9-6-48）显示两侧寰枢椎侧块关节均已成功解除交锁，寰枢椎脱位获得了理想复位。术后 1 个月复查的颈椎 MRI 与术前对比显示延髓压迫解除，脑干颈髓角恢复正常（图 9-6-49）。

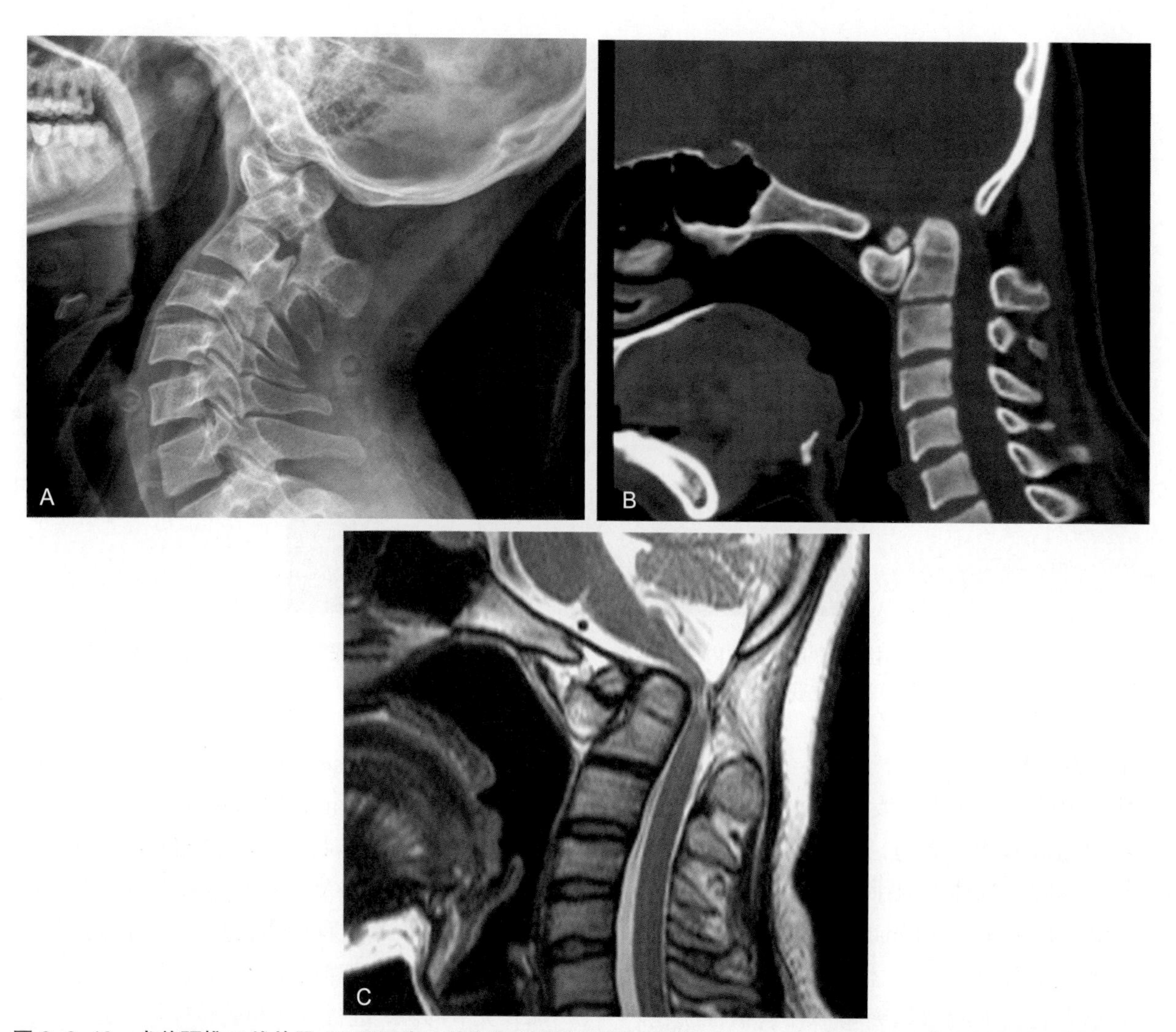

图 9-6-40 术前颈椎 X 线片及 CT 显示先天游离齿突畸形伴寰枢椎脱位（A、B）。MRI 显示高位脊髓受压变细（C）

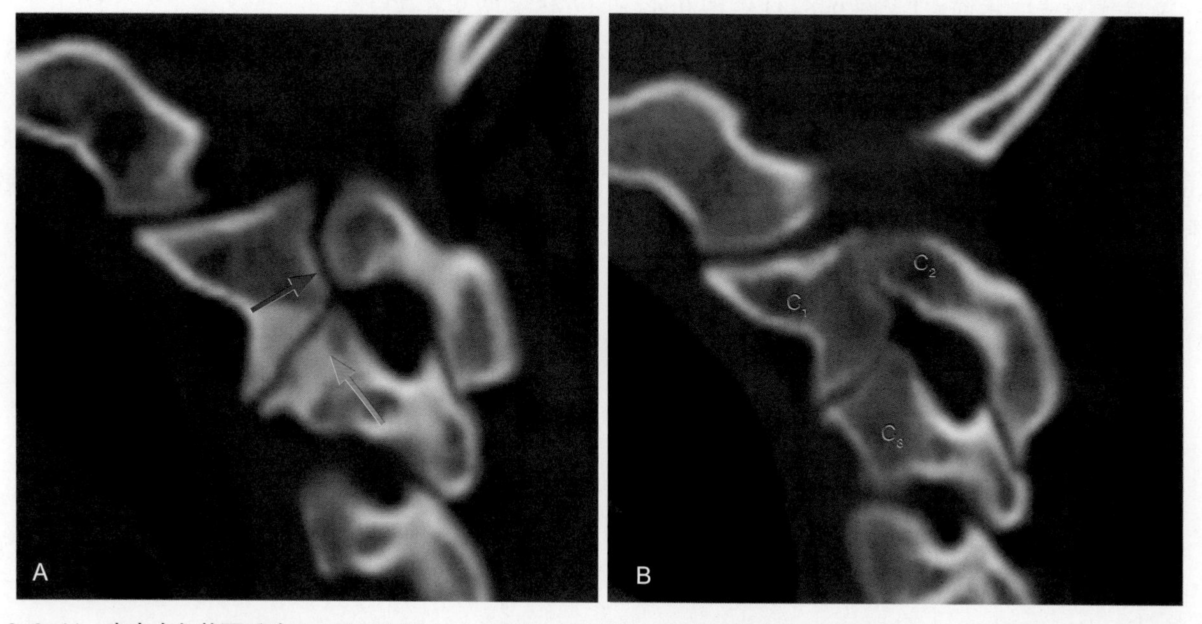

图 9-6-41 旁中央矢状面重建 CT 显示两侧（A，左侧；B，右侧）的寰枢椎侧块关节垂直交锁，寰椎侧块向前下方脱位至枢椎前方（红色箭头），并与第 3 颈椎（C_3）形成假关节（绿色箭头）。C_1. 寰椎；C_2. 枢椎

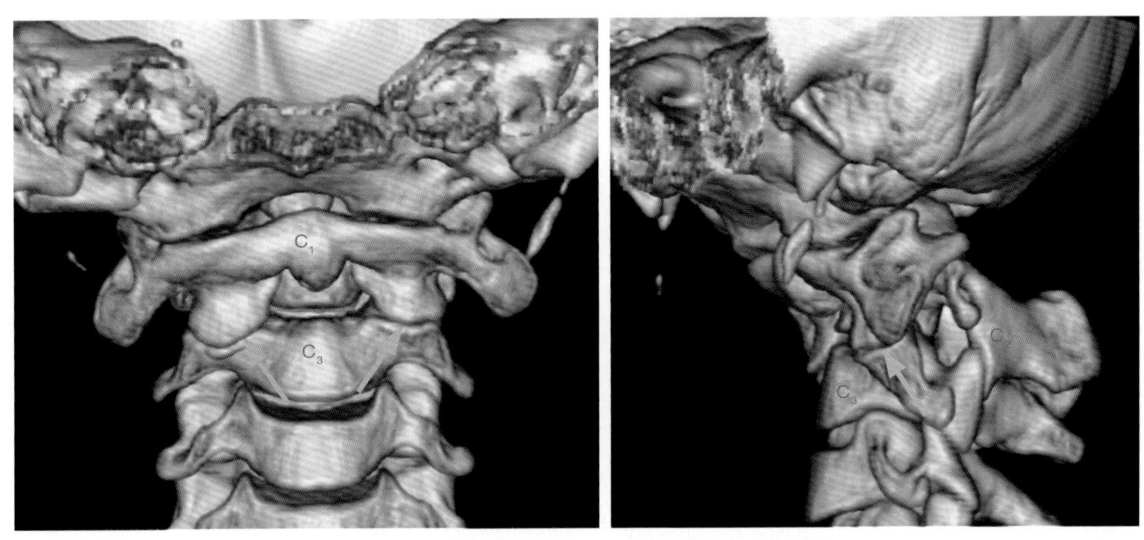

图 9-6-42 颈椎三维 CT 显示寰椎脱位至枢椎前下方，形成交锁，并与第 3 颈椎形成假关节（绿色箭头）

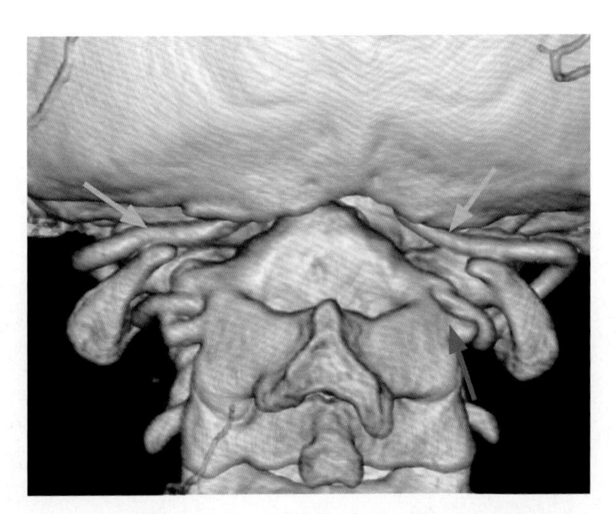

图 9-6-43 颈椎椎动脉三维 CTA
寰椎后弓缺如伴椎动脉变异（绿色箭头）；枢椎右侧椎动脉内挤高跨（红色箭头）

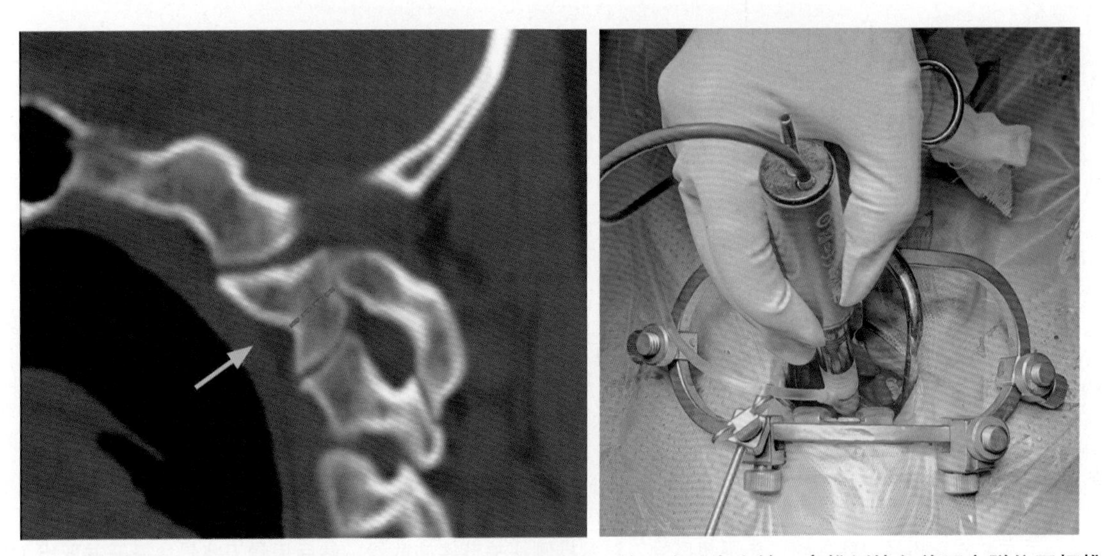

图 9-6-44 术前颈椎 CT 显示患者双侧寰枢椎侧块关节严重脱位，并形成垂直交锁，寰椎侧块向前下方脱位至枢椎前方，并与第 3 颈椎形成假关节。必须行截骨手术才能解除交锁，实现复位

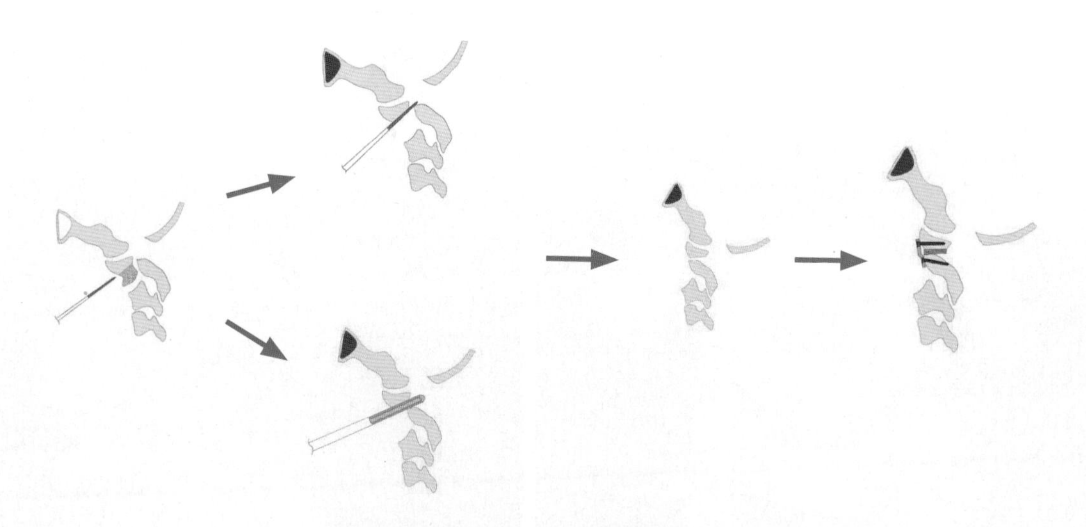

图 9-6-45 手术策略与松解复位技巧示意图

手术采用经口咽入路，先用超声骨刀对双侧侧块关节实施截骨，然后插入铰刀进行侧块关节撑开和松解，最后应用 TARP 钢板实施前路复位和固定

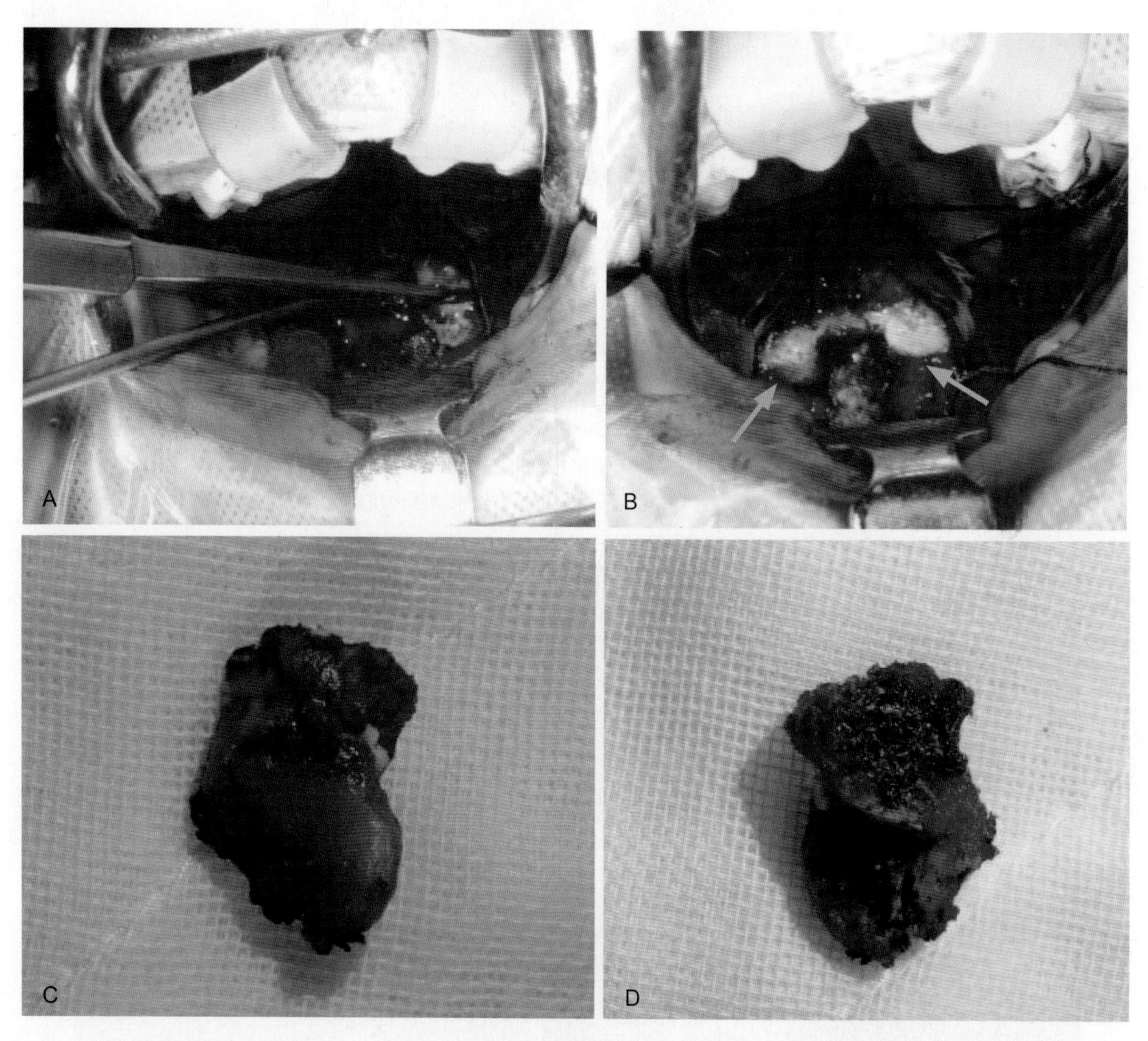

图 9-6-46 手术过程采用经口咽入路，先用超声骨刀对寰椎侧块关节实施截骨，然后用骨刀将骨块撬开并取出（A）。截骨完成后寰椎侧块的截骨面（绿色箭头，B）及取下的骨块（C、D）

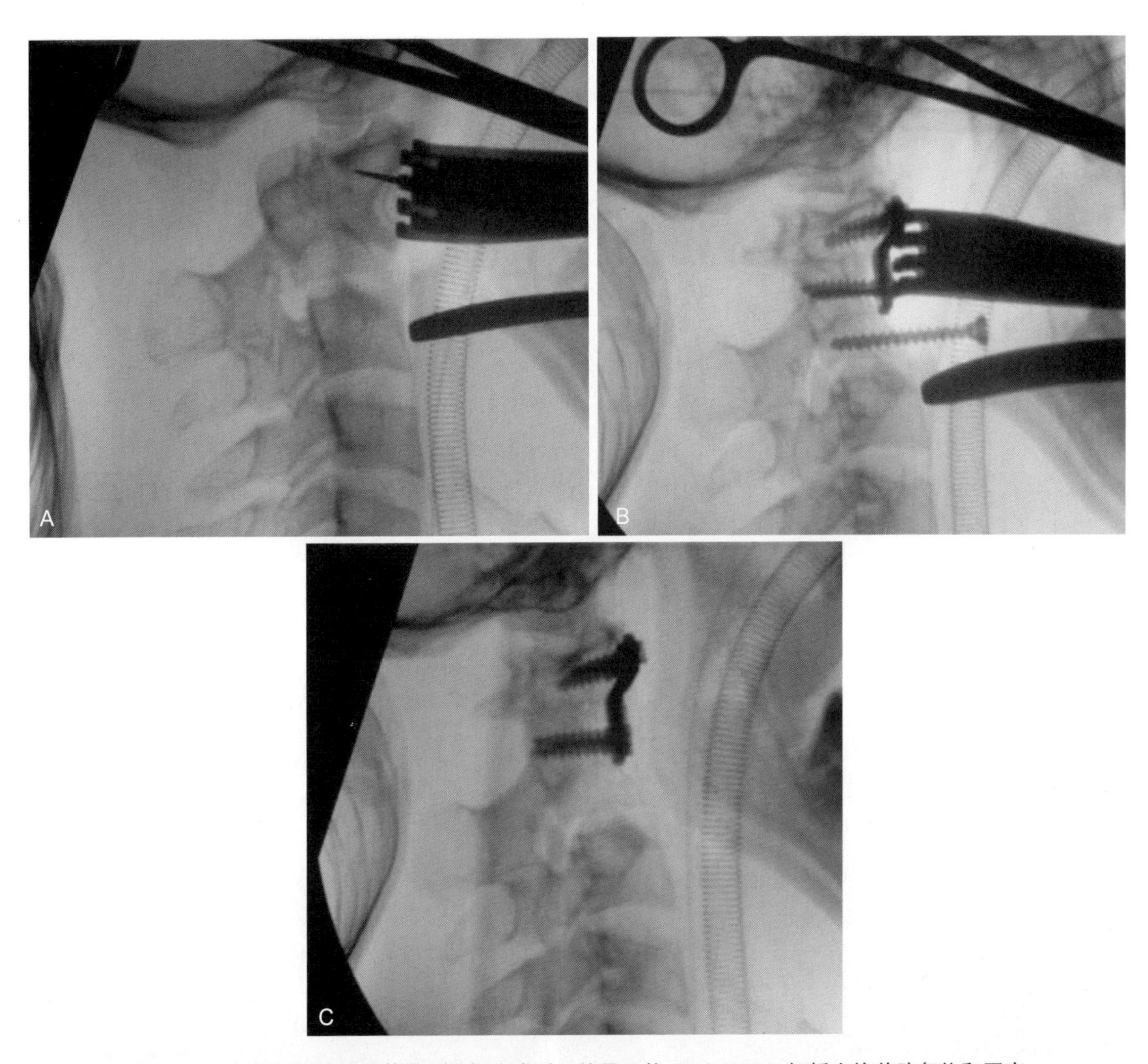

图 9-6-47　针对侧块关节截骨及松解完成后，使用 1 枚 Slim-TARP 钢板实施前路复位和固定

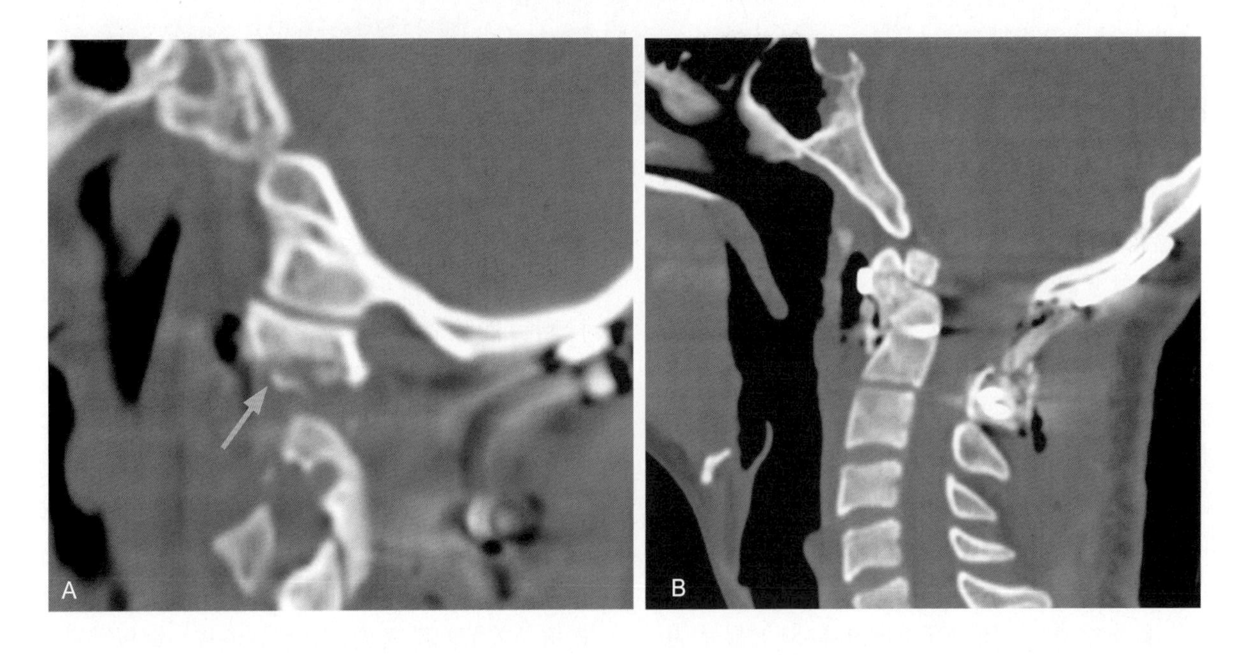

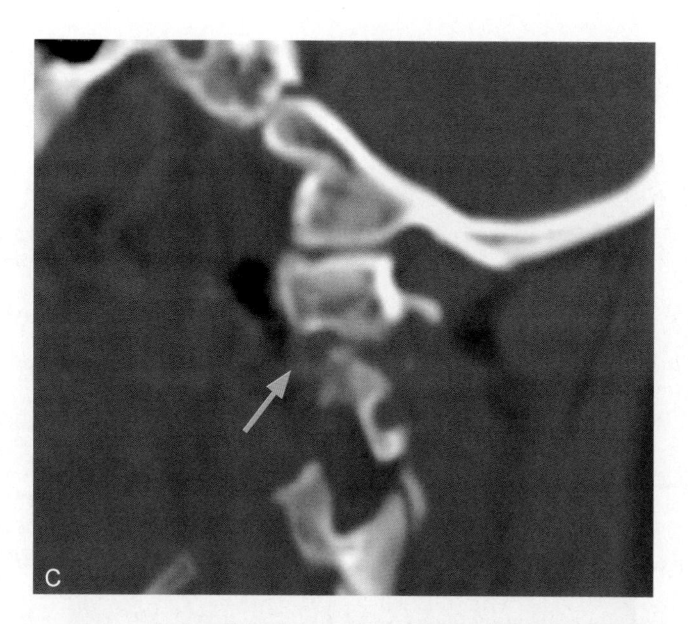

图 9-6-48　术后 1 周复查颈椎 CT 显示两侧寰枢椎侧块关节均已成功解除交锁，寰枢椎脱位获得了理想复位

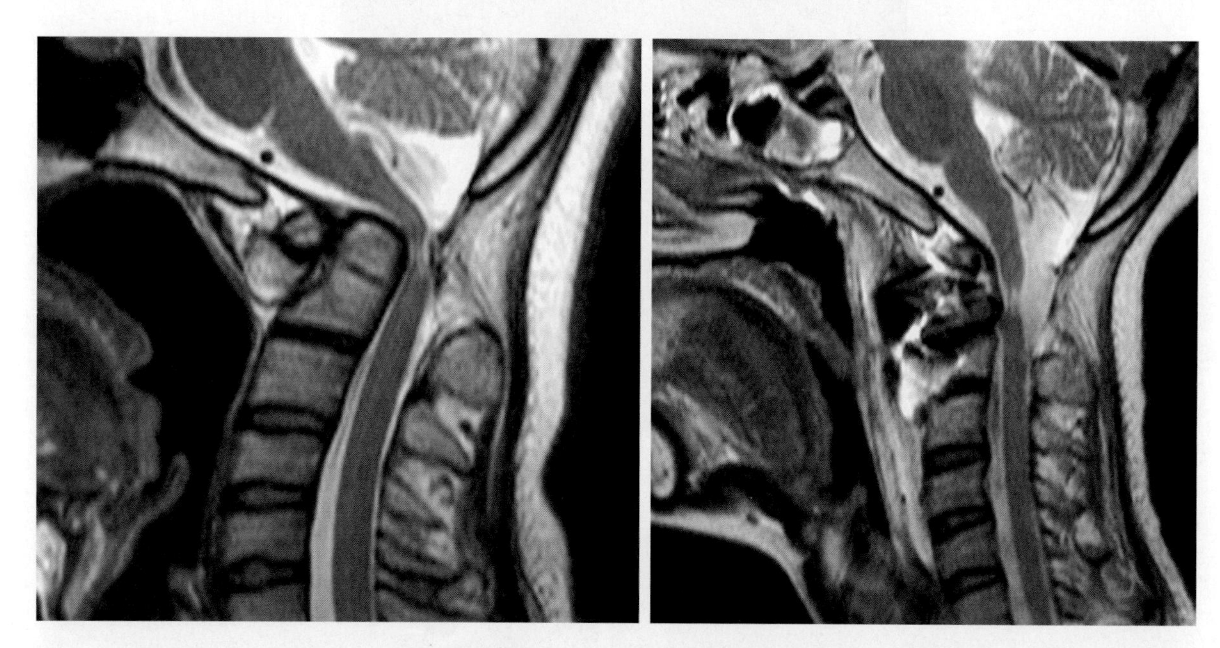

图 9-6-49　术后 1 个月复查的颈椎 MRI 与术前对比显示延髓压迫解除，脑干颈髓角恢复正常

【病例 8】

1. 一般资料　患者，女性，38 岁，因“不明原因头颈外斜伴右侧肢体麻木、无力 10 年”入院，诊断为寰椎枕骨化、寰枢椎脱位、颅底凹陷症。

2. 术前影像学检查（图 9-6-50）　患者入院的颈椎 CT 显示寰椎枕骨化伴寰枢椎脱位、枢椎齿突陷入枕骨大孔形成颅底凹陷症（图 9-6-50A）；颈椎 MRI 显示脑干受压变形，伴颈椎脊髓空洞形成（图 9-6-50B）。

3. 主要难点　术前 CT（图 9-6-51）显示患者左侧寰枢椎侧块关节部分融合，常规手术无法复位。需要先行手术松解，将侧块关节的融合点打断，消除骨性阻挡，才有利于复位。手术策略：采用经口咽松解、TARP 钢板内固定技术实施手术。

4. 手术策略与技巧　需要重点针对左侧侧块关节进行截骨松解。先用超声骨刀根据预设的截骨线实施截骨，改造畸形的侧块关节，然后将撑开器插入关节间隙，进行撬拨和旋转撑开，逐步松解，关节间隙充分打开后，植骨，钢板固定（图

9-6-52）。

5. 术后复查　术后1周复查CT显示经截骨改造及侧块关节松解后，交锁的侧块关节完全解锁复位（图9-6-53），陷入枕骨大孔的枢椎齿突回到正常的解剖位置（图9-6-54）。

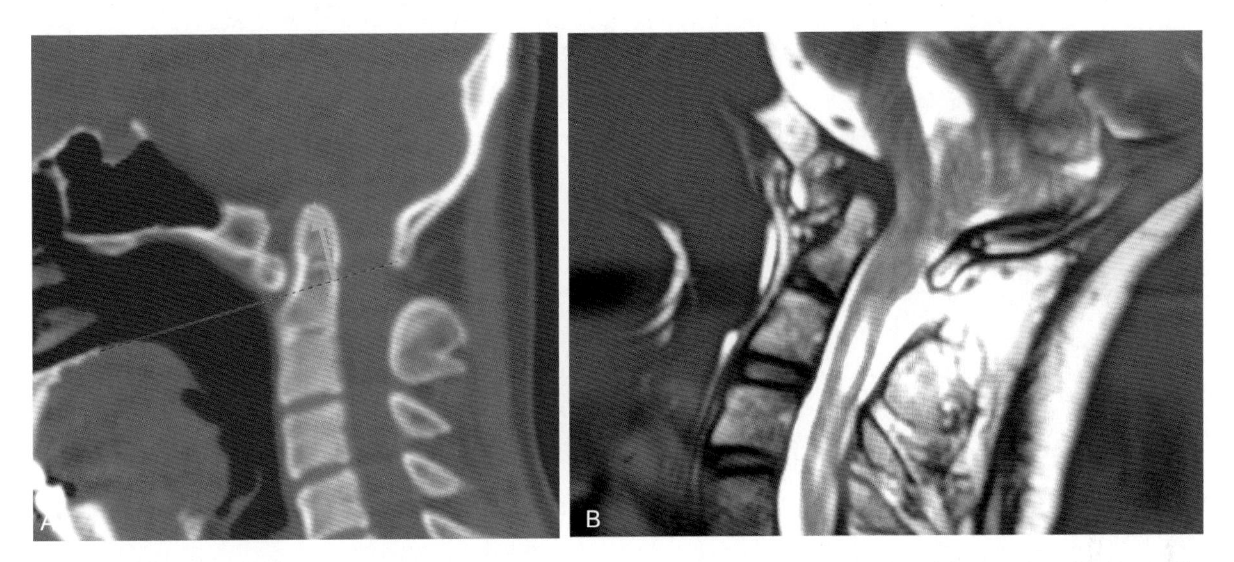

图9-6-50　患者入院的颈椎CT显示寰椎枕骨化伴寰枢椎脱位、枢椎齿突陷入枕骨大孔形成颅底凹陷症（A）；颈椎MRI显示脑干受压变形，伴颈椎脊髓空洞形成

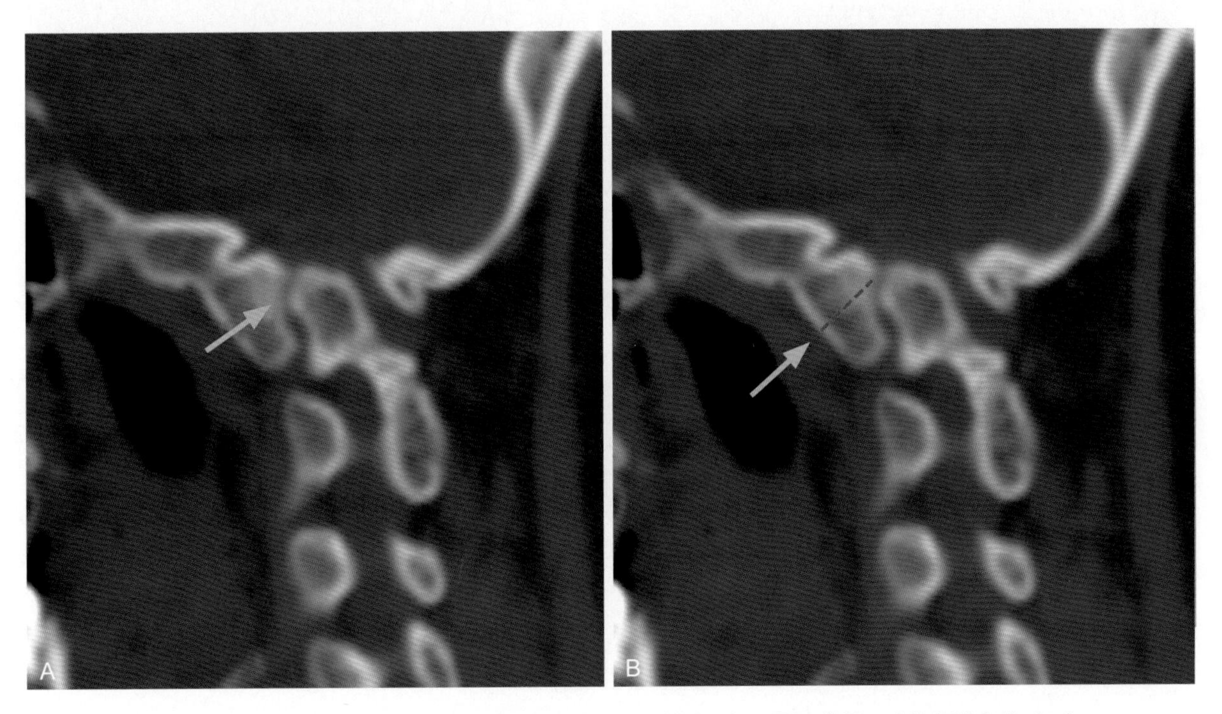

图9-6-51　术前CT显示患者左侧侧块关节重度交锁（A），需要截骨，才能解锁复位（B）

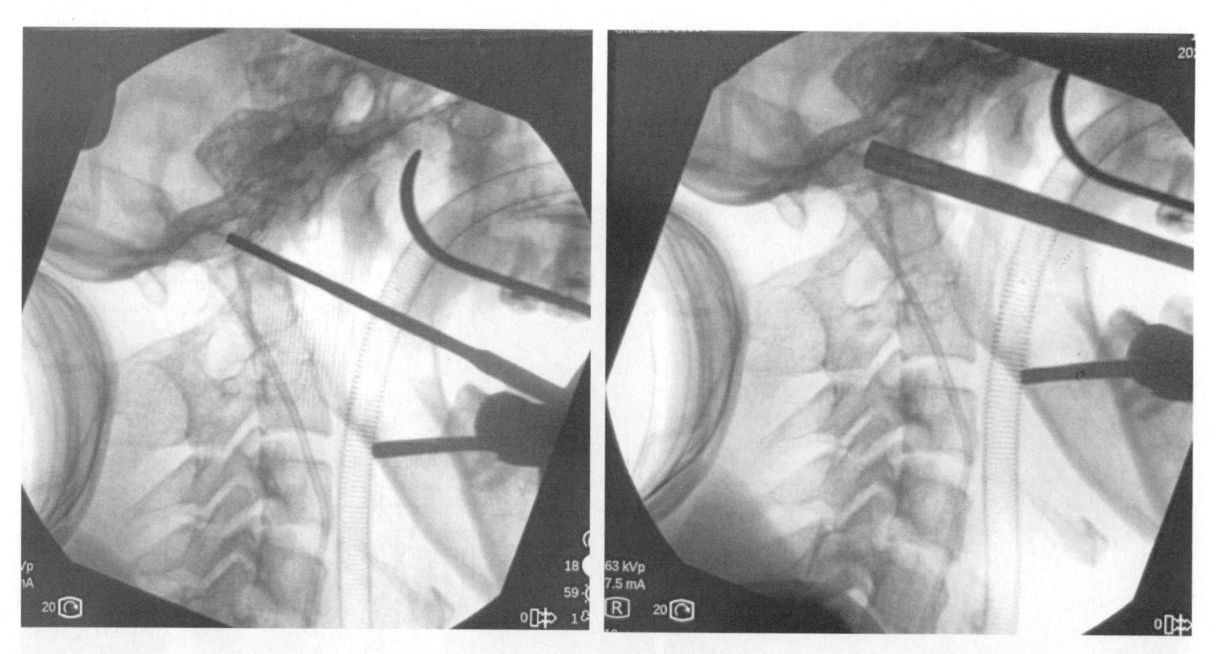

图 9-6-52　先用超声骨刀根据预设的截骨线实施截骨，改造畸形的侧块关节，然后将撑开器插入关节间隙，进行撬拨和旋转撑开，逐步松解

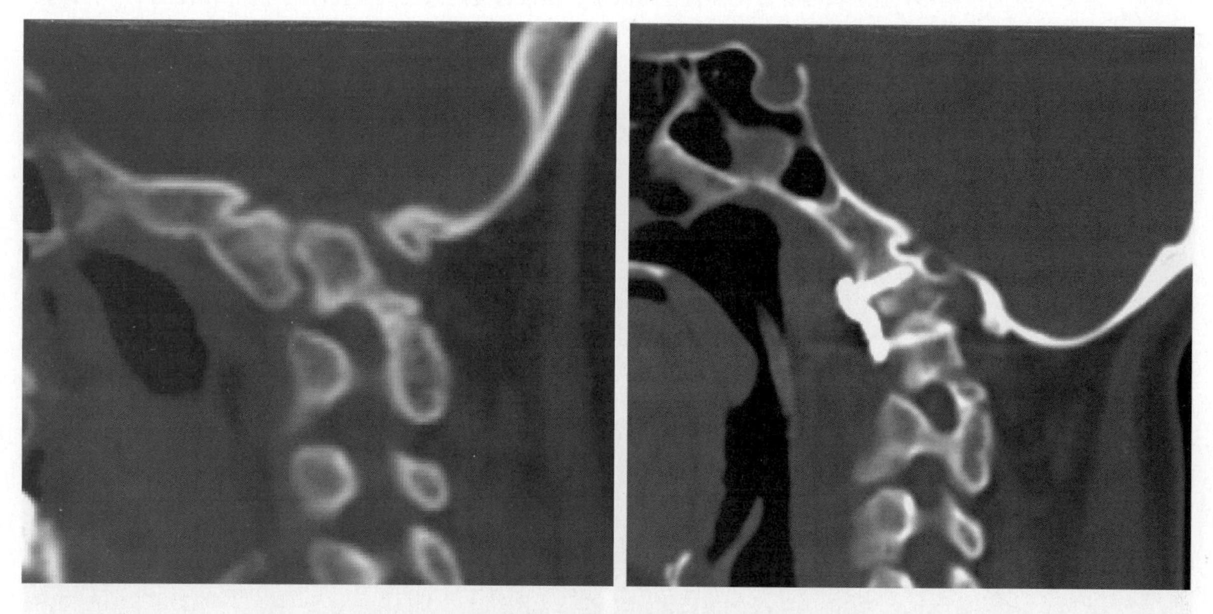

图 9-6-53　术后 1 周复查 CT 显示交锁的侧块关节完全解锁复位

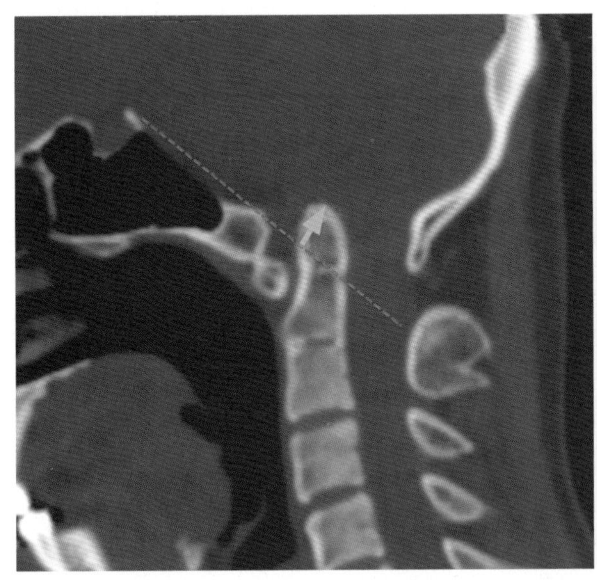

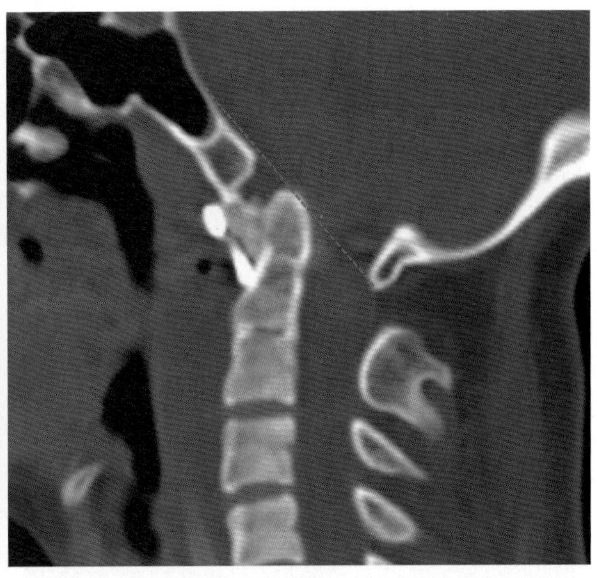

图 9-6-54　术前、术后颈椎 CT 对比显示陷入枕骨大孔的枢椎齿突回到正常的解剖位置

【病例 9】

1. 一般资料　患者，女性，57 岁，因“头痛伴四肢无力，左上肢麻木 5 年”入院。

诊断：寰椎枕骨化；寰枢椎脱位；颅底凹陷症；枢椎与第 3 颈椎分节不全。

2. 术前影像学检查（图 9-6-55）　术前颈椎 X 线片显示寰椎枕骨化伴寰枢椎脱位（图 9-6-55A），颈椎 MRI 检查提示枢椎齿突陷入枕骨大孔，并压迫脑干（图 9-6-55B）。

3. 主要难点　术前 CT 显示患者寰齿关节有骨性增生，阻挡寰齿关节复位（图 9-6-56）；寰枢椎侧块关节滑脱，边缘有骨赘增生，阻碍侧块关节复位（图 9-6-57）。

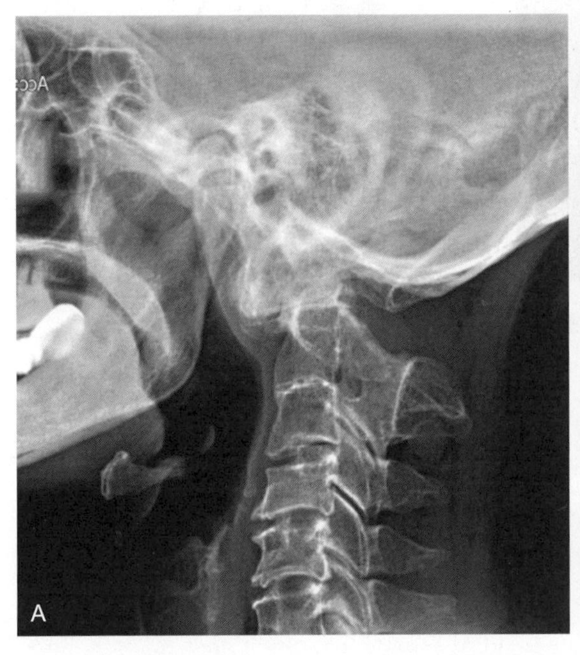

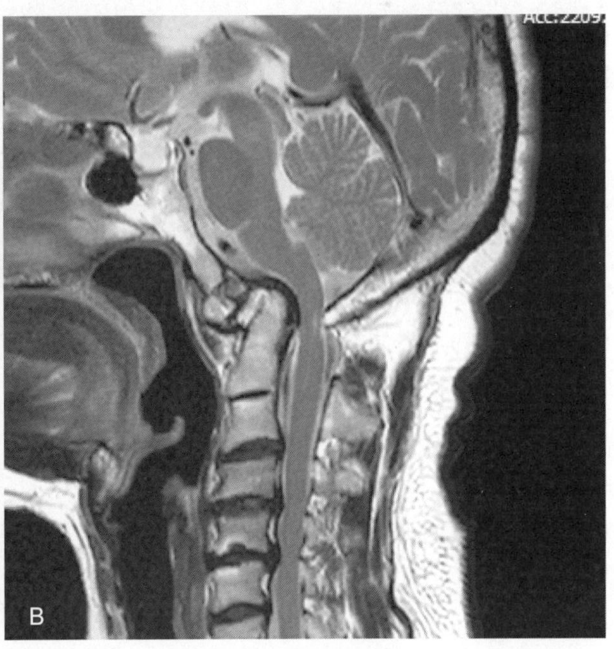

图 9-6-55　术前颈椎 X 线片显示寰椎枕骨化伴寰枢椎脱位（A），颈椎 MRI 检查提示枢椎齿突陷入枕骨大孔，并压迫脑干（B）

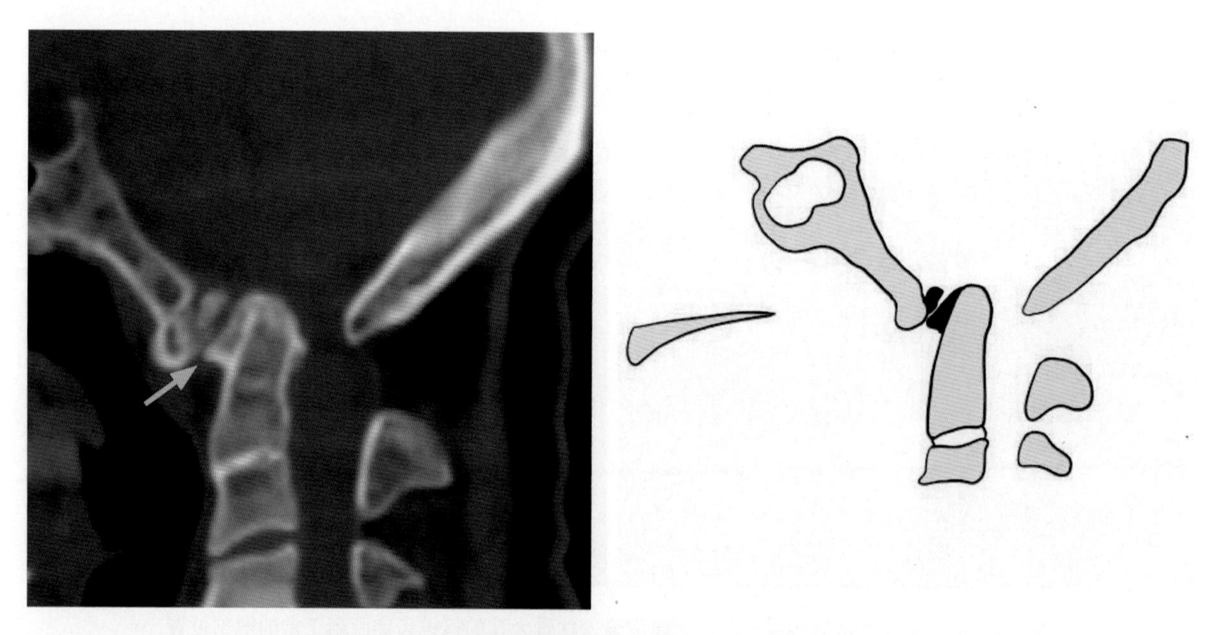

图 9-6-56　患者寰齿关节有骨性增生，阻挡寰齿关节复位

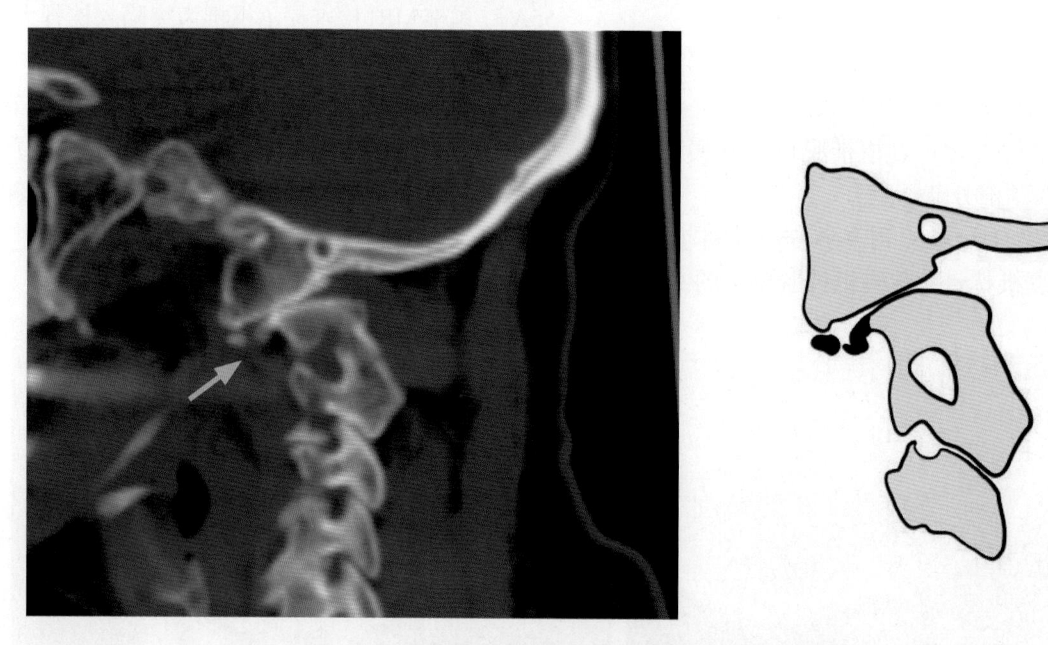

图 9-6-57　寰枢椎侧块关节滑脱，边缘有骨赘增生，阻碍侧块关节复位

4. 手术策略与技巧　需要重点针对左侧侧块关节进行松解。先用磨钻打磨关节间隙，清理骨痂，打断融合点。然后将撑开器插入关节间隙，进行撬拨和旋转撑开，逐步松解。关节间隙充分打开后，植骨，钢板固定（图 9-6-58，图 9-6-59）。

5. 术后复查　术后 1 周复查 CT 显示两侧侧块关节均被打开，左侧侧块关节的融合点完全被打断并被有效撑开，寰枢椎脱位获得理想复位（图 9-6-60 ～图 9-6-62）。

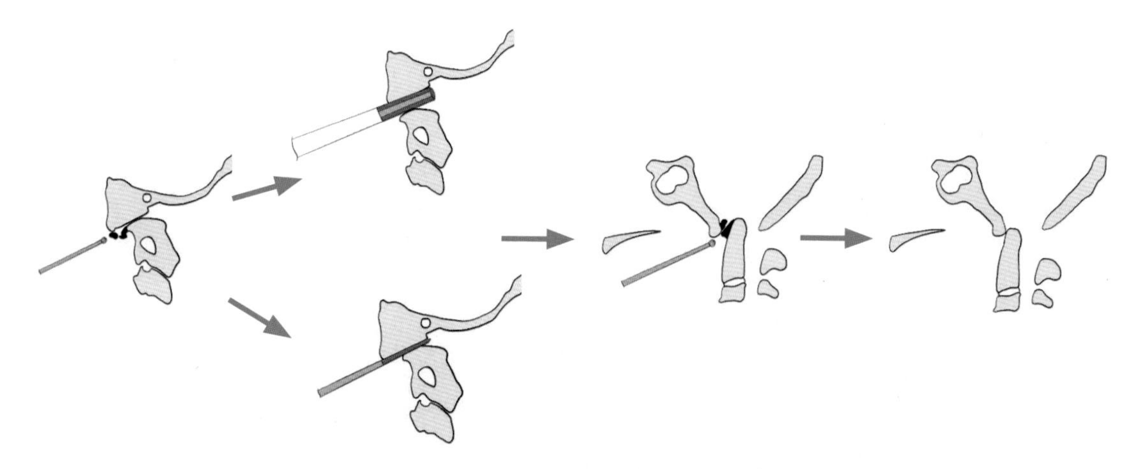

图 9-6-58　手术策略与松解复位技巧示意图

需要分别针对侧块关节及寰齿关节的骨性阻挡因素实施截骨改造和松解。用磨钻打磨去除侧块关节骨痂，然后将撑开器插入关节间隙，进行撬拨和旋转撑开，逐步松解。寰椎间隙的增生骨痂也用磨钻或超声骨刀切除，然后实施前路复位和钢板固定

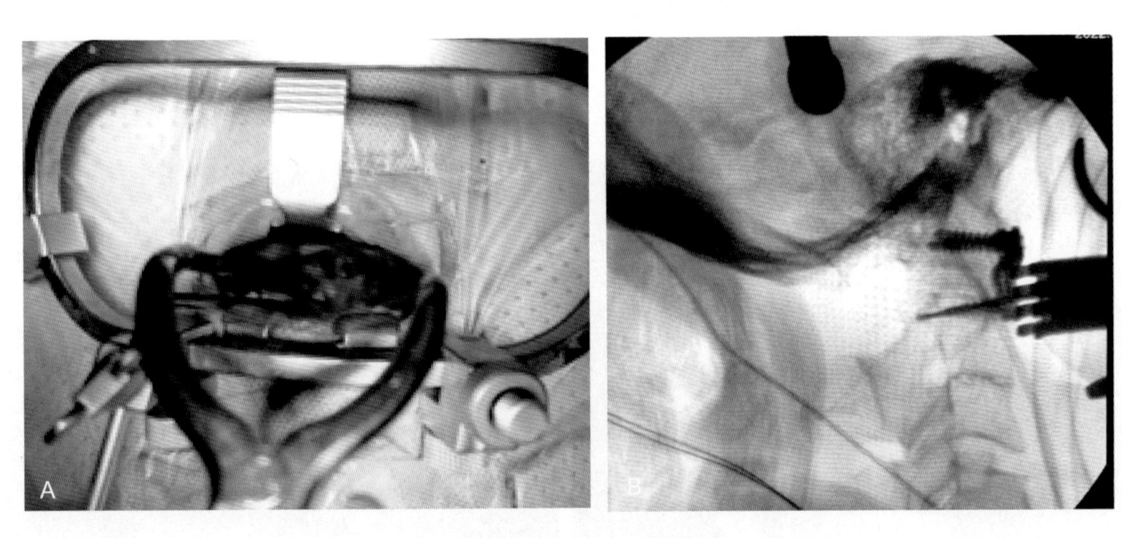

图 9-6-59　患者实施寰枢椎经口咽截骨松解复位内固定术

A. 术中显露情况；B. 松解复位后使用 TARP 钢板固定的透视情况，显示寰枢椎脱位已经获得理想复位

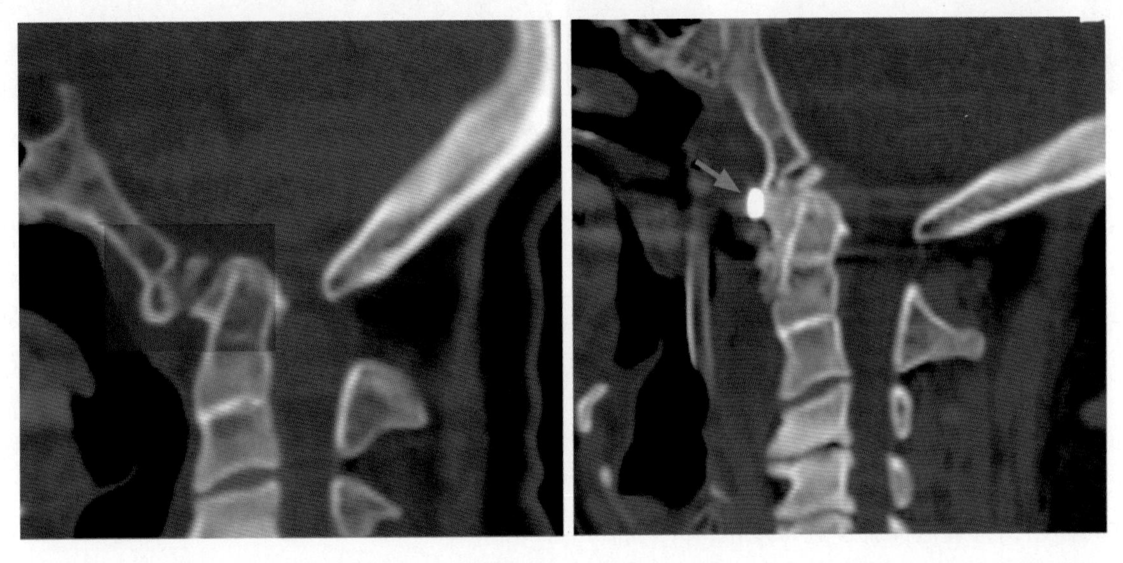

图 9-6-60　术后复查颈椎 CT 显示寰齿关节间隙的骨痂已经被彻底清除，并将寰齿关节完全复位（绿色箭头）

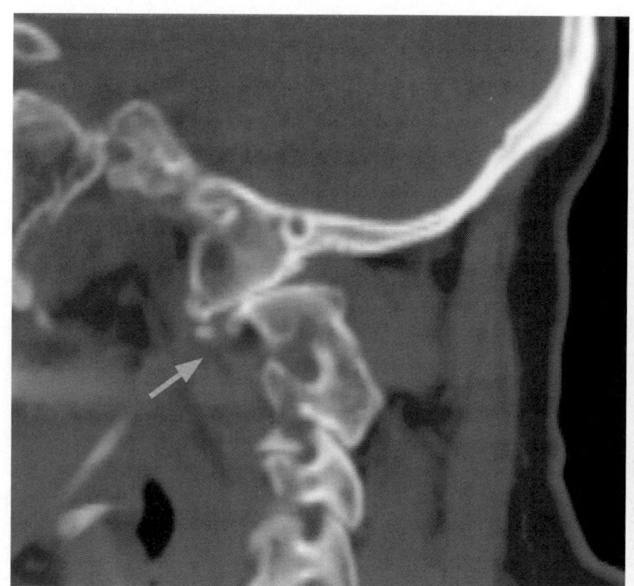
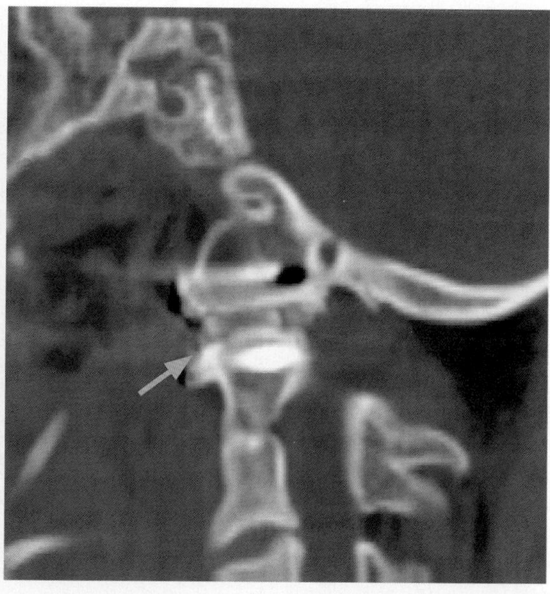

图 9-6-61 术后 1 周复查颈椎 CT 显示寰枢椎侧块关节增生的骨痂已经被彻底清除，并将侧块完全复位，关节间隙置入了支撑骨块（绿色箭头）

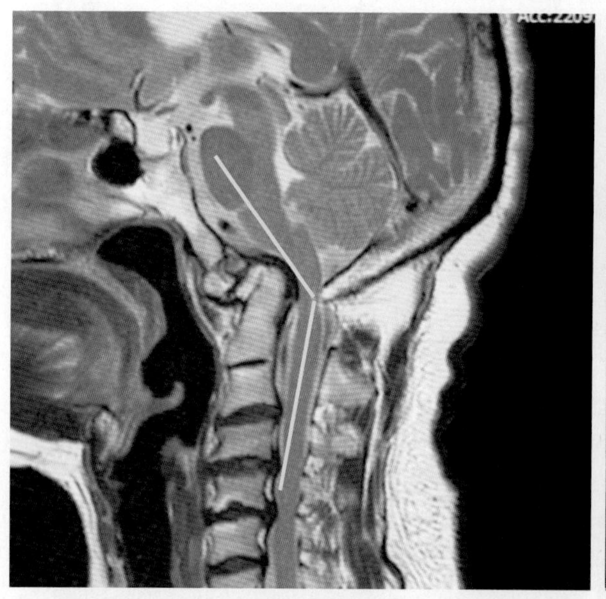

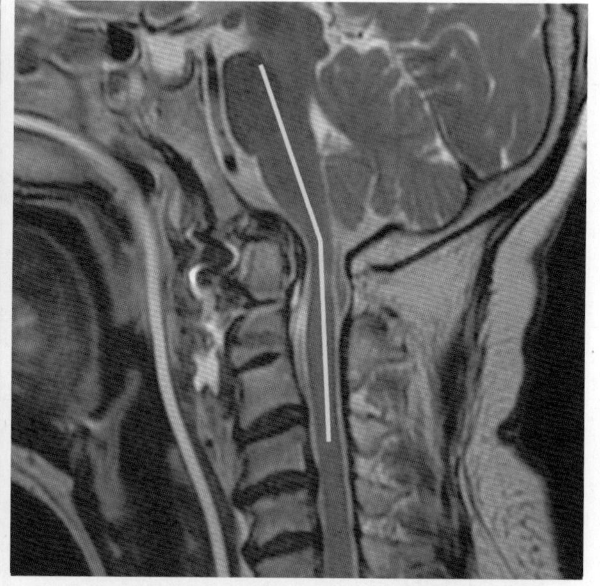

图 9-6-62 术后 1 周复查颈椎 MRI 与术前对比显示枢椎齿突完全复位，脑干压迫解除，脑干颈髓角恢复正常

小结

经口咽松解、齿突下拉复位、钢板内固定技术是治疗难复性寰枢椎脱位和颅底凹陷症的有效方法。该技术的关键点是针对阻碍复位的软组织因素和骨性因素实施松解，将不利于复位的骨性结构改造成利于复位的状态，然后结合颅骨牵引和器械的作用，将寰枢椎脱位进行复位，并可将陷入枕骨大孔的枢椎齿突复位到正常的解剖位置，恢复正常的斜坡枢椎角，达到治疗颅底凹陷症的效果。对于一些复杂病例，实施截骨松解是一种比较有效的手段。除应用以上技术实现有效松解与复位外，可靠植骨和融合是获得远期可靠疗效的保证。熟练掌握这一技术，可以提高对复杂颅底凹陷症的处理能力。

参考文献

王建华，2012. 枢椎椎弓根复合体与枢椎逆向椎弓根螺钉置入 . 中国脊柱脊髓杂志，22（10）：866-867.

王建华，夏虹，尹庆水，等，2012. 经口咽寰枢椎侧块关节复位块状骨支撑植骨治疗颅底凹陷症并寰枢椎脱位 . 中国脊柱脊髓杂志，22（9）：786-791.

王建华，夏虹，尹庆水，等，2012. 经口咽前路寰枢椎侧块置钉固定治疗合并寰枕融合畸形颅底凹陷症的临床疗效 . 中国脊柱脊髓杂志，22（6）：489-494.

王建华，夏虹，尹庆水，等，2013. 基于椎动脉变异判别的Ⅲ代 TARP 钢板治疗寰枢椎脱位的个性化置钉 . 中国脊柱脊髓杂志，23（5）：405-410.

王建华，夏虹，尹庆水，等，2013. 枢椎逆向椎弓根螺钉在经口咽入路治疗寰枢椎脱位中的应用 . 中华创伤骨科杂志，15（7）：575-578.

王建华，尹庆水，夏虹，等，2011. 计算机辅助设计 - 快速成型技术在经口咽减压内固定手术中的应用 . 中华创伤骨科杂志，13（8）：730-736.

王建华，尹庆水，夏虹，等，2011. 颅底凹陷症的分型及其意义 . 中国脊柱脊髓杂志，21（4）：290-294.

王建华，尹庆水，夏虹，等，2012. 伴寰枢椎脱位颅底凹陷症患者后路减压失败的再手术治疗 . 中国脊柱脊髓杂志，22（2）：113-117.

Ai FZ, Yin QS, Wang ZY, et al, 2006. Applied anatomy of transoral atlantoaxial reduction plate internal fixation. Spine (Phila Pa 1976), 31(2): 128-132.

Ai FZ, Yin QS, Xu DC, et al, 2011. Transoral atlantoaxial reduction plate internal fixation with transoral transpedicular or articular mass screw of c2 for the treatment of irreducible atlantoaxial dislocation: two case reports. Spine(Phila Pa 1976), 36(8): E556-E562.

Li XS, Wu ZH, Xia H, et al, 2014. The development and evaluation of individualized templates to assist transoral C2 articular mass or transpedicular screw placement in TARP-IV procedures: adult cadaver specimen study. Clinics(Sao Paulo), 69(11): 750-757.

Li XS, Wu ZH, Xia H,et al, 2014. The development and evaluation of individualized templates to assist transoral C2 articular mass or transpedicular screw placement in TARP-Ⅳ procedures: adult cadaver specimen study. Clinics(Sao Paulo), 69(11): 750-757.

Wei GJ, Shi CL, Wang ZY, et al, 2016. Surgical outcome and prognostic analysis of transoral atlantoaxial reduction plate system for basilar invagination: A voxel-based morphometry study. J Bone Joint Surg Am, 98(20): 1729-1734.

Xia H, Yin QS, Ai FZ, et al, 2014. Treatment of basilar invagination with atlantoaxial dislocation: atlantoaxial joint distraction and fixation with transoral atlantoaxial reduction plate(TARP) without odontoidectomy. Eur Spine J, 23(8): 1648-1655.

Xu JJ, Yin QS, Xia H, et al, 2013. New clinical classification system for atlantoaxial dislocation. Orthopedics, 36(1): e95-e100.

Yang JC, Ma XY, Xia H, et al, 2014. Transoral anterior revision surgeries for basilar invagination with irreducible atlantoaxial dislocation after posterior decompression: a retrospective study of 30 cases. Eur Spine J ,23(5):1099-1108.

Yin QS, Li XS, Bai ZH, et al, 2016. An 11-year review of the TARP procedure in the treatment of atlantoaxial dislocation. Spine(Phila Pa 1976), 41(19): E1151-E1158.

Yin QS, Wang JH, 2015. Current trends in management of atlantoaxial dislocation. Orthop Surg, 7(3): 189-199.

第七节 经口咽松解前后路联合内固定术治疗颅底凹陷症

前面的章节分别介绍了经口咽前路松解复位内固定治疗颅底凹陷症、前路松解联合后路固定及后路松解后路复位内固定治疗颅底凹陷症的技术。各种治疗技术中，寰枢关节松解是复位的关键，复位以后还必须实施可靠的固定和生物力学重建才能为植骨融合创造条件。一般情况下，大多数颅底凹陷症患者只要选择单纯前路或后路复位内固定手术就可以了，临床上需要同时应用前后路联合内固定手术的情况不是很多。但对一些特殊病例，合理应用前后路联合内固定的方式可以获得更好的复位效果和固定强度，术后甚至可以无须辅助外固定，利于早期功能康复。这就是本节介绍的经口咽松解前后路联合内固定术治疗颅底凹陷症的方法。

一、经口咽松解前后路联合内固定术治疗颅底凹陷症的适应证

1. 当寰椎或枢椎发育不良的患者，单纯前路内固定或后路内固定不可靠时，可以考虑前后路联合固定的方式重建颅颈椎的稳定性。

2. 患者存在椎动脉变异，后路寰枢椎不宜采用椎弓根螺钉固定，需要使用椎板螺钉等替代固定方式实施手术，这种替代固定技术在缺乏前路有效支撑的情况下术后有复位丢失的可能。可以考虑前后路联合固定的方式重建颅颈椎的稳定性。

3. 为了避免后路长节段固定的不利影响，最大限度保留颈椎运动功能，可以考虑应用前后路联合固定的方式。这种 360° 固定和重建方式可以将前路支撑和后路张力带固定的力学特性紧密结合，形成坚强的固定，实现较短的固定节段和最佳的力学性能。

4. 对于合并 Klippel-Feil 综合征，或因强直性脊柱炎颈椎多节段骨融合的患者，颅颈交界区存在应力集中现象，单纯前路固定或后路固定容易失败，前后路联合固定有助于增强稳定性。

二、经口咽松解前后路联合内固定术治疗颅底凹陷症的原理

经口咽松解前后路联合内固定术治疗颅底凹陷症的原理主要包括松解复位和有效固定两个方面。

1. 通过经口咽前路松解，将难复性寰枢椎脱位（或颅底凹陷症）转化为可复性寰枢椎脱位（或颅底凹陷症）。

2. 通过 TARP 实现难复性寰枢椎脱位（或颅底凹陷症）前路松解复位和前路固定。

3. 前后路联合固定组成一个短节段固定稳固的力学系统，有利于植骨融合和长期稳定。

总之，前后路联合固定可以建立一个 360° 的刚性内固定架构，获得颅颈椎的坚强固定，降低手术失败率(图 9-7-1)。其内固定的力学原理如下：①前路侧块关节间撑开和植骨可以发挥支撑作用，防止复位丢失；②前路 TARP 钢板在维持寰枢椎复位的同时，发挥支撑钢板的作用，阻止寰椎向前下方脱位；③后路的枕骨板与枢椎螺钉构成的钉棒系统发挥张力带作用，阻止颅骨下沉、前移及斜坡枢椎角丢失。

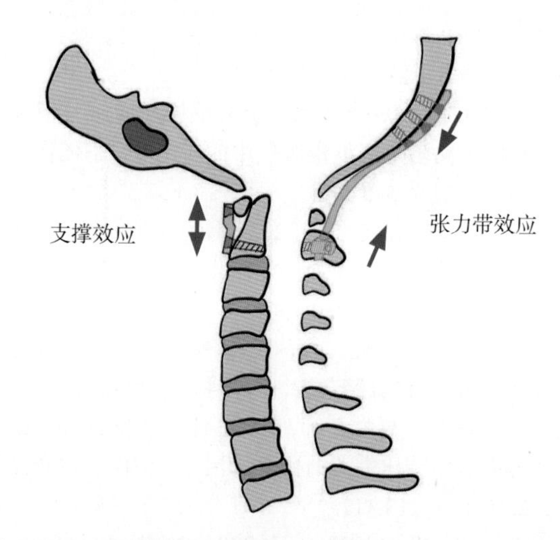

图 9-7-1 前后路联合固定可以建立一个 360° 的刚性内固定架构，获得颅颈椎的坚强固定，降低手术失败率

三、典型病例剖析

【病例 1】

1. 一般资料 患者，男性，40 岁，因“颈痛伴左上肢麻木、无力，走路踩棉花感 2 年，加重 6 个月”入院。

2. 影像学资料 术前 CT 显示患者寰椎发育不良，下颈椎分节不全（C_2 ～ C_4、C_6 ～ C_7），寰枢椎脱位伴颅底凹陷症；颈椎 MRI 显示延髓受压、变细，脊髓内有信号改变（图 9-7-2）。颈椎三维 CT 重建显示寰椎后弓闭合不全（C_2 ～ C_4、C_6 ～ C_7 先天融合，寰枢椎脱位伴颅底凹陷症（图 9-7-3）。

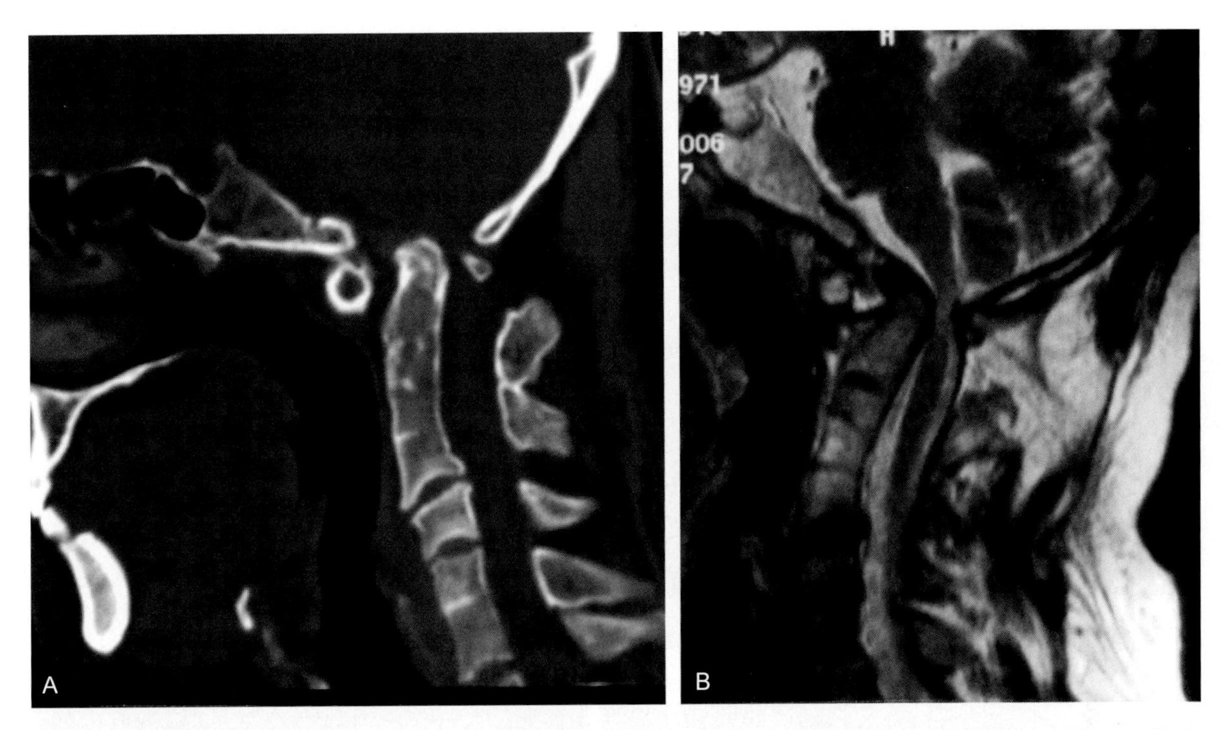

图 9-7-2　术前颈椎 CT 显示患者寰枢椎脱位及下颈椎多节段分节不全（A）。颈椎 MRI 显示延髓受压、变细，颈椎脊髓内有信号改变（B）

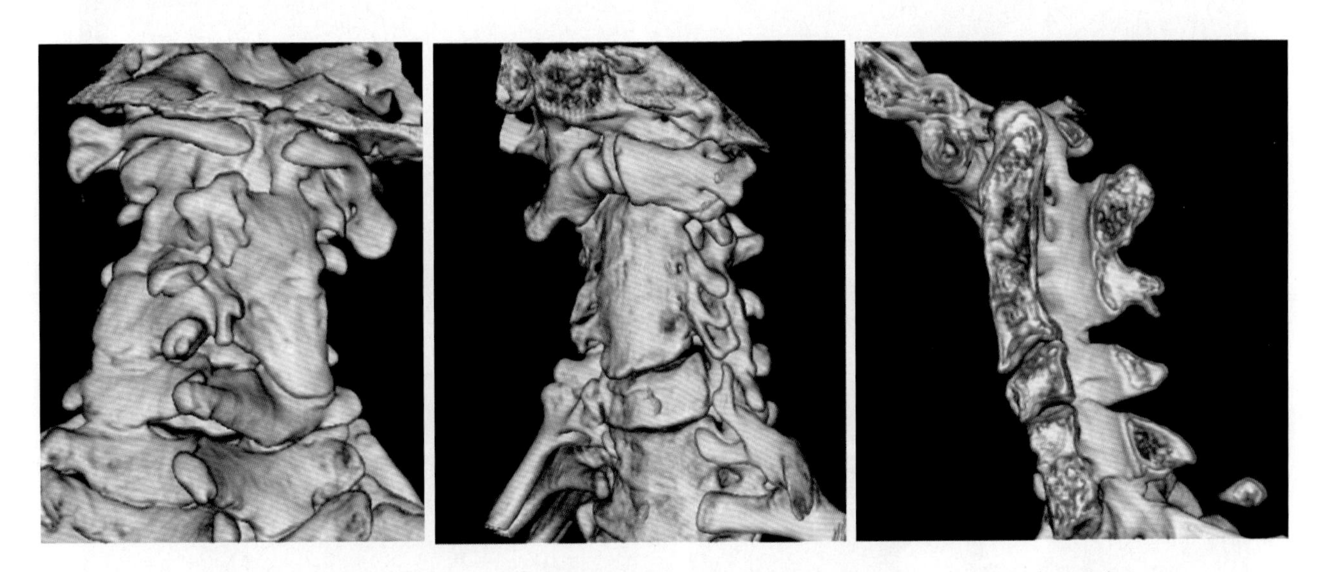

图 9-7-3　颈椎三维 CT 重建显示寰椎前弓及后弓闭合不全，C_2～C_4，C_6～C_7 先天融合

3. 手术难点　患者术前CT提示寰枢椎脱位，左侧的侧块关节滑脱交锁（图 9-7-4），属难复性颅底凹陷症，需要实施经口咽前路改造和松解才能复位。另外，患者下颈椎多节段先天融合，寰枢椎部位应力高度集中，如果内固定不够坚强，术后发生内固定失败的风险较高。考量以上因素，决定行经口咽松解复位前路 TARP 钢板联合后路内固定手术。

4. 手术方案　实施经口咽畸形改造、松解复位、TARP 钢板内固定联合后路枕颈固定术。手术先采用仰卧位，肩背部垫高，颈椎极度后仰，取咽后壁正中切口，显露寰枢椎，彻底松解两边的侧块关节，使用 1 枚六孔 TARP 钢板行前路固定。然后改俯卧位，行后路枕颈固定，固定范围为 C_0～C_2。由于枢椎双侧椎动脉内挤高跨，枢椎（C_2）采用 2 枚椎板螺钉固定。

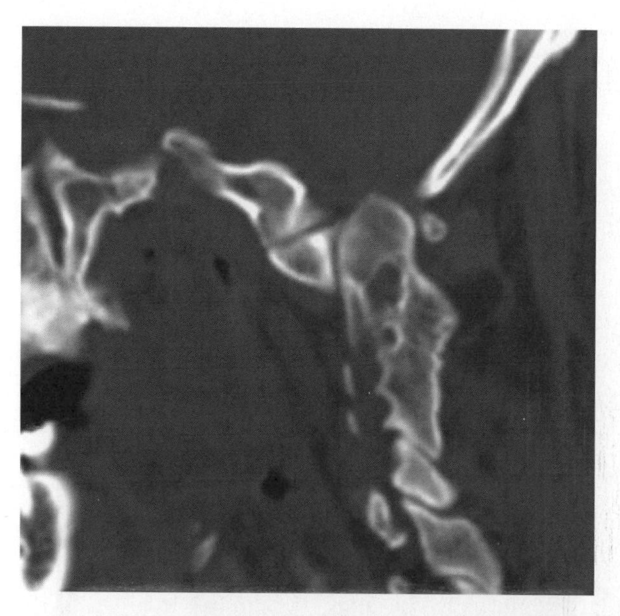

图 9-7-4 术前颈椎 CT 提示寰枢椎侧块关节脱位并交锁

5. 复查与随访 术后患者颈痛及右上肢麻木、无力症状明显改善，双下肢力量改善，走路踩棉花感消失。

术后 1 周复查颈椎 CT 及 X 线片显示患者颅底凹陷获得了较理想的复位，陷入枕骨大孔的枢椎齿突回到正常的解剖位置，前方的 TARP 钢板发挥了良好的支撑作用，后方的枕颈内固定位置良好。前路钢板与后路钉棒固定组成了完善的 360° 固定（图 9-7-5）。在坚强固定下，术后患者可以早期去除颈围和支具，早期恢复功能活动。

术后与术前颈椎 MRI 对比显示，枢椎齿突已经完全复位，脑干压迫解除，脑干颈髓角明显改善（图 9-7-6）。

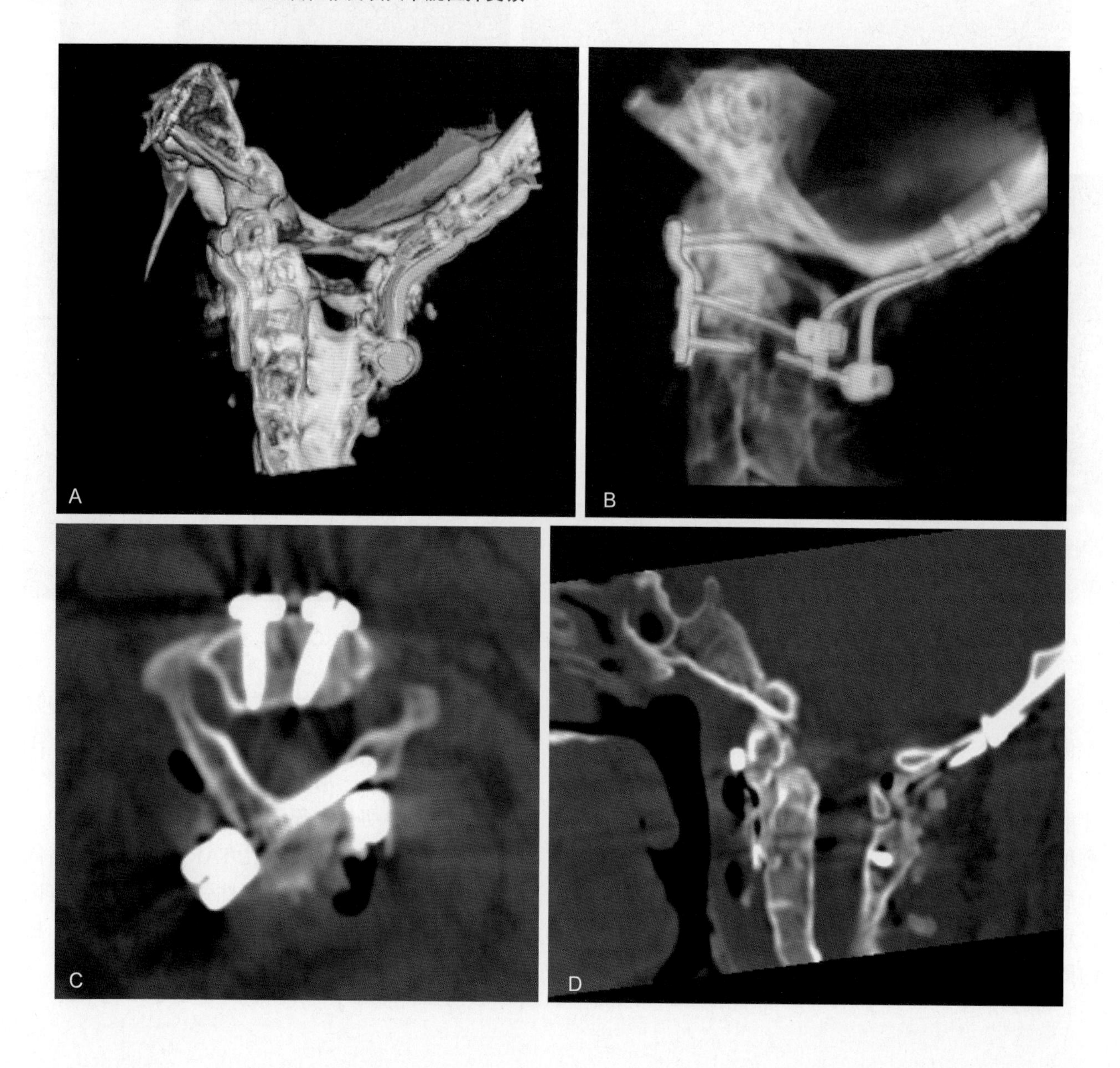

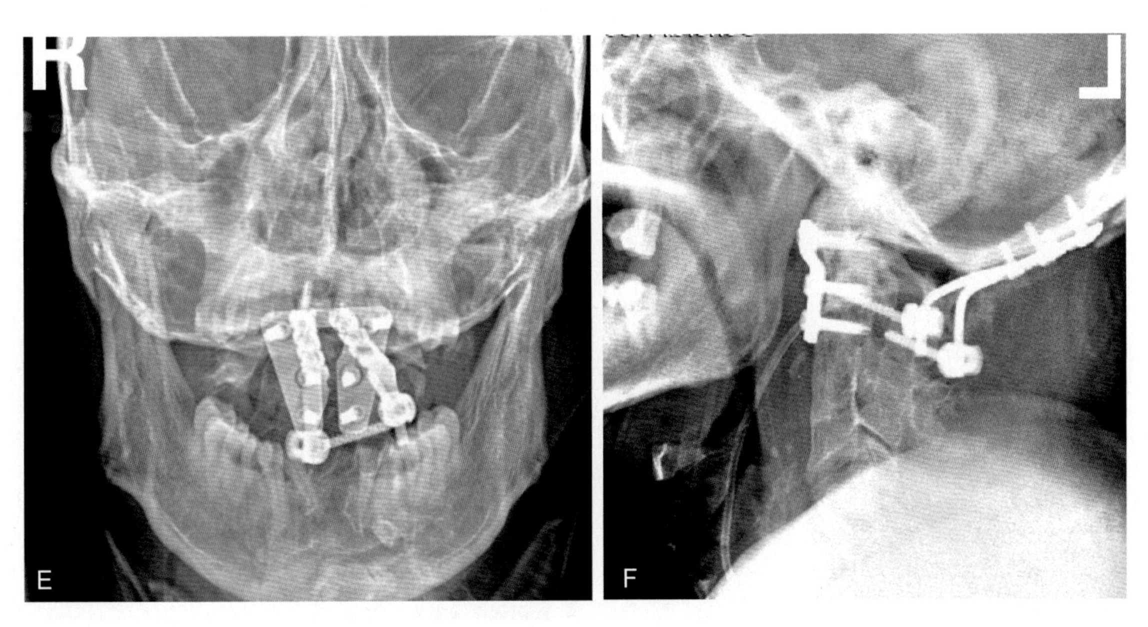

图 9-7-5 颈椎术后 CT 及 X 线片显示患者颅底凹陷获得了较理想的复位，陷入枕骨大孔的枢椎齿突回到正常的解剖位置，前方的 TARP 钢板发挥了良好的支撑作用，后方的枕颈内固定位置良好。前路钢板与后路钉棒系统组成了完善的 360° 坚强固定

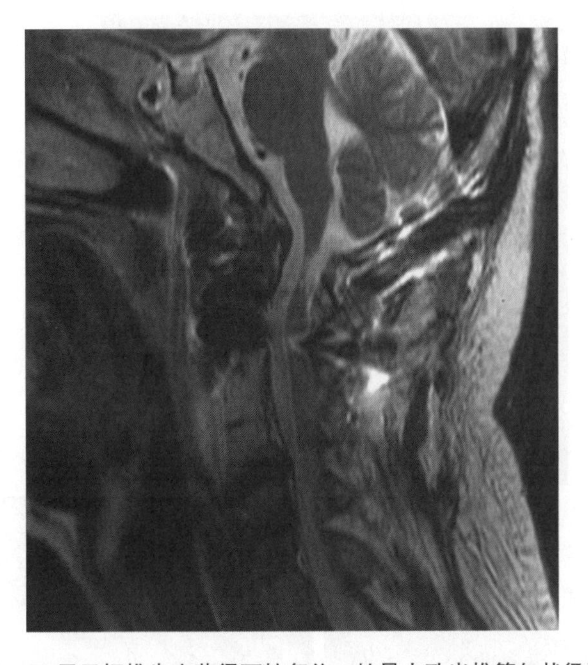

图 9-7-6 术后颈椎 MRI 显示枢椎齿突获得下拉复位，枕骨大孔出椎管矢状径增大，脑干压迫解除

【病例 2】

1. 一般资料 患者，女性，16 岁，因“颈痛伴右上肢麻木、无力 1 年，加重伴走路踩棉花感 6 个月”入院。

2. 影像学资料 术前 X 线片显示寰椎枕骨化合并寰枢椎脱位，枢椎与第 3 颈椎分节不全伴枢椎齿突陷入枕骨大孔形成颅底凹陷。下颈椎分节不全（C_5～C_7）（图 9-7-7）。

术前三维 CT 显示患者寰椎枕骨化合并寰枢椎脱位，枢椎齿突陷入枕骨大孔形成颅底凹陷。枢椎与第 3 颈椎分节不全伴下颈椎分节不全（C_5～C_7）（图 9-7-8）。

术前中矢状面 CT 显示，枢椎齿突陷入枕骨大孔形成颅底凹陷。枢椎与第 3 颈椎分节不全伴下颈椎分节不全（C_5～C_7）。术前 MRI 显示患者脑干明显受压，脑干颈髓角变小（图 9-7-9）。

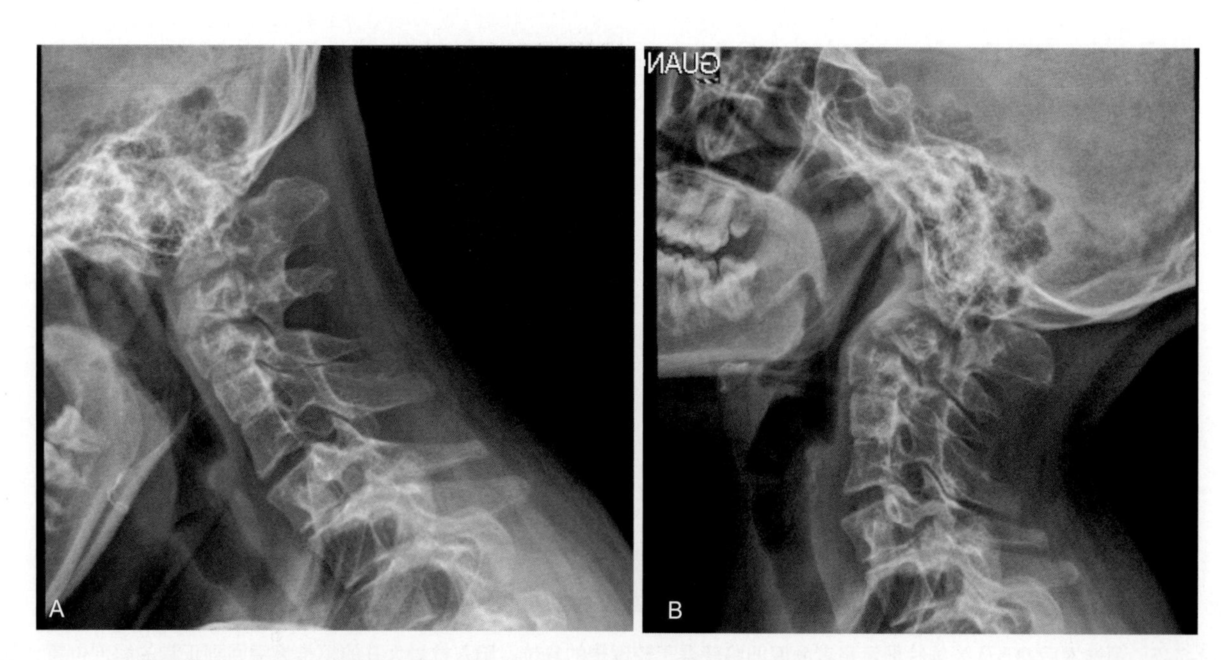

图 9-7-7　术前颈椎 X 线片显示寰椎枕骨化、枢椎与第 3 颈椎分节不全及下颈椎分节不全（$C_5 \sim C_7$），合并寰枢椎脱位，枢椎齿突陷入枕骨大孔形成颅底凹陷

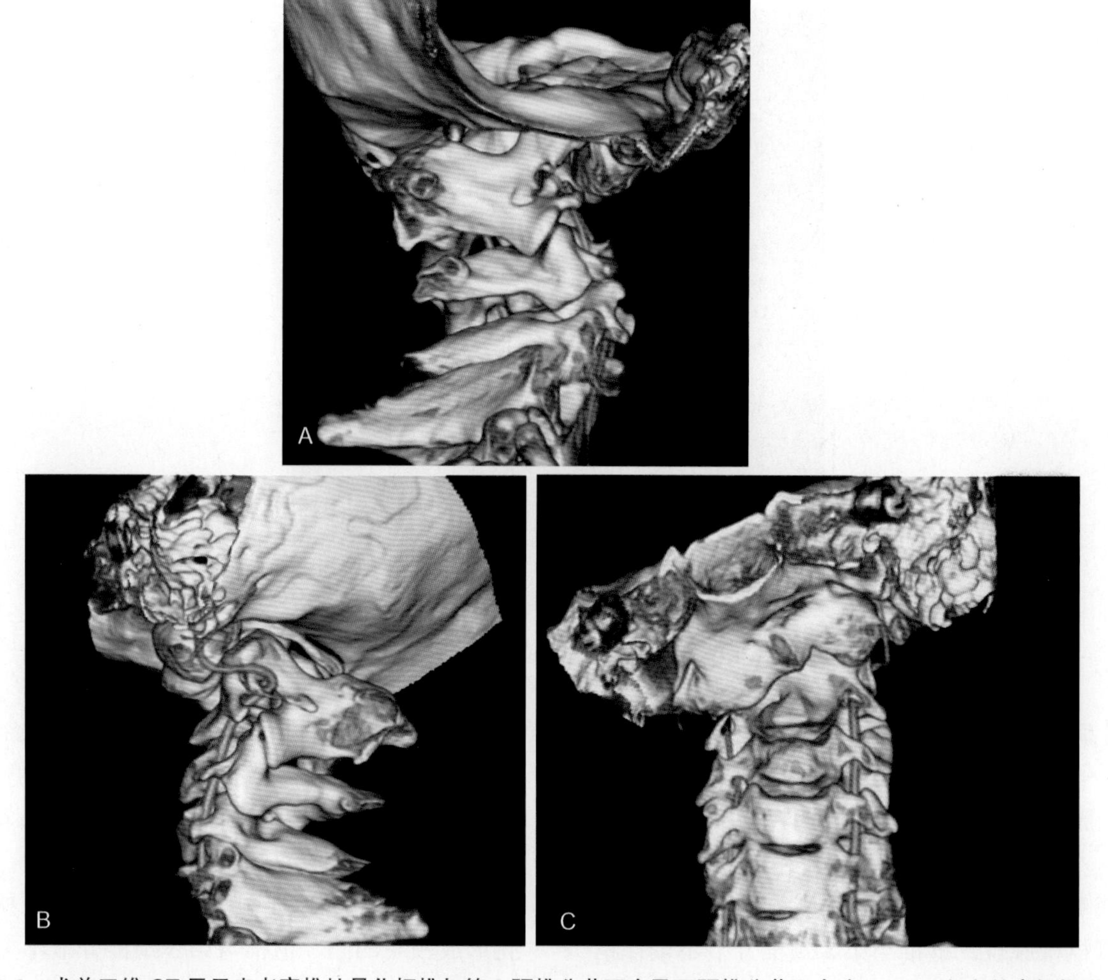

图 9-7-8　术前三维 CT 显示患者寰椎枕骨化枢椎与第 3 颈椎分节不全及下颈椎分节不全（$C_5 \sim C_7$）合并寰枢椎脱位，枢椎齿突陷入枕骨大孔形成颅底凹陷

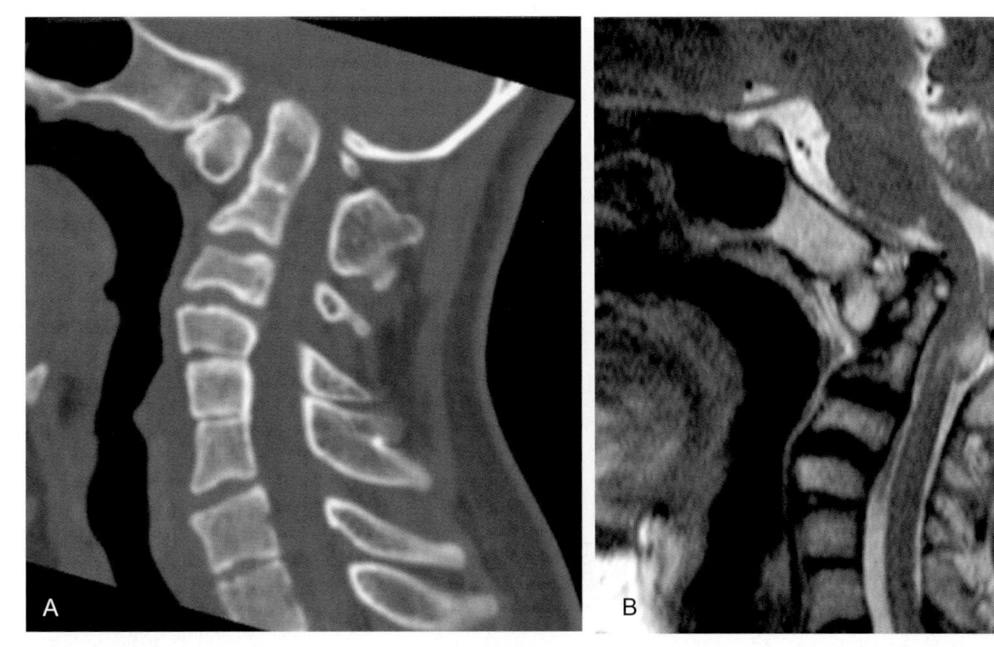

图 9-7-9　术前 CT 显示患者寰椎枕骨化合并寰枢椎脱位，枢椎齿突陷入枕骨大孔形成颅底凹陷（A）。术前 MRI 显示患者脑干明显受压，脑干颈髓角变小（B）

3. 手术难点　患者术前 CT 提示寰枢椎脱位，左侧侧块关节滑脱交锁，属难复性颅底凹陷症，需要实施经口咽前路截骨改造和松解才能复位（图 9-7-10）。另外，患者下颈椎多节段分节不全，寰枢椎部位应力高度集中，如果内固定不够坚强，术后发生内固定失败的风险较高。考量以上因素，确定行经口咽松解复位、前路 TARP 钢板联合后路内固定手术。

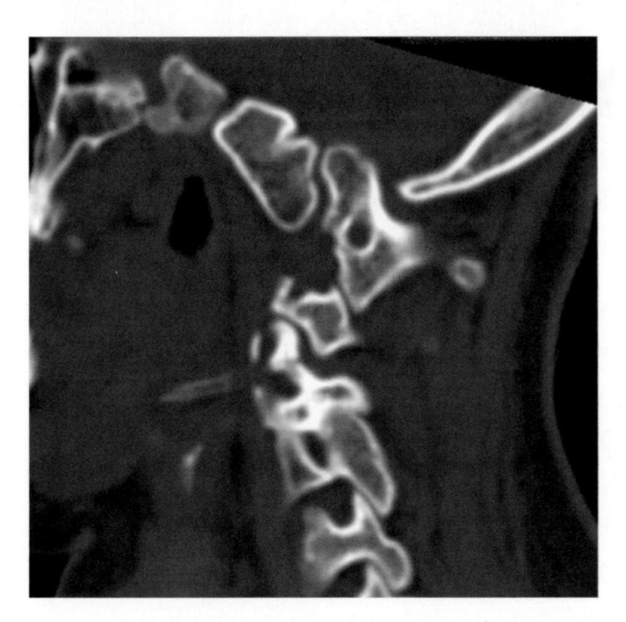

图 9-7-10　术前颈椎 CT 提示左侧的寰枢椎侧块关节重度脱位并交锁，需要实施松解才能复位

4. 手术方案　实施经口咽畸形改造、松解复位、TARP 钢板内固定联合后路枕颈固定手术。手术先采用仰卧位，肩背部垫高，颈椎极度后仰，取咽后壁正中切口，显露寰枢椎，彻底松解两边的侧块关节，使用 1 枚六孔 TARP 钢板行前路固定。然后改俯卧位，行后路枕颈固定，固定范围为 C_0 ～ C_2。由于枢椎双侧椎动脉内挤高跨，枢椎采用 2 枚椎板螺钉固定。

5. 复查与随访　术后患者颈痛及右上肢麻木、无力症状明显改善，双下肢力量改善，走路踩棉花感消失。

术后 1 周复查的 CT 及 X 线片显示患者颅底凹陷获得了较理想的复位，陷入枕骨大孔的枢椎齿突回到正常的解剖位置，前方的 TARP 钢板发挥了良好的支撑作用，后方的枕颈内固定位置良好。前路钢板与后路钉棒固定组成了 360° 固定（图 9-7-11）。在坚强固定下，术后患者可以早期去除颈围和支具，早期恢复功能活动。

术后颈椎 MRI 对比显示枢椎齿突已经完全复位，脑干压迫解除，脑干颈髓角明显改善（图 9-7-11）。

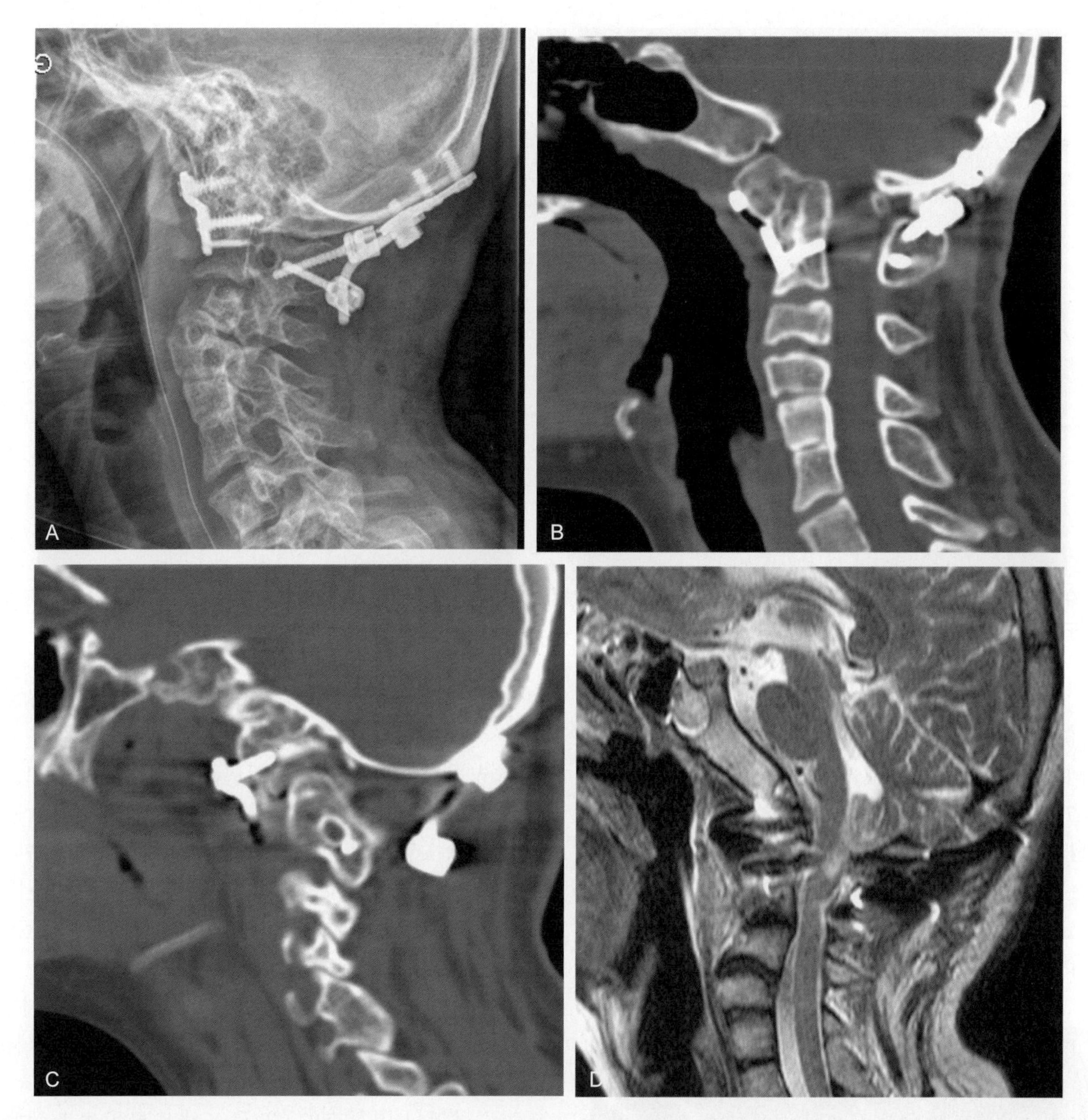

图 9-7-11 术后 1 周复查 X 线和 CT 显示，患者齿突下拉复位到正常的位置，前路钢板和后路 C_0～C_2 钉棒固定形成了 360° 的稳定坚强固定（A、B）。患者交锁的侧块关节得以解除交锁和复位（C），术后 MRI 显示脑干压迫解除，脑干颈髓角明显改善（D）

【病例 3】

1. 一般资料 患者，女性，39 岁，因“四肢麻木、无力，行走困难，执筷困难 5 年，加重 1 年”入院。

2. 影像学资料 术前 X 线片显示寰椎枕骨化合并寰枢椎脱位，枢椎齿突陷入枕骨大孔形成颅底凹陷。过伸过屈位颈椎 X 线片显示寰枢椎脱位无明显变化（图 9-7-12）。

术前 CT 显示患者寰椎枕骨化合并寰枢椎脱位，枢椎齿突陷入枕骨大孔形成颅底凹陷。寰椎前弓与枢椎椎体前方有增生性骨赘形成。患者两侧的侧块关节脱位并交锁（图 9-7-13）。

术前三维 CT 显示患者寰枕融合，寰枢椎脱位形成颅底凹陷，枢椎内陷位置较深，枢椎椎体前方几乎完全被寰椎遮盖（图 9-7-14）。

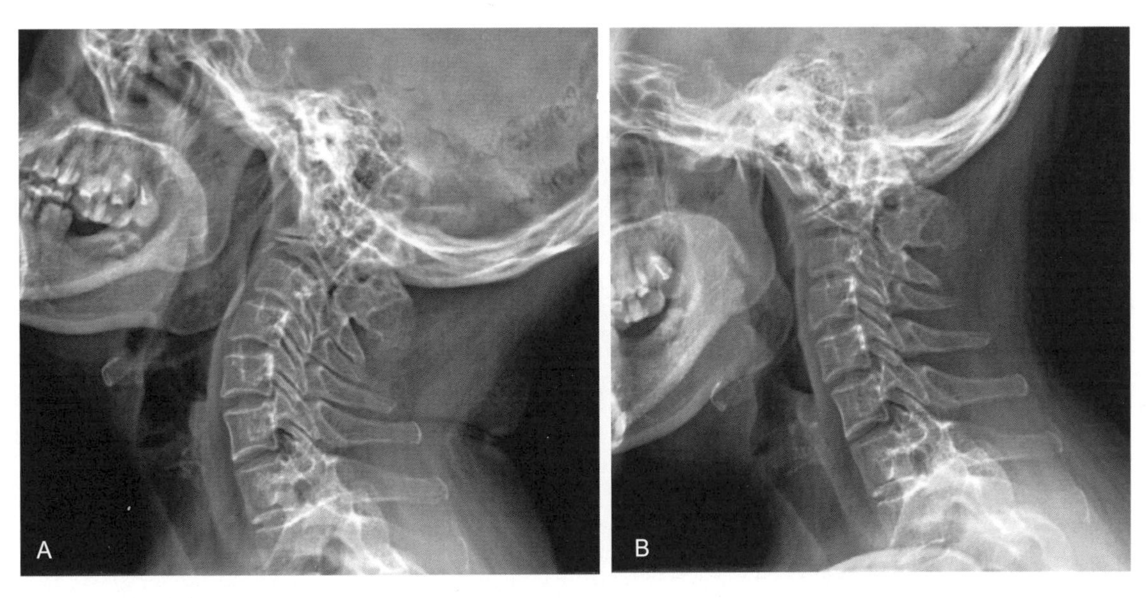

图 9-7-12　术前 X 线片显示寰椎枕骨化合并寰枢椎脱位，枢椎齿突陷入枕骨大孔形成颅底凹陷（A）。过伸过屈位颈椎 X 线片显示寰枢椎脱位无明显变化（B）

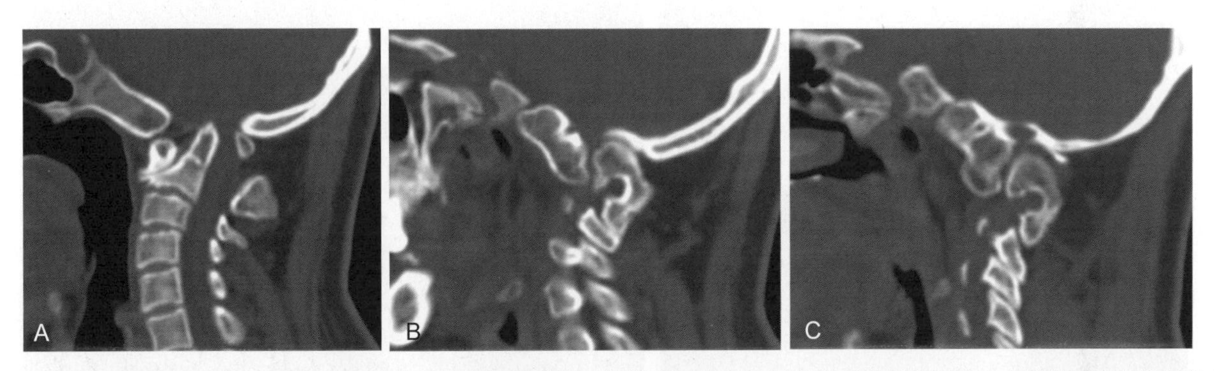

图 9-7-13　术前 CT 显示患者寰椎枕骨化合并寰枢椎脱位，枢椎齿突陷入枕骨大孔形成颅底凹陷。寰椎前弓与枢椎椎体前方有增生性骨赘形成（A）。患者两侧的侧块关节脱位并交锁（B、C）

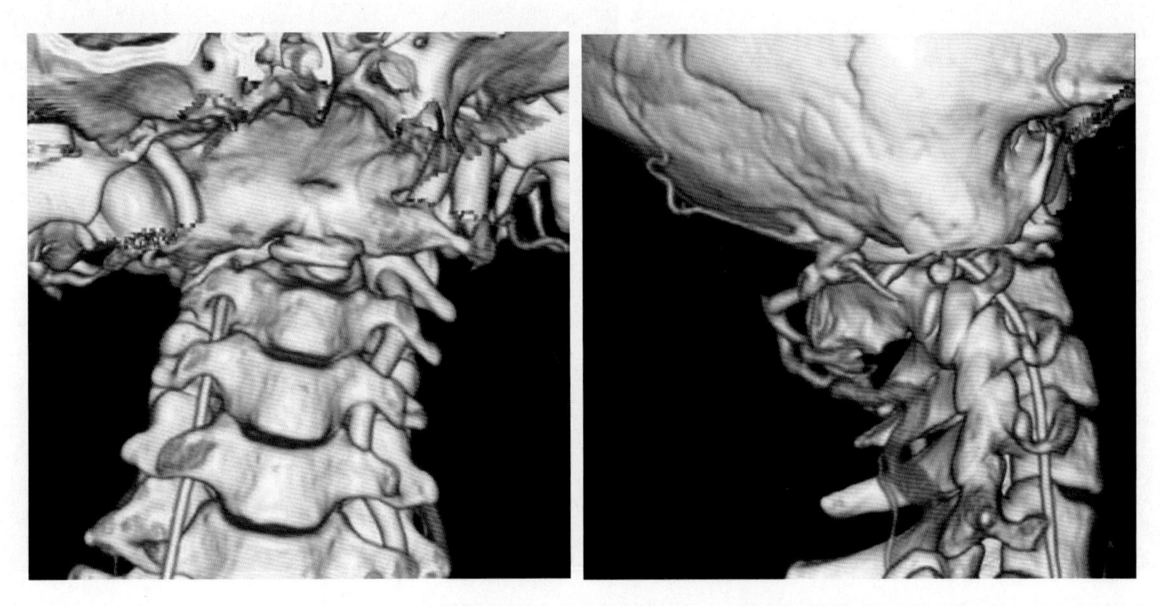

图 9-7-14　术前三维 CT 显示患者寰枕融合，寰枢椎脱位形成颅底凹陷，枢椎内陷位置较深，枢椎椎体前方几乎完全被寰椎遮盖

3. 手术难点　患者术前 CT 提示寰枢椎脱位，两侧的侧块关节滑脱交锁，有假关节形成，属难复性颅底凹陷症，需要实施经口咽前路改造和松解才能复位。颅底凹陷严重，枢椎陷入深，前路借助侧块关节植骨和钢板的有效支撑联合后路固定才能有效阻止术后复位丢失。所以选择经口咽松解复位、前路 TARP 钢板联合后路内固定手术。

4. 手术方案　实施经口咽畸形改造、松解复位、TARP 钢板内固定联合后路枕颈固定手术。手术先采用仰卧位，肩背部垫高，颈椎极度后仰，取咽后壁正中切口，显露寰枢椎，彻底松解两边的侧块关节，使用 1 枚 Slim-TARP 钢板行前路固定。然后改俯卧位，行后路枕颈固定，固定范围为 $C_0 \sim C_2$。

5. 复查与随访　术后患者肢体麻木及无力症状有一定程度改善，术后 6 个月随访，双下肢肌力增强，能够扶拐行走。术后 1 周复查的颈椎 CT 及 X 线片显示患者颅底凹陷获得了较理想的复位，陷入枕骨大孔的枢椎齿突回到正常的解剖位置，前方的 TARP 钢板发挥了良好的支撑作用，后方的枕颈内固定位置良好。前路钢板与后路钉棒固定组成了坚强的 360° 固定（图 9-7-15，图 9-7-16）。术后与术前颈椎 MRI 对比显示枢椎齿突已经完全复位，脑干压迫解除，脑干颈髓角明显改善（图 9-7-17）。

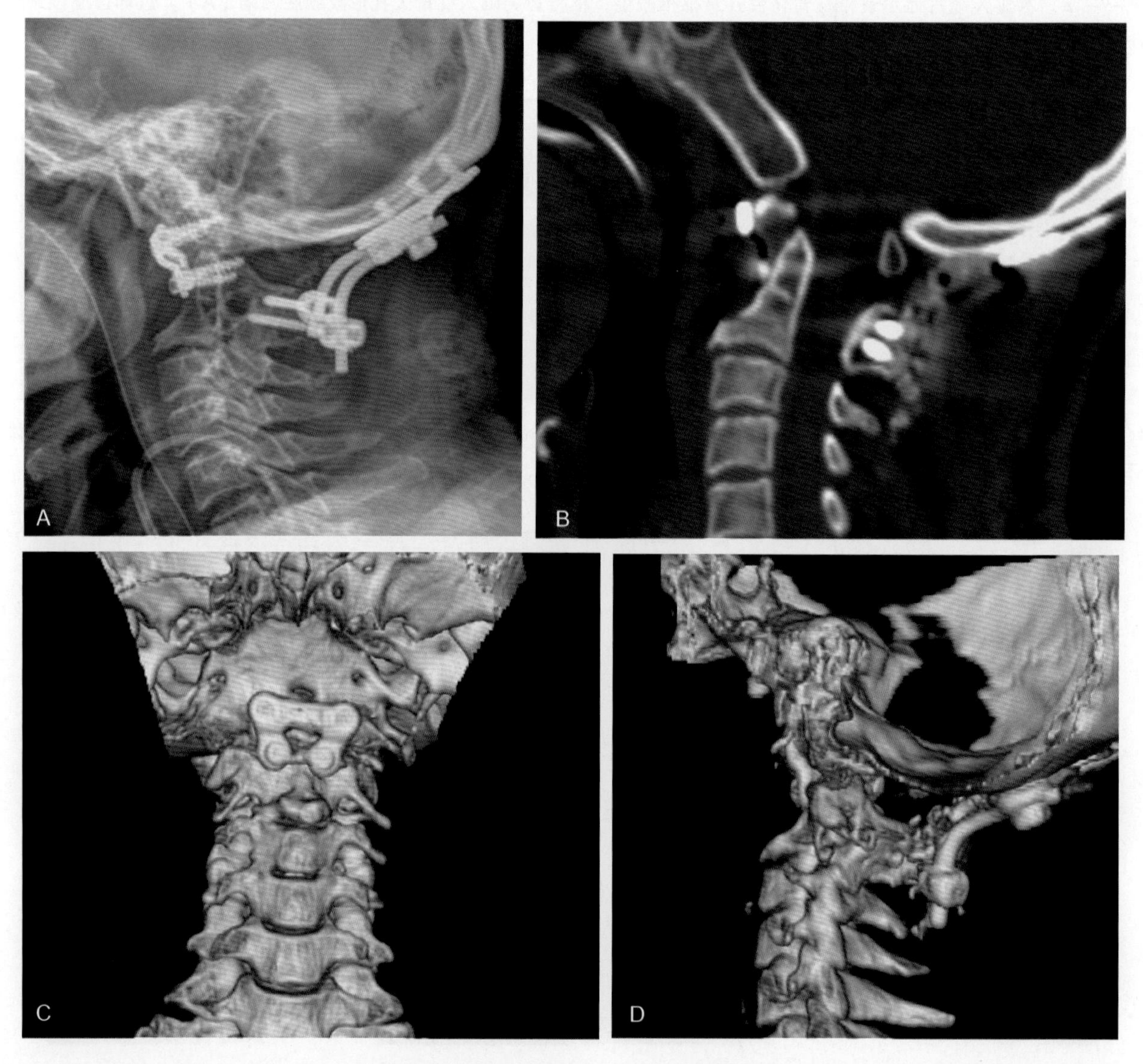

图 9-7-15　术后 X 线片和三维 CT 显示前路 TARP 钢板和后路 $C_0 \sim C_2$ 钉棒系统组成了 360° 坚强内固定系统（A、C、D），维持颅颈椎的正常生理位置和稳定。矢状面 CT 显示枢椎齿突被下拉复位到正常的解剖位置（B）

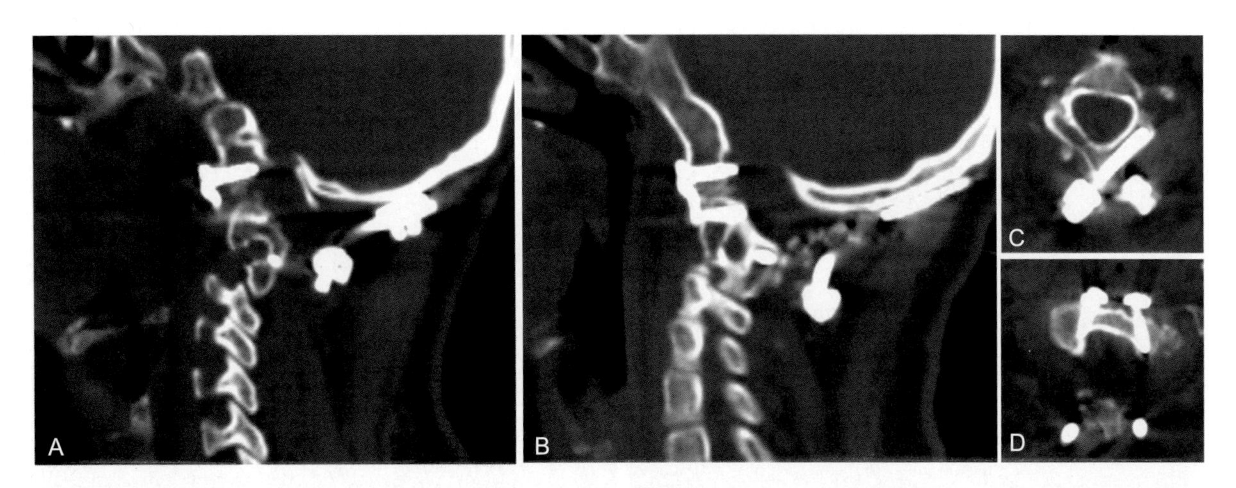

图 9-7-16　术后 CT 显示通过经口咽松解，将侧块关节复位，并植骨，应用 TARP 钢板固定后，获得有效支撑。后路枢椎使用 2 枚椎板螺钉固定，与枕骨板构成 C_0 ～ C_2 固定系统，发挥张力带作用，与前路钢板组成 360° 坚强固定系统

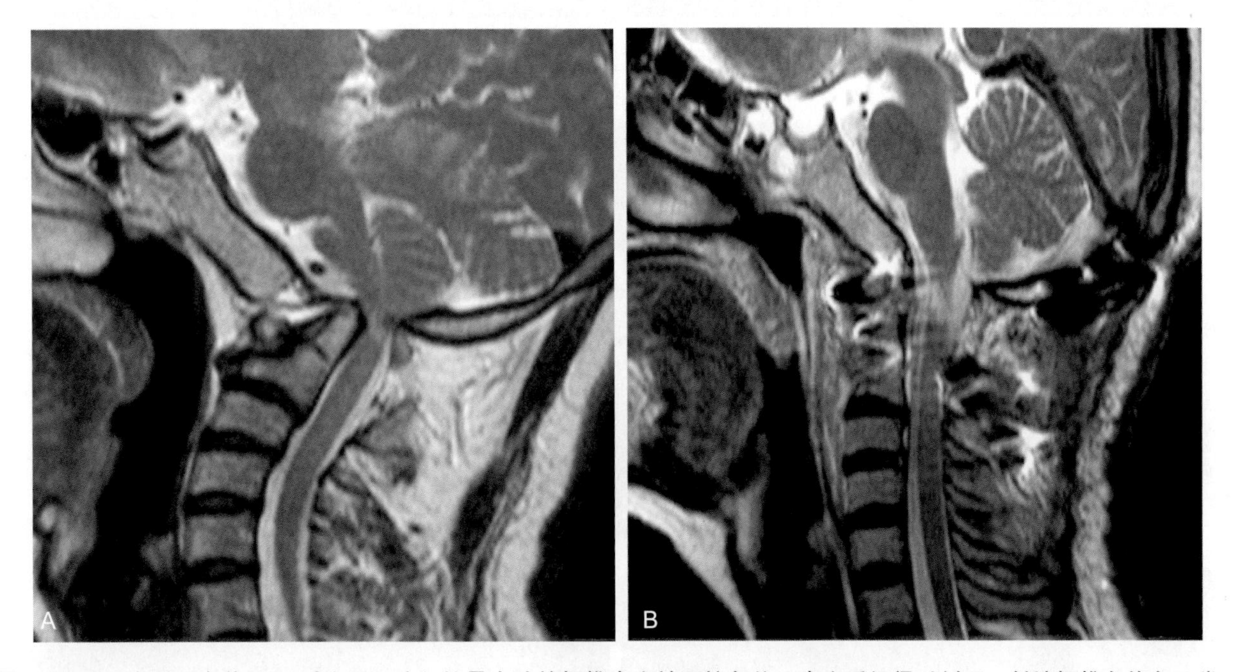

图 9-7-17　术后、术前 MRI 对比显示陷入枕骨大孔的枢椎齿突被下拉复位，齿突后倾得以纠正，斜坡枢椎角恢复正常，脑干压迫完全解除

【病例 4】

1. 一般资料　患者，女性，53 岁，因“四肢麻木、无力，步态不稳 3 年，加重 1 年”入院。

2. 影像学资料　术前 X 线片显示寰椎枕骨化合并寰枢椎脱位，枢椎齿突陷入枕骨大孔形成颅底凹陷。过伸过屈位颈椎 X 线片显示寰齿间隙增宽，寰枢椎失稳（图 9-7-18）。

术前 CT 显示患者寰椎枕骨化合并寰枢椎脱位，枕骨大孔狭窄。患者两侧椎动脉孔高跨（图 9-7-19）。

3. 手术难点　术前 CT 提示患者寰枕融合合并寰枢椎脱位形成颅底凹陷症。右侧寰枢椎侧块关节斜坡化明显。两侧椎动脉内挤高跨，如果行后路手术的 C_0 ～ C_2 固定，枢椎采用椎板螺钉固定强度比不上椎弓根螺钉固定，有发生术后复位丢失的可能。为了不向下延长固定，实现 C_0 ～ C_2 短节段固定，笔者采用前后路联合术式。

4. 手术方案　先采用经口咽入路，行寰枢椎前路松解复位，C_1 ～ C_2 TARP 钢板内固定。然后改俯卧位，行后路 C_0 ～ C_2 枕颈固定。考虑两侧椎动脉高跨，枢椎采用椎板螺钉固定（图 9-7-20）。

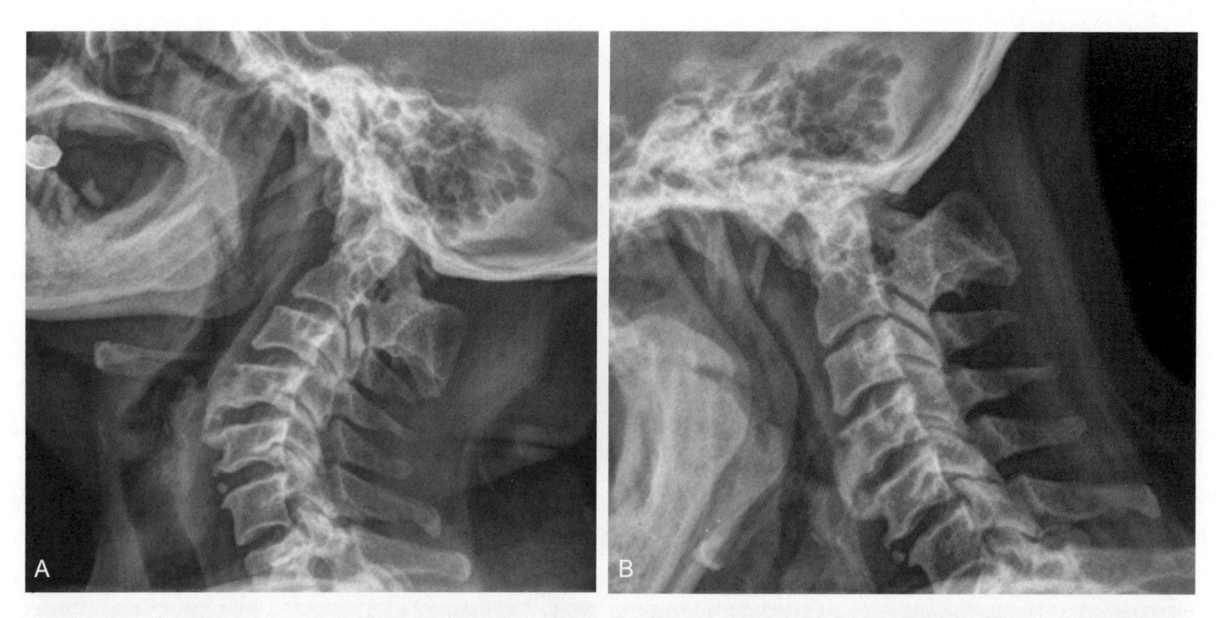

图 9-7-18　术前 X 线片显示寰椎枕骨化合并寰枢椎脱位，过伸过屈位颈椎 X 线片显示寰齿间隙增宽，寰枢椎失稳

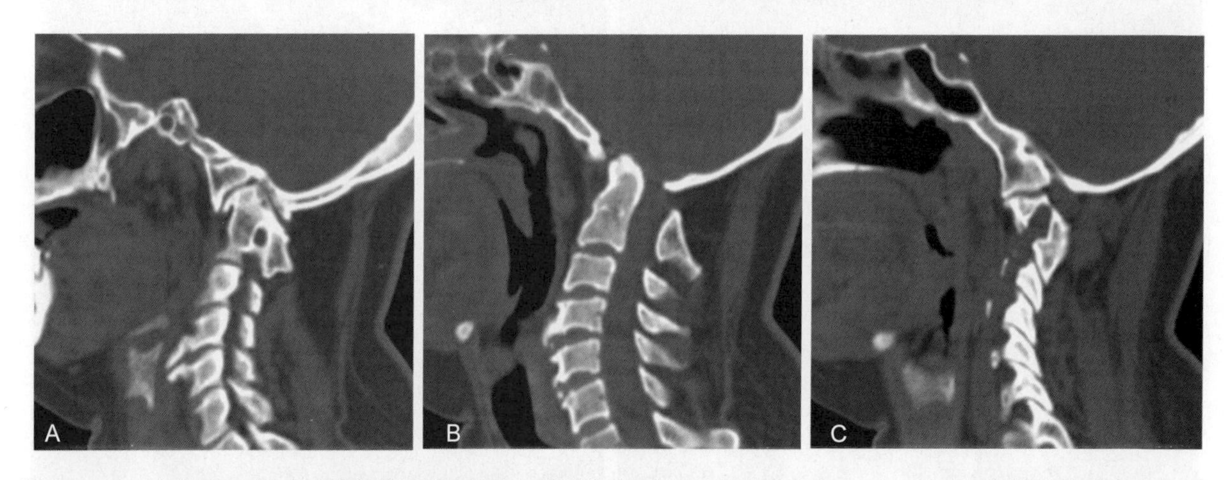

图 9-7-19　术前 CT 显示患者寰椎枕骨化合并寰枢椎脱位（A），枕骨大孔狭窄（B），患者两侧椎动脉孔高跨（C）

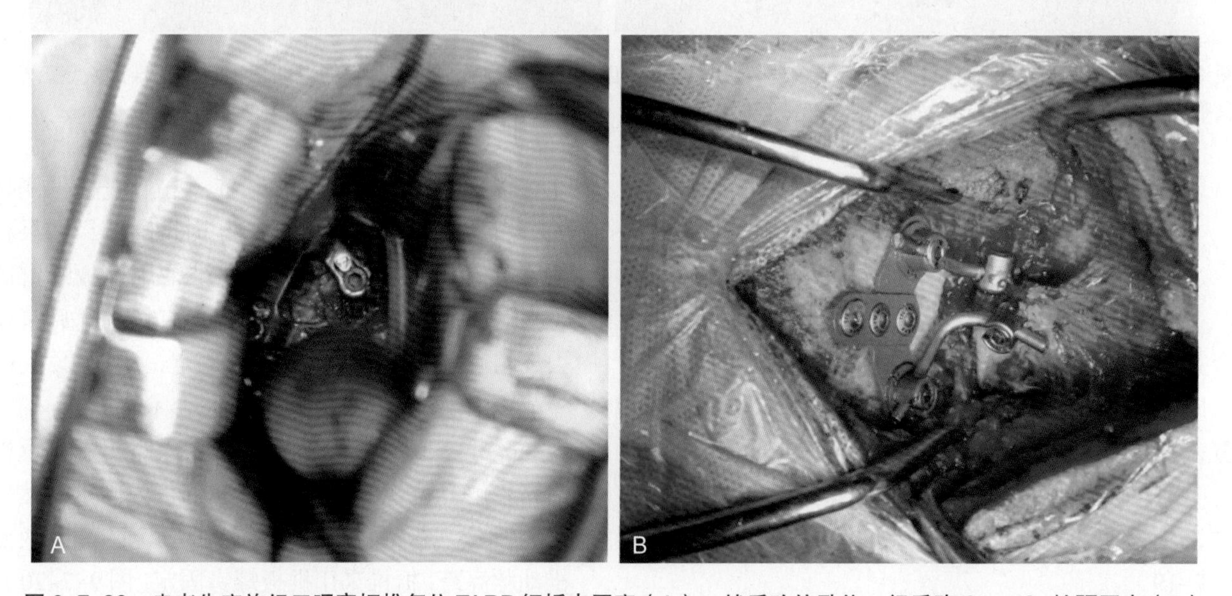

图 9-7-20　患者先实施经口咽寰枢椎复位 TARP 钢板内固定（A），然后改俯卧位，行后路 $C_0 \sim C_2$ 枕颈固定（B）

5. 复查与随访　术后CT显示患者颅底凹陷获得了较理想的复位，枢椎齿突回到正常的解剖位置，斜坡枢椎角恢复正常。前方的TARP钢板发挥了良好的支撑作用，后方的枕颈内固定位置良好，前路钢板与后路钉棒系统固定组成了完善的360°固定（图9-7-21）。术后与术前颈椎MRI对比显示枢椎齿突已经完全复位，脑干压迫解除，脑干颈髓角明显改善（图9-7-22）。

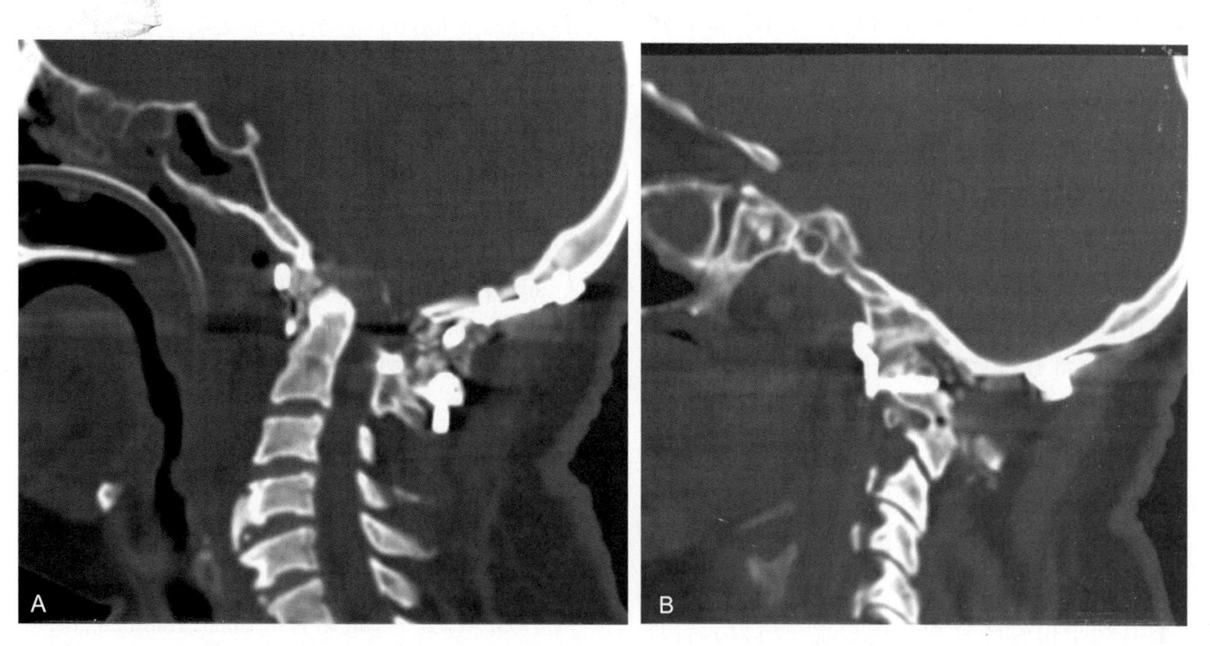

图9-7-21　术后CT显示患者颅底凹陷获得了较理想的复位，枢椎齿突回到正常的解剖位置（A），前路钢板与后路钉棒系统固定组成了稳定的360°固定（B）

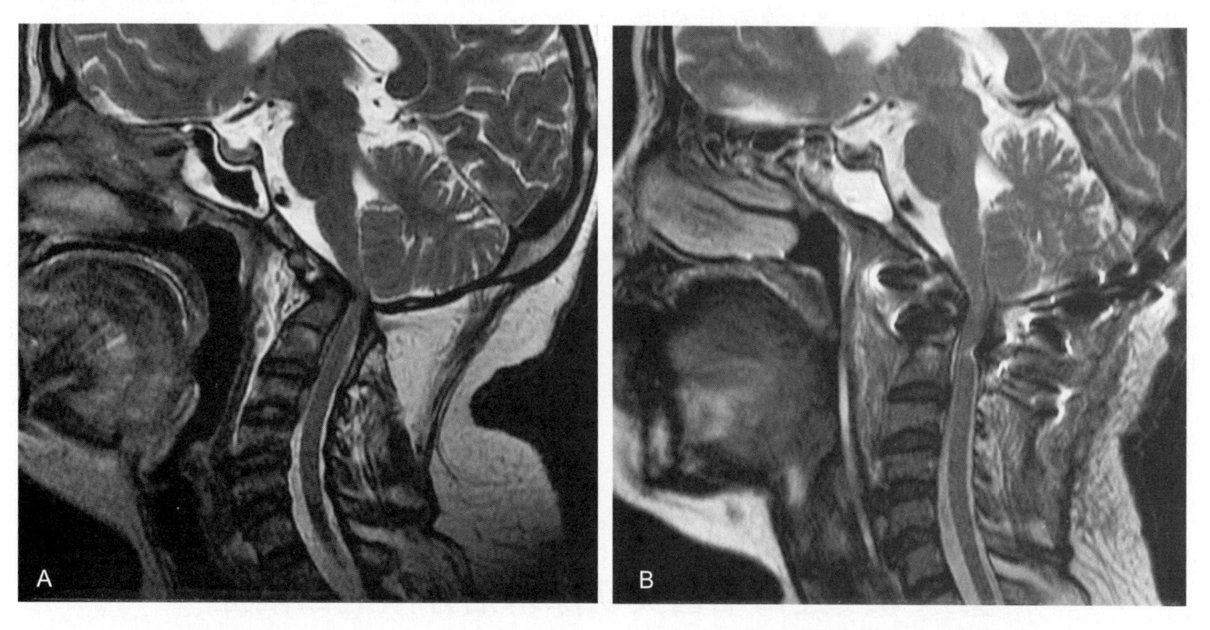

图9-7-22　术后（B）与术前（A）MRI对比显示脑干压迫减轻，脑干颈髓角增大

小结

颅底凹陷症是一种颅颈交界区骨骼发育畸形基础上的疾病，大多数颅底凹陷症患者可以仅使用前路或后路的内固定技术就可以获得复位和稳定，但由于畸形的复杂性，有些情况下需要

采用前后路联合内固定技术治疗颅底凹陷症才能获得更佳的手术效果。这些情况主要包括：①寰椎、枢椎骨骼发育不良，单纯前路内固定或后路内固定不是很可靠；②存在椎动脉变异，枢椎采用椎板螺钉等替代固定方式担心术后复位丢失的患者；③希望短节段固定，且获得可靠的固定效果，避免内固定失败；④ 患者有 Klippel-Feil 综合征，或合并强直性脊柱炎，下颈椎多节段融合，应力集中在颅颈交界区，单纯前路固定或后路固定容易失败，联合前后路固定有助于增强稳定性。

应用前后路联合内固定的手术方式具有以下优势：① 对难复性寰枢椎脱位和颅底凹陷症患者实施前路松解复位和固定的 TARP 技术可以获得较为理想的复位；②前路钢板固定及侧块关节间植骨可以发挥前路支撑和固定作用；③后路内固定则可通过张力带效应增强前路的固定效果；④前后路联合固定形成一个 360° 的稳固力学系统，更有利于植骨融合和长期稳定。所以，合理应用前后路联合内固定技术是治疗某些颅底凹陷症病例的有效方法。患者术后无须长时间佩戴颈围和支具，术后生活质量明显改善。有利于术后早期功能锻炼和快速康复。不足之处就是增加了手术时间。

参考文献

Ai FZ, Yin QS, Wang ZY, et al, 2006. Applied anatomy of transoral atlantoaxial reduction plate internal fixation. Spine (Phila Pa 1976), 31(2): 128-132.

Ai FZ, Yin QS, Xu DC, et al, 2011. Transoral atlantoaxial reduction plate internal fixation with transoral transpedicular or articular mass screw of C2 for the treatment of irreducible atlantoaxial dislocation: two case reports. Spine (Phila Pa 1976),36(8):E556- E562.

Wang JH, Xia H, Ma XY, et al, 2023. Treatment of irreducible atlantoaxial dislocation by bony deformity osteotomy, remodeling, releasing, and plate fixating through transoral approach. Int Orthop, 47(1): 209-224.

Wang JH, Xia H, Ma XY, et al, 2023. Treating pediatric irreducible atlantoaxial rotatory fixation (IAARF) by unlocking facet joint through transoral approach and fixing with slim-TARP plate (15 cases series). J Pediatr Orthop, 43(2): 83-90.

Xia H, Yin QS, Ai FZ, et al, 2014. Treatment of basilar invagination with atlantoaxial dislocation: atlantoaxial joint distraction and fixation with transoral atlantoaxial reduction plate (TARP) without odontoidectomy. Eur Spine J, 23: 1648-1655.

Yin QS, Ai FZ, Zhang K, et al, 2005. Irreducible anterior atlantoaxial dislocation: one-stage treatment with a transoral atlantoaxial reduction plate fixation and fusion. Report of 5 cases and review of the literature. Spine (Phila Pa 1976), 30(13): E375-E381.

Yin QS, Ai FZ, Zhang K, et al, 2006. Transoral atlantoaxial reduction plate fixation for irreducible atlantoaxial dislocation. Chin J Traumatol, 9(1): 14-20.

Yin QS, Ai FZ, Zhang K, et al, 2010. Transoral atlantoaxial reduction plate internal fixation for the treatment of irreducible atlantoaxial dislocation: a 2- to 4-year follow-up. Orthop Surg, 2(2): 149-155.

Yin QS, Wang JH, 2015. Current trends in management of atlantoaxial dislocation. Orthop Surg, 7(3): 189- 199.

Yin QS, Li XS, Bai ZH, et al, 2016. An 11-year review of the TARP procedure in the treatment of atlantoaxial dislocation. Spine (Phila Pa 1976), 41(19): E1151-E1158.

Zhu CR, Wang JH, Wu ZH, et al, 2019. Management of pediatric patients with irreducible atlantoaxial dislocation: transoral anterior release, reduction, and fixation. J Neurosurg Pediatr, 14: 1-7.

第八节 经口咽齿突切除术治疗颅底凹陷症

在采用寰枢椎脱位复位原理治疗颅底凹陷症之前，齿突切除术曾是治疗颅底凹陷症最常用的技术之一。Menze 等认为颅底凹陷症患者脑干前方的压迫主要和陷入枕骨大孔枢椎齿突有关，如果采用经口咽入路将陷入枕骨大孔的枢椎齿突切除，就可以获得很好的神经减压效果。由于齿突位于颅颈交界区，手术部位深在，颅底凹陷症患者的枢椎齿突较正常人明显上移，并且向后方倾斜，压迫脑干等神经中枢，齿突切除术一般需要采用经口咽入路甚至经鼻入路才能完成，是一种直接的减压方式。手术操作者不仅要熟悉解剖，技巧熟练，而且要能妥善处理各种可能发生的并发症。术中一旦发生神经损伤或硬膜破裂，如处理不当，则极易发生中枢神经感染，死亡率高。所以齿突切除术仍是具有较高风险的手术。颅颈交界外科经过数十年的发展，尤其是现代内固定技术的出现，颅底凹陷症的手术理念已经发生了很大变化。人们开始认识到，颅颈交界畸形基础上的寰枢椎脱位是许多颅底凹陷症的病理基础，针对这些类型的颅底凹陷症，采用下拉复位方法实施治疗更为科学合理。从而避免了很多不必要的齿突切除术，所以齿突切除术在治疗颅底凹陷症的使用率呈现下降趋势。近年来，松解和复位的方法治疗颅底凹陷症的理念已经深入人心，但齿突切除术在一些被认为是“难以复位的颅底凹陷症”的治疗中仍然应用。齿突切除术仍然是处理一些复杂难复性颅底凹陷症或实施翻修手术不可或缺的手段。本节主要介绍经口咽齿突切除术治疗颅底凹陷症的适应证、禁忌证、原理、方法、手术技巧和并发症的处理，为脊柱外科医师提供参考。

一、经口咽齿突切除术的手术适应证、禁忌证和原理

（一）经口咽齿突切除术的适应证和禁忌证

1. 经口咽齿突切除术适应证

（1）无法下拉复位的颅底凹陷症。

（2）压迫主要来自前方的不可复性寰枢椎脱位或颅底凹陷症。

（3）已经实施了后路固定手术，且骨性融合，但齿突压迫仍未解除的颅底凹陷症。

（4）压迫主要来自前方的稳定型颅底凹陷症。

（5）术前 CT 显示经口咽入路能够到达齿突最高点者。

2. 经口咽齿突切除术禁忌证

（1）存在咽后壁感染、口腔炎症或龋齿者。

（2）有化脓性扁桃体炎者。

（3）患者全身情况差，有全身感染、败血症等不适合手术的情况。

（4）扁平颅底、斜坡上移等原因导致齿突位置过高，经口腔无法切除齿突的患者。

（二）经口咽齿突切除术的原理

齿突切除术的原理是直接去除骨性致压物获得直接减压。根据齿突切除范围的不同其可以分为 3 种：单纯齿突切除术；齿突及枢椎椎体次全切除减压术；齿突尖旷置术。

1. 单纯齿突切除术　如图 9-8-1 所示，齿突切除的范围仅涉及齿突底部以上的结构，不进行枢椎椎体切除与减压，用于解除来自齿突顶部的压迫。手术只需将齿突完整切除即可获得减压效果。

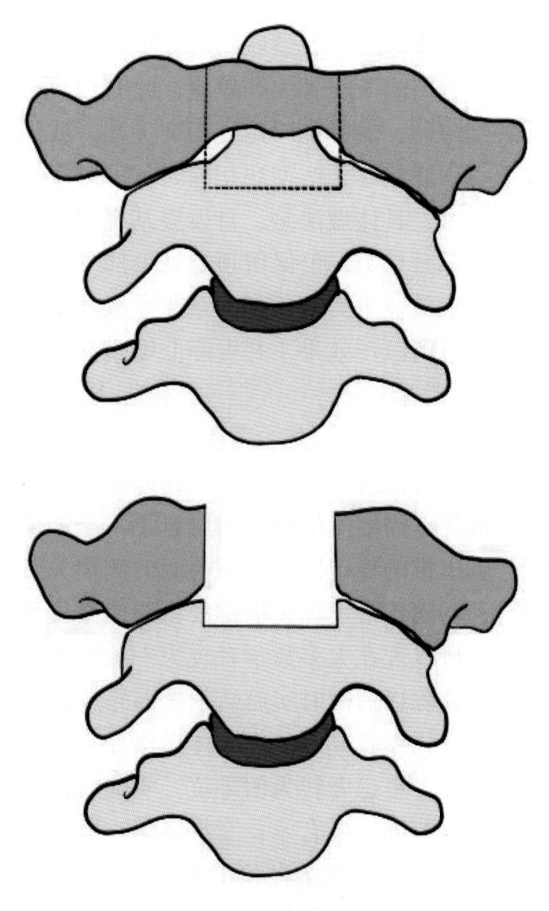

图 9-8-1　**单纯齿突切除术**

切除范围包括齿突及其基底部

2. 齿突切除及枢椎椎体次全切除减压术　如图 9-8-2 所示，齿突切除范围不限于基底部以上齿突，还包括部分枢椎椎体。在枢椎椎体内形

成一个矩形的减压槽。其用于齿突陷入较深，或单纯切除齿突难以获得完全减压的颅底凹陷症患者。只有将齿突扩大切除才能获得比较理想的减压效果。

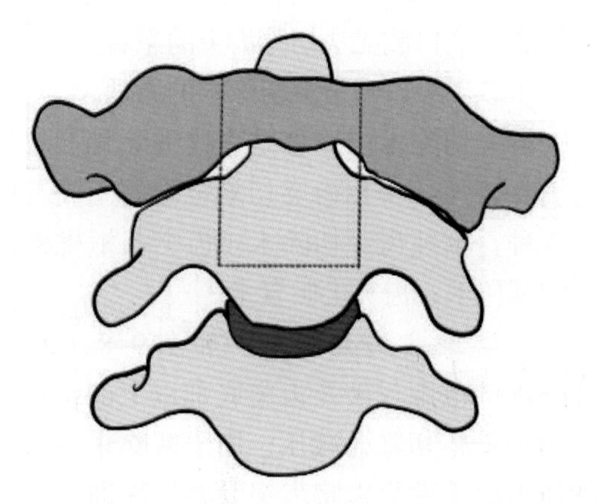
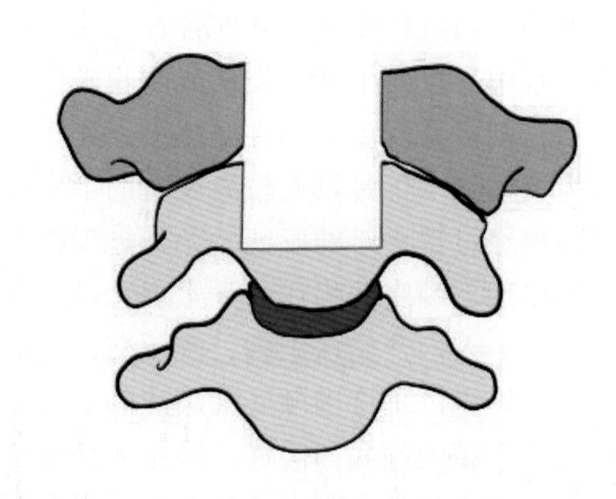

图 9-8-2　**扩大齿突切除术**

包括齿突及枢椎椎体

3. *齿突尖旷置术*　颅底凹陷症患者因合并扁平颅底，齿突陷入枕骨大孔较深，此时经口腔入路受解剖限制，器械难以达到齿突尖端，或因齿突顶部与硬膜粘连无法彻底切除时，可以实施齿突尖旷置术。具体做法是，自齿突基底向上，尽量切除大部分齿突，仅保留顶点处少部分游离齿突小骨。这种技术类似于颈前路漂浮减压术，也可获得较好的减压效果，并可降低硬膜损伤和脑脊液漏的发生率。

（三）齿突切除后是否需要内固定

一般认为，齿突切除以后，寰齿关节的稳定性受到破坏，需要实施固定和融合手术。如果不固定，寰枢椎的稳定性只能靠两侧的侧块关节囊维持，远期随访常发现寰枢椎失稳造成高位颈脊髓损害，所以现在大多数学者较为一致的观点是建议齿突切除以后同时实施寰枢椎前路或者后路固定和融合以维持其稳定。具体做法如下：①齿突切除以后，将患者转为俯卧位，实施后路寰枢椎固定或枕颈固定融合术；②齿突切除减压后，同时行前路侧块关节融合和 TARP 钢板固定，这样手术无须改变体位和另取切口，手术时间短，创伤小，恢复快。当选择第一种方式时，由于齿突切除以后寰枢椎稳定性变差，在转换体位的过程中注意头颈与躯干同步旋转，防止颈部扭转带来高位颈脊髓损伤。

二、经口咽齿突切除术的术前准备

（一）患者资料准备

1. *颅椎 CT 检查*　包括颅前窝到第 7 颈椎的全范围颈椎 1mm 薄层 CT 检查。扫描范围之所以要包括颅前窝和颈椎的全范围，是为了充分了解颅底畸形情况和上下颈椎的发育情况，判断是否合并扁平颅底、枕骨大孔狭窄及寰椎枕骨化等畸形，了解寰枢椎及下位颈椎是否适合置钉固定。其中中矢状面颈椎 CT 重建可用于颅底凹陷症的画线测量，帮助诊断。

2. *寰椎和枢椎椎弓根轴线方向的 1mm 连续薄层 CT 扫描*　用于判断椎动脉孔的变异情况，测量椎弓根的宽度和高度，判断是否适合置钉，并提供测量参数作为手术参考。当需要向下延伸颈椎固定范围时，第 3 颈椎以下颈椎椎弓根轴位片可以提供椎弓根螺钉置钉参数。以上可为手术内固定方式设计提供帮助。

3. *颈椎 MRI*　可帮助了解脑干受压程度，是否合并脊髓变性或脊髓萎缩，有无脊髓空洞和小脑下疝等，预计齿突减压和切除的范围。

4. *颈椎椎动脉和颈动脉造影及三维血管重建*　可帮助了解椎动脉和颈动脉的走行情况及有无变异等，预防经口咽前路显露过程中椎动脉和颈动脉损伤。

（二）口腔准备

对拟实施经口咽齿突切除术患者应在术前3天行口腔准备。

（1）术前重点检查是否有牙龈炎、咽喉炎、扁桃体炎等。如有以上情况，应立即申请专科会诊，并进行专科处理。

（2）即使没有口腔疾病，患者也应该常规洁牙。

（3）术前给患者用1%氯己定漱口液含漱，4次/天。

（4）术前给患者口服甲硝唑片0.4g，口服，3次/天。

（三）内固定方式与相关器械准备

进行经口咽齿突切除术的患者一般要实施相应的内固定，重建寰枢椎稳定性。术前要根据患者的具体情况准备相应的内固定器械。如果拟实施齿突切除同时前路钢板固定，则准备经口咽Codman显露系统和TARP钢板内固定系统。如果拟实施后路固定，则准备寰枢椎后路钉棒（板）内固定系统或后路枕颈内固定系统。

三、经口咽齿突切除术的手术操作流程与技巧

（一）麻醉与体位

患者取仰卧位，肩背部垫高，保持头部极度后仰，行颅骨牵引，牵引重量为6～8kg（图9-8-3）。颅骨牵引的好处有以下两点：①有利于稳定头部，防止手术操作过程中体位改变；②颅骨牵引可以将齿突下拉，这样有利于手术显露和齿突切除。

（二）手术显露

手术采用经鼻插管全身麻醉。患者取仰卧位，肩背部垫高，保持头部后仰。为了增加手术显露，可以采用软腭劈开经口咽扩大入路（图9-8-4）。采用咽后壁中线直切口，切开黏膜和黏膜下肌层。然后用长柄电刀向两侧剥离颈长肌。显露寰椎前结节、寰椎前弓和枢椎椎体前方及两侧的侧块关节。

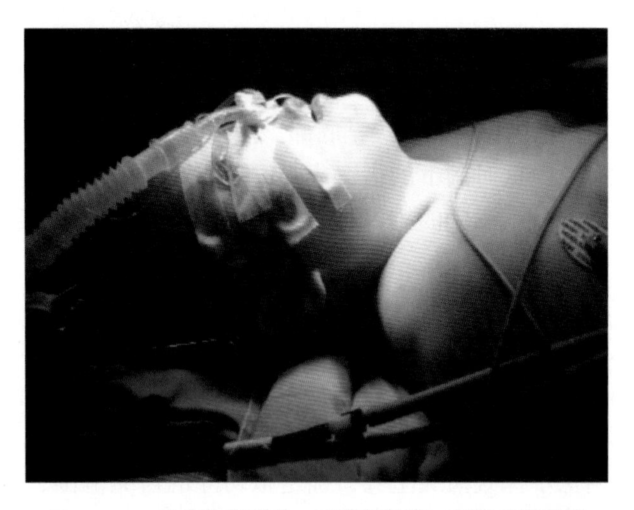

图9-8-3　患者取仰卧位，肩背部垫高，保持头部后仰

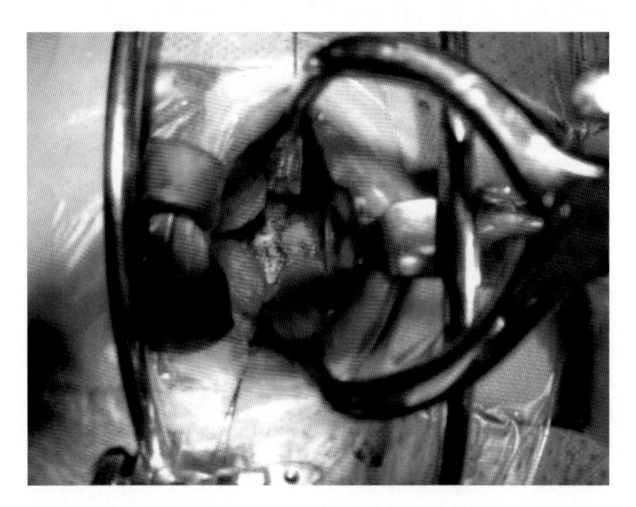

图9-8-4　为了增加手术显露，可以采用软腭劈开经口咽扩大入路

（三）打磨与减压

显露完成后，用高速磨钻或超声骨刀先磨除或切除寰椎前弓，显露深面的枢椎齿突，如有瘢痕组织，可以用电刀清理干净。然后用磨钻继续打磨枢椎齿突，将内部的骨松质去除后只剩下外围一层薄骨皮质外壳。然后改用超薄的颈椎椎板钳将其仔细咬除。用探钩探查深部的寰椎横韧带，用枪钳咬除，这时可以见到膨隆的硬膜囊。仔细探查减压，彻底减压后，完成减压操作（图9-8-5）。

（四）齿突切除术的技巧

要实施齿突切除术，必须使用高速磨钻或超声骨刀等骨动力设备。另外术者可以佩戴头戴式放大镜和冷光源头灯，或者在高倍手术显微镜下操作。齿突切除的方法有多种，一般常用的有齿

突整块摘除、“蛋壳法”齿突切除等。

1. 齿突整块摘除　如图 9-8-6 所示，术者先用高速磨钻打磨齿突基底部，将齿突基底部开槽，磨断。这时剩下的齿突成为游离齿突。用小钩将其钩起，用尖的挑刀将周围的韧带切断，齿突完整摘出。采用这一方法切除齿突时，如齿突陷入位置较深，则操作有一定困难。

2.“蛋壳法”齿突切除　如图 9-8-7 所示，术者用高速磨钻或超声骨刀磨除或切除部分寰椎前弓，清理寰齿间隙的瘢痕组织，显露枢椎齿突。用探子探查齿突上界，确定拟切除的齿突范围，然后用高速磨钻逐层打磨齿突内部的骨松质，将齿突逐步掏空，剩下一层薄薄的骨壳。这时改用薄的颈椎椎板咬骨钳将剩余的“蛋壳”逐步咬除。这样可以安全彻底地切除齿突。

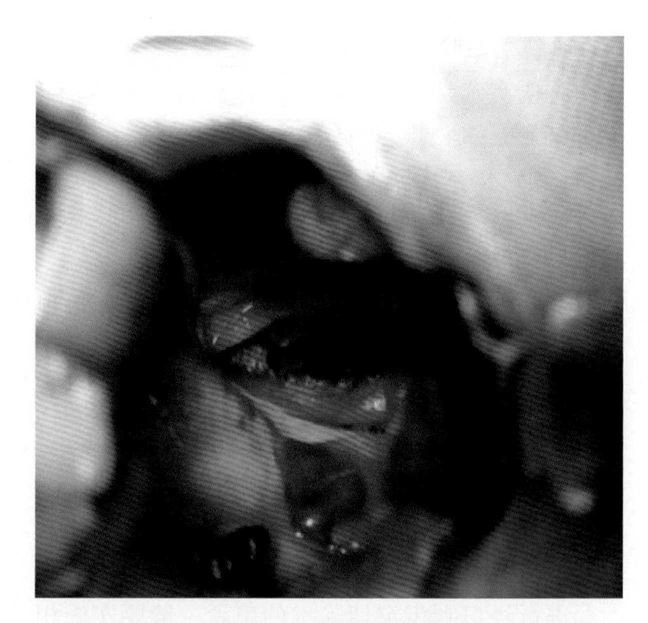

图 9-8-5　齿突扩大减压完成后可见长方形骨槽

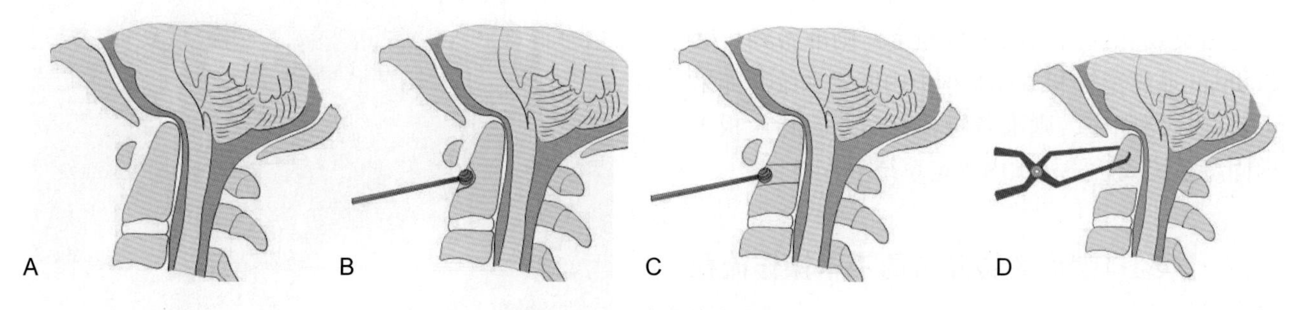

图 9-8-6　齿突整块摘除

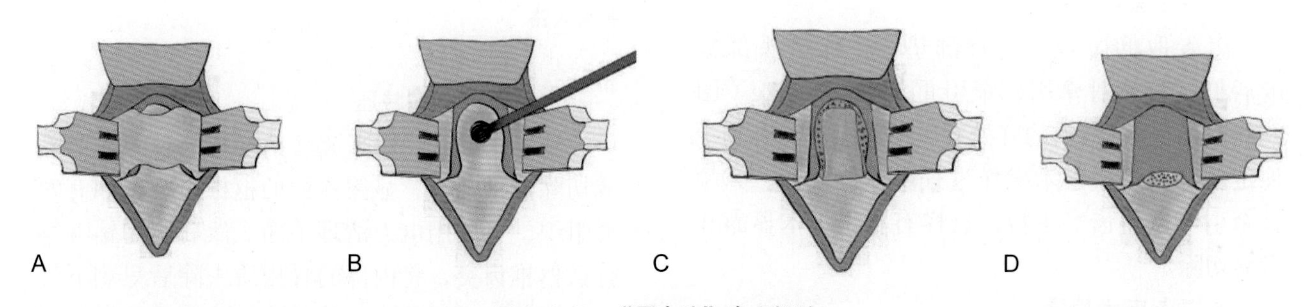

图 9-8-7　“蛋壳法”齿突切除

A. 先切除寰椎前弓；B. 用高速磨钻打磨齿突；C. 将齿突内部骨质磨除后形成空壳；D . 用薄枪钳咬除薄壳，彻底切除齿突

（五）齿突切除后寰枢椎稳定性重建

齿突切除会对寰枢椎的稳定性造成一定影响。为了防止远期失稳，可以考虑一期或二期行寰枢椎稳定性重建。可以采用直接前路寰枢椎固定融合的方式，也可以先关闭咽后壁切口，改俯卧位，行后路寰枢椎或枕颈内固定与植骨融合手术（图 9-8-8）。

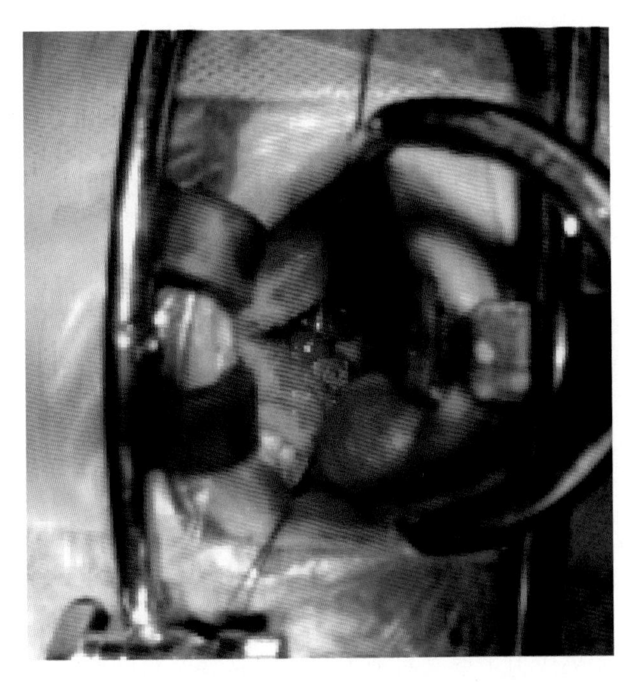

图 9-8-8 齿突切除术后，为了重建寰枢椎的稳定性，可以行侧块关节植骨、前路钢板固定

四、经口咽齿突切除术的术后处理

（一）术后口腔护理

术者在实施经口咽枢椎齿突切除术后第 2 天早查房时可将填塞在口腔的碘伏纱布取出，并用大量生理盐水冲洗口腔直至口腔干净清爽。以后每天行口腔护理 4 ～ 6 次。

（二）术后气管插管的护理与拔管指征

术后患者一般保留气管插管，送 ICU。气管插管一般在第 2 天口腔消肿后拔除。口腔是否消肿可以根据患者舌体肿胀和消退程度进行判断。拔管前也可以先行堵管试验进行气道通畅程度判断。具体做法如下：将气管导管气囊排空，用胶布封堵气管导管管口，如果患者没有呼吸困难，血氧饱和度没有明显下降，则可以拔管。

（三）术后胃管管理

胃管一般保留 1 周，用于鼻饲饮食。1 周后可以拔管，改半流食。少数患者胃管不耐受，也可以术后 3 天拔管。但应该经静脉适当增加热量和营养的补充。

（四）术后佩戴支具

术后应该给患者佩戴舒适可靠的颈椎支具，辅助固定 3 ～ 6 个月，视复查后骨融合情况去除支具。

（五）术后抗生素的应用

术后一般推荐使用能够进入脑脊液的第二代或第三代头孢菌素预防感染（如头孢曲松钠或头孢他啶等），如果同时实施了经口咽固定，建议联合使用甲硝唑。

五、经口咽齿突切除术的并发症处理

经口咽手术感染的预防措施与综合管理如下。

1. 经口咽手术感染的综合预防措施　由于口腔是一个绝对有菌的环境，经此部位手术容易感染，所以必须高度重视经口咽手术的术前口腔准备和术后口腔护理，降低手术切口感染的概率。一般接受 TARP 的患者，术前有 3 天左右的口腔准备时间，采用消毒液口腔漱口、口服甲硝唑等综合护理措施，可以获得一个非常清洁的口腔环境，口腔切口的感染率会显著降低。但对于口腔条件不佳的患者，如有慢性或急性扁桃体炎、严重龋齿患者及长期吸烟者，口腔卫生不佳，要格外留心。术前可先去专科会诊，处理相关疾病，待疾病改善后再择期实施 TARP。

感染的预防要贯穿术前、术中、术后 3 个环节，进行全程管理，主要包括以下几个方面。

（1）术前口腔准备要严格。

（2）手术开始前要进行 2 次口腔清洗，术中严格无菌操作，动作轻柔，尽量减小组织剥离创伤。术中间断冲洗，保持口腔清洁。

（3）手术切口缝合完毕，口腔可以填塞无菌碘伏棉纱，用其压迫伤口，隔断周围唾液等分泌物。

（4）术后 12 小时取出伤口填塞的无菌棉纱时，应立即用大量无菌盐水进行全口腔冲洗，保持口腔清洁。

（5）气管插管拔管后每天让患者自主口腔含漱 6 ～ 8 次，保持口腔清洁。

（6）合理应用抗生素，预防感染。

一般采用以上措施系统管理 TARP 的每个环节，经口咽手术的感染率可以控制到非常低的程度。

2. 经口咽手术感染的诊断与处理

（1）硬膜破裂与脑脊液漏的处理：经口咽齿突切除术中最常见的并发症是硬膜破裂和脑脊液漏。其多发生于骨性压迫严重，存在硬膜粘连的情况，在使用磨钻打磨齿突或用器械分离粘连的过程中时有发生。一旦出现硬膜破损，有清亮脑脊液漏出，应该立即停止手术操作，进行积极处理。由于齿突位置深，一般的破口很难直接缝合修补，多采用生物材料封堵、填塞方法进行处理，并将咽后壁的肌肉和黏膜层严密缝合。术毕立即在腰大池放置引流管，降低颅内压，减少脑脊液自伤口漏出，从而促进漏口愈合。

（2）经口咽齿突切除术后感染的处理：TARP术后感染有早发性感染和迟发性感染两种。前者多发生于术后早期，一般可在术后3～7天发生，患者表现为高热、咽痛等症状。抽血检查可表现为血象升高、降钙素原升高、红细胞沉降率加快等。有些患者可以有寒战等菌血症表现，这时血培养可以发现阳性。其可能和咽后壁伤口分泌物入血有关。这时可以行纤维喉镜检查，发现切口部位肿胀，有分泌物，甚至钢板外露等情况，可以确诊感染。迟发性感染较为少见，可以发生于术后3个月，表现为咽喉疼痛、咳黄脓样黏痰等。患者可以没有发热等全身症状。行血液检查可以发现血象升高、红细胞沉降率加快等。行纤维喉镜检查可以帮助确诊。

（3）TARP术后咽后壁感染的处理：术后早期感染时应该先行纤维喉镜检查，如果没有切口裂开、缝线脱落等情况，可以先用抗生素非手术治疗，同时加强口腔护理和清洁，一般可以早期得以控制。一旦感染控制不佳，或合并切口裂开、钢板外露及迟发性感染等，应行外科干预。处理办法是，将内固定取出，彻底清洗伤口，减张缝合，术后给予敏感抗生素治疗。如果感染部位局限于椎体前方，也可考虑先行后路固定手术，再取出前路固定，进行创面清创。这样有助于避免复位丢失，维持前路手术复位的成果。经过以上积极处理，感染均可获得有效控制，患者大多能够重新愈合。

六、经口咽齿突切除术治疗颅底凹陷症病例剖析

【病例1】经口咽齿突切除术用于治疗稳定型颅底凹陷症

稳定型颅底凹陷症是指不合并颅颈交界区脱位（包括寰枢椎脱位或寰枕关节脱位）的颅底凹陷症。其病理基础为斜坡发育过短或斜坡水平化，形成扁平颅底，这时寰枢椎随着斜坡上移，超过Chamberlain线，并压迫脑干或延髓，引起神经脊髓损害。患者常因颅后窝容积减小，形成小脑下疝。如果压迫主要来自前方，则可选择经口咽前路齿突切除减压术进行治疗。

1. 一般资料　患者，女性，31岁，因“不明原因头痛、呼吸不畅伴濒死感2年”就诊。

2. 术前影像学检查　术前颈椎过伸过屈位X线片显示寰枢椎无明显失稳和脱位。CT检查提示患者齿突明显上移，超过Chamberlain线达8mm，颈椎MRI显示脑干前方受压（图9-8-9）。诊断为稳定型颅底凹陷症（B型）。

3. 主要难点　从术前影像学检查来看，患者的压迫主要来自前方齿突，但寰枢椎结构关系正常，并无脱位。手术将齿突切除即可获得减压。遂采用经口咽齿突切除术进行治疗。

4. 手术策略与技巧　手术采用经口咽入路，采用“蛋壳法”将齿突切除，并使用TARP钢板行前路寰枢椎固定重建。手术同时适当调整斜坡枢椎角，改进手术效果。

5. 术后复查与随访　入院后，在全身麻醉下行经口咽齿突切除减压及寰枢椎前路TARP钢板内固定术（图9-8-10）。术后复查MRI提示患者脑干压迫解除，患者临床症状明显改善（图9-8-11）。

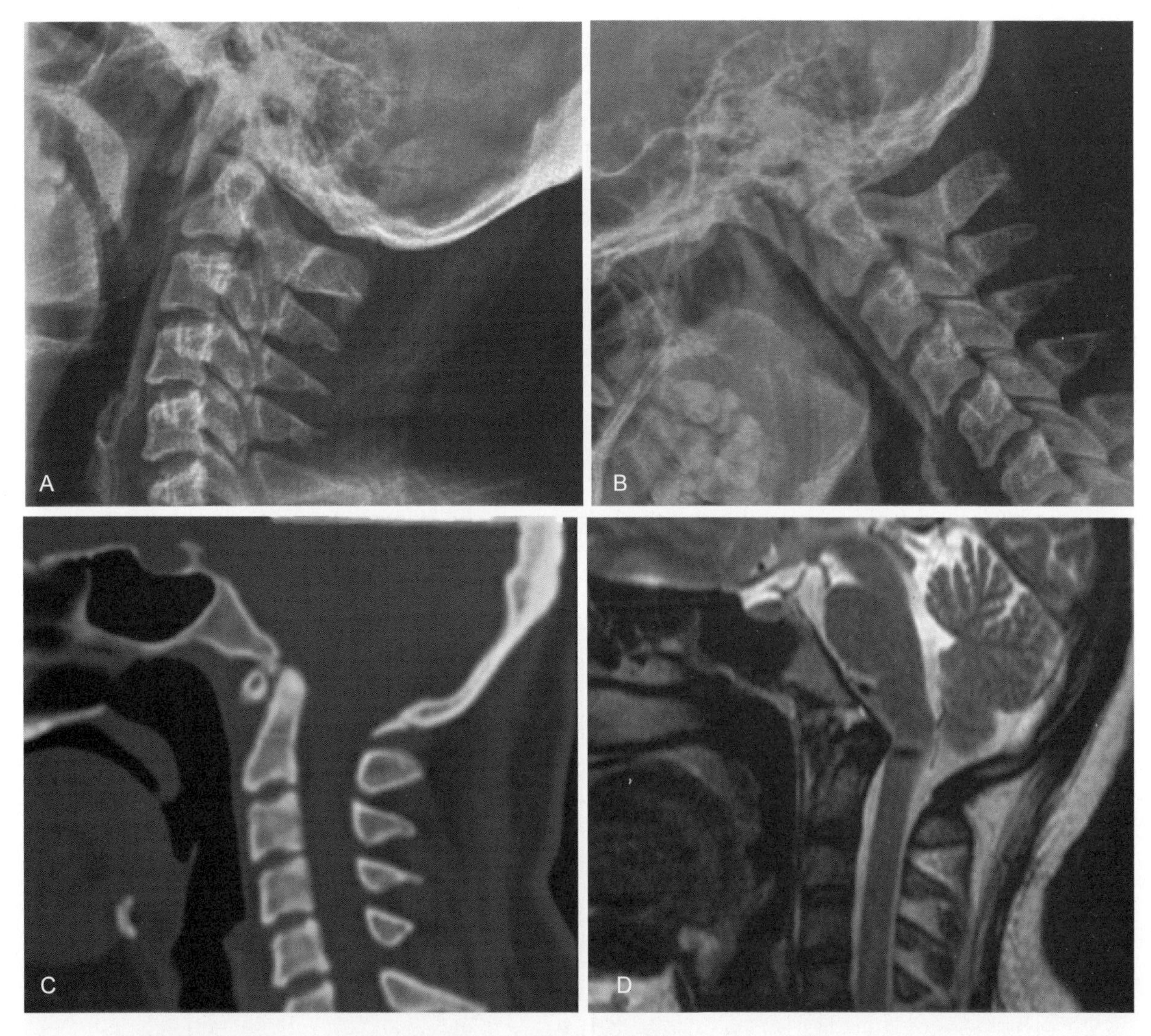

图 9-8-9　术前颈椎过伸过屈位 X 线片显示寰枢椎无明显失稳和脱位（A、B）。颈椎 CT 提示患者齿突明显上移并超过 Chamberlain 线形成颅底凹陷（C），颈椎 MRI 显示脑干前方受压（D）

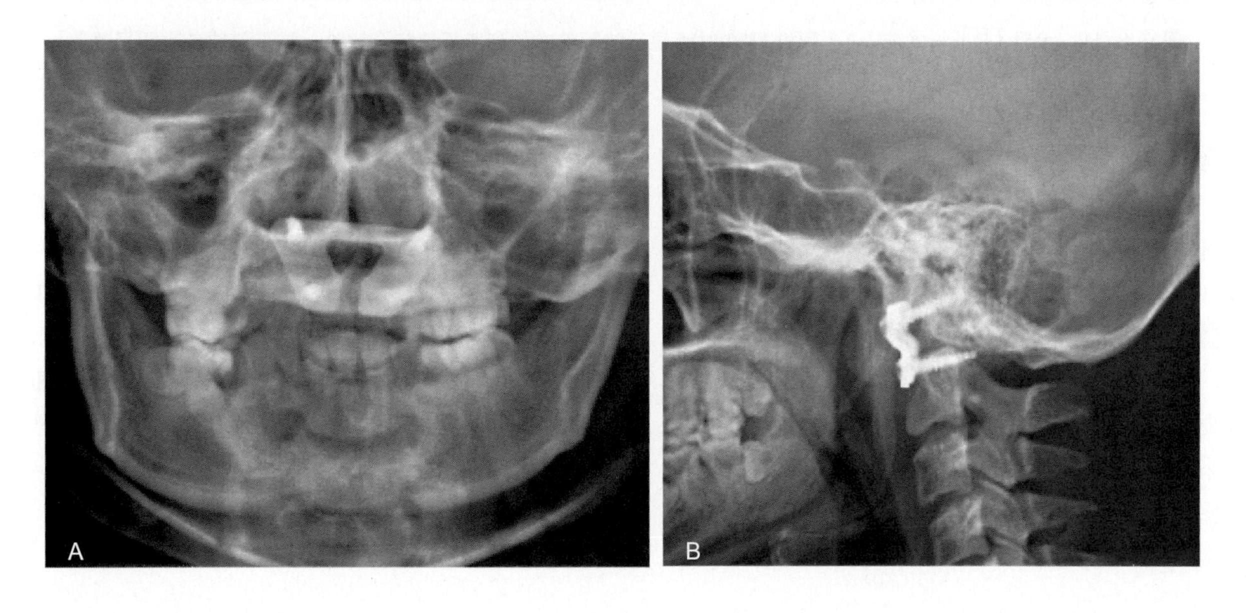

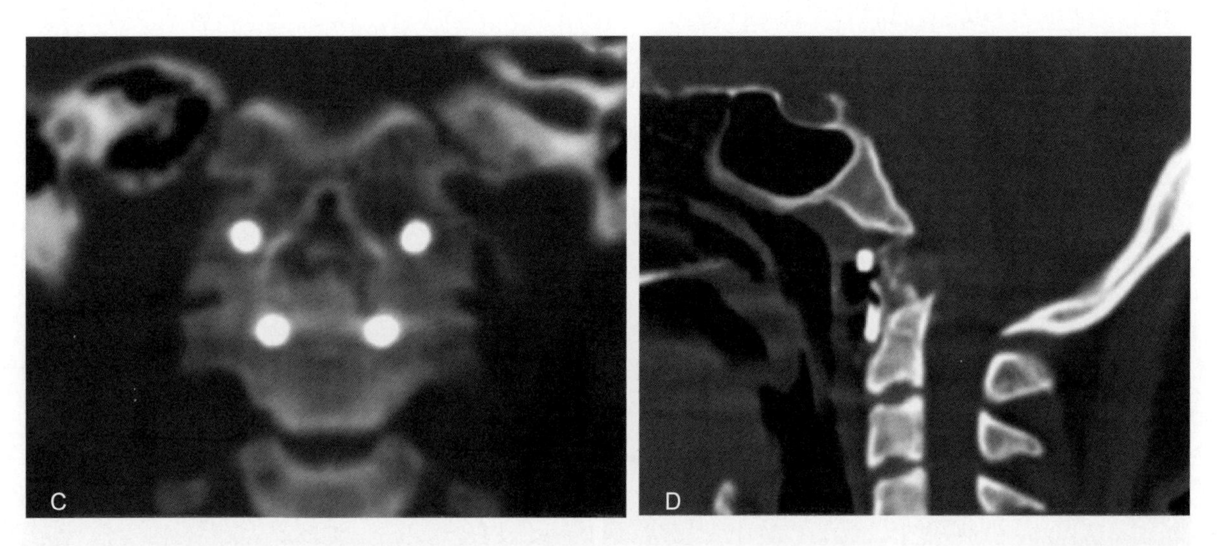

图 9-8-10　术后 X 线片显示患者在接受齿突切除的同时实施了前路 TARP 钢板固定（A、B）。术后 1 年随访的 CT 显示齿突切除后寰枢椎侧块关节已经骨性融合（C、D）

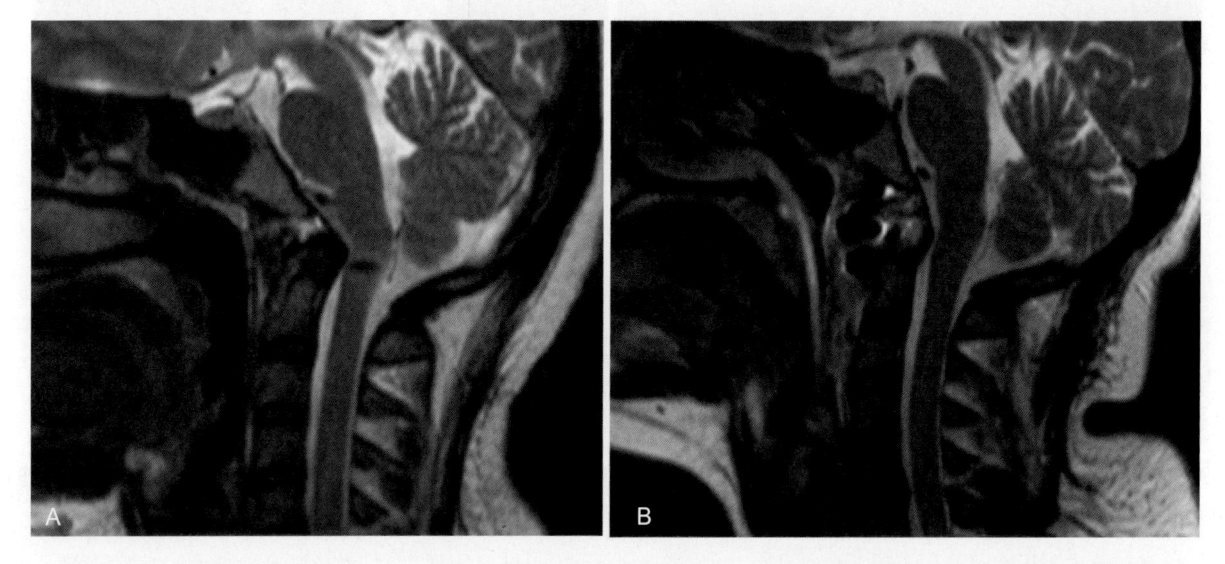

图 9-8-11　术后（B）与术前（A）颈椎 MRI 对比显示脑干前方的齿突压迫完全解除，脑干斜坡角也明显改善

【病例 2】经口咽齿突切除术用于治疗骨性融合的不可复性寰枢椎脱位

前面介绍过，临床上寰枢椎脱位按复位的难易程度分为可复性寰枢椎脱位、难复性寰枢椎脱位和不可复性寰枢椎脱位 3 种类型。其中不可复性寰枢椎脱位是指寰枢椎椎体之间存在骨性融合等，通过常规寰枢椎松解手术也无法获得复位的寰枢椎脱位。这种寰枢椎脱位患者少数情况下可以采用寰枢椎截骨改造等技术将发生骨性融合的寰枢椎重新分开，转化为可复性寰枢椎脱位进行手术，大多数情况下可以在保留寰枢椎稳定性的前提下，实施齿突切除或扩大齿突切除减压，也可获得较好的临床效果。

1. 一般资料　患者，男性，72 岁，因“双手麻木，走路无力 5 年”就诊。

2. 术前影像学检查　入院行颈椎 CT、MRI 检查提示游离齿突合并寰枢椎脱位，延髓明显受压。经颅骨牵引 1 周，没有丝毫复位迹象，再仔细观察颈椎 CT 发现，患者左侧的寰枢椎侧块关节已经骨性融合，诊断为不可复性寰枢椎脱位（图 9-8-12）。

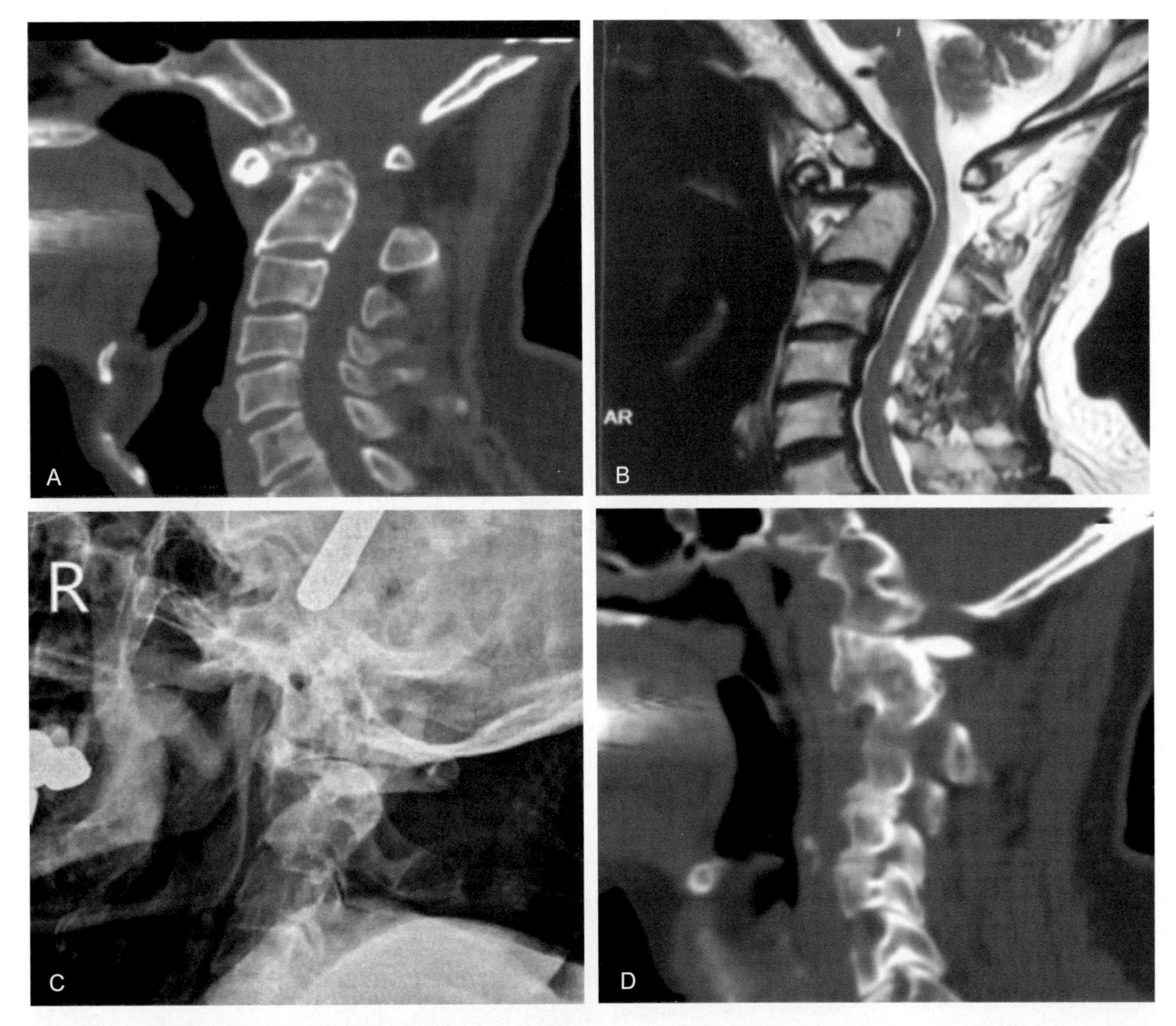

图 9-8-12 术前颈椎 CT、MRI 检查提示游离齿突合并寰枢椎脱位，延髓明显受压（A、B）。经颅骨牵引 1 周，没有丝毫复位迹象（C）。颈椎 CT 显示左侧寰枢椎侧块关节已经骨性融合（D）

3. *手术难点* 患者长期寰枢椎脱位，左侧的寰枢椎侧块关节形成骨性融合，难以通过经口咽松解的方法实施复位。故考虑行齿突切除术，直接减压。

4. *手术策略与技巧* 入院后在全身麻醉下行经口咽齿突扩大切除术，齿突顶部的小游离骨块不造成压迫，予以旷置。

5. *术后复查与随访* 术后行 CT 及 MRI 复查（图 9-8-13）。CT 显示齿突大部分切除，并扩大减压至部分椎体。术后 MRI 显示延髓压迫减轻，脑干颈髓角明显改善，因患者寰枢椎已经骨性融合，故未予以内固定，术后患者临床症状有较明显改善。

【病例 3】经口咽齿突切除术用于颅底凹陷症或寰枢椎脱位翻修

临床上，有些寰枢椎脱位或颅底凹陷症患者接受了不成功的后路复位内固定手术，经过较长时间的观察随访，发现临床症状没有获得预期的改善，这时复查发现，患者的寰枢椎脱位并未获得充分的复位和减压，这是导致手术效果不理想的主要原因。如果距第一次手术时间尚短，还有机会将原来的手术内固定松开或拆除，重新再手术。但如果手术已经 6 个月以上，原来的手术部位已经形成了骨性融合，即使拆除内固定，也难以重新实施复位手术。这时可以采用枢椎齿突切除方法实施翻修。

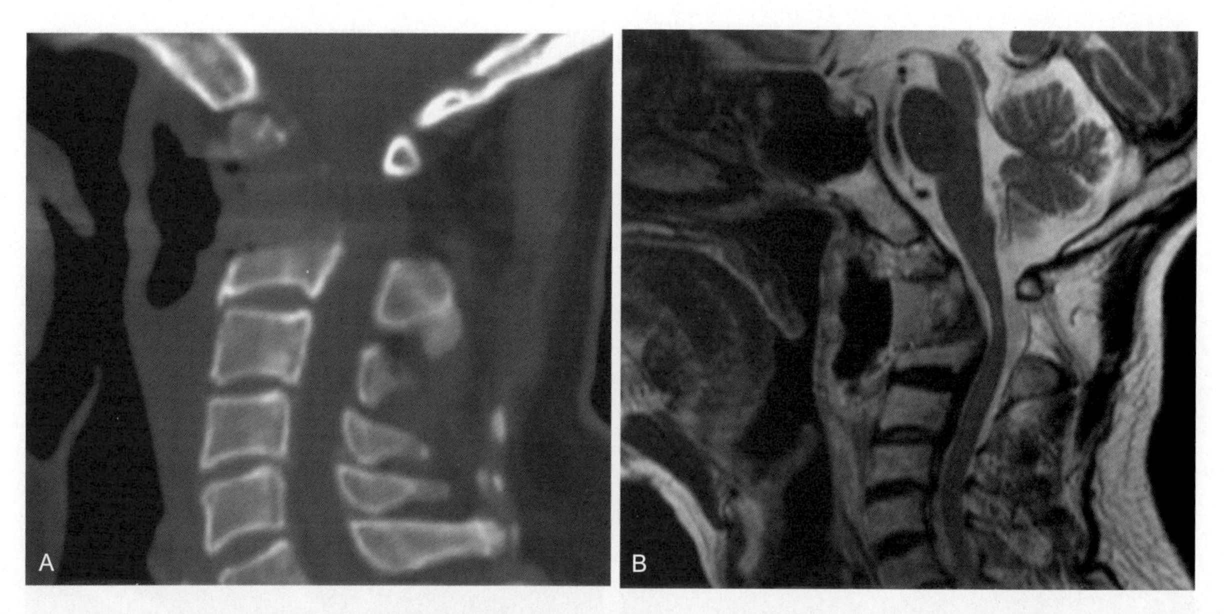

图 9-8-13 术后复查颈椎 CT 显示齿突及部分枢椎椎体被切除减压，齿突顶部的部分小游离骨予以旷置（A）。术后复查 MRI 显示延髓压迫减轻，脑干颈髓角明显改善（B）

1. *一般资料* 患者，女性，47 岁，因“头颈部疼痛、左手麻木、步态不稳 4 年”于外院行颅底凹陷症牵引复位、后路枕颈内固定手术。术后 1 年，症状无明显改善。

2. *术前影像学检查* 复查 MRI 显示颅底凹陷症复位不理想，寰枢椎仍呈脱位状态，ADI 明显增宽，枢椎齿突上移超过 Chamberlain 线 5mm 以上，并仍然压迫脑干（图 9-8-14）。

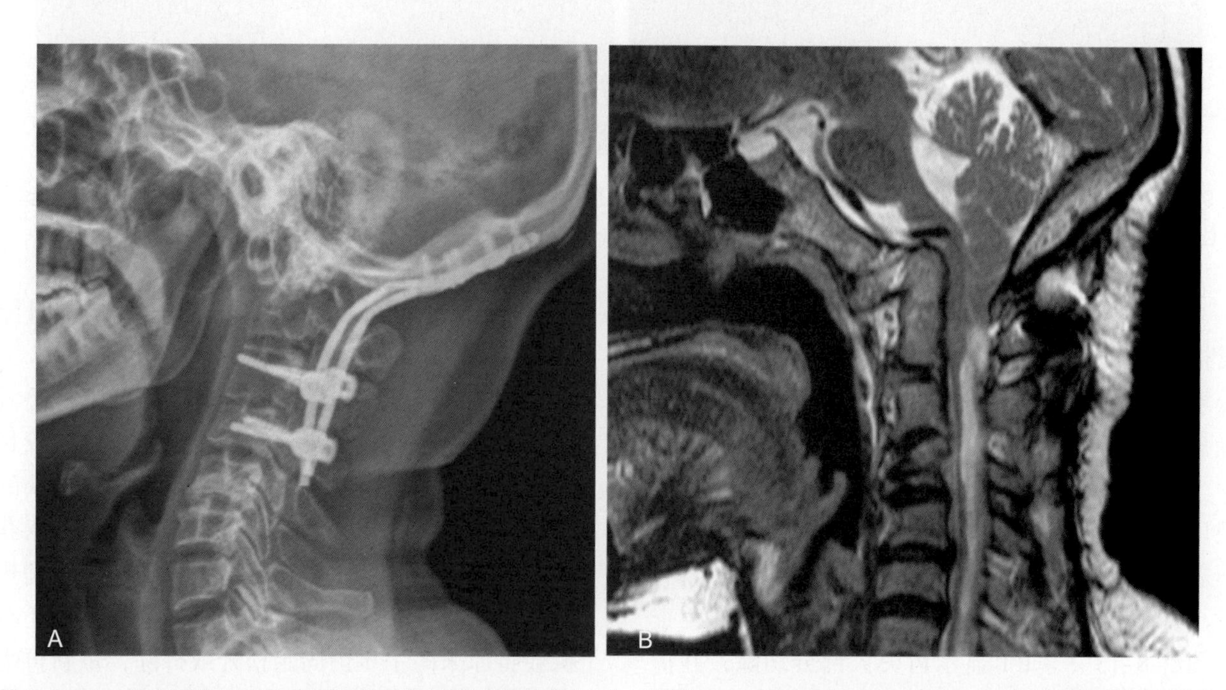

图 9-8-14 术前颈椎 X 线片显示患者已行枕颈固定手术（A），颈椎 MRI 显示颅底凹陷症复位不理想，寰枢椎仍呈脱位状态，ADI 明显增宽，枢椎齿突上移进入枕骨大孔并压迫脑干（B）

3. *主要难点* 由于第 1 次手术到第 2 次就诊的时间已经超过 1 年，术后 CT 显示手术部位已经骨性融合，重新实施下拉复位手术的可能性很小，遂采取全身麻醉下经口咽齿突切除术。

4. *手术策略与技巧* 后路内固定仍然保留，不做处理。采用前路手术方式，行齿突扩大切除减压术，解除脑干压迫。

5. 术后复查与随访 术后复查CT与术前对比显示患者行枢椎齿突扩大切除术后，枕骨大孔部位椎管扩大。术后与术前MRI对比显示脑干压迫减轻，脑干颈髓角明显改善（图9-8-15）。术后患者症状获得较明显改善。

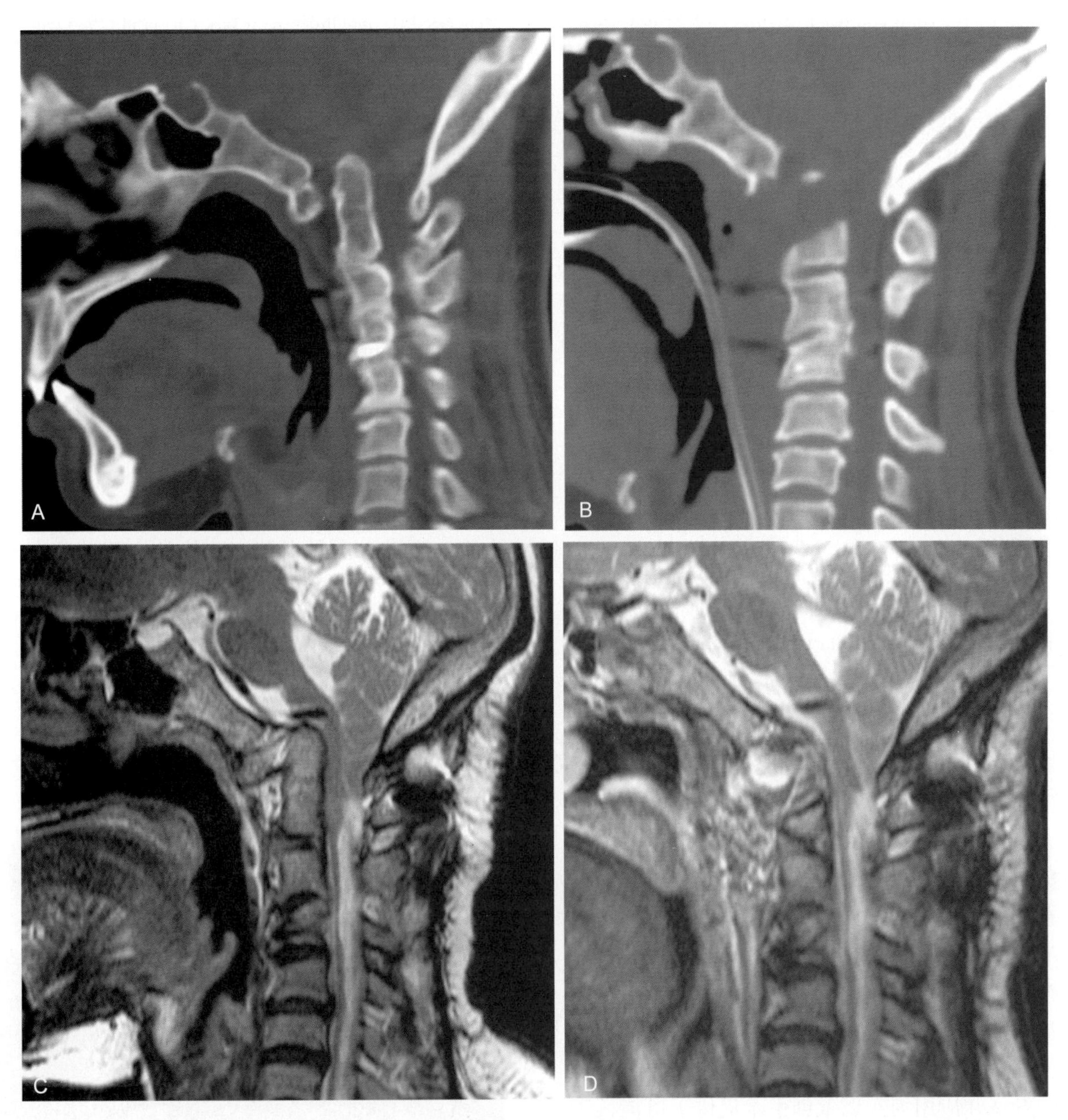

图9-8-15 术后（B）、术前（A）CT对比显示患者行枢椎齿突扩大切除术。术后（D）与术前（C）MRI对比显示脑干压迫减轻，脑干颈髓角明显改善

参考文献

Crockard HA, Calder I, Ransford AO, 1990. One-stage transoral decompression and posterior fixation in rheumatoid atlanto-axial subluxation. J Bone Joint Surg Br, 72(4): 682-685.

Crockard HA, Heilman AE, Stevens JM, 1993. Progressive myelopathy secondary to odontoid fractures: Clinical, radiological, and surgical features. J Neurosurg, 78(4): 579-586.

Crockard HA, Pozo JL, Ransford AO, et al, 1986. Transoral decompression and posterior fusion for rheumatoid atlantoaxial subluxation. J Bone Joint Surg Br, 68(3): 350-356.

Crockard HA, Sen CN, 1991. The transoral approach for the management of intradural lesions at the craniovertebral junction: Review of 7 cases. Neurosurgery, 28(1): 88-97.

Crockard HA, 1995. Transoral surgery: Some lessons learned. Br J Neurosurg, 9(3): 283-293.

Di Lorenzo N, 1992. Craniocervical junction malformation treated by transoral approach: A survey of 25 cases with emphasis on postoperative instability and outcome. Acta Neurochir (Wien), 118(3-4): 112-116.

Dickman CA, Crawford NR, Brantley AG, et al, 1995. Biomechanical effects of transoral odontoidectomy. Neurosurgery, 36(6): 1146-1152.

Dickman CA, Locantro J, Fessler RG, 1992. The influence of transoral odontoid resection on stability of the craniovertebral junction. J Neurosurg, 77(4): 525-530.

Fiore AJ, Haid RWJ, Rodts GEJ, et al, 2002. C1 lateral mass screws for posterior spinal reconstruction: Technical note and case series. Neurosurg Focus, 12(1): E5.

Fiore AJ, Mummaneni PV, Haid RWJ, et al, 2002. C1 lateral mass screws: Surgical nuances. Tech Orthop, 17: 1-6.

Grob D, Wursch R, Grauer W, et al, 1997. Atlanto-axial fusion and retrodental pannus in rheumatoid arthritis. Spine, 22(14): 1580-1583.

Hadley MN, Spetzler RF, Sonntag VKH, 1989. The transoral approach to the superior cervical spine: A review of 53 cases of extradural cervicomedullary compression. J Neurosurg, 71(1): 16-23.

Haid RWJ, Subach BR, McLaughlin MR, et al, 2001. C1-C2 transarticular screw fixation for atlantoaxial instability: A 6-year experience. Neurosurgery, 49(1): 65-68.

Menezes AH, VanGilder JC, Clark CR, et al, 1985.Odontoid upward migration in rheumatoid arthritis: An analysis of 45 patients with "cranial settling". J Neurosurg, 63(4): 500-509.

Menezes AH, VanGilder JC, Graf CJ, et al, 1980. Craniocervical abnormalities: A comprehensive surgical approach. J Neurosurg, 53(4): 444-455.

Menezes AH, VanGilder JC, 1988. Transoral-transpharyngeal approach to the anterior craniocervical junction: Ten-year experience with 72 patients. J Neurosurg, 69(6): 895-903.

Mummaneni PV, Haid RWJ, Fiore AJ, et al, 2003. Posterior C1-2 fixation techniques: Wires, clamps and screws. Contemp Neurosurg, 25: 1-8.

Mummaneni PV, Haid RWJ, Traynelis VC, et al, 2002. Posterior cervical fixation using a new polyaxial screw and rod system: Technique and surgical results. Neurosurg Focus, 12(1): E8.

Zygmunt S, Sveland H, Brattstrom H, et al, 1988. Reduction of rheumatoid periodontoid pannus following posterior occipito-cervical fusion visualised by magnetic resonance imaging. Br J Neurosurg, 2(3): 315-320.

第九节　经鼻内镜辅助下前路减压术治疗高斜坡型颅底凹陷症

临床上会遇到高斜坡型颅底凹陷症，此类患者由于颅底发育扁平，斜坡几乎呈水平状，齿突和斜坡极度上移，位置很高，常规经口腔入路很难显露（图 9–9–1）。如果需要前路减压处理这种类型的颅底凹陷症，虽然可以采用劈开上颌骨的扩大入路进行显露和操作，但其手术创伤大，并发症多，不被广泛接受（图 9–9–2）。内镜技术的发展和应用为实现微创手术提供了可能，实施经鼻内镜辅助下齿突减压术可以较好地解决这一难题。内镜系统不仅可以提供充足的照明，而且镜头和手术工具可以深入鼻腔及口鼻交界区的狭小空间，在放大高清图像视野下进行操作，为实施高斜坡型颅底凹陷症前路减压提供有效的辅助手段。本节主要介绍经鼻内镜辅助下颅底凹陷症前路手术。

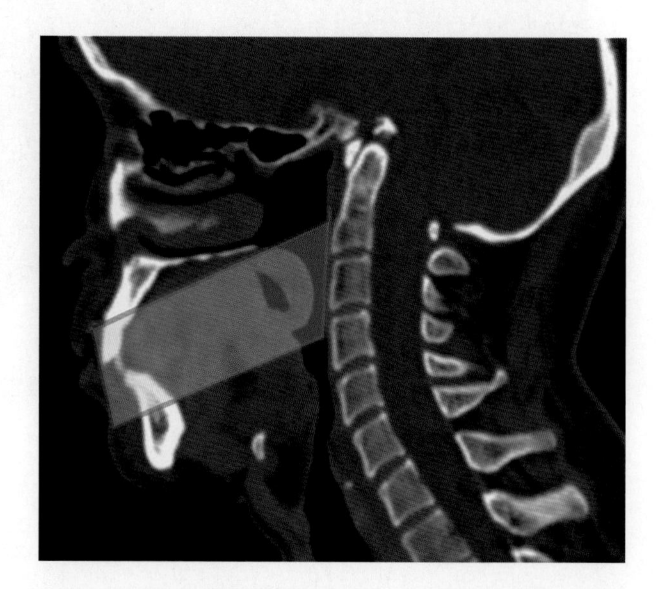

图 9–9–1　高斜坡型颅底凹陷症由于颅底发育扁平、斜坡几乎呈水平状，经口腔入路难以到达齿突顶部实施减压

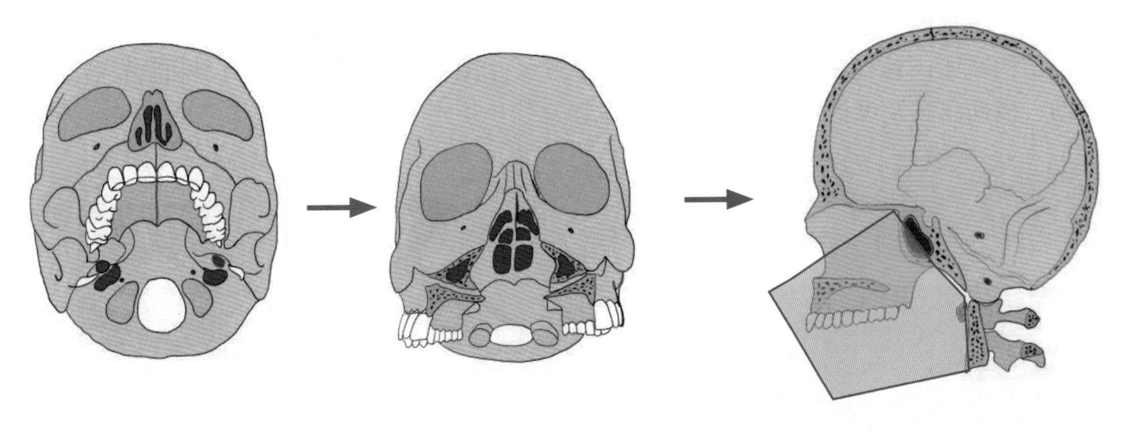

图 9-9-2 采用 Lefort 截骨、上颌骨劈开入路可以显露斜坡及高位颈椎，但这种手术方式创伤大，并发症多

一、经鼻内镜辅助下前路减压术治疗颅底凹陷症的手术适应证、禁忌证及手术原理和术前准备

（一）经鼻内镜辅助下前路减压术的适应证和禁忌证

1. 适应证 ①压迫主要来自前方的稳定型颅底凹陷症；②已经形成骨性融合的不可复性颅底凹陷症；③已经实施了后路固定手术，且骨性融合，但齿突压迫仍未解除的颅底凹陷症；④合并扁平颅底，术前 CT 评估显示经口咽入路无法到达目标区域的高斜坡型颅底凹陷症。

2. 禁忌证 ①存在鼻腔感染、化脓性鼻窦炎者；②有严重鼻中隔偏曲者；③鼻甲明显肥大畸形、鼻腔狭窄者；④存在颈动脉发育畸形，影响手术显露者；⑤术前评估发现经鼻入路手术器械仍无法到达目标区域的患者。

（二）经鼻内镜辅助下前路减压术的原理

如图 9-9-3 所示，该颅底凹陷症患者因颅底发育扁平，斜坡水平化，枢椎齿突明显上移，超过硬腭线达 23mm，因受硬腭阻挡，采用经口咽入路根本无法到达目标区域。这时，采用经鼻入路是个不错的选择。与鼻腔不同，口腔是一个可以开合的活动空间，视野较为宽广，可以容纳较多的器械操作，而鼻腔的解剖特殊，内部空间狭小且结构复杂，可扩张性极小，其外露的部位仅为两个鼻孔。鼻腔内部被鼻中隔分为两半，其外壁有复杂的鼻甲结构，每个鼻孔扩张空间有限，仅能容纳特殊的手术器械或内镜通过，术者无法直视鼻腔对颅底进行操作，需要在内镜的辅助下才能实施手术。根据器械置入方式的不同，可以采用单鼻孔入路或双鼻孔入路进行手术。由于鼻腔的可扩张性小，一般推荐双鼻孔入路较为方便。一侧鼻孔作为内镜通道，将 3.5mm 内镜自一侧鼻腔插入，进入后鼻孔区域，观察和监视手术野；自另侧鼻孔置入磨钻或超声骨刀等器械，实施减压操作。通常，经鼻入路显露范围的上界可达斜坡中下部，下界可达鼻腭线与枢椎椎体前缘交点的附近区域。所以经鼻内镜减压的范围包括寰椎前弓切除、齿突切除或部分斜坡切除等。

（三）经鼻内镜辅助下前路减压术治疗高斜坡型颅底凹陷症的设备与工具

要实施经鼻内镜辅助下颅底凹陷症前路减压手术，需要准备以下设备与工具。

1. 3.5mm 鼻内镜系统 采用 3.5mm 鼻内镜及高清摄像系统。内镜可使用 0° 或 30° 镜头，用于观察监测手术野，让术者在清晰的影像辅助下实施各种操作。

2. 射频刀头 使用射频刀头将黏膜瓣与骨面剥离，清理骨面的软组织，止血等。

3. 高频钨针刀 使用高频钨针刀切开黏膜，制作黏膜瓣，操作过程出血少，黏膜损伤小，有利于愈合。

4. 带冲洗和吸引装置的超声骨刀（图 9-9-4） 使用带冲洗和吸引装置的加长型超声骨刀实施骨性结构的打磨和减压。这种超声骨刀具有打磨、冲洗和自动吸走水分的功能，刀头长度和直径适合在鼻腔内操作，不占据很大空间，是经鼻内镜下减压工具的首选。另外，使用超声骨刀实施骨性结构减压还具有较好的安全性，它通过纵向振动、横向扭转及纵横复合运动等超声振动模式切割骨性材料（图 9-9-5），不易损伤神经组织，不易造成硬膜撕裂和脑脊液漏等并发症。

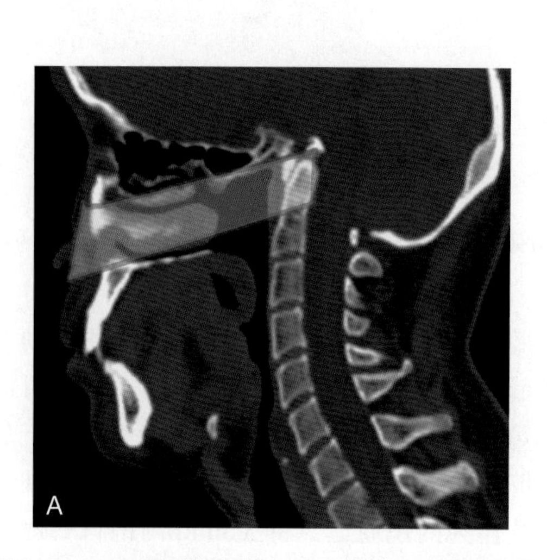

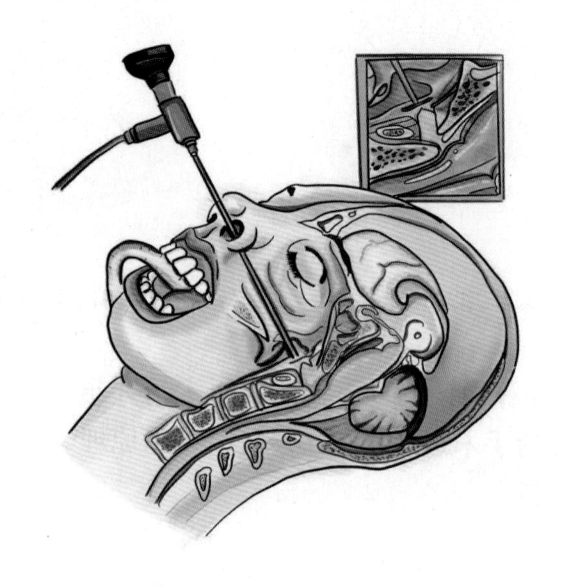

图 9-9-3 如果采用经鼻入路，器械可以到达枢椎齿突实施减压（A）。将内镜插入鼻腔，可以获得良好的照明及镜下图像，辅助手术操作（B）

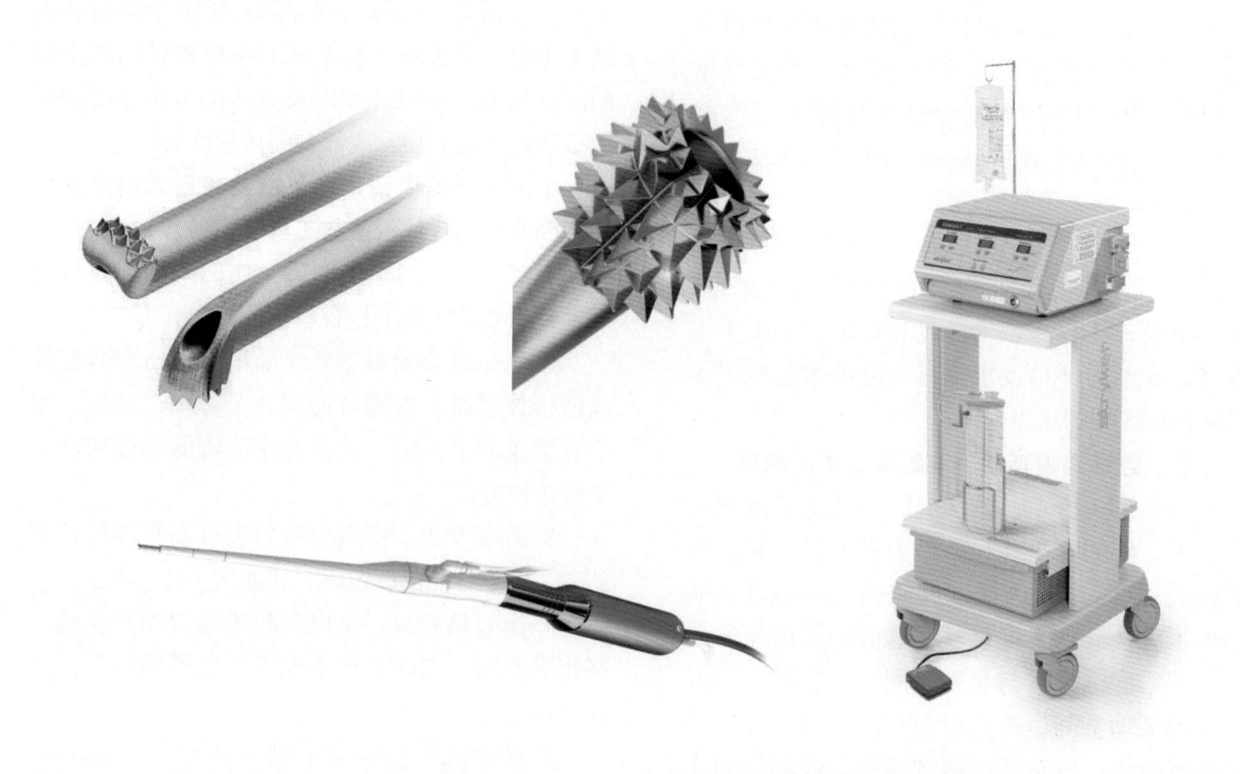

图 9-9-4 带冲洗装置的加长型超声骨刀动力系统的主机、手机及刀头

这种超声骨刀具有打磨、冲洗和自动吸走水分的功能，刀头长度和直径适合在鼻腔内操作，不占据很大空间，是经鼻内镜下减压工具

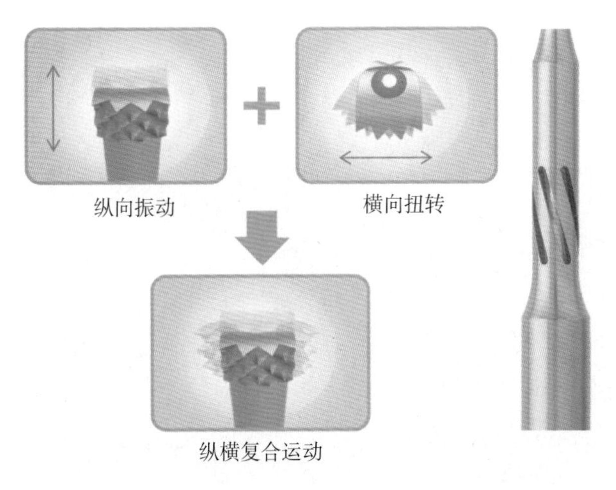

图 9-9-5　**超声动力系统的切割原理示意图**

通过纵向振动、横向扭转及纵横复合运动等超声振动模式切割骨性材料，不易损伤神经和硬膜等软组织

（四）经鼻内镜辅助下前路减压术的术前准备

1. 资料准备　术前准备以下影像学资料。

（1）包括颅前窝到第 6 颈椎的全范围颈椎 CT：可以在中矢状片上进行画线测量，分析颅底凹陷症的类型及齿突陷入的高度，判断是否需要实施经鼻内镜手术。

（2）颈椎 MRI：主要判断颅底凹陷症的类型，用来观察斜坡和齿突上移的程度及对脑干的压迫情况，判断是否合并脊髓空洞及小脑下疝等。

（3）颈椎椎动脉和颈动脉 CT 造影三维重建：主要用于观察颅颈交界区是否存在椎动脉变异、颈动脉变异等；分析其对经鼻内镜辅助手术显露和减压操作的影响及后路寰枢椎置钉的影响。

2. 鼻内镜检查　术前去耳鼻喉科行鼻内镜检查，排除有无下鼻甲肥大、鼻中隔偏曲等情况。检查鼻咽部有无炎症，排除咽鼓管肿胀等不利于手术显露的情况。

3. 带金属标记点的 CT 检查　鼻内镜检查完成后，将金属标记杆插入一侧鼻腔，指向后鼻孔最高点，然后行 CT 检查，观察金属标志物能够到达的位置，帮助判断手术器械能否到达减压部位（图 9-9-6）。

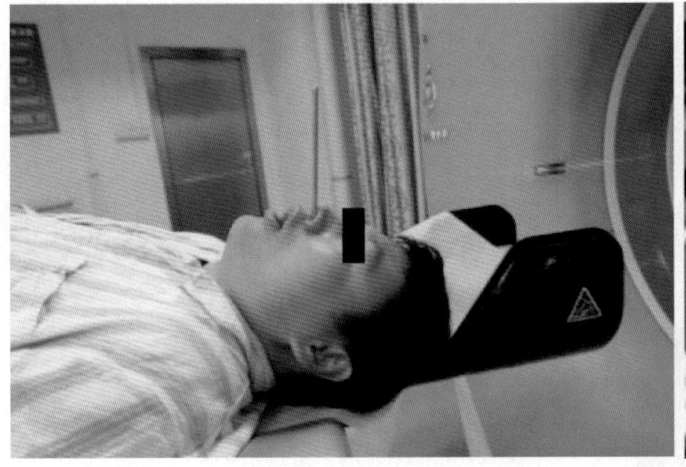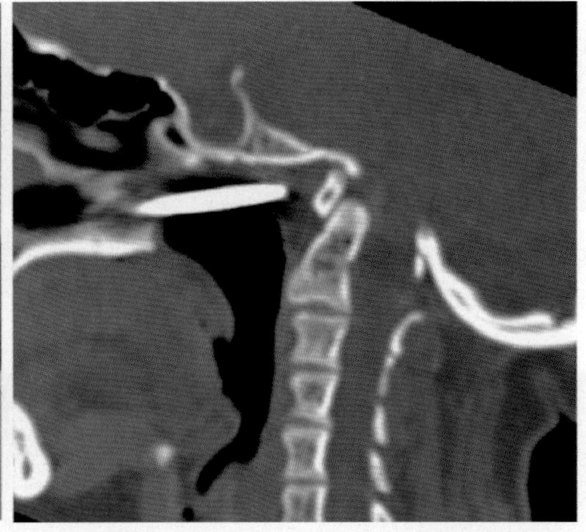

图 9-9-6　**术前给患者鼻腔置入金属杆，然后行 CT 检查，可以帮助预判断手术器械能否到达减压部位**

4. 鼻腔清洁与护理　术前 3 天开始，给患者清洗鼻腔，修剪鼻毛。并给予氯己定漱口液漱口，保持鼻咽部与口咽部清洁。

二、经鼻内镜辅助下前路减压治疗颅底凹陷症的手术方法与手术步骤

手术步骤与要点如下。

1. 麻醉与体位　患者取仰卧位，肩背部略垫高，头部轻度后仰。手术一般采用经口腔插管，全身麻醉。用无菌贴膜将面部及气管插管完全覆盖，仅露出鼻孔（图 9-9-7）。

2. 消毒与铺单　用碘伏对颜面部及头部消毒后，用无菌单包头，无菌贴膜封闭口腔，眼贴护眼，然后铺无菌单，仅露出鼻孔（图 9-9-8）。

3. 手术进入与配合　手术开始前，先于 250ml 生理盐水中加入 1 支肾上腺素，将脑棉片浸湿后填入鼻腔，收缩鼻腔黏膜。如下鼻甲明显肥大影

响器械置入，可以用双极电凝钳进一步处理收缩下鼻甲黏膜，增加鼻腔通道的有效空间。由一名熟练的耳鼻喉科医师作为辅镜的助手，将内镜自一侧鼻腔置入，进入后鼻孔。术者持工具在另外一侧鼻孔操作（图 9-9-9）。

4. 黏膜瓣翻转与成形　内镜视野下找到颅底与后鼻咽部的反折点（穹窿部）后，可以确定黏膜瓣的上边界，下方辨认双侧咽鼓管圆枕，其内侧作为两边的安全边界。通常，黏膜瓣可以取“U”形瓣向下翻开，也可取“L”形瓣向下翻开（图 9-9-10）。后者的优点是减压完成后，黏膜瓣回置比较容易。

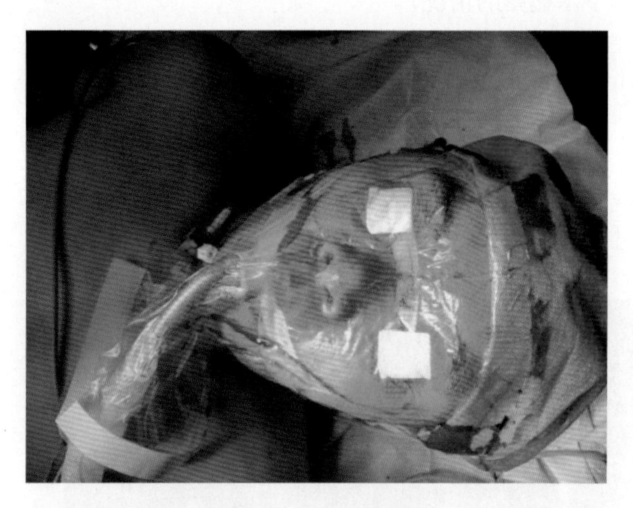

图 9-9-7　**患者取仰卧位，肩背部略垫高，头部轻度后仰，采用经口腔插管，全身麻醉**

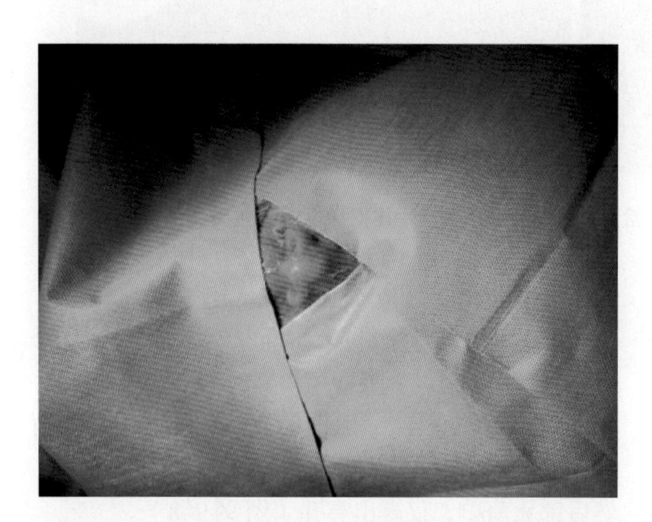

图 9-9-8　**用碘伏对颜面部及头部消毒后，用无菌单包头，无菌贴膜封闭口腔，眼贴护眼，然后铺无菌单，仅露出鼻孔**

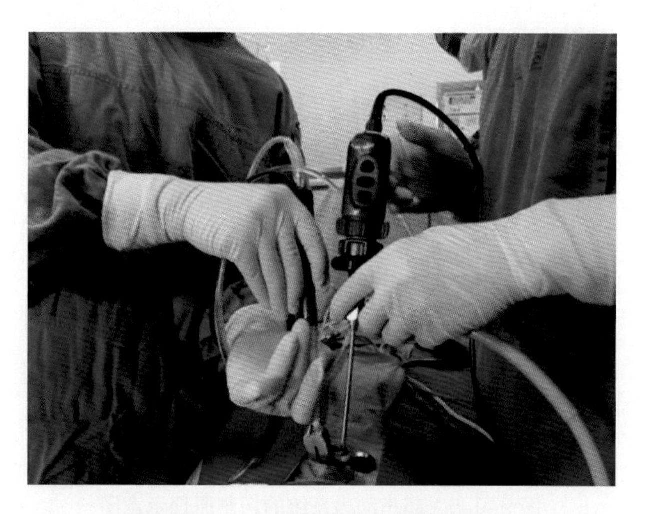

图 9-9-9　**采用双鼻孔入路实施手术**

内镜自一侧鼻孔置入，手术器械自另侧鼻孔置入进行手术操作

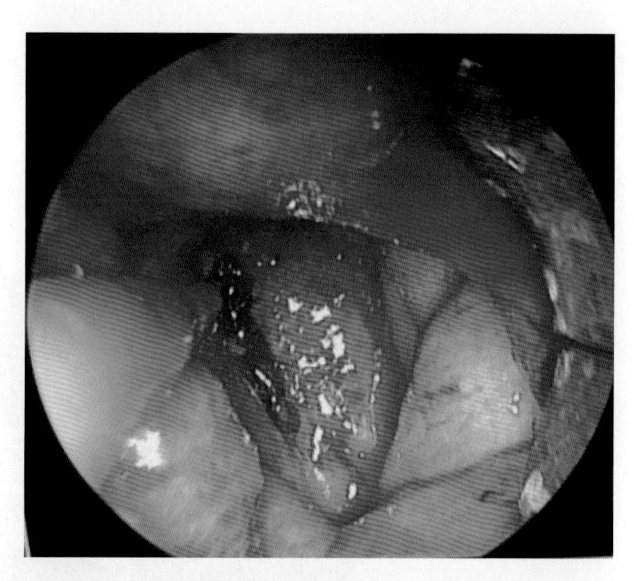

图 9-9-10　**内镜辅助下鼻咽部“L”形黏膜瓣成形术**

5. 内镜下减压　黏膜瓣翻转成功后，可探及斜坡底部及寰椎前弓的骨皮质，用射频电极清理干净表面附着的软组织。这时可置入超声骨刀等打磨减压工具进行深部减压操作（图 9-9-11）。减压过程中可以使用细长的高速磨钻或超声骨刀。相比而言，后者更加安全方便。笔者使用一种同时带有冲吸装置的一体化长柄超声骨刀进行减压操作，这样无须在一个鼻孔内置入 2 件以上的工具，操作比较方便。减压过程应该由浅入深逐层进行。快到底部时，可采用术中 CT 或透视方法反复确认减压深度。越是邻近深层，减压操作尤其应该仔细，避免硬膜损伤造成脑脊液漏。如果有术中导航辅助，可以有效减少术中射线暴露，并

可轻松监测减压进程。术中可使用脑干诱发电位监护操作过程，避免脑干损伤。

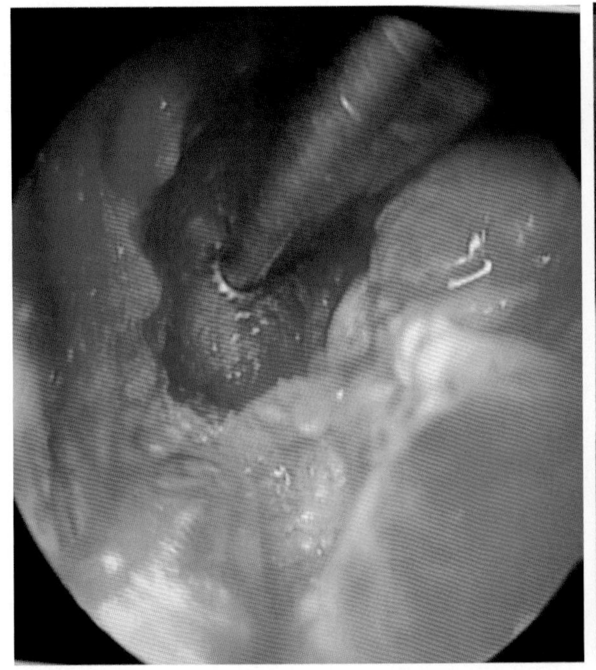

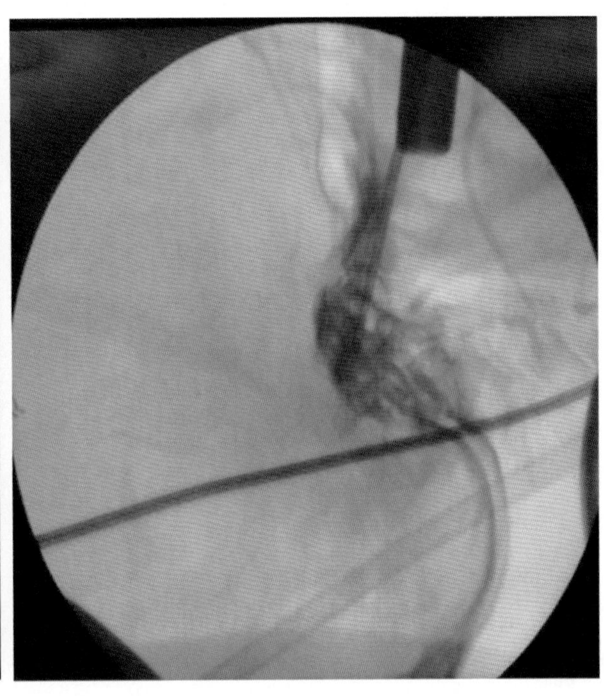

图 9-9-11 **内镜辅助下齿突切除术，术中结合透视确认减压深度**

6. 黏膜瓣的缝合与关闭 手术减压完成后，如果确认没有硬膜撕裂和脑脊液漏发生，那么手术基本完成。反复冲洗鼻咽部切口后，分层填入止血棉纱、明胶海绵、蛋白凝胶等材料，也可填充少量骨松质泥，以期后期能形成骨性结构封闭创面。最后翻转黏膜瓣，再次覆盖减压创面。有条件时最好缝合 1 针，防止黏膜瓣回缩反弹。最后填入碘伏纱条，封闭隔离创面，阻止黏膜瓣回缩反弹（图 9-9-12）。

7. 术后处理 术后第 3 天将鼻腔填塞的纱条取出。取纱条时要在内镜辅助下进行，并用生理盐水湿润纱条，防止黏膜出血。术后用氧氟沙星滴眼液滴鼻 3 次 / 天，静脉给予头孢类抗生素静脉滴注 1 周，术后佩戴可靠的颈部支具 4 ～ 6 周。

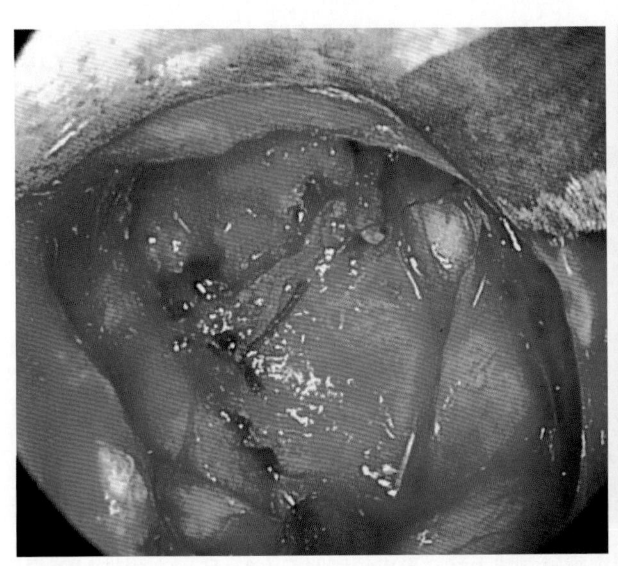

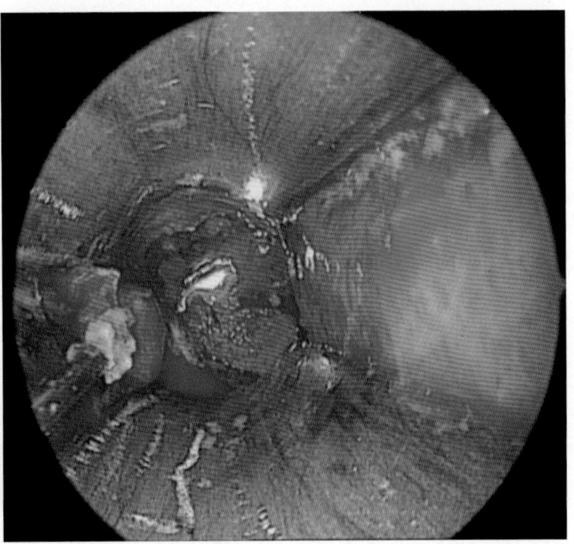

图 9-9-12 **手术减压完成后，翻转并缝合黏膜瓣**

8. 手术并发症的预防　经鼻内镜辅助下齿突切除减压术的常见并发症包括硬膜撕裂、脑脊液漏、颅内感染、颈部大血管损伤等。其中硬膜撕裂造成的脑脊液漏发生率较高，也是较为棘手的并发症之一。一旦处理不当，会合并颅内感染，严重者可出现死亡。发生硬膜撕裂后应该积极采取措施进行补救。文献报道可以采用“三明治”技术进行修补。具体做法如下：切取患者自体脂肪进行填塞，然后用蛋白胶填充，并采用局部转位黏膜瓣的方法关闭减压切口部位。术后行腰椎穿刺，放置腰大池引流管，每天控制排出 250ml 左右脑脊液，控制颅内压，减少手术部位脑积液外渗。同时使用可以透过血脑屏障的抗生素，防止颅内感染。

三、经鼻内镜辅助下齿突切除术的术后处理

（一）术后口腔与鼻腔护理

手术后第 3 天早查房时可将填塞于鼻腔的碘伏纱条湿润后取出。并用生理盐水冲洗鼻腔和口腔。

（二）术后气管插管的护理与拔管指征

术后待患者清醒一般可以拔除气管插管。如果患者术前有呼吸功能差、呼吸肌力量弱等情况，可以保留气管插管，送 ICU。待患者完全清醒，自主呼吸有力后拔管。

（三）术后进食管理

由于手术切口位于鼻咽部，正常进食一般不会污染切口，术后第 2 天可以进半流食，术后 3 天恢复正常饮食。

（四）术后佩戴支具

术后应该给患者佩戴舒适可靠的颈椎支具，辅助固定 8 ～ 12 周，视复查后骨融合情况去除支具。

（五）术后抗生素的应用

术后一般推荐使用能够进入脑脊液的第二代或第三代头孢菌素预防感染（如头孢曲松钠或头孢他啶等）。

四、经鼻内镜辅助下前路减压术治疗颅底凹陷症实例剖析

【病例 1】

1. 一般资料　患者，男性，37 岁，因“不明原因步态不稳伴左上肢无力，左肩抬举困难，左手抓握无力 3 月余”就诊。入院检查发现患者步态欠稳，左肩外展无力（三角肌肌力Ⅲ⁻级），左手握力差（Ⅳ级），伴双下肢肌力轻度减退及右大腿前方部分感觉减退，双侧 Hoffman 征阳性，双侧巴宾斯基（Babinski）征阳性。

2. 主要影像学资料　颈椎 CT 及三维 CT 检查发现患者颅底扁平，斜坡平坦，枢椎齿突跟随斜坡上移，自腹侧压迫脑干（图 9-9-13）。颈椎 MRI 检查发现患者枢椎齿突明显上移，自前方压迫脑干，脑干颈髓角变小，同时发现脊髓颈段至胸段有脊髓空洞形成（图 9-9-13）。

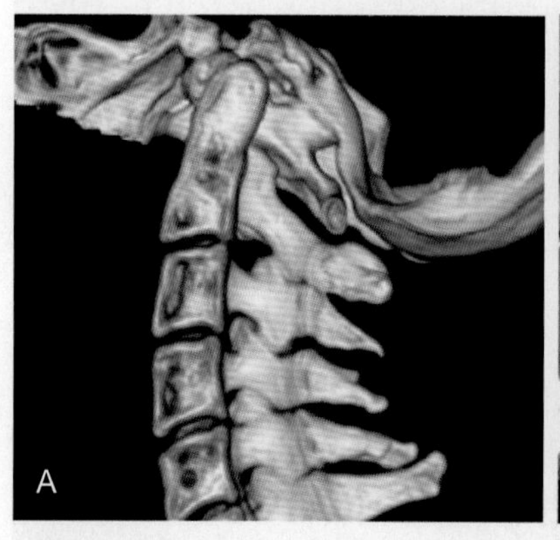

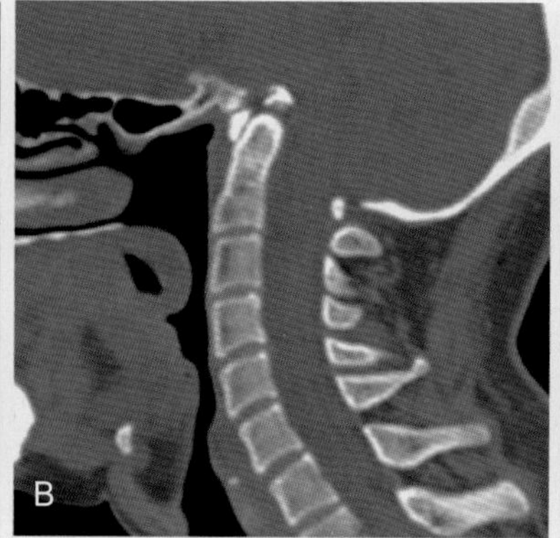

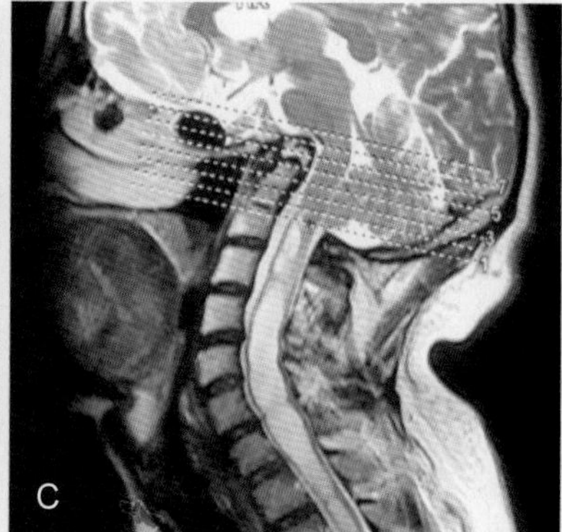

图 9-9-13　颈椎 CT 提示患者颅底扁平，斜坡平坦，枢椎齿突跟随斜坡上移，形成颅底凹陷（A、B）。颈椎 MRI 显示枢椎齿突上移，自前方压迫脑干，导致脑干颈髓角变小伴脊髓空洞形成（C）

3. 手术策略　由于术前诊断为高斜坡型颅底凹陷症，压迫主要来自脑干前方，拟行经鼻内镜辅助下前路减压。考虑减压后对寰枢椎稳定结构有一定破坏，同期行后路枕颈内固定、植骨融合术进行稳定性重建。

4. 手术过程　入院后行经鼻内镜辅助下前路齿突切除减压术并后路枕颈固定融合术（图 9-9-14）。前路经鼻手术开始前，用肾上腺素盐水棉片浸润鼻腔黏膜，使黏膜收缩。电凝处理肥厚的下鼻甲和中鼻甲，使其进一步收缩，增加鼻腔显露空间。将鼻内镜自右侧鼻孔插入鼻腔，经鼻前庭、中下鼻甲间的鼻道，跨后鼻孔后进入鼻咽部。内镜视野下发现患者斜坡远端与齿突顶部交界形成锐角型凹陷的穹窿样区域。该部分黏膜较肥厚，鼻咽部后壁两侧稍下方是膨隆的咽鼓管咽口。以咽鼓管咽口和穹窿顶部反折线为参照，用钨针刀做倒“L”形黏膜瓣，向一侧翻转，显露深面的骨性组织。用射频刀仔细清理软组织后，用金属探子可探及寰椎前结节及下方的枢椎椎体上部。显露完成后，将超声骨刀自左侧鼻孔置入，透视导引下，调整刀头方向，指向寰椎前结节，确保能够完成齿突顶部减压。减压过程循序渐进，先将寰椎前弓切除，显露深面的枢椎齿突。然后用超声骨刀继续向深部打磨，直抵齿突尖部。由于操作部位深在，手术过程中，结合 C 形臂透视，判断打磨深度。待超声骨刀操作部位接近齿突顶点及齿突后壁时，减慢速度，仔细辨别硬性组织和软性组织，去除齿突后壁最后一层骨性结构后，可触及软性组织，残留的骨性结构和致压物用长的超薄椎板骨钳仔细清除。内镜下观察，获得足够的减压窗并确认减压窗上方达到齿突顶部时，判断减压范围充分后，结束操作。术毕翻转黏膜瓣，用 4 号丝线固定 1 针，防止其回缩，并注入生物蛋白胶将黏膜瓣黏合固定。将患者改为俯卧位，加行后路 C_0 ～ C_3 枕颈椎融合术。

5. 术后情况　术后转 ICU。第 3 天取出鼻咽部纱条，术后 1 周复查颈椎 CT 显示枢椎齿突切除减压；术后 MRI 检查显示脑干压迫减轻，患者的脊髓空洞明显缩小（图 9-9-15）；术后 X 线片显示枕颈椎内固定位置良好。术后 6 个月门诊复查，患者四肢肌力恢复正常，并能和正常人掰手腕（图 9-9-16），步态正常。

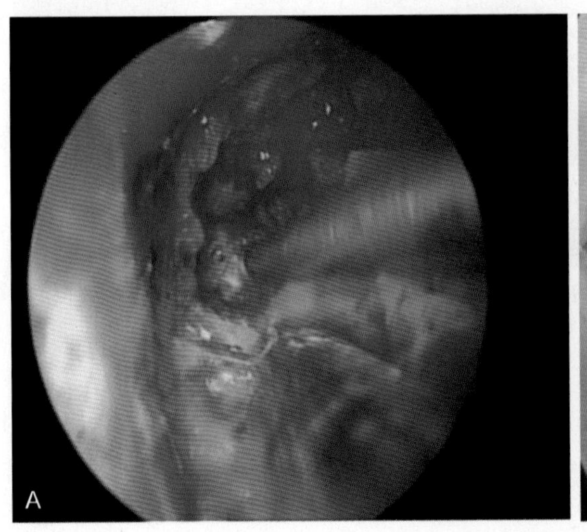

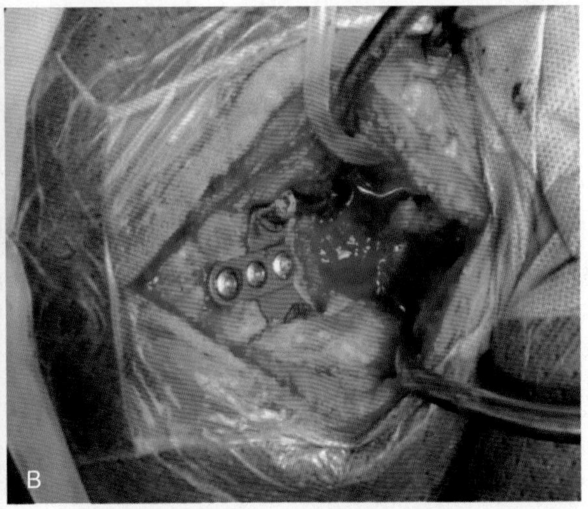

图 9-9-14　经鼻内镜辅助下减压的情况（A）及后路枕颈固定的情况（B）

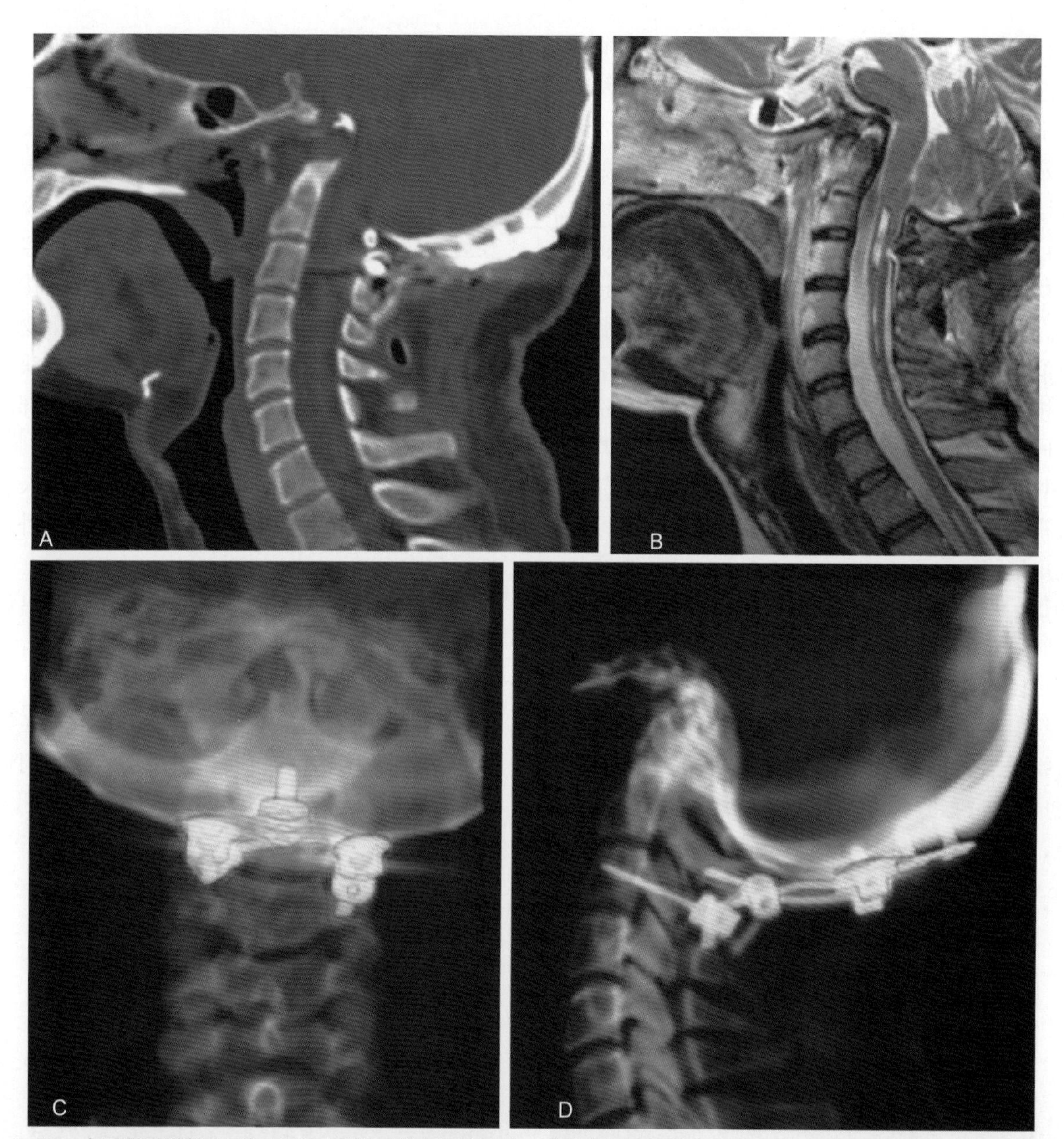

图 9-9-15 术后复查颈椎 CT 和 MRI 显示脑干前方压迫解除，脊髓空洞明显缩小（A、B），后路枕颈固定位置良好（C、D）

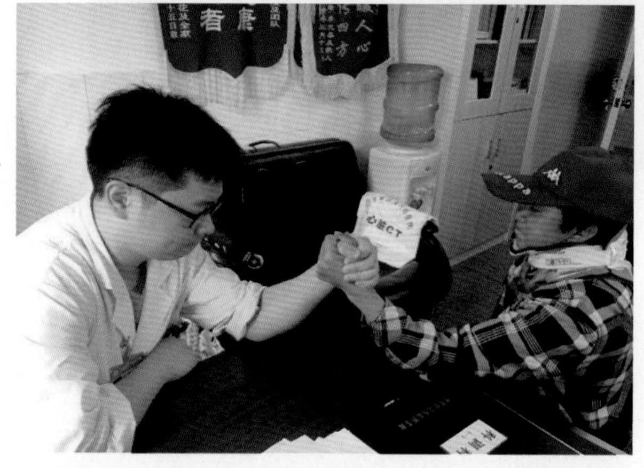

图 9-9-16 术后 6 个月门诊复查，患者肌力恢复正常，并能和正常人掰手腕

【病例 2】

1. 一般资料　患者，女性，42 岁，因“不明原因吞咽困难，饮水呛咳，伴轻度步态不稳 5 年”收治入院。入院检查发现患者步态基本正常，四肢肌力正常，双侧 Hoffmann 征阴性，双侧 Babinski 征阴性。

2. 术前影像学资料　颈椎 CT 检查发现患者颅底扁平，斜坡平坦，枢椎齿突跟随斜坡上移，自腹侧压迫脑干。颈椎 MRI 检查发现患者枢椎齿突明显上移，自前方压迫脑干，脑干颈髓角变小，同时发现脊髓颈段有脊髓空洞形成（图 9-9-17）。

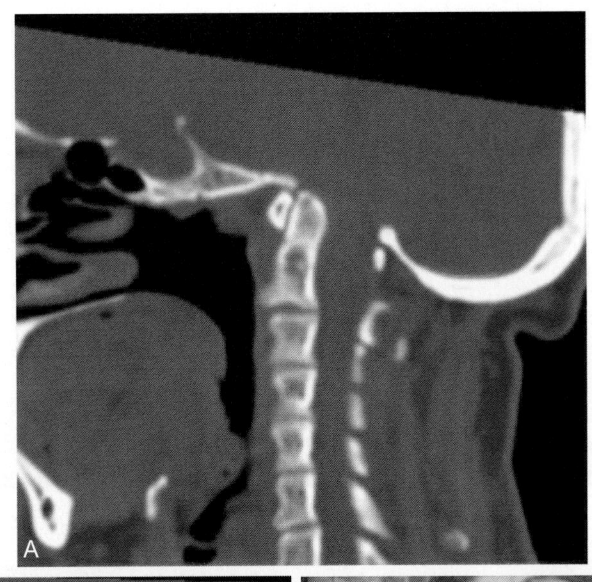

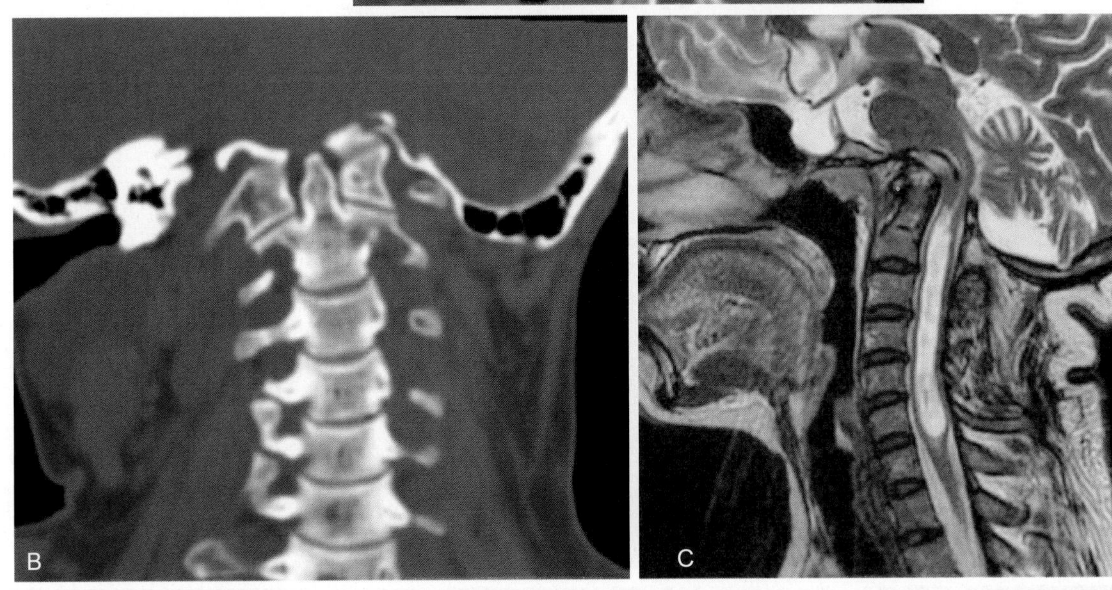

图 9–9–17　颈椎 CT 显示颅底扁平，斜坡平坦，枢椎齿突随斜坡上移形成颅底凹陷（A、B）。颈椎 MRI 显示枢椎齿突上移，自前方压迫脑干，并脊髓空洞形成（C）

3. *手术过程*　入院后行经鼻内镜辅助下前路齿突切除减压术（图 9–9–18）。前路经鼻手术开始前，用肾上腺素盐水棉片浸润鼻腔黏膜，使黏膜收缩。电凝处理肥厚的下鼻甲和中鼻甲，使其进一步收缩，增加鼻腔显露空间。自右侧鼻孔置入内镜，经鼻前庭、中下鼻甲间的鼻道，跨后鼻孔后进入鼻咽部。在鼻咽部后壁靠近穹窿反折顶部，用射频电刀做倒“U”形黏膜瓣，向下翻转，显露深面的寰椎前结节及下方的枢椎椎体上部。然后自左侧鼻孔置入超声骨刀，循序渐进，打磨切除寰椎前弓和深面的枢椎齿突。由于操作部位深在，手术过程中，结合 C 形臂透视，判断打磨深度。待超声骨刀操作部位接近齿突顶点及齿突后壁时，减慢速度，仔细辨别硬性组织和软性组织，去除齿突后壁最后一层骨性结构后，可触及软性组织，残留的骨性结构和致压物用长的超薄椎板骨钳仔细清除。内镜下观察，判断减压范围充分后，结束操作。术毕翻转黏膜瓣，注入生物蛋白胶，将黏膜瓣黏合固定。填塞碘伏纱布，完成手术。

4. *术后情况*　术后转 ICU。第 3 天取出鼻咽部纱条，术后 1 周复查颈椎 CT 显示枢椎齿突切除减压，减压充分。术后 MRI 检查显示脑干压迫减轻，患者的脊髓空洞较术前缩小（图 9–9–19）。术后吞咽困难、饮水呛咳症状改善。

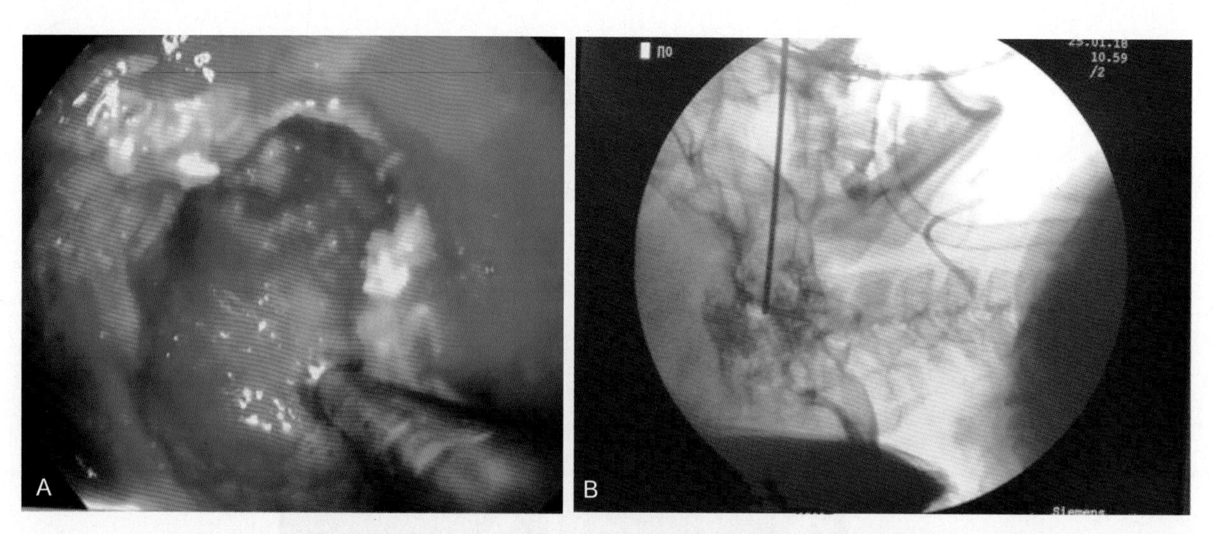

图 9-9-18 经鼻内镜辅助下齿突切除减压（A）及术中透视定位和判断减压深度（B）

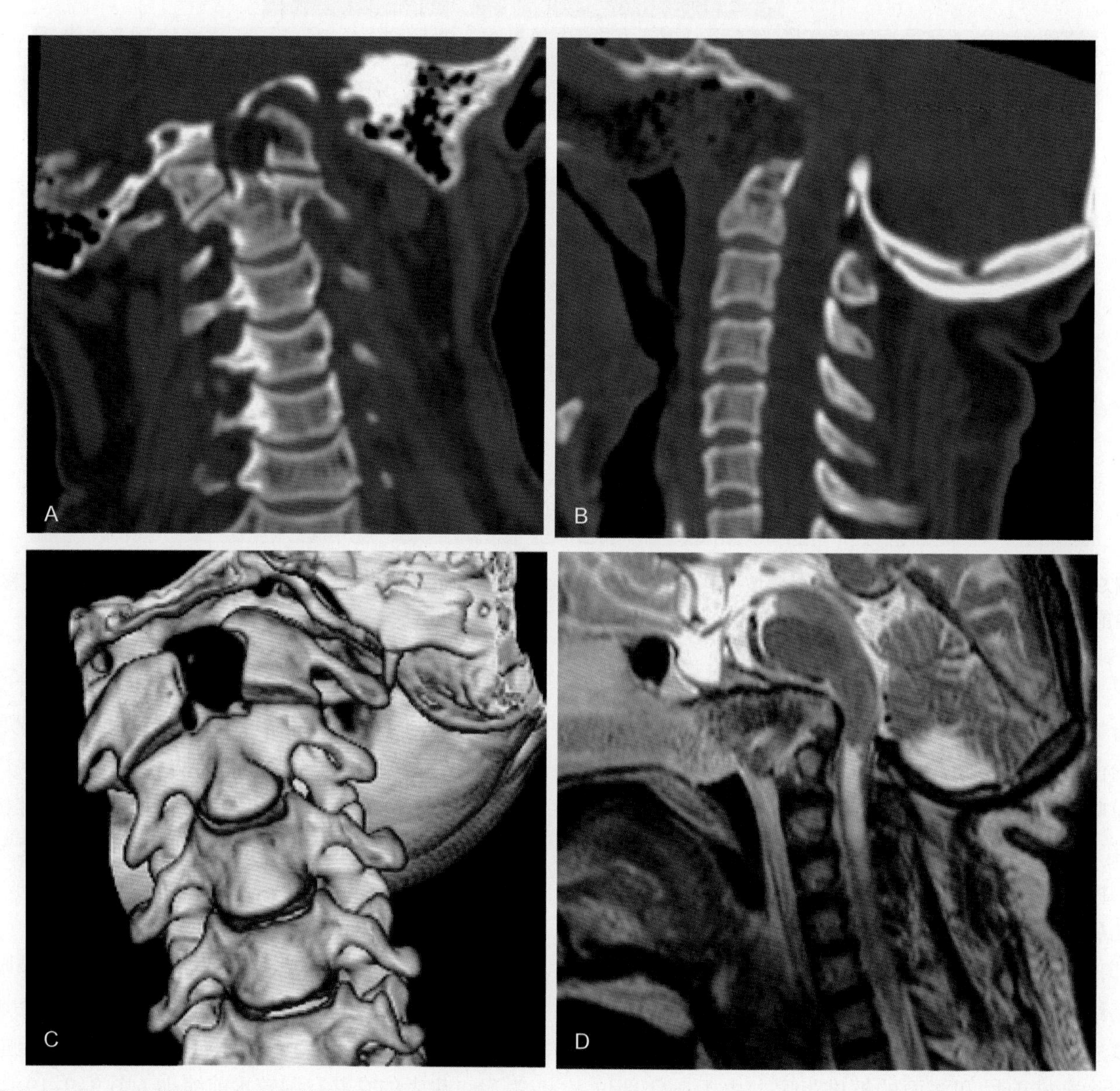

图 9-9-19 术后颈椎 CT 显示枢椎齿突切除减压术后（A ～ C），术后颈椎 MRI 检查显示脑干压迫减轻，患者的脊髓空洞较术前缩小（D）

小结

颅底凹陷症是颅颈交界畸形的基础上，高位颈椎向上移位或直接陷入枕骨大孔，导致脑干腹侧受压，从而引起一系列临床症状的疾病。临床诊断标准多以 Chamberlain 线为参照，枢椎齿突顶点超过 Chamberlain 线 5mm 即可诊断。

一般经口咽入路通常可以显露斜坡下 1/3 到枢椎底部的解剖范围，当患者颅底发育扁平导致斜坡呈水平状上移时，齿突位置过高，超出硬腭线很多，由于受硬腭的阻挡，经口咽操作无法到达目标区域，这时可借助内镜经鼻腔实施手术。

与口腔相比，鼻腔存在鼻甲、鼻中隔等解剖结构，其自然解剖空间更为狭小，器械操作空间有限，对手术技巧要求较高。经鼻内镜齿突减压术要点主要包括以下几个方面：①为了增加器械的操作空间，可采用双鼻孔入路，将一侧鼻孔作为内镜通道，另一侧鼻孔作为器械通道，这样可以最大限度利用鼻腔的自然解剖空间。② 手术可在耳鼻喉内镜医师的配合下完成。如患者存在鼻甲肥大、鼻中隔偏曲等问题，影响操作。可先交由耳鼻喉科医师对其进行处理，为器械和内镜顺利置入创造条件。③手术减压过程由 2 名医师配合完成，其中耳鼻喉科医师在一侧鼻孔扶持内镜帮助显露和照明，主刀医师经对侧鼻孔操作器械实施减压操作，保障了手术的安全和高效。④ 可以采用传统的倒“U”形黏膜瓣技术，也可根据实际情况采用改良倒“L”形黏膜瓣技术显露目标区域的骨性结构，倒“L”形黏膜瓣闭合更加方便，如果在关闭瓣膜时，能够对其顶点进行单针缝合，并配合生物蛋白胶黏合，术后黏膜愈合会更加顺利。⑤ 使用喷吸一体化超声骨刀实施减压，这种超声骨刀具有磨、切、冲、吸等多种功能，无须在鼻腔狭小的腔道内置入过多的器械，获得足够的操作自由度，对骨性结构实施安全打磨，提高手术效率。

手术实施过程中对减压深度的把握和判断是技术的难点之一。由于患者目标区域解剖位置深在，而内镜下的二维视野难以准确判断操作深度，可结合术中 CT 或 C 形臂透视或影像导航方法判断器械进入深度。一旦到达骨性结构的薄层，应结合手感仔细操作，避免伤及深部软性组织。另外操作过程中应尽量避免硬膜损伤。由于经鼻减压过程中的硬膜撕裂造成的脑脊液漏修补困难，且极易形成颅内感染，后果严重。Fujii 总结了文献报道的 120 例经鼻咽手术的并发症，认为硬膜撕裂多发生于清理齿突、打磨最后剩余少许粘连硬膜上的小骨片时。笔者的经验是，在减压至最底层时，可用探钩判断其粘连情况，如有粘连，可采用旷置和漂浮技术进行处理，避免硬膜损伤。一旦发生硬膜撕裂，可以采用文献介绍的三明治技术及时修补，并在腰大池放置引流管，术后加强抗生素抗感染治疗。

参考文献

Alfieri A, Jho HD, Tschabitscher M, 2002. Endoscopic endonasal approach to the ventral cranio-cervical junction: anatomical study. Acta Neurochir (Wien), 144(3): 219-225.

Arbit E, Patterson RHJ, 1981. Combined transoral and median labiomandibular glossotomy approach to the upper cervical spine.Neurosurgery, 8(6): 672-674.

Baird CJ, Conway JE, Sciubba DM, et al, 2009. Radiographic and anatomic basis of endoscopic anterior craniocervical decompression: a comparison of endonasal, transoral, and transcervical approaches. Neurosurgery, 65(6): 158-163; discussion 63-64.

Beech TJ, McDermott AL, Kay AD, et al, 2012. Endoscopic endonasal resection of the odontoid peg-case report and literature review. Childs Nerv Syst, 28(10): 1795-1799 .

Cavallo LM, Cappabianca P, Messina A, et al, 2007. The extended endoscopic endonasal approach to the clivus and cranio-vertebral junction: anatomical study. Childs Nerv Syst, 23(6): 665-671.

Cavallo LM, Messina A, Cappabianca P, et al, 2005. Endoscopic endonasal surgery of the midline skull base: anatomical study and clinical considerations. Neurosurg Focus, 19(1): E2.

Choudhri O, Mindea SA, Feroze A, et al, 2014. Experience with intraoperative navigation and imaging during endoscopic transnasal spinal approaches to the foramen magnum and odontoid. Neurosurg Focus, 36(3): E4.

Cornelius JF, Kania R, Bostelmann R, et al, 2011. Transnasal endoscopic odontoidectomy after occipito-cervical fusion during the same operative setting- technical note. Neurosurg Rev, 34(1): 115-121.

Delgado TE, Garrido E, Harwick RD, 1981. Labiomandibular, transoral approach to chordomas in the clivus and upper cervical spine.Neurosurgery, 8(6): 675-679.

Deopujari CE, Karmarkar VS, Shah NJ, 2014. Endoscopic approaches to the craniovertebral junction and odontoid process. World Neurosurg, 82(6, Suppl): S49-S53.

Duntze J, Eap C, Kleiber JC, et al, 2014. Advantages and limitations of endoscopic endonasal odontoidectomy. A series of nine cases. Orthop Traumatol Surg Res, 100(7): 775-778 .

Frempong-Boadu AK, Faunce WA, Fessler RG, 2002. Endoscopically assisted transoral-transpharyngeal approach to the craniovertebral junction. Neurosurgery, 51(5, Suppl): S60-S66.

Gempt J, Lehmberg J, Grams AE, et al, 2011. Endoscopic transnasal resection of the odontoid: case series and clinical course. Eur Spine J,20(4):661-666 .

Goldschlager T, Hartl R, Greenfield JP, et al, 2015. The endoscopic endonasal approach to the odontoid and its impact on early extubation and feeding. J Neurosurg, 122(3): 511-518.

Grammatica A, Bonali M, Ruscitti F, et al, 2011. Transnasal endoscopic removal of malformation of the odontoid process in a patient with type I Arnold-Chiari malformation: a case report. Acta Otorhinolaryngol Ital, 31(4): 248-252.

Hankinson TC, Grunstein E, Gardner P, et al, 2010. Transnasal odontoid resection followed by posterior decompression and occipitocervical fusion in children with Chiari malformation Type I and ventral brainstem compression. J Neurosurg Pediatr, 5(6): 549-553.

Hickman ZL, McDowell MM, Barton SM, et al, 2013. Transnasal endoscopic approach to the pediatric craniovertebral junction and rostral cervical spine: case series and literature review. Neurosurg Focus, 35(2): E14.

Kanamori Y, Miyamoto K, Hosoe H, et al, 2003. Transoral approach using the mandibular osteotomy for atlantoaxial vertical subluxation in juvenile rheumatoid arthritis associated with mandibular micrognathia. J Spinal Disord Tech, 16(2): 221-224.

Kassam AB, Snyderman C, Gardner P, et al, 2005. The expanded endonasal approach: a fully endoscopic transnasal approach and resection of the odontoid process: technical case report. Neurosurgery, 57(1, Suppl): E213.

Lee A, Sommer D, Reddy K, et al, 2010. Endoscopic transnasal approach to the craniocervical junction. Skull Base, 20(3): 199-205.

Leng LZ, Anand VK, Hartl R, et al, 2009. Endonasal endoscopic resection of an os odontoideum to decompress the cervicomedullary junction: a minimal access surgical technique. Spine, 34(4): E139-E143.

Mazzatenta D, Zoli M, Mascari C, et al, 2014. Endoscopic endonasal odontoidectomy: clinical series. Spine, 39(10): 846-853.

McGirt MJ, Attenello FJ, Sciubba DM, et al, 2008. Endoscopic transcervical odontoidectomy for pediatric basilar invagination and cranial settling. Report of 4 cases. J Neurosurg Pediatr, 1(4): 337-342.

Menezes AH, VanGilder JC, 1988. Transoral-transpharyngeal approach to the anterior craniocervical junction. Ten-year experience with 72 patients. J Neurosurg, 69(6): 895- 903.

Messina A, Bruno MC, Decq P, et al, 2007. Pure endoscopic endonasal odontoidectomy: anatomical study. Neurosurg Rev, 30(3): 189-194.

Patel AJ, Boatey J, Muns J, et al, 2012. Endoscopic endonasal odontoidectomy in a child with chronic type 3 atlantoaxial rotatory fixation: case report and literature review. Childs Nerv Syst, 28(11): 1971-1975.

Ponce-Gómez JA, Ortega-Porcayo LA, Soriano- Barón HE, et al, 2014. Evolution from microscopic transoral to endoscopic endonasal odontoidectomy. Neurosurg Focus, 37(4): E15

Rawal RB, Shah RN, Zanation AM, 2013. Endonasal odontoidectomy for basilar impression and brainstem compression due to radiation fibrosis. Laryngoscope, 123(3): 584-587.

Scholtes F, Signorelli F, McLaughlin N, et al, 2011. Endoscopic endonasal resection of the odontoid process as a standalone decompressive procedure for basilar invagination in Chiari type I malformation. Minim Invasive Neurosurg , 54(4): 179-182.

Sciubba DM, Garonzik IM, Suk I, et al, 2006. Frameless stereotaxy in a transmandibular, circumglossal, retropharyngeal cervical decompression in a Klippel-Feil patient: technical note. Eur Spine J, 15(8): 1286-1291.

Tanriverdi O, Tugcu B, Gunaldi O, et al, 2014. The selective odontoidectomy: endoscopic endonasal approach to the craniocervical junction. J Craniofac Surg, 25(4): 1482- 1487.

Visocchi M, Della Pepa GM, Doglietto F, et al, 2011. Video-assisted microsurgical transoral approach to the craniovertebral junction: personal experience in childhood. Childs Nerv Syst, 27(5): 825- 831 .

Visocchi M, La Rocca G, Della Pepa GM, et al, 2014. Anterior videoassisted approach to the craniovertebral junction: transnasal or transoral? A cadaver study. Acta Neurochir (Wien) ,156(2): 285-292.

Wolinsky JP, Sciubba DM, Suk I, et al, 2007. Endoscopic imageguided odontoidectomy for decompression of basilar invagination via a standard anterior cervical approach. Technical note. J Neurosurg Spine, 6(2): 184-191.

Yadav YR, Madhariya SN, Parihar VS, et al, 2013. Endoscopic transoral excision of odontoid process in irreducible atlantoaxial dislocation:our experience of 34 patients. J Neurol Surg A Cent Eur Neurosurg ,74(3): 162-167.

Yu Y, Hu F, Zhang X, et al, 2013. Endoscopic transnasal odontoidectomy combined with posterior reduction to treat basilar invagination: technical note. J Neurosurg Spine, 19(5): 637-643.

Yu Y, Wang X, Zhang X, et al, 2013. Endoscopic transnasal odontoidectomy to treat basilar invagination with congenital osseous malformations. Eur Spine J, 22(5): 1127-1136 .

Zhang QH, Kong F, Yan B, et al, 2013. Transoral endoscopic odontoidectomy to decompress the cervicomedullary junction. Spine, 38(14): E901-E906.

第十节　颅椎角调整技术在颅底凹陷症手术中的应用

前面的相关章节已经提到，根据是否合并颅颈交界区的结构失稳或脱位将颅底凹陷症分为 A 型（脱位型或不稳定型）和 B 型（无脱位型或稳定型）。对于 A 型颅底凹陷症而言，其主要的病理改变是颅颈交界畸形合并寰枢关节或寰枕关节失稳或脱位，其手术主要目标是将脱位的结构复位。实际上，这类颅底凹陷症患者除了颅颈结构失稳和脱位，还可伴随颅椎角减小，它不仅会加重脱位造成的脑干压迫，还可作为一个独立因素导致脑干或延髓受压，并引起相应的神经症状。所以对A型颅底凹陷症患者实施复位治疗的同时，应重视纠正颅椎角才能获得更好疗效。对于 B 型颅底凹陷症而言，其病理改变主要表现为颅底发育扁平，斜坡上移，颅椎角变小等。根据其压迫主要来自前方还是后方，可以选择前路斜坡或齿突切除减压术或颅后窝减压术。当斜坡水平化，齿突位置非常高时，前路直接减压常需要采用经鼻咽入路实施手术，手术难度和风险较高。如果前方压迫不是十分严重，也可采取后路减压结合内固定纠正颅椎角的方法实施手术，获得相应疗效。本节主要探讨颅椎角调整技术在治疗颅底凹陷症手术中的应用，并通过实际病例对这项技术的原理和特点加以讲解和阐述。

一、颅椎角变化和颅底凹陷症

颅椎角又称斜坡枢椎角或斜坡椎管角（图 9-10-1）。临床观察发现，颅底凹陷症患者的颅

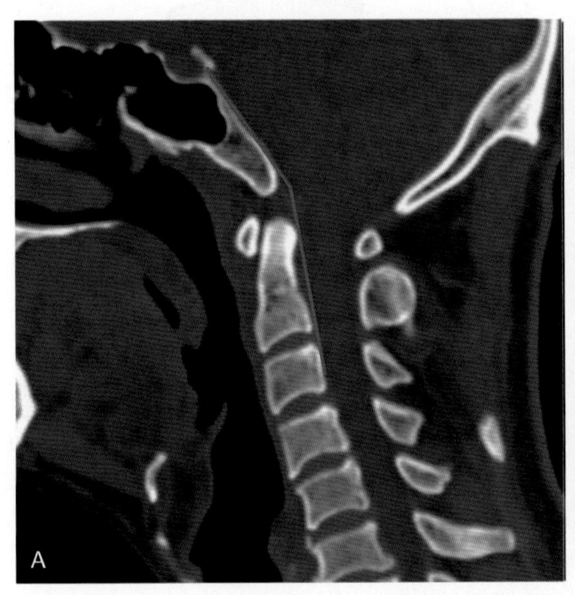

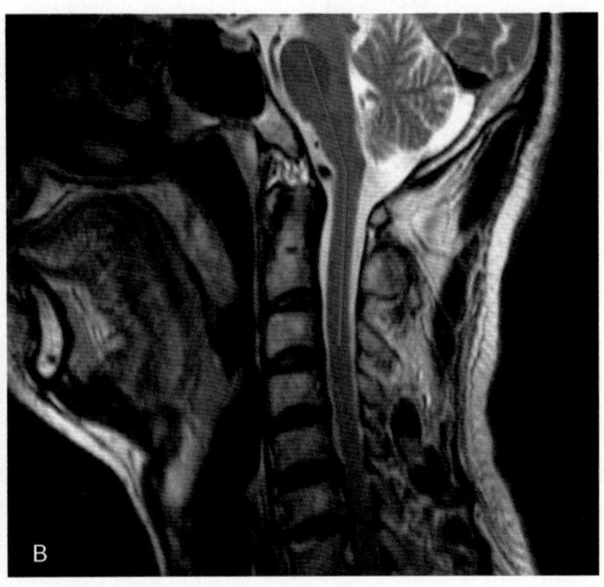

图 9-10-1　颅椎角（斜坡枢椎角）的改变和脑干颈髓角有密切关系

正常人的颅椎角（斜坡枢椎角）为 144° ～ 169°（A），脑干颈髓角为 135° ～ 175°（B）

椎角一般小于常人，其原因主要来自4个方面：①与颅底发育畸形有关，扁平颅底的患者常因斜坡上移和水平化而颅椎角变小。②与枢椎发育畸形有关，有些颅底凹陷症患者的枢椎齿突呈后倾畸形，可导致颅椎角变小。③与寰枢关节失稳或脱位有关，颅底凹陷症患者的枢椎上关节面常呈斜坡化改变，并诱导寰椎向前下方脱位，导致颅骨前倾、下沉及颅椎角变小。④与寰枕关节失稳或脱位有关。这种情况虽然比较少见，但寰枕关节畸形也是引起颅椎角减小的重要原因之一。研究发现，颅椎角改变和脑干颈髓角有密切关系：正常人的颅椎角为144°～169°，脑干颈髓角150°～180°。如果颅椎角明显减小，可形成“颅颈交界区后凸”。斜坡或齿突顶点会对脑干形成压迫，并引起相应的神经压迫症状。对于颅底凹陷症患者，通过手术纠正过小的颅椎角，可以减小或消除脑干压迫，获得相应疗效。

二、纠正颅椎角的技术与方法

根据手术入路不同，纠正颅椎角的方法主要有以下两种。

（一）后路枕颈固定技术纠正颅椎角

手术时患者取俯卧位，维持颅骨牵引，自颈椎后路显露枕骨及寰椎后弓、枢椎棘突、椎板和侧块关节等后方结构。在枢椎两侧分别置入椎弓根螺钉，通过下压枢椎棘突、头颅后仰提拉复位技术增加颅椎角，然后实施枕颈固定，后方植骨融合（图9-10-2）。

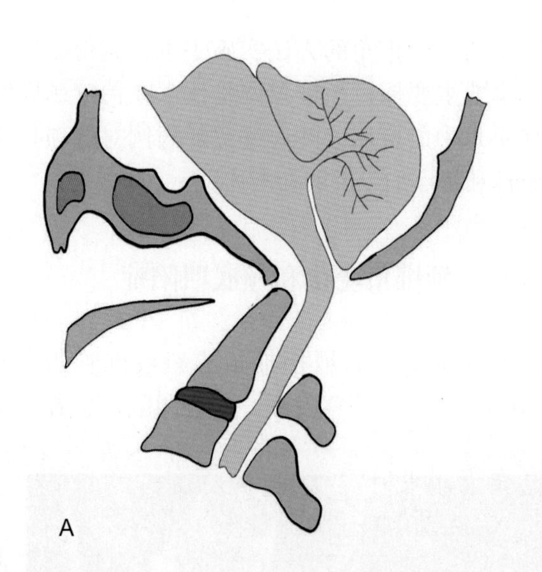

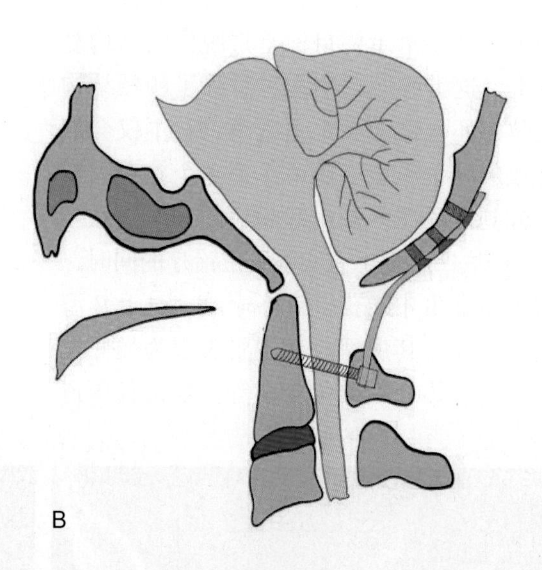

图9-10-2 患者因头颅前倾而颅椎角变小、脑干受压（A），实施后路矫形固定术将颅椎角矫正，可恢复脑干颈髓角，从而解除脑干压迫

（二）经口咽寰枢椎复位内固定技术纠正颅椎角

手术时患者取仰卧位，背部垫高，行颅骨牵引，保持颈椎极度后仰。手术采用经口咽入路，显露寰椎前弓、寰椎侧块、枢椎椎体和枢椎侧块等解剖结构。用电刀切断部分头长肌，切开两侧的寰枢椎侧块关节囊，实施软组织松解；并对阻碍复位、畸形增生的寰枢椎侧块结构及寰齿关节间骨性增生和畸形等实施截骨和改造，实施骨性松解，从而彻底松解侧块关节和寰齿关节，为进一步手术创造条件。插入铰刀，将寰枢椎侧块关节撑开后，置入前高后低的侧块融合器或块状髂骨，维持颈椎后仰，然后选择合适大小的TARP钢板实施固定，完成手术（图9-10-3）。

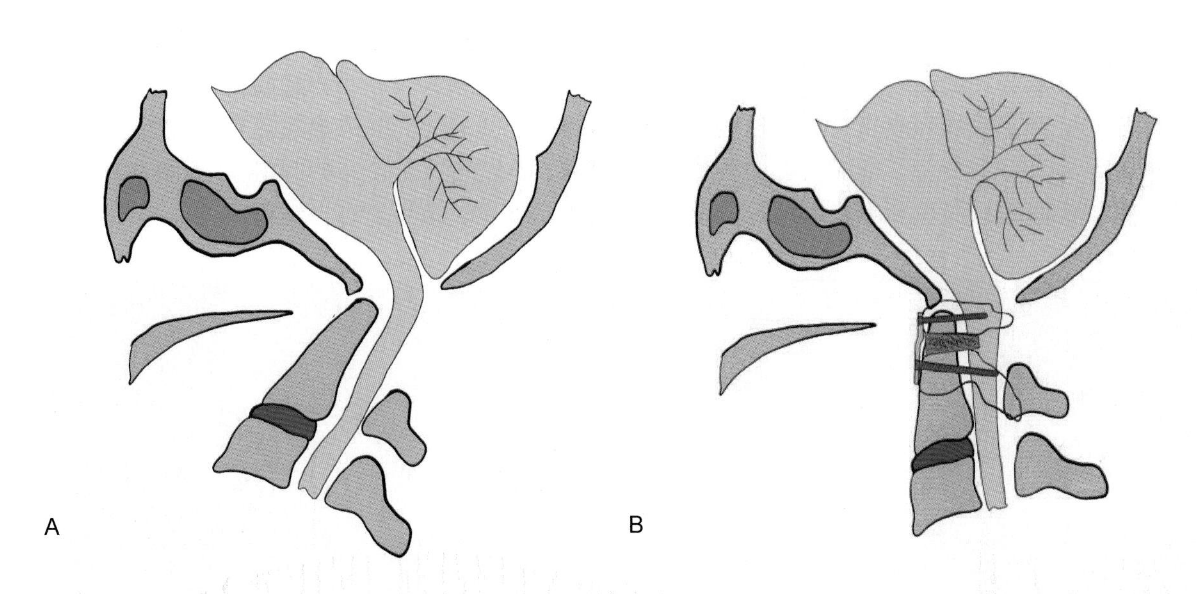

图 9-10-3　患者因头颅前倾而颅椎角变小，延髓受压（A），实施经口咽侧块关节撑开、支撑植骨并钢板内固定手术将颅椎角矫正，可恢复脑干颈髓角，从而解除脑干压迫（B）

三、典型病例剖析

【病例 1】后路手术病例

1. 一般资料　患者，女性，16 岁，主诉不明原因头痛伴头晕 3 年，低头时感觉枕颈部疼痛，并容易诱发头晕和眩晕发作，无法长时间低头学习。近半年来症状加重，并出现双手麻木症状。由于严重影响学习，父母让其休学在家，并四处求医。

2. 术前影像学资料　术前 CT 检查显示患者寰枢椎无明显脱位，但枢椎齿突顶点明显超过 Chamberlain 线，其颅椎角明显小于正常（图 9-10-4A）；颈椎 MRI 显示脑干颈髓角也小于正常，脑干前方稍有压迫（图 9-10-4B）。

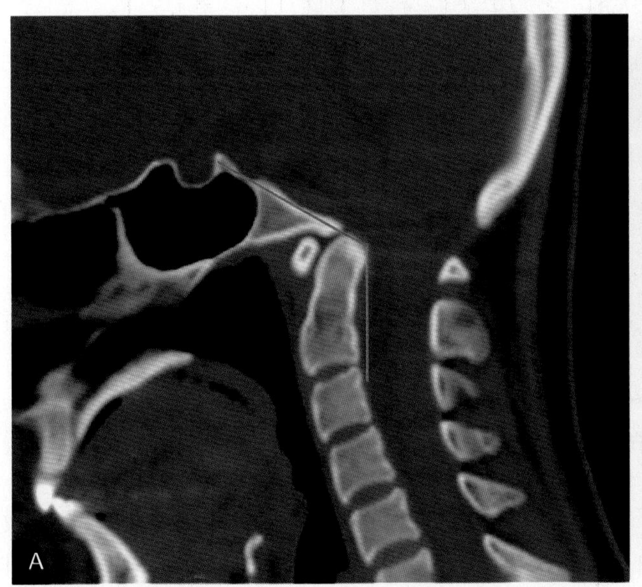

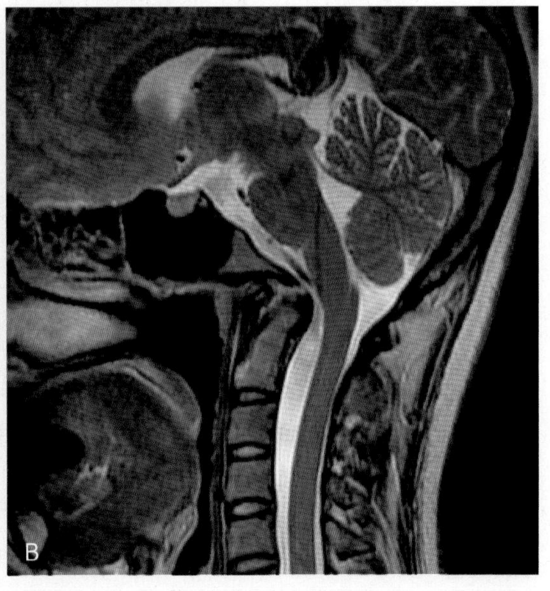

图 9-10-4　术前 CT 显示患者寰枢椎无明显脱位，但枢椎齿突顶点明显超过 Chamberlain 线，其颅椎角明显小于正常（A）；颈椎 MRI 显示脑干颈髓角也小于正常，脑干前方稍有压迫（B）

3. *病例特点和难点分析* 该患者以颈痛、头痛和头晕为主要症状，神经压迫症状不严重，仅有双手轻微麻木。其主要病理改变是颅椎角明显减小，导致脑干受压。颈椎CT显示患者的寰枢关节结构正常，无寰枢椎脱位和不稳的情况。但颈椎过伸过屈位X线片测量发现，患者的颅椎角在低头位较抬头位减小更加明显（图9-10-5），颈椎CT显示寰枕关节形态异常，枕骨髁前旋和后移，导致颅骨前倾，颅椎角减小（图9-10-6）。这提示寰枕关节可能存在结构性失稳。

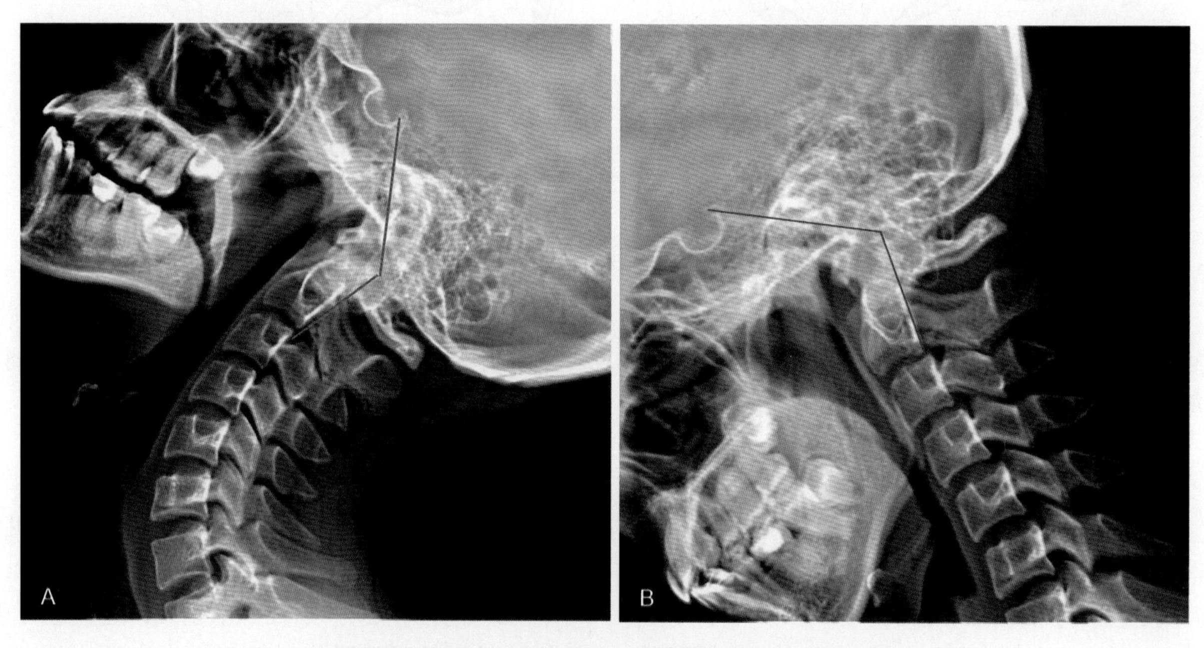

图9-10-5 颈椎过伸过屈位X线片提示患者颅椎角在低头位较抬头位角度更小

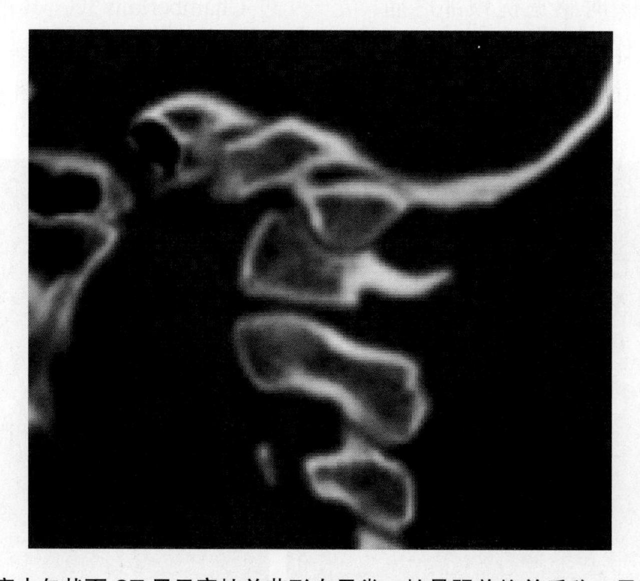

图9-10-6 颈椎旁中矢状面CT显示寰枕关节形态异常，枕骨髁前旋并后移，导致颅骨前旋和前倾

4. *手术方案* 该例患者虽然颅底凹陷比较严重，但脑干压迫并不显著，颅椎角减小是较突出的病理改变。手术策略是通过后路手术方式调整颅椎角，并行枕颈固定融合手术。

5. *复查与随访* 术后复查颈椎CT显示患者行后路枕颈固定融合手术后颅椎角明显改善（图9-10-7），术后复查MRI显示患者颅椎角较术前增大，脑干颈髓角明显改善，脑干压迫解除（图9-10-8）。患者术后头痛消失，头晕症状明显改善。

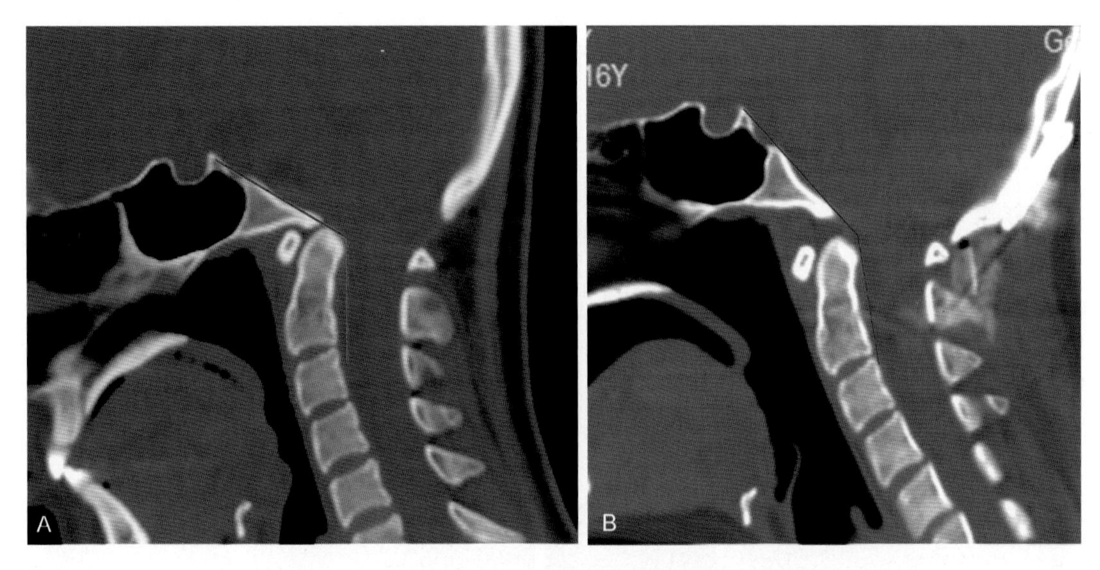

图 9-10-7 术前（A）术后（B）颈椎 CT 对比显示患者颅椎角明显改善

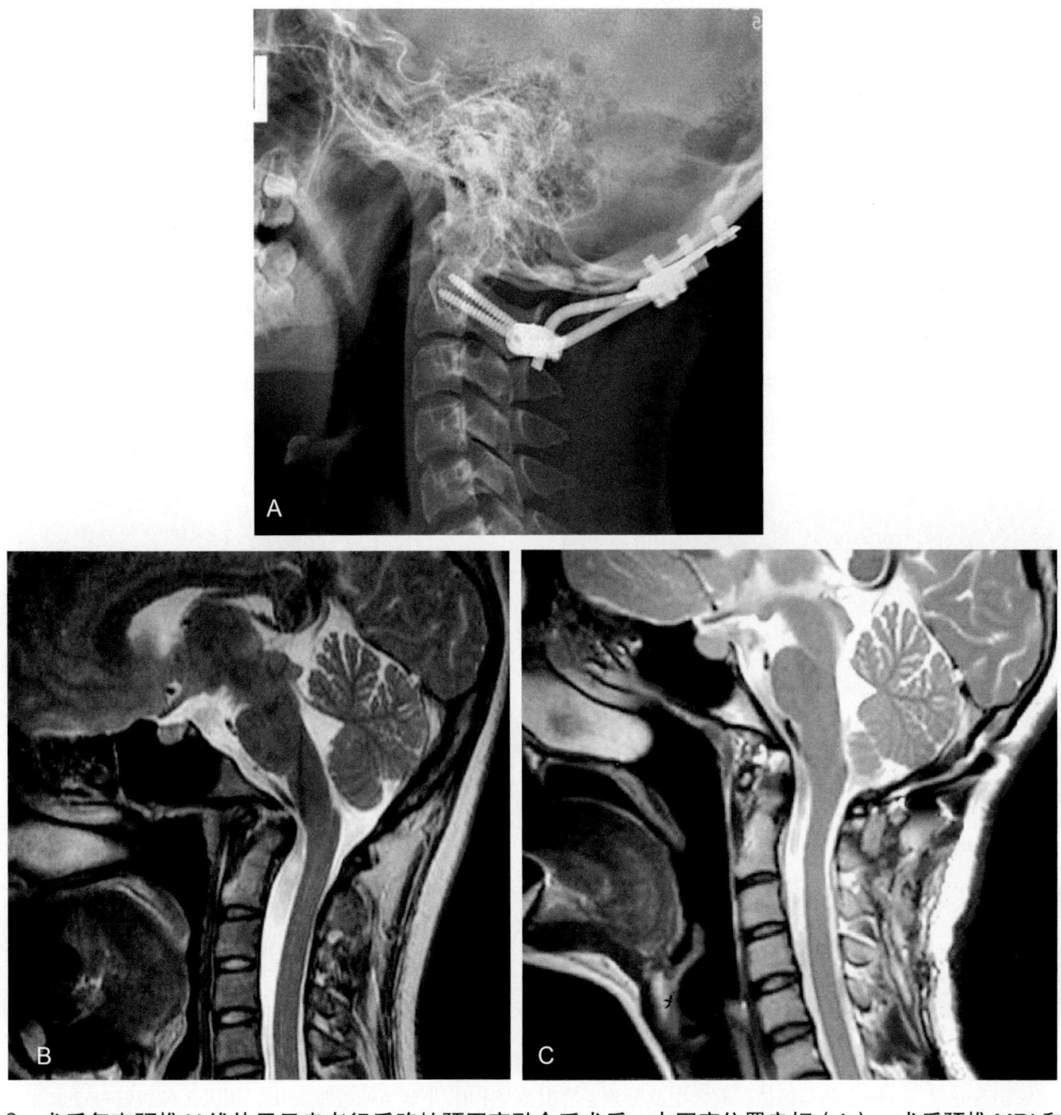

图 9-10-8 术后复查颈椎 X 线片显示患者行后路枕颈固定融合手术后，内固定位置良好（A）。术后颈椎 MRI 和术前对比显示脑干颈髓角恢复正常，脑干压迫完全解除（B、C）

【病例 2】后路手术病例

1. 一般资料　患者，女性，12 岁，因“不明原因头痛、头晕伴四肢麻木、无力 2 年，加重 1 年”就诊。

2. 术前影像学资料　术前 CT 显示患者寰枢椎无明显脱位，但枢椎齿突顶点明显超过 Chamberlain 线（图 9–10–9A），其颅椎角明显小于正常；颈椎 MRI 显示脑干前方受压，并伴小脑下疝形成（图 9–10–9B）。

3. 病例特点和难点分析　该患儿以头痛、头晕和四肢无力为主要症状。颈椎 CT 和 MRI 并未发现寰枢椎脱位，其主要病理改变是颅椎角明显减小，导致脑干受压，同时合并小脑下疝。

4. 手术方案　该例患者的脑干压迫同时来自前、后两个方向。前方压迫主要和颅椎角减小有关，后方压迫来自疝入枕骨大孔的小脑组织。手术策略是通过后路枕颈固定手术增加颅椎角，同时行颅后窝减压、小脑下疝凝缩、枕大池硬膜成形术（图 9–10–10）。

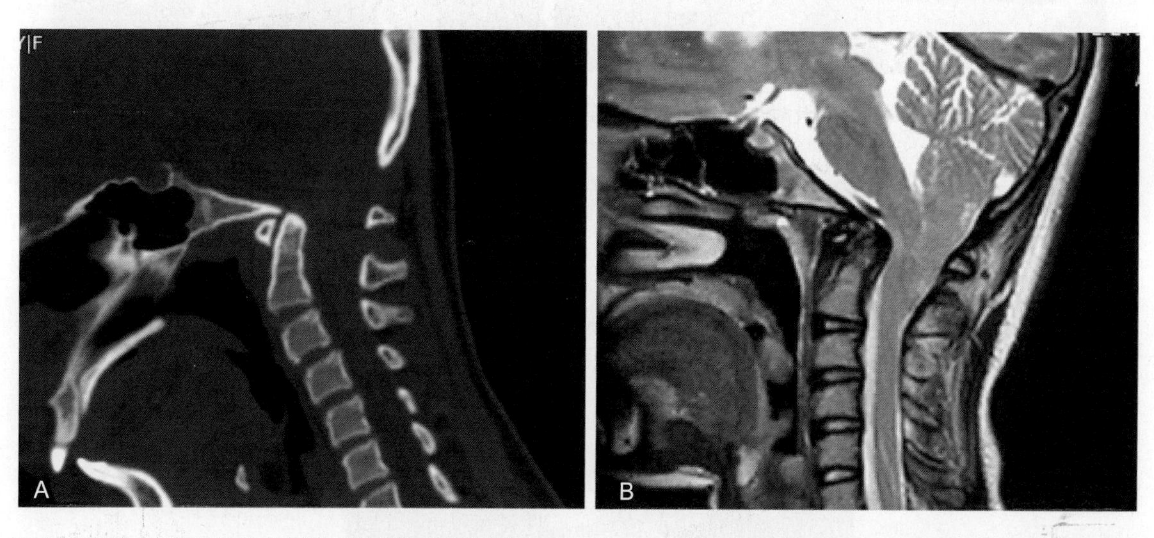

图 9–10–9　术前 CT 显示该患儿枢椎齿突顶点明显超过 Chamberlain 线，颅椎角明显小于正常。颈椎 MRI 显示脑干前方受压，并伴小脑下疝形成

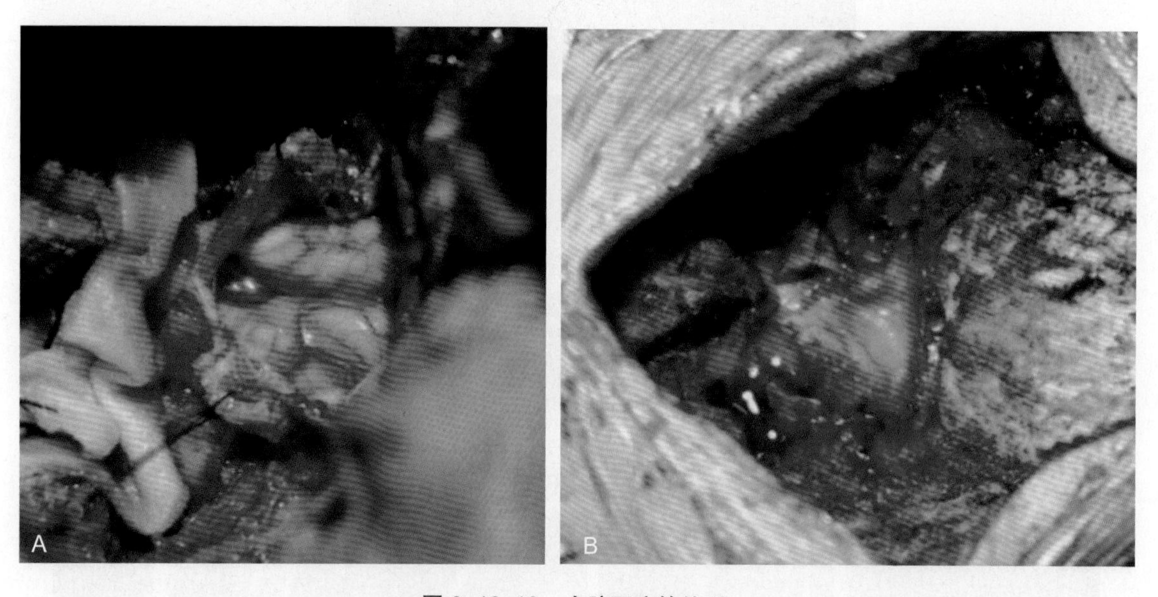

图 9–10–10　小脑下疝的处理

A. 切开硬膜，显露小脑扁桃体，双极电凝处理，将其凝缩；B. 小脑下疝处理完毕，用人工硬膜修补硬脑膜

5. 复查与随访　术后复查颈椎 X 线片及 CT 显示患者行后路枕颈固定融合手术，颅椎角较术前明显改善（图 9-10-11）。术后复查 MRI（图 9-10-12）显示患者颅椎角较术前增大，脑干颈髓角明显改善，脑干压迫解除。患者术后头痛消失，头晕症状明显改善。

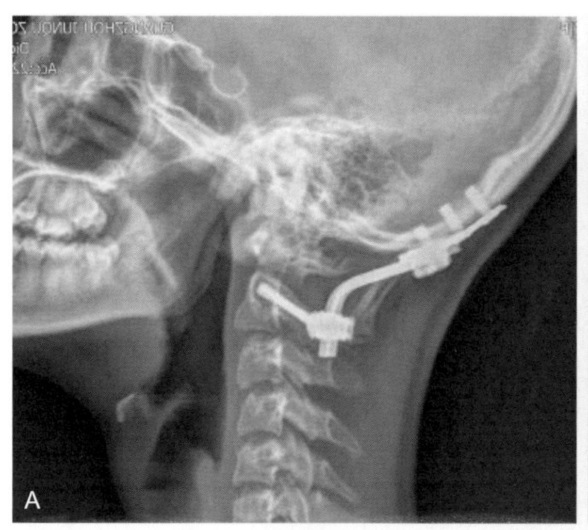

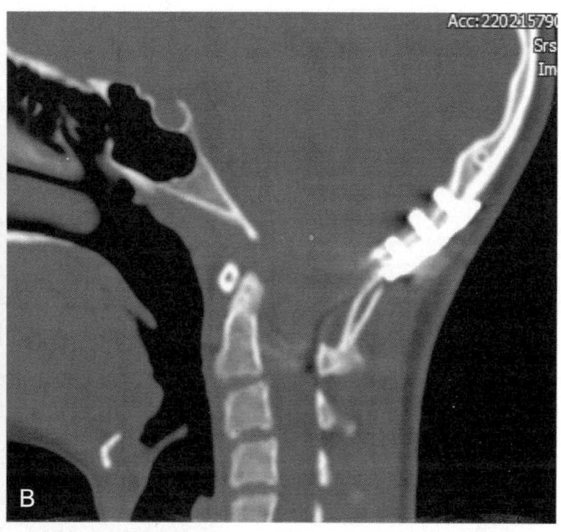

图 9-10-11　术后复查颈椎 X 线片及 CT 显示患者行后路枕颈固定融合手术，颅椎角较术前明显改善

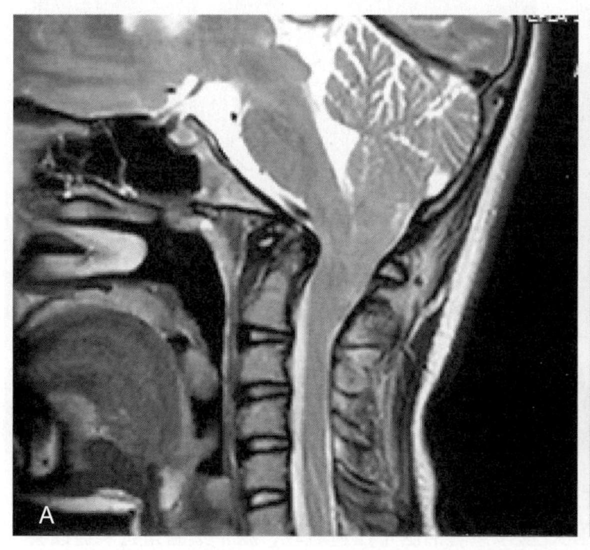

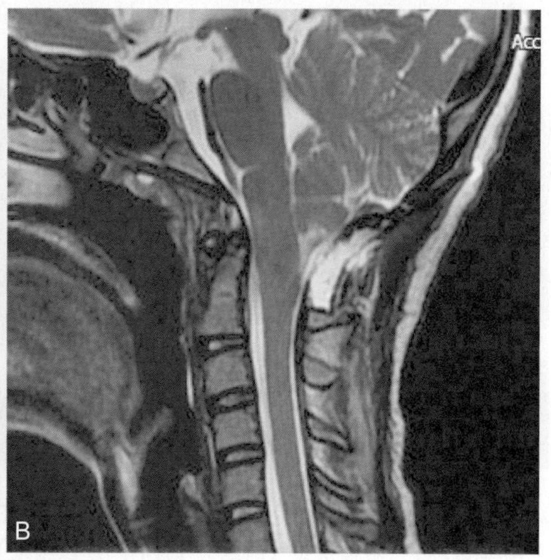

图 9-10-12　术后、术前颈椎 MRI 对比

术后颈椎 MRI 显示脑干颈髓角恢复正常，脑干压迫完全解除

【病例 3】后路手术病例

1. 一般资料　患者，女性，36 岁，因“头痛伴头晕 2 年余，严重影响休息和睡眠，经非手术治疗无效”前来就诊。

2. 术前影像学资料　术前 MRI（图 9-10-13A）显示患者寰枢椎无明显脱位，枢椎齿突顶点略超过 Chamberlain 线（3mm）。颅椎角（实测 128°）明显小于正常；脑干颈髓角（132°）小于正常。脑干前方有压迫。

3. 病例特点和难点分析　该病例是不以寰枢椎脱位为主要表现的颅底凹陷症患者，其主要病理改变是颅椎角减小，脑干颈髓角变小，导致脑干受压。临床以头痛、头晕为主要表现。

4. 手术方案　手术策略主要是通过后路手术方式调整颅椎角，将颅椎角增大后实施 C_0 ～ C_2 固定及后路植骨融合手术。

5. 复查与随访　术后2周复查颈椎CT显示颅椎角较术前增大（图9-10-13B），术后2周复查MRI（图9-10-13C）显示患者颅椎角较术前增大，脑干颈髓角明显改善，脑干压迫解除。患者术后头痛消失，头晕症状明显改善。

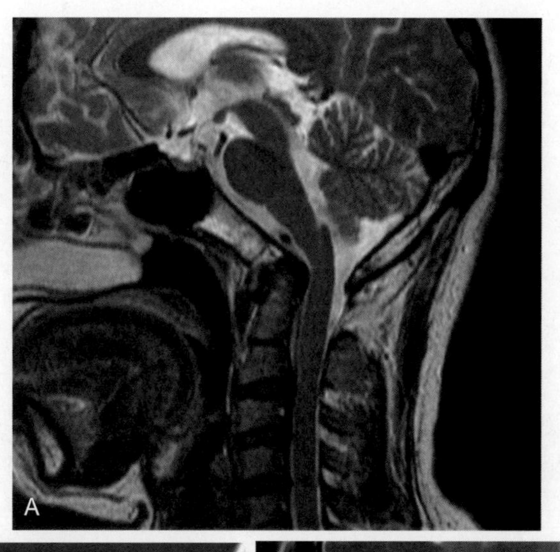

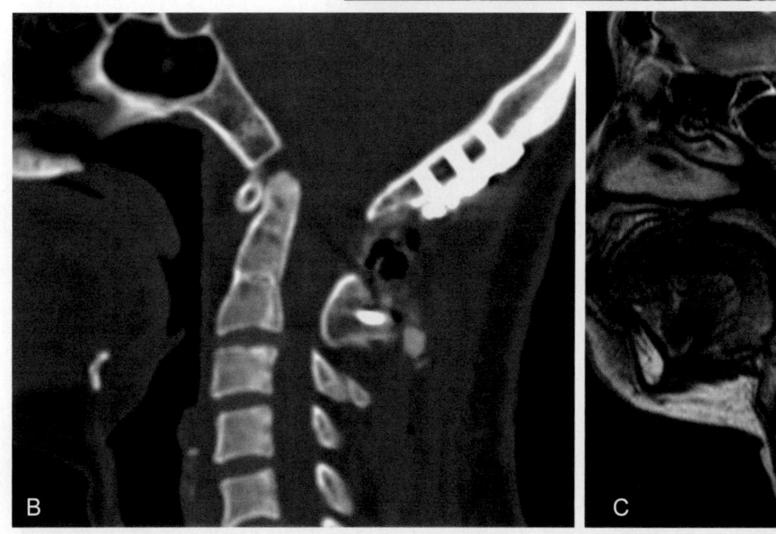

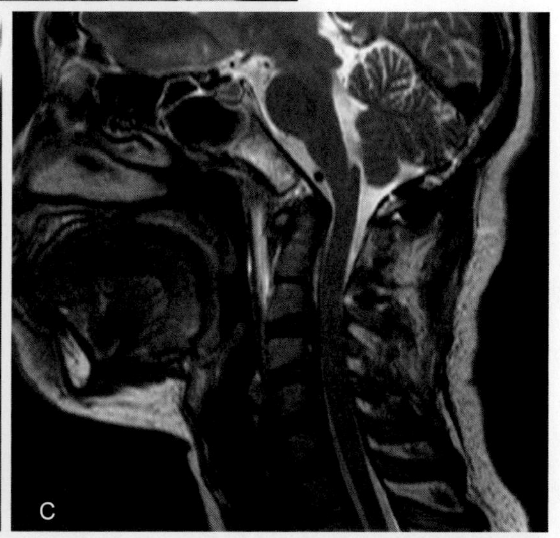

图9-10-13　术前颈椎MRI显示颅椎角和脑干颈髓角小于正常（A），给患者实施后路颅椎角调整，枕颈固定融合术（$C_0 \sim C_2$），术后复查颈椎CT显示颅椎角较术前增大（B），复查颈椎MRI显示患者的脑干压迫减轻，脑干颈髓角也明显改善（C）

【病例4】后路手术病例

1. 一般资料　患者，男性，31岁，因"头痛伴左上肢麻木、无力2年余，经非手术治疗无效"前来就诊。

2. 术前影像学资料（图9-10-14）　术前CT显示患者寰椎枕骨化伴寰枢椎脱位，颅骨明显下沉导致颅椎角变小。枢椎齿突陷入枕骨大孔形成颅底凹陷。

术前MRI显示颅椎角明显小于正常；脑干颈髓角也明显小于正常。脑干前方有压迫。

3. 病例特点和难点分析　该例患者的主要病理改变除合并寰枢椎脱位外，还包括颅椎角明显减小，加重了脑干压迫。

4. 手术方案　手术策略是主要通过后路复位手术调整颅椎角，将颅椎角增大后实施$C_0 \sim C_2$固定及后路植骨融合手术。

5. 复查与随访　术后复查CT（图9-10-15A）显示患者的颅椎角较术前明显改善，MRI（图

9-10-15B）显示患者颅椎角较术前增大，脑干颈髓角明显改善，脑干压迫解除。患者术后头痛消失，肢体麻木、无力症状明显改善。

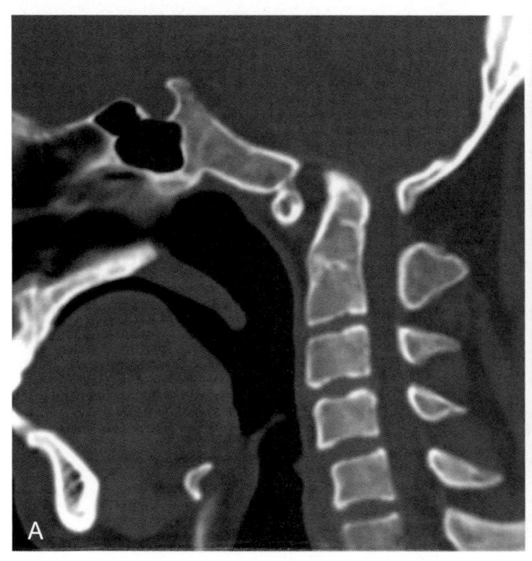

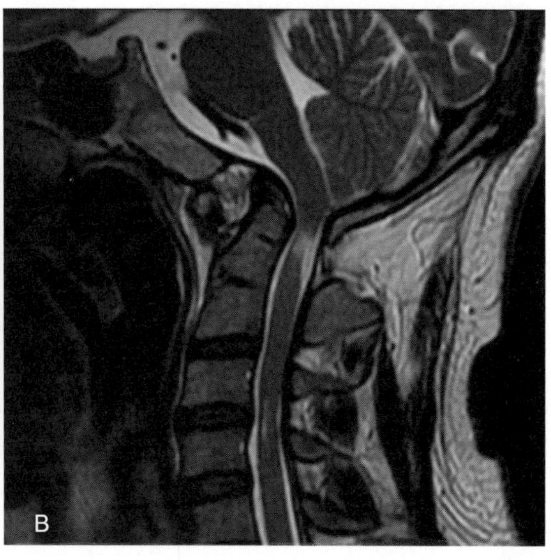

图 9-10-14 术前 CT 显示患者寰椎枕骨化伴寰枢椎脱位，颅骨明显下沉导致颅椎角变小。枢椎齿突陷入枕骨大孔形成颅底凹陷。术前 MRI 显示脑干颈髓角小于正常，脑干前方有压迫

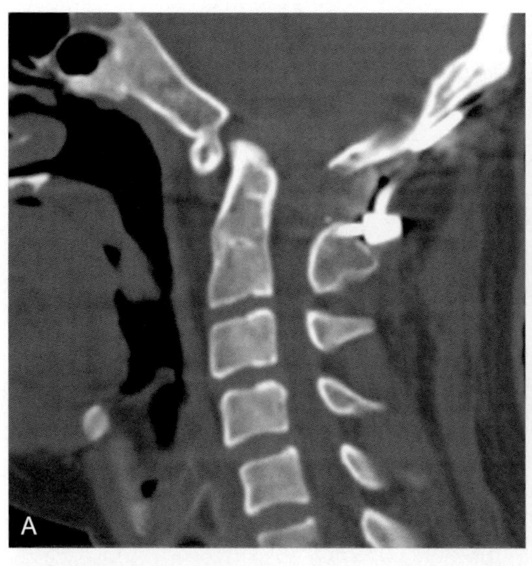

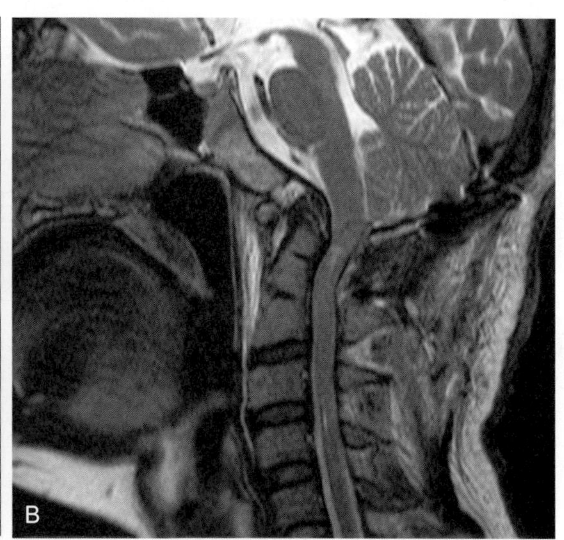

图 9-10-15 术后复查 CT 显示患者的颅椎角较术前明显改善（A）；颈椎 MRI 显示患者颅椎角较术前增大，脑干颈髓角明显改善，脑干压迫解除（B）

【病例 5】前路手术病例

1. 一般资料 患者，女性，38 岁，因“颈痛伴右侧上下肢麻木、无力 2 年余，加重 6 个月”前来就诊。

2. 术前影像学资料 术前 CT 显示患者寰椎枕骨化伴寰枢椎脱位，颅骨明显下沉导致颅椎角变小。枢椎齿突陷入枕骨大孔形成颅底凹陷（图 9-10-16A）。

术前 MRI 显示脑干颈髓角小于正常，脑干前方有压迫，合并颈椎脊髓空洞形成（图 9-10-16B）。

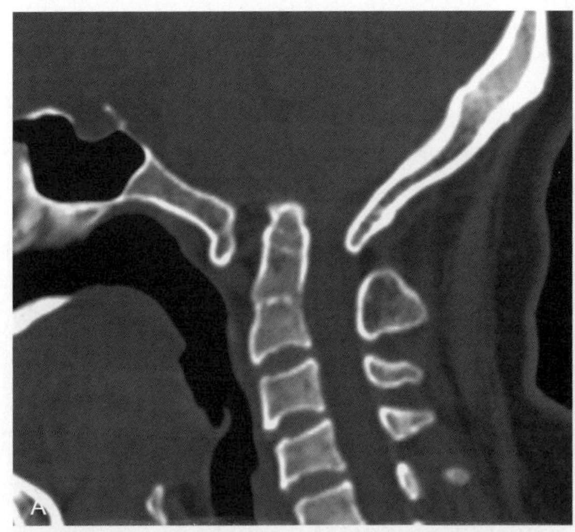

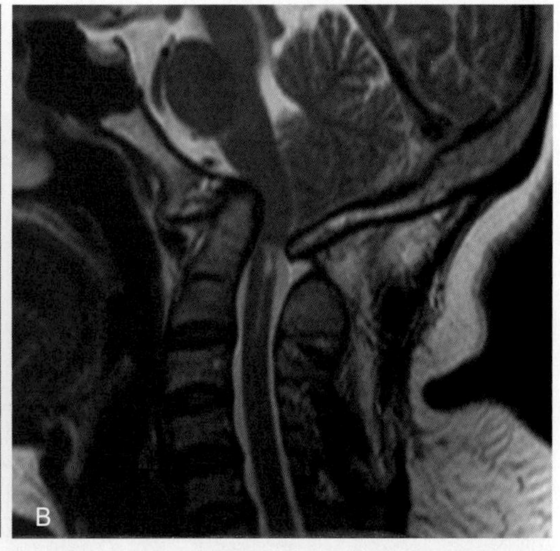

图 9-10-16 术前 CT 显示患者寰椎枕骨化伴寰枢椎脱位，颅骨明显下沉导致颅椎角变小，枢椎齿突陷入枕骨大孔形成颅底凹陷（A）。术前 MRI 显示脑干颈髓角小于正常，脑干前方有压迫，合并脊髓空洞形成（B）

3. 病例特点和难点分析　该例患者的主要病理改变除合并寰枢椎脱位外，还包括颅椎角明显减小，加重了脑干压迫。由于该例患者术前颅骨牵引无法复位，遂行经口咽前路松解复位，颅椎角调整及 TARP 钢板内固定手术。

4. 手术方案　手术策略是主要通过经口咽入路行寰枢关节松解，枢椎齿突下拉复位的同时行颅椎角调整及 TARP 钢板内固定手术。

5. 复查与随访　术后 1 周复查的 CT 显示，患者实施了经口咽复位，颅椎角调整，TARP 钢板内固定手术。术后颅椎角明显增大（图 9-10-17A）。术后 MRI 显示患者脑干颈髓角明显改善，脑干压迫解除。颈椎脊髓空洞较术前缩小（图 9-10-17B）。

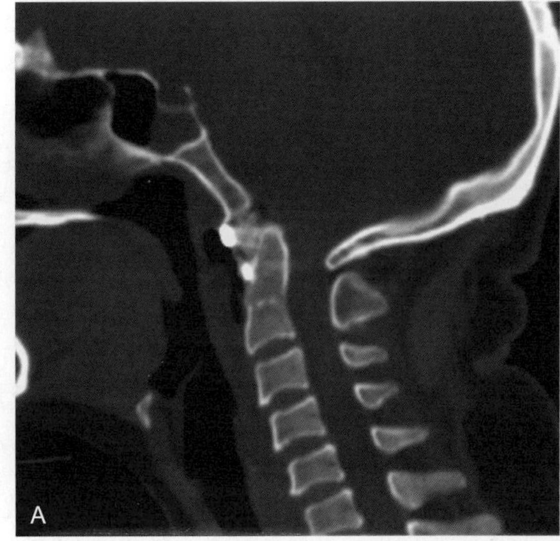

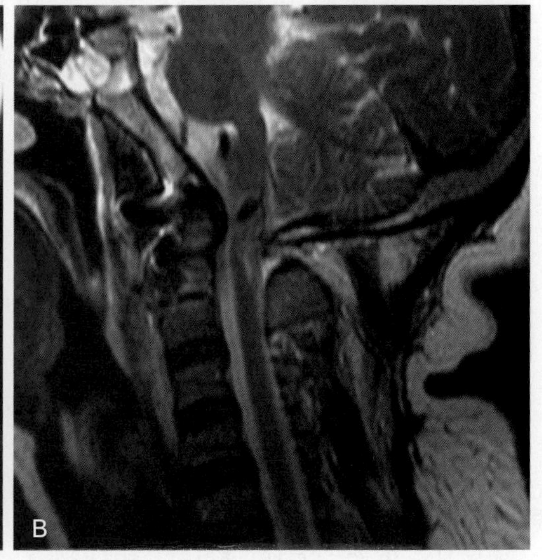

图 9-10-17 患者实施了经口咽复位钢板固定及颅椎角调整术

术后 1 周复查 CT 显示颅椎角明显增大；术后 1 周复查 MRI 显示患者脑干颈髓角明显增大，脑干压迫完全解除

【病例 6】前路手术病例

1. 一般资料　患者，男性，26 岁，患者 5 年前因双上肢麻木、无力，在当地医院诊断为“颅底凹陷症，小脑下疝”，行“颅后窝减压术”，术后症状改善；近两年逐渐出现颈痛伴右手麻木，抓握无力 2 年余前来就诊。

2. 术前影像学资料　术前 CT 显示患者寰椎枕骨化并寰枢椎垂直脱位，颅骨明显下沉 / 前倾导致颅椎角变小。枕骨大孔后方行颅骨瓣去除减压，致大块骨缺损。寰椎前弓和枢椎齿突之间有唇样增生和假关节形成（图 9-10-18A）。术前 MRI 显示脑干颈髓角小于正常，脑干前方有压迫（图 9-10-18B）。

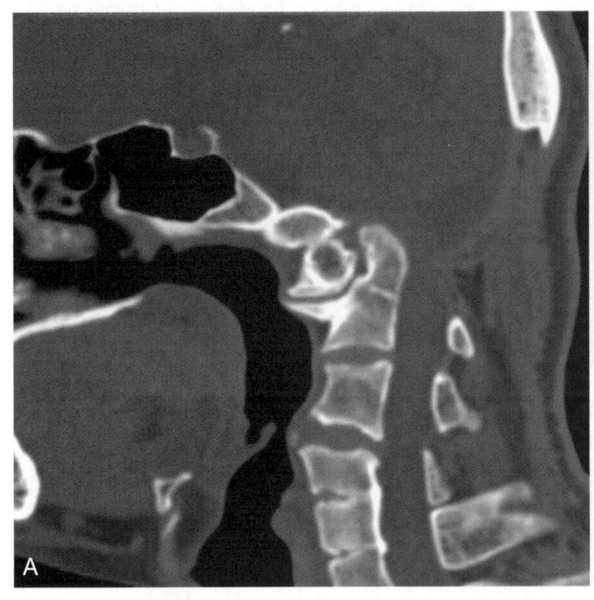

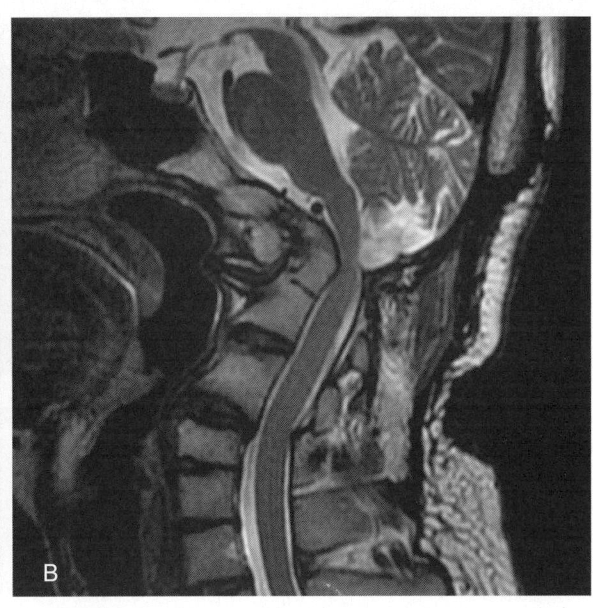

图 9-10-18　术前 CT 显示患者寰椎枕骨化并寰枢椎垂直脱位，颅骨明显下沉、前倾导致颅椎角变小。枕骨大孔后方行颅骨瓣去除减压，致大块骨缺损。寰椎前弓和枢椎齿突之间有唇样增生和假关节形成（A）。术前 MRI 显示脑干颈髓角小于正常，脑干前方有压迫（B）

3. 病例特点和难点分析　该患者主要存在以下难点：已经行颅后窝减压手术，枕骨大孔周围去除大块骨质，后路手术无法固定（图 9-10-19）；患者寰枢椎脱位严重，表现为双侧侧块关节交锁固定，牵引后无法复位，属于难复性颅底凹陷症（图 9-10-20）。手术需要经口咽松解，然后通过调整颅椎角解除脑干压迫。

4. 手术方案　手术策略（图 9-10-21）：采用经口咽入路行寰枢关节松解，并切除部分寰椎前弓和枢椎前方增生的骨赘，切除部分枢椎齿突，在寰椎前弓和残余的枢椎椎体之间行撑开操作，增加颅椎角，并置入髂骨块形成支撑固定。

5. 复查与随访　术后 X 线片显示患者实施了前路 TARP 钢板内固定手术（图 9-10-22A），术后与术前 CT 对比显示患者的颅椎角较术前明显增大（图 9-10-22B、C）。术后与术前 MRI 对比显示患者脑干颈髓角明显改善，脑干压迫解除（图 9-10-23）。术后 6 个月复查，患者右手麻木症状消失，握力明显改善。

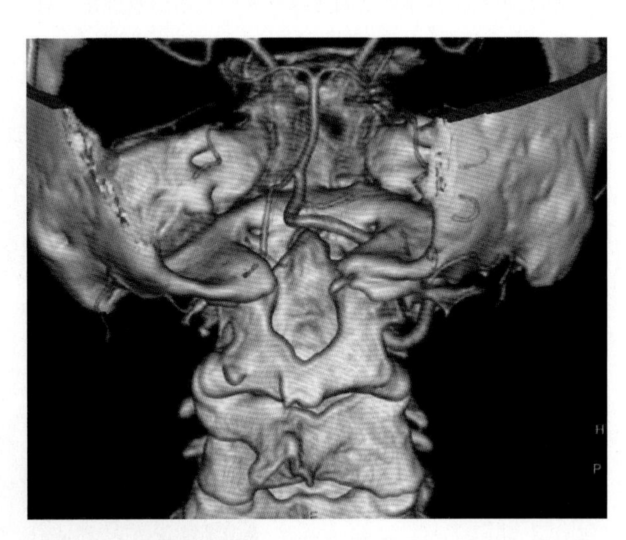

图 9-10-19　患者已经行颅后窝减压手术，枕骨大孔周围去除大块骨质，后路手术无法固定

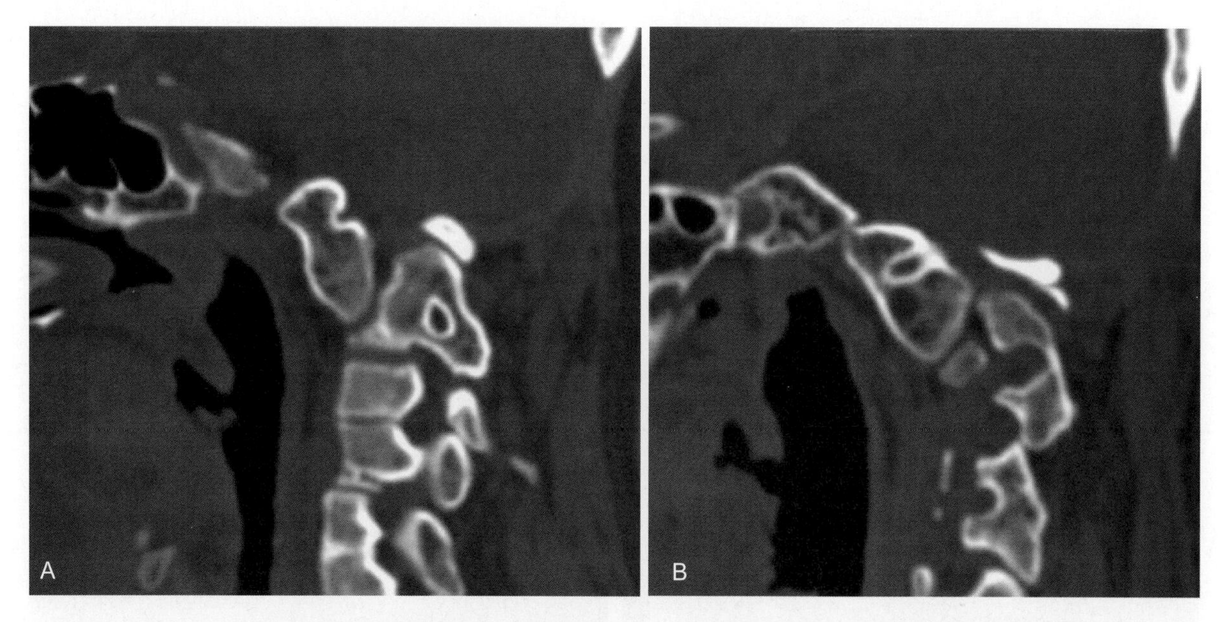

图 9-10-20 患者寰枢椎侧块关节脱位并垂直交锁，牵引后无法复位，属于难复性颅底凹陷症

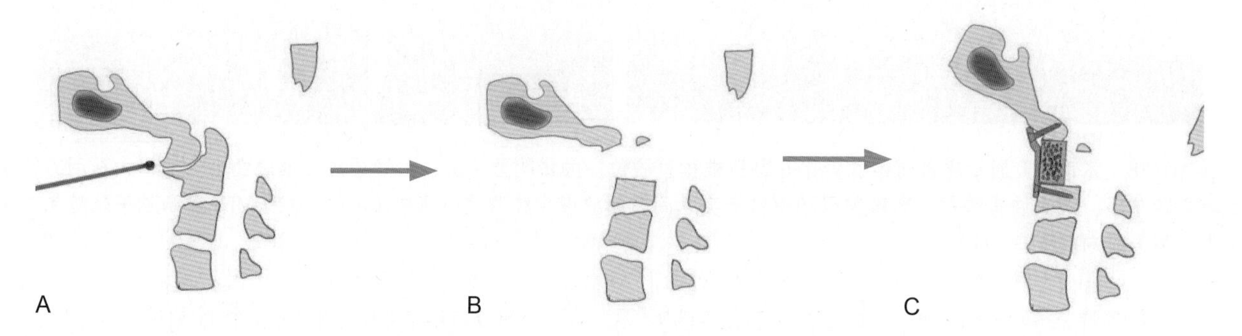

图 9-10-21 采用经口咽入路行寰枢关节松解，并切除部分寰椎前弓和枢椎前方增生的骨赘，切除部分枢椎齿突，在寰椎前弓和残余的枢椎椎体之间行撑开操作，增加颅椎角，并置入髂骨块形成支撑固定

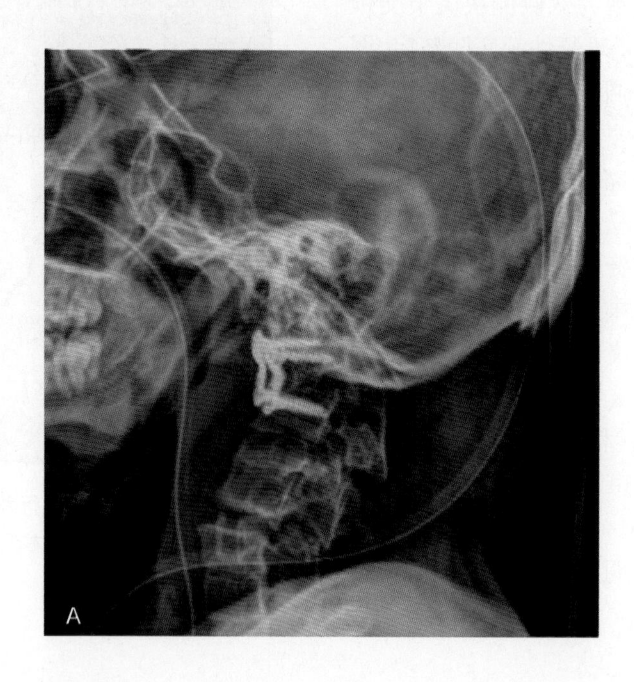

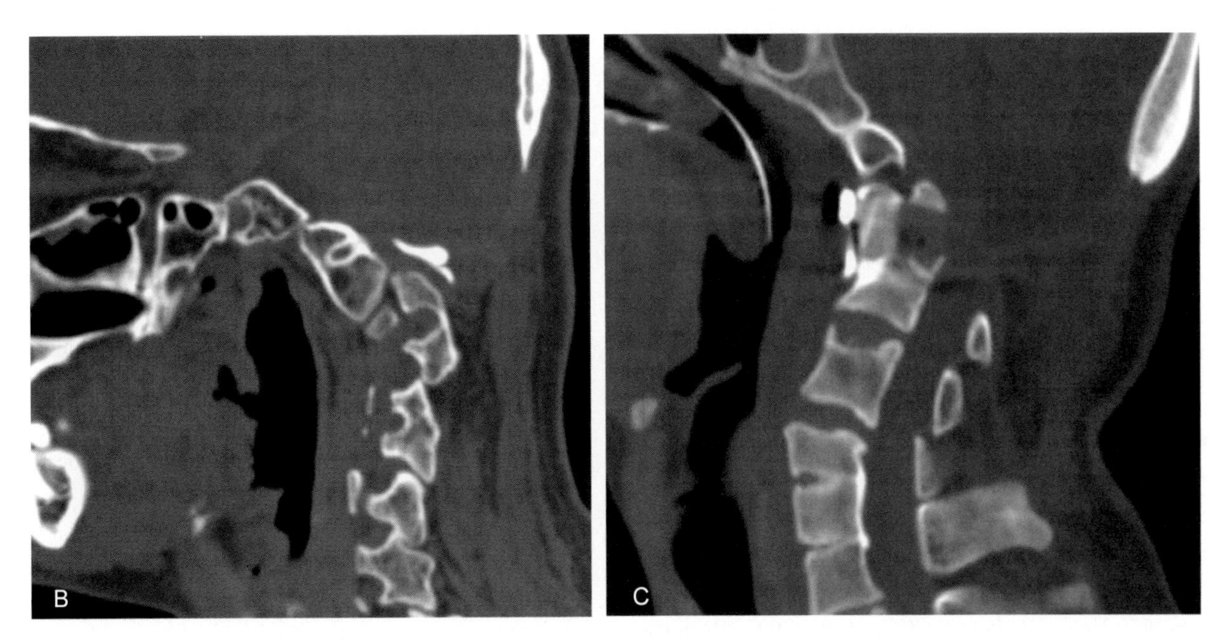

图 9-10-22　术后 X 线片显示患者实施了前路 TARP 钢板内固定手术（A），术后与术前 CT 对比显示患者的颅椎角较术前明显增大（B、C）

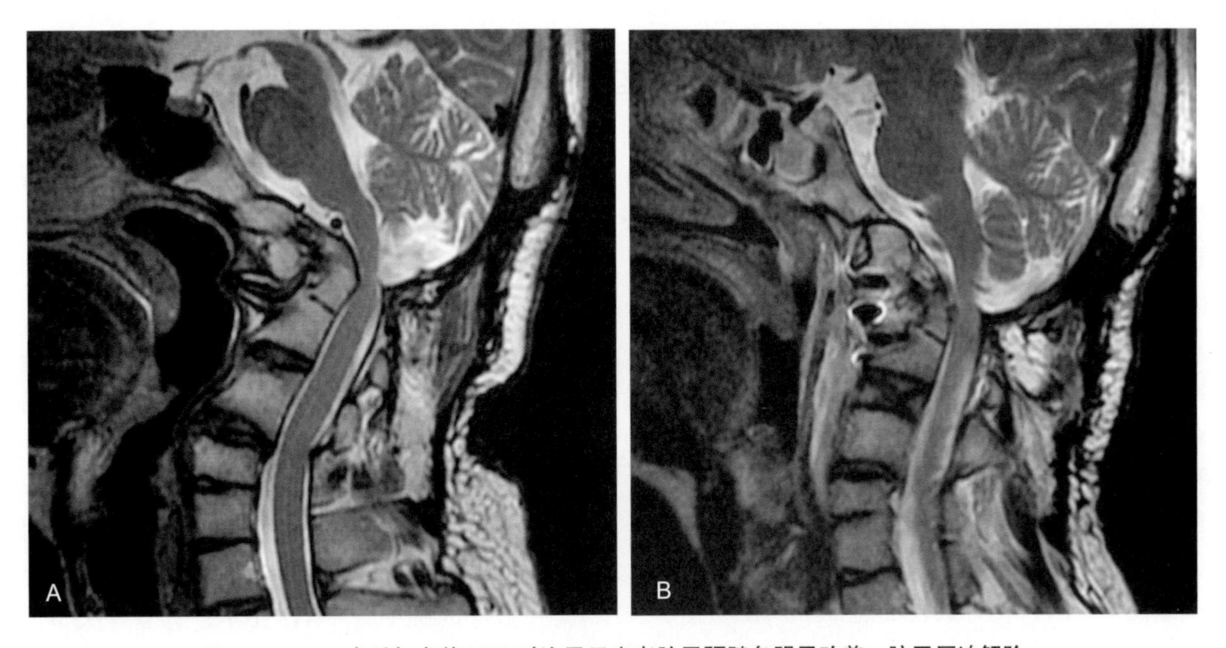

图 9-10-23　术后与术前 MRI 对比显示患者脑干颈髓角明显改善，脑干压迫解除

小结

颅底凹陷症是一类发生于颅颈交界区骨性畸形基础上的复杂疾病。其病理机制除了和颅颈交界畸形基础上的寰枕关节或寰枢关节失稳或脱位有关，还应重视颅椎角减小这一重要病理改变。随着颅颈交界外科理论和技术的进步，颅底凹陷症的治疗理念日益重视畸形矫正。对颅底凹陷症患者而言，矫形复位就是最好的减压。而这种矫形复位不仅包括陷入枕骨大孔颈椎结构的下拉及前后复位，还包括颅椎角的恢复。颅椎角调整是颅底凹陷症复位技术的一部分，它也是处理颅底凹陷症的一种方法和理念，贯穿颅底凹陷症的手术实施过程中。对于 A 型颅底凹陷症患者，可以

同时应用下拉复位技术和颅椎角调整技术；对于B型颅底凹陷症患者，也可将颅椎角调整技术和颅后窝减压技术联合应用。无论是A型颅底凹陷症患者还是B型颅底凹陷症患者，都应该重视患者的颅椎角恢复，才能获得更佳的手术效果。

参考文献

Botelho RV, Diniz JM , Botelho R, 2017. Basilar invagination:cranio-cervical kyphosis rather than prolapse from the upper cervical spine. J Neurol Neuromed, 2:15-19.

Botelho RV, Ferreira JA, Zandonadi Ferreira ED, 2018.Basilar Invagination: A Craniocervical Kyphosis.World Neurosurg, 117: e180-e186.

Botelho RV, Neto EB, Patriota GC, et al, 2007. Basilar invagination: craniocervical instability treated with cervical traction and occipitocervical fixation. Case report.J Neurosurg Spine, 7(4):444-449.

Henderson FC, Henderson FCJ, Wilson WA, et al, 2019. Utility of the clivo-axial angle in assessing brainstem deformity: pilot study and literature review. Neurosurg Rev, 41:149-163.

Hou Z, Fan T, Fan W, et al,2022.Basilar invagination without atlantoaxial dislocation: treatment by correction of clivus canal angle with interfacet distraction and fixation. BMC Musculoskelet Disord,23(1):1138.

Joaquim AF, Tedeschi H, Chandra PS, 2018.Controversies in the surgical management of congenital craniocervical junction disorders - A critical review.Neurol India, 66(4):1003-1015.

Xu R, Xia Y, Passias PG, et al, 2019.Occipitocervical Osteotomies and Interfacet Grafts for Reduction of Occipitocervical Kyphosis and Basilar Invagination.World Neurosurg, 127:391-396.

第十一节　寰枕关节脱位型颅底凹陷症的诊断与治疗

寰枕关节脱位型颅底凹陷症（又称寰枕脱位型颅底凹陷症）是临床上比较少见的类型，其特点是寰枢关节解剖关系正常，没有脱位和失稳，却因寰枕关节脱位或失稳，部分寰椎陷入枕骨大孔，压迫脑干或延髓等神经结构，形成颅底凹陷症。寰枕脱位型颅底凹陷症的形成主要和胚胎时期颅底发育畸形和寰椎发育畸形密切相关，其病理特点和寰枢脱位型颅底凹陷症有很大不同，治疗方法和疗效也存在一定差异。患者可合并扁平颅底、枕骨髁发育不良、寰枕关节脱位等情况。如果疾病确诊较早，陷入枕骨大孔的寰椎可以在颅骨牵引下复位，获得治愈。反之，如果患病时间很长，一直未能获得确诊和治疗，陷入枕骨大孔的寰椎可能与枕骨大孔形成嵌顿，此时无法通过颅骨牵引或手术方法将其拉出枕骨大孔获得复位，严重影响治疗效果。所以对寰枕脱位型颅底凹陷症要早诊断、早治疗，避免误诊、漏诊，对于提高颅底凹陷症的诊治水平具有重要意义。由于该型颅底凹陷症临床上较为少见，且容易误诊为寰枢脱位型颅底凹陷症，所以本书将其作为一个单独的章节进行介绍。

一、寰枕脱位型颅底凹陷症的诊断与鉴别诊断

（一）寰枕脱位型颅底凹陷症的特点

寰枕脱位型颅底凹陷症属于不稳定型颅底凹陷症，临床上较为罕见，系因患者颅底畸形合并寰椎发育异常合并寰枕关节脱位形成的。其影像学特点如下（图 9–11–1）：①颅底发育畸形，呈扁平颅底，斜坡高平（图 9–11–1A）；②枕骨大孔周边结构畸形，表现为枕骨髁发育不良伴枕骨大孔边缘内翻（图 9–11–1B）；③寰枕关节脱位导致寰椎陷入枕骨大孔（图 9–11–1C）；④枕骨大孔变形，小寰椎畸形（图 9–11–1D）；⑤患者常合并小寰椎畸形、寰椎后弓畸形等；⑥寰枢关节基本正常，不合并寰枢椎脱位；⑦患者因寰枕关节脱位致小寰椎陷入枕骨大孔，自前方压迫脑干，引起相应脊髓功能症状。

（二）寰枕脱位型颅底凹陷症的诊断

给患者行颈椎 CT 及 MRI 检查，在中矢状位 CT 重建片上测量陷入枕骨大孔的颈椎突出物顶点（通常是寰椎前结节）超过 Chamberlain 线

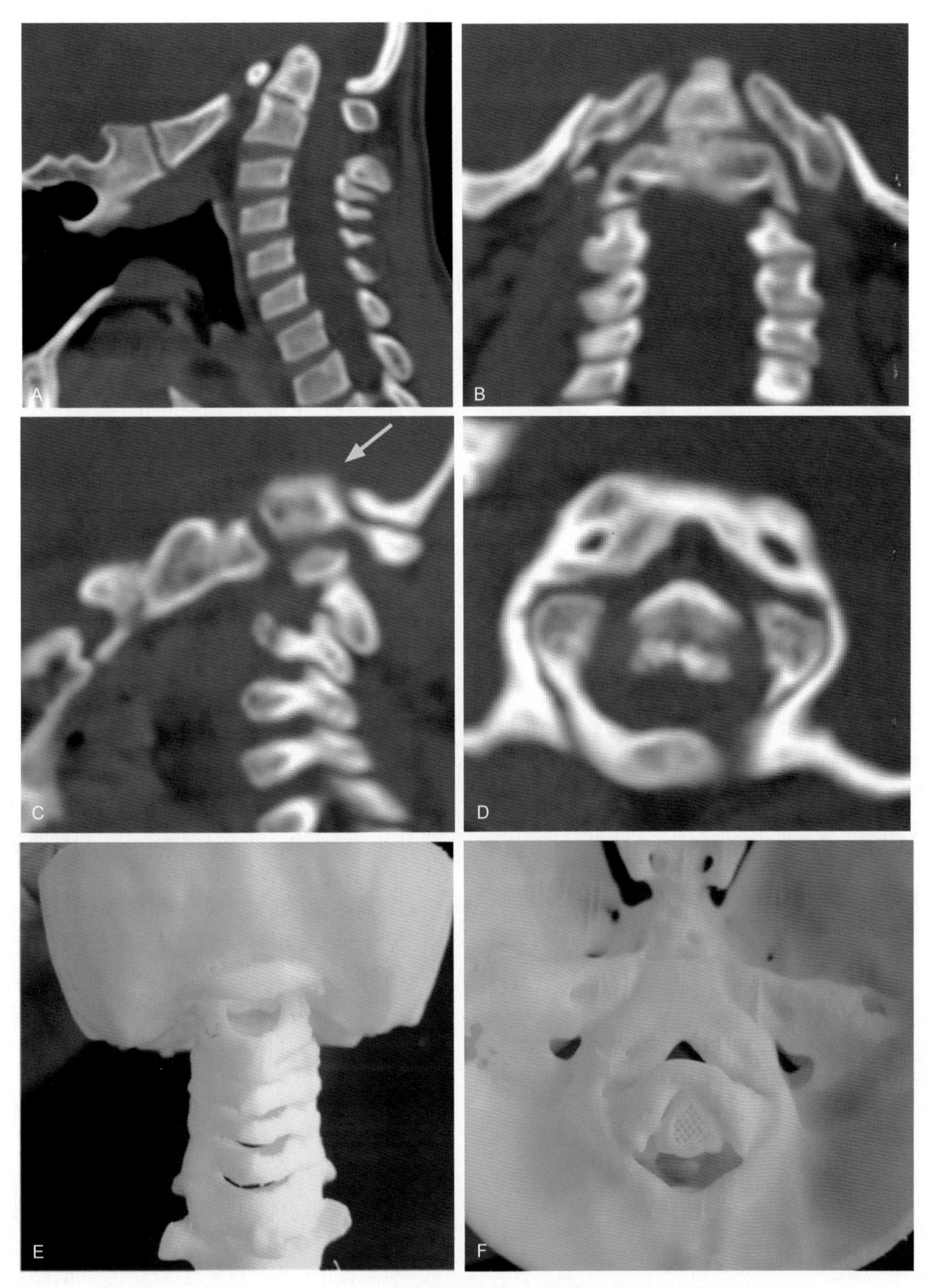

图 9-11-1　**寰枕脱位型颅底凹陷症影像学特点**

颅底发育畸形，呈扁平颅底，斜坡高平（A）；枕骨大孔畸形，表现为枕骨髁发育不良伴枕骨大孔边缘内翻（B）；寰枕关节脱位导致寰椎陷入枕骨大孔（C）；小寰椎畸形（D）；三维打印模型显示寰椎陷入枕骨大孔（E）；三维模型显示枕骨大孔边缘内翻，寰椎陷入枕骨大孔形成颅底凹陷（F）

5mm。旁中矢状面CT可显示寰枕关节脱位。同时行三维CT重建，观察颅底发育畸形情况，是否合并寰枢关节脱位或寰枕关节脱位。如能排除寰枢关节脱位，并确定系寰枕关节脱位导致部分寰椎陷入枕骨大孔自前方压迫脑干引起，即可诊断（图9-11-2）。

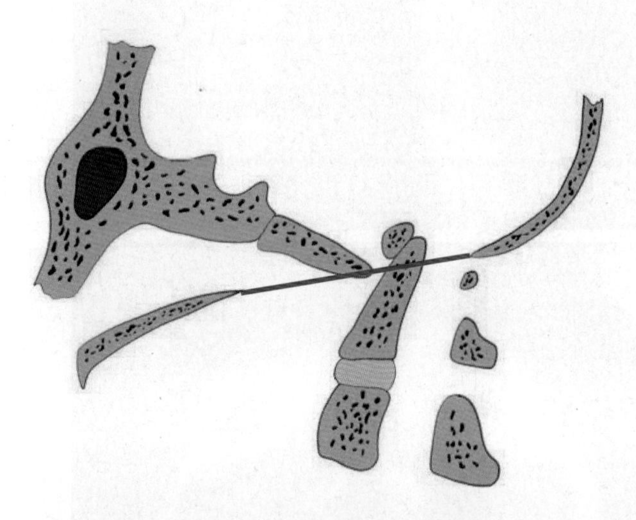

图9-11-2 寰枕关节脱位致寰椎及枢椎齿突陷入枕骨大孔形成寰枕脱位型颅底凹陷症

（三）寰枕脱位型颅底凹陷症与寰枢脱位型颅底凹陷症的鉴别诊断

寰枢脱位型颅底凹陷症和寰枕脱位型颅底凹陷症均属不稳定型颅底凹陷症，前者相对常见，后者临床上较为罕见，仅凭X线检查容易误诊，需要行CT及MRI检查帮助鉴别，主要鉴别点如表9-11-1所示。

表9-11-1 寰枕脱位型颅底凹陷症与寰枢脱位型颅底凹陷症的鉴别

鉴别点	寰枢脱位型	寰枕脱位型
扁平颅底	无	有
枕骨髁发育不良	无	有
枕骨大孔边缘内翻	无	有
寰枕融合	有	无
寰枢关节脱位	有	无
寰枕关节脱位	无	有
寰椎发育不良	可有	有

寰枢脱位型颅底凹陷症多合并寰枕融合，但一般没有颅底发育畸形、扁平颅底、枕骨髁发育不良、寰枕关节脱位等情况，发病原因和寰枢关节脱位关系密切，陷入枕骨大孔的结构是枢椎齿突；寰枕脱位型颅底凹陷症多合并扁平颅底伴枕骨髁发育不良、枕骨大孔边缘内翻、寰枕关节脱位等情况，而寰枢关节正常，无寰枕融合和寰枢关节脱位等。两者通过三维CT检查比较容易鉴别。

二、寰枕脱位型颅底凹陷症的治疗

寰枕脱位型颅底凹陷症的治疗原则：采用经口咽松解或术中颅骨牵引复位的方法将陷入枕骨大孔的颈椎结构下拉复位，以恢复正常或相对正常的颅颈椎序列，然后实施后路枕颈固定或前路固定与融合。主要手术方法介绍如下。

（一）牵引复位、后路枕颈固定治疗寰枕脱位型颅底凹陷症

寰枕脱位型颅底凹陷症的主要病理改变是颅底发育畸形合并寰枕关节脱位，其导致寰椎陷入枕骨大孔并自前方压迫脑干而引起临床症状。手术目的是将陷入枕骨大孔的颈椎结构尽量拉出复位，纠正颅椎角并重建颅骨与颈椎连接部位的稳定性，恢复正常颈椎序列。寰枕脱位型颅底凹陷症患者一经确诊，可先行颅骨牵引，观察患者临床症状是否获得改善。如果牵引后患者的神经损害症状有减轻和缓解，说明牵引有效，可进一步行牵引下颈椎CT检查，观察牵引的复位情况，为制订手术方案提供依据。下面通过具体病例介绍术中颅骨牵引下拉复位及后路枕颈固定技术治疗寰枕脱位型颅底凹陷症的方法。

【病例介绍】

1. 一般资料 患者，男性，6岁，因“自出生以来双下肢痉挛，肌张力高，学步困难，一直无法独立行走”前来就诊。查体：四肢肌张力普遍增高，双下肢内收肌紧张，髌阵挛、踝阵挛阳性。双侧Babinski征阳性。

2. 影像学检查 寰枕脱位型颅底凹陷症主要影像学特点如下。

（1）颈椎二维重建CT征象（图9-11-3）：患者颅底发育极度扁平，斜坡几乎呈水平状；部

分寰椎（寰椎侧块及寰椎前弓）连同齿突向上进入枕骨大孔，颅椎角几乎呈锐角。

（2）颈椎三维重建 CT 征象（图 9-11-4）：患者寰枢椎未见脱位，但寰枕关节脱位，部分寰椎前半部分及齿突进入枕骨大孔形成颅底凹陷。

（3）颈椎 MRI（图 9-11-5）：颅底发育扁平，斜坡几乎呈水平状，陷入枕骨大孔的颈椎结构向后挤压脑干，导致其受压变形。

3. 术前颈椎牵引与 CT 评估

（1）术前颈椎双向颅骨牵引：术前对患者进行颈椎双向牵引治疗 5 天。颅骨纵向牵引重量为 7kg，颈椎垂直牵引重量为 4kg。牵引 3 天后，患者诉双下肢肌力有较明显改善。

（2）颅骨牵引下 CT 检查与评估：为了评估颅骨牵引后颅底凹陷症的复位情况，行颅骨牵引下颈椎 CT 检查（图 9-11-6）。将扫描图像矢状位重建后，与牵引前影像学资料对比观察发现，通过颅骨牵引，可以将陷入枕骨大孔的颈椎结构部分下拉复位，并改善颅颈椎序列，改善颅椎角（图 9-11-7）。这为实施后路牵引复位、枕颈固定手术提供依据。

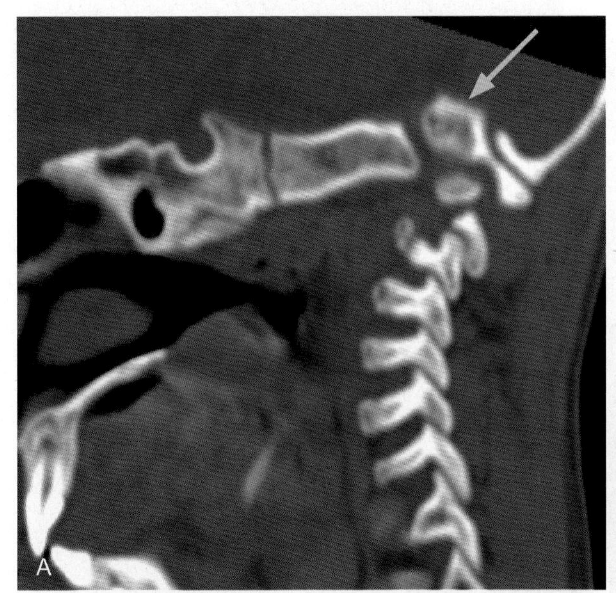
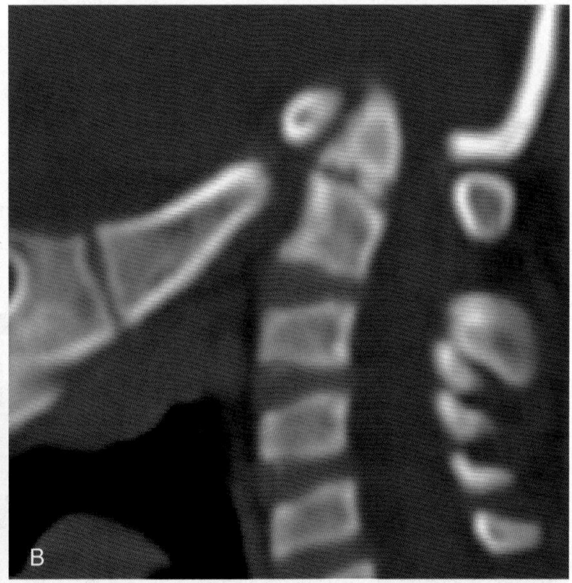

图 9-11-3 颈椎矢状面重建 CT 显示患者的颅底发育扁平，合并寰枕关节脱位，寰椎向上进入枕骨大孔（A）；患者的颅椎角几乎呈锐角改变（B）

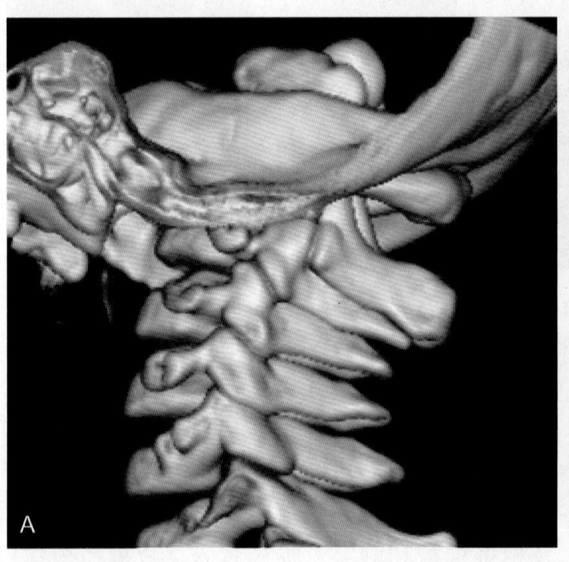
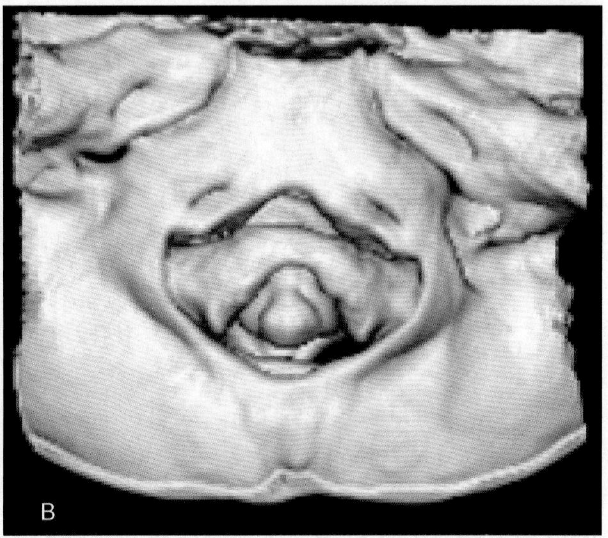

图 9-11-4 颈椎三维重建 CT 显示寰椎陷入枕骨大孔形成颅底凹陷（A）。顶视图显示枕骨大孔边缘内翻、寰椎陷入枕骨大孔（B）

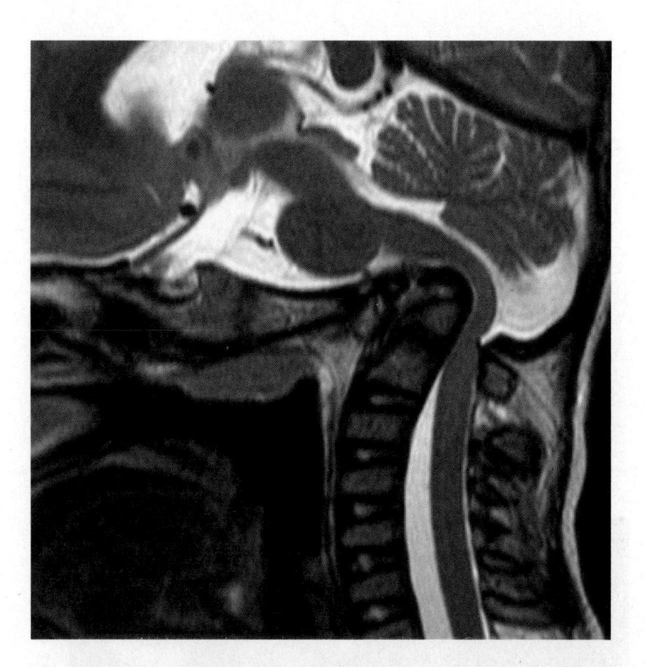

图 9-11-5 颈椎 MRI 显示颅底发育扁平，斜坡呈水平状。陷入枕骨大孔的寰椎及枢椎齿突自前方挤压脑干，导致其扭曲变形

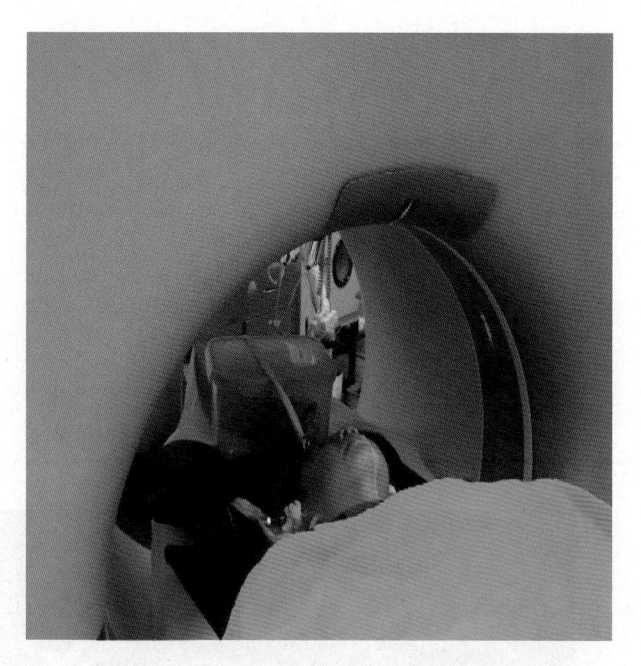

图 9-11-6 颅骨牵引状态下颈椎 CT 扫描

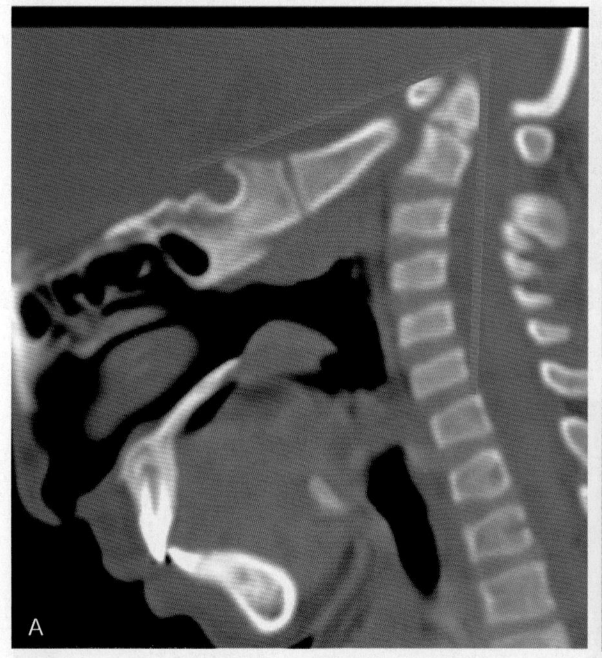

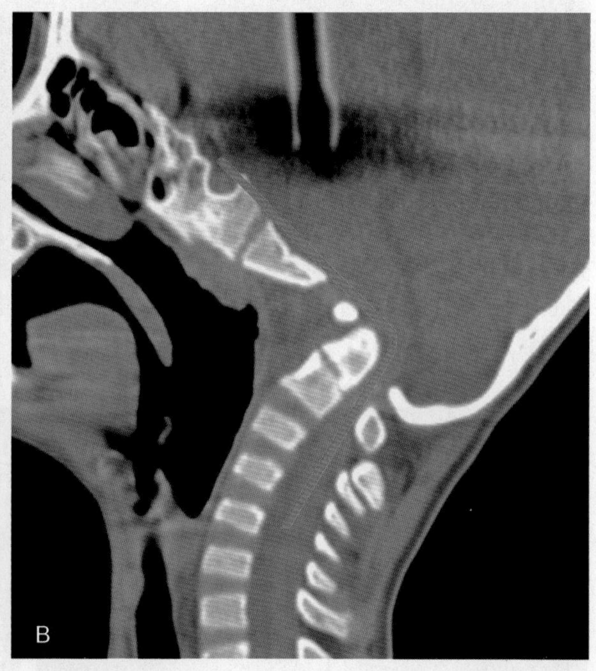

图 9-11-7 牵引前（A）和牵引后（B）颈椎 CT 对比

通过颅骨牵引，可以将陷入枕骨大孔的颈椎结构部分下拉复位，并改善颅椎角

4. 手术过程　完善各项检查后，经过准备，在全身麻醉下实施了后路牵引复位、枕颈固定融合术（图 9-11-8）。手术取俯卧位，将患儿头部放置在 Mayfield 头架上，术中维持重量约 8kg 的颅骨牵引，提供复位力。取后正中切口，起于枕外隆凸，止于枢椎棘突，切口长约 5cm。切开皮肤、皮下组织后，找到中线，用电刀顺白线分离，剥离中线两侧肌肉附着点，显露枕骨、寰椎后弓及枢椎椎板和棘突。枢椎置入 2 枚椎弓根螺钉，枕骨使用 1 枚小号三叶草钢板，在中线骨板最厚

的地方用3枚螺钉固定。根据枕后形状将钛棒初步塑形后连接钛棒，在助手的配合下，采用压棘抬头法进一步复位。最后将螺钉全部锁紧，透视下观察位置满意。考虑患者枕骨大孔较狭窄，将枕骨大孔后缘适当减压，然后用高速磨钻处理植骨床，取自体骨松质进行植骨。术毕，冲洗切口，放置引流管，逐层关闭切口。

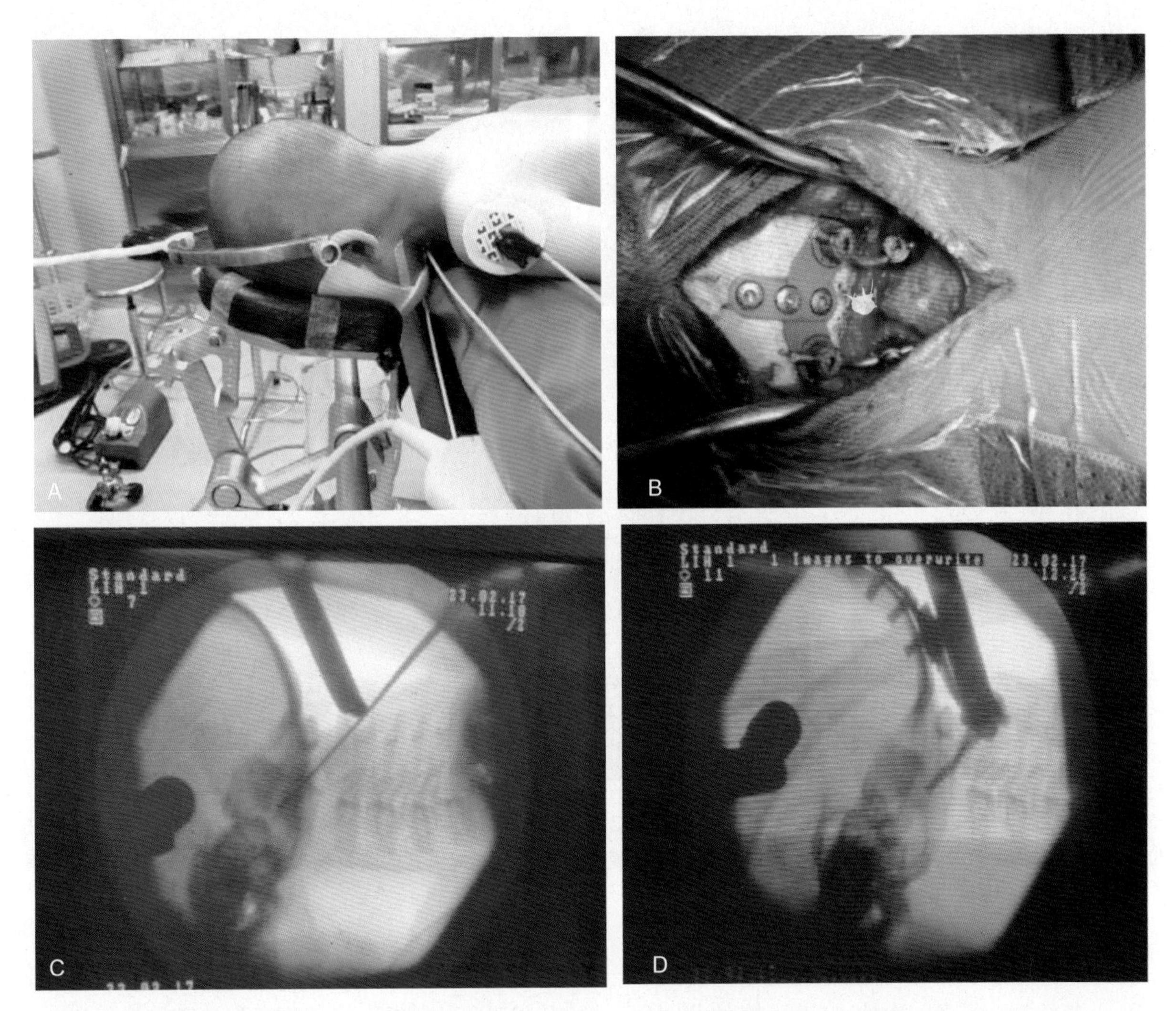

图 9-11-8　**手术取俯卧位，将患儿头部放置在Mayfield头架上，术中维持重量约8kg的颅骨牵引（A）。取后正中切口，后路复位及 $C_0 \sim C_2$ 固定（B）。术中透视显示枢椎椎弓根螺钉的置入过程及复位固定完成后的情况（C、D）**

5. *术后处理*　术后送骨科ICU观察，第2天拔除引流管，给患者佩戴头颈胸支具起床。术后伤口换药，术后使用抗生素1天预防感染。术后3天下地在辅助下行走，术后1周出院。头颈胸支具佩戴3个月，定期复查。

6. *复查与随访*　术后、术前的颈椎CT对比显示（图9-11-9）颅颈椎序列明显改善，陷入枕骨大孔的寰椎被下拉复位，颅椎角较术前改善，脑干压迫减轻。术后1年随访复查显示患者已经能够独立行走，临床症状明显改善，疗效满意。

（二）经口咽松解复位、TARP钢板固定技术治疗寰枕脱位型颅底凹陷症

寰枕脱位型颅底凹陷症的治疗原则：将陷入枕骨大孔的颈椎上端结构下拉复位，恢复正常或相对正常的颅颈椎序列，并实施固定和融合手术。当术前颅骨牵引提示复位较困难，或后路枕颈固定无法实施时，可以考虑采用经口咽松解前路TARP钢板固定的术式。

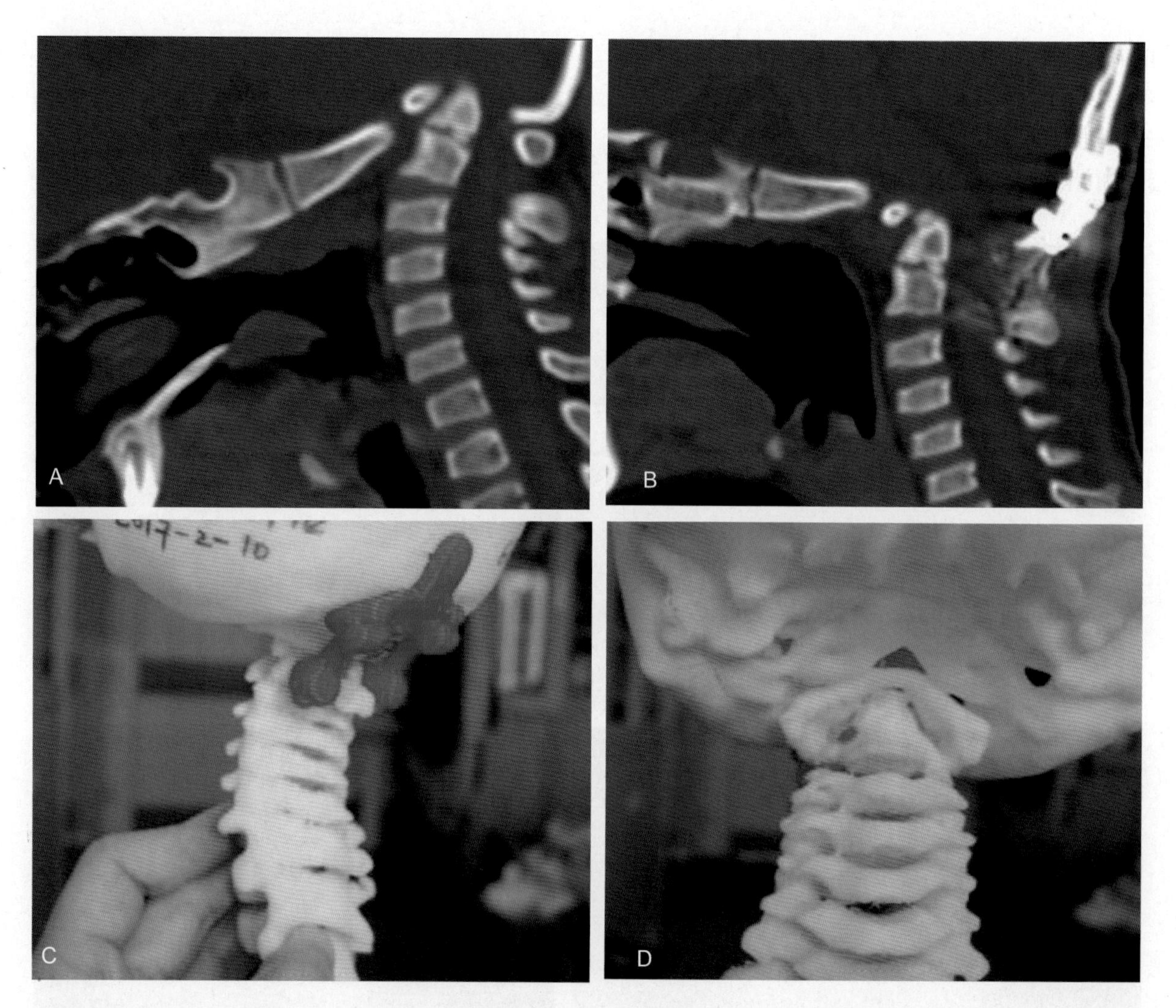

图 9-11-9 术后（B）、术前（A）的颈椎中矢状面重建 CT 对比显示颅颈椎序列明显改善，陷入枕骨大孔的寰椎被下拉复位，颅椎角较术前改善，脑干压迫减轻。术后三维打印模型显示陷入枕骨大孔的寰枢椎被下拉复位，并实施了枕颈固定（C、D）

【病例介绍】

1. 一般资料　患者，女性，6 岁，在幼儿园玩耍时不慎被推倒，导致一侧肢体麻木，偏瘫，双上肢无力，无法独立行走，前来就诊。

2. 影像学检查　CT 及 MRI 检查发现患儿颅底发育畸形，寰椎陷入枕骨大孔，自前方压迫脑干。脑干受压变形（图 9-11-10）。

三维 CT 检查发现陷入枕骨大孔的结构不只是枢椎齿突，寰椎前弓也陷入枕骨大孔。诊断为寰枕脱位型颅底凹陷症（图 9-11-11）。

3. 术前准备　术前薄层 CT 扫描（图 9-11-12）显示该患儿的枕骨板菲薄，枕颈固定困难。术前先行颅骨牵引 1 周，牵引重量为 6kg，牵引后拍片显示复位困难，遂确定行经口腔松解复位 TARP 钢板内固定术。

4. 主要手术步骤和流程

（1）麻醉方式和体位：手术采用经鼻插管全身麻醉（图 9-11-13）。术中背部垫高，头部后仰，维持 5kg 的颅骨牵引。

（2）手术切口和显露：由于颅底凹陷位置深，软腭遮挡严重，影响咽后结构显露，该手术采用软腭劈开扩大经口咽入路进行显露（图 9-11-14）。

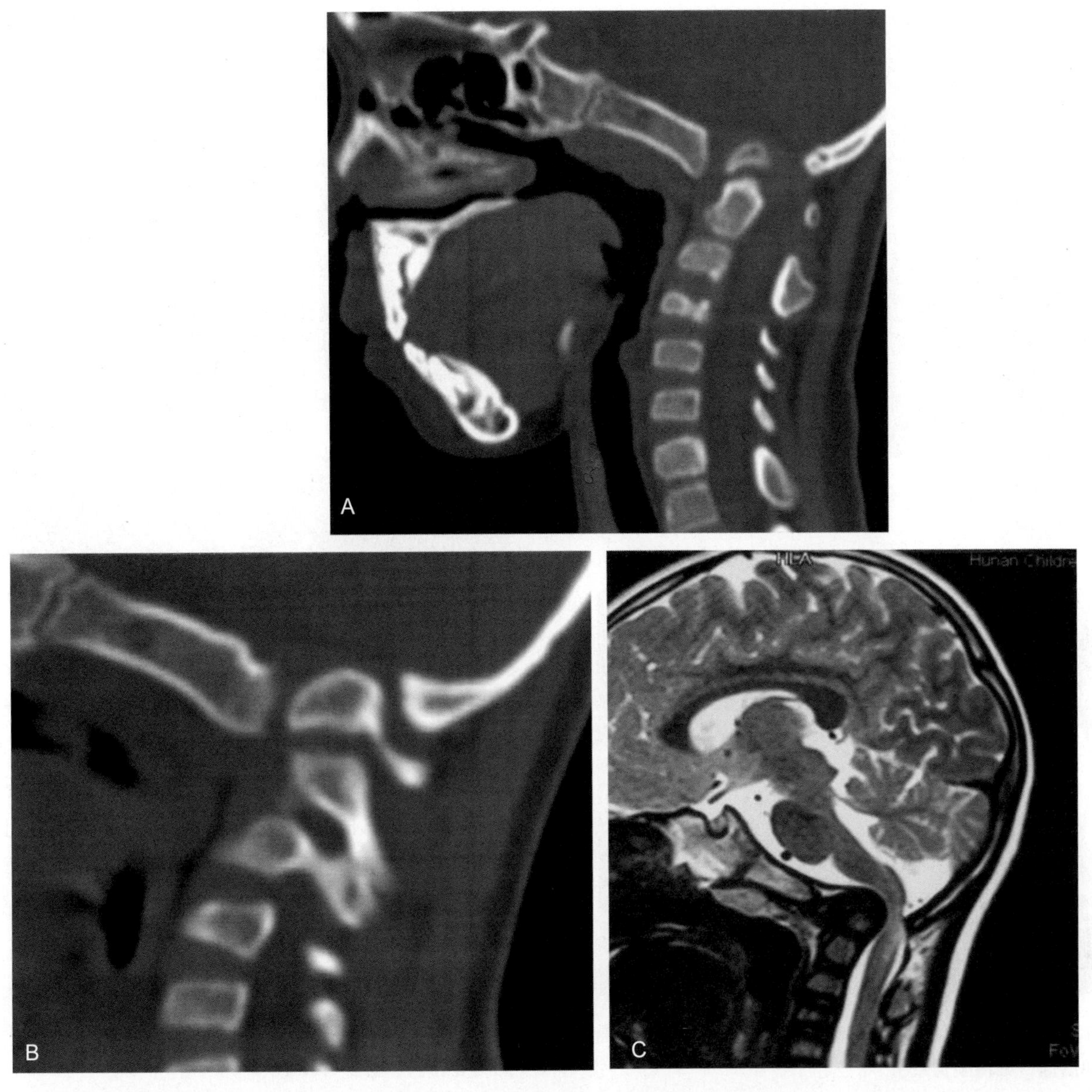

图 9-11-10 颈椎二维重建 CT 显示颅底发育扁平，斜坡呈水平状；寰椎前弓及侧块向上进入枕骨大孔（A、B）；颈椎 MRI 显示脑干受压变形（C）

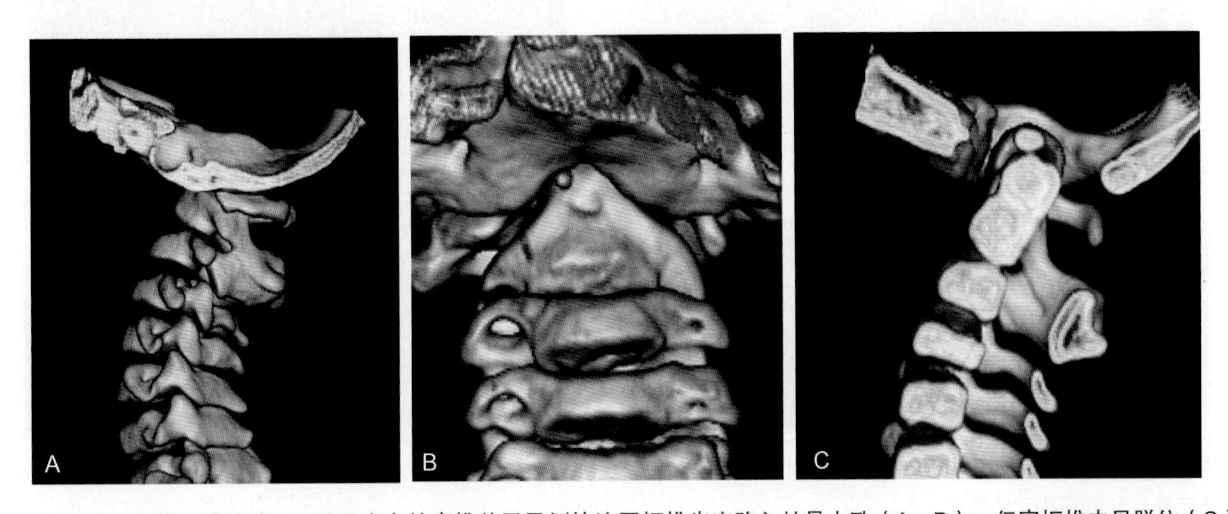

图 9-11-11 颈椎三维重建 CT 显示患者的寰椎前弓及侧块连同枢椎齿突陷入枕骨大孔（A、B），但寰枢椎未见脱位（C）

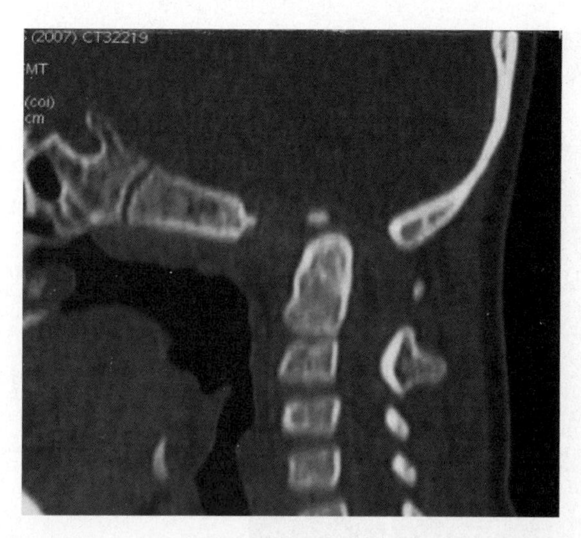

图 9-11-12　术前薄层 CT 扫描显示该患儿枕骨板菲薄，枕颈固定困难

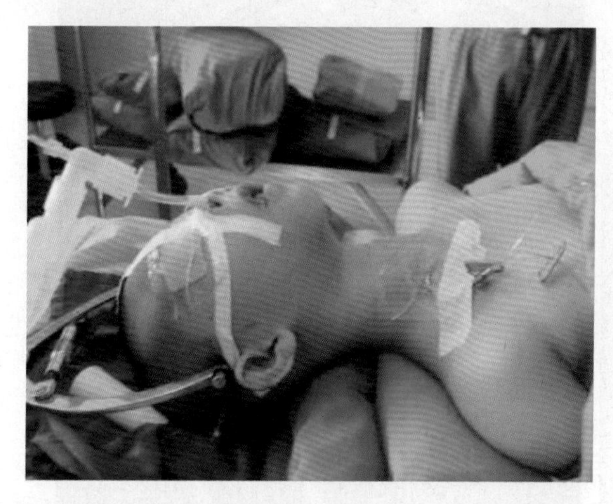

图 9-11-13　手术采用经鼻插管全身麻醉。术中背部垫高，头部后仰，维持颅骨牵引

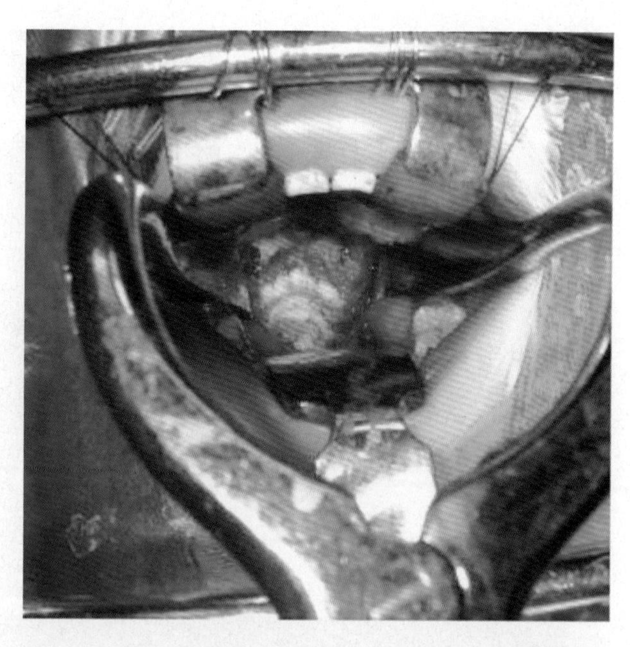

图 9-11-14　手术采用软腭劈开扩大经口咽入路进行显露

（3）手术松解、复位与固定：针对斜坡下方、枕骨大孔周围的软组织瘢痕进行松解，在颅骨牵引的作用下将陷入枕骨大孔的结构逐渐下拉复位。然后选择 1 枚合适的 TARP 钢板，将其塑形后，上端 2 枚螺钉固定在枕骨斜坡上、下方固定于枢椎椎体上实施固定（图 9-11-15）。用高速磨钻打磨斜坡，寰椎前弓及枢椎齿突和椎体前方的植骨床，取自体髂骨进行植骨。

（4）切口的关闭、软腭的修复：术毕，分层缝合咽后壁的肌肉和黏膜组织，然后分两层缝合修复软腭（图 9-11-16）。

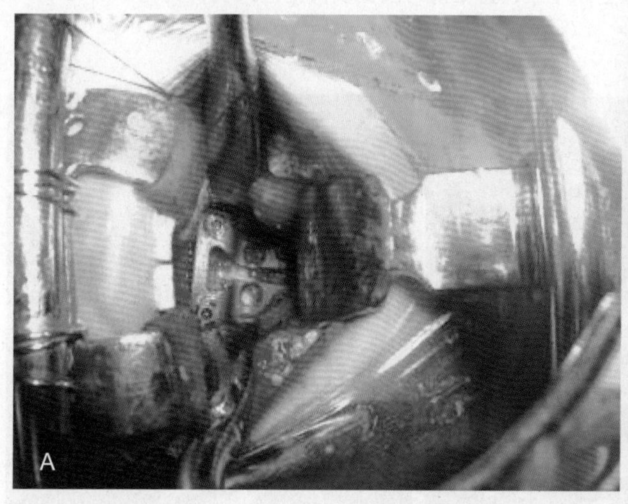

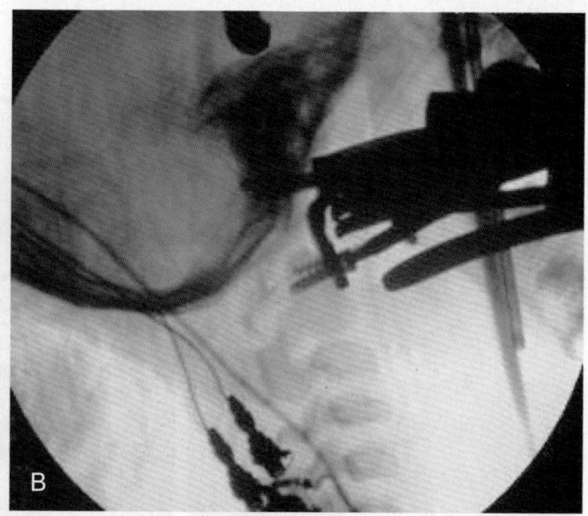

图 9-11-15　经口咽松解后，将陷入枕骨大孔的寰椎下拉复位，并使用 1 枚 TARP 钢板实施斜坡至枢椎固定（A）。术中透视显示复位和钢板固定的情况（B）

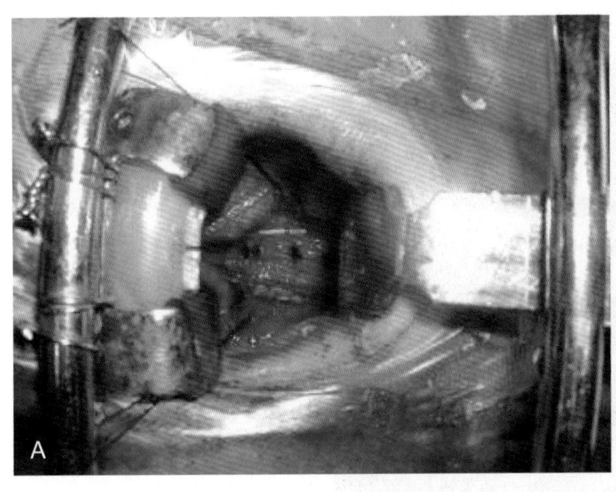

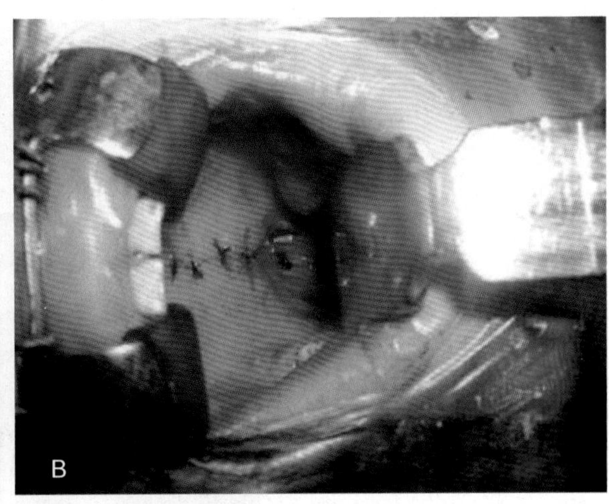

图 9-11-16　**手术完成后，先严密缝合咽后壁（A），再缝合修复软腭（B）**

5. *术后处理*　按照经口咽手术的常规进行术后处理，包括口腔护理、胃管鼻饲、颈椎支具佩戴等。

术后处理包括以下方面。

（1）术后支具佩戴：考虑儿童骨质柔软，内固定强度有限，术后给患儿佩戴头颈胸支具 6 个月辅助外固定。

（2）术后鼻饲饮食与胃管拔除时间：术后保留胃管 1 周即可拔除。1 周内鼻饲流质饮食。

拔除胃管后 1 个月内以面条、肉糜、稀饭等易吞咽食物为主。

术后 1 个月正常饮食。

（3）术后口腔护理：术后 1 周内需要加强口腔护理，护士每天为患儿清洗口腔 4 ～ 6 次。

出院后养成饭后漱口习惯，保持口腔清洁。

（4）术后抗生素的应用：考虑到此类手术为Ⅱ类切口手术，术后使用第一代头孢菌素联合甲硝唑抗感染治疗 10 天。

6. *复查与随访*　术后 1 周复查 MRI 与术前对比显示脑干压迫解除，脑干颈髓角恢复正常（图 9-11-17）。术后复查三维 CT 显示陷入枕骨大孔的颈椎上端结构被下拉复位，钢板固定位置良好（图 9-11-18）。术后 5 年复查 CT 显示颈椎序列恢复正常状态，拉出枕骨大孔的寰枢椎与颅底结构已经骨性融合（图 9-11-19）。

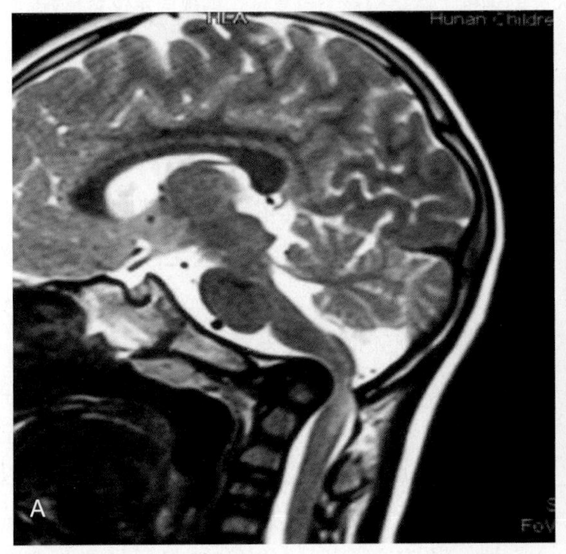

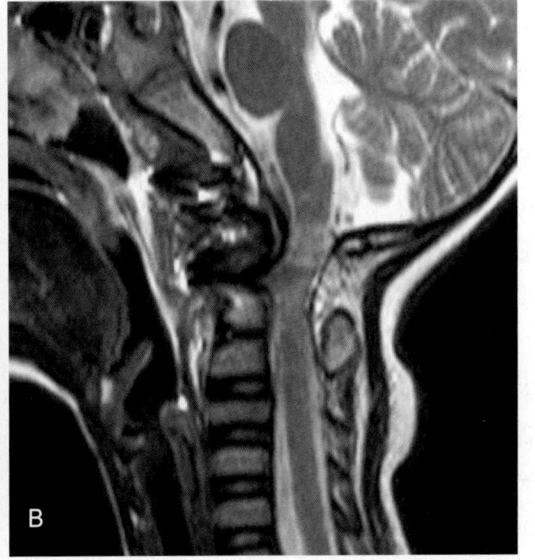

图 9-11-17　**术后（B）、术前（A）颈椎 MRI 对比显示脑干压迫解除，脑干颈髓角恢复正常**

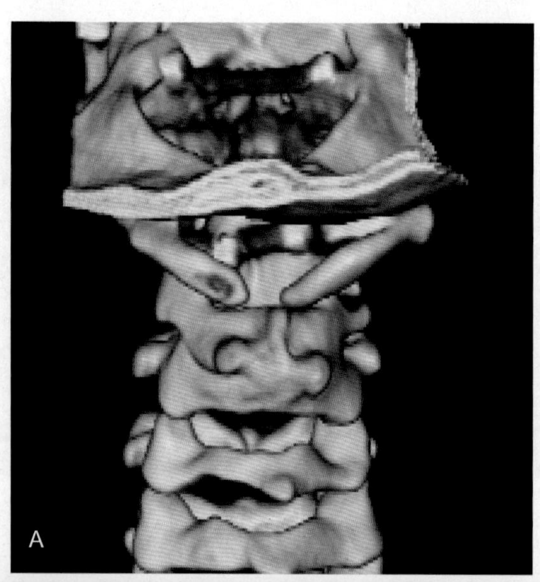

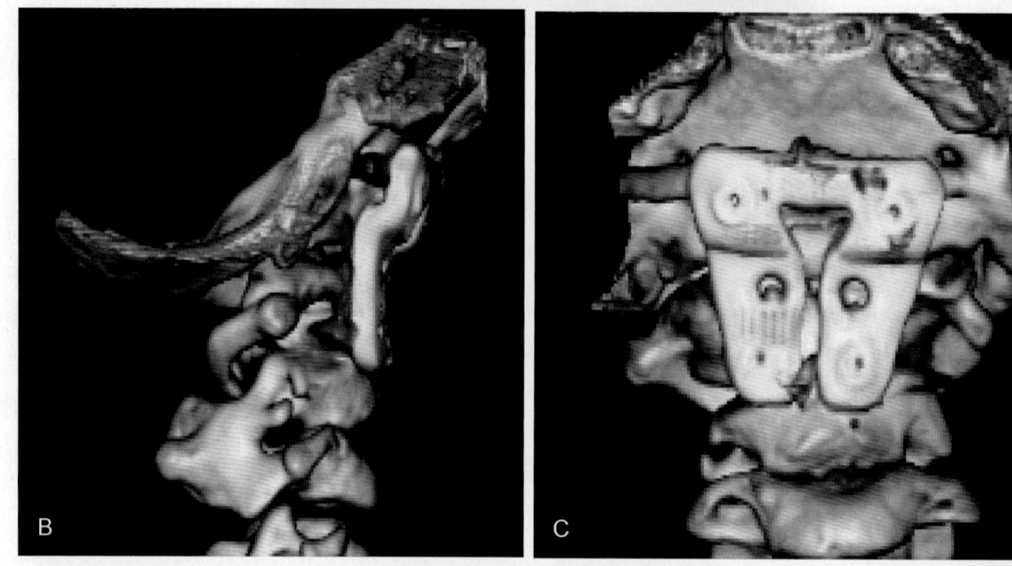

图 9-11-18 术后复查三维 CT 显示陷入枕骨大孔的颈椎上端结构被下拉复位，钢板固定位置良好

（三）寰枕脱位型颅底凹陷症与枕骨大孔嵌顿

寰枕脱位型颅底凹陷症是胎儿发育过程中逐渐形成的，伴随着颅底发育畸形，寰椎逐渐陷入枕骨大孔，并压迫脑干或延髓。早期，陷入枕骨大孔的寰椎尚能在颅骨牵引下复位。随着患病时间延长，如果患者一直未能获得诊断和治疗，陷入枕骨大孔的寰椎将随着个体生长发育逐渐长大，形成枕骨大孔嵌顿。

1. 枕骨大孔嵌顿 是指发生在寰枕脱位型颅底凹陷症的一种特殊现象，当颅底凹陷症未能早期诊断、早期治疗时，陷入枕骨大孔的寰椎继续生长，其宽度超过枕骨大孔横径，与枕骨大孔形成一种互锁状态，这时即使行颅骨牵引，也无法将其拉出枕骨大孔复位（图 9-11-20）。

2. 合并枕骨大孔嵌顿的颅底凹陷症的治疗 合并枕骨大孔嵌顿的颅底凹陷症即使行大重量颅骨牵引或手术松解也无法将其下拉复位，严重影响手术疗效。笔者曾处理一例发生枕骨大孔嵌顿的颅底凹陷症患者，这名患者是一名 15 岁男孩，双下肢走路不稳十余年，因“打球跌倒后双下肢不全瘫”前来就诊。查体：双下肢及左上肢肌力明显下降，各主要肌肉肌力均在Ⅲ级以下。双侧膝跳反射亢进，跟腱反射亢进，双侧髌阵挛阳性，踝阵挛阳性。术前 CT 显示患者颅底部扁平、斜坡高抬伴寰枕关节脱位，寰椎陷入枕骨大孔形成

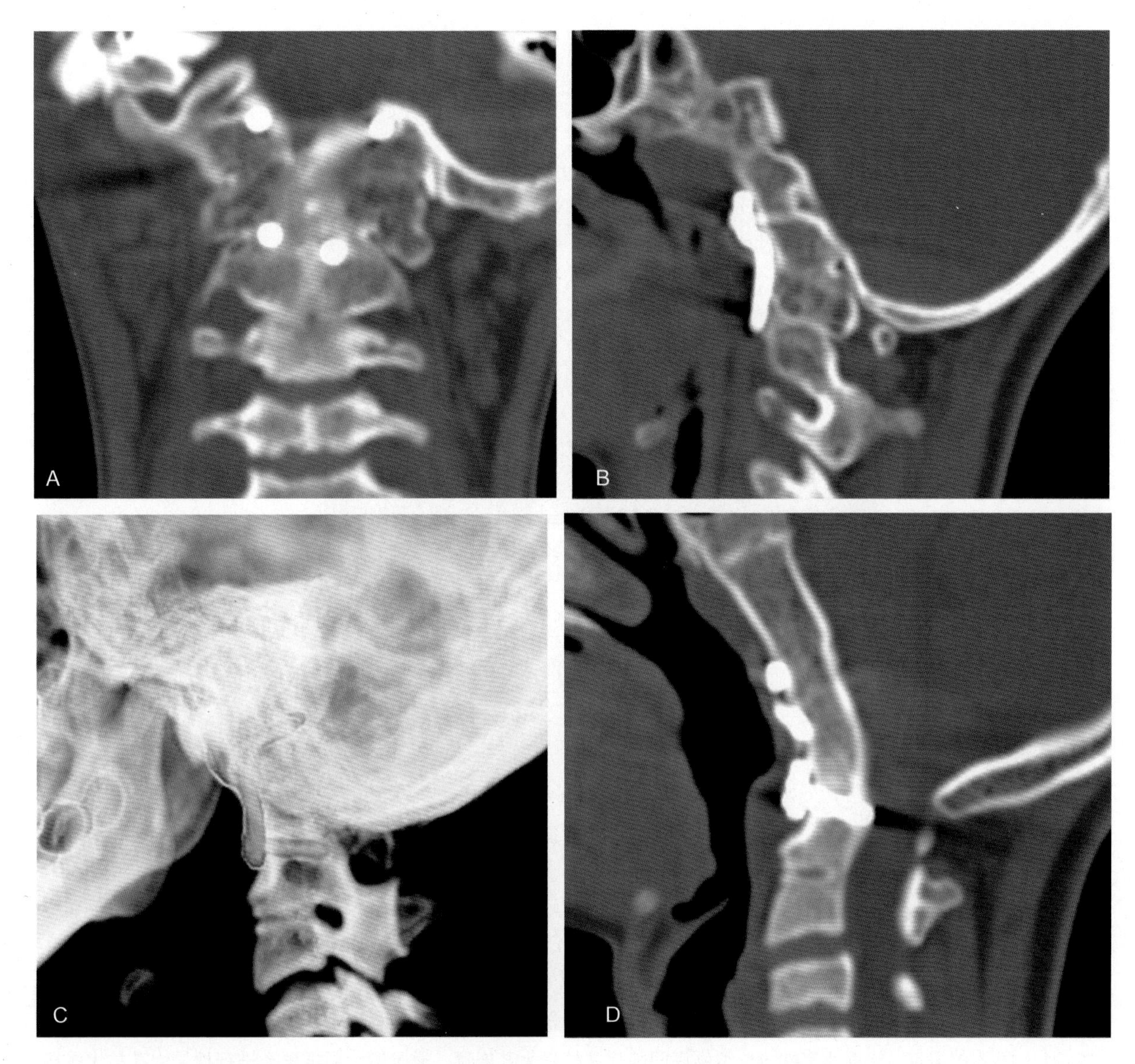

图 9-11-19 术后 5 年复查 CT 显示颈椎序列恢复正常状态，拉出枕骨大孔的寰枢椎与颅底结构已经骨性融合

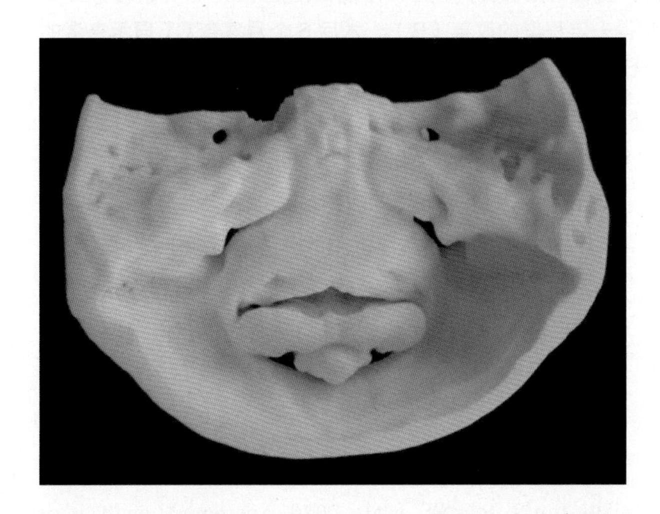

图 9-11-20 枕骨大孔嵌顿是指陷入枕骨大孔的寰椎继续生长，超过枕骨大孔，导致牵引下无法将其拉出复位的情形

颅底凹陷症。行颈椎双向牵引 1 周，双下肢肌力有一定程度的改善，但颅底凹陷复位不明显。遂采用颅骨牵引下增大和纠正颅椎角及枕骨大孔扩大减压的方法进行治疗，术后复查 CT 显示患者的颅椎角较术前明显增加，枕骨大孔狭窄获得明显改善。术后复查颈椎 X 线片显示陷入枕骨大孔的寰椎并未完全下拉复位，但颅椎角获得一定程度的改善（图 9-11-21）。经过 6 个月的康复训练，患者能够拄单拐行走，获得一定程度的脊髓神经症状改善。

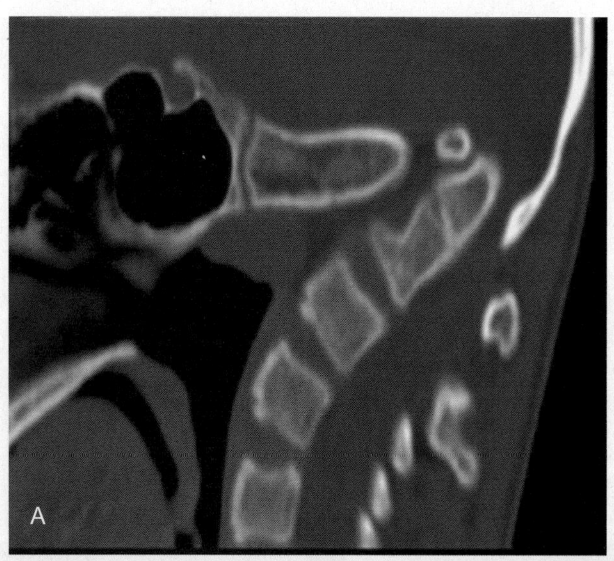

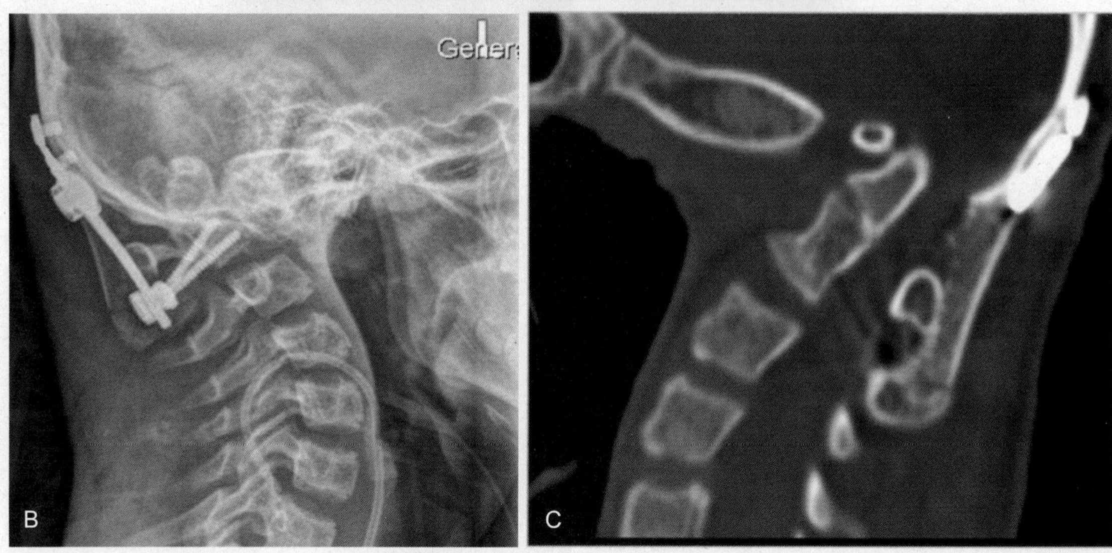

图 9-11-21 15 岁的男孩，诊断为寰枕脱位型颅底凹陷症并枕骨大孔嵌顿，通过增大颅椎角及进行枕骨大孔扩大减压进行治疗。术前 CT 显示患者颅底部扁平、斜坡高抬伴寰枕关节脱位，寰椎陷入枕骨大孔形成颅底凹陷症（A）。术后复查颈椎 X 线片显示陷入枕骨大孔的寰椎并未完全下拉复位，但颅椎角获得一定程度的改善（B）。术后 6 个月复查 CT 显示患者的颅椎角较术前明显增大，枕骨大孔狭窄获得明显改善，后方植骨已经融合（C）

小结

寰枕脱位型颅底凹陷症临床上非常少见。它和寰枢脱位型颅底凹陷症不同，患者的寰枢关节解剖关系正常，没有脱位和失稳，却因寰枕关节脱位或失稳，寰椎陷入枕骨大孔，形成颅底凹陷。本节主要介绍了寰枕脱位型颅底凹陷症的影像学特点、诊断和鉴别诊断、手术原则与方法等。另外，了解寰枕脱位型颅底凹陷症的特点和自然发展史非常重要。在疾病早期，陷入枕骨大孔的寰椎可以通过牵引或手术复位。如果患病时间较长，一直未能获得确诊和治疗，陷入枕骨大孔的寰椎因个体生长发育可与枕骨大孔形成嵌顿，这时无法通过牵引或手术方法将其拉出枕骨大孔获得复位。所以，寰枕脱位型颅底凹陷症的应该早诊断、早治疗，避免误诊、漏诊，从而提高颅底凹陷症的诊治水平。

参考文献

Ji W, Lin S, Bao M, et al，2020. Anatomical analysis of the occipital bone in patients with basilar invagination: a computed tomography-based study. Spine J，20(6):866-873.

Miura I, Aihara Y, Mitsuyama T, et al, 2019. Basilar invagination in a child with atlanto-occipital subluxation and suspected prenatal Dandy-Walker malformation. Childs Nerv Syst, 35(8):1429-1434.

Wang J, Zhu C,Xia H, 2019.Management of unique basilar invagination combined with C1 prolapsing into the foramen magnum in children: report of 2 cases.World Neurosurg, 127:92-96.

第十二节 枢椎后结构发育不全合并颅底凹陷症的诊断及治疗

枢椎后结构发育不全是发生于颅颈交界区的一种罕见上颈椎发育畸形，主要表现为枢椎后方附件结构的部分或全部缺失，其包括枢椎棘突、枢椎椎板、枢椎上下关节突等。由于枢椎发育缺陷，容易合并寰枢椎脱位并形成颅底凹陷症；或者因下颈椎失稳继发颈椎后凸。枢椎后结构发育不全还可伴随椎动脉畸形，给手术显露和置钉操作带来困难。该疾病具有一定的特殊性，本书将其列为单独一节进行介绍。

一、枢椎后结构发育不全的影像学特点

枢椎后结构发育不全是一种较为罕见的颅颈交界畸形，又称枢椎附件发育不全症，其影像学特点如下：枢椎后结构（枢椎棘突、椎板、小关节突等附件）部分或全部缺失，但枢椎椎体及齿突结构仍保留完整；易合并寰枢椎脱位形成颅底凹陷症（图 9–12–1）；或合并枢椎与第 3 颈椎失稳形成颈椎后凸畸形等（图 9–12–2 ）。

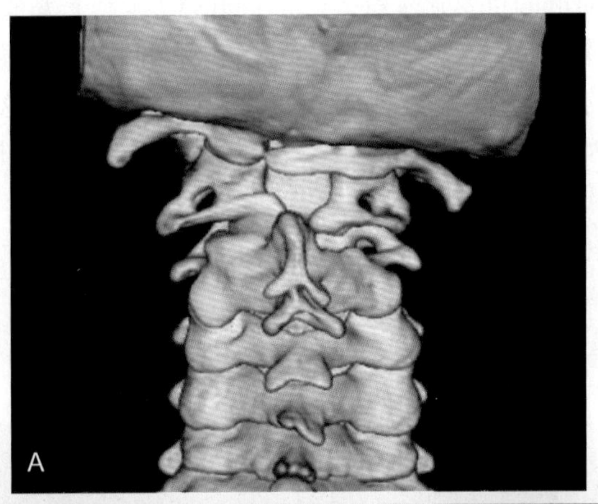

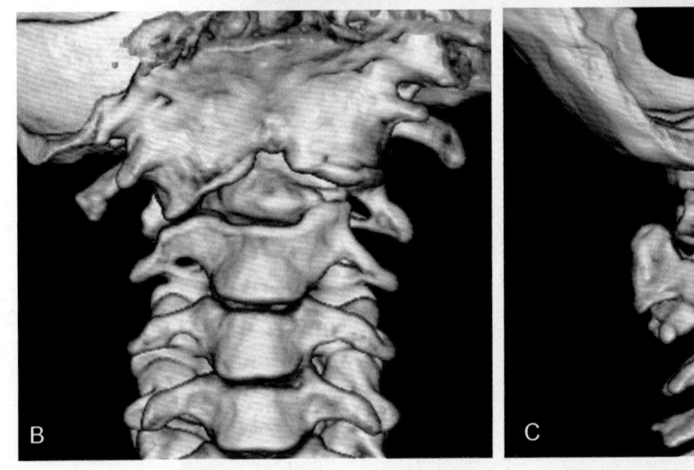

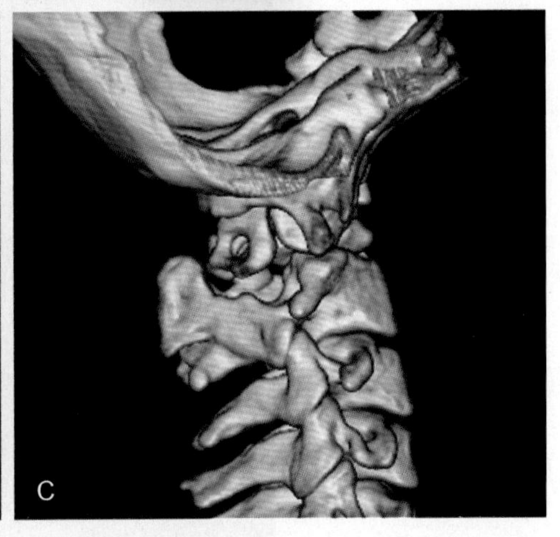

图 9–12–1 枢椎后结构发育不全合并颅底凹陷症

三维 CT 显示枢椎后结构（枢椎棘突、椎板、关节突等）缺失（A）；枢椎椎体发育不良，椎体较小，陷入枕骨大孔形成颅底凹陷（B）；第 3 颈椎棘突代偿性肥大（C）

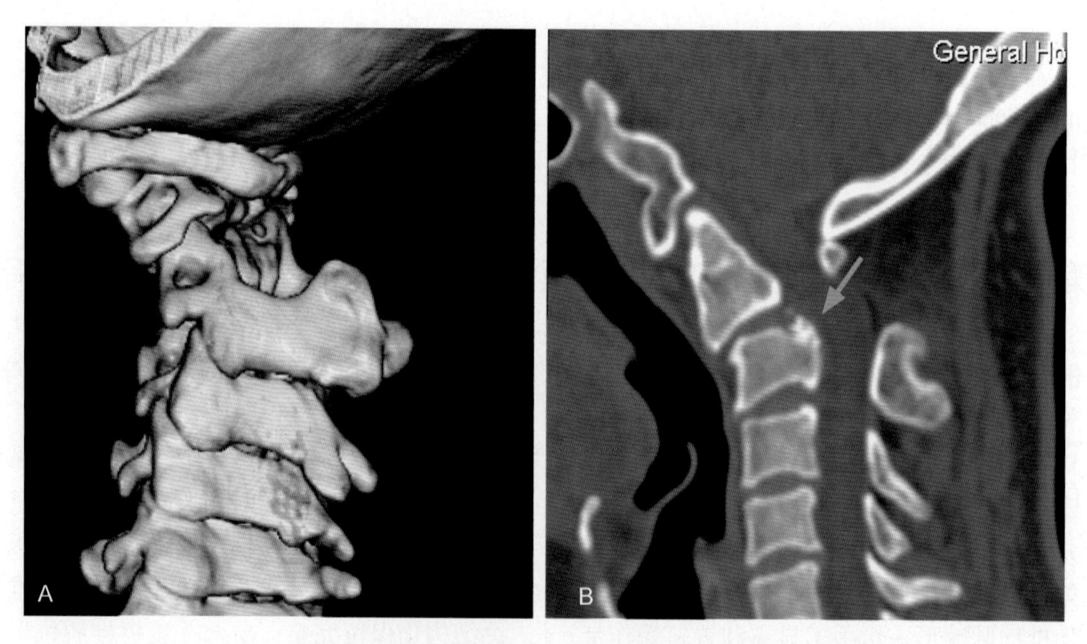

图 9-12-2 枢椎后结构发育不全继发颈椎后凸畸形（箭头显示颈椎后凸部位）

1. 枢椎棘突缺失 正常情况下人的枢椎棘突和第 7 颈椎棘突最大，是颈后肌群的重要附着点，在生理状态下，颈后肌群通过“弓弦效应”维持颈椎前凸，并赋予颈椎灵活的旋转和屈伸运动。枢椎后结构发育不全患者，因枢椎棘突缺如，颈后肌群失去正常附着点，降低了颅颈交界区的力学稳定性，导致头颈无力、颈椎反弓或后凸。

2. 枢椎椎体及附件发育不良 由于胚胎时期发育不良，枢椎椎体比正常人明显变小，在颈椎X线片上容易误诊为游离齿突（图 9-12-3A）。同时因其上下关节突、棘突部分或完全缺失，仅剩下枢椎椎体（含齿突）和部分上、下关节突（图 9-12-3B、C）。这种发育不良的小枢椎容易脱位并陷入枕骨大孔，形成颅底凹陷症。

3. 第 3 颈椎棘突代偿性肥大 枢椎后结构发育不全的患者第 3 颈椎棘突通常代偿性肥大，容易被误判为枢椎棘突。

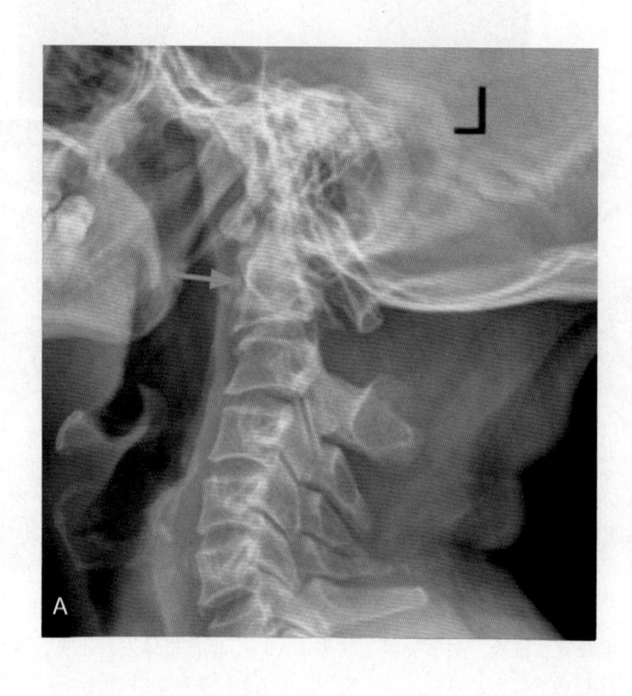

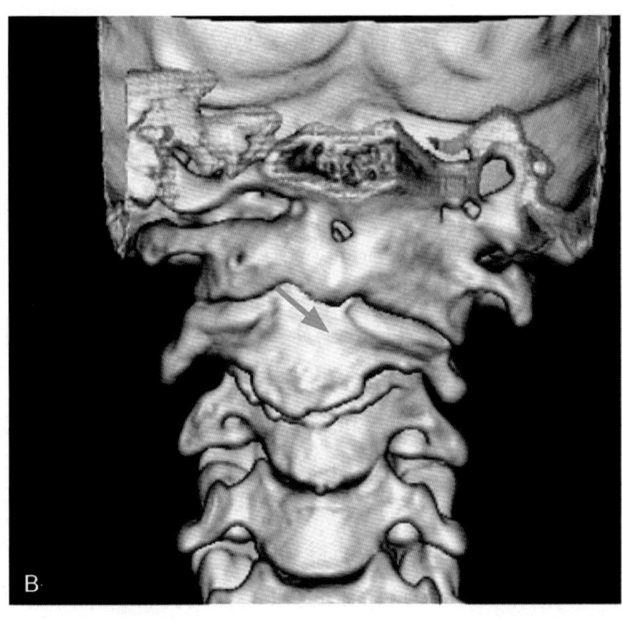

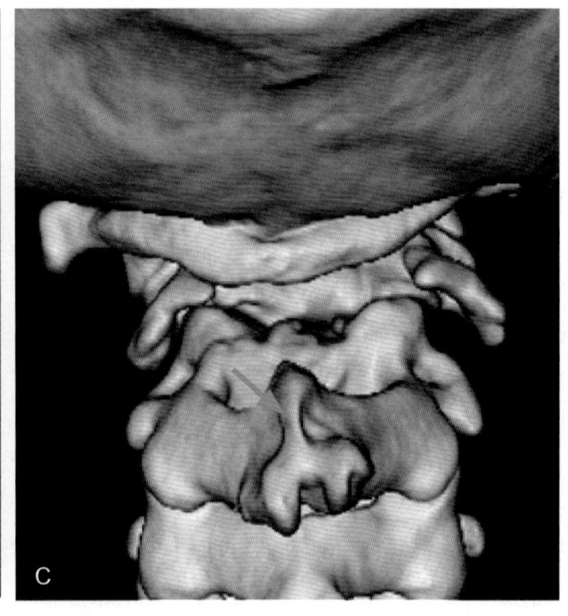

图 9-12-3 枢椎后结构发育不全的患者颈椎 X 线片容易误诊为“游离齿突”。其侧位 X 线片上“大的游离齿突”（A）在颈椎三维 CT 片上其实是枢椎椎体（B），而“大棘突”其实是第 3 颈椎棘突（C）

4. 合并寰椎枕骨化及寰枢椎脱位　枢椎后结构发育不全合并寰椎枕骨化及寰椎横韧带发育不良导致寰枢椎失稳和脱位，发育不全的小枢椎陷入枕骨大孔，形成颅底凹陷症。

5. 合并下颈椎失稳和颈椎后凸畸形　枢椎后结构发育不良导致肌肉附着点缺失，造成枢椎与第 3 颈椎结构失稳和颈椎后凸畸形。

6. 合并椎动脉畸形　枢椎后结构发育不全患者可合并椎动脉畸形，如椎动脉内挤和高跨、椎动脉缺如等。后路手术显露和置钉过程中应避免椎动脉损伤（图 9-12-4）。

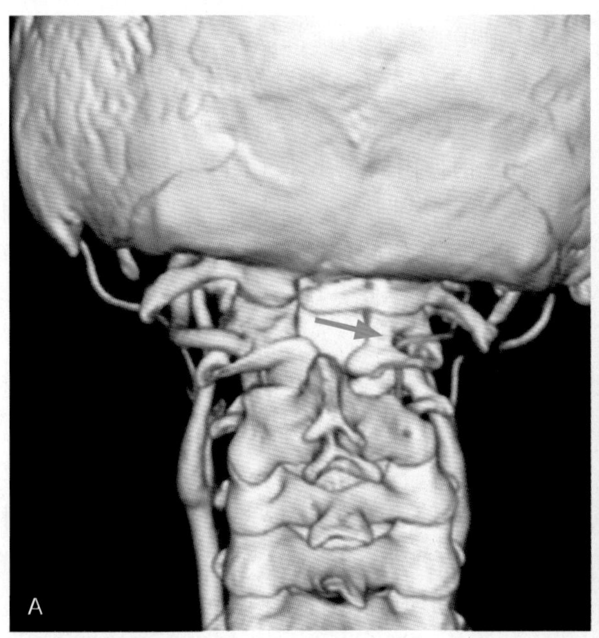

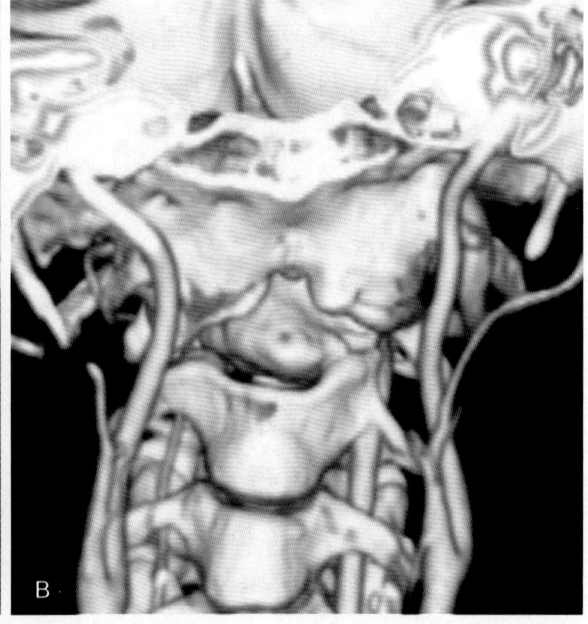

图 9-12-4 枢椎后结构发育不全合并椎动脉内挤和高跨，后路手术时应避免椎动脉损伤

二、枢椎后结构发育不全合并颅底凹陷症的特点

枢椎后结构发育不全合并颅底凹陷症具有以下特点。

1. 寰椎和枢椎大小失匹配 是形成颅底凹陷症的病理因素之一，枢椎后结构发育不全的患者因枢椎体积小，容易发生寰枢椎大小失匹配现象，降低了颅椎连接部位的稳定性，枢椎陷入枕骨大孔形成颅底凹陷症。

2. 寰枢椎侧块关节畸形和脱位 枢椎后结构发育不全患者，枢椎侧块关节也发育畸形，关节面可呈斜坡化改变或与寰椎侧块关节垂直交锁，形成难复性寰枢椎脱位，给手术复位带来很大困难。

3. 枢椎发育小而置钉和固定困难 由于枢椎发育不良，结构小，置钉困难。手术时需要将固定节段向下延伸，给手术带来困难。

4. 椎动脉畸形增加了手术难度 伴随的椎动脉畸形增加了手术显露和置钉风险，带来了困难，因而增加了手术难度。

三、枢椎后结构发育不全合并颅底凹陷症的手术策略

对于合并枢椎发育不全的颅底凹陷症患者，宜先行颈椎双向牵引，判断陷入枕骨大孔的结构能否通过牵引获得复位。如能复位，可行后路枕颈固定植骨融合术；如复位困难，可行经口咽松解 TARP 钢板内固定术（图 9-12-5）。

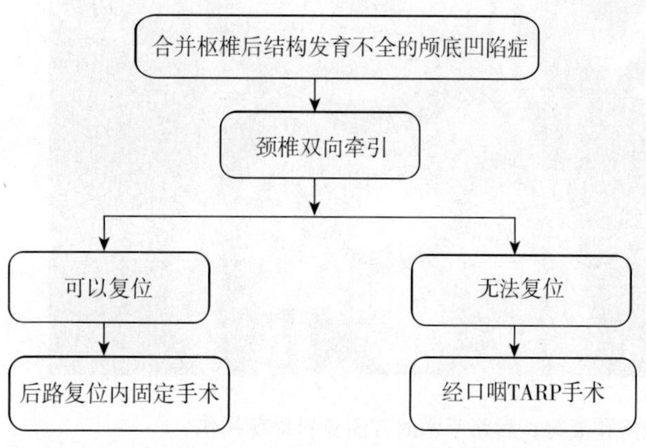

图 9-12-5 枢椎后结构发育不全合并颅底凹陷症的手术策略

四、典型病例剖析

【病例 1】枢椎后结构发育不全合并难复性颅底凹陷症前路手术病例

1. 一般资料 患者，女性，40 岁，因“头颈歪斜伴右上肢麻木、抓握无力 1 年，加重 6 个月”入院。

2. 术前影像学资料

（1）术前 X 线片：患者枢椎棘突缺如、第 3 颈椎棘突肥大。枢椎椎体上移进入枕骨大孔，形成颅底凹陷。颈椎过伸过屈位 X 线片显示寰枢椎脱位无明显变化（图 9-12-6）。

（2）术前 CT：患者枢椎发育不良，其后方附件缺如伴第 3 颈椎棘突肥大。寰椎枕骨化伴寰枢椎脱位，枢椎椎体进入枕骨大孔，形成颅底凹陷；寰枢椎侧块关节畸形，形成交锁，造成复位困难（图 9-12-7）。

（3）术前 MRI：陷入枕骨大孔的枢椎椎体压迫脑干，导致脑干变形，脑干颈髓角明显变小（图 9-12-8）。

3. 病例特点和难点分析 本例患者是枢椎后结构发育不全合并颅底凹陷症的典型病例。术前颈椎过伸过屈位 X 线片显示寰枢椎脱位无明显变化，术前 CT 矢状面重建图片显示寰枢椎侧块关节畸形伴交锁，形成难复性颅底凹陷症，需要实施经口咽松解才有可能复位。

4. 手术方案 患者先行口腔准备 3 天，然后在全身麻醉下实施经口咽松解、枢椎下拉复位、TARP 钢板内固定手术（图 9-12-9）。患者取仰卧位，肩背部垫高，保持头部极度后仰。采用经口咽入路实施侧块关节改造松解、关节撑开等操作，将陷入枕骨大孔的枢椎逐渐下拉复位，并恢复颅椎角，取自体髂骨行侧块关节支撑植骨，然后使用一枚小号 TARP 钢板实施固定。

5. 复查与随访 术后 1 周复查 X 线片及 CT 显示陷入枕骨大孔的小枢椎被拉出枕骨大孔获得复位，并使用一枚小 TARP 钢板实施固定。术后 1 年复查 CT 显示侧块关节及寰齿关节间隙的植骨区域已经形成骨性融合（图 9-12-10）。

术后、术前 MRI 对比显示陷入枕骨大孔的枢椎被下拉复位，脑干压迫解除，术后脑干颈髓角较术前明显改善（图 9-12-11）。

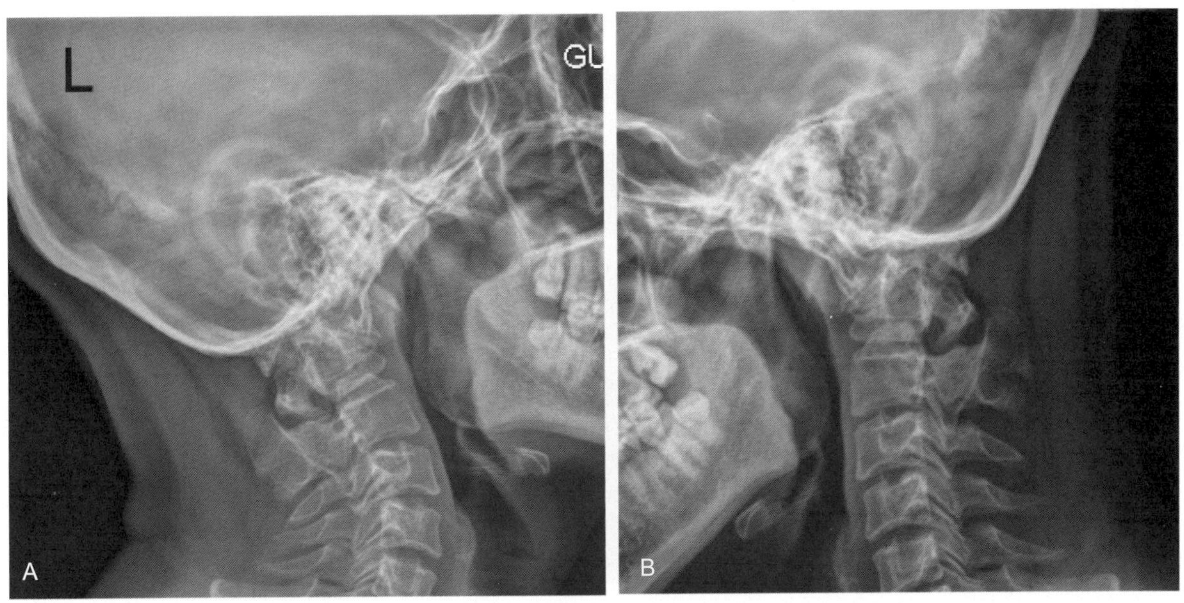

图 9-12-6 术前 X 线片显示患者枢椎椎体上移并陷入枕骨大孔形成颅底凹陷，枢椎棘突缺如，第 3 颈椎棘突肥大。颈椎过伸过屈位 X 线片显示寰枢脱位无明显变化

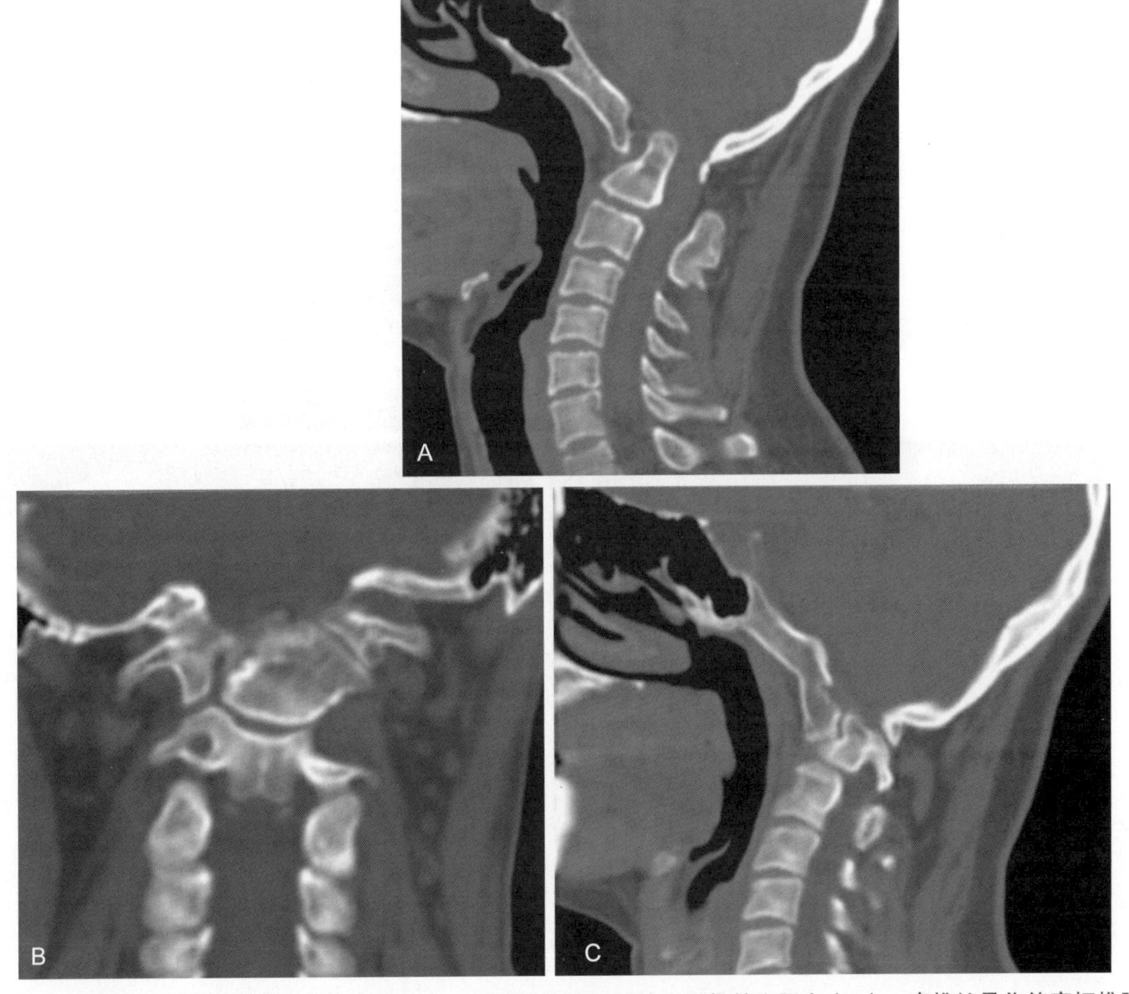

图 9-12-7 术前 CT 显示患者枢椎椎体发育较小，后方附件缺如伴第 3 颈椎棘突肥大（A）。寰椎枕骨化伴寰枢椎脱位，枢椎进入枕骨大孔，形成颅底凹陷（B）；寰枢椎侧块关节畸形伴交锁，造成复位困难（C）

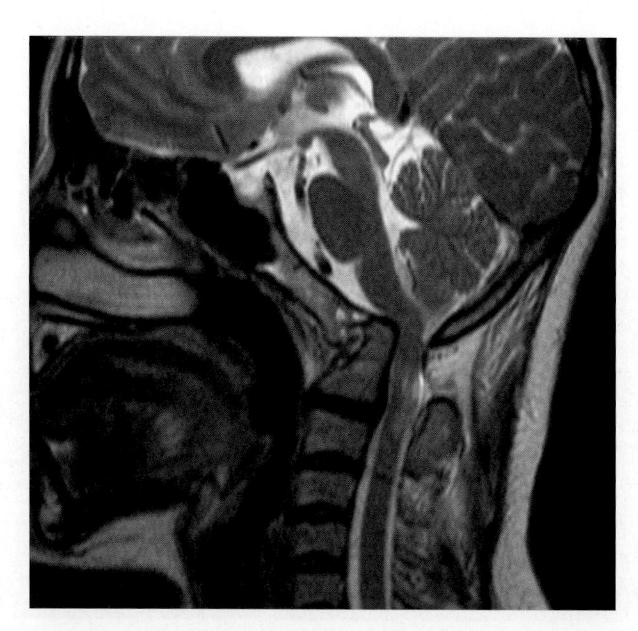

图 9-12-8 术前颈椎 MRI 显示陷入枕骨大孔的枢椎椎体压迫脑干，导致脑干变形

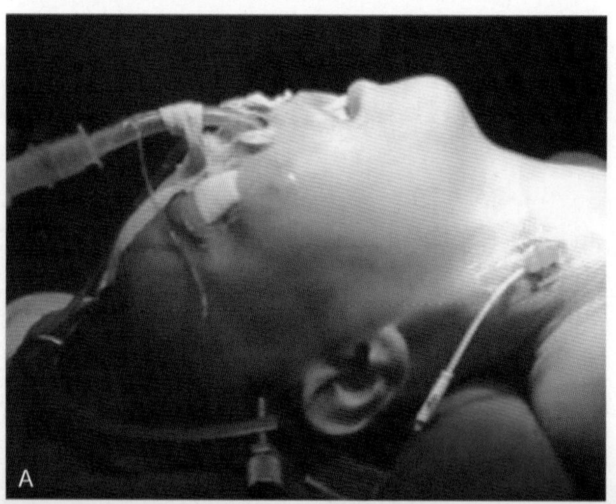

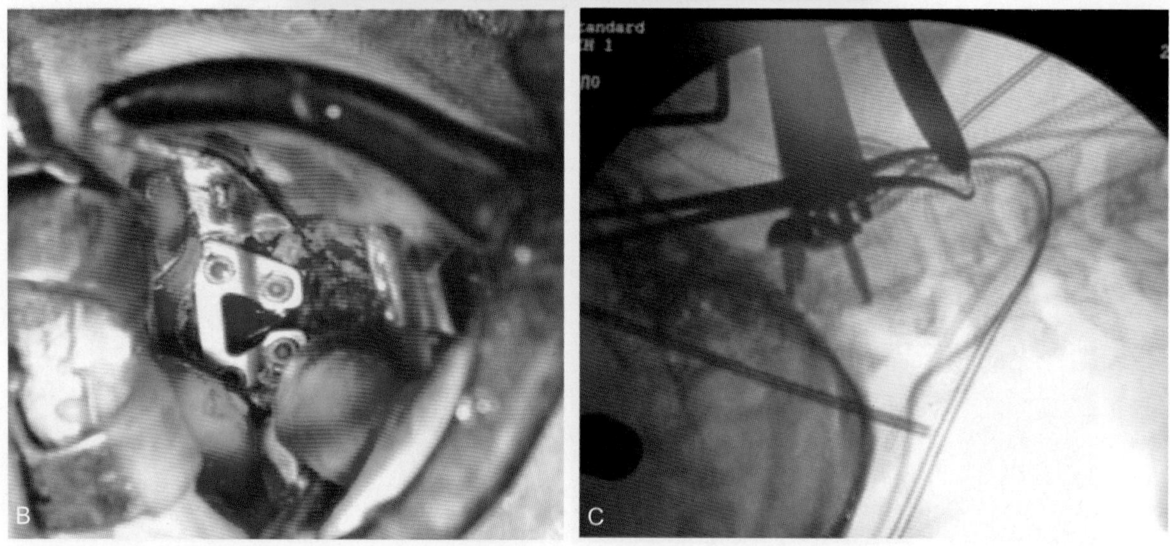

图 9-12-9 患者取仰卧位，肩背部垫高，保持颈椎后仰（A）。经口咽实施侧块关节改造松解、关节撑开复位内固定等操作（B），透视下观察发现陷入枕骨大孔的枢椎被下拉复位，并用 TARP 钢板固定（C）

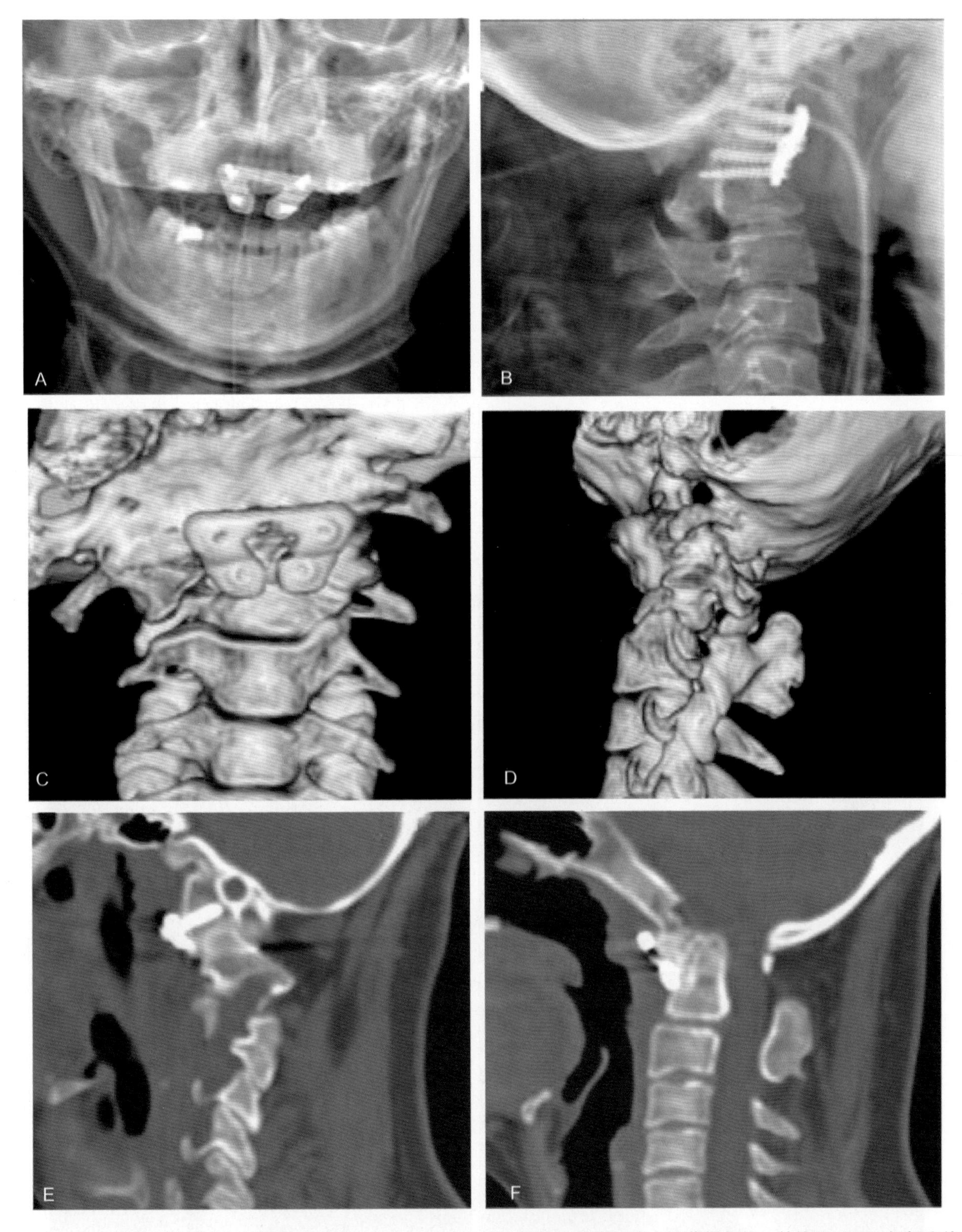

图 9-12-10　术后 1 周复查 X 线片及 CT 显示陷入枕骨大孔的小枢椎被拉出枕骨大孔获得复位，并使用 TARP 钢板实施固定（A ～ D）。术后 1 年复查 CT 显示侧块关节及寰齿关节间隙的植骨区域已经形成骨性融合（E、F）

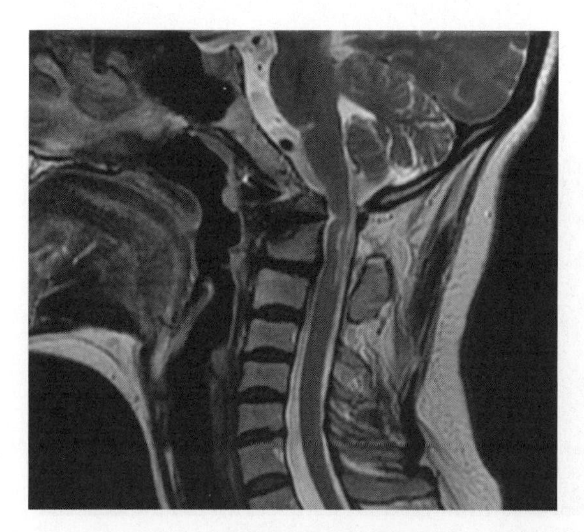

图 9-12-11 术后 1 年复查颈椎 MRI 显示陷入枕骨大孔的枢椎下拉复位后脑干压迫解除，脑干颈髓角较术前明显改善

【病例 2】枢椎后结构不全合并颅底凹陷症前路手术病例

1. 一般资料 患者，女性，38 岁，因“不明原因四肢麻木伴下肢无力、步态不稳 5 年，加重 1 年”收治入院。

2. 术前影像学资料

（1）术前二维 CT：患者寰椎发育较大，枢椎发育小，寰枢椎形态明显失匹配（图 9-12-12A）。发育不良的枢椎陷入枕骨大孔形成颅底凹陷（图 9-12-12B、C），寰椎前弓脱位至枢椎与第 3 颈椎椎间隙水平，复位困难。

（2）术前三维重建 CT：患者寰椎枕骨化，枢椎发育狭小，后方结构缺如伴第 3 颈椎棘突肥大。寰枢椎脱位，枢椎进入枕骨大孔，形成颅底凹陷（图 9-12-13）。

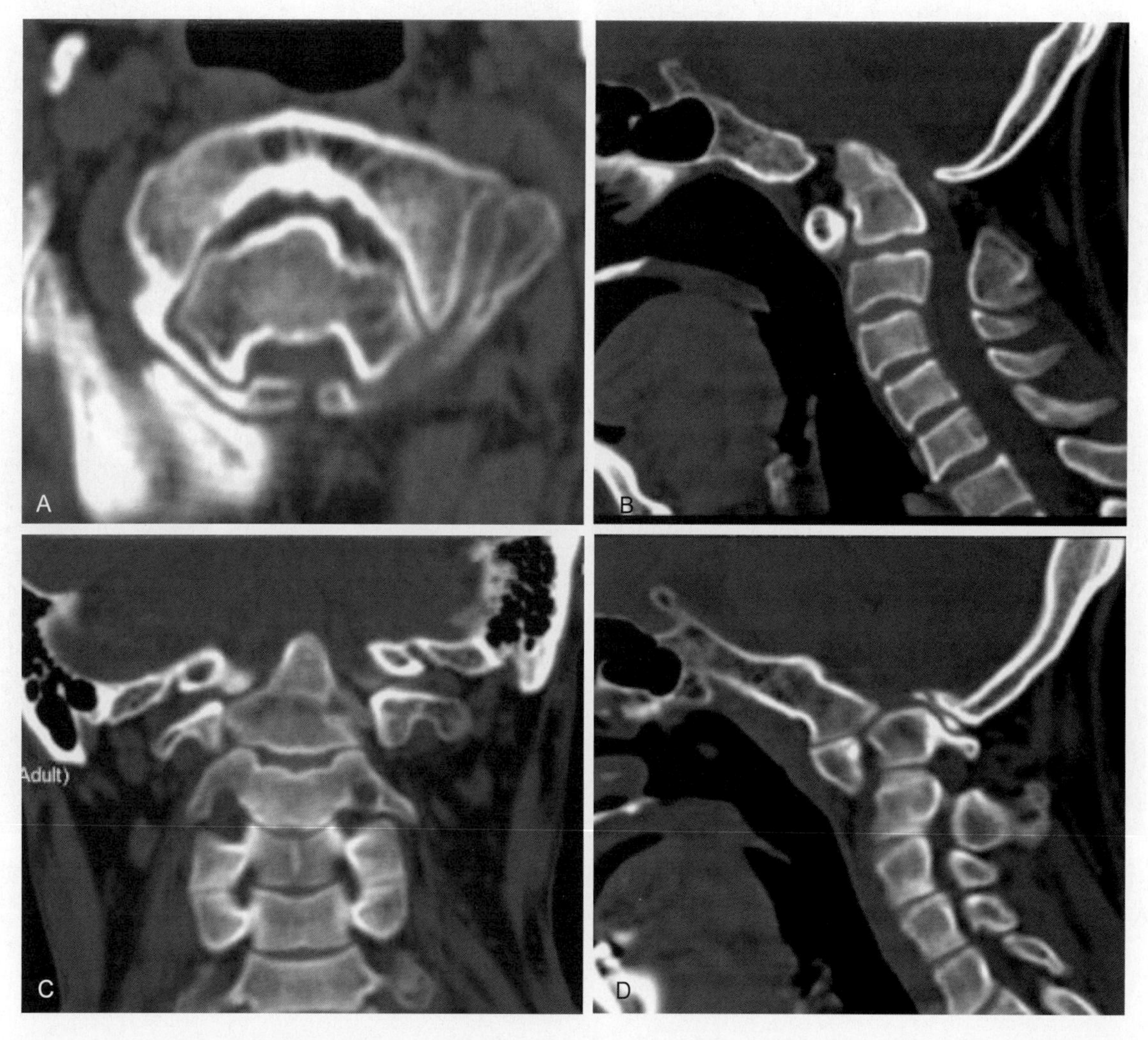

图 9-12-12 术前 CT 显示患者寰椎发育较大，枢椎发育小，寰枢椎形态明显失匹配（A）。发育不良的枢椎陷入枕骨大孔形成颅底凹陷（B、C），寰枢椎侧块关节垂直交锁，复位困难（D）

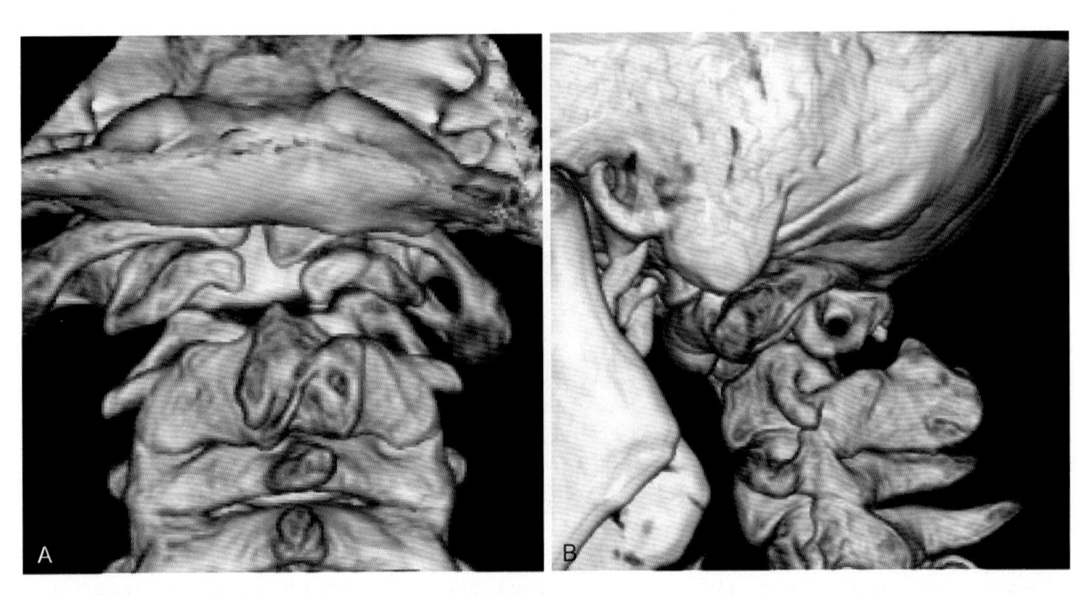

图 9-12-13 术前三维重建 CT 显示患者寰椎枕骨化，枢椎发育小，后方结构缺如伴第 3 颈椎棘突肥大（A）。寰枢椎脱位导致小枢椎进入枕骨大孔，形成颅底凹陷（B）

3. *病例特点和难点分析* 该患者寰枢椎垂直脱位，寰椎前弓下降至枢椎与第 3 颈椎椎间隙水平，寰椎前弓将枢椎完全覆盖，寰枢椎侧块关节畸形，形成交锁，复位困难，需要实施经口咽松解才有可能复位。

4 . *手术方案* 患者先行口腔准备 3 天，然后在全身麻醉下实施经口咽松解、枢椎下拉复位、TARP 钢板内固定手术。患者取仰卧位，肩背部垫高，保持颈椎极度后仰。经口咽实施侧块关节改造松解、关节撑开等操作，将陷入枕骨大孔的枢椎逐渐拉出枕骨大孔，并纠正颅椎角。由于枢椎体积小，钢板固定没有合适的位置，遂切除枢椎与第 3 颈椎椎间盘，置入自体髂骨块，钢板行 C_1 ～ C_3 固定。

5. *复查与随访* 术后 1 年复查 CT 显示陷入枕骨大孔的小枢椎被拉出枕骨大孔获得复位，颅椎角明显改善，TARP 钢板固定在寰椎和第 3 颈椎上，内固定位置良好（图 9-12-14A、B）。

术后 3 个月复查，MRI 显示陷入枕骨大孔的枢椎被下拉复位，术后脑干颈髓角较术前明显改善，脑干压迫解除（图 9-12-14C）。

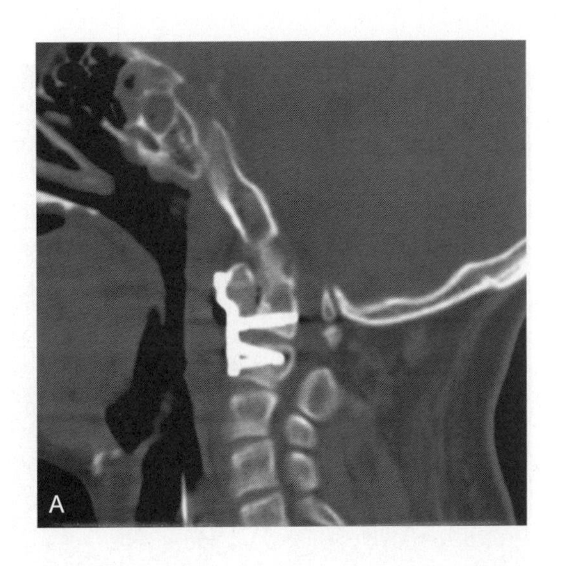

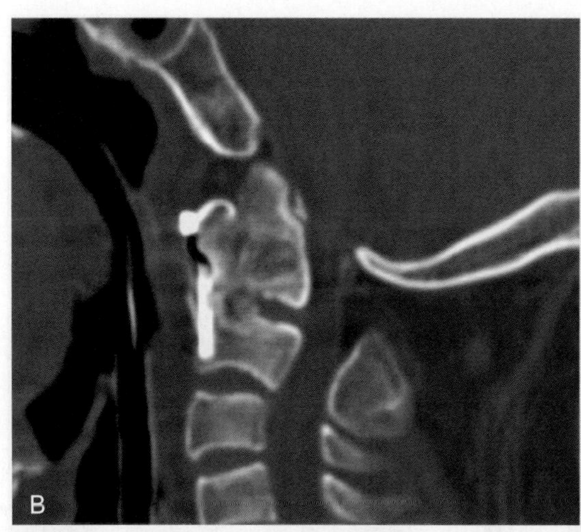
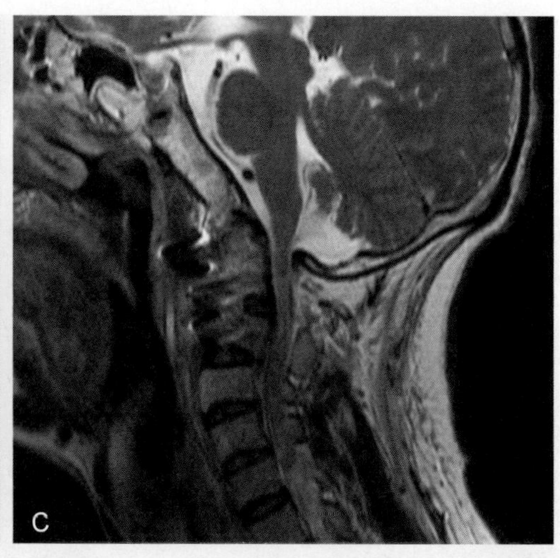

图 9-12-14 术后 1 年复查 CT 显示陷入枕骨大孔的小枢椎被拉出枕骨大孔获得复位，颅椎角明显改善，TARP 钢板固定在寰椎和第 3 颈椎上，内固定位置良好（A、B）；术后 3 个月复查 MRI 显示陷入枕骨大孔的枢椎被下拉复位，术后脑干颈髓角较术前明显改善，脑干压迫解除（C）

【病例 3】枢椎后结构不全合并颅底凹陷症前路手术病例

1. 一般资料　患者，男性，36 岁，因“枕颈部疼痛伴右上肢麻木 1 年，加重 6 个月”就诊。

2. 术前影像学资料

（1）术前二维 CT：患者枢椎后结构缺如合并寰枢椎旋转脱位，枢椎齿突陷入枕骨大孔形成颅底凹陷（图 9-12-15A）；左侧侧块关节垂直交锁（图 9-12-15B）；右侧侧块关节斜坡化伴边缘骨赘增生（图 9-12-15C）。

（2）术前三维重建 CT：患者寰椎枕骨化，枢椎发育小，后方结构缺如伴第 3 颈椎棘突肥大。寰枢椎旋转脱位，枢椎进入枕骨大孔，形成颅底凹陷（图 9-12-16）。

3. 病例特点和难点分析　患者寰椎枕骨化、枢椎后结构缺如伴寰枢椎旋转脱位，枢椎齿突陷入枕骨大孔，形成颅底凹陷。寰枢椎侧块关节畸形，骨赘增生，增加复位困难。

椎动脉 CTA（图 9-12-17）显示枢椎椎动脉高跨，双侧椎弓根细小，后路置钉困难。

术前颈椎 MRI 显示枢椎齿突陷入枕骨大孔，压迫脑干，高位颈脊髓中央导水管扩张（图 9-12-18）。

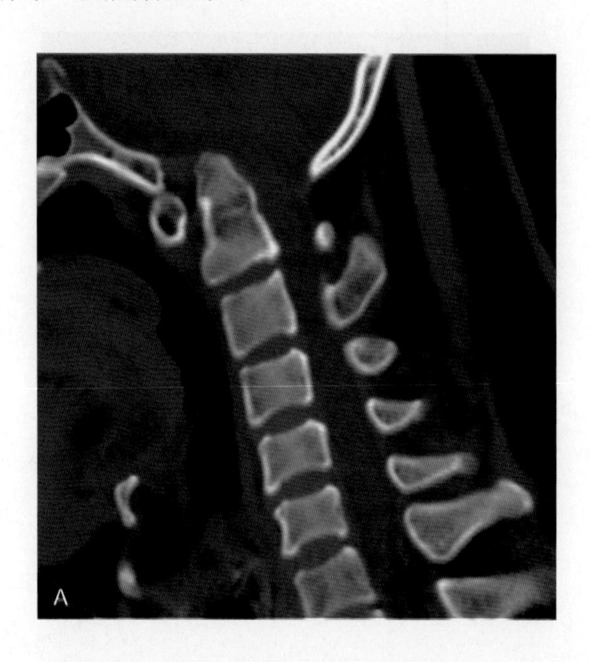

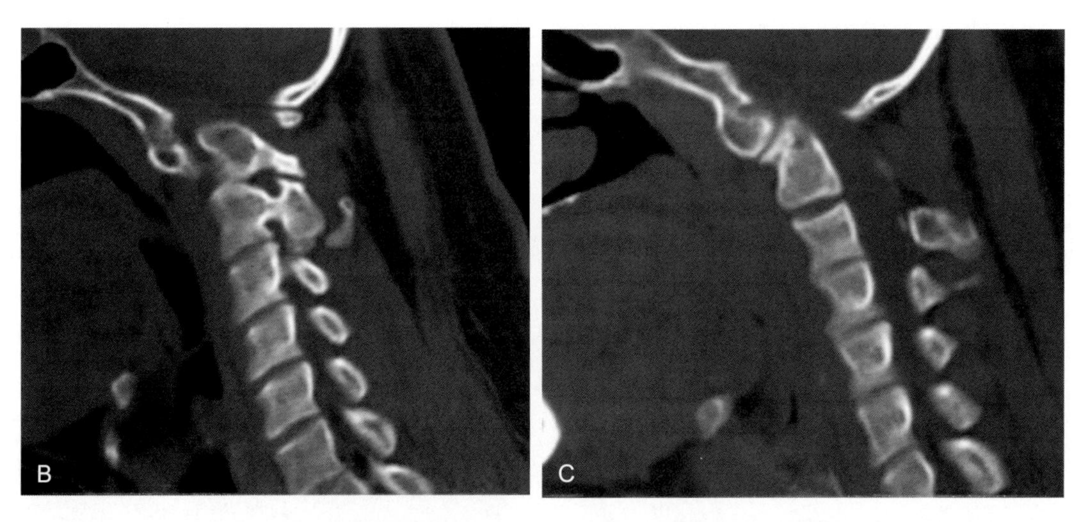

图 9-12-15　术前二维 CT 显示患者枢椎后结构缺如合并寰枢椎脱位，枢椎齿突陷入枕骨大孔形成颅底凹陷（A）；左侧侧块关节脱位伴交锁（B）；右侧侧块关节斜坡化伴边缘骨赘增生（C）

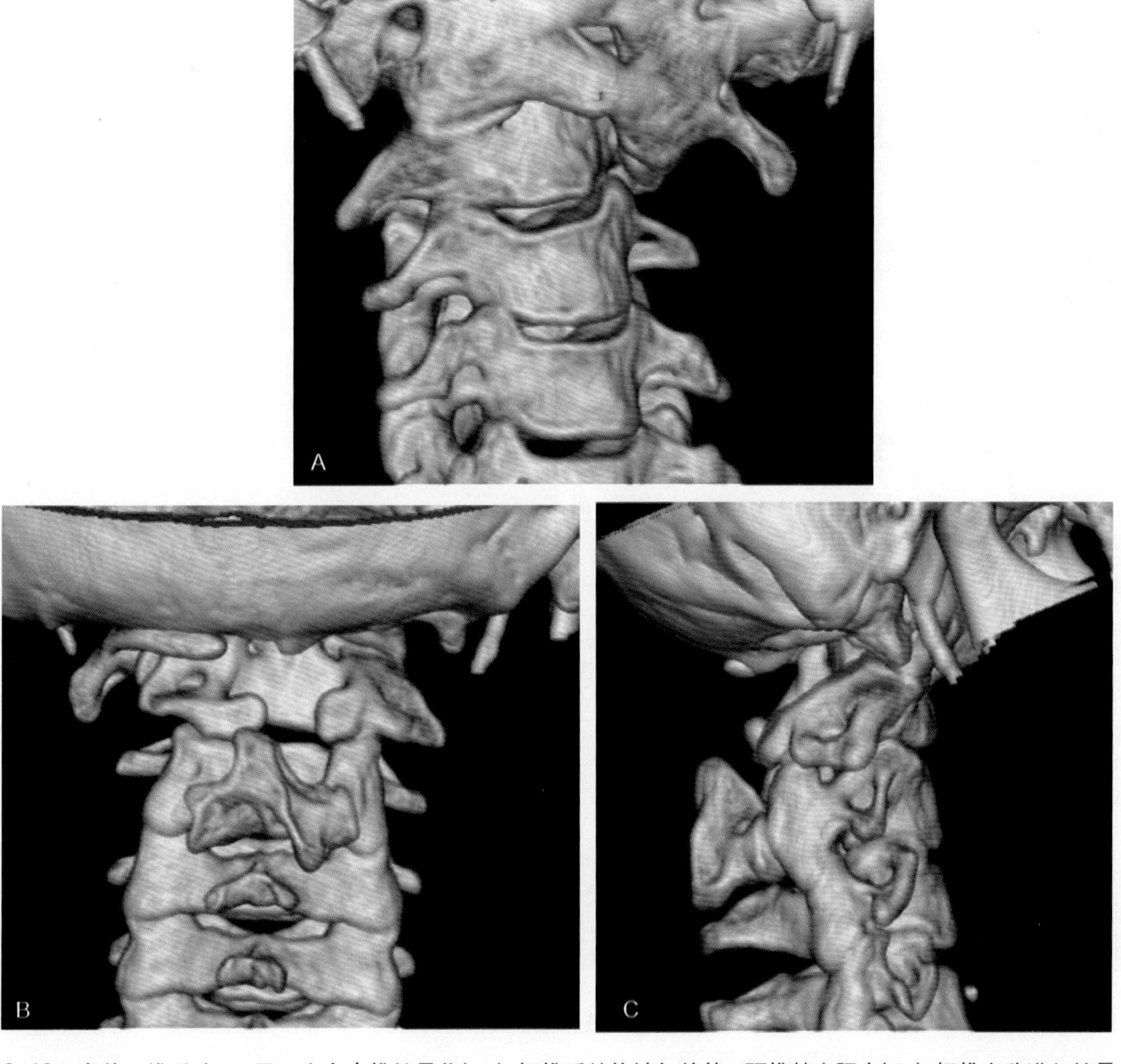

图 9-12-16　术前三维重建 CT 显示患者寰椎枕骨化（A），枢椎后结构缺如伴第 3 颈椎棘突肥大（B）。枢椎上移进入枕骨大孔，形成颅底凹陷（C）

4. 手术方案 患者先行口腔准备3天，然后在全身麻醉下实施经口咽松解、枢椎下拉复位、TARP钢板内固定手术。患者取仰卧位，肩背部垫高，保持颈椎极度后仰。经口咽实施侧块关节改造松解、关节撑开等操作，将陷入枕骨大孔的枢椎逐渐拉出枕骨大孔，并纠正颅椎角。实施TARP钢板固定。

5. 复查与随访 术后1个月复查CT显示陷入枕骨大孔的小枢椎被拉出枕骨大孔获得复位，颅椎角明显改善（图9-12-19A），术后1个月复查颈椎X线片显示TARP钢板内固定位置良好（图9-12-19B）。

术后MRI显示陷入枕骨大孔的枢椎被下拉复位，术后脑干颈髓角较术前明显改善，脑干压迫解除（图9-12-20）。

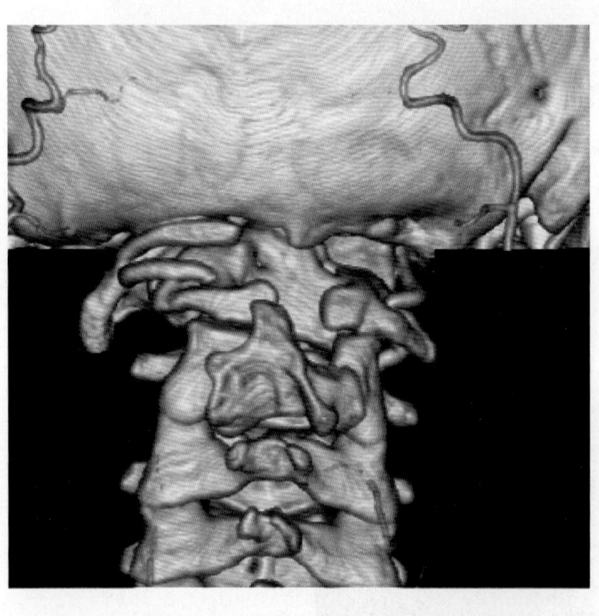

图9-12-17 椎动脉CTA显示两侧枢椎椎动脉高跨，椎弓根细小，置钉困难

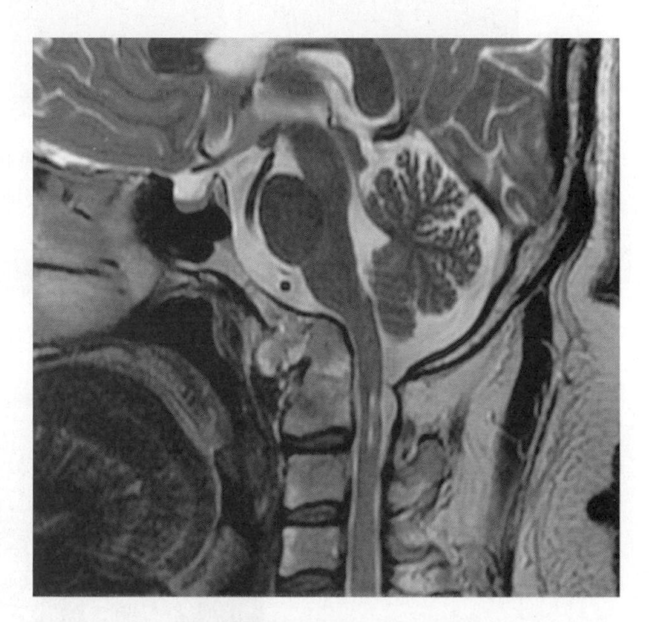

图9-12-18 术前颈椎MRI显示枢椎上移陷入枕骨大孔，压迫脑干，颈脊髓中央导水管扩张

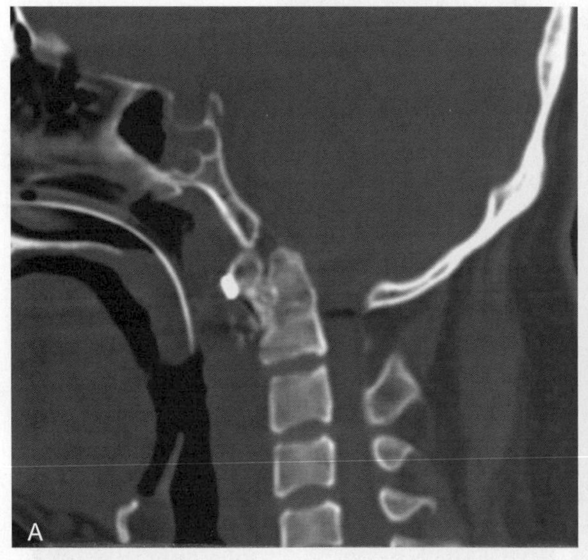

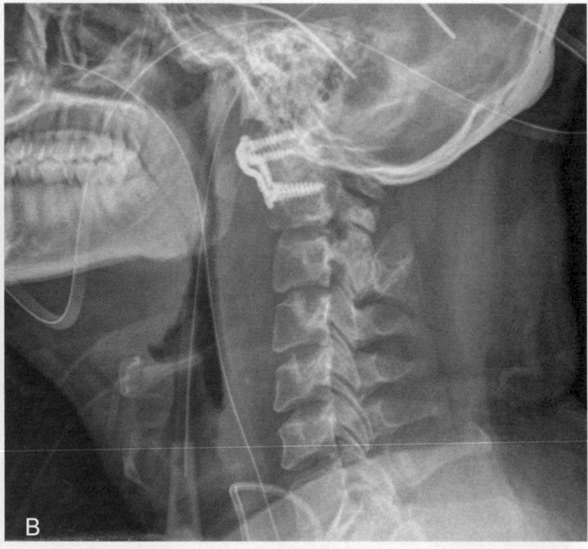

图9-12-19 术后1个月复查CT显示陷入枕骨大孔的小枢椎被拉出枕骨大孔复位，颅椎角明显改善（A），术后1个月复查颈椎X线片显示TARP钢板内固定位置良好（B）

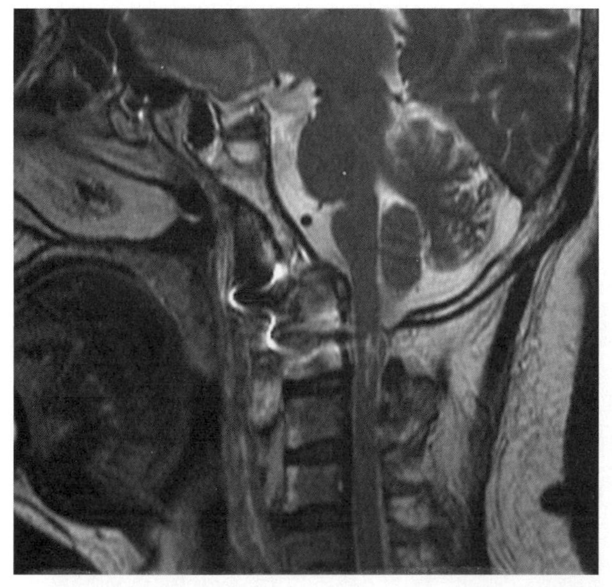

图 9-12-20 术后 1 个月复查颈椎 MRI 显示陷入枕骨大孔的枢椎被下拉复位，脑干颈髓角较术前明显改善，脑干压迫解除

【病例 4】枢椎后结构发育不全合并颅底凹陷症后路手术病例

1. 一般资料 患者，女性，54 岁，因“头痛伴左上肢麻木 2 年，加重 1 年”就诊。

2. 术前影像学资料

（1）术前二维 CT：患者枢椎后结构缺如合并寰枢椎脱位，枢椎齿突陷入枕骨大孔形成颅底凹陷（图 9-12-21A）；颈椎 MRI 显示寰枢椎脱位合并颅底凹陷症，脑干轻度受压（图 9-12-21B）。

（2）术前椎动脉 CTA：患者寰椎枕骨化，枢椎发育小，后方结构缺如伴椎动脉走行变异；第 3 颈椎棘突肥大。因寰枢椎脱位，枢椎进入枕骨大孔，形成颅底凹陷（图 9-12-22）。

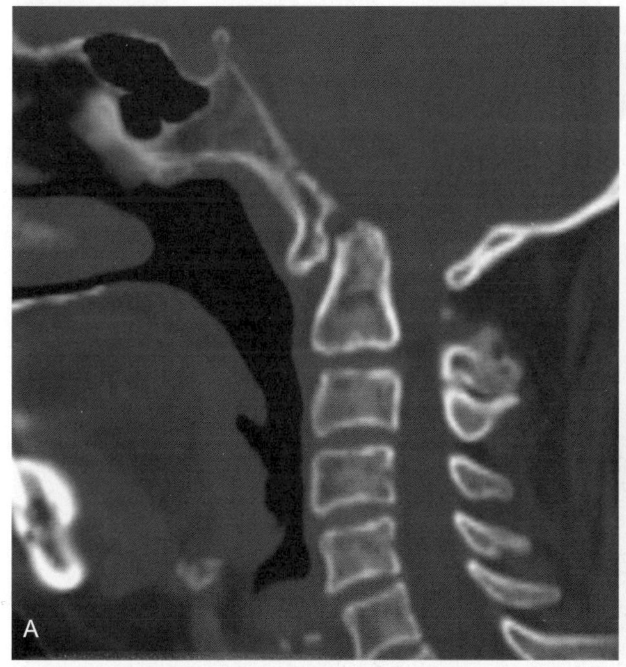

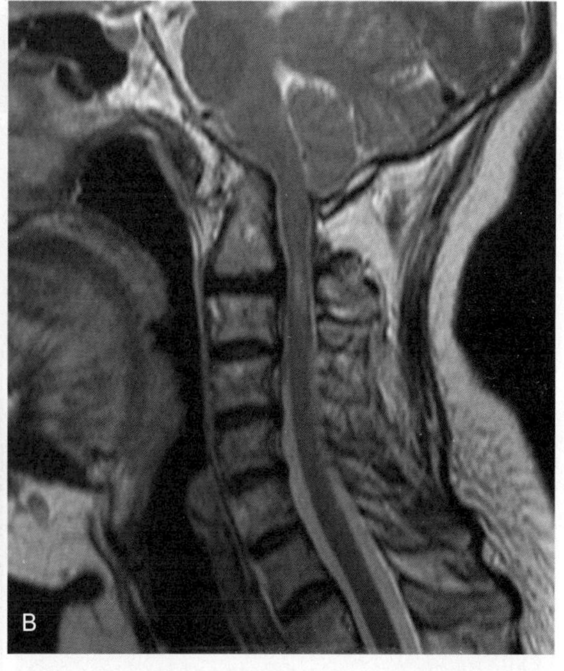

图 9-12-21 术前矢状面二维重建 CT 显示枢椎后结构缺如，齿突陷入枕骨大孔形成颅底凹陷（A）；颈椎 MRI 显示枢椎齿突自前方压迫脑干（B）

3. 病例特点和难点分析 患者寰椎枕骨化、枢椎后结构缺如伴寰枢椎旋转脱位，枢椎齿突陷入枕骨大孔，形成颅底凹陷。寰枢椎侧块关节畸形，骨赘增生，增加复位困难。

椎动脉 CTA 显示枢椎椎动脉高跨，双侧椎弓根细小，后路置钉困难。

4. 手术方案 由于寰枢椎脱位不是很严重，无须进行经口咽松解，遂行后路牵引复位、枕颈固定融合术。患者取俯卧位，头部放置在 Mayfield 头架上，维持颅骨牵引，牵引重量为 10kg。手术取枕后中线切口，起自枕外隆凸，止于第 3 颈椎棘突，长约 6cm。切开皮肤、皮下组织，改用电刀骨膜下分离颈椎两侧的肌肉，显露枕骨后方及第3颈椎棘突和椎板、寰椎后弓、枢椎后方的解剖结构。在显露过程中注意避免损伤椎动脉。由于枢椎后结构发育不全，左侧椎弓尚可，置入1枚椎弓根螺钉，第3颈椎棘突肥大，使用1枚椎弓根螺钉和1枚椎板螺钉混搭固定，枕骨安装三叶草枕骨板，然后裁剪并塑形钛棒，进行预安装。在颅骨牵引下，行手法复位，安装并固定钛棒，完成手术。

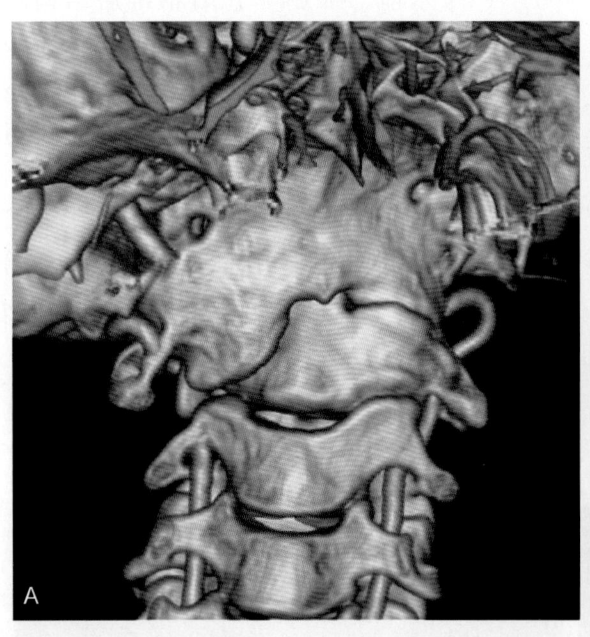

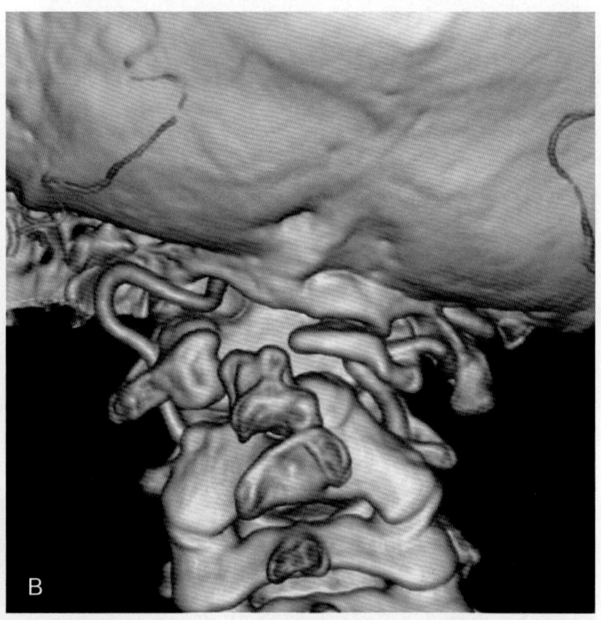

图 9-12-22　术前三维 CTA 显示患者寰椎枕骨化（A），枢椎后结构缺如伴椎动脉走行变异及第3颈椎棘突肥大（B）

5. 复查与随访　术后颈椎X线片显示患者行 $C_0 \sim C_3$ 枕颈固定，枢椎左侧置入1枚椎弓根螺钉，第3颈椎左侧椎弓根螺钉、右侧椎板螺钉内固定位置良好（图 9-12-23）。

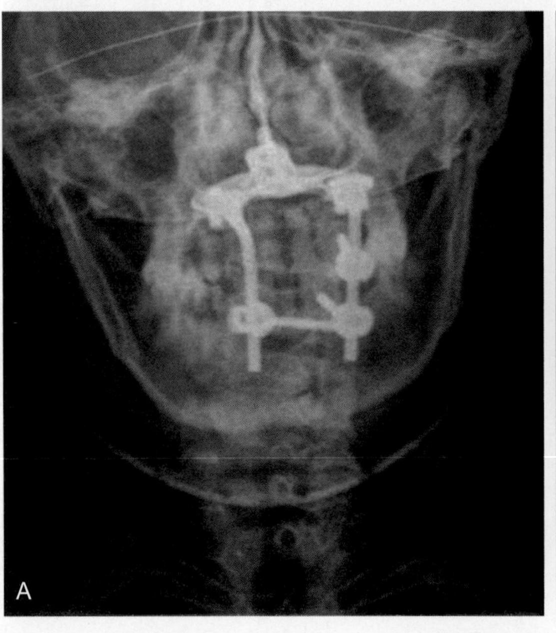

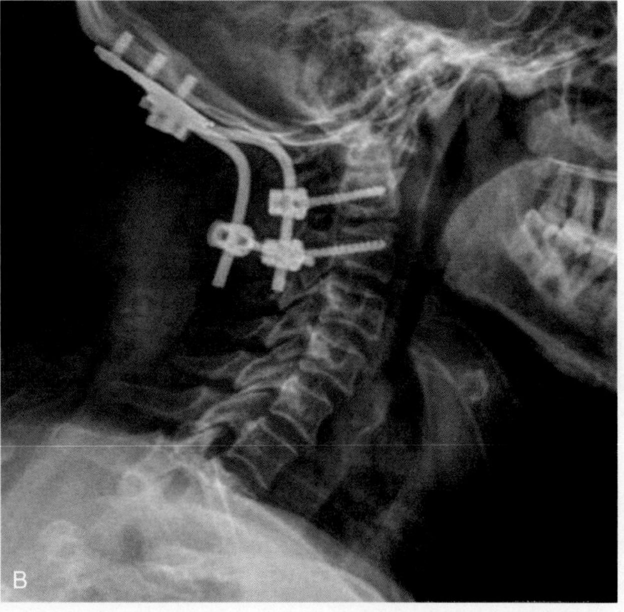

图 9-12-23　术后颈椎X线片显示 $C_0 \sim C_3$ 枕颈固定，枢椎左侧置入1枚椎弓根螺钉，第3颈椎左侧椎弓根螺钉、右侧椎板螺钉内固定（A、B）

术后复查CT显示陷入枕骨大孔的小枢椎被拉出枕骨大孔获得复位，颅椎角明显改善，枕颈后路钉棒固定位置良好（图9-12-24）。

术后MRI显示陷入枕骨大孔的枢椎被下拉复位，术后脑干颈髓角较术前改善，脑干压迫解除。（图9-12-25）。

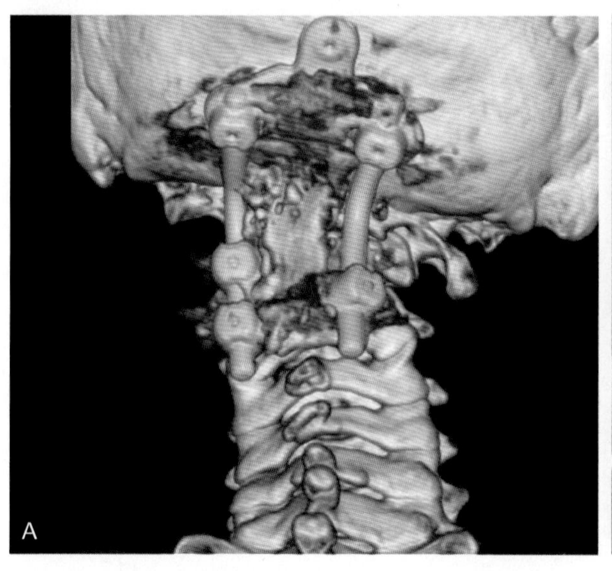

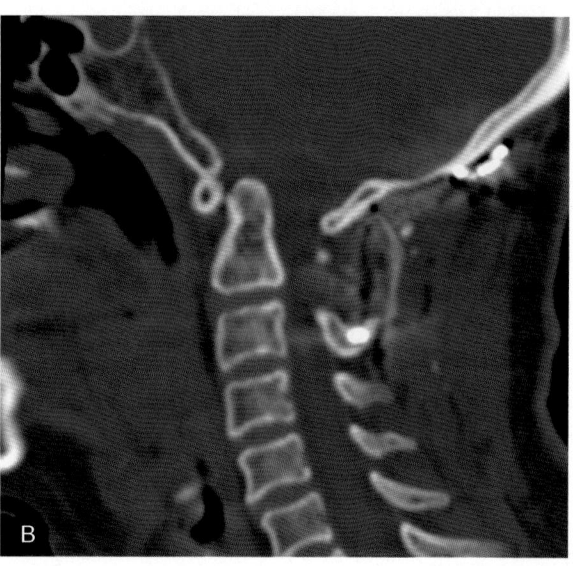

图9-12-24　术后1周复查的颈椎三维CT显示患者行C_0～C_3枕颈固定，内固定位置良好（A），矢状面CT显示颅底凹陷获得较为理想的复位，枕骨与第3颈椎间有髂骨块植骨

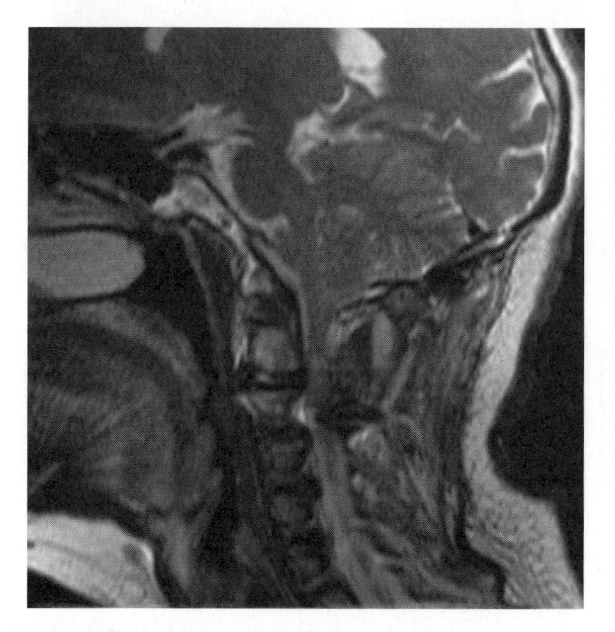

图9-12-25　术后1个月复查颈椎MRI显示陷入枕骨大孔的枢椎被下拉复位，术后脑干颈髓角较术前明显改善，脑干压迫解除

【病例5】枢椎后结构发育不全前后路联合手术病例

1. 一般资料　患者，女性，36岁，因“头痛伴右上肢抽痛，右半身无力，走路歪斜1年，加重3个月”入院。

2. 术前影像学资料

（1）术前颈椎X线片：枢椎后结构发育不全，第3颈椎棘突肥大（图9-12-26A）。

（2）术前二维CTA：患者枢椎后结构缺如并寰枢椎脱位，枢椎齿突陷入枕骨大孔形成颅底凹陷（图9-12-26B）。

（3）术前三维重建CT：患者寰椎枕骨化，枢椎发育小，后方结构缺如伴第3颈椎棘突肥大。寰枢椎脱位，枢椎进入枕骨大孔，形成颅底凹陷。左侧椎动脉出第3颈椎椎动脉孔后，拐向内侧进入椎管（图9-12-27）。

（4）术前颈椎MRI：寰枢椎脱位并颅底凹陷，脑干受压变形。枢椎与第3颈椎椎间盘突出，脊髓受压变细（图9-12-28）。

3. 病例特点和难点分析　该患者枢椎后结构缺如伴寰枢椎脱位，枢椎齿突陷入枕骨大孔，形成颅底凹陷。颈椎MRI显示枢椎与第3颈椎椎间盘亦有突出，压迫颈脊髓。手术需要同时解决两个部位的问题，增加了手术难度和风险。椎动脉CTA显示左侧椎动脉出第3颈椎椎动脉孔后，发生变异，它并未上升进入枢椎椎动脉孔，而是拐向内侧进入椎管，给置钉带来不确定性风险。

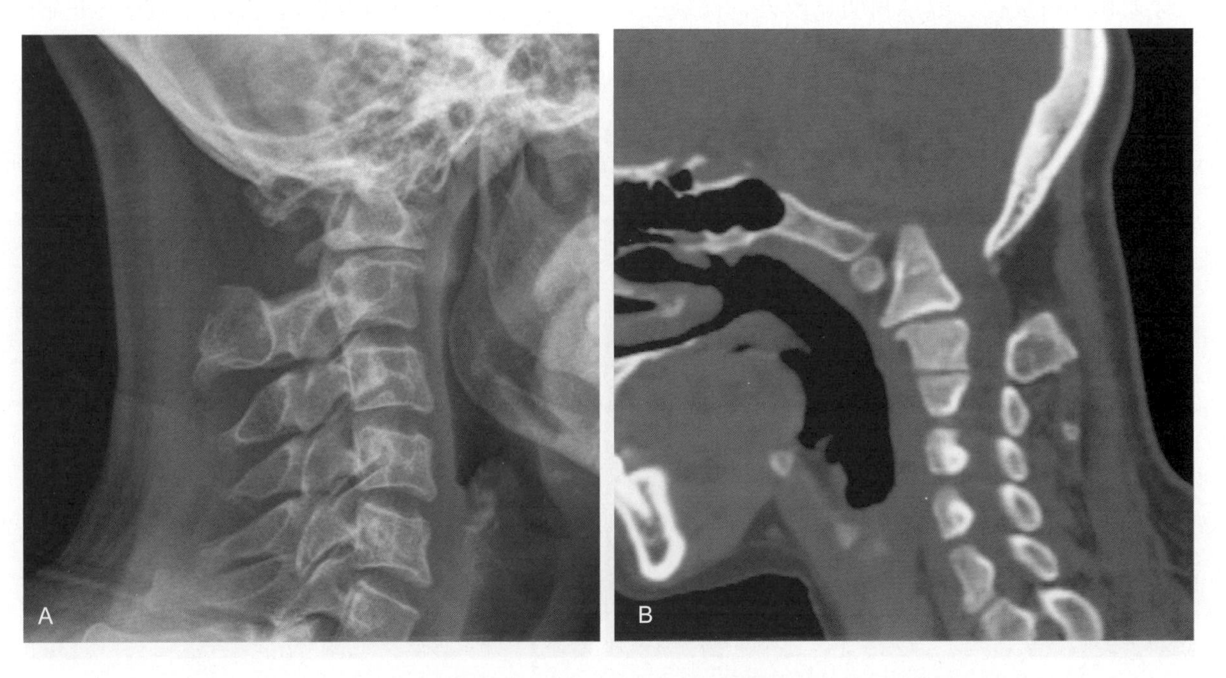

图 9-12-26　术前 X 线片及二维 CT 显示患者枢椎后结构发育不全合并颅底凹陷症

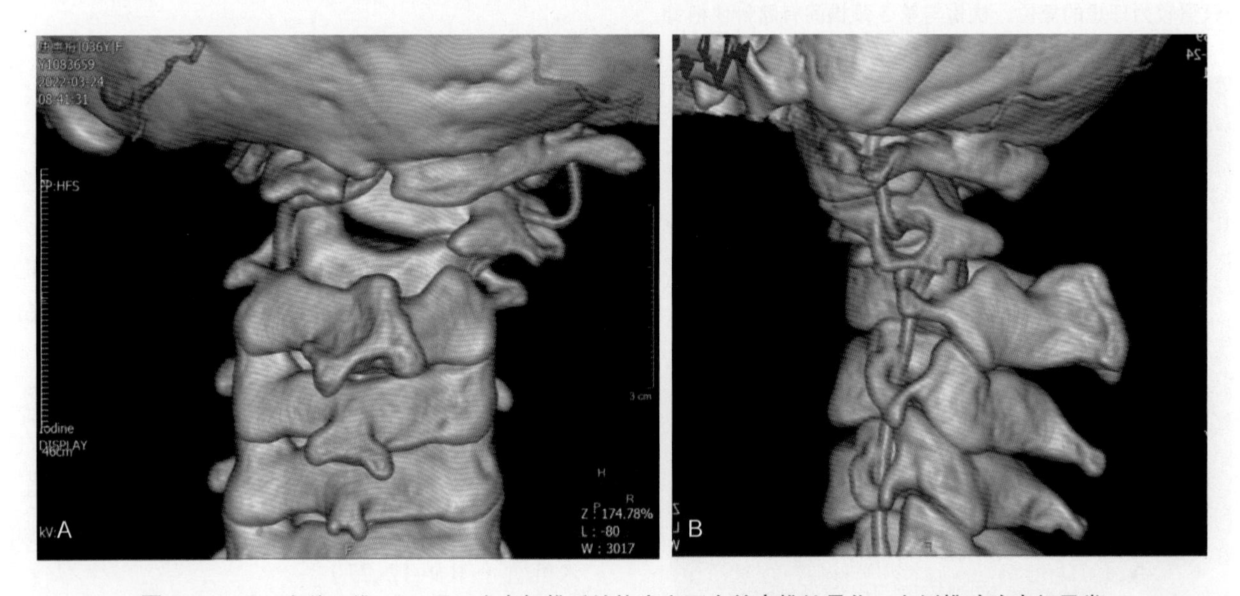

图 9-12-27　术前三维 CTA 显示患者枢椎后结构发育不全并寰椎枕骨化，左侧椎动脉走行异常

4. 手术方案　由于该患者存在两个部位的脊髓压迫，需要同时解决，笔者采用了前后联合入路手术方式。首先实施经口咽寰枢椎松解术，将陷入枕骨大孔的枢椎下拉复位，解决颅底凹陷症。同时经口咽入路行前路枢椎与第 3 颈椎椎间盘切除减压，并置入自体髂骨，实现颈椎前路的 ACDF 手术。前路手术完成后，患者改俯卧位，实施后路 C_0 ～ C_3 枕颈固定，完成手术。

5. 复查与随访　术后颈椎 X 线片显示患者行 C_0 ～ C_3 枕颈固定，第 3 颈椎置入 2 枚交叉的椎板螺钉，内固定位置良好（图 9-12-29）。

术后颈椎 CT 显示陷入枕骨大孔的枢椎齿突已经被下拉复位，实施前路枢椎与第 3 颈椎椎间盘切除减压后，置入了自体髂骨块。患者已行 C_0 ～ C_3 枕颈固定，内固定位置良好（图 9-12-30）。

术后 1 周复查颈椎 MRI 显示陷入枕骨大孔的

枢椎被下拉复位，脑干颈髓角较术前明显改善，脑干压迫解除。枢椎与第 3 颈椎椎间盘切除后脊髓压迫得到缓解（图 9-12-31）。

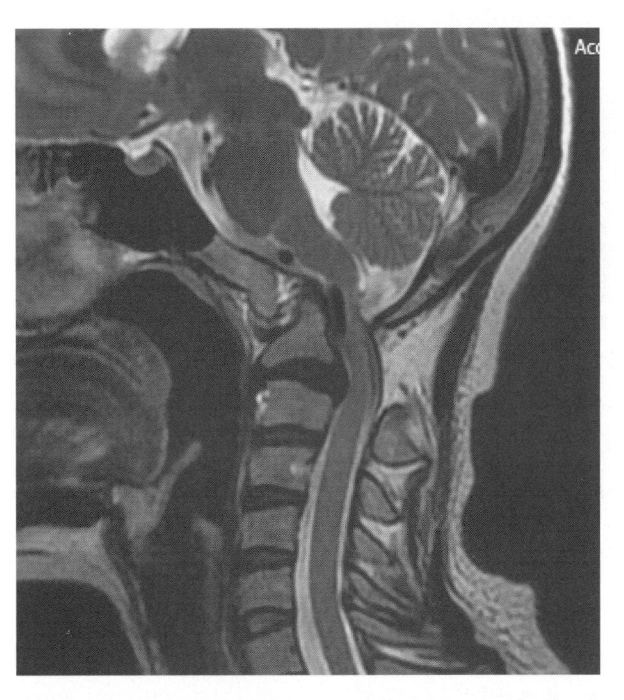

图 9-12-28　术前颈椎 MRI 显示寰枢椎脱位合并颅底凹陷，脑干受压变形。枢椎与第 3 颈椎椎间盘突出，颈脊髓前方受压

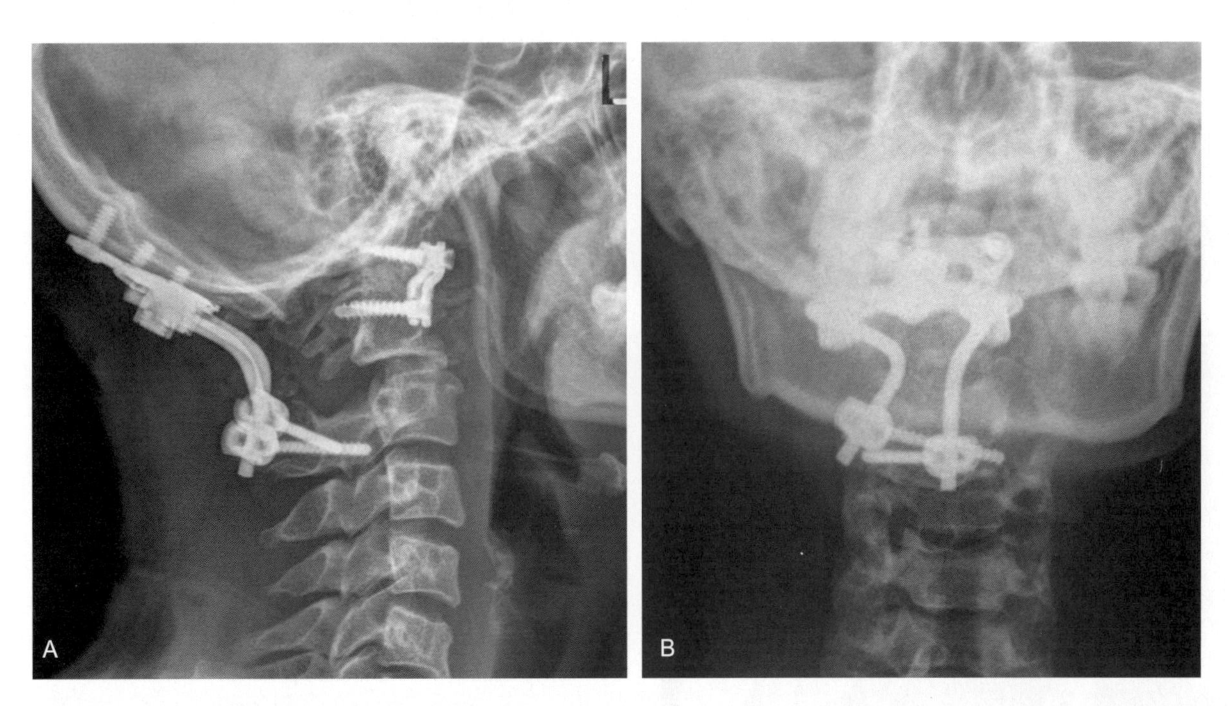

图 9-12-29　术后 1 周复查颈椎 X 线片显示患者行 C_0 ～ C_3 枕颈固定（A），第 3 颈椎置入 2 枚交叉的椎板螺钉，内固定位置良好（B）

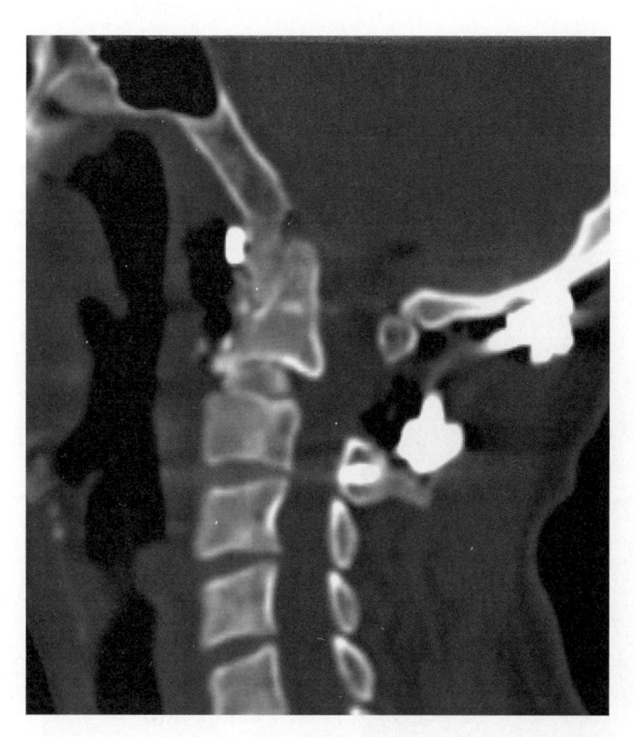

图 9-12-30 术后 1 周复查颈椎 CT 显示陷入枕骨大孔的枢椎齿突已经被下拉复位，实施前路枢椎与第 3 颈椎椎间盘切除减压后，置入了自体髂骨块。患者已行 $C_0 \sim C_3$ 枕颈固定，内固定位置良好

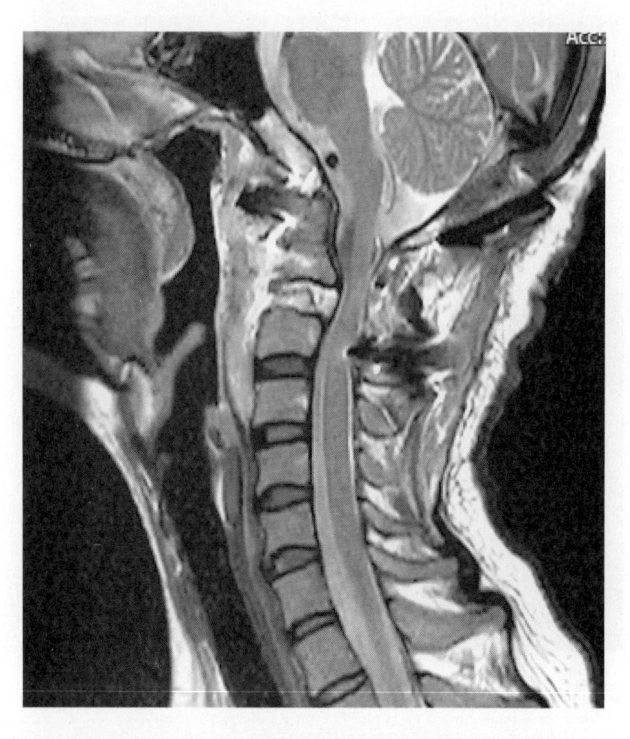

图 9-12-31 术后 1 周复查颈椎 MRI 显示陷入枕骨大孔的枢椎被下拉复位，脑干压迫解除。枢椎与第 3 颈椎椎间盘切除后脊髓压迫得到缓解

小结

枢椎后结构发育不全是一种比较罕见的上颈椎发育畸形，主要表现为枢椎后方附件结构（包括棘突、椎板、关节突等）全部或部分缺失，椎体发育不良，易合并寰枢椎脱位，形成颅底凹陷症。这种类型的颅底凹陷症手术难度和风险较大，主要表现如下：①枢椎后结构发育不全患者，其枢椎侧块关节亦发育畸形，关节面可呈斜坡化改变或与寰椎侧块关节形成交锁，给手术复位带来很大困难。②由于枢椎附件发育不良，结构小，置钉困难。手术时需要将固定节段向下延伸，增加了手术融合节段。③伴随的椎动脉畸形增加了手术显露和置钉风险。枢椎后结构发育不全患者的术前评估对手术方案的制订非常重要：颈椎双向牵引下不易复位的病例，需要先行经口咽松解，再行复位和固定手术。对牵引下判断为可复性颅底凹陷症患者可选择后路手术。但实施后路手术的显露过程应注意避免椎动脉损伤。由于畸形椎体后路置钉比较困难，可根据情况将固定范围延伸到第 3 颈椎水平。相对后路手术，选择经口咽手术倒是一个不错的选择。其优点如下：①经口咽入路不仅可以实施手术松解，获得更好的复位，还有利于规避椎动脉畸形，降低手术风险；②前路手术固定融合范围相对较小，对患者的颈椎运动功能保留较好，远期效果更佳。

参考文献

Asakawa H,Yanaka K, Narushima K, et al，1999. Anomaly of the axis causing cervical myelopathy: case report. J Neurosurg, 91 (1 Suppl):121-123.

Behari S,Kiran Kumar MV, Banerji D, et al, 2004. Atlantoaxial dislocation associated with the maldevelopment of the posterior neural arch of axis causing compressive myelopathy. Neurol India, 52(4): 489-491.

Chau AM, Wong JH, Mobbs RJ, 2009. Cervical myelopathy associated with congenital C2/3 canal stenosis and deficiencies of the posterior arch of the atlas and laminae of the axis: case report and review of the literature.Spine (Phila Pa 1976), 34(24): E886-891.

Goel A, Gupta S, Laheri V, 1999. Congenital absence of posterior elements of axis: a report of two cases. Br J

Neurosurg, 13(5): 459-461.

Goel A, Prasad A, Shah A, et al, 2019. Atlantoaxial fixation for craniovertebral anomaly associated with absent posterior elements of the axial vertebra: report of 3 cases. J Neurosurg Spine, 12: 1-6.

Guille JT, Sherk HH, 2002. Congenital osseous anomalies of the upper and lower cervical spine in children.J Bone Joint Surg Am, 84（2）:277-288.

Hosalkar HS, Sankar WN, Wills BP, et al. 2008.Congenital osseous anomalies of the upper cervical spine.J BoneJoint Surg Am. 90: 337-348.

Jiang Y, Xi Y, Ye X, et al, 2010. A cervical myelopathy caused by invaginated anomaly of laminae of the axis in spina bifida occulta with hypoplasia of the atlas: case report. Spine(Phila Pa 1976), 35(9): E351-355.

Kaplan KM, Spivak JM, Bendo JA, 2005.Embryology of the spine and associated congenital abnormalities. Spine J, 5(5): 564-576.

Morizono Y, Sakou T, Maehara T, 1987. Congenital defect of posterior elements of the axis. Clin Orthop Relat Res, (216): 120-123.

Muzumdar DP, Goel A, 2004. C2 over C3 spondyloptosis in a case with absent posterior elements:report of an unusual case and analysis of treatment options. J Clin Neurosci, 11(6): 675-677.

O'Rahilly R, Müller F, Meyer DB, 1983.The human vertebral column at the end of the embryonic period proper. 2.The occipitocervical region.J Anat, 136 (Pt 1): 181-195.

Pang D, Thompson DN, 2011. Embryology and bony malformations of the craniovertebral junction. Childs Nerv Syst, 27(4): 523-564.

Trivedi P, Vyas KH, Behari S, 2003. Congenital absence of the posterior elements of C2 vertebra: a case report. Neurol India, 51(2): 250-251.

Vangilder JC, Menezes AH, 1983. Craniovertebral junction abnormalities. Clin Neurosurg, 30: 514-530.

Vangilder JC,Menezes AH, Dolan KD, 1987.Radiology of asymptomatic craniovertebral anomalies and abnor-malities//VanGilder JC, Menezes AH,Dolan KD,et al. The craniovertebral junction and its abnor-malities. Mount Kisco, N.Y: Futura Pub. Co: 69-98.

Wang C,Yan M,Zhou HT, et al, 2006. Open reduction of irreducible atlantoaxial dislocation by transoral anterior atlantoaxial release and posterior internal fixation.Spine(Phila Pa 1976), 31(11): E306-313.

第十章

小脑下疝、脊髓空洞症与颅底凹陷症

第一节　小脑下疝（Chiari 畸形）的诊断与手术治疗

小脑下疝（又称 Chiari 畸形）是指后颅腔内容物受到挤压或颅后窝发育畸形等因素造成内容物体积与颅后窝容积不匹配，导致小脑下部结构疝出枕骨大孔，造成延髓或高位颈脊髓压迫的临床病症。这一疾病最早由 Chiari 在 1891 ～ 1896 年发表的文章中首先描述而被命名。他将小脑扁桃体疝出枕骨大孔的现象描述为 Chiari Ⅰ型畸形。Chiari Ⅰ型畸形的同义词还包括成人 Chiari 畸形、慢性扁桃体疝、后脑疝等。后来有学者将一些合并神经组织发育异常的更为严重的小脑后疝畸形一起归纳为 Chiari 畸形的 4 种类型。除 Chiari Ⅰ型最为常见外，还包括 Chiari Ⅱ型（一般合并脊髓裂）、Chiari Ⅲ型（可合并枕骨下脑脊膜膨出）、Chiari Ⅳ型（可合并小脑发育不全），后两种畸形非常少见。由于 Chiari Ⅰ型畸形大多是后天获得的，且可逆，又有学者称其为获得性畸形。本节主要探讨如何手术处理 Chiari Ⅰ型畸形及相关病变。

一、Chiari Ⅰ型畸形的诊断

磁共振电影成像是诊断 Chiari 畸形最为有效的检查方法。通常在中矢状面上测量小脑扁桃体下缘距枕骨大孔的距离，当其超过 5mm 时可以诊断为 Chiari 畸形。一般而言，Chiari 畸形的患者可见小脑扁桃体降入枕骨大孔（通常降至寰椎平面，偶尔降至颈椎管的枢椎、第 3 颈椎平面）。正常变异的情况下小脑扁桃体也可少部分进入椎管，只有当影像学显示小脑扁桃体下降超过枕骨大孔 5mm，或形成鹰嘴样改变、三角形切迹等明显异常时，才可诊断为 Chiari 畸形。临床上，Chiari Ⅰ型最为常见。Chiari Ⅱ型一般合并脊髓裂，Chiari Ⅲ型可合并枕骨下脑脊膜膨出，Chiari Ⅳ型可合并小脑发育不全。

磁共振电影成像对术前评估很有意义，通过磁共振电影成像可以探测到枕骨大孔区脑脊液流动的生理变化。正常人在心脏收缩期可见脑脊液流出枕骨大孔，而舒张期返回。有症状的 Chiari Ⅰ型畸形患者这一流动可能受阻。磁共振电影成像可以作为手术决策的辅助手段之一。研究表明，术前检查显示脑脊液流动正常的患者，术后反而具有较高的症状复发率。建议对手术以后仍有症状的患者行脑脊液流动学检查，如发现脑脊液流动仍不通畅，提示可能手术减压不彻底。

Chiari Ⅰ型畸形可单独存在，也可与其他情况合并存在，如 Chiari Ⅰ型畸形合并颅底凹陷症，Chiari Ⅰ型畸形合并脊髓空洞症，或 Chiari Ⅰ型畸形合并肿瘤等。有临床症状的 Chiari Ⅰ型畸形，应行常规及增强 MRI 检查、颅颈 CT 检查，排除肿瘤和其他畸形。

二、Chiari Ⅰ型畸形的相关因素

Chiari Ⅰ型畸形通常与以下 4 种情况有关：

①脑积水，Chiari 最早描述了这一现象，但要判断是脑积水引起后脑疝（Chiari Ⅰ型畸形）还是后脑疝引起脑积水比较困难。②颅内压异常下降，颅内压降低可以缓慢引起后脑疝，多发生于腰腹膜分流术后。该手术一般用于治疗骶部硬脑膜膨出或神经周围囊肿自发破裂引起的颅内高压患者。③脑容量与颅腔容积失调，如颅缝早闭综合征患者（如 Crouzon 综合征、Pfeiffer 综合征），当颅骨的扩展性消失，无法容纳脑组织增长时，会出现脑容量与颅腔容量不成比例的情况；另外先天性颅底畸形的患者，也可因颅底凹陷导致颅底结构拥挤（或压迫）无法容纳正常的脑组织，造成颅内组织被迫向枕骨大孔下移动，合并后脑疝出现象。Aquilina 及其同事发现，因斜坡疾病接受颅骨放疗的儿童，因其斜坡的生长抑制，可合并小脑扁桃体下降，导致病情加重。放疗停止后，随着斜坡的生长恢复，颅后窝容积增加，Chiari 畸形又可获得改善。④颅底凹陷症患者，可因枢椎齿突陷入枕骨大孔自前方压迫脑干，导致颅后窝神经组织受到挤压，而形成 Chiari 畸形。我们在临床观察发现，对于颅底凹陷症合并 Chiari 畸形的患者，通过手术将枢椎齿突拉出枕骨大孔复位后，患者的 Chiari 畸形也会同时减轻或消失。

三、Chiari Ⅰ型畸形的临床类型与手术原则

Chiari Ⅰ型畸形的手术原则是解除脑干压迫，重建脑脊液流动的正常模式，恢复脊髓神经功能。根据 Chiari Ⅰ型畸形形成的原因不同，可以将其分为两种类型，即原发性 Chiari Ⅰ型畸形和继发性 Chiari Ⅰ型畸形。

原发性 Chiari Ⅰ型畸形：是指因颅后窝骨性结构发育畸形，而脑容量与颅腔容积失调，引起小脑组织向枕骨大孔疝出引发的小脑下疝畸形。这种畸形主要采用颅后窝减压成形术进行治疗。

继发性 Chiari Ⅰ型畸形：是指因颅底凹陷等原因，枢椎齿突陷入枕骨大孔压迫脑干，或颅内肿瘤等因素压迫脑组织造成的小脑下疝。治疗原则是首先解除原发病因，如效果不佳，则行颅后窝减压手术治疗。

四、Chiari Ⅰ型畸形的颅后窝减压手术

（一）体位与显露

患者头部固定在头架上，保持颈椎稍微前屈。消毒铺单后，自枕骨隆突到颈椎中部做一个中线切口，切开皮肤、皮下组织，进入深筋膜。筋膜间隙可以作为手术显露的标志，一直显露到枕骨大孔。采用骨膜下剥离技术显露颈椎的椎弓，直到需要减压的下方那个颈椎为止。将枕骨骨膜向外剥离至距枕骨大孔 5cm 左右的范围，然后使用羊角钩将皮肤向两侧拉开。Harold 推荐使用鱼钩样牵开装置进行显露（图 10-1-1），这种装置比常规的手术拉钩更有优越性，它不仅能将肌肉向两侧牵开，而且可将皮肤下压，这样会更加方便操作，避免常规手术过程中手术显露很深的情况。

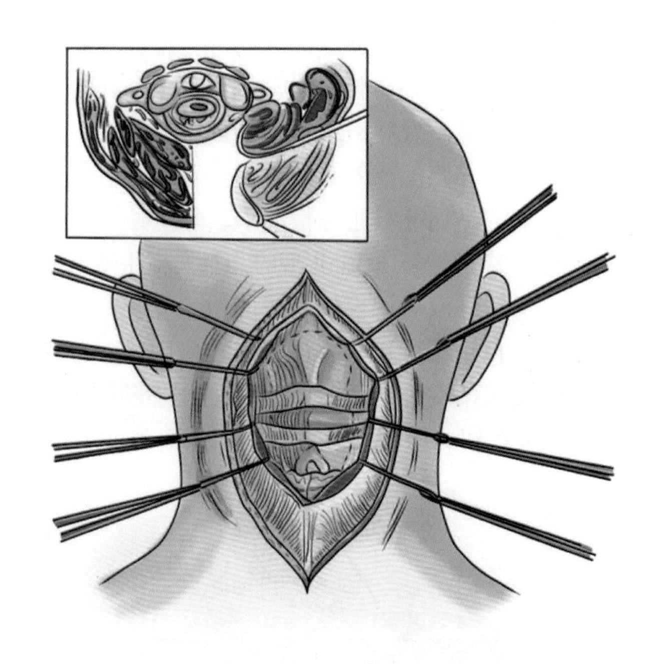

图 10-1-1　**应用“鱼钩”样牵开装置可以将肌肉向外侧牵开，获得更好的手术视野**

（二）骨性减压

切除黄韧带并去除部分硬膜外脂肪，显露寰椎到枕骨大孔的硬膜。使用朝上的角度刮匙将硬膜与枕骨大孔周围剥离。咬除枕骨大孔边缘骨质 1.5 ～ 2.0cm。可根据患者的年龄采用适当的工具去除枕骨大孔边缘：儿童一般采用椎板咬骨钳。青少年和成人，因骨板很厚，椎板咬骨钳的工作角度差，移除边缘非常困难，可使用磨钻将骨板

向硬膜方向打薄 1.5 ～ 2cm。然后用刮匙或椎板咬骨钳去除剩余的骨质。有时需要用椎板咬骨钳将寰椎后弓甚至枢椎椎板一并咬除。操作过程中应仔细止血，防止硬膜切开后血液进入蛛网膜下腔。

（三）硬脊膜切开与减压

Chiari 畸形手术是否需要打开硬脊膜尚存在争议。Zamel 及其同事发现，切骨减压过程中可以发现脑干听觉诱发电位有明显的改善，而进一步打开硬脊膜，并没有获得有意义的额外改善。许多医师认为合并脊髓空洞症或需要松解第四脑室出口的蛛网膜梗阻是切开硬脊膜的指征。也有学者认为应在不破坏蛛网膜的前提下打开硬脊膜，可防止瘢痕形成。

先在硬脊膜上做一个小切口，然后用 12 号刀片完成后面的切开（图 10-1-2）。这种刀片呈月牙形，可以较好地控制切开的过程。刃口向上（朝伤口外侧），即远离神经的方向进行操作。切开枕骨大孔后方的硬脊膜时，可能出现大量出血。硬膜窦是聚集硬脊膜周围血液的地方，此窦一般不会出现在脊膜上，但其大小和位置存在一定变化，儿童更是如此。通常情况下，环窦位于枕骨大孔的水平。但对 Chiari Ⅱ型的儿童实施手术时，如果手术医师没有认识到环窦的位置变化，在硬脊膜上方直接切开血窦，可造成止血困难。如果使用单极或双极电凝止血，会导致空洞不断扩大，出血速度增加，从而控制出血更加困难。

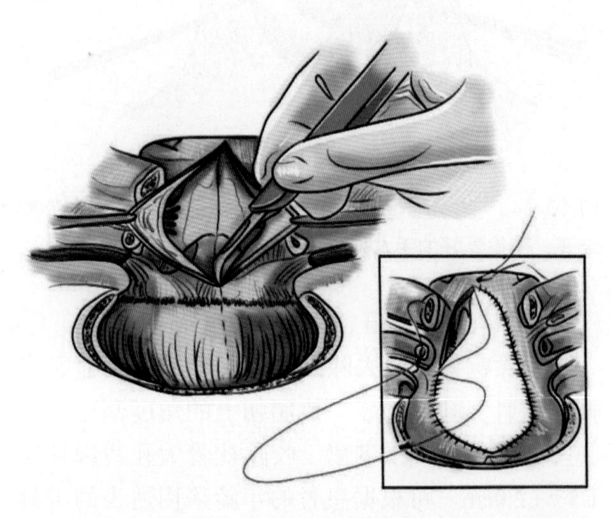

图 10-1-2 使用 12 号刀片切开硬脊膜。这种刀片呈月牙形，操作时刃口朝上，远离中枢神经组织，操作风险被降至最低。插入的图片显示使用补片关闭硬脊膜

如果使用 12 号刀片从颈椎硬脊膜向脑膜方向打开，或两侧硬膜同时打开的方法实施显露，这时即使切开环窦引起出血，也可以采取把器械放置在硬脊膜下方，将硬脊膜向上抬高压迫的方法轻易控制出血。然后再采用电凝等方法进行止血。如果血窦太大，这种方法无法奏效，可使用钛夹封闭破口。然后使用 4-0 尼龙线缝合硬脊膜，并移除钛夹。

（四）小脑疝出组织与第四脑室的处理

手术显微镜下，医师通过向上牵开或使用双极电凝移除小脑蚓部下端部分的脑组织，可以看见一层薄纱样组织，将其打开，便可显露第四脑室白色的基底部。如何进入第四脑室目前尚存在争议，一些神经外科医师认为除非存在脑积水或脊髓空洞症，否则这一步骤没有必要。有神经外科医师主张使用支撑体，通常是一段分流导管，以确保第四脑室打开。但支撑体可能成为瘢痕组织形成的核心，随着时间推移，发生阻塞，并有引起术后脑干栓系的风险。

（五）硬膜关闭

硬膜关闭的方法存在争议，Williams 及其同事认为硬膜应该敞开，但大部分神经外科医师认为应该用移植物关闭硬膜，这样可以在颅颈交界区制造一个大的脑脊液流动空间。材料的选择也存在争议，目前可以获得的材料包括自体筋膜、猪脑膜移植物、人工合成的硬膜材料等。猪硬膜和人工硬膜均需要在盐水中浸泡 30 分钟后使用，以防止化学性脑膜炎。

自体移植材料可以取自颅骨膜、邻近的颈椎肌筋膜或大腿的阔筋膜，切取自体颈椎肌筋膜有时会引起肌筋膜膨出。使用阔筋膜会产生难看的瘢痕，一般建议使用颅骨膜，只需稍微增加手术切口的长度就可以获取。颅骨膜具有和硬膜相似的手感和特性，可以应用可吸收缝线或非吸收缝线进行缝合。移植物缝合完成后，让麻醉医师实施 Valsalva 试验以检查缝合是否严密。有人设计了一种跨过之前枕骨大孔上方的钛板（图 10-1-3）来阻止瘢痕长入下方的扁桃体。移植补片的中心用一针缝线悬吊在钛板上，形成穹窿样。这一操作重建了小脑扁桃体后方的空间。颈椎深部的肌肉及筋膜使用可吸收线逐层缝合。筋膜完整缝

合对防止假性脑膜膨出是必要的。其他组织采用常规缝合。虽然患者很不舒服，并需要几天的麻醉镇痛（对于青少年和成人，一般静脉使用小剂量吗啡配合肌松剂进行处理）。术后没有必要实施颈椎制动。

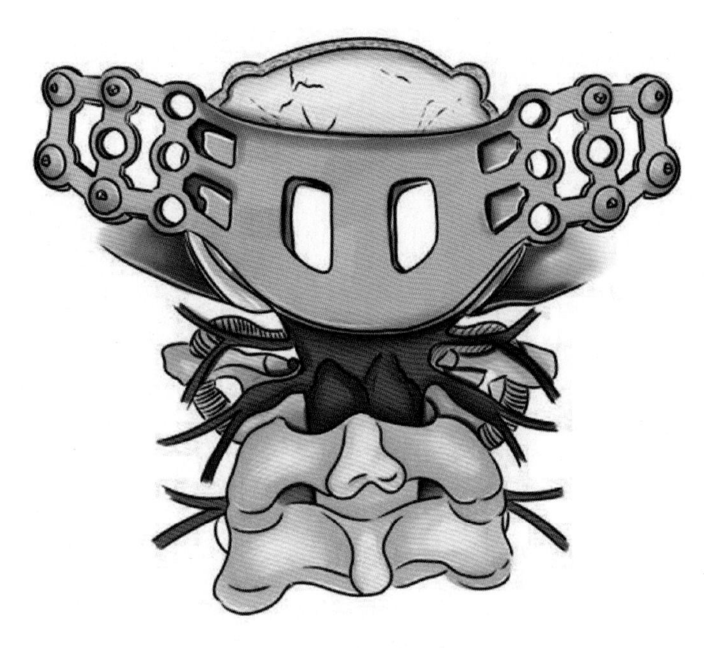

图 10-1-3 跨过颅骨缺损区固定的 Codman 钛板，钛板两侧有多个螺钉孔，可以根据患者的解剖结构及骨切开的程度进行匹配。硬膜移植物采用中心缝合技术悬吊在钛板上

第二节 小脑下疝（Chiari 畸形）合并脊髓空洞症的治疗

小脑下疝合并脊髓空洞症的患者除了具有Chiari 畸形患者类似的临床症状和体征外，还有一些脊髓空洞症特有的症状和体征，包括肩和手烧灼样疼痛，向手或背部放射的电击样疼痛，动作笨拙及平衡功能失调等。严重者可表现为进行性上、下肢无力。典型神经体征是斗篷样感觉缺失（即悬垂样分布的感觉缺失）。患者更常见的表现是不同程度的四肢无力、脊柱侧弯、肌肉痉挛，以及手部、腿部或躯干的大范围感觉缺失。成年患者常因脊柱侧弯行脊柱 MRI 检查时发现脊髓空洞症，这些患者常没有其他的主诉。患者在最初检查时，没有任何临床症状，但随着时间推移，情况逐渐恶化。采用外科措施进行干预有可能阻止这一过程。

一般采用颅后窝减压手术治疗 Chiari 畸形合并的脊髓空洞症，可以获得较好效果。Chiari 畸形合并脊髓空洞症的发病机制复杂，一般认为其过程可能与脑积水发生机制类似，只是发生于脊髓而不是脑室。脊髓中央导水管类似于脑室的末端，一些临床和实验研究表明，颅内与脊髓节段之间的压力波不连续可以造成脑脊液流动阻断现象。由于中央导水管在脑闸水平进入第四脑室，保证中央导水管和蛛网膜下腔的压力正常非常重要，成功处理 Chiari 畸形合并的脊髓空洞症的关键是重建中央导水管进入第四脑室的脑闸附近高位颈椎的脑脊液流动模式。Chiari 畸形合并脊髓空洞症的手术方法和前面描述的治疗 Chiari Ⅰ型畸形的手术方式相同。采用这种手术方式即使未能直接建立脊髓空洞、中央导水管和脑室之间的联系，脊髓空洞症也会减轻。手术后复查的影像学检查通常显示脊髓空洞缩小（图 10-2-1）。有时术后患者的临床症状明显改善，但脊髓空洞并非完全消失，而会残留一部分。术后 3 ～ 6 个月复查 MRI 可以发现脊髓空洞明显缩小。如果术后脊髓空洞症没有减轻，影像学检查也没获得改善，建议采用心电门控磁共振技术分析脑脊液流动情况，以排除手术技术的原因，并采取相应措施进行手术探查。这些因素排除后，有必要对脊髓空洞症进行直接干预。

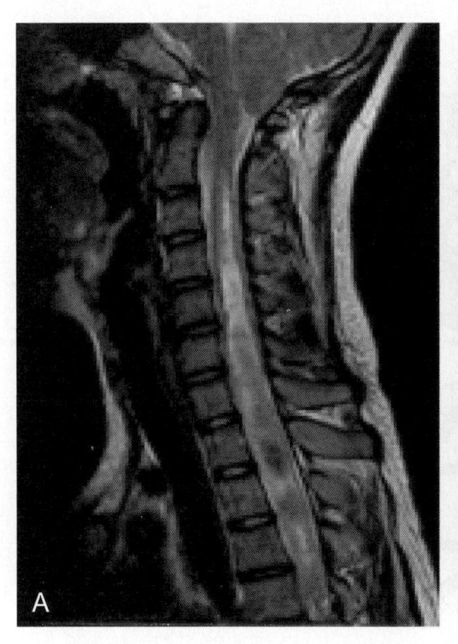

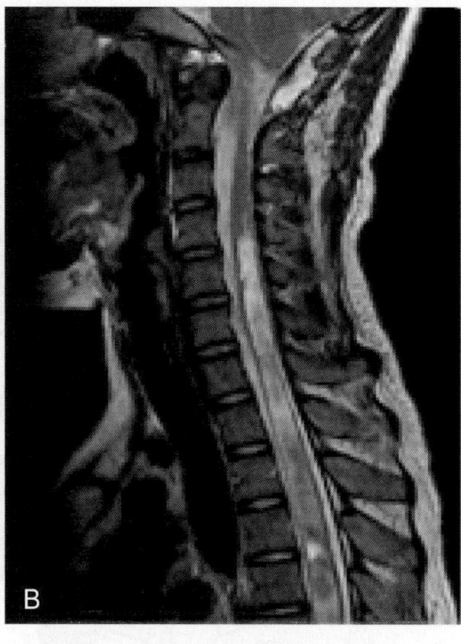

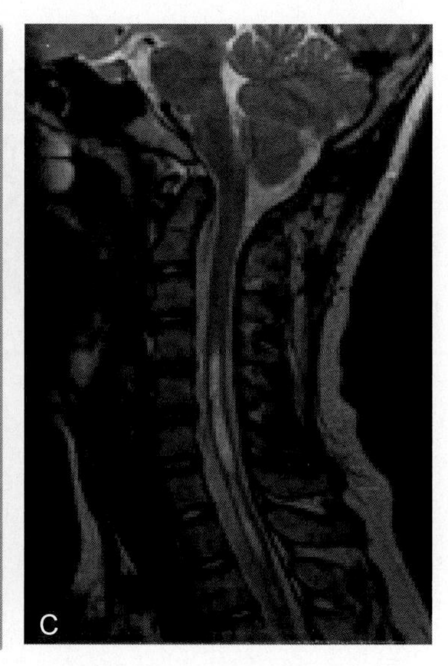

图 10-2-1　对 Chiari 畸形合并脊髓空洞症的患者实施颅后窝减压手术，术前脊髓空洞范围累及全颈椎到胸椎（A）；术后 1 个月脊髓空洞略有缩小（B）；术后 6 个月脊髓空洞明显缩小（C）

是否需要直接干预脊髓空洞症一直存在争议，有学者提倡脊髓空洞－蛛网膜下腔分流手术。由于进行分流术后脊髓空洞症的不缓解率和手术失败率较高，这一技术的价值比较有限。分流术后还可能出现栓系综合征的症状，患者表现为活动后严重疼痛，且神经功能逐渐恶化。患者在获得诊断之前，放射学报告仅提示术后改变。但仔细回顾相关的研究报道，可以发现在脊髓切开部位常有高信号的脊髓与硬膜粘连的情况，手术探查可发现用于分流的脊髓－硬膜下腔导管常扮演着瘢痕形成中心的角色，这些瘢痕导致了中枢神经系统与硬膜粘连。

尽管如此，因脊髓空洞症需要分流的脑脊液量比较少，且胸膜腔是一个低压力系统，置管也比较容易，所以脊髓空洞－胸膜腔（或腹膜）分流术仍是处理难治性脊髓空洞症较为有效的方法。

手术时，患者取俯卧位，并根据患者身材大小及需要切开分流的脊髓部位放置体位垫。脊髓切开部位的选择也是存在争议的问题，一般选取脊髓最薄的部位做单节段脊髓切口，切开平面最好选择在臂丛神经分支以下的部位（这种情况有时并不适合发生于颈椎的脊髓空洞症）。有些医师提倡在中线部位切开，做 1cm 左右切口，然后将 T 管置于脊髓空洞内，T 管的两个分支分别朝向头侧和尾侧（图 10-2-2），双极电凝处理脊髓切开边缘的软脊膜使之变厚，然后用 6-0 尼龙线将分流管固定在脊髓上，采用常规方式关闭硬脊膜。

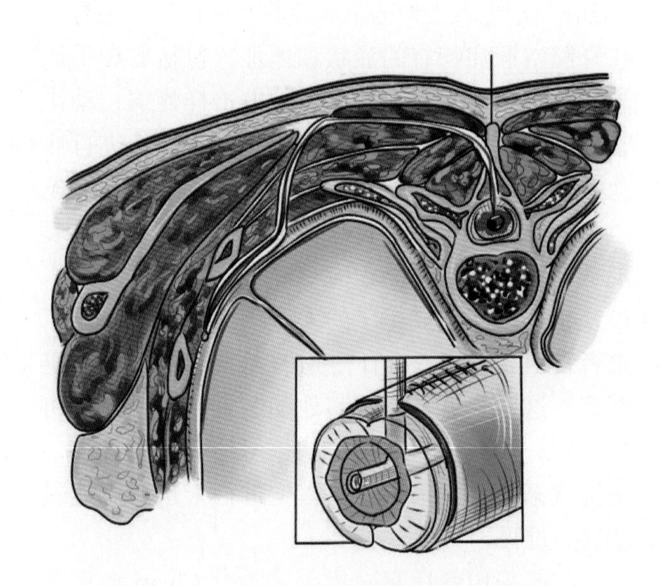

图 10-2-2　脊髓空洞－胸膜腔分流术示意图

在脊髓某个节段，于中线部位切开脊髓，将 T 管放入脊髓空洞腔，然后将管道潜行穿过后胸壁并插入胸膜腔在靠近肩胛骨下方的肋骨表面做横行切口，用电刀将肌肉和筋膜剥离至骨膜，将骨膜剥离后进入两肋骨之间的间隙，这时可以看到部分胸膜组织及其下方滑动的肺组织。分流管的远端穿过常规方式建立的皮下隧道后，嘱麻醉医师予以正压通气，将其远端置入胸膜腔内，并保持肺扩张状态，严密缝合肌肉，形成密封状态。然后恢复正常通气，冲洗切口，常规关闭伤口。一般情况下没有必要使用单向阀门。术后拍片有时可以发现小量气胸。如果有临床症状，则需要放置胸腔引流管。在实施脑室－胸腔分流术时，因大量脑脊液进入胸腔，有时需要间断实施胸腔穿刺术。而脊髓空洞分流术因产生和进入胸腔的脑脊液量较少，一般无须行胸腔穿刺术。临床病例显示，脊髓空洞－胸膜腔（或腹膜腔）分流术是处理难治性脊髓空洞症较为有效的方法（图 10-2-3）。

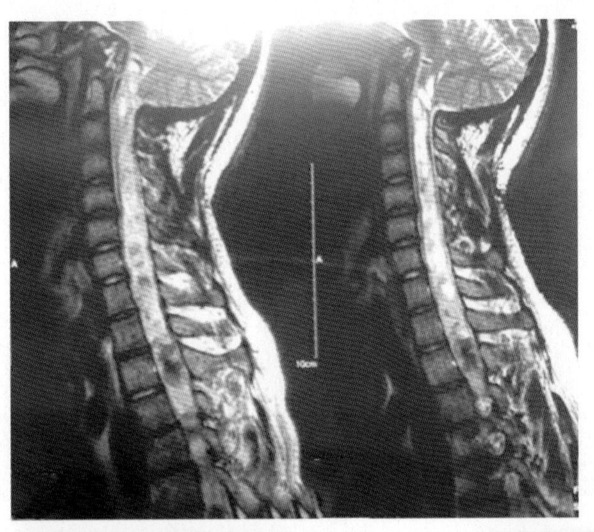

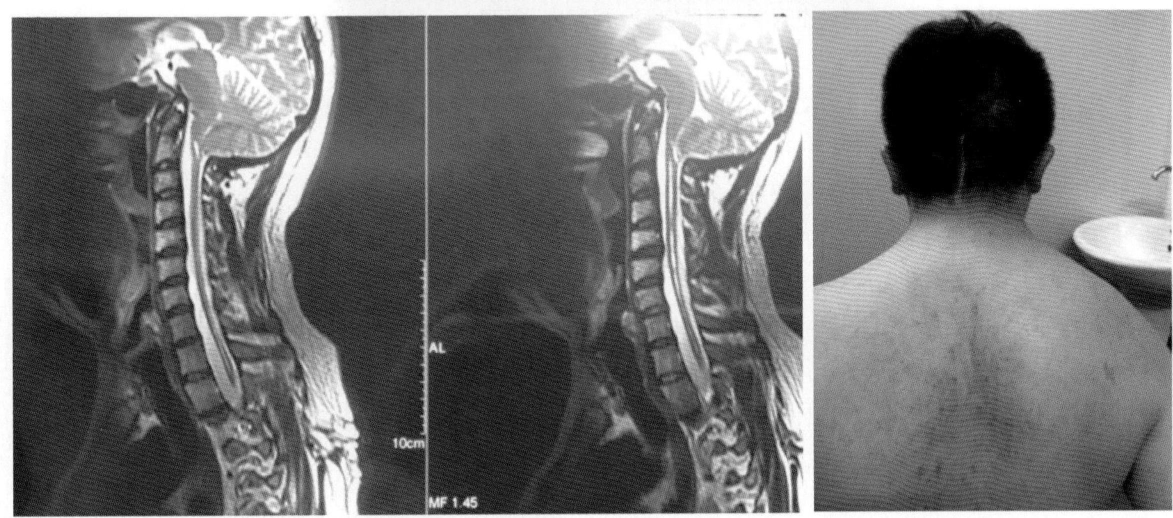

图 10-2-3　采用脊髓空洞－胸膜腔（或腹膜腔）分流术处理难治性脊髓空洞症

第三节　颅底凹陷症、小脑下疝与脊髓空洞症的内在关联

临床发现，颅底凹陷症与小脑下疝、脊髓空洞症的关系密切。颅底凹陷症常与小脑下疝或脊髓空洞症同时存在。我们将颅底凹陷症与小脑下疝、脊髓空洞症两者或三者并存的现象称为颅底凹陷－小脑下疝－脊髓空洞两联征或三联征。

一、颅底凹陷症合并脊髓空洞症

颅底凹陷症患者常合并脊髓空洞症，脊髓空洞一般起自上颈段，有时需要与脊髓变性相鉴别（图 10–3–1A），脊髓空洞也可向下延伸累及整个颈段甚至发展为全脊髓空洞（图 10–3–1B）。脑干压迫导致的脑脊液循环受阻是脊髓空洞形成的重要原因，临床发现，颅底凹陷症接受手术治疗解除脑干压迫后，脊髓空洞会逐渐缩小甚至消失。

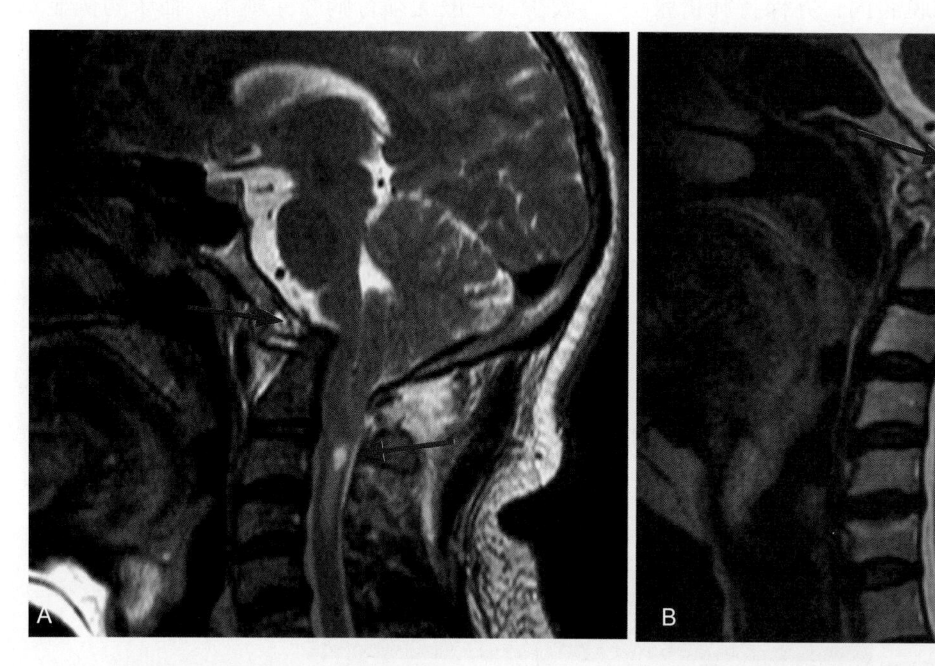

图 10–3–1 颅底凹陷症患者常合并脊髓空洞症，脊髓空洞一般起自上颈段，可累及整个颈段甚至向下延伸发展为全脊髓空洞

二、颅底凹陷症合并小脑下疝

颅底凹陷症患者也可合并小脑下疝（Chiari Ⅰ型畸形），稳定型颅底凹陷症和不稳定型颅底凹陷症患者均可发生（图 10–3–2）。通常颅底凹陷症患者本身存在颅后窝容积小于正常人，当齿突上移陷入枕骨大孔，或斜坡高平压迫脑干等时，颅后窝容积进一步缩小，从而促使小脑下疝形成。

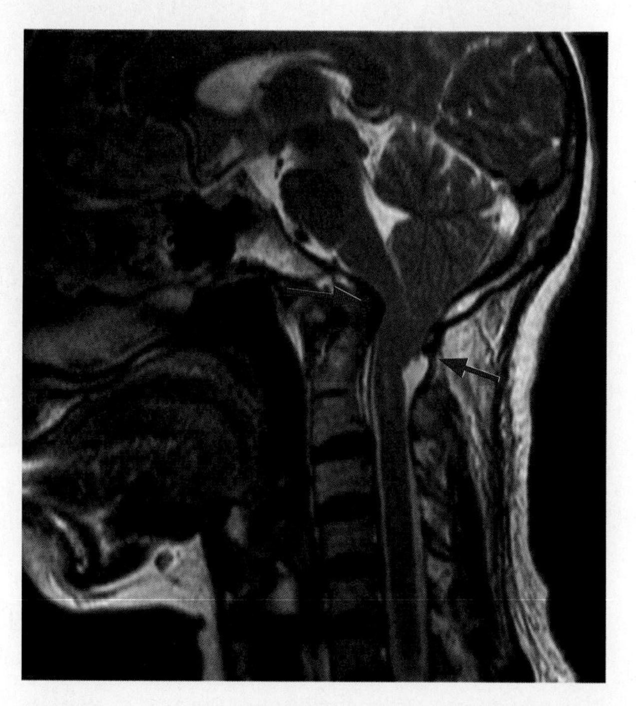

图 10–3–2 颅底凹陷症患者经常合并小脑下疝（或 Chiari Ⅰ型畸形）

三、颅底凹陷与脊髓空洞症、小脑下疝三者同时存在

有时，颅底凹陷症和脊髓空洞症、小脑下疝同时存在，称为颅底凹陷 – 脊髓空洞 – 小脑下疝三联征，临床上并不少见（图 10–3–3）。一般认为，颅底凹陷症是原发病，后两者是继发性病理改变。

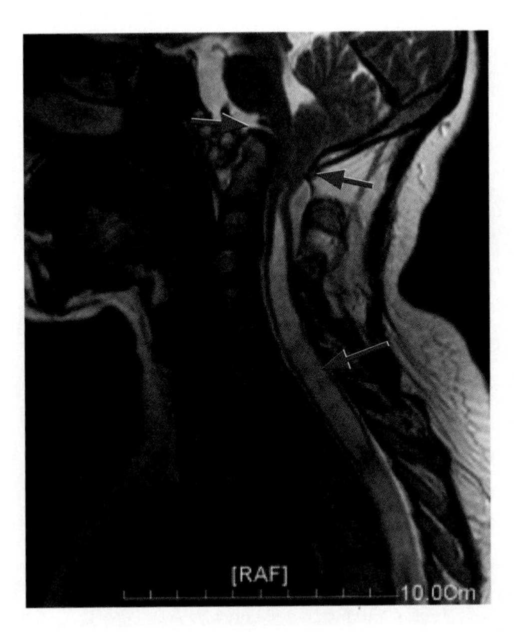

图 10-3-3　该患者颅底凹陷症与脊髓空洞症、小脑下疝同时存在，称其为颅底凹陷 - 脊髓空洞 - 小脑下疝三联征

四、颅底凹陷症合并小脑下疝的机制

这里提出一种颅底凹陷症并发小脑下疝的“水囊学说”。如图 10-3-4 所示，颅后窝内容纳着脑干和小脑等重要的神经结构。其顶部是小脑幕，周围是骨性颅腔，枕骨大孔是向下的唯一出口。颅后窝内的神经组织是具有一定弹性的软组织，类似密闭空间内的弹性水囊。当颅底凹陷症患者的枢椎齿突陷入枕骨大孔自前方压迫弹性水囊时，水囊发生形变，部分组织被挤入枕骨大孔内，形成小脑下疝；如果压迫解除，水囊回缩，小脑下疝可以重新还纳。这一原理可以解释临床上许多颅底凹陷症患者在接受齿突下拉复位手术以后，小脑下疝也恢复正常的现象（图 10-3-5）。

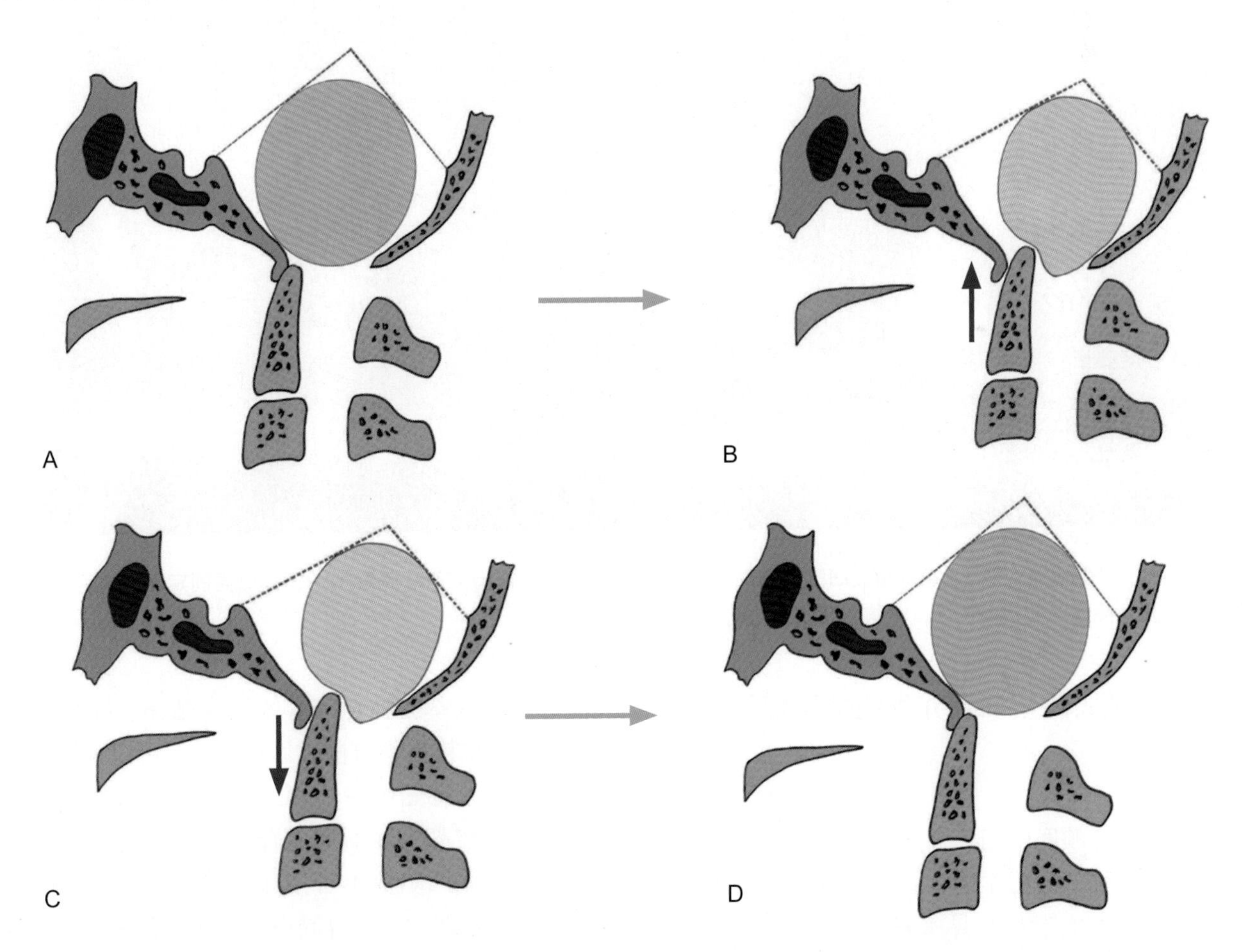

图 10-3-4　小脑下疝形成的水囊学说

颈椎结构陷入枕骨大孔后对颅后窝内容物造成挤压，导致部分组织疝出枕骨大孔，形成小脑下疝。类似水囊被挤压后的逃逸现象（A、B）。手术将疝入枕骨大孔的组织下拉复位后，疝出的脑组织可以回缩复原（C、D）

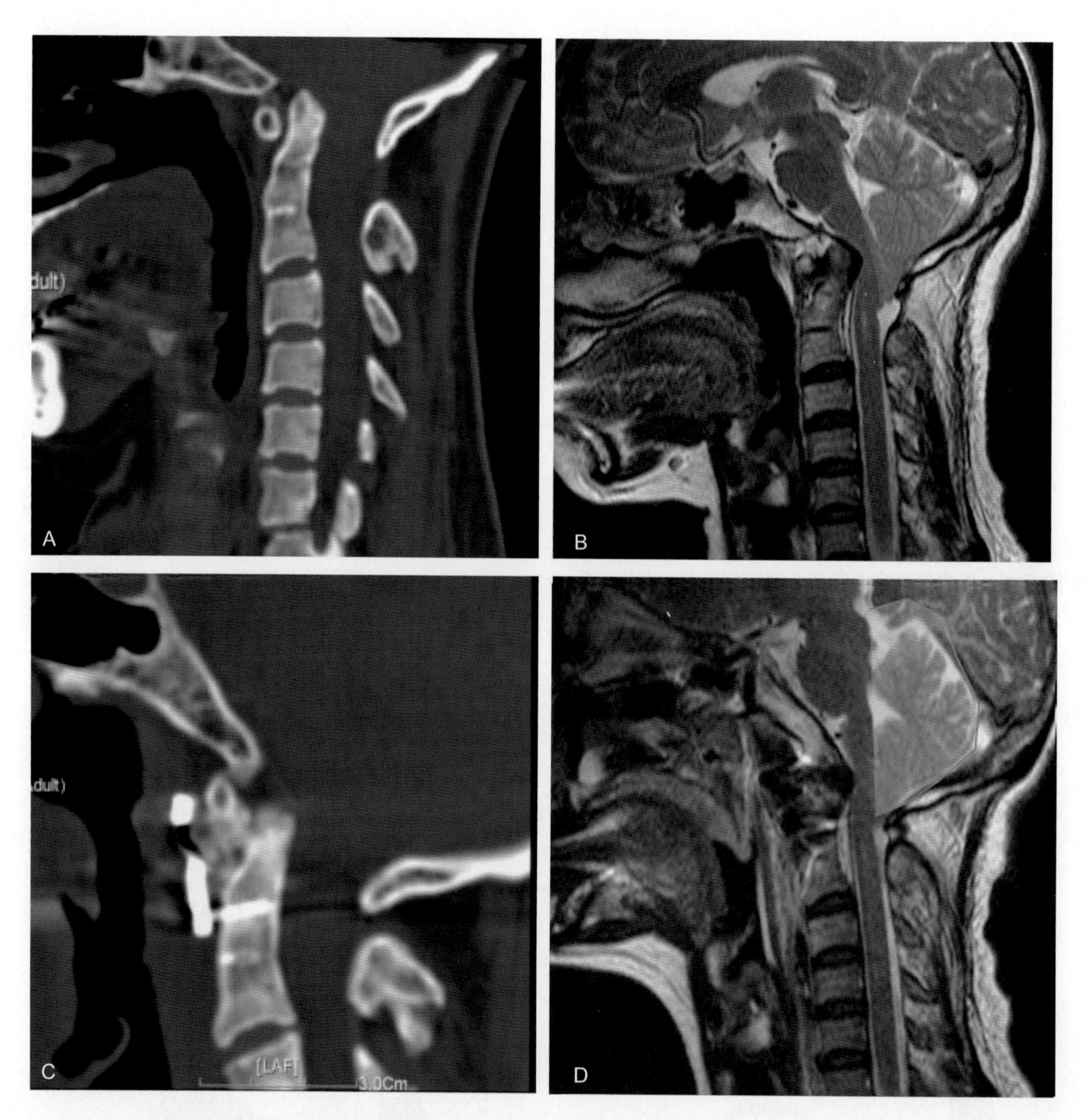

图 10-3-5　术前颈椎 CT 提示患者颅底凹陷症合并小脑下疝（A、B）。行齿突下拉复位 TARP 钢板内固定术，术后 3 个月复查 CT 显示颅底凹陷症复位后，小脑下疝明显回缩（C、D）

五、颅底凹陷症合并脊髓空洞症的“闸门学说”

为了解释颅底凹陷症合并脊髓空洞症的机制，这里提出一种“闸门学说”。如图 10-3-6 所示，在第四脑室与脊髓中央导水管之间可能存在着一个动态的生理性“闸门”。正常人，这一“闸门”处于开放状态，这样脊髓中央导水管的脑脊液可以与第四脑室的脑脊液有效沟通循环。颅底凹陷症患者因枢椎齿突自前方压迫脑干，可以关闭“闸门”，导致脊髓中央导水管的脑脊液回流受阻，脊髓内压增高，逐渐形成脊髓空洞。这一理论也解释了颅底凹陷症患者接受齿突复位手术以后，“闸门”重新开放，脊髓空洞缩小或消失（图 10-3-7）。

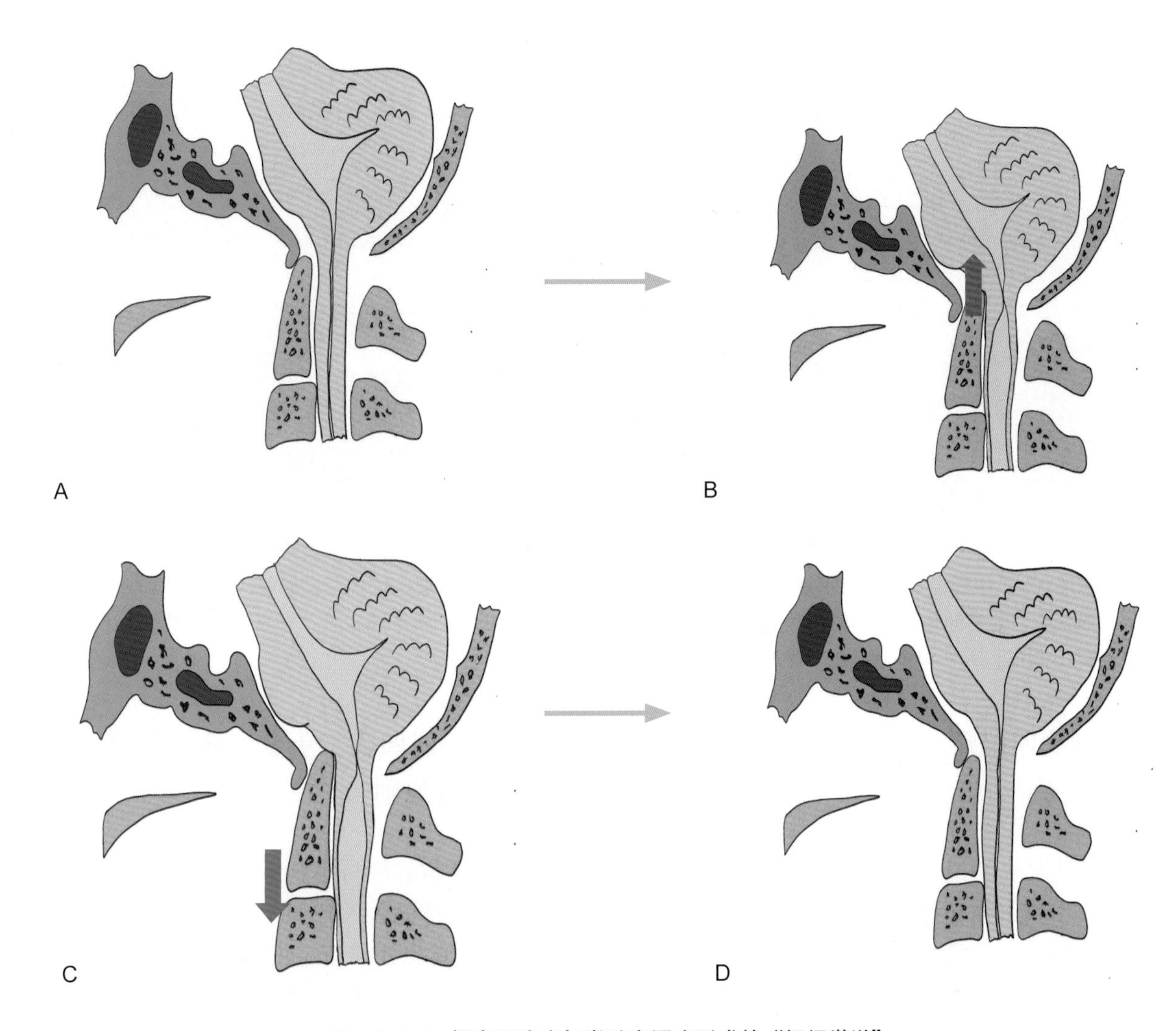

图 10-3-6　**颅底凹陷症与脊髓空洞症形成的“闸门学说”**

正常人，在第四脑室与脊髓中央导水管之间的“闸门”处于开放状态，颅底凹陷症患者因枢椎齿突自前方压迫脑干，可以关闭“闸门”，导致脊髓中央导水管脑脊液回流受阻，形成脊髓空洞（A、B）。颅底凹陷症复位后解除脑干压迫，“闸门”重新开放，脊髓空洞缩小（C、D）

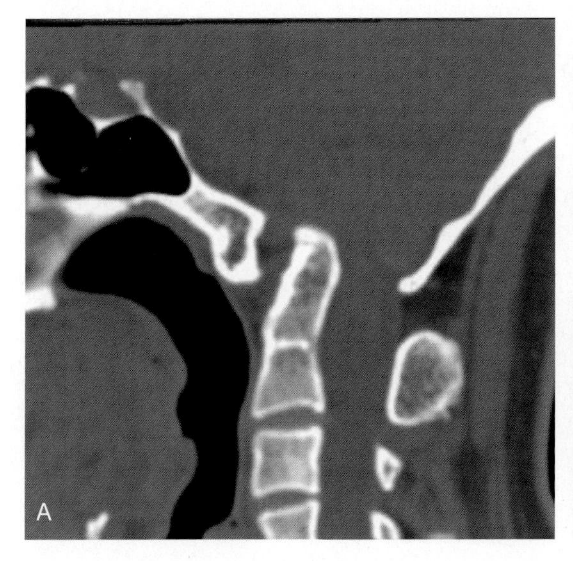

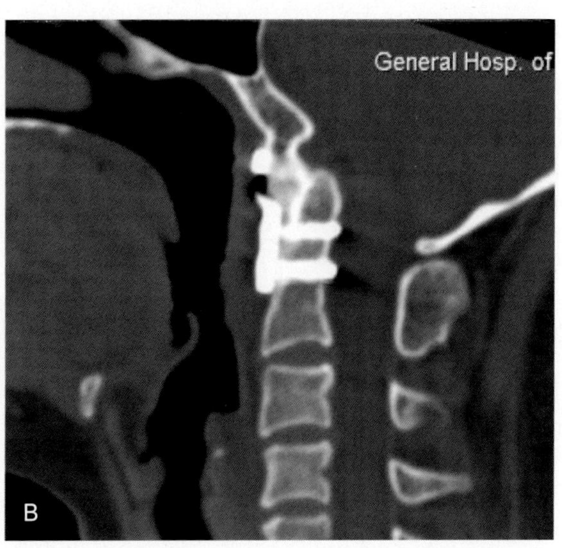

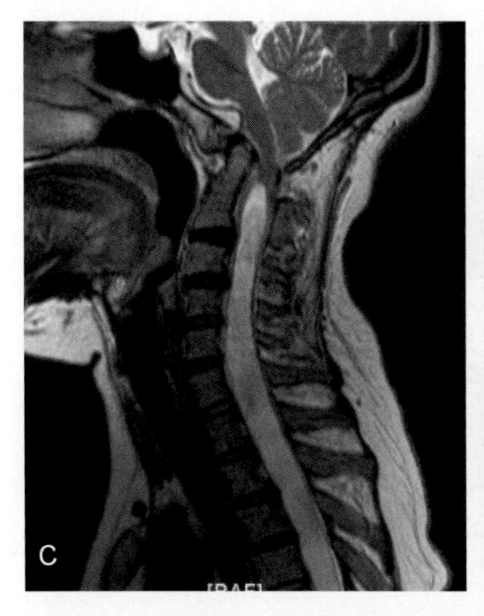

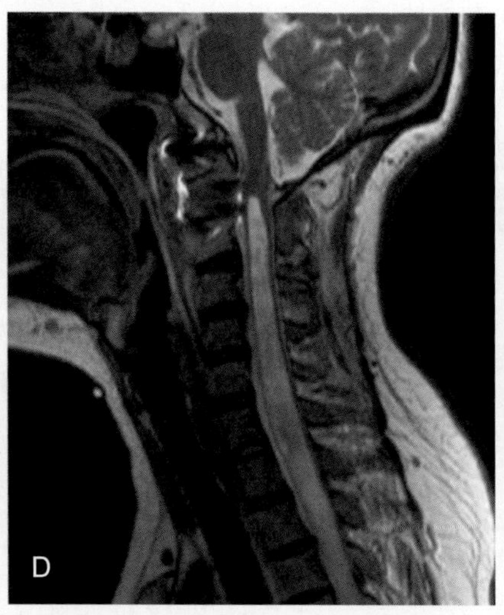

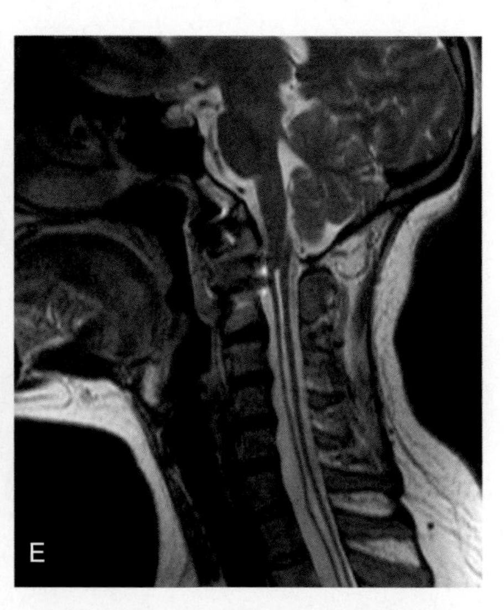

图 10-3-7 患者，女性，39 岁，因“颈椎不适伴左侧肢体麻木、下肢无力 3 年”就诊。术前颈椎 CT 检查提示寰椎枕骨化并寰枢椎脱位（A），接受经口咽齿突下拉复位内固定术后复查 CT 显示枢椎齿突下拉到正常的解剖位置（B）；术前 MRI 提示脑干明显受压，伴全脊髓空洞形成（C）；术后 3 个月复查颈椎 MRI 显示脑干压迫减轻，脊髓空洞较术前缩小（D）；术后 1 年复查颈椎 MRI 显示脊髓空洞进一步缩小（E）

六、颅底凹陷症、小脑下疝与脊髓空洞症的交互关系

根据弹性水囊学说和脑闸门学说不难理解颅底凹陷症、小脑下疝和脊髓空洞症三者的内在关系：颅底凹陷症是原发疾病，它可引起小脑下疝或脊髓空洞症，或两者同时存在。小脑下疝和脊髓空洞症之间也存在因果关联，前者可以压迫延髓，导致第四脑室与脊髓中央导水管间的闸门关闭，加重脊髓空洞。三者之间有着相互影响、相互关联的三角形因果关系（图 10-3-8）。

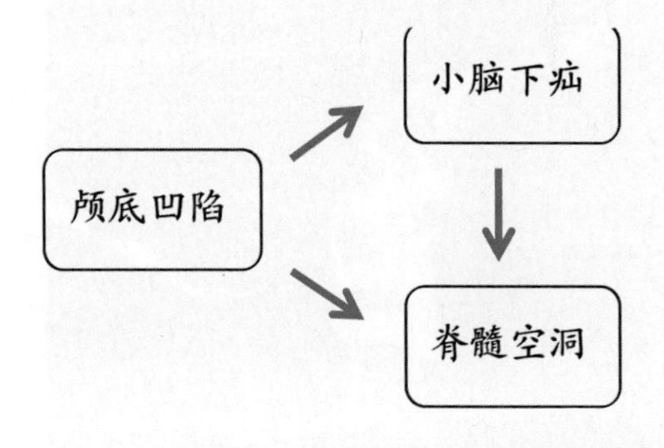

图 10-3-8 颅底凹陷 - 小脑下疝 - 脊髓空洞三联征及其病理机制

七、颅底凹陷 - 小脑下疝 - 脊髓空洞三联征的治疗原则

当颅底凹陷症与小脑下疝或脊髓空洞症同时存在时，应遵循先治疗原发疾病，后治疗继发疾病的原则，首先处理颅底凹陷症，解除脑干压迫。临床病例显示，术后脑干压迫解除了，脊髓空洞明显缩小，小脑下疝明显回缩（图 10-3-9）。如果接受颅底凹陷症手术后仍残留小脑下疝和脊髓空洞症，可以进一步行颅后窝减压手术或脊髓空洞分流手术。

小结

颅底凹陷症、小脑下疝和颈脊髓空洞症是发生在颅颈交界区的三个相互关联的疾病。它们可单独出现，也可以两两组合或以三者共存的形式出现，增加了颅颈交界区疾病的复杂性。当颅底凹陷症患者合并小脑下疝或脊髓空洞症时，一般认为颅底凹陷症是原发疾病，小脑下疝和脊髓空洞症是继发性病变。在制订手术方案时，应先治疗原发疾病，即采用齿突下拉复位或切除减压等方式解除脑干压迫，大部分患者在脑干压迫解除后小脑下疝和脊髓空洞症也会获得相应程度的改善。当小脑下疝改善不佳时，可实施颅后窝减压手术改善病情；仅原发病因去除后，仍有脊髓空洞症的患者，可以考虑行脊髓空洞分流手术。

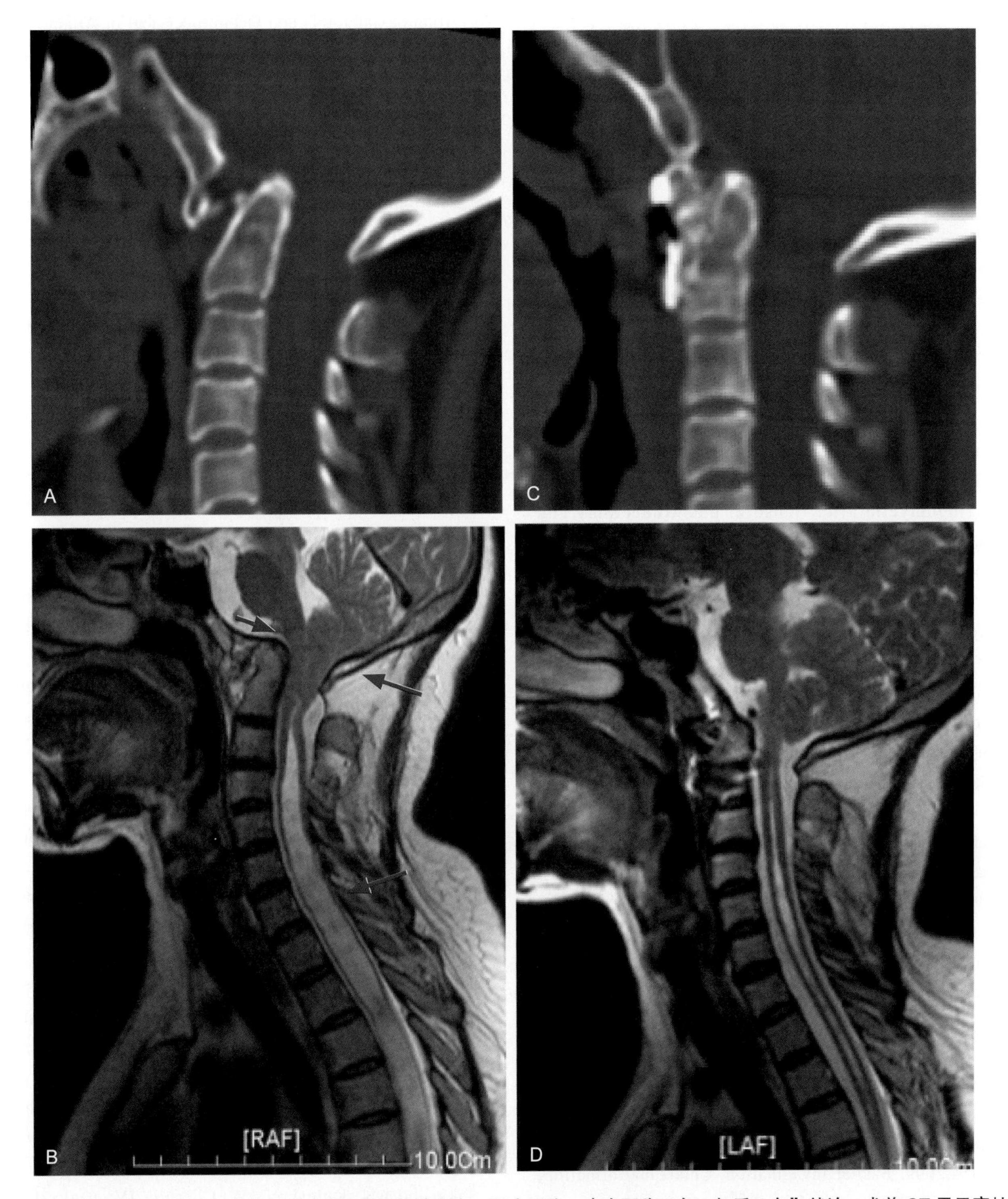

图 10-3-9　患者，女性，54 岁，因“不明原因四肢麻木、肌力下降、步态不稳 5 年，加重 1 年”就诊。术前 CT 显示寰枕融合并颅底凹陷症（A），MRI 显示陷入枕骨大孔的齿突压迫脑干，同时合并小脑下疝和全脊髓空洞（B）；患者入院后接受经口咽松解、下拉复位内固定手术，术后患者肢体麻木症状消失，四肢肌力改善。术后 1 周复查 CT 显示陷入枕骨大孔的齿突被下拉复位到正常的解剖位置（C）；术后 6 个月复查颈椎 MRI 显示脑干压迫解除，颈脊髓空洞明显缩小，小脑下疝消失

参考文献

Aghakhani N, Parker F, David P, et al, 2009. Long-term follow-up of Chiari-related syringomyelia in adults: analysis of 157 surgically treated cases. Neurosurgery, 64(2): 308-315.

Bollo RJ, Riva-Cambrin J, Brockmeyer MM, et al, 2012. Complex Chiari malformations in children: an analysis of preoperative risk factors for occipitocervical fusion. J Neurosurg Pediatr, 10(2): 134-141.

Brito JNPO, Santos BAD, Nascimento IF, et al, 2019. Basilar invagination associated with chiari malformation type Ⅰ: A literature review. Clinics (Sao Paulo), 74: e653.

Brockmeyer DL, Spader HS, 2015. Complex Chiari Malformations in Children: Diagnosis and Management. Neurosurg Clin N Am, 26(4): 555-560.

de Oliveira Sousa U, de Oliveira MF, Heringer LC, et al, 2018. The effect of posterior fossa decompression in adult Chiari malformation and basilar invagination: a systematic review and meta-analysis. Neurosurg Rev, 41(1): 311-321.

Dickman CA, Kalani MY, 2012. Resolution of cervical syringomyelia after transoral odontoidectomy and occipitocervical fusion in a patient with basilar invagination and Type Ⅰ Chiari malformation. J Clin Neurosci, 19(12): 1726-1728.

Ferreira ED, Botelho RV, 2015. Atlas Assimilation Patterns in Different Types of Adult Craniocervical Junction Malformations. Spine (Phila Pa 1976), 40(22): 1763-1768.

Ferreira JA, Botelho RV, 2015. The odontoid process invagination in normal subjects, Chiari malformation and Basilar invagination patients: Pathophysiologic correlations with angular craniometry. Surg Neurol Int, 6:118.

Goel A, Desai K, 2000. Surgery for syringomyelia: an analysis based on 163 surgical cases. Acta Neurochir (Wien), 142(3): 293-301; discussion 301-302.

Goel A, Gore S, Shah A, et al, 2018. Atlantoaxial Fixation for Chiari 1 Formation in Pediatric Age-Group Patients: Report of Treatment in 33 Patients. World Neurosurg, 111: e668-e677.

Goel A, Sharma P, 2005. Craniovertebral junction realignment for the treatment of basilar invagination with syringomyelia: preliminary report of 12 cases. Neurol Med Chir (Tokyo), 45(10): 512-517.

Goel A,2009. Basilar invagination, Chiari malformation, syringomyelia: a review. Neurol India, 57(3): 235-246.

Goel A, 2018. Basilar invagination, syringomyelia and Chiari formation and their relationship with atlantoaxial instability. Neurol India, 66(4): 940-942.

Guerreiro RB, Bittencourt L, Reis RC, et al, 2015. Upper airway dimensions in patients with craniocervical junction malformations with and without sleep apnea. A pilot case-control study. Arq Neuropsiquiatr, 73(4): 336-341.

He X, Meng Y, Zhang J, et al, 2017. Bone Grafting of Atlantoaxial Joints and Occipitocervical or Atlantoaxial Fusion for the Reduction and Fixation of Basilar Invagination with Atlantoaxial Dislocation by a Posterior Approach: A Preliminary Study. World Neurosurg, 100: 230-235.

Inoue T, Hattori N, Ganaha T, et al, 2018. Delayed neurological deterioration following atlantoaxial facet joint distraction and fixation in a patient with Chiari malformation type Ⅰ. J Neurosurg Spine, 28(3): 262-267.

Kim LJ, Rekate HL, Klopfenstein JD, et al, 2004. Treatment of basilar invagination associated with Chiari I malformations in the pediatric population: cervical reduction and posterior occipitocervical fusion. J Neurosurg, 101(2 Suppl): 189-195.

Liu H, Yang C, Yang J, et al, 2017. Pediatric Chiari malformation type Ⅰ: long-term outcomes following smallbone-window posterior fossa decompression with autologous-fascia duraplasty. Exp Ther Med, 14(6): 5652-5658.

Menezes AH, 2012. Craniovertebral junction abnormalities with hindbrain herniation and syringomyelia: regression of syringomyelia after removal of ventral craniovertebral junction compression. J Neurosurg, 116(2): 301-309.

Moore HE, Moore KR, 2014. Magnetic resonance imaging features of complex Chiari malformation variant of Chiari 1 malformation. Pediatr Radiol, 44(11): 1403-1411.

Pan KS, Heiss JD, Brown SM, et al, 2018. Chiari Ⅰ Malformation and Basilar Invagination in Fibrous Dysplasia: Prevalence, Mechanisms, and Clinical Implications. J Bone Miner Res, 33(11): 1990-1998.

Pindrik J, Johnston JMJ, 2015. Clinical Presentation of Chiari I Malformation and Syringomyelia in Children. Neurosurg Clin N Am, 26(4): 509-514.

Salunke P, Sura S, Futane S, et al, 2012. Ventral compression in adult patients with Chiari 1 malformation sans basilar invaginantion: cause and management. Acta Neurochir (Wien), 154(1): 147-152.

Shah A, Sathe P, Patil M, et al, 2017. Treatment of "idiopathic" syrinx by atlantoaxial fixation: Report of an experience with nine cases. J Craniovertebr Junction Spine, 8(1): 15-21.

Shkarubo AN, Kuleshov AA, Chernov IV, et al, 2017. Transoral Decompression and Anterior Stabilization of Atlantoaxial Joint in Patients with Basilar Impression and Chiari Malformation Type Ⅰ: A Technical Report of 2 Clinical Cases. World Neurosurg, 102:181-190.

Smith JS, Shaffrey CI, Abel MF, et al, 2010. Basilar invagination. Neurosurgery, 66(3 Suppl): 39-47.

Tian Y, Fan D, Xu N, et al, 2018. "Sandwich Deformity" in Klippel-Feil syndrome: A "Full-Spectrum" presentation of associated craniovertebral junction abnormalities. J Clin Neurosci, 53: 247-249.

Tomazic PV, Stammberger H, Mokry M, et al, 2011. Endoscopic resection of odontoid process in Arnold Chiari malformation type Ⅱ. B-ENT, 7(3): 209-213.

Wang S, Wang C, Yan M, et al, 2010. Syringomyelia with irreducible atlantoaxial dislocation, basilar invagination and Chiari Ⅰ malformation. Eur Spine J, 19(3): 361-366.

Wang Z, Wang X, Jian F, et al, 2017. The changes of syrinx volume after posterior reduction and fixation of basilar invagination and atlantoaxial dislocation with syringomyelia. Eur Spine J, 26(4): 1019-1027.

Zileli M, Cagli S, 2002. Combined anterior and posterior approach for managing basilar invagination associated with type I Chiari malformation. J Spinal Disord Tech, 15(4): 284-289.

第十一章

颅颈交界区的发育性椎管狭窄症

临床上，发生于下颈椎的发育性椎管狭窄症比较常见，也比较容易诊断和治疗。而发生于颅颈交界区的椎管狭窄相对少见，比较容易漏诊或误诊。本章主要探讨颅颈交界区的椎管狭窄症，包括枕骨大孔区的椎管狭窄症和寰枢椎平面的椎管狭窄症。

正常人的颅颈交界区呈漏斗状，枕骨大孔平面和寰枢椎平面的椎管均较为宽大，发生于枕骨大孔和寰椎平面的椎管狭症临床上较为少见（图11-0-1）。当胚胎分化过程出现枕骨大孔或寰椎发育畸形时，相应平面的椎管会发生狭窄，并压迫延髓或高位颈脊髓引起神经损害症状。其临床症状有时和下颈椎椎管狭窄症相似，需要加以鉴别。另外，为寰枢椎脱位或颅底凹陷症患者实施手术时，应排除是否合并颅颈交界区椎管狭窄的情况。如果合并椎管狭窄，为患者行手术治疗时，不能仅针对寰枢椎脱位实施复位和固定，还需要同时处理椎管狭窄才能获得较为彻底的减压效果。因而，加深对颅颈交界区椎管狭窄的理解和认识，有助于提高颅颈交界疾病的诊治水平。

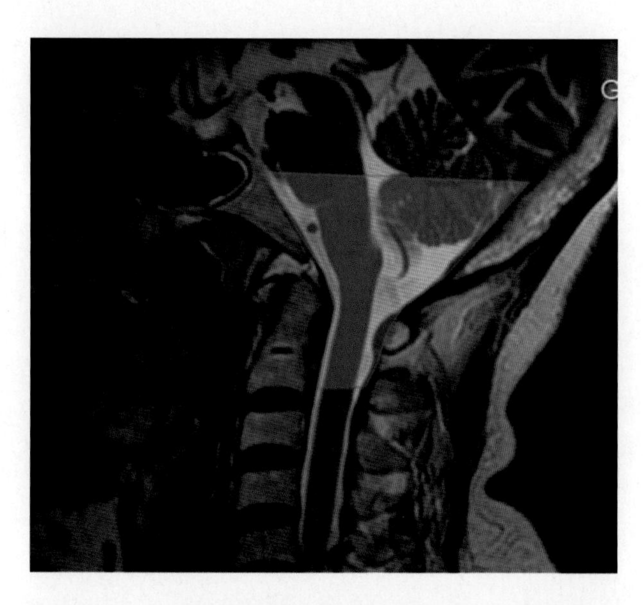

图 11-0-1 正常人的颅颈交界区呈漏斗状，枕骨大孔平面和寰枢椎平面的椎管均较为宽大

第一节 发育性寰椎管狭窄症的诊断与治疗

一、发育性寰椎管狭窄症的诊断

寰椎位于颅颈交界区，大部分人的寰椎椎管非常宽大，寰椎内部前后径可达 28 ～ 30mm。有效椎管矢状径为 18 ～ 20mm，较下颈椎的椎管宽大很多，所以寰椎平面椎管狭窄的发生率远低于下颈椎。本书将发生于寰椎平面的发育性椎管狭窄症称为发育性寰椎管狭窄症，其是指寰椎先天发育畸形等因素导致相应平面椎管容积减小，进而压迫高位颈脊髓并引起相关神经脊髓损害症状的疾病。发育性寰椎管狭窄症一般是在寰椎发育畸形的基础上形成的，如寰椎后弓肥大、寰椎后弓塌陷或小寰椎畸形等。

（一）寰椎平面椎管的解剖特点

寰椎是一个环形的结构，其内部空间被枢椎齿突占据一部分，其余才是有效的椎管容积。在矢状面上，齿突一般占据寰椎椎管的前 1/3，后 2/3 才是有效椎管，这就是“寰椎椎管三分之一原则”（图 11-1-1）。寰椎发育过小或齿突发育过大均可造成寰椎椎管有效容积减小，进而形成发育性寰椎管狭窄症。

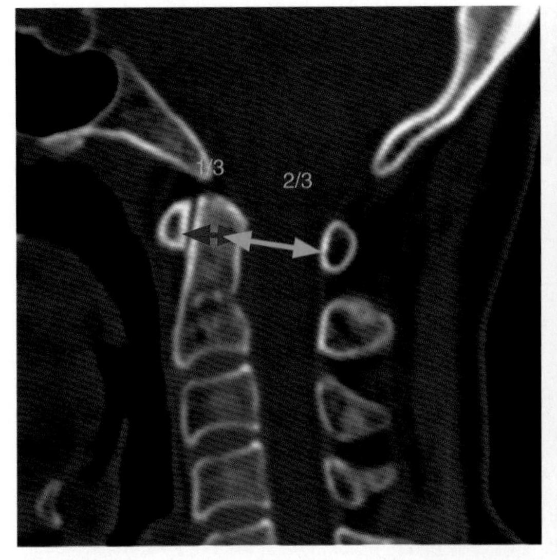

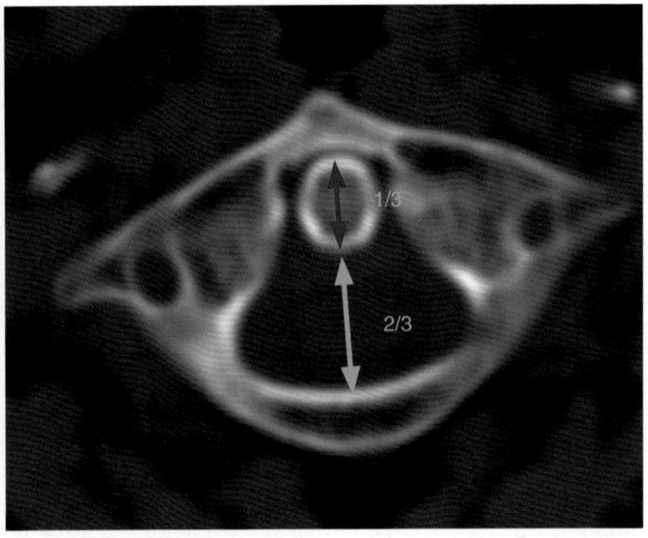

图 11-1-1　寰椎椎管三分之一原则

齿突占据寰椎椎管的 1/3，其余的 2/3 才是有效椎管

（二）发育性寰椎管狭窄症的影像学诊断

1. 寰椎参数测量与发育性寰椎管狭窄症的诊断　为了诊断发育性寰椎管狭窄症，需要在寰椎平面 CT 图像上进行相关参数测量（图 11-1-2）。常用参数如下。

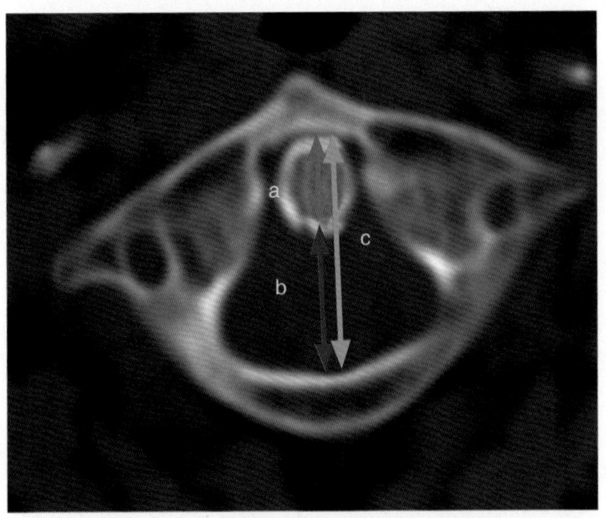

图 11-1-2　寰椎管狭窄的诊断测量指标

a. 齿突矢状径，OD；b. 寰椎有效椎管矢状径，SCD；c. 寰椎内在前后径，IAPD

（1）寰椎内在前后径（IAPD）：是反映寰椎环形管腔大小的参数，正常值为 28 ～ 32mm。IAPD ＜ 26mm 可判定为小寰椎畸形。

（2）寰椎有效椎管矢状径（SCD）：是反映有效椎管容积的指标，正常值为 18 ～ 22mm，SCD ＜ 13mm 可判断寰椎管狭窄。

（3）齿突矢状径（OD）：是反映齿突大小的参数，正值为 10 ～ 12mm。OD ＞ 14mm 可以诊断齿突肥大。齿突肥大也是导致寰椎管狭窄症的重要原因之一。

三个参数的内在关系：寰椎内在前后径（IAPD）= 寰椎有效椎管矢状径（SCD）+ 齿突矢状径（OD）。

诊断方法：① SCD ＜ 13mm 可以诊断寰椎管狭窄；②如果 IAPD ＜ 26mm，则提示寰椎发育畸形是寰椎管狭窄的主要原因；③若 OD ＞ 14mm，则提示齿突肥大是寰椎管狭窄的主要原因；④如果同时满足 IAPD ＜ 25mm、OD ＞ 14mm，说明寰椎管狭窄是多因素导致的，包括寰椎发育畸形和齿突肥大等。

根据以上测量结果，可以分析发育性寰椎管狭窄症的特征，为手术决策提供参考。

2. 发育性寰椎管狭窄症的简易判别方

法 Sombat 提出一种以 C_3 ～ C_2 棘突椎板线作为判断发育性寰椎管狭窄症的简便方法。具体做法如下：在颈椎侧位 X 线片上绘制 C_3 ～ C_2 棘突椎板线的延长线，如果寰椎后弓位于该线腹侧 2mm 以上，则可判断为发育性寰椎管狭窄（图 11-1-3）。该方法具有一定的假阳性率，一般用于临床大样本筛查。

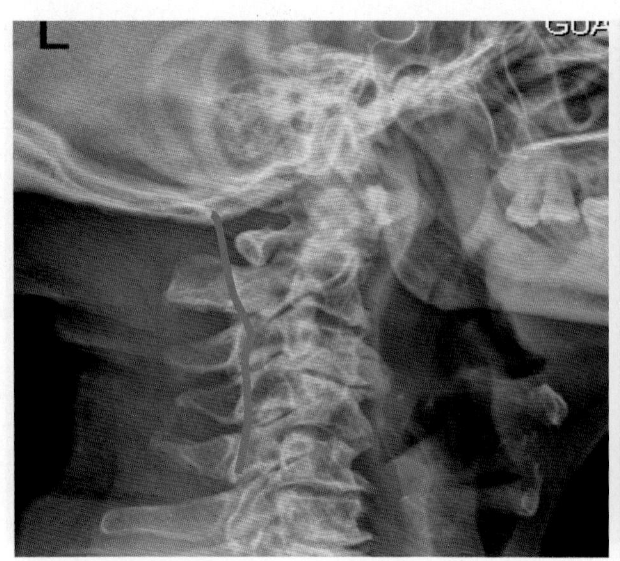

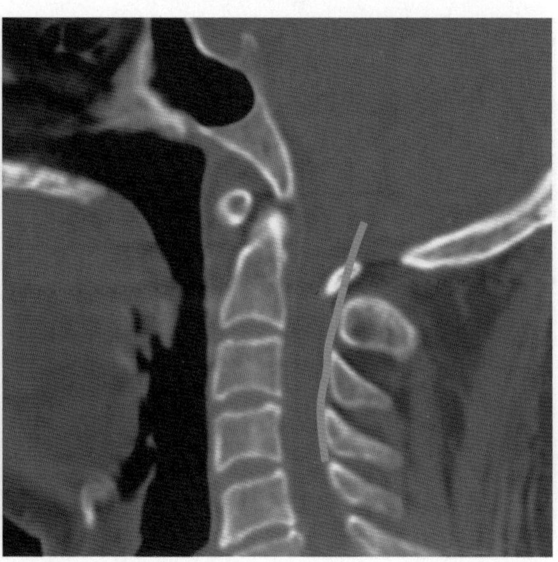

图 11-1-3 在颈椎侧位 X 线片或中矢状位 CT 上作枢椎、第 3 颈椎椎板后缘连线的延长线，如果寰椎后弓位于此线前方 2mm 以上，则可判断为寰椎管狭窄症

二、发育性寰椎管狭窄症的分型

发育性寰椎管狭窄症的表现形式多样，临床上可根据寰椎的 CT 影像学特征将其大致分为 4 种类型：Ⅰ型，小寰椎型；Ⅱ型，寰椎后弓肥厚型；Ⅲ型，寰椎后弓内陷型；Ⅳ型，枢椎齿突肥大型。其中Ⅰ型相对多见，Ⅱ型、Ⅲ型相对少见，Ⅳ型最少见。下面分别介绍每种类型的特点。

Ⅰ型：小寰椎型。

此型的特点如下：寰椎整体发育较小，寰椎各部分尺寸等比例减小导致椎管容积减小，形成椎管狭窄（图 11-1-4）。

Ⅱ型：寰椎后弓肥厚型。

此型的特点如下：寰椎后弓异常肥厚，造成寰椎椎管矢状径减小，椎管容积减小，形成椎管狭窄（图 11-1-5）。

Ⅲ型：寰椎后弓内陷型。

此型的特点如下：寰椎后弓中央塌陷导致寰椎椎管矢状径减小，椎管容积减小，形成椎管狭窄（图 11-1-6）。

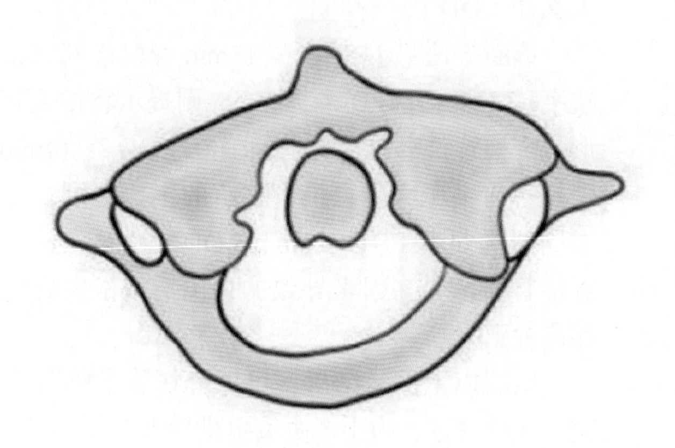

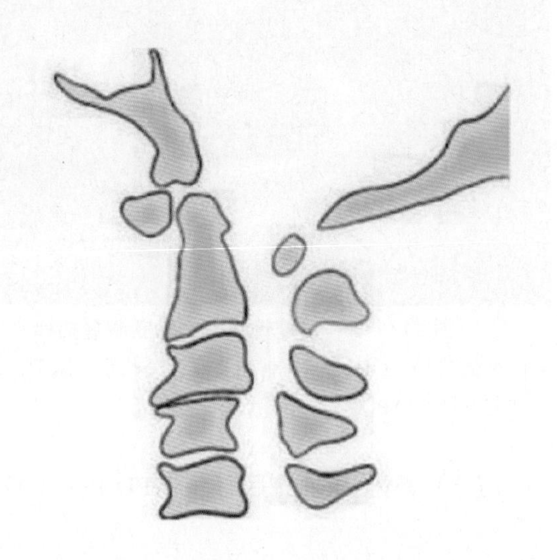

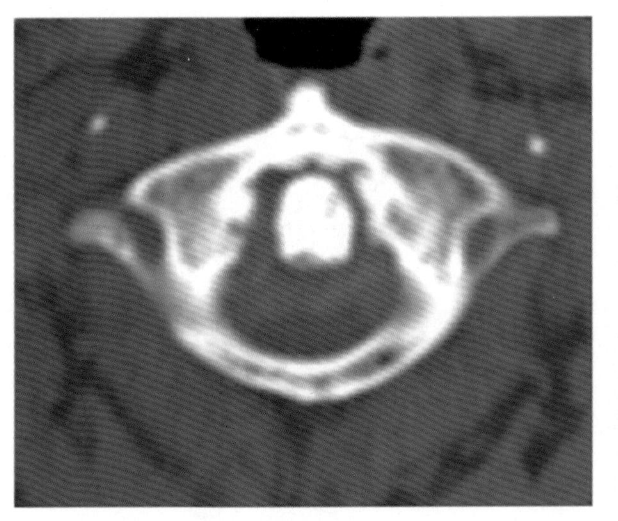
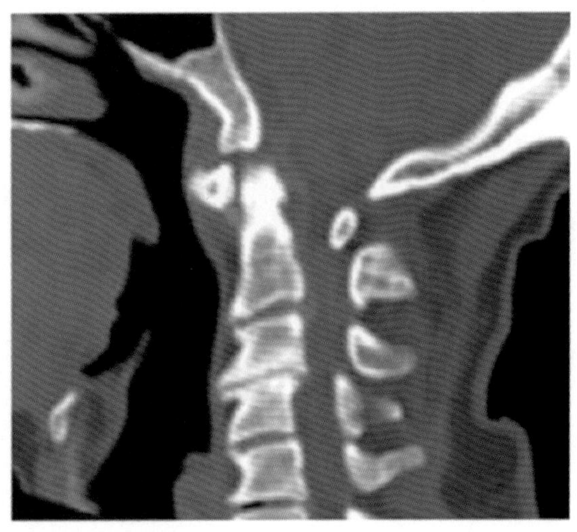

图 11-1-4 **Ⅰ型发育性寰椎管狭窄症**

寰椎整体发育不足，表现为寰椎各部结构等比例减小，椎管容积减小，形成椎管狭窄

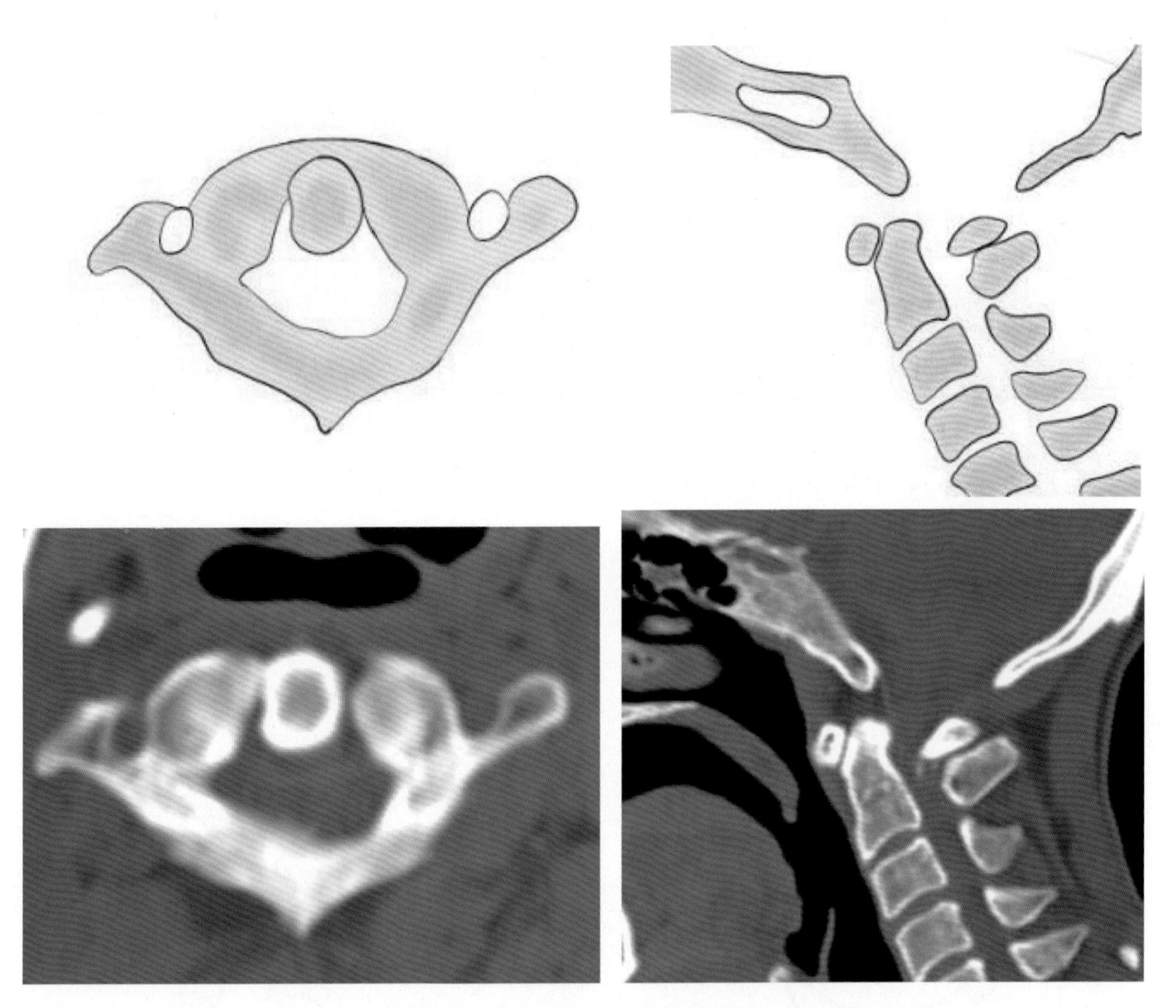

图 11-1-5 **Ⅱ型发育性寰椎管狭窄症**

寰椎后弓肥厚，造成寰椎椎管矢状径减小，椎管容积减小，形成椎管狭窄

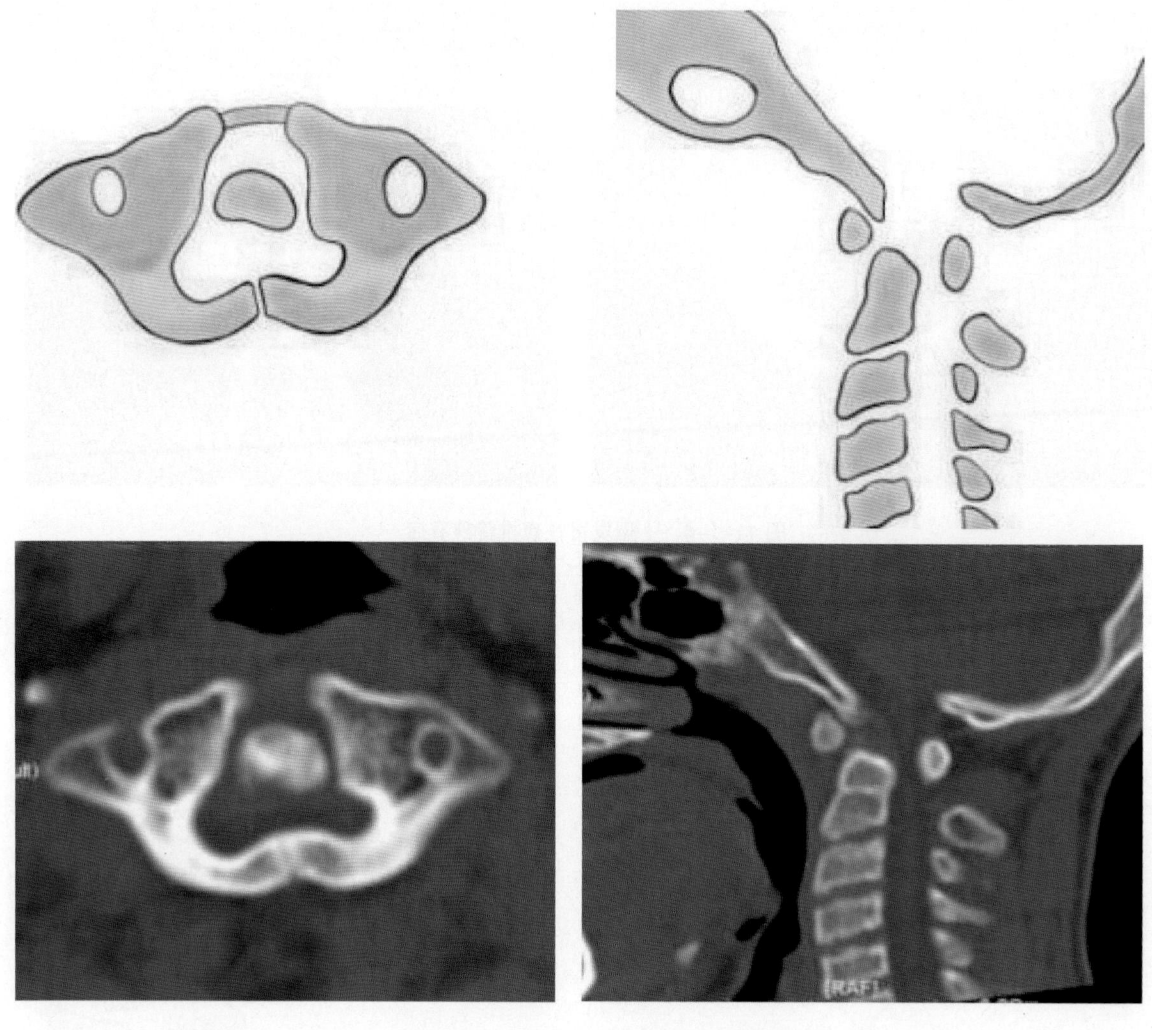

图 11-1-6　Ⅲ型发育性寰椎管狭窄症

寰椎后弓发育畸形，中央塌陷导致寰椎椎管矢状径减小，椎管容积减小，形成椎管狭窄

Ⅳ型：枢椎齿突肥大型。

此型的特点如下：寰椎形态发育正常，但枢椎齿突发育肥大，造成有效椎管矢状径减小，椎管容积减小（图 11-1-7）。

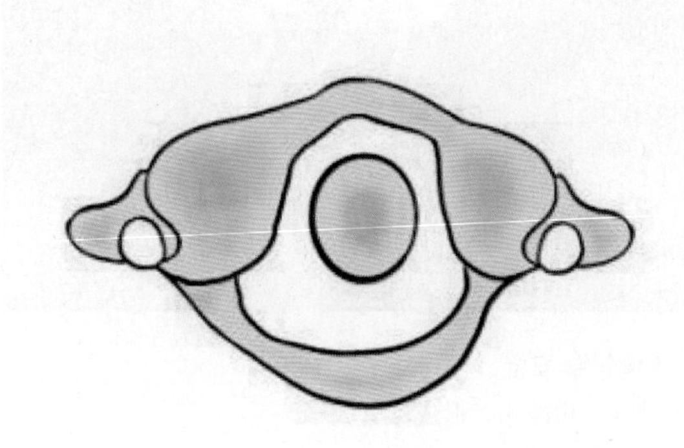

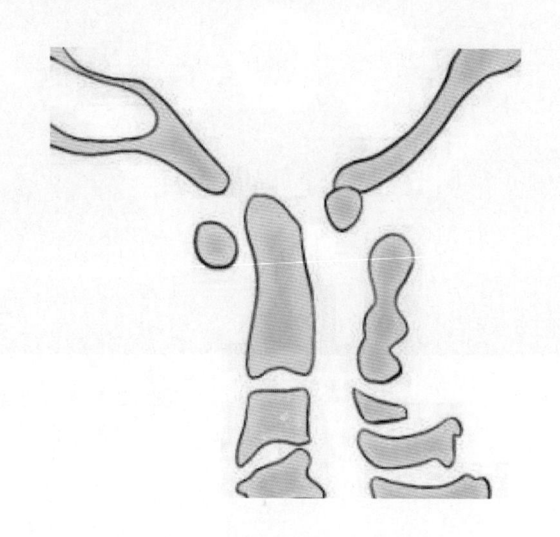

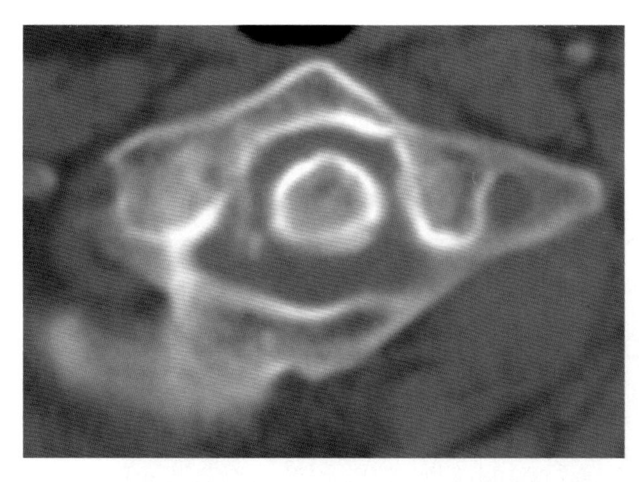
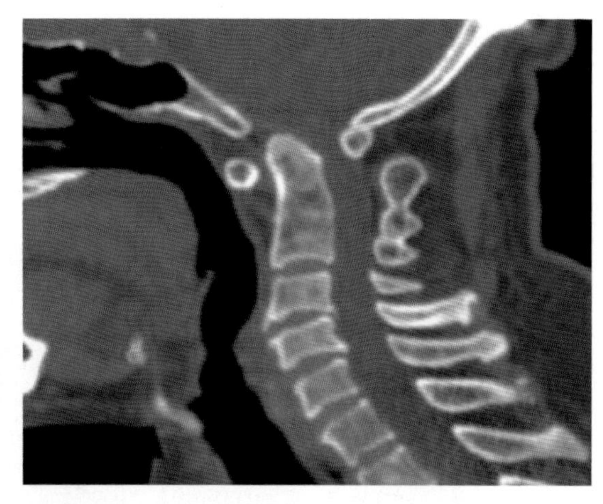

图 11-1-7　Ⅳ型发育性寰椎管狭窄症

寰椎形态发育基本正常，但枢椎齿突发育肥大，造成有效椎管矢状径减小，椎管容积减小

每种类型的寰椎管狭窄症具有独特的形态特征：Ⅰ型表现为寰椎整体发育不足，形成小寰椎畸形，其寰椎尺寸等比例减小，椎管容积减小。Ⅱ型和Ⅲ型均以寰椎椎管矢状径减小为主，其中Ⅱ型是寰椎后弓肥厚引起的，Ⅲ型则为寰椎后弓内陷导致寰椎椎管矢状径减小。两者均引起寰椎管容积减小，形成椎管狭窄。Ⅳ型较为特殊，其寰椎的形态及发育基本正常，而枢椎齿突发育肥大，造成寰椎椎管有效容积减小。根据不同类型发育性寰椎管狭窄症的发育特点，可以采用相应的手术方法实施治疗。

三、发育性寰椎管狭窄症的手术治疗

发育性寰椎管狭窄症手术治疗的目标是扩大寰椎平面的椎管容积，解除高位脊髓压迫。对于合并寰枢椎脱位的患者，应同时实施寰枢椎复位内固定术或枕颈固定融合术。分别介绍如下。

（一）寰椎后弓切除术

对于发育性寰椎管狭窄症，如果不合并寰枢椎脱位或寰枢椎失稳等情况，一般可以实施寰椎后弓切除术。单纯寰椎后弓切除术对寰枢椎的稳定性不会造成明显影响。切除方法：可以用磨钻将寰椎后弓打薄，然后用超薄的颈椎椎板咬骨钳将寰椎后弓去除；也可用超声骨刀将寰椎后弓两侧切断后摘除，切除范围为距中线两侧旁开 1 ～ 1.5cm，两边不超过寰椎椎动脉沟的移行处，避免椎动脉损伤。切除寰椎后弓后应根据情况切除增厚的寰枕后膜和寰枢后膜，充分显露硬脊膜才能充分减压（图 11-1-8）。

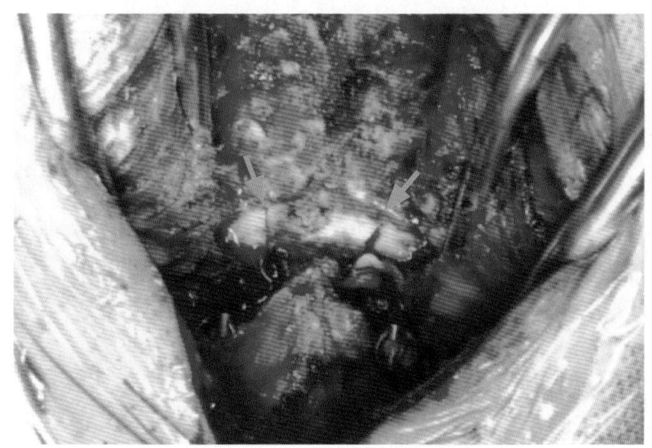
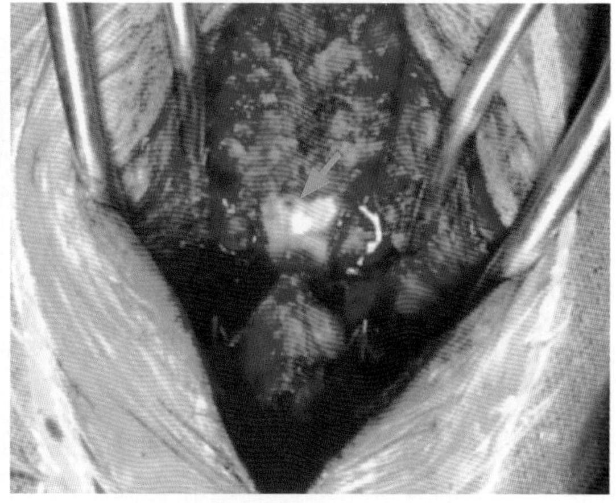

图 11-1-8　寰椎后弓切除术

用超声骨刀在中线旁开 1 ～ 1.5cm 处切断寰椎后弓（A），并将其完整摘除实现减压（B）

（二）保留后弓的寰椎椎管成形术

对于Ⅱ型发育性寰椎管狭窄症患者，可以实施保留后弓的寰椎椎管成形术。手术方法如下：先用超声骨刀将肥大的寰椎后弓完整切下，然后用高速磨钻将其打薄后回植，这种手术方法扩大椎管容积的同时保持了寰椎后弓的完整性，对防止术后硬膜粘连具有一定意义，称为保留寰椎后弓的椎管成形术（图 11-1-9）。

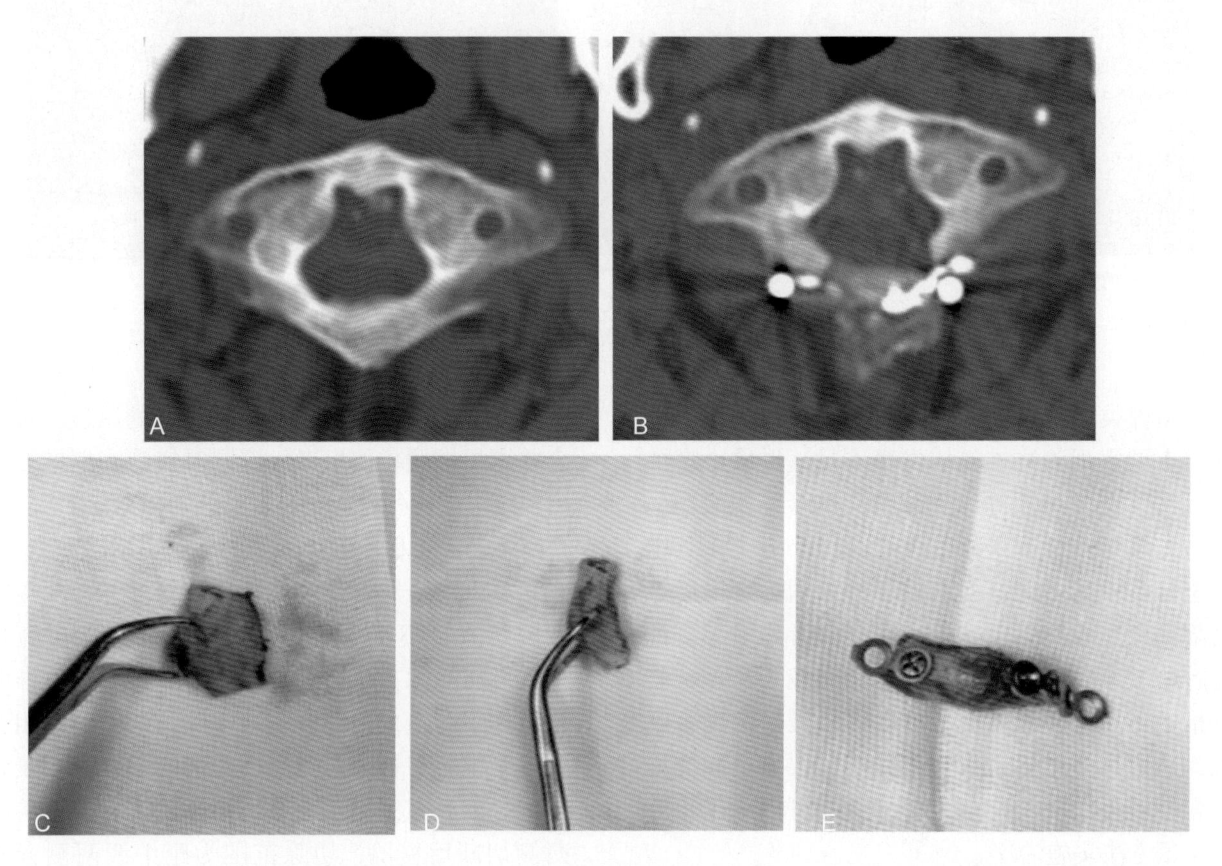

图 11-1-9　对Ⅱ型发育性寰椎管狭窄症患者，可以将肥厚的寰椎后弓完整取下，将其打薄后回植，并用微型钛板固定

四、发育性寰椎管狭窄症的病例剖析

【病例 1】单纯寰椎后弓切除术

1. 一般资料　患者，男性，72 岁，因“不明原因步态不稳伴双下肢麻木 1 年，加重 6 个月”就诊，收治入院。

2. 术前影像学资料

（1）颈椎动态 X 线检查：寰椎平面椎管狭窄，寰枢椎无失稳和脱位（图 11-1-10）。

（2）颈椎 CT：寰椎后弓肥厚畸形导致寰椎管狭窄（图 11-1-11）。

（3）颈椎 MRI 检查：发现患者的寰椎平面椎管狭窄，寰椎后弓压迫硬膜囊和脊髓（图 11-1-12）。诊断为发育性寰椎管狭窄症（Ⅱ型，寰椎后弓肥厚型）。

3. 病例特点和难点分析　对于Ⅱ型发育性寰椎管狭窄症，寰椎后弓肥厚是造成椎管狭窄的主要原因，可以实施寰椎后弓切除，椎管扩大成形术。

4. 手术方案　入院后在全身麻醉下实施单纯寰椎后弓切除术。

5 复查与随访　术后 1 周复查颈椎 CT 显示后弓部分切除后，寰椎平面的椎管获得减压，椎管有效容积获得改善（图 11-1-13）。术后 3 个月复查颈椎 MRI 显示寰椎平面椎管明显扩大，脊髓压迫完全解除（图 11-1-14）。

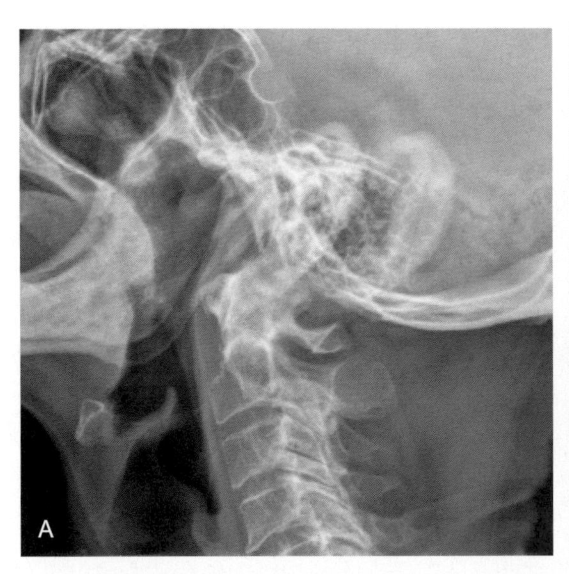

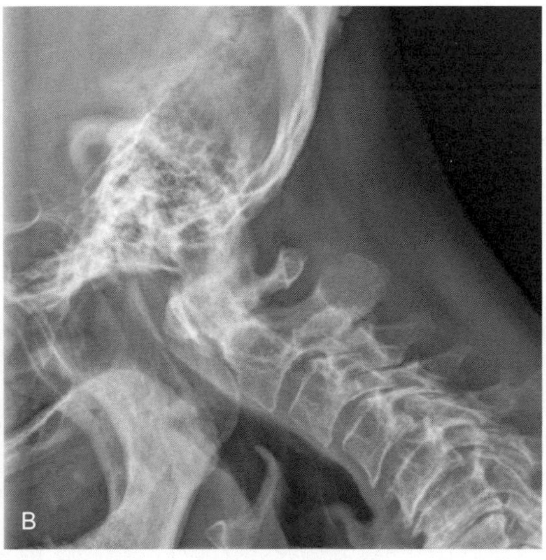

图 11-1-10　对Ⅱ型发育性寰椎管狭窄症患者，可以将肥厚的寰椎后弓完整取下，将其打薄后回植，并用微型钛板固定。颈椎动态 X 线检查提示寰椎平面椎管狭窄，寰枢椎无失稳和脱位

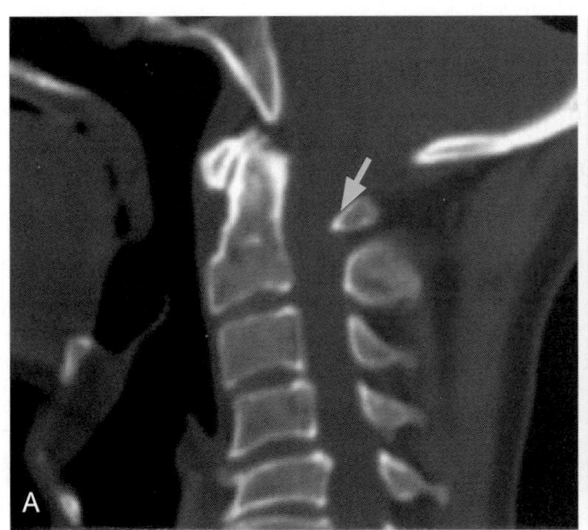

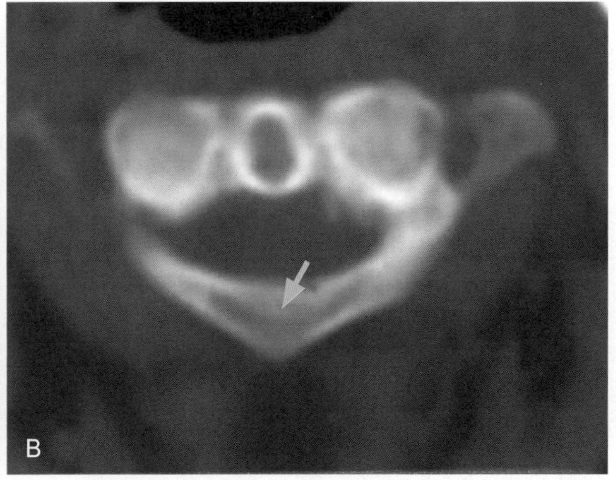

图 11-1-11　颈椎 CT 显示寰椎后弓肥厚导致寰椎平面椎管狭窄

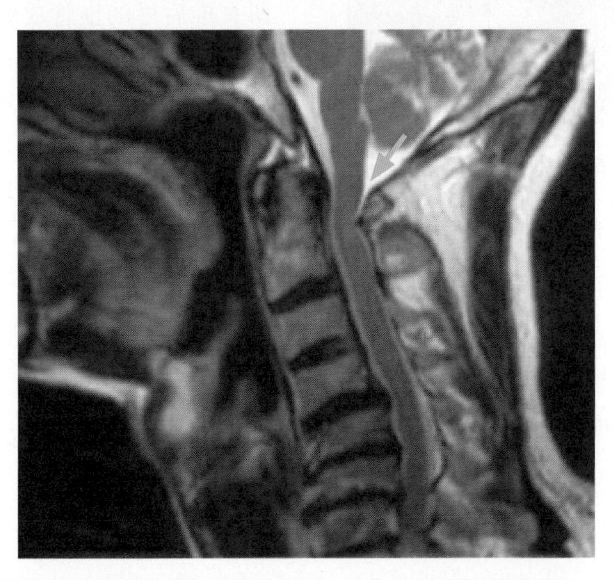

图 11-1-12　颈椎 MRI 显示寰椎平面椎管狭窄，相应平面脊髓明显受压，形成“刀样”征

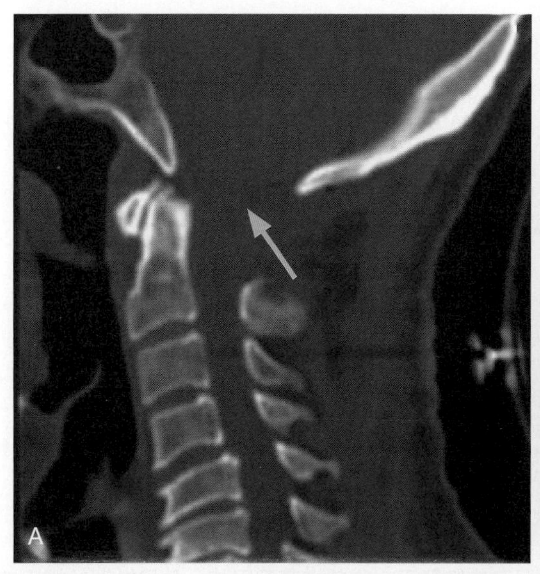

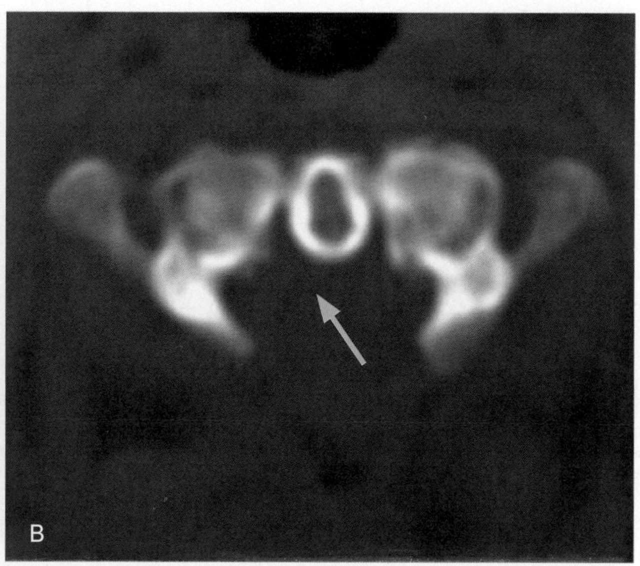

图 11-1-13　术后 1 周复查颈椎 CT 显示寰椎后弓部分切除减压

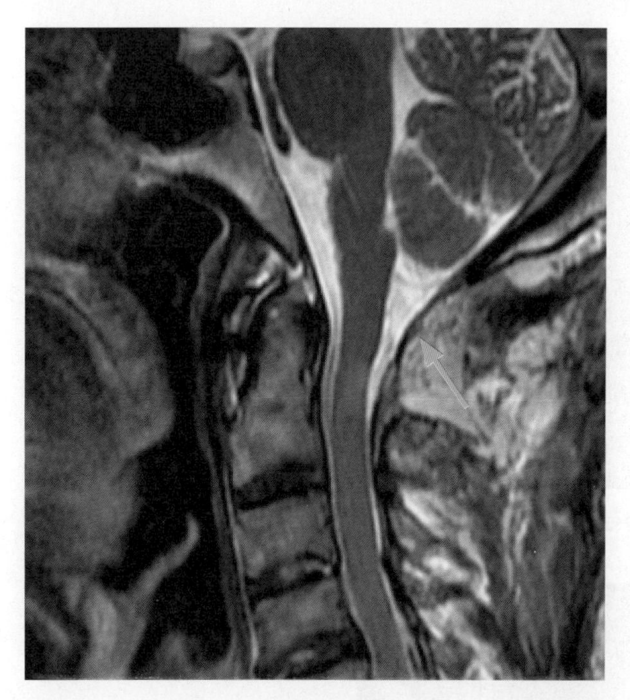

图 11-1-14　术后 3 个月复查颈椎 MRI 显示寰椎平面椎管明显扩大，脊髓压迫完全解除

【病例 2 】保留寰椎后弓的寰椎椎管扩大成形术

1. 一般资料　患者，男性，58 岁，因“颈部疼痛伴四肢麻木、步态不稳 3 年，加重 1 年”前来就诊并收治入院。

2. 术前影像学资料　颈椎动态 X 线片显示寰枢椎失稳伴寰椎后弓肥厚（图 11-1-15）。颈椎 CT 显示患者寰椎后弓肥厚导致发育性寰椎管狭窄症（图 11-1-16）。颈椎 MRI 显示寰椎平面椎管明显狭窄，脊髓受压，萎缩变性（图 11-1-17）。

3. 病例特点和难点分析　该病例诊断为发育性寰椎管狭窄症（Ⅱ型，寰椎后弓肥厚型）。因患者寰枢椎脱位合并发育性寰椎管狭窄症，手术需要处理寰椎管狭窄同时行寰枢椎脱位复位和固定手术。

4. 手术方案　入院后，在全身麻醉下实施保留寰椎后弓的椎管成形术并寰枢椎复位、枕颈固定融合术。

5. 复查与随访　术后 1 周复查颈椎 CT 显示寰枢椎脱位已经复位，寰椎平面的椎管明显扩大，内固定位置良好（图 11-1-18A）；轴位 CT 显示寰椎后弓打薄后回植，并用 1 枚小钛板固定（图 11-1-18B）。术后 1 个月复查颈椎 MRI 显示寰椎平面椎管明显扩大，脊髓压迫完全解除（图 11-1-19）。

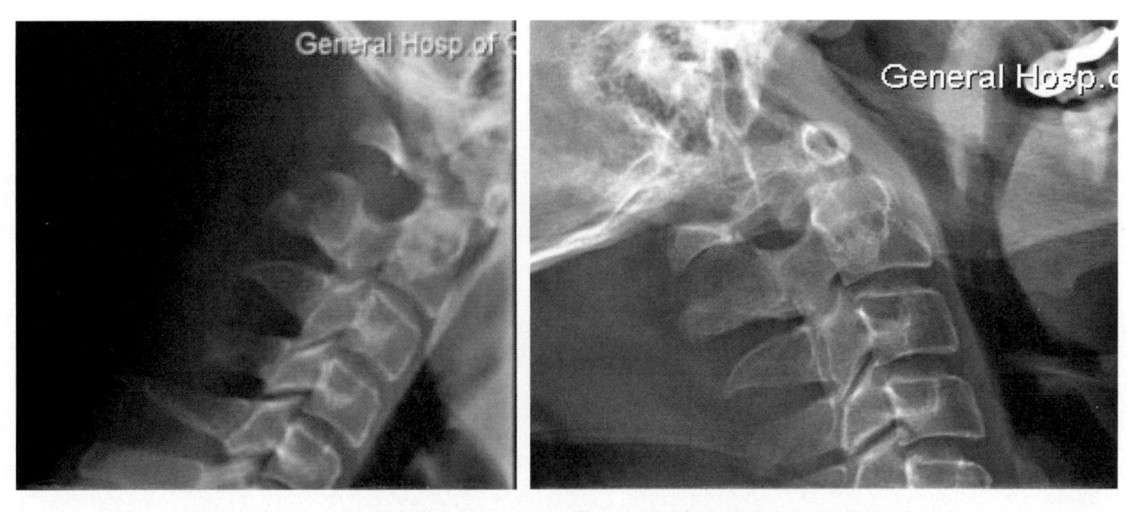

图 11-1-15　术前颈椎过伸过屈位 X 线片提示先天游离齿突并寰枢椎失稳

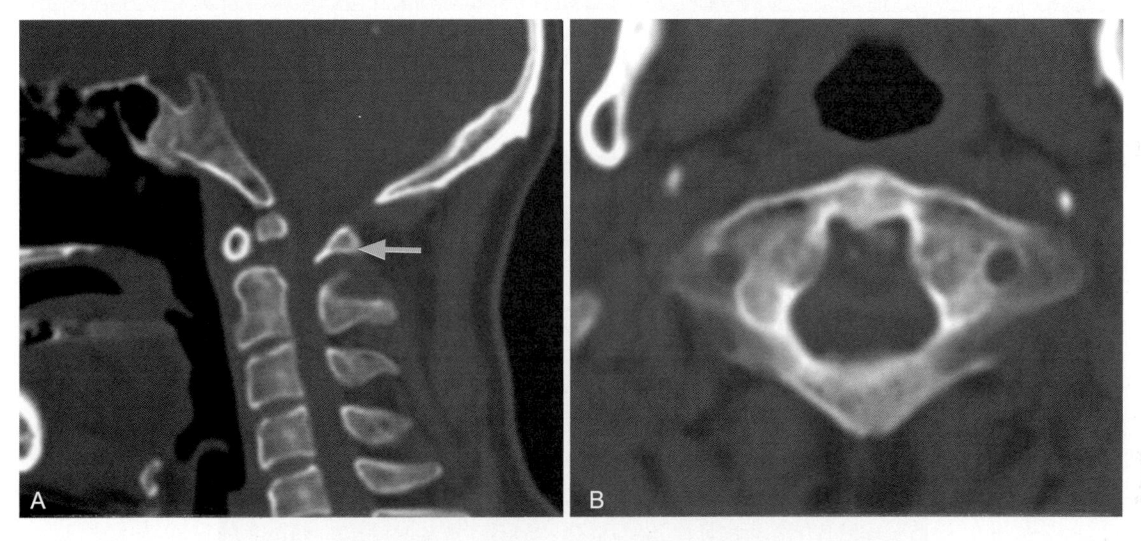

图 11-1-16　颈椎中矢状面 CT 显示患者游离齿突、寰椎后弓肥厚伴椎管狭窄（A）；颈椎 CT 显示患者寰椎后弓肥厚导致发育性寰椎管狭窄症（B）

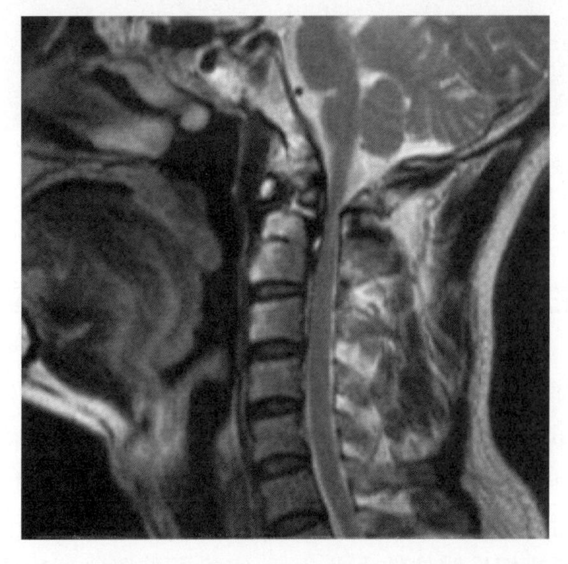

图 11-1-17　颈椎 MRI 显示寰椎平面椎管明显狭窄，脊髓受压变细

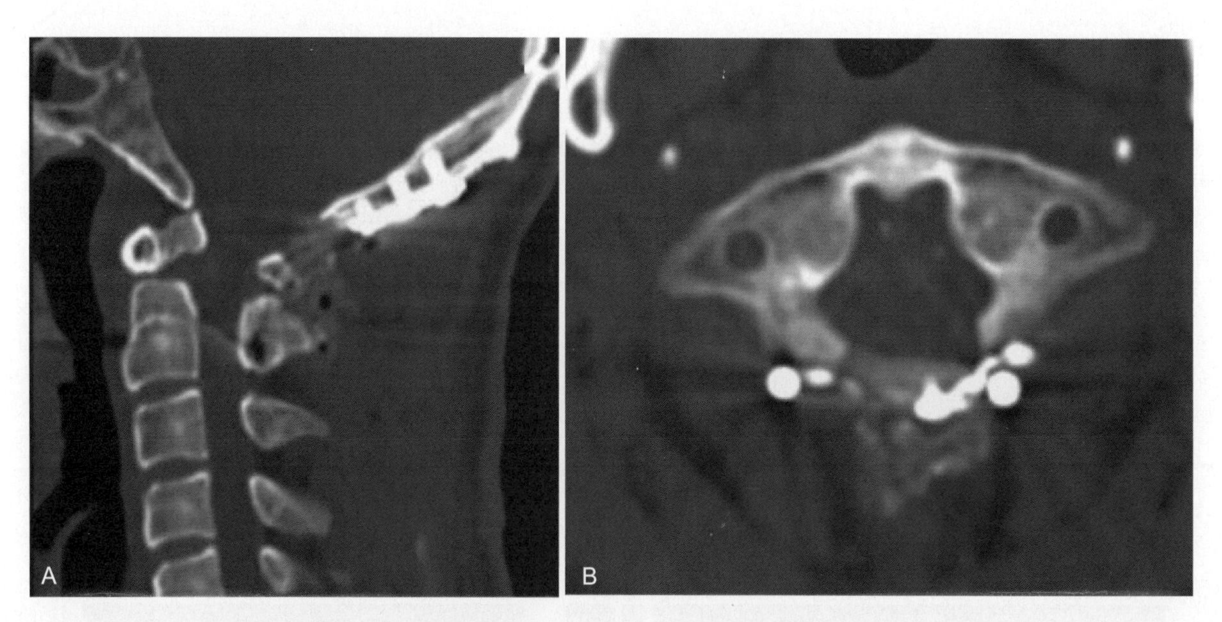

图 11–1–18 术后 1 周复查颈椎 CT 显示寰枢椎脱位已经复位，寰椎平面的椎管明显扩大，内固定位置良好（A）；轴位 CT 显示寰椎后弓打薄后回植，并用 1 枚小钛板固定（B）

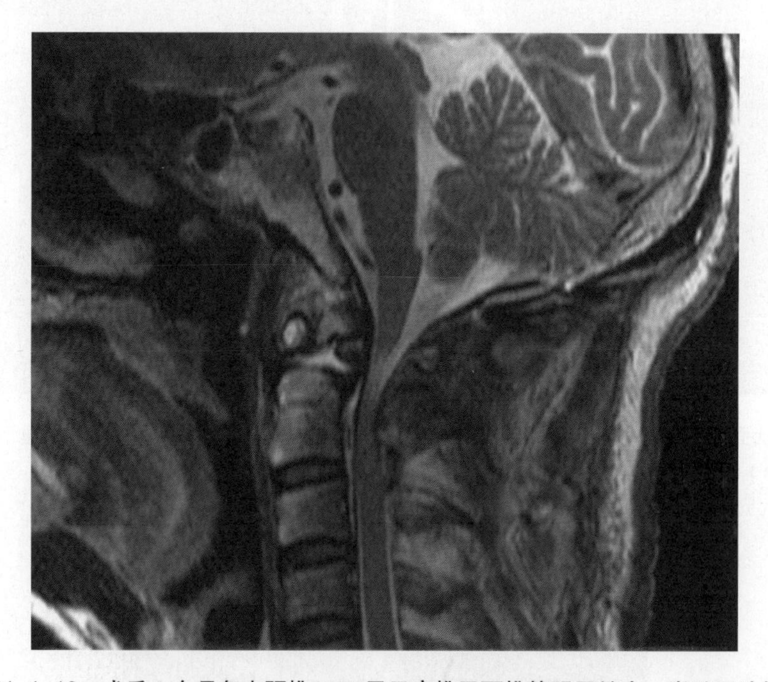

图 11–1–19 术后 1 个月复查颈椎 MRI 显示寰椎平面椎管明显扩大，脊髓压迫解除

第二节 发育性寰椎管狭窄症合并寰枢椎脱位的诊断与治疗

由于颅颈交界畸形的多样性和复杂性，发育性寰椎管狭窄症可以表现为单独的疾病，也可以与寰枢椎脱位或颅底凹陷症等疾病同时存在。临床医师对寰枢椎脱位患者进行诊治时，受思维定式的影响，其注意力常集中于寰枢椎脱位的手术处理上，容易忽视发育性寰椎管狭窄症的诊断和处理，进而影响手术效果。图 11–2–1 是一个临床随访的病例，手术医师根据患者术前颈椎 CT 结果将其诊断为游离齿突合并寰枢椎脱位，并为其实施了前路复位内固定术。术后 CT 显示复位效

果非常满意，但患者症状改善并不理想。进一步复查 MRI 发现，脊髓后方仍有来自寰椎后弓的压迫。显然该患者不仅有寰枢椎脱位，而且有发育性寰椎管狭窄症。所以，临床医师在面对寰枢椎脱位患者时，均应充分判断和排除是否合并发育性寰椎管狭窄症。如果合并发育性寰椎管狭窄症，则应进行相应处理。

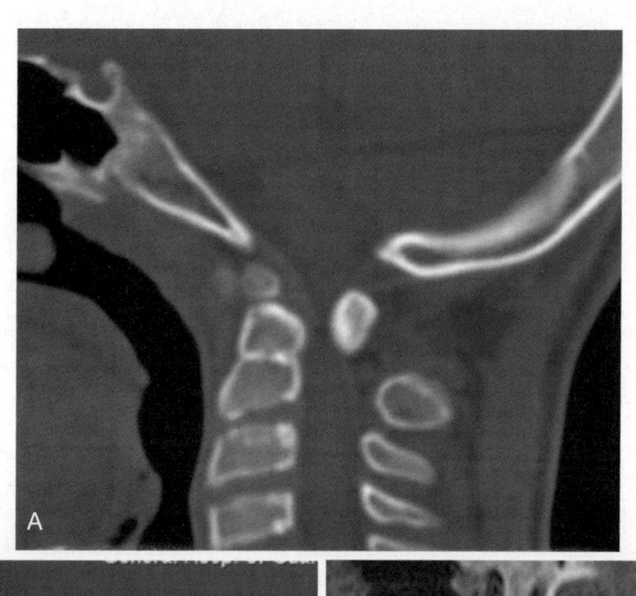

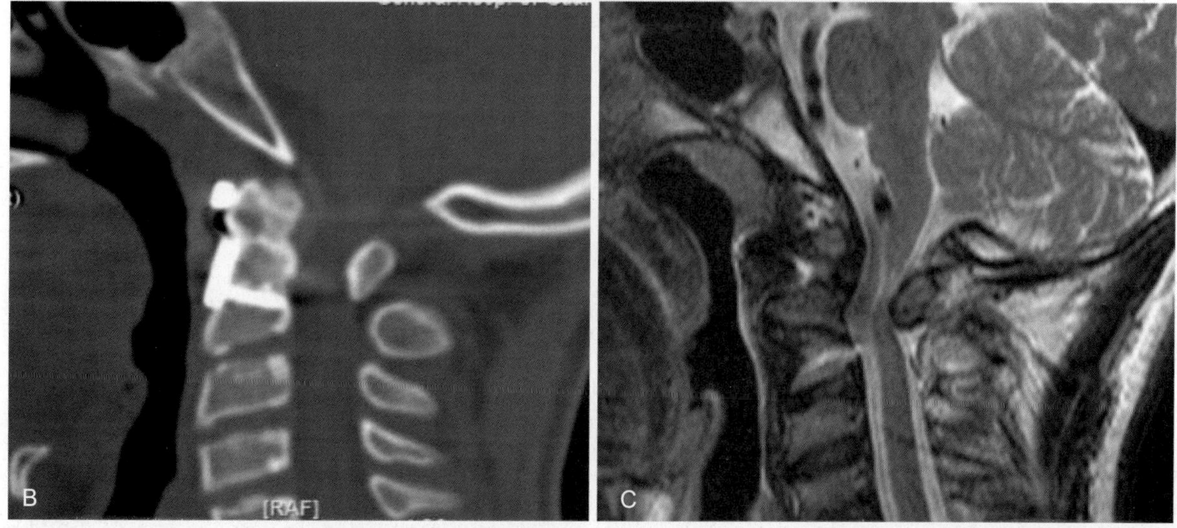

图 11-2-1　该名患者术前被诊断为游离齿突合并寰枢椎脱位（A），手术医师忽视了发育性寰椎管狭窄症的诊断，给患者实施了经口咽复位钢板内固定术，术后复查 CT 显示寰枢椎脱位复位很好（B），但 MRI 检查发现脊髓后方仍有来自寰椎后弓的压迫（C）

一、寰枢椎脱位合并发育性寰椎管狭窄症的诊断

为了减少发育性寰椎管狭窄症漏诊，必须重视颈椎侧位 X 线片或颈椎中矢状面 CT 的检查与测量。在颈椎侧位 X 线片上，如果寰枢椎脱位处于后仰复位状态，行 Sombat 线观察，可以初步判断是否存在发育性寰椎管狭窄症的情况。还可以在颈椎中矢状面 CT 片或颈椎侧位 X 线片上测量 IAPD，如果 IAPD $<$ 26mm，可诊断发育性寰椎管狭窄症（图 12-2-2）。

二、寰枢椎脱位合并发育性寰椎管狭窄症的治疗

当患者诊断为寰枢椎脱位合并寰椎管狭窄症

时，仅对寰枢椎脱位实施复位和固定是不够的，必须同时实施寰椎后弓减压，扩大寰椎椎管容积，才能获得理想的手术效果。具体手术方式：①寰椎后弓切除并寰枢椎后路复位内固定术；②经口咽齿突部分磨除及寰枢椎前路复位内固定术。

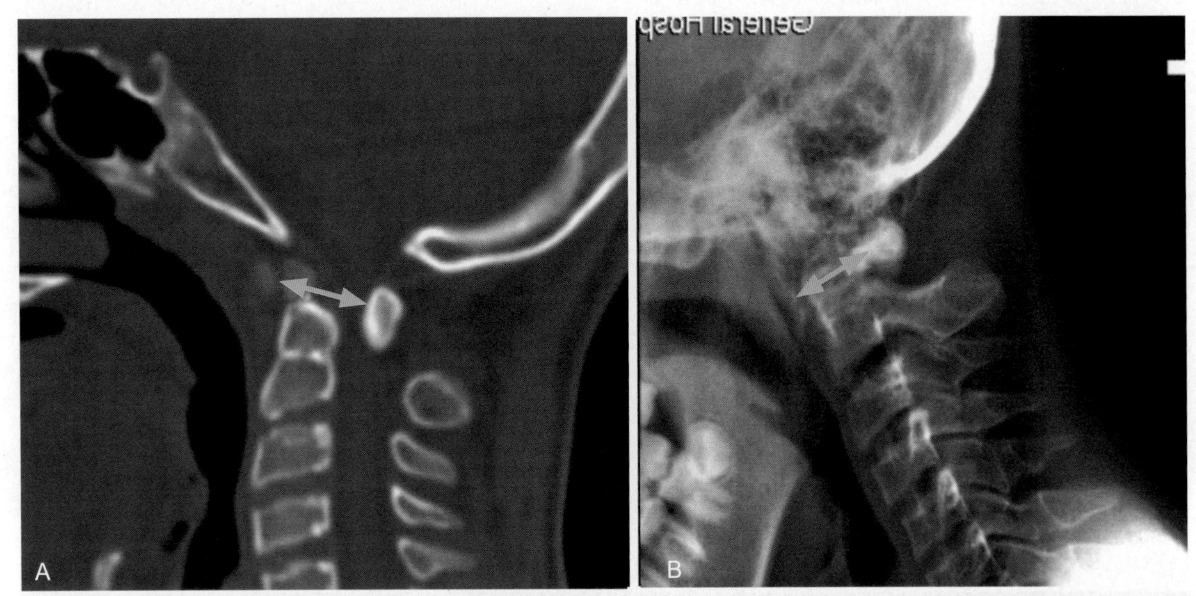

图 11-2-2 在颈椎 CT 或颈椎侧位 X 线片上针对寰椎的解剖学参数进行测量，如果 IAPD < 26mm，可诊断为发育性寰椎管狭窄症

（一）寰椎后弓切除并寰枢椎后路复位内固定术

对Ⅰ型、Ⅱ型、Ⅲ型发育性寰椎管狭窄症合并寰枢椎脱位患者，可以采用寰枢椎复位内固定并寰椎后弓切除减压治疗。手术简单安全，疗效可靠。

【典型病例】

1. 一般资料　患者，男性，52 岁，因“不明原因四肢无力、步态不稳 2 年，加重 3 个月”收治入院。

2. 术前影像学资料

（1）颈椎过伸过屈位 X 线片：寰枢椎失稳（图 11-2-3）。

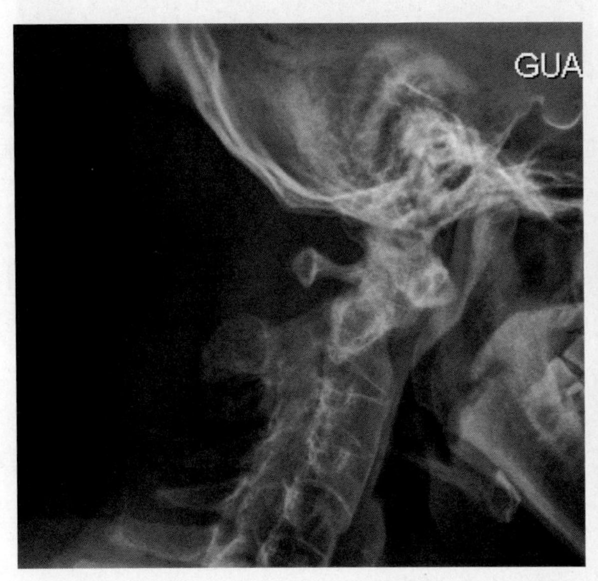

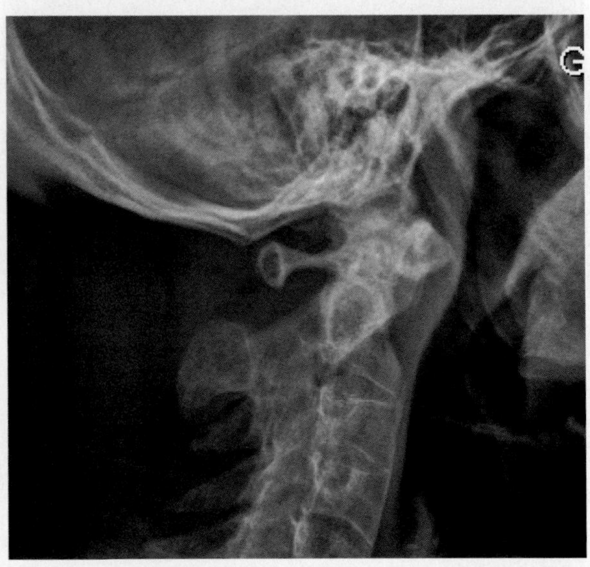

图 11-2-3 颈椎动态摄片显示寰枢椎失稳

（2）颈椎 CT 检查：寰椎平面椎管狭窄，轴位 CT 显示该患者系小寰椎畸形（图 11–2–4）。

（3）颈椎 MRI：寰椎平面椎管狭窄，脊髓明显受压（图 11–2–5）。

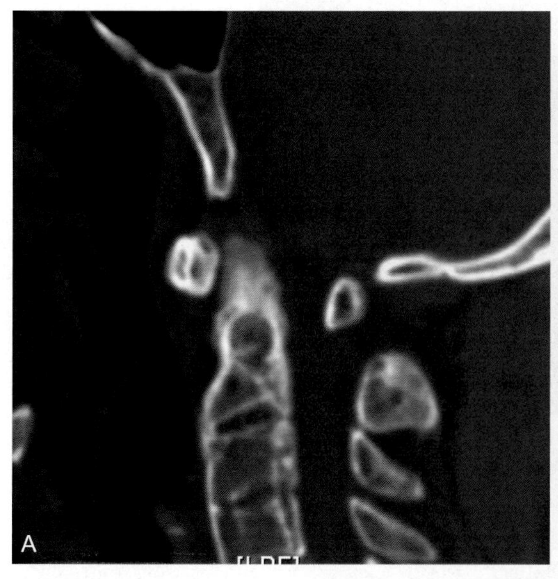

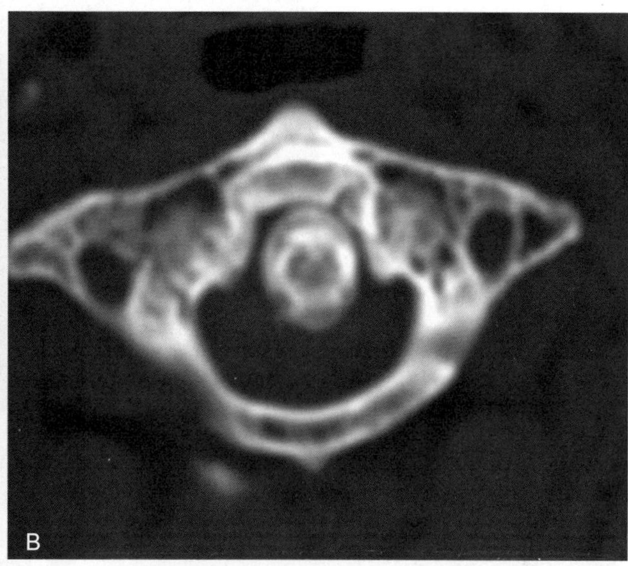

图 11–2–4　颈椎 CT 检查提示寰椎平面椎管狭窄，轴位 CT 显示该患者系小寰椎畸形

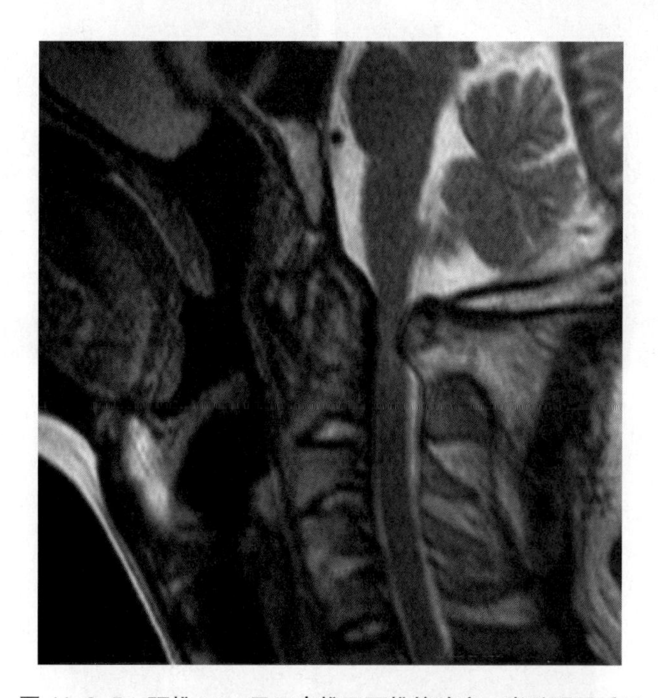

图 11–2–5　颈椎 MRI 显示寰椎平面椎管狭窄，脊髓明显受压

3. *病例特点和难点分析*　诊断为寰枢椎脱位、发育性寰椎管狭窄症（Ⅰ型，小寰椎型）。

4. *手术方案*　在全身麻醉下实施寰枢椎后路复位、C_0 ～ C_2 枕颈固定并寰椎后弓切除减压术。

5. *复查与随访*　术后患者临床症状明显改善，术后 1 周复查颈椎 CT 显示寰椎后弓部分切除，寰枢椎脱位已经复位，并实施 C_0 ～ C_2 枕颈固定（图 11–2–6）。三维 CT 显示内固定位置良好。术后 1 周复查颈椎 MRI 显示寰椎平面的脊髓压迫解除（图 11–2–7）。

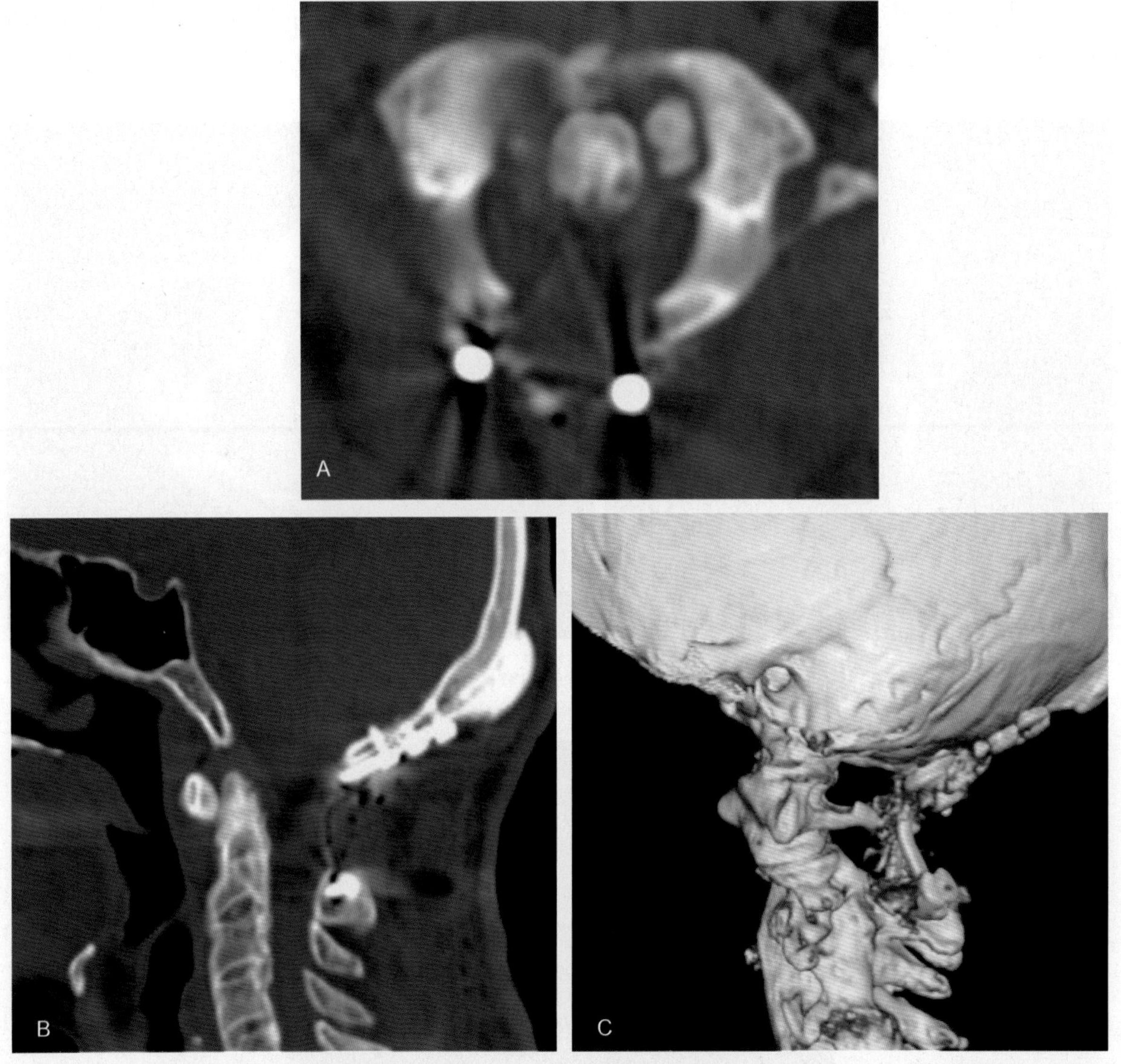

图 11-2-6 术后 1 周复查颈椎 CT 显示寰椎后弓部分切除，寰枢椎脱位已经复位，并实施 C_0 ～ C_2 枕颈固定（A、B）。三维 CT 显示内固定位置良好（C）

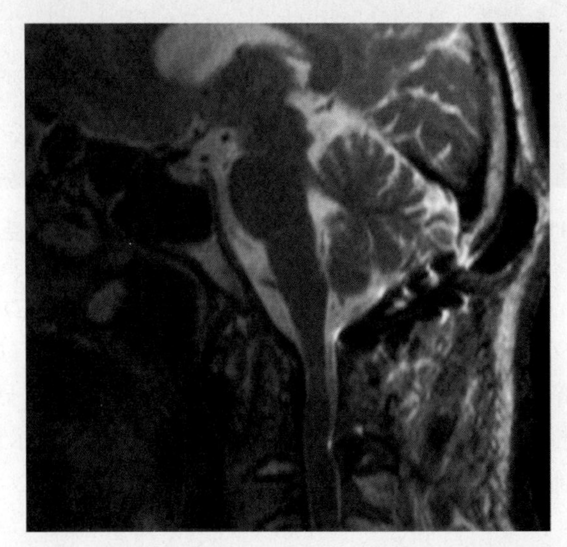

图 11-2-7 术后复查 MRI 显示寰枢椎脱位已经复位，寰椎平面椎管明显扩大，脑干压迫解除

（二）经口咽齿突部分磨除及寰枢椎前路复位内固定术

对于齿突肥大造成的寰椎管狭窄症（Ⅳ型），如果合并寰枢椎脱位，可以采用经口咽齿突部分磨除及寰枢椎前路复位内固定术进行治疗。其优点是可以保留较多的颈椎运动功能。

【典型病例】

1. 一般资料　患者因“一侧肢体麻木、步态不稳2年，加重1年”入院。入院X线检查提示寰枢椎脱位，CT发现患者的寰椎平面齿突肥大伴寰椎管狭窄。

2. 术前影像学资料

（1）颈椎动态X线片：寰枢椎失稳（图11-2-8）。

（2）颈椎CT：患者枢椎齿突肥大导致寰椎管狭窄（图11-2-9）。

（3）颈椎MRI：寰椎脱位伴寰椎平面椎管狭窄，脊髓明显受压（图11-2-10）。

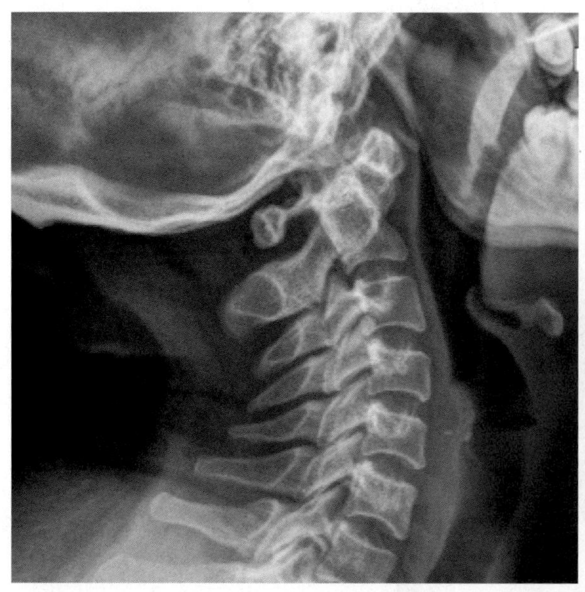
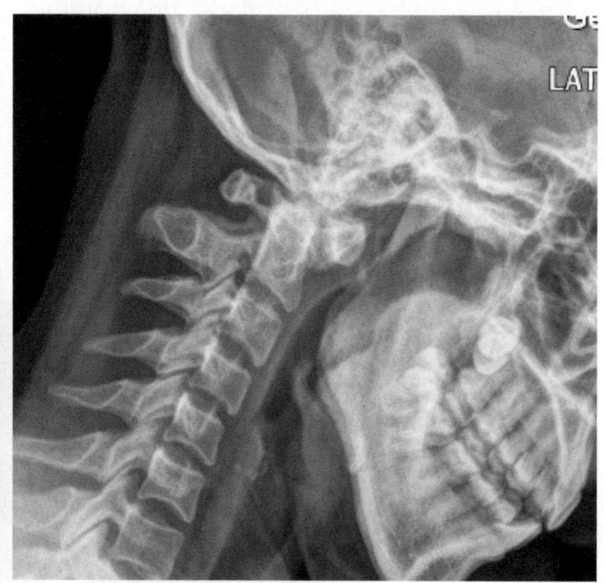

图11-2-8　颈椎动态X线片显示寰枢椎失稳

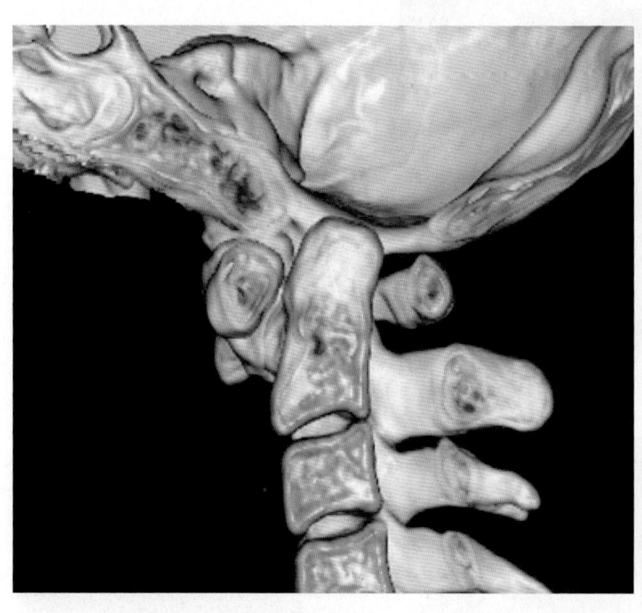
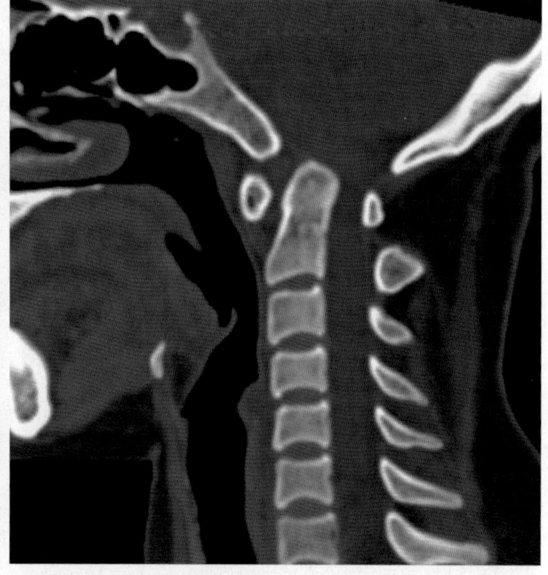

图11-2-9　颈椎CT显示患者枢椎齿突肥大导致寰椎管狭窄

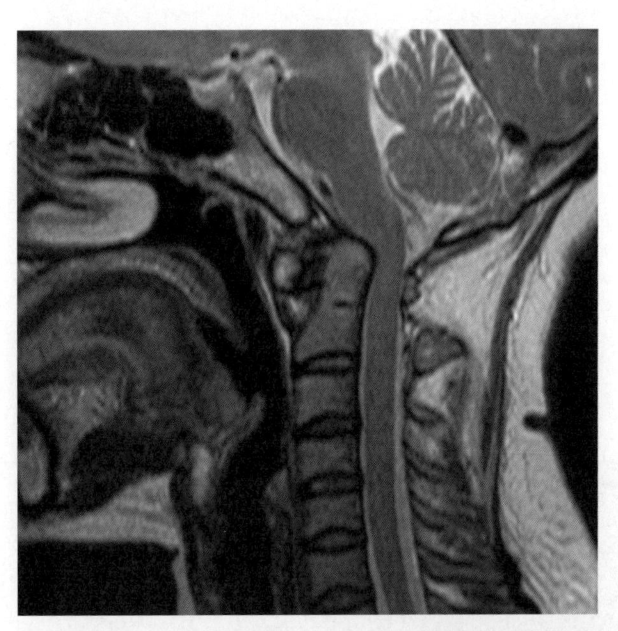

图 11-2-10 颈椎 MRI 显示寰椎脱位伴寰椎平面椎管狭窄，脊髓明显受压

3. *病例特点和难点分析* 入院诊断：①寰枢椎脱位；②发育性寰椎管狭窄症（Ⅳ型，枢椎齿突肥大型）。由于患者枢椎齿突肥大，寰枢椎脱位即使完全复位，寰椎管狭窄可能仍然存在。考虑行经口咽枢椎齿突部分磨除及寰枢椎前路复位内固定术进行治疗。这一手术既解决了枢椎齿突肥大造成的寰椎管狭窄问题，又能同时实现寰枢椎复位固定，并将融合节段控制在 $C_1 \sim C_2$ 水平，最大限度保留了颈椎旋转功能（图 11-2-11）。

4. *手术方案* 为了更好地保留颈椎旋转功能，避免枕颈固定与融合，笔者设计了经口咽齿突削薄、寰枢椎复位固定术，在实施经口咽复位内固定术时，高速磨钻将寰椎前弓部分切除，并将肥大的齿突上段打磨削薄，这样可以增加寰椎向后的复位量，增加椎管容积。

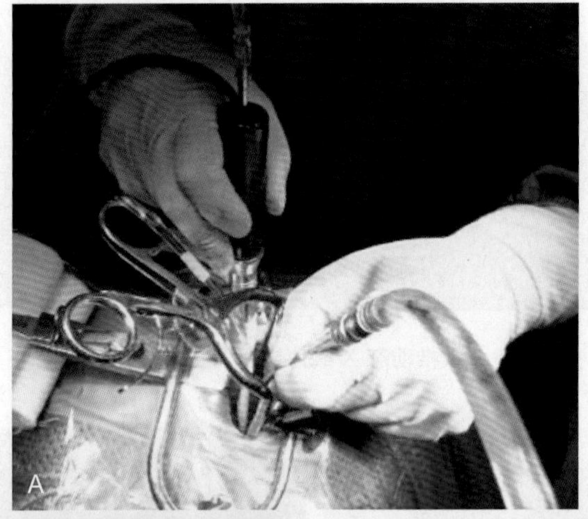

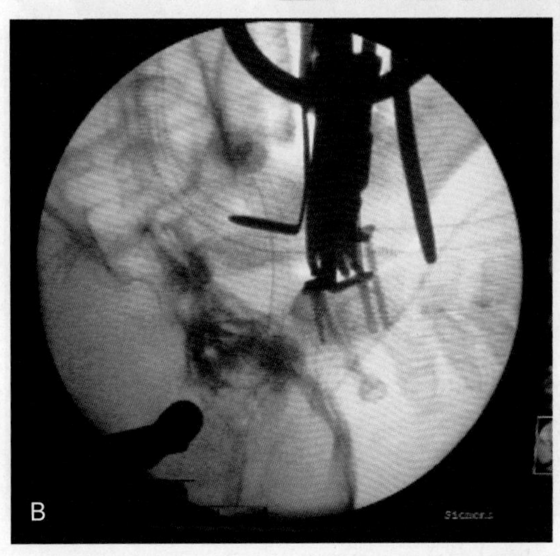

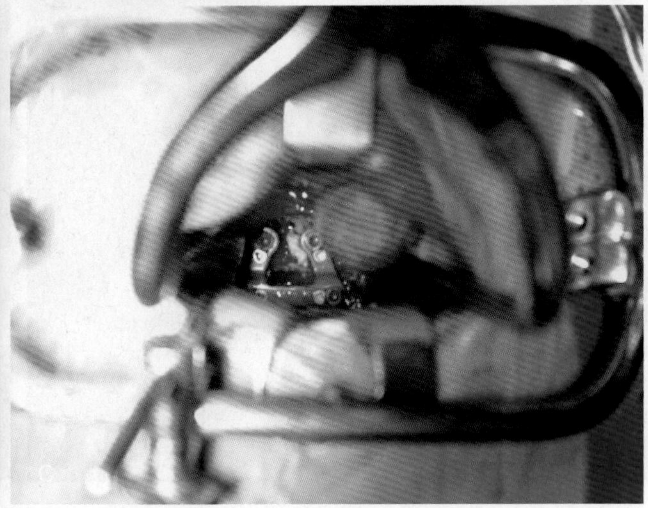

图 11-2-11 给患者实施经口咽松解复位内固定术

手术中用高速磨钻将肥大的齿突上部磨除一部分（A），术中透视观察复位满意（B），寰枢椎复位并使用 1 枚 Slim-TARP 钢板固定

5. 复查与随访　术后患者临床症状明显改善，术后 1 周复查 CT 显示患者已行经口咽寰枢椎复位内固定术，内固定位置良好（图 11-2-12A、B）；矢状位 CT 显示齿突打薄后增加了复位深度，改善了寰椎平面的椎管狭窄（图 11-2-12C）。术后 1 个月复查颈椎 MRI 显示寰椎平面的脊髓压迫解除（图 11-2-13）。

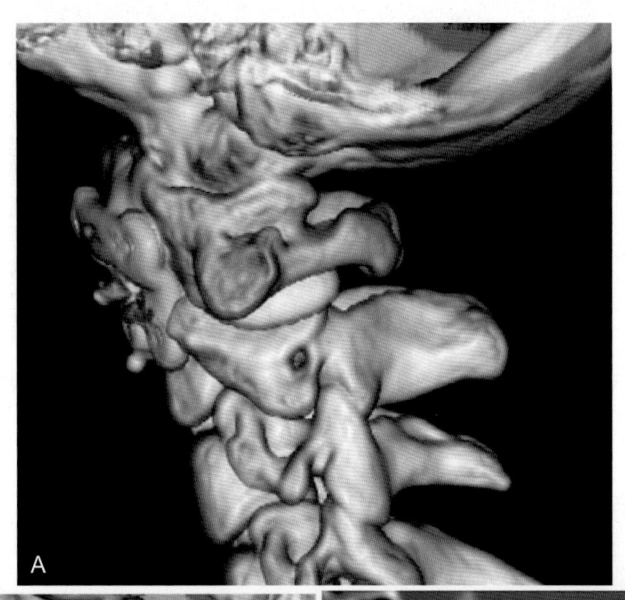

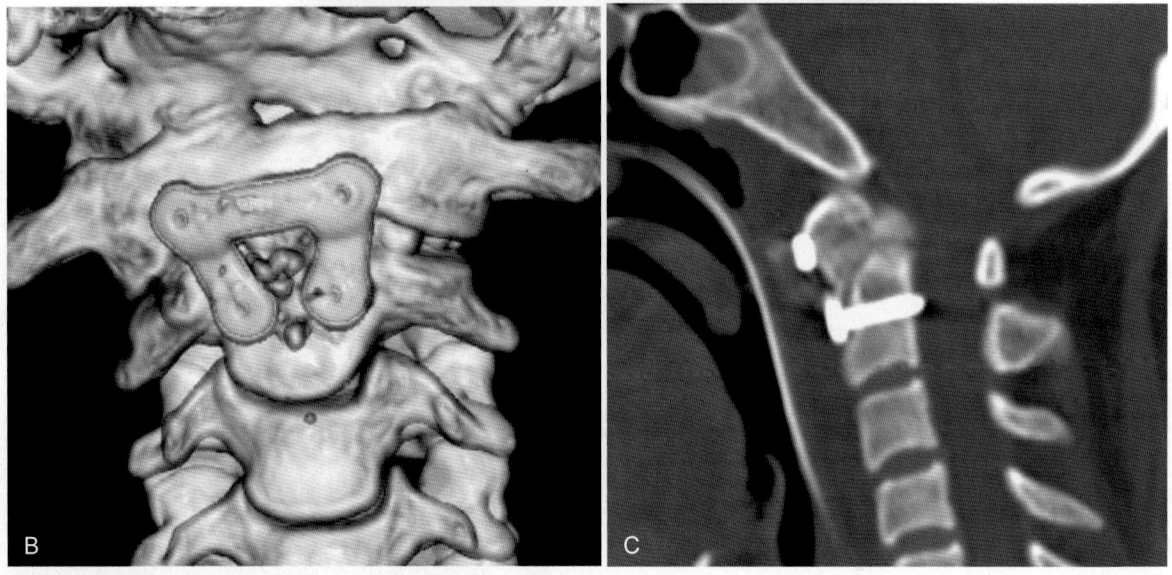

图 11-2-12　术后 1 周复查 CT 显示患者已行经口咽寰枢椎复位内固定术，内固定位置良好（A、B）；矢状位 CT 显示齿突打薄后增加了复位深度，改善了寰椎平面的椎管狭窄（C）

总之，对发育性寰椎管狭窄症合并寰枢椎脱位不能仅考虑实施复位内固定术，还应重视对发育性椎管狭窄症的处理。否则脊髓减压可能是不充分的，会影响手术效果。所以加深对发育性寰椎管狭窄症的认识，对提高颅颈交界畸形疾病的诊治水平有积极意义。

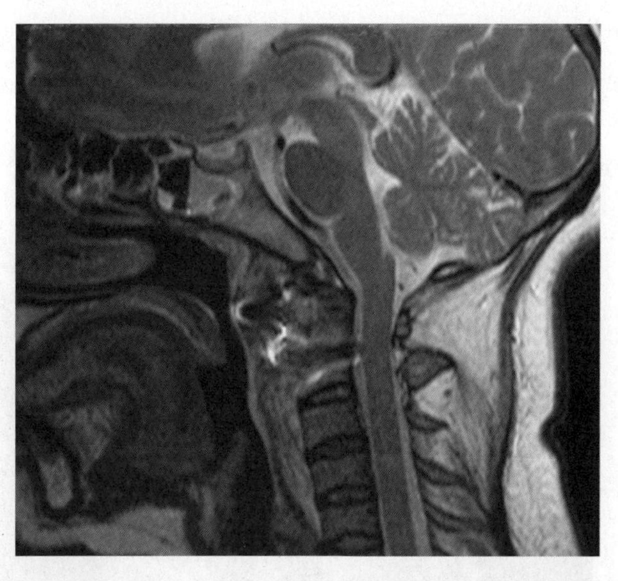

图 11-2-13 术后 1 个月复查颈椎 MRI 显示寰枢椎脱位获得复位，寰椎椎管扩大，脊髓压迫解除

第三节 颅底凹陷症与枕骨大孔狭窄

与寰椎管狭窄一样，发育性枕骨大孔狭窄常见于合并寰椎枕骨化的 A 型颅底凹陷症患者。对这类患者实施颅底凹陷症复位固定术的同时，应重视枕骨大孔狭窄的处理，以改进手术效果。本节主要探讨颅底凹陷症合并枕骨大孔狭窄的诊断和处理。

一、枕骨大孔狭窄的诊断

目前尚无文献报道枕骨大孔狭窄的诊断标准，可以参考发育性寰椎管狭窄症的诊断方法及标准加以判断。寰枢椎复位状态的颈椎中矢状面 CT 或颈椎侧位 X 线片上绘制 $C_3 \sim C_2$ 棘突椎板线的延长线，如果寰枢椎后弓位于该线腹侧 2mm 以上，则可判断存在枕骨大孔狭窄（图 11-3-1）。合并寰枢椎脱位的状态下，可以在颈椎中矢状面上测量枕骨大孔前后直径，如果其 < 26mm，应判断存在发育性枕骨大孔狭窄。

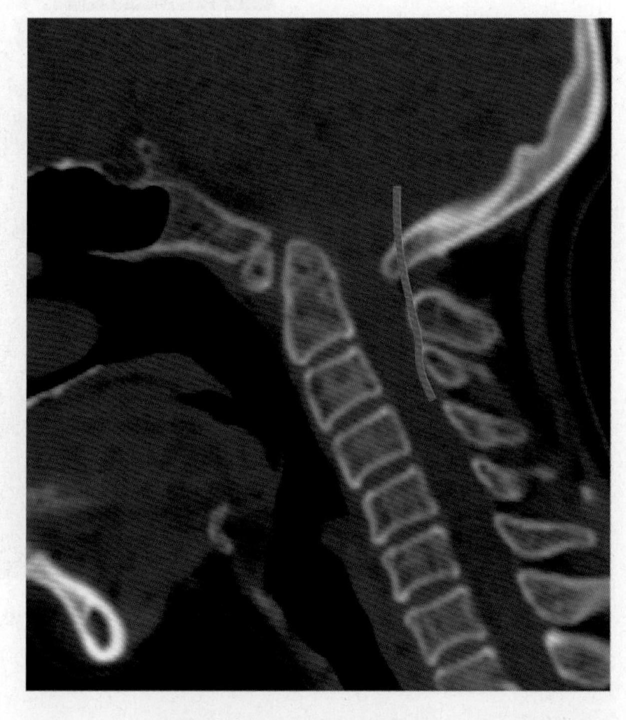

图 11-3-1 颈椎中矢状面 CT 上绘制 $C_3 \sim C_2$ 棘突椎板线的延长线，如果寰枢椎后弓位于该线腹侧 2mm 以上，则可判断有枕骨大孔狭窄

二、 枕骨大孔狭窄合并颅底凹陷症的治疗

对于合并枕骨大孔狭窄的颅底凹陷症，仅进行颅底凹陷症的复位手术是不够的，应该同时行枕骨大孔扩大减压术。这样才能获得更为理想的治疗效果。减压范围可以根据术前颈椎 CT 及

MRI测量结果进行设计，大致在枕骨大孔周围1cm左右的范围就够了，不需要大范围切除枕骨后方的骨质。其主要目的是扩大枕骨大孔的椎管矢状径，解除枕骨大孔后缘对延髓的压迫。当枕骨大孔狭窄患者合并局部硬膜粘连和增厚的情况时，可以做硬膜松解或悬吊成形术，可获得更好的减压效果。

三、枕骨大孔狭窄合并颅底凹陷症的病例剖析

【病例1】

1. 一般资料　患者，女性，38岁，因“头颈部疼痛伴四肢无力、步态不稳3年，加重1年”收治入院。

2. 术前影像学资料

（1）颈椎动态X线片显示该患者寰椎枕骨化并寰枢椎脱位、枢椎与第3颈椎分节不全、颅底凹陷症（图11-3-2）。

（2）颈椎CT显示患者枢椎齿突陷入枕骨大孔形成颅底凹陷症。其枕骨大孔矢状径为23.9mm，判断为发育性枕骨大孔狭窄（图11-3-3）。

（3）颈椎MRI显示颅底凹陷症伴枕骨大孔狭窄，延髓明显受压（图11-3-4）。

3. 病例特点和难点分析　入院诊断：①颅底凹陷症（寰枢椎脱位型）；②发育性枕骨大孔狭窄。由于患者枢椎齿突肥大，颅底凹陷症即使完全复位，枕骨大孔狭窄可能仍然存在。考虑行颅骨牵引下后路复位、枕颈固定并枕骨大孔扩大成形术。这一手术既可以解决颅底凹陷症的齿突下拉复位问题，又能同时实现枕骨大孔扩大减压。

4. 手术方案　笔者实施了颅骨牵引下后路复位、枕颈固定并枕骨大孔扩大成形术。枕骨大孔边缘10mm的骨板被切除减压，扩大其矢状径（图11-3-5A）；减压部位覆盖明胶海绵一块加以保护（图11-3-5B）。

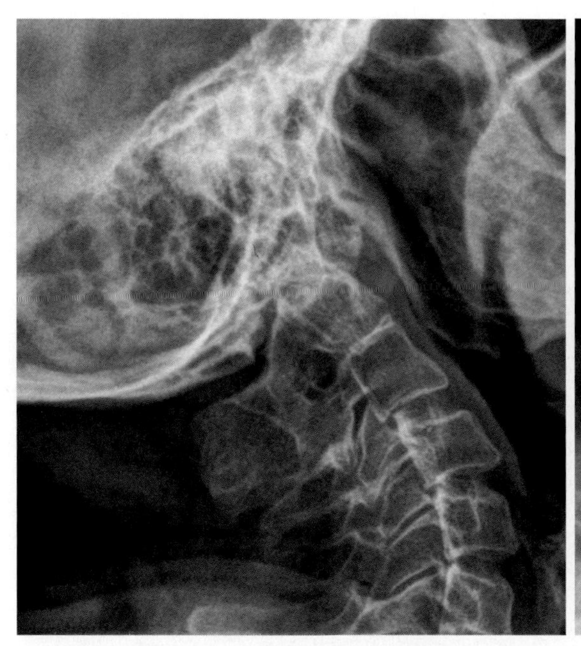
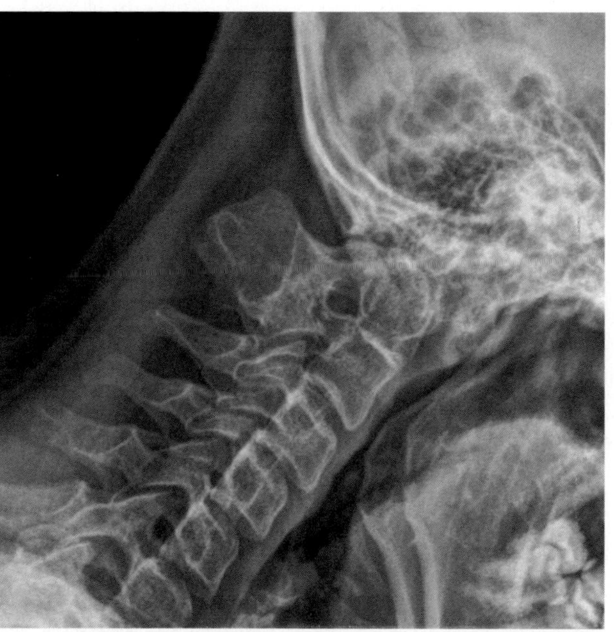

图11-3-2　颈椎动态X线片显示寰枕融合并寰枢椎脱位形成颅底凹陷症

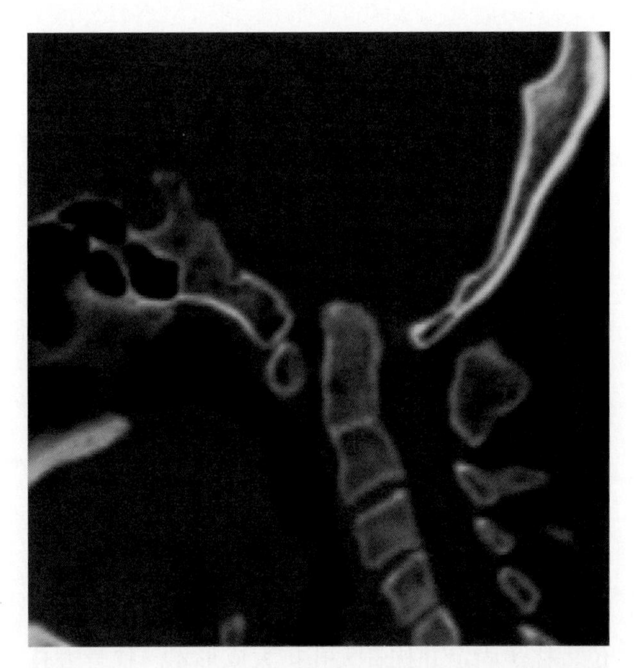

图 11-3-3 颈椎 CT 显示患者枢椎齿突陷入枕骨大孔。其枕骨大孔矢状径为 23.9mm，判断为发育性枕骨大孔狭窄

5. 复查与随访　术后患者临床症状明显改善，术后 1 个月复查颈椎 MRI 显示陷入枕骨大孔的枢椎齿突被下拉复位，枕骨大孔矢状径明显扩大，脑干压迫解除（图 11-3-6）。

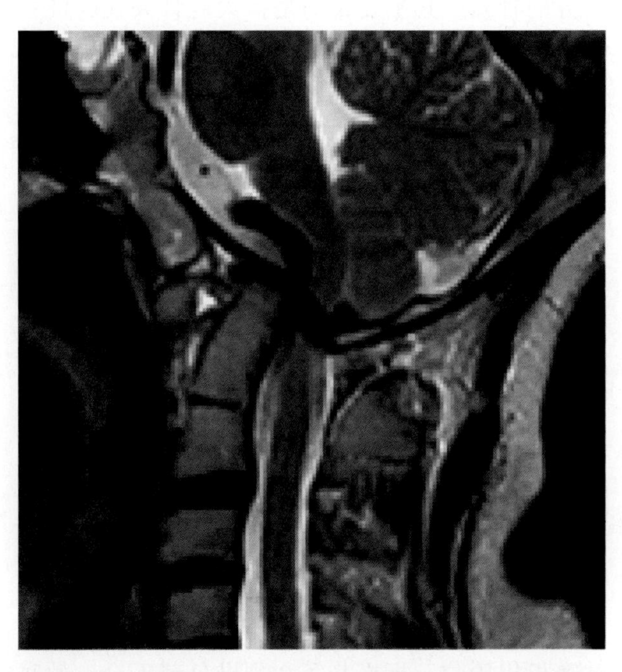

图 11-3-4 颈椎 MRI 显示颅底凹陷症伴枕骨大孔狭窄，延髓明显受压

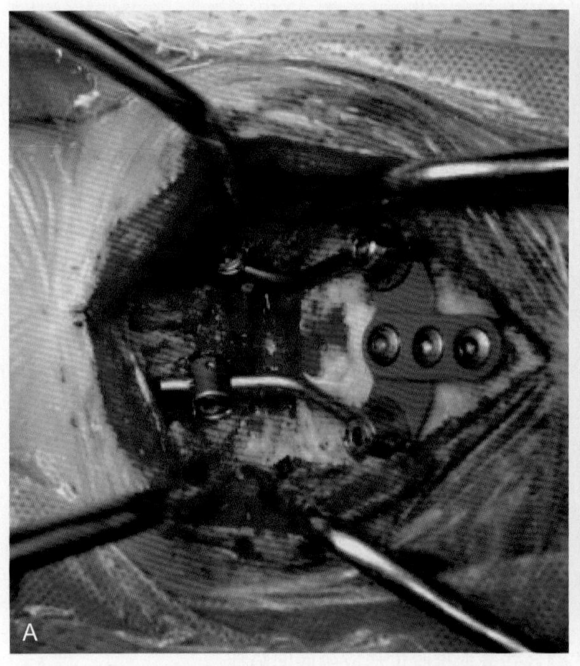

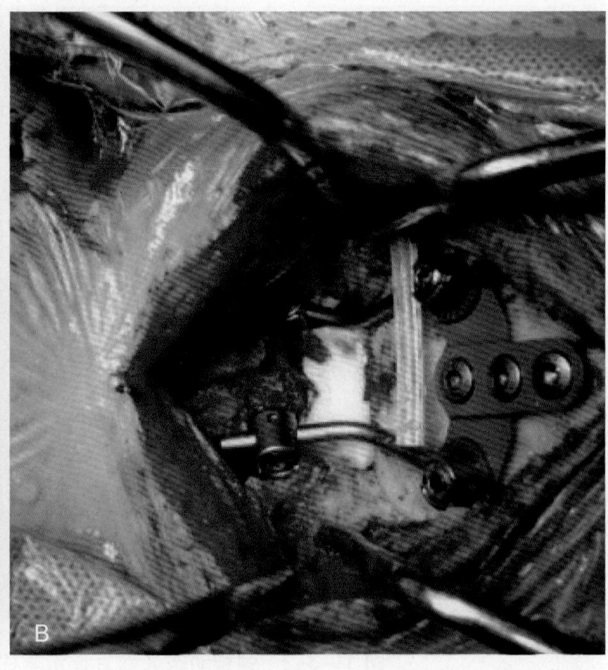

图 11-3-5 患者行牵引下后路复位、枕颈固定及枕骨大孔扩大减压术，枕骨大孔边缘 10mm 的骨板被切除减压，扩大其矢状径（A）；减压部位覆盖明胶海绵一块加以保护（B）

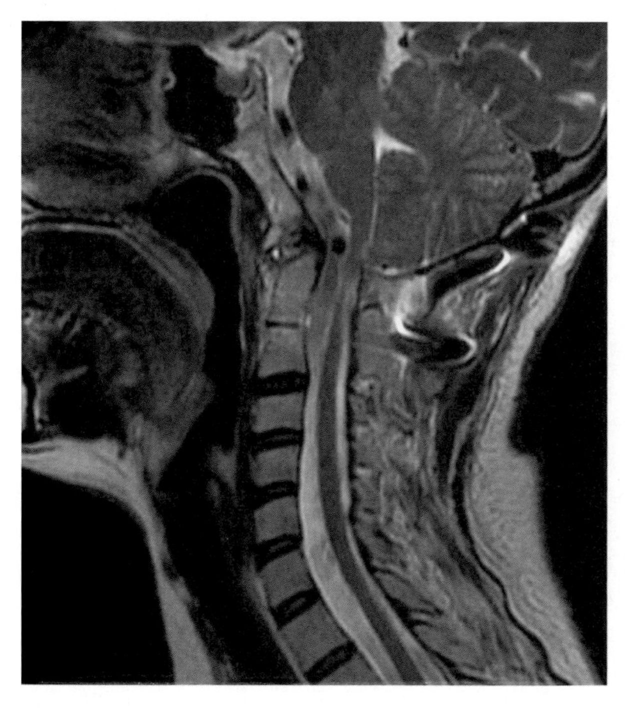

图 11-3-6　术后 1 个月复查颈椎 MRI 显示陷入枕骨大孔的枢椎齿突被下拉复位，枕骨大孔矢状径明显扩大，脑干压迫解除

【病例 2】

1. 一般资料　患者，女性，57 岁，因“枕颈部疼痛伴左耳部皮肤麻木 1 年，左手抓握无力 6 个月”就诊。

2. 术前影像学资料

（1）颈椎动态 X 线片显示颈椎前屈时寰齿关节间隙明显增宽，诊断寰枢椎失稳（图 11-3-7）。

（2）颈椎 CT 显示患者枢椎齿突陷入枕骨大孔形成颅底凹陷症。其枕骨大孔矢状径为 24mm，判断为发育性枕骨大孔狭窄（图 11-3-8A）。

（3）颈椎 MRI 显示颅底凹陷症伴枕骨大孔狭窄，延髓明显受压（图 11-3-8B）。

3. 病例特点和难点分析　入院诊断：①颅底凹陷症（寰枢椎脱位型）；②发育性枕骨大孔狭窄。由于患者诊断为颅底凹陷症合并枕骨大孔狭窄，考虑行颅骨牵引下后路复位、枕颈固定并枕骨大孔扩大成形术。

4. 手术方案　笔者实施了颅底凹陷症后路复位枕颈固定并枕骨大孔扩大成形术。

5. 复查与随访　术后患者临床症状明显改善，术后 1 个月复查 X 线片显示内固定位置良好；术后 1 个月复查颈椎 CT 显示枕骨大孔狭窄明显改善；术后 1 个月复查颈椎 MRI 显示陷入枕骨大孔的枢椎齿突被下拉复位，枕骨大孔矢状径明显扩大，脑干压迫解除（图 11-3-9）。

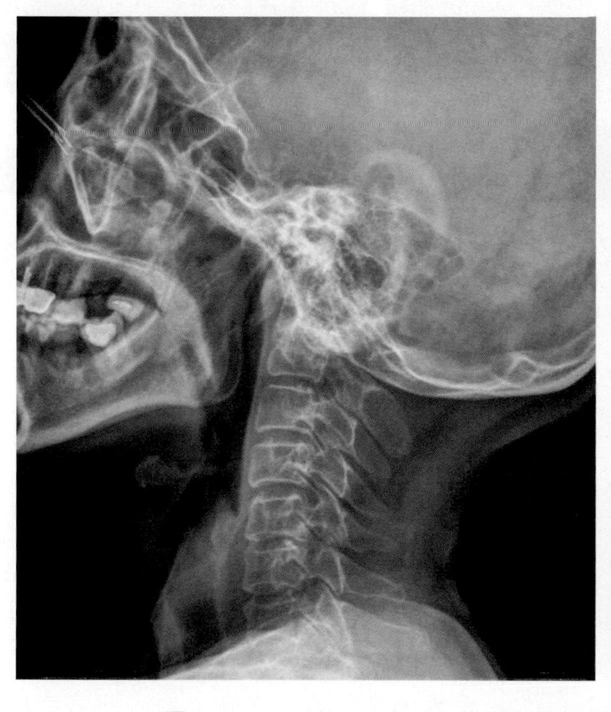

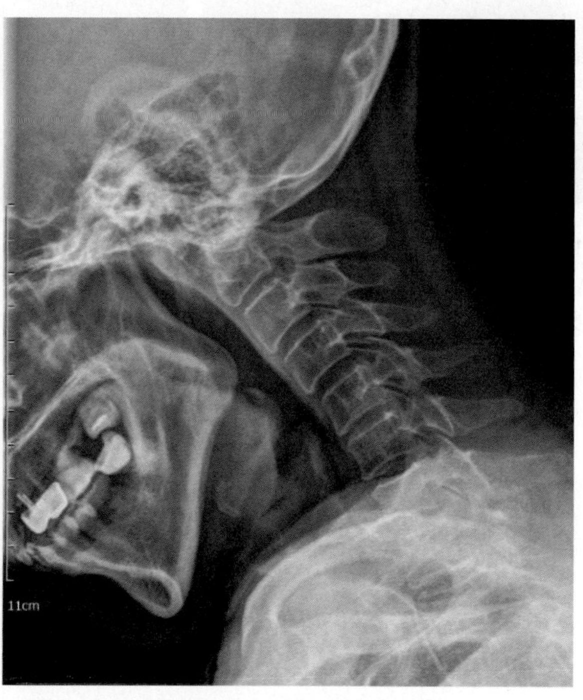

图 11-3-7　颈椎动态 X 线片显示颈椎前屈时寰齿关节间隙明显增宽，诊断寰枢椎失稳

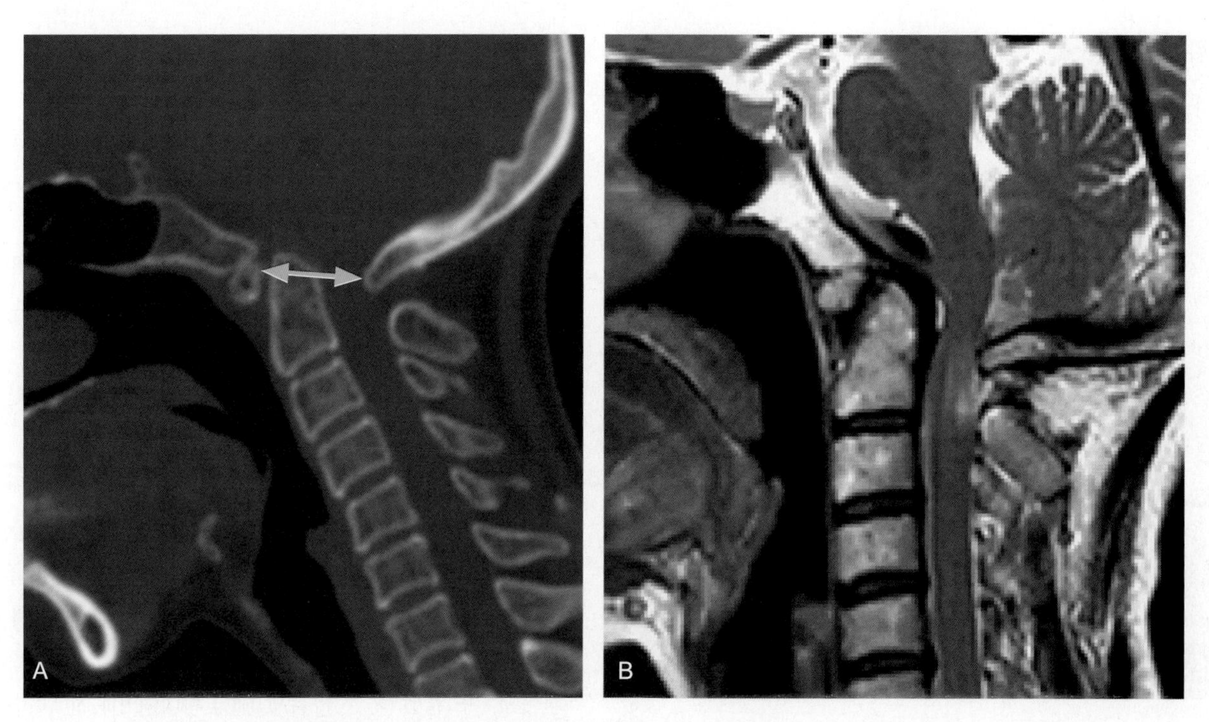

图 11-3-8　颈椎 CT 显示患者枢椎齿突陷入枕骨大孔形成颅底凹陷症。其枕骨大孔矢状径为 24mm，判断为发育性枕骨大孔狭窄（A）。颈椎 MRI 显示枕骨大孔后缘压迫延髓，局部脊髓变性（B）

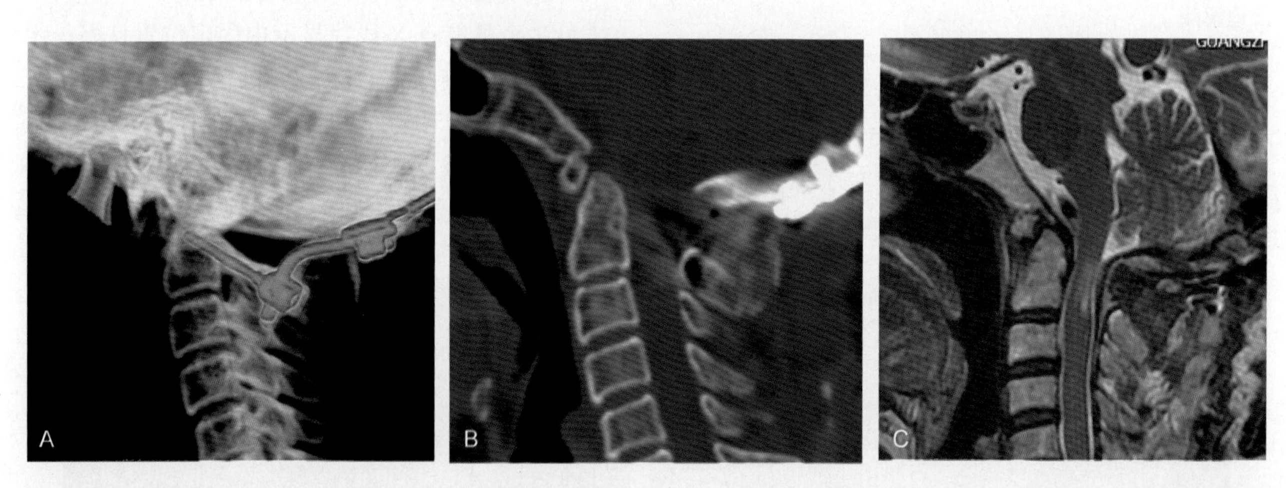

图 11-3-9　患者实施了颅底凹陷症后路复位枕颈固定并枕骨大孔扩大成形术，术后 1 个月复查 X 线片显示内固定位置良好（A）；术后 1 个月复查颈椎 CT 显示枕骨大孔狭窄明显改善（B）；术后 1 个月复查颈椎 MRI 显示陷入枕骨大孔的枢椎齿突被下拉复位，枕骨大孔矢状径明显扩大，脑干压迫解除（C）

【病例 3】

1. 一般资料　患者，女性，57 岁，因“枕颈部疼痛伴四肢无力、走路困难 10 年，加重 2 年”就诊入院。

2. 术前影像学资料　颈椎 CT 显示患者枢椎齿突陷入枕骨大孔形成颅底凹陷症合并发育性枕骨大孔狭窄（枕骨大孔矢状径 25mm）。颈椎 MRI 显示枕骨大孔后缘压迫延髓，局部脊髓变性。患者侧脑室明显扩张，提示脑积水形成（图 11-3-10）。

3. 病例特点和难点分析　入院诊断：①颅底凹陷症（寰枢椎脱位型）；②发育性枕骨大孔狭窄。由于患者诊断为颅底凹陷症合并枕骨大孔狭窄，考虑行颅骨牵引下后路复位、枕颈固定并枕骨大孔扩大成形术。

4. 手术方案　笔者实施了颅底凹陷症后路

复位枕颈固定并枕骨大孔扩大成形术（图 11-3-11）。

5. 复查与随访　术后患者临床症状明显改善，术后 1 个月复查颈椎 CT 显示颅底凹陷症已经复位，枕骨大孔后缘切除了部分骨组织，枕骨大孔狭窄明显改善；颈椎 MRI 显示陷入枕骨大孔的枢椎齿突被下拉复位，枕骨大孔矢状径明显扩大，脑干压迫解除（图 11-3-12）。

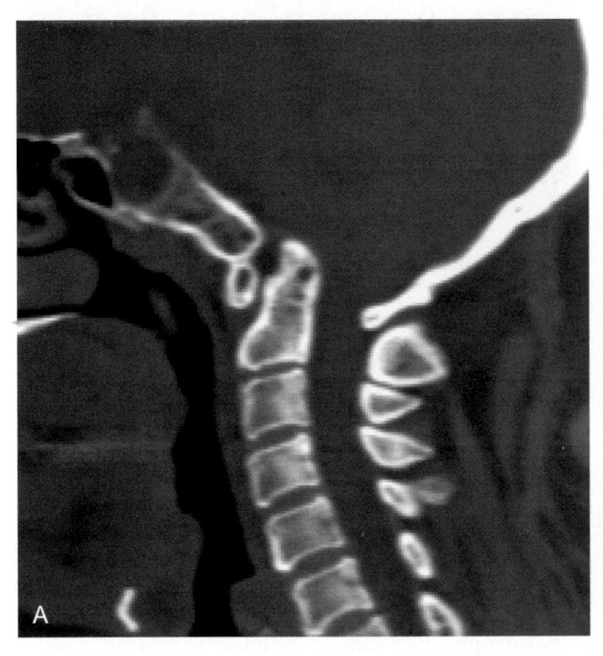

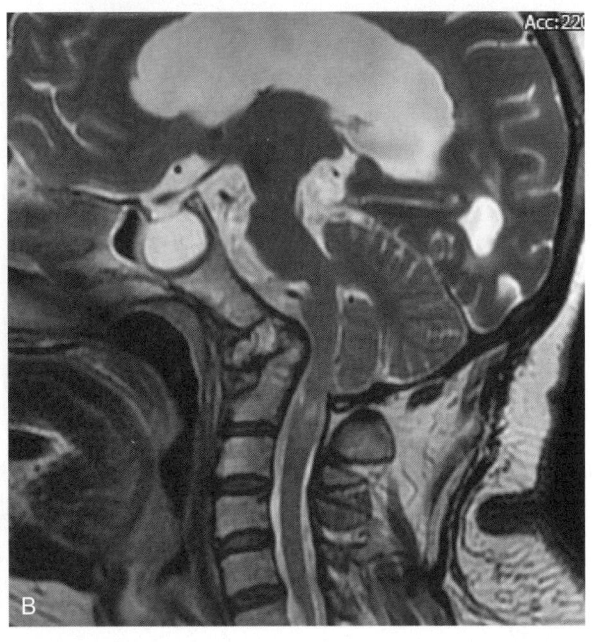

图 11-3-10　颈椎 CT 显示患者枢椎齿突陷入枕骨大孔形成颅底凹陷症合并发育性枕骨大孔狭窄（A）。颈椎 MRI 显示枕骨大孔后缘压迫延髓，局部脊髓变性。患者侧脑室明显扩张，提示脑积水形成（B）

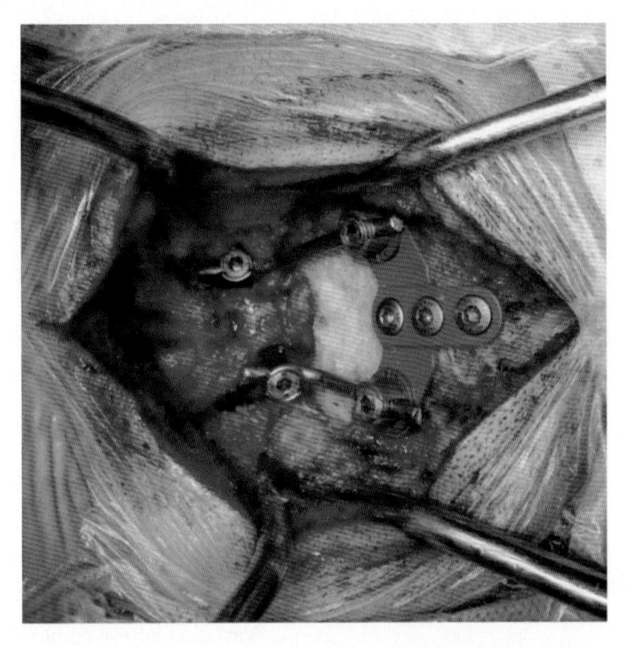

图 11-3-11　患者实施了颅底凹陷症后路复位枕颈固定并枕骨大孔扩大成形术

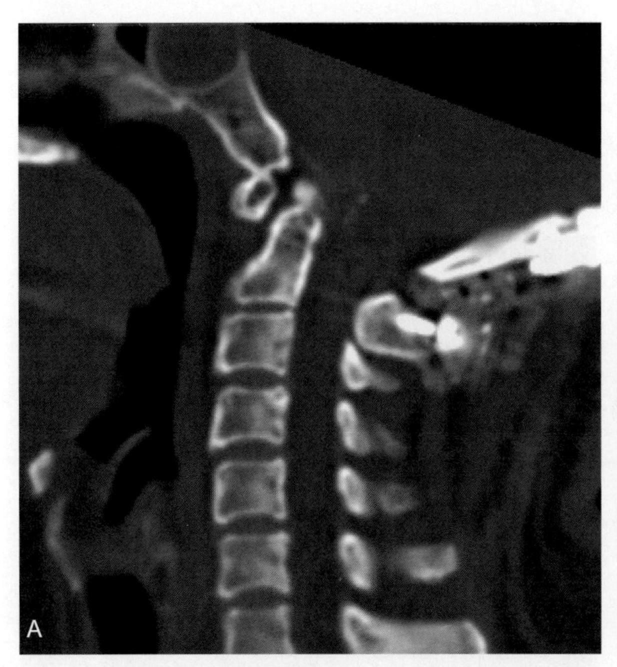

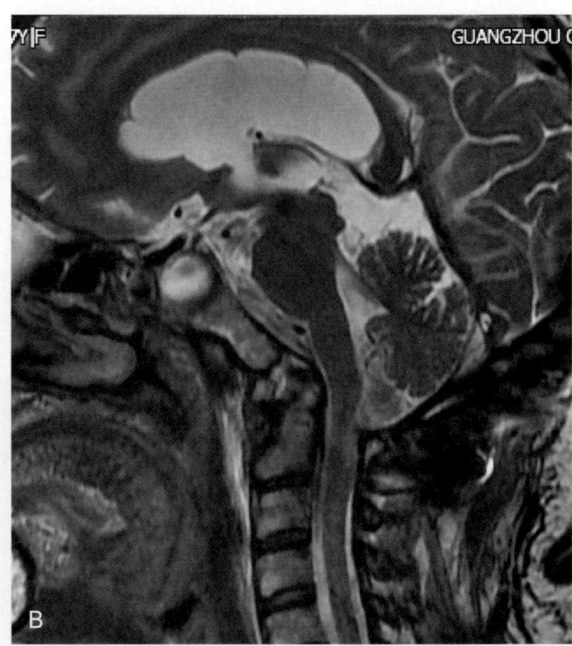

图 11-3-12　术后 1 个月复查颈椎 CT 显示颅底凹陷症已经复位，枕骨大孔后缘切除了部分骨组织，枕骨大孔狭窄明显改善；术后 1 个月复查 MRI 提示脑干压迫解除，侧脑室扩张较术前明显改善

小 结

发生于颅颈交界区的椎管狭窄症较为少见，本节主要介绍了发生于寰椎平面的椎管狭窄（称为发育性寰椎管狭窄症）和枕骨大孔平面椎管狭窄的诊断和治疗。重点涉及发育性寰椎管狭窄症的临床特点、病理分型、处理原则和手术方法等。并对枕骨大孔狭窄的诊断原则、治疗方法及临床意义进行了介绍。通过具体病例剖析，详细阐述了颅颈交界区椎管狭窄的诊断原则、手术原理和手术方法，对提高颅颈交界区疾病的诊治水平、改善手术效果具有重要意义。

参考文献

Bhattacharjee S, Mudumba V, Aniruddh PK, 2011. Spinal canal stenosis at the level of Atlas.J Craniovertebr Junction Spine, 2(1): 38-40.

Connor SE, Chandler C, Robinson S, et al, 2001. Congenital midline cleft of the posterior arch of atlas: a rare cause of symptomatic cervical canal stenosis. European Radiology, 11(9): 1766-1769.

Currarino G, Rollins N, Diehl JT, 1994. Congenital defects of the posterior arch of the atlas: a report of seven cases including an affected mother and son. AJNR Am J Neuroradiol, 15 (2): 249-254.

Devi BI, Shenoy SN, Panigrahi MK, et al, 1997. Anomaly of arch of atlas--a rare cause of symptomatic canal stenosis in children. Pediatr Neurosurg, 26(4): 214-217, discussion 217-218.

Hua Q, Ma WH, Zhao LJ, et al, 2009. Clinical application of multi-spiral CT thinner scanning and reconstruction in the diagnosis of atlantoaxial fracture and dislocation. Zhongguo Gu Shang, 22(5): 349-352.

Kanaya K, Ito K, Horiuchi T, et al, 2016. "Dynamic" Rotational Canal Stenosis Caused by Osteoma of the Atlas: A Case Report and Review of Literature. NMC Case Rep J, 3(1): 17-20.

Kelly MP, Oshima Y, Yeom JS, et al, 2014. Defining hyoplasia of the atlas : a cadaveric study. Spine, 39(21): E1243 -E1247.

Kelly MP, Oshima Y, Yeom JS, et al, 2014. Defi ning Hyoplasia of the Atlas.Spine (Phila Pa 1976), 39(21): E1243-E1247.

Kunakornsawat S, Letho S, Pluemvitayaporn T, et al, 2018. Variation of C1 spinolaminar line and prevalence of C1 stenosis in normal population. Eur J Orthop Surg Traumatol, 28(6): 1029-1032.

Liliang PC, Lui CC, Cheng MH, et al, 2000. Atlantal stenosis: a rare cause of quadriparesis in a child. Case report. J Neurosurg, 92(2 Suppl): 211-213.

Lopez AJ, Scheer JK, Leibl KE, et al, 2015. Anatomy and biomechanics of the craniovertebral jun ction. Neurosurg Focus, 38(4): E2.

Martin MD, Bruner HJ, Maiman DJ, 2010. Anatomic and biomechanical considerations of the craniovertebral junction. Neurosurgery, 66(3 Suppl): 2-6.

Matsunaga S, Imakiire T, Koga H, et al, 2007. Occult spinal canal stenosis due to C1 hypoplasia in children with Down syndrome. J Neurosurg, 107(6 Suppl): 457-459.

Nayak MT, Sannegowda RB, 2015. Safe, Effective and Easily Reproducible Fusion Technique for CV Junction Instability. J Clin Diagn Res, 9(3): C8-C11.

Shah S, Dalvie S, Rai RR, 2017. Congenital malformed posterior arch of atlas with fusion defect: a case of developmental canal stenosis causing cervical myelopathy. J Spine Surg, 3(3): 489-497.

Takeuchi M, Wakao N, Kamiya M, et al, 2013. Upper cervical cord compression due to a C1 posterior arch in a patient with ossification of the posterior longitudinal ligament and a kyphotic cervical spine in the protruded-head position: case report.J Neurosurg Spine, 19(4): 431-435.

Wackenheim A,1969. Radiologic diagnosis of congenital forms, intermittent forms and progressive forms of stenosis of the spinal canal at the level of the atlas. Acta Radiol Diagn (Stockh), 9: 759-768.

Yamahata H, Hirano H, Yamaguchi S, et al, 2017. What Is the Most Representative Parameter for Describing the Size of the Atlas? CT Morphometric Analysis of the Atlas with Special Reference to Atlas Hypoplasia.Neurol Med Chir (Tokyo), 57(9): 461-466.

Yamahata H, Niiro T, Mori M, et al, 2018. Is the atlas size associated with the pathophysiology of symptomatic spinal canal stenosis at the C1 level. Journal of Clinical Neuroscience, 57: 58-62.

第十二章

颅底凹陷症与颈椎矢状面平衡

颅底凹陷症是发生于颅颈交界区的疾病，其病理改变也会对颈椎整体平衡造成影响，甚至形成颈椎畸形等。随着对颅底凹陷症的研究逐步深入，人们发现：①颅底凹陷症患者颅颈交界区的畸形和脱位会带来颈椎整体序列的改变，而下颈椎曲度的代偿变化是维持颈椎平衡的重要机制；② 对颅底凹陷症实施局部减压和复位手术的同时还应重视维护颈椎矢状面整体平衡，以合理的角度实施复位和固定是保持平衡的重要前提；③不当的颅颈椎固定角度和不当的融合范围会破坏颈椎的整体平衡，影响手术的远期效果。本章主要介绍颅底凹陷症与颈椎矢状面平衡的相关知识，从整体角度探讨颅底凹陷症的手术原理，加深对颅底凹陷症及其手术原理的理解。

第一节　正常颈椎相关矢状面参数与特点

一、颈椎序列相关解剖参数与测量

颈椎最为重要的功能是维持头部的位置和平视。一般来说，头部的重心位置在矢状面上位于枕骨隆突以上，外耳道外上方约 1cm，重心位置的改变将产生类似悬臂梁作用使负荷增加，进而导致肌肉做功增加。在分析颈椎稳定性时，通常将其分为 3 柱（1 柱位于前部，2 柱位于后部），这一分类方法首先由 Louis 提出，前柱包括椎体和椎间盘，后柱则包括关节突关节。对于颈椎来说，头部重量的传递顺序是隆突—寰椎侧块—枢椎，然后此负荷经枢椎分别传导至前柱（$C_{2\sim3}$ 椎间盘）和后柱（$C_{2\sim3}$ 小关节），在具体负荷分配比例上，前柱为 36%，2 个后柱共承担 64%。这种分配比例也有别于腰椎，腰椎的负荷分配是以前柱为主（67% ～ 82%），后柱为辅（18% ～ 33%）。颈椎椎体的楔形形态使其整体呈现前凸，可以有效代偿胸椎后凸，胸椎后凸有利于维持肺容积的扩张，后凸程度随年龄增长而递增。颈椎前凸的尾段在颈胸交界处参与胸椎后凸的形成，颈椎曲度的异常，如前凸消失或后凸形成，将导致疼痛和功能异常。

文献介绍有 3 种方法常用来测量颈椎曲度：Cobb 角、Jackson 生理应力曲线及 Harrison 后切线法（图 12–1–1）。Harrison 后切线法所测得的数值较为准确，但目前临床仍最常用 Cobb 角评估颈椎曲度，因为此法较易操作，且组内、组间可靠性均较好。

颈椎矢状面平衡的评估可以通过矢状面垂直轴（sagittal vertical axis，SVA）测量来实现，有多种方法可以采用，目前临床较为常用的指标是枢椎垂线。颈椎矢状面垂直轴也可定义为通过枢椎中心（或齿状突）或第 7 颈椎（C_7）后上角的垂线（C_2 ～ C_7 SVA，图 12–1–2）。测量 C_2 ～ C_7 垂线间距离可以评估颈椎矢状面序列的整体情况。因其直接与健康相关生活质量（HRQL）相关，通常较大的 C_2 SVA 数值意味着 HRQL 较差。

除 C_2 ～ C_7 垂线以外，经头颅重心的铅垂线也可用来评估颈椎的矢状面序列，在侧位 X 线片上，可以将外耳道的前方近似作为垂线的起点。对于普通人群，头颅重心铅垂线和 C_2 ～ C_7 垂线比较接近，两者差别不大（图 12-1-2）。但在寰枢椎脱位和颅底凹陷症的患者，由于头颅重心前移，头颅重心铅垂线和 C_2 ～ C_7 垂线明显分离，前者能够更好地反映头颅前移、颅骨中心失平衡情况。

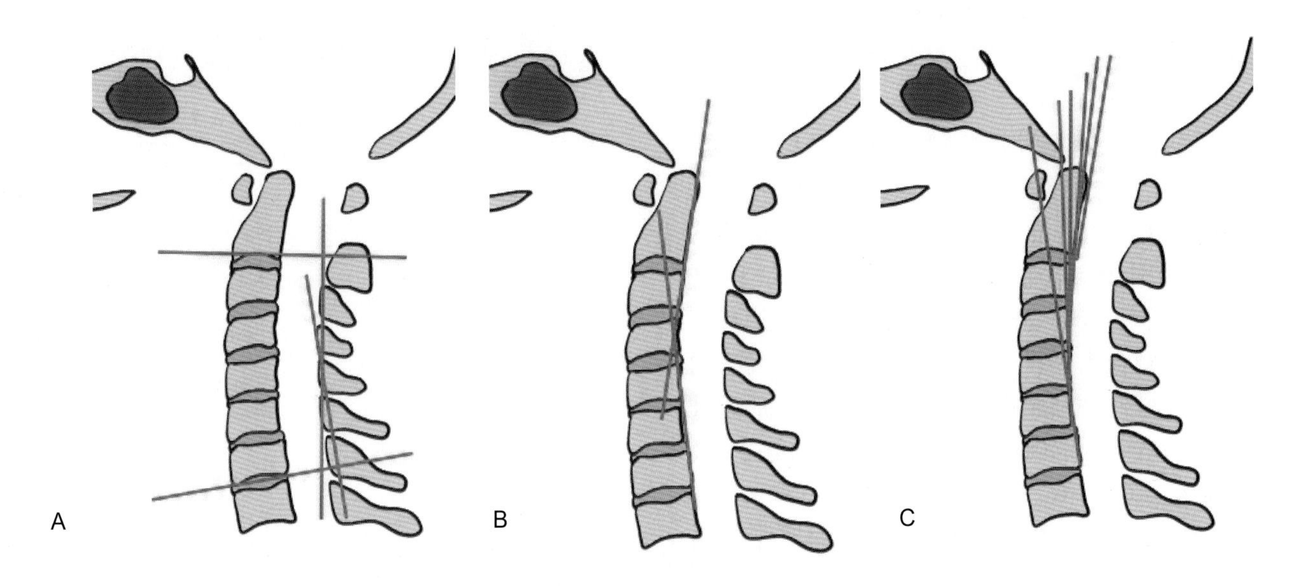

图 12-1-1 3 种评估颈椎曲度方法示意图

① Cobb 角：第 1 条线是 C_2 下终板的平行线，第 2 条线平行于 C_7 下终板；两者的垂线所成的夹角即代表颈椎曲度（A）。② Jackson 生理应力曲线：此法需绘制 2 条线，分别平行于 C_2 和 C_7 的后缘，两者夹角代表颈椎曲度（B）。③ Harrison 后切线法测量颈椎曲度：绘制 C_2 ～ C_7 椎体后缘的平行线，将各邻近椎体的平行线间成角相加得到颈椎曲度值（C）

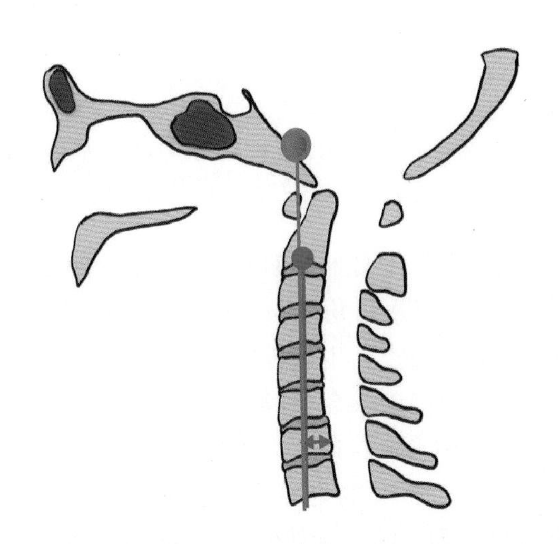

图 12-1-2 普通人群头颅重心铅垂线和 C_2 ～ C_7 垂线比较接近，两者差别不大，均可反映颈椎的整体平衡情况。通常 SVA 值约为 2cm

颏额垂线角（chin-brow to vertical angle，CBVA）是与平视相关的评估指标，这一指标对颈椎严重后凸畸形的诊治具有重要意义，因为平视受限将严重影响日常活动和生活质量。通常，CBVA 是指经患者伸髋、伸膝位直立，颈部中立位或强迫位时拍摄照片，然后测量经颏、额部的直线与垂线的夹角（图 12-1-3）。此指标目前被广为采用，考虑了 CBVA 的畸形矫正术可使患者获得更好的术后效果，包括平视、行走功能的改善和日常生活质量的提高。

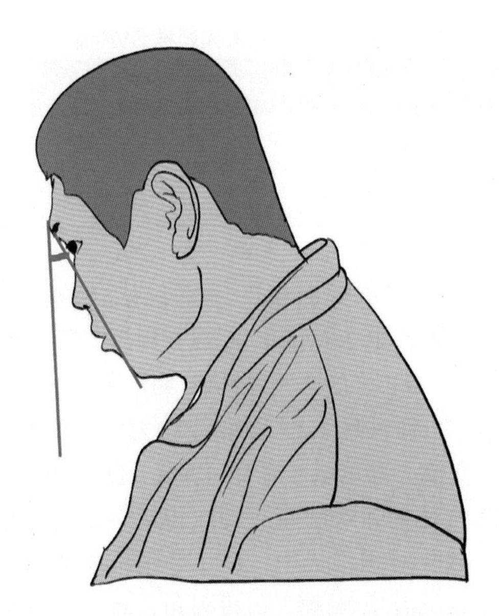

图 12-1-3 CBVA 是指经患者伸髋、伸膝位直立，颈部中立位或强迫位时拍摄照片，然后测量经颏、额部的直线与垂线的夹角，是反映眼平视功能的相关指标

二、正常颈椎序列特点

颈椎是整个脊柱中运动范围最大的节段（表12–1–1），在绝大多数（75% ～ 80%）无症状志愿者中，颈椎前凸角度变化最大的部分位于 C_1 ～ C_2，而很少存在于下颈椎。类似地，腰椎前凸角度变化最大部分通常位于尾端，即 L_5 ～ S_1。Beier 等对这一现象的解释是头部的中心几乎垂直作用于 C_1 和 C_2 椎体的中心。颈椎平均前凸约 –40°，枕骨至 C_1 节段常为后凸，仅有 6°（15%）的前凸位于下 3 个颈椎（C_4 ～ C_7）。有报道称当枕骨枢椎融合术存在过度前弯时下颈椎将发生曲度丢失。另外，无症状人群中男性和女性的颈椎曲度并无差异，而颈椎的曲度与年龄呈正相关（表12–1–2）。C_2 ～ C_7 铅垂线的距离为（15 ～ 17）mm ± 11.2mm（表 12–1–3），CBVA 的正常值尚无界定，但术后 –10° ～ +10° 的数值变化范围可接受。

表 12–1–1　无症状成人颈椎正常角度

节段	角度（负值表示前凸）（°）
C_0 ～ C_1	2.1 ± 5.0
C_1 ～ C_2	–32.2 ± 7.0
C_2 ～ C_3	–1.9 ± 5.2
C_3 ～ C_4	–1.5 ± .0
C_4 ～ C_5	–0.6 4.4
C_5 ～ C_6	–1.1 5.1
C_6 ～ C_7	–4.5 ± 4.3
C_2 ～ C_7	–9.6
合计	–41.8

表 12–1–2　无症状成人不同性别及年龄段颈椎前凸的正常值

年龄段（岁）	男性（°）	女性（°）
20 ～ 25	16 ± 16	15 ± 10
30 ～ 35	21 ± 14	16 ± 16
40 ～ 45	27 ± 14	23 ± 17
50 ～ 55	22 ± 15	25 ± 11
60 ～ 65	22 ± 13	25 ± 16

表 12–1–3　无症状成人颈椎 SVA 值

以齿突为参考	均值 ± 标准差（mm）
C_2 ～ C_7	15.6 ± 11.2
C_2 ～ S_1	13.2 ± 29.5

可能影响颈椎曲度的因素包括颈胸结合部（cervicothoracic junction，CTJ）角度参数及颅椎角参数等。CTJ 的组成包括第 1 胸椎（T_1）椎体、双侧第 1 肋骨、胸骨上端，从生物力学角度来看，CTJ 是支撑头部重量（平均 4.5kg）且活动度较大的颈椎向受胸廓限制而活动度相对较小的胸椎过度的区域。对颈椎而言，CTJ 是颈椎的底座，其主要参数包括 T_1 胸廓入口投射角、T_1 上终板倾斜角、颈倾角等。为了维持平衡，保持直立姿态和平视，头颅和颈椎的排列要受胸廓入口形态和方向的影响，类似于骨盆倾斜与腰椎前凸的关系。Lee 等发现胸廓入口角度与头颅及颅颈段的解剖序列均显著相关，T_1 上终板倾斜角和胸廓入口投射角越大，颈椎前凸会相应增加以维持头颅重心后移和眼平视（图 12–1–4）。对于无症状人群来说，C_0 ～ C_2 和 C_2 ～ C_7 的角度对整个颈椎前曲的影响分别为 77% 和 23%；而颈倾角和颅倾角与枕颈节段整体角度的相关性分别为 70% 和 30%。

Lee 等的研究还表明，颈倾角保持 44° 时肌肉耗能最小，此结果说明胸廓入口角度较小时，会产生较小的 T_1 倾斜角，同时颈前屈变小以维持颈倾角，反之亦然。因此，胸廓入口角和 T_1 倾斜角可作为评价矢状平衡、预测生理序列、指导矫形方案的指标。T_1 倾斜程度一定程度上可影响颈椎的曲度，以确保头部的重心位于平衡位置。关于颅椎角度改变对颈椎平衡的影响将在本章第二节讲述。

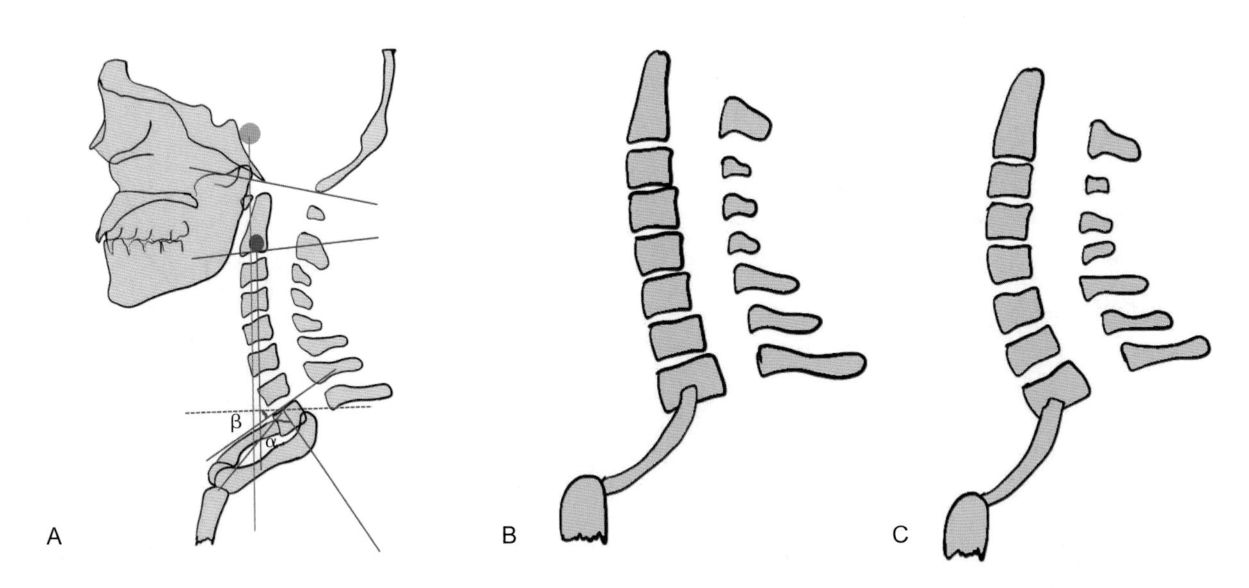

图 12-1-4　T_1 胸廓入口投射角（α）、T_1 上终板倾斜角 β、颈椎前凸的关系（A）；胸廓入口投射角增大会使 T_1 倾斜角增大、颈椎前凸增加以维持头部与胸廓和躯干的位置关系（B、C）

第二节　颅底凹陷症患者的颈椎矢状面失衡

颅底凹陷症是发生于颅颈交界区骨骼畸形基础上的疾病，其主要病理改变是颈椎上端结构上移进入枕骨大孔并压迫脑干和延髓；同时也会对整个颈椎的序列造成影响，一般表现为上颈椎后凸增加和下颈椎代偿性前凸，形成鹅颈畸形等。所以，在手术干预颅底凹陷症的过程中，不仅要将陷入枕骨大孔的结构复位达到解除脑干压迫的效果；还要兼顾纠正颅椎角和上颈椎后凸，改善下颈椎前凸以恢复颈椎的整体平衡。本节主要从颈椎矢状面平衡的角度探讨颅底凹陷症手术方式对颈椎整体平衡的改善和影响，从而在整体治疗上更好地把控颅底凹陷症的疗效。

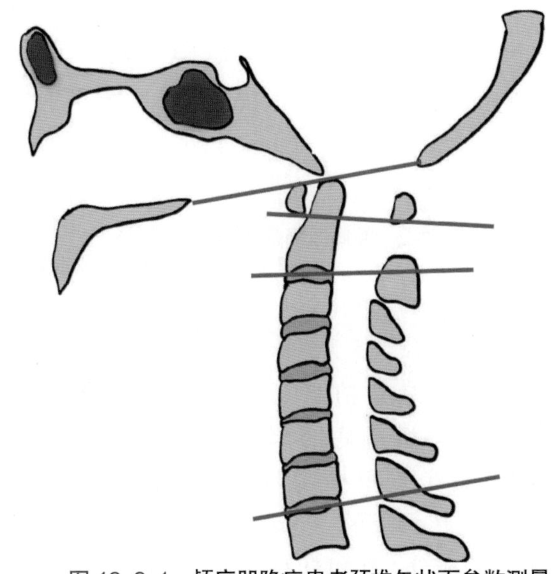

图 12-2-1　颅底凹陷症患者颈椎矢状面参数测量

C_0 ～ C_2 角 Chamberlain 线与枢椎下终板的夹角；C_1 ～ C_2 角：寰椎前后弓连线与枢椎下终板的夹角；C_2 ～ C_7 角：枢椎下终板与 C_7 下终板的夹角

一、颅底凹陷症的矢状面参数测量

1. 反映颅椎与颈椎矢状面平衡的参数　用于描述颈椎矢状面平衡的参数（图 12-2-1）主要包括 C_0 ～ C_2 角（C_0 ～ C_2A）、C_1 ～ C_2 角（C_1 ～ C_2A）、C_2 ～ C_7 角（C_2 ～ C_7A）、T_1 倾斜角（T_1S），颅骨重心铅垂线至 C_7 后缘的距离（CG ～ C_7 SVA）、C_2 中心点铅垂线至 C_7 后缘的距离（C_2 ～ C_7 SVA）等（图 12-2-2）。C_0 ～ C_2A、C_1-C_2A、C_2-C_7A 分别反映上颈椎和下颈椎的后凸弧度，T_1S 主要反映颈椎底座的倾斜度。CG ～ C_7 SVA、C_2 ～ C_7 SVA 则是用于评价颈椎整体平衡状态的指标，健康成年人的 CG ～ C_7 SVA 为 4cm，C_2 ～ C_7 SVA 约为 2cm。对于普通人群，头部重心铅垂线和 C_2 ～ C_7

垂线比较接近，两者差别不大。但在寰枢椎脱位和颅底凹陷症的患者，由于头颅重心前移，头颅重心铅垂线和 C_2 ～ C_7 垂线明显分离，CG ～ C_7 SVA 能更好地反映颅骨中心前移导致的颈椎失平衡情况。一般认为，一个平衡的颈椎，当 SVA 值 < 4cm 时颈椎处于低耗能的平衡状态，也就是我们认为的较佳平衡状态。

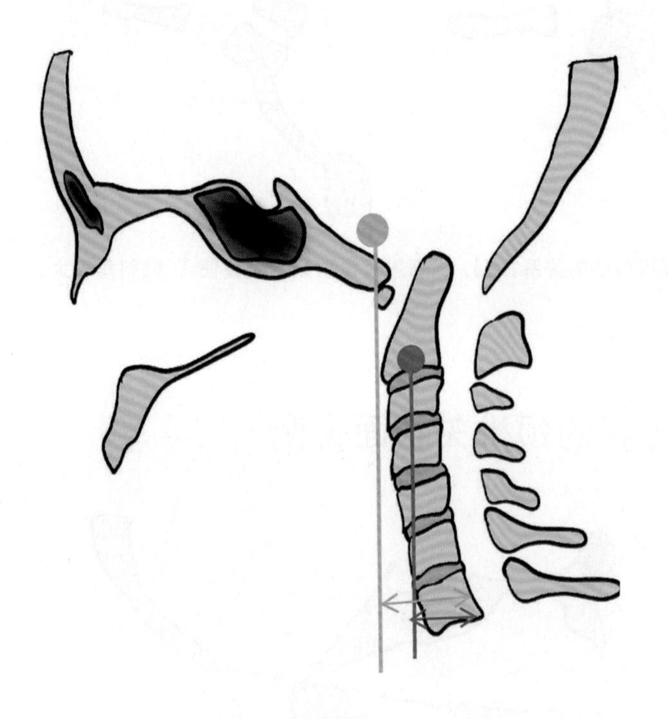

图 12-2-2 颅底凹陷症患者 SVA 测量

方法 1：测量颅骨重心铅垂线与 C_7 椎体后缘的距离；方法 2：测量 C_2 中心点与 C_7 后缘的距离

2. 反映颅底凹陷症脱位程度的参数 一般认为，大多数颅底凹陷症是在颅颈交界畸形基础上发生寰枢椎脱位，枢椎齿突上移，陷入枕骨大孔形成的。这种寰枢椎脱位不仅有前后脱位的成分，还包括垂直脱位的成分，它导致齿突上移进入枕骨大孔。除此之外，颅椎角改变导致的高位颈椎后凸也是重要的病理改变。所以，反映颅底凹陷症脱位的参数主要有 3 个（图 12-2-3，图 12-2-4）：垂直脱位参量（VDI）、前后脱位参量（ADI）和角度参数（颅椎角，CAA）。前两个指标主要反映齿突在垂直方向和水平方向的脱位程度，CAA 主要反映颅底和上颈椎之间的角度畸形。

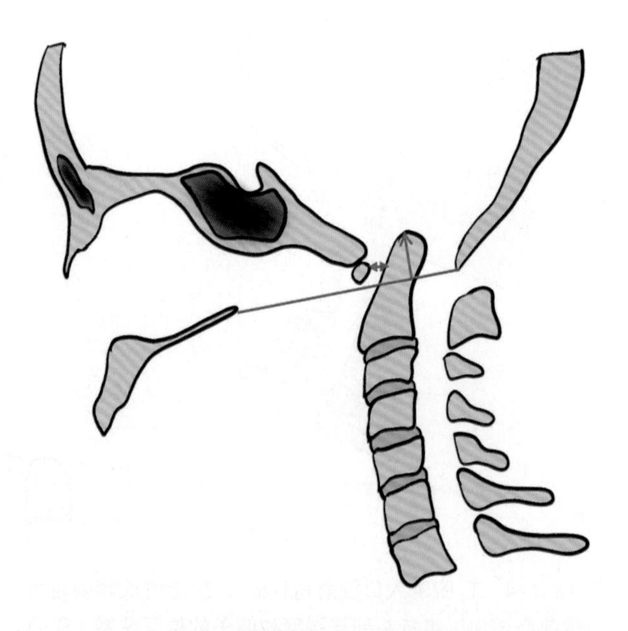

图 12-2-3 颅底凹陷症患者 ADI、VDI 等参数测量

VDI：齿突顶点到 Chamberlain 线的垂直距离；ADI：寰椎前弓后缘至枢椎齿突前缘之间的距离

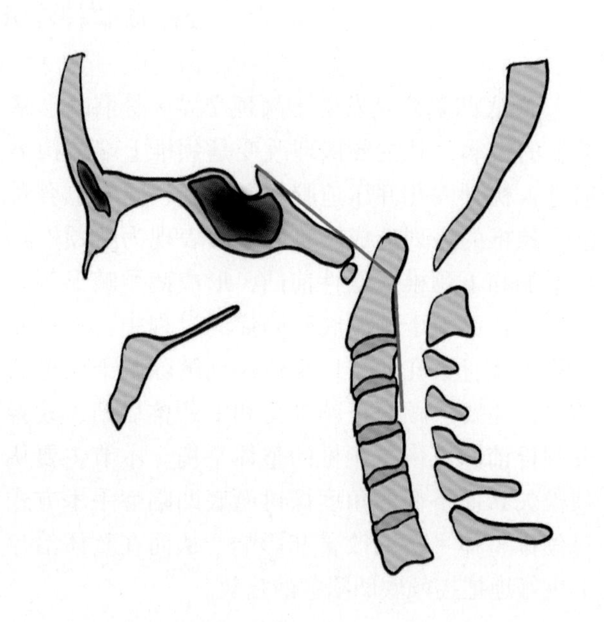

图 12-2-4 颅椎角是反映颅底凹陷症脱位的角度位移参数，通常用斜坡枢椎角表示

二、颅底凹陷症的矢状面失平衡现象

颅底凹陷症患者的颅椎角改变时，上颈椎的矢状面参数变化会给下颈椎带来影响。这种上下颈椎矢状面参数的联动现象来自颈椎的矢状面平

衡自我代偿机制。由于颅底凹陷症患者的寰椎相对枢椎大多向前下方脱位，可引起颅椎角减小，上颈椎后凸角增大，这样，下颈椎前凸会代偿性增加，以维持正常的眼平视状态。当脱位比较严重，颅椎角显著减小时，患者的颈椎前凸明显增加甚至呈鹅颈畸形（图 12-2-5）。如果测量患者的颈椎矢状面轴向垂直距离（SVA），会发现有失代偿情况。下颈椎如果长期处于过度前凸的代偿体位，会增加相邻椎间盘的内在负荷，加速椎间盘退变，引发椎间盘突出和椎节失稳，带来新的临床问题。所以，需要重视颅底凹陷症的矢状面失平衡现象，尽可能通过手术对其进行调整和矫正。

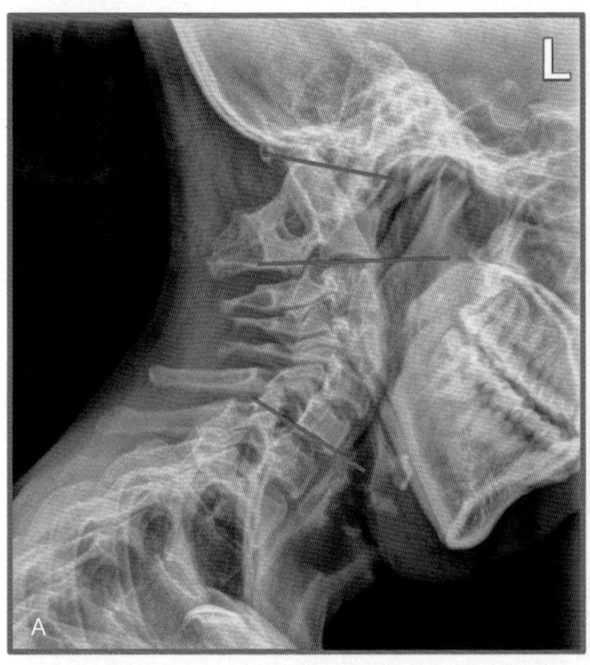

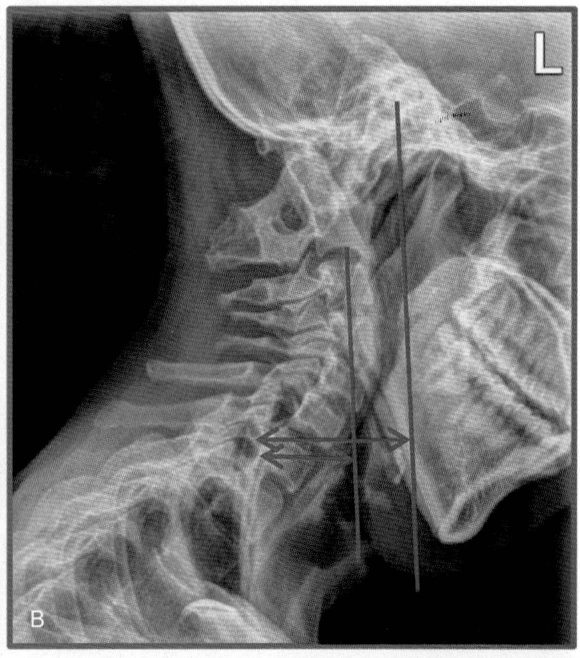

图 12-2-5　**颅底凹陷症患者的寰椎向前下方脱位，颅骨重心前移，颅椎角减小，上颈椎后凸角变大，下颈椎前凸代偿性增加，颈椎呈鹅颈畸形，以维持正常的眼平视状态（A）。该患者 SVA 明显加大，颈椎代偿失衡（B）**

三、齿突切除术及颅后窝减压术对颅底凹陷症患者颈椎矢状面平衡的影响

传统的手术方式以骨性结构切除减压为主，包括后方的颅后窝减压术和前方的经口咽齿突切除减压术。颅后窝减压术主要通过扩大颅后窝容积，消除小脑下疝，间接改善脑干压迫；而经口咽齿突切除术则用于直接解除脑干前方压迫。这种以减压为主的手术方法均着眼于局部压迫的解除，对颈椎矢状面的整体平衡起不到改善作用。临床观察发现，采用传统减压手术治疗颅底凹陷症，术后复查 MRI 虽然显示脑干压迫已经解除，但并未能解决上颈椎后凸带来的下颈椎失平衡情况，影响整体疗效。合理的手术方法应该着眼于局部减压的同时，纠正异常的颅椎角，改进颈椎的整体平衡。所以，用整体的观点考量手术对颈椎整体平衡的影响，才有可能获得更理想的疗效。

四、用矢状面平衡的观点看 TARP 治疗颅底凹陷症的原理

颅底凹陷症合并的寰枢椎脱位不仅包含垂直脱位的成分，还包括前后脱位和颅椎角的改变，以上病理变化常伴随颈椎的序列异常甚至结构失衡。颅底凹陷症的现代治疗理念是以复位、固定和融合技术为基础的，逐渐摒弃了骨性结构切除减压的手术方式。通过手术将陷入枕骨大孔的枢椎齿突下拉复位并恢复颅椎角，可以解除脑干压迫，并获得颈椎的整体平衡，这是一种比较符合生理特点的手术方式（图 12-2-6 ～图 12-2-8）。

为了改善齿突下拉复位手术对颅底凹陷症的复位效果，应该通过彻底松解将枢椎齿突复位

到接近生理解剖位置，包括 VDI ＜ 3mm、ADI ＜ 3mm、CAA ＞ 145° 等。一个理想复位的枢椎齿突应该不超过 Chamberlain 线上方 3mm，寰齿关节间隙不大于 3mm，CAA 大于 145° 。通过测量术后的 C_2 ～ C_7A（C_2 ～ C_7 前凸角）、C_2 ～ C_7 SVA（颈椎矢状面轴向垂直距离）可评价颈椎的代偿与平衡状态，健康成年人的 C_2 ～ C_7 SVA 约为 2cm。一般认为，一个平衡的颈椎，当 SVA 值 ＜ 4cm 时，颈椎处于低耗能的平衡状态，也就是我们认为的较佳平衡状态。

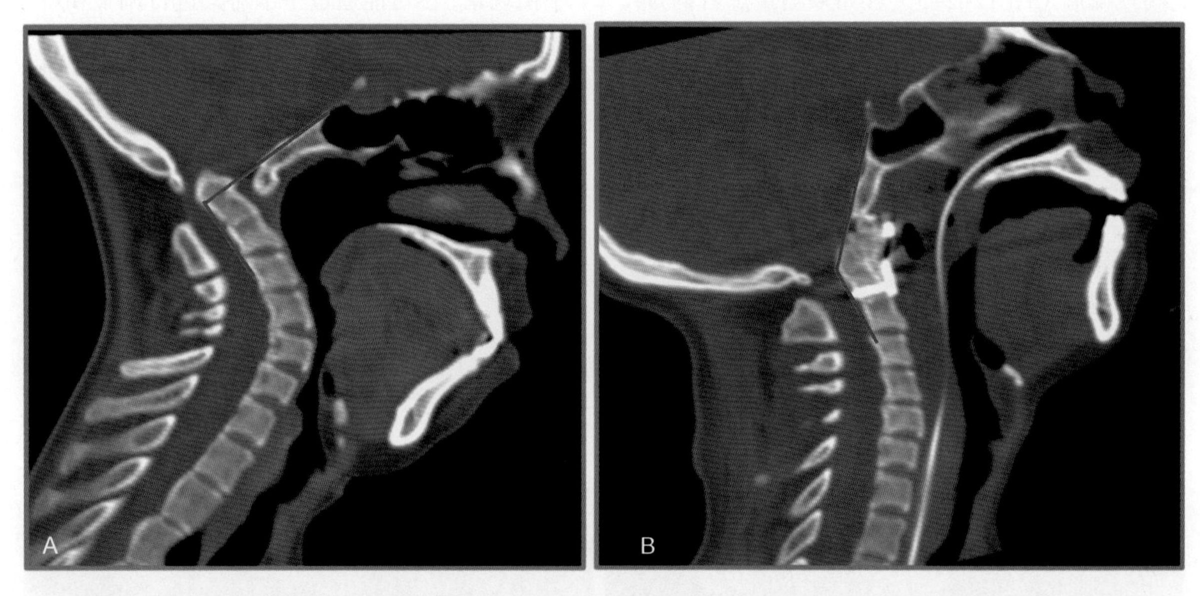

图 12-2-6　颅底凹陷症患者实施经口咽前路下拉复位内固定术并纠正颅椎角，颈椎矢状面平衡明显改善

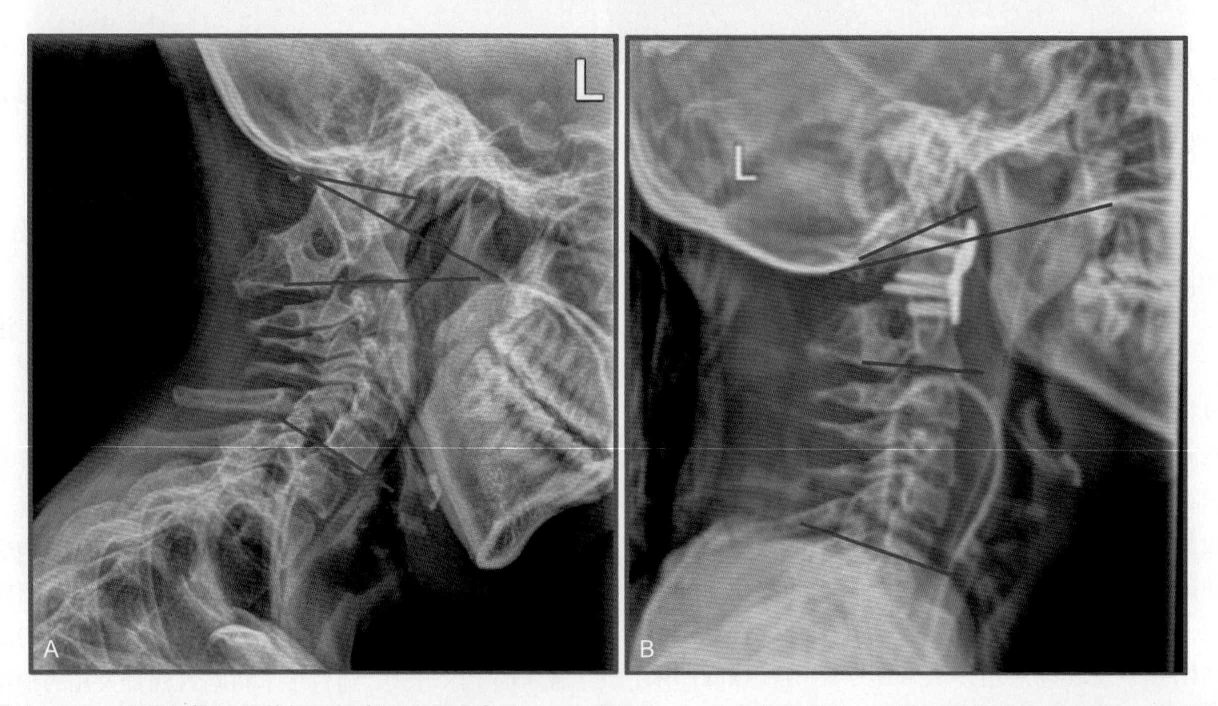

图 12-2-7　术前颈椎 X 线片提示颅底凹陷症患者 C_0 ～ C_2 角和 C_1 ～ C_2 角呈现后凸，导致下颈椎前凸明显增加，呈鹅颈畸形（A）。实施经口咽前路下拉复位内固定术并矫正患者颅椎角和 C_0 ～ C_2 角及 C_1 ～ C_2 角，患者下颈椎前凸减小，颈椎整体序列明显改善（B）

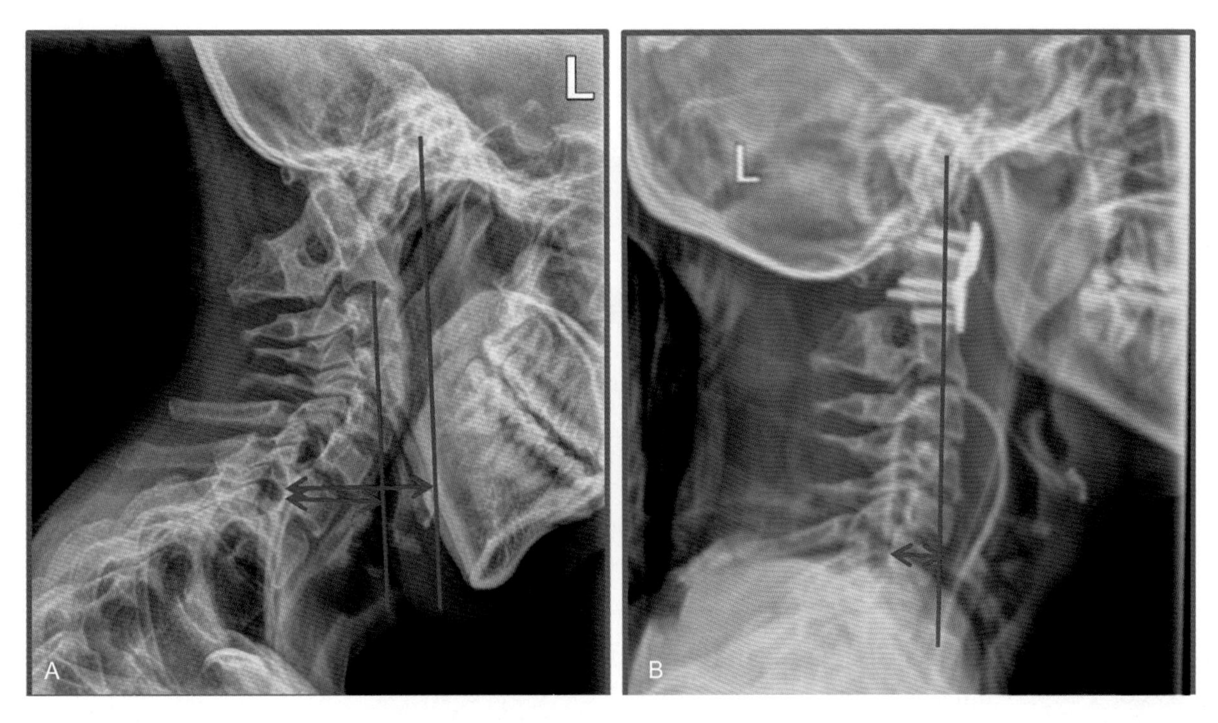

图 12-2-8　术后（B）、术前（A）颈椎 X 线片对比显示，患者实施经口咽前路下拉复位内固定术后，颅底凹陷得以复位，颈椎平衡明显改善，C_2 ～ C_7 角及 C_2 ～ C_7SVA 均恢复至正常

五、短节段固定和长节段固定对颈椎矢状面平衡的影响

根据手术入路和固定方式不同，颅底凹陷症的齿突下拉复位手术包括经口咽松解前路复位内固定术、经口咽松解后路枕颈内固定术等。不同的术者可能会选择不同的内固定范围。研究发现，颅底凹陷症患者的脱位参数与颈椎矢状面参数存在着内在联系，有限的短节段固定由于保留了较多的颈椎运动单元更有利于颈椎平衡的重建。实施短节段固定，可以有效调动颈椎的自平衡机制，获得最佳的下颈椎平衡，从而获得满意的手术效果。例如，采用经口咽松解下拉复位技术纠正颅底凹陷症患者的脱位状态，将齿突复位至生理解剖位置，并恢复正常的颅椎角，对恢复颈椎的整体平衡是有益的。而实施长节段固定以后，剩余的代偿椎体数量减少（图 12-2-9），将承担更大的代偿负荷，容易加速颈椎椎间盘退变，影响远期疗效。这在长节段固定的后路手术中较为多见。另外，固定角度不当也可造成整体颈椎失衡。所以，对于颅底凹陷症手术，一般建议选择尽可能小范围的固定，这样在保留颈椎运动功能的同时，也保留了下颈椎的代偿能力，这对颈椎整体平衡的恢复是有益的。另外，对颅底凹陷症患者复位仅仅强调 ADI 和 VDI 的复位是不够的，还应该重视颅椎角的恢复。颅椎角改善不佳会导致下颈椎过度前凸，甚至引起患者吞咽功能障碍（图 12-2-10）。长节段固定需要对固定范围内的颈椎角度进行更合理的设计才能保证颈椎的整体平衡。

颈椎固定手术必须维持或重建矢状面力线维持或恢复平视，恢复颈椎整体序列。Passias 等研究认为，由于 C_1 ～ C_2 角、C_0 ～ C_2 角与 C_2 ～ C_7 角存在负相关，寰枢关节融合固定术后，下颈椎会根据上颈椎曲度而发生相应变化；当 C_0 ～ C_2 角被纠正至 15°，对下颈椎曲度的影响最小。Kato 等通过对枕颈固定术患者的资料进行回顾性对照研究，对比术前、术后 C_1 ～ C_2 角与 C_2 ～ C_7 角之间的相关性及代偿情况，结果表明术前 C_1 ～ C_2 角 $<$ 20° 者，最佳融合角度应为 20°；术前 C_1 ～ C_2 角 $>$ 20° 者，最佳融合角度为术前原度数。Matsunaga 等对类风湿性寰枢椎失稳患者行 C_1 ～ C_2 融合手术的研究结果显示，过度的 C_1 ～ C_2 后凸角能造成下颈椎前凸及半脱位，加速下颈椎的退变。以上研究均提示，在对颅底凹陷症患者实施复位内固定术时，应该对复位程度、固定范围和固定角度进行全面的设计和考量，才能获得最佳的手术效果。

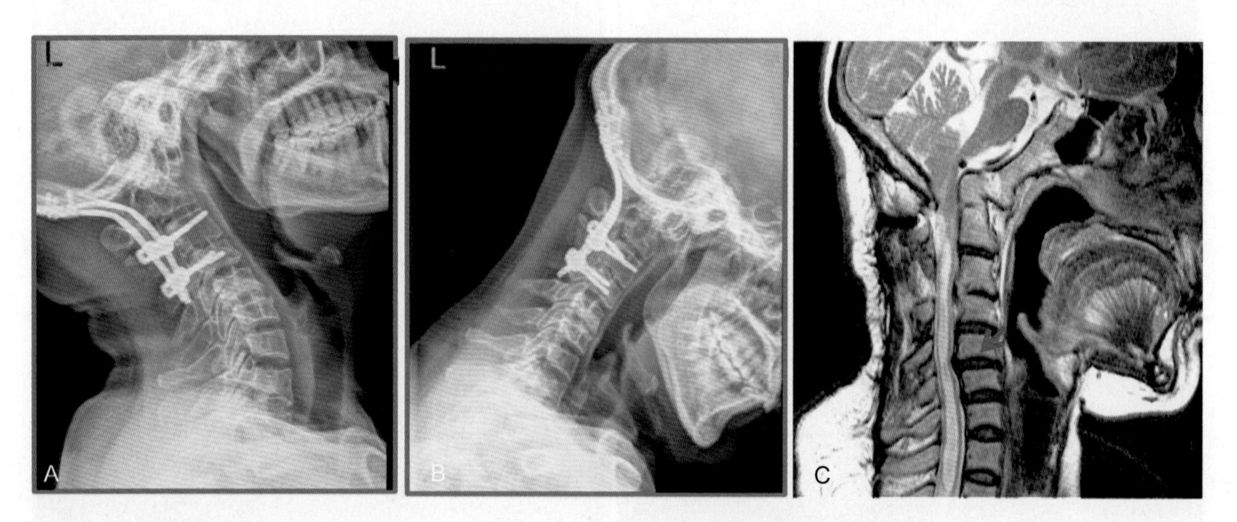

图 12-2-9　颅底凹陷症患者实施后路复位枕颈内固定术，术后 X 线片显示手术固定范围较大（C_0 ～ C_4）（A、B），颈椎 MRI 显示 $C_{5,6}$ 椎间盘突出（C）

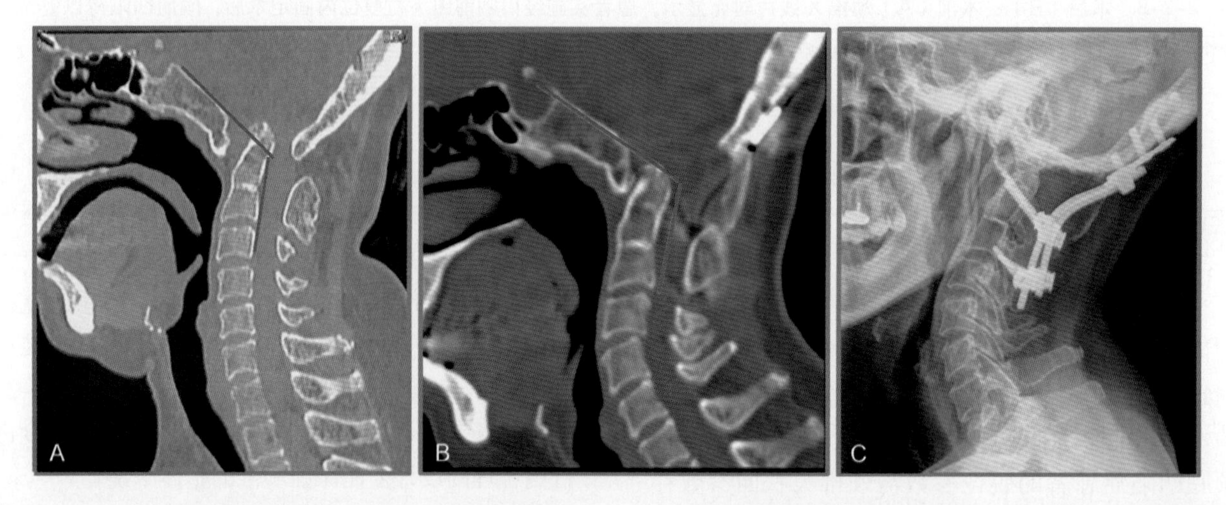

图 12-2-10　颅底凹陷症患者实施后路复位枕颈固定术（C_0 ～ C_3），虽然齿突下拉复位比较理想，但颅椎角（斜坡枢椎角）较术前反而减小，导致患者颈椎序列失衡，下颈椎过度前凸，并带来吞咽障碍等并发症

小结

颅底凹陷症虽然是发生于颅颈交界区的疾病，但其病理改变也会给颈椎整体平衡带来影响。本章主要介绍了颅底凹陷症及其手术对颈椎矢状面平衡的影响，让我们对颅底凹陷症及其手术原理有了更为深入的理解。研究颈椎矢状面平衡，主要关注以下问题：①颅底凹陷症手术的目标不仅是减压和复位，还要重视手术对颈椎整体平衡的影响，尽量恢复正常的颈椎矢状面参数；② 对颅底凹陷症实施固定术应考虑对颈椎整体的影响，短节段固定能更好地保留颈椎的代偿能力，长节段固定需要设计合理的固定角度，避免术后颈椎失衡；③ 不当的颅颈固定角度和不当的融合范围不仅会破坏颈椎的整体平衡，还可带来吞咽困难等并发症，严重影响手术的远期效果。

参考文献

Azimi P, Yazdanian T, Benzel EC, et al, 2021. Sagittal balance of the cervical spine: a systematic review and meta-analysis. Eur Spine J, 30(6): 1411-1439.

Botelho RV, Ferreira JA, Zandonadi Ferreira ED, 2018.Basilar invagination: A craniocervical kyphosis. World Neurosurg, 117: e180-e186.

Choi BW, Park JB, Kang JW, et al, 2019. Influence of atlantoaxial fusion on sagittal alignment of the occipitocervical and subaxial spines in os odontoideum with atlantoaxial instability. Asian Spine J, 13(4): 556-562.

Choi DH, Lee SG, Yoo CJ, et al, 2019. Sagittal alignment correlates with the C1-C2 fixation angle and functional outcome after posterior atlantoaxial fixation for traumatic atlantoaxial instability. J Clin Neurosci, 66: 19-25.

Gerilmez A, Naderi S, 2021. A Novel Perspective for analyzing craniocervical sagittal balance and horizontal gaze. World Neurosurg, 149: e924-e930.

Jin L, Liang Y, Guo C, et al, 2023. Cervical Sagittal alignment and balance associated with aging Chinese adults: A radiographic analysis. Global Spine J, 19: 21925682231172125.

Kato Y, Itoh T, Kanaya K, et al, 2006.Relation between atlantoaxial (C1/2) and cervical alignment(C2-C7) angles with Magerl and Brooks techniques for atlantoaxial subluxation in rheumatoid Arthritis. J Orthop Sci, 11(4): 347-352.

Le Huec JC, Thompson W, Mohsinaly Y, et al, 2019. Sagittal balance of the spine. Eur Spine J, 28(9): 1889-1905.

Lee SH, Kim KT, Seo EM, et al, 2012. The influence of thoracic inlet alignment on the craniocervical sagittal balance in asymptomatic adults. J Spinal Disord Tech, 25(2): E41-E47.

Long G, Yanfeng Z, Haoning M, et al, 2022. A new radiological parameter as a predictor of dysphagia based on oro-pharyngeal stenosis in a cohort of pediatric patients undergoing mal-reduced C1-2 pedicle screw fixation. Eur Spine J, 31(12): 3402-3409.

Matsunaga S, Onishi T, Sakou T, 2001. Significance of occipitoaxial angle in subaxial lesion after occipitocervical fusion. Spine (Phila Pa 1976), 26(2): 161-165.

Passias PG, Wang S, Kozanek M, et al, 2013. Relationship between the alignment of the occipitoaxial and subaxial cervical spine in patients with congenital atlantoaxial dislocation. J spinal Disord Tech, 26(1): 15-21.

Patwardhan AG, Khayatzadeh S, Havey RM, et al, 2018. Cervical sagittal balance: a biomechanical perspective can help clinical practice. Eur Spine J, 27 (Suppl 1): 25-38.

Scheer JK, Lau D, Ames CP, 2021. Sagittal balance of the cervical spine. J Orthop Surg (Hong Kong), 29(suppl 1): 23094990211024454.

Scheer JK, Tang JA, Smith JS, et al, 2013. International spine study group. Cervical spine alignment, sagittal deformity, and clinical implications: a review. J Neurosurg Spine, 19(2): 141-159.

Teo AQA, Thomas AC, Hey HWD, 2020. Sagittal alignment of the cervical spine: do we know enough for successful surgery.J Spine Surg, 6(1): 124-135.

Wang X, Chou D, Jian F, 2018. Influence of postoperative O-C2 angle on the development of dysphagia after Occipitocervical fusion surgery: Results from a retrospective analysis and prospective validation. World Neurosurg, 116: e595-e601.

Yoshimoto H, Ito M, Abumi K, et al, 2004. A retrospective radiographic analysis of subaxial sagittal alignment after posterior C1-C2 fusion. Spine (Phila Pa 1976), 29(2): 175-181.

Zhang X, Gao K, Xie H, et al, 2018. Characteristics of cervical sagittal alignment at different C0-C2 correcting angles in fusion treatment of atlantoaxial dislocations.World Neurosurg, 21: S1878-8750.

Zhou Y, Hou J, Xiao R, et al, 2022. Cervical sagittal alignment in patients with basilar invagination. Spine (Phila Pa 1976), 47(21): 1515-1524.

Zhu C, Wang LN, Chen TY, et al, 2022. Sequential sagittal alignment changes in the cervical spine after occipitocervical fusion. World J Clin Cases, 10(4): 1172-1181.

第十三章

颅颈交界区的椎动脉变异与个性化手术

椎动脉损伤是颅颈交界区手术最可怕的并发症之一，尤其是当颅颈交界区存在骨性结构畸形时，损伤风险明显增加。一项研究发现，椎动脉损伤在正常人群中的发生率为 0.3% ～ 8.2%，而在颅颈交界畸形的患者中，损伤发生率明显升高。其原因可能是颅颈交界畸形的患者伴随有较高的椎动脉变异现象，文献报道的椎动脉变异包括椎动脉在骨外走行变异和骨道内变异两种情况，前者如节段性椎动脉、窗口型椎动脉，后者如椎动脉高跨、寰椎椎动脉骨桥等。椎动脉在骨外和骨道内的走行变异均会给手术显露、减压和置入螺钉等过程带来风险，医源性椎动脉损伤可以造成静脉瘘、假性动脉瘤、椎动脉栓塞、椎动脉剥离和脑缺血坏死甚至死亡等（图 13-0-1）。为了安全开展颅颈交界区手术，全面了解和掌握椎动脉畸形和变异规律，采取必要的防范措施是非常重要的。因而，提高对上颈椎椎动脉变异规律的认识，实施个性化手术，对降低手术风险、减少并发症具有重要意义。本章从椎动脉的变异规律及其对手术安全性的影响、术前评估方法、个性化手术策略等方面进行介绍，帮助术者正确认识椎动脉变异对寰枢椎手术的影响，提高应对水平，规避手术风险。

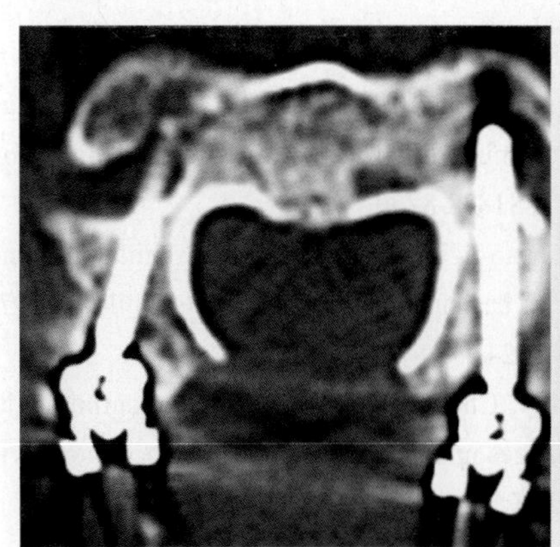
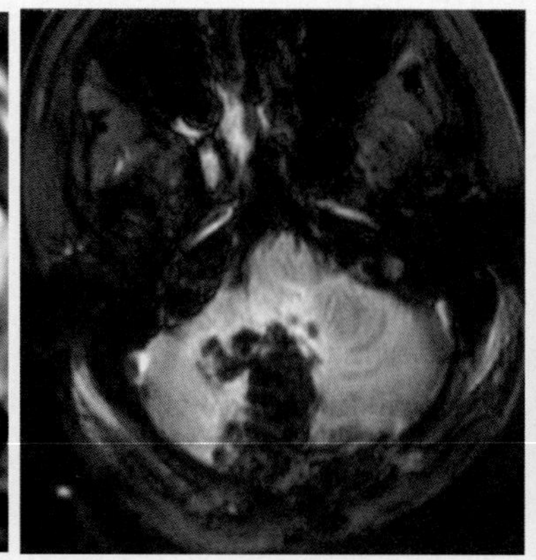
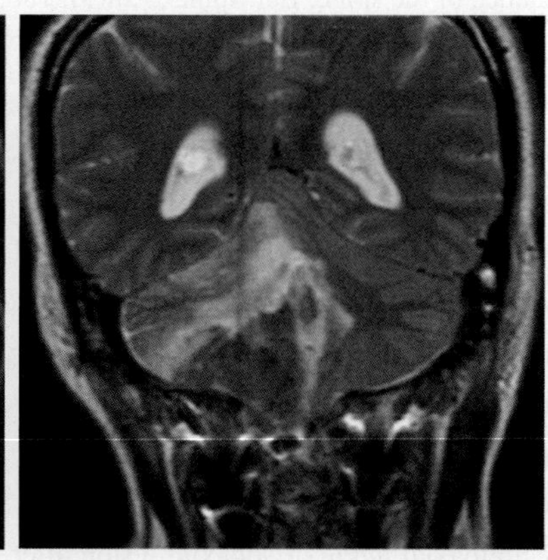

图 13-0-1　椎弓根螺钉置钉失误导致双侧椎动脉孔闭塞，引起小脑梗死

一、颅颈交界区的椎动脉解剖与变异

（一）椎动脉的正常解剖

椎动脉由锁骨下动脉发出，左右各一，穿过颈椎椎体侧方第 6 至第 1 颈椎横突孔，经枕骨大孔上升到颅内后行于延髓腹侧，两条椎动脉在脑桥下缘汇合成一条粗大的基底动脉，即通常所称的椎基底动脉系统。椎基底动脉系统是脑血液供应的重要组成部分，分布于脑干（延髓到间脑尾侧 1/3）、大脑半球的后 1/3（包括部分颞叶、枕

叶和小脑）。椎动脉的走行分为4段：横突孔前段、横突孔段、寰椎后弓段和颅内段（图13-0-2）。在颅颈交界区，椎动脉出第3颈椎横突孔后进入枢椎椎动脉孔，上行一定高度后水平向外拐出，继续上行进入寰椎横突孔，然后绕寰椎侧块后缘向内经寰椎后弓椎动脉沟穿寰枕膜进入枕骨大孔（图13-0-3）。

（二）颅颈交界区的椎动脉变异

为了更好地理解椎动脉在颅颈交界区的变异规律及其对手术的影响，可以将其分为骨道外的走行变异及椎动脉相关的骨性结构变异两种情况分别加以阐述。

1. *颅颈交界区椎动脉走行变异*　颅颈交界区椎动脉走行变异是指椎动脉进入枢椎椎动脉孔，跨越寰枢椎及入颅等过程中的走行轨迹及分支发生的变异。由于椎动脉偏离了正常的解剖位置，或形成了分支，术前如果未能预判，手术显露及置钉过程中容易出现椎动脉损伤。所以，我们需要了解椎动脉的走行会发生哪些变异，这些变异各有什么特点，这样才能在手术时做到心中有数，避免损伤。临床观察发现，椎动脉走行变异在颅颈交界畸形的患者中发生率非常高，这可能与胚胎发育时期骨与血管的发育相互作用和相互影响有关。所以，对术前CT检查发现有颅颈交界骨畸形的患者，应该增加颈部CTA检查，了解椎动脉走行情况，为制订合理的手术策略提供参考。

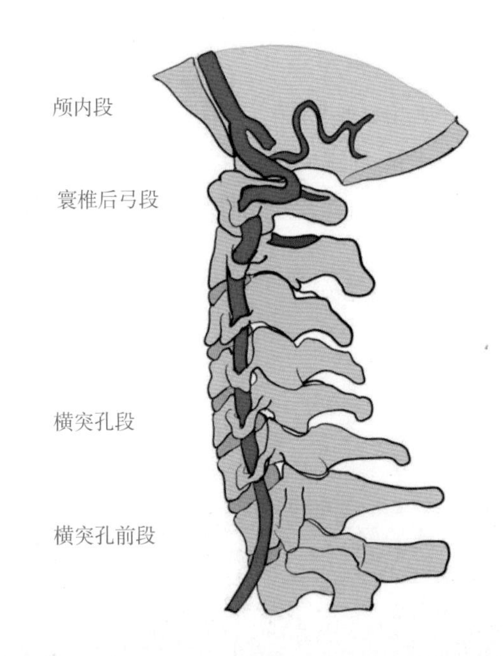

图13-0-2　**椎动脉的走行分为4段，即横突孔前段、横突孔段、寰椎后弓段和颅内段**

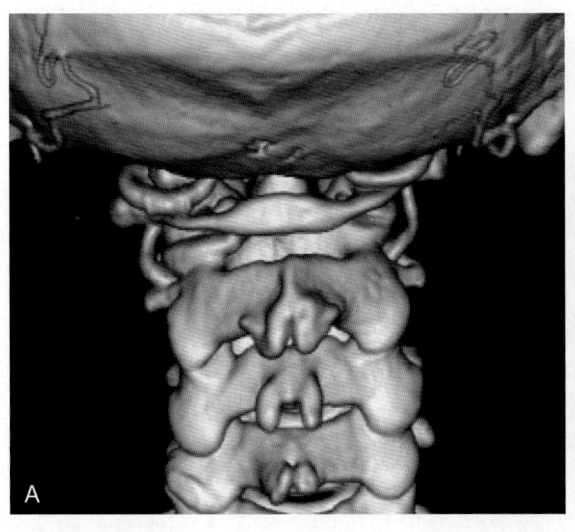

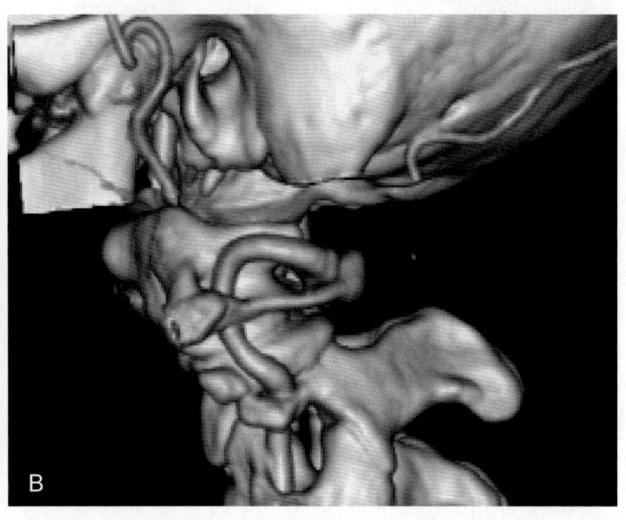

图13-0-3　**在颅颈交界区，椎动脉出第3颈椎横突孔后进入枢椎椎动脉孔，上行一定高度后水平向外拐出，继续上行进入寰椎横突孔，然后绕寰椎侧块后缘向内经寰椎后弓椎动脉沟穿寰枕膜进入枕骨大孔**

椎动脉骨道外走行变异大致可以分为以下类型（表13-0-1），每种变异特点如下。

Ⅰ型（枕颈融合患者，椎动脉近中入颅型，图13-0-4）：当患者存在寰椎枕骨化时，椎动脉出枢椎横突孔后向上进入枕骨大孔，其入颅点距中线较近。

表 13-0-1 颅颈交界区椎动脉变异类型

	颅颈交界区椎动脉畸形类型	特点
Ⅰ型	枕颈融合，椎动脉近中入颅型	寰椎枕骨化的患者，椎动脉直接从枕骨大孔下方进入颅内，显露过程易损伤
Ⅱ型	枕颈融合，椎动脉远中入颅型	寰椎枕骨化的患者，椎动脉直接从寰椎外侧的横突孔进入颅内
Ⅲ型	第 1 节段型椎动脉	椎动脉不经寰椎横突孔及椎动脉沟，而是出枢椎椎动脉孔后直接从寰椎下方进入椎管
Ⅳ型	窗口型椎动脉	寰椎后弓上方及下方分为 2 支的窗口型椎动脉，置钉及显露过程容易损伤
Ⅴ型	椎动脉膨隆型	椎动脉在椎动脉沟处膨隆外露，显露过程中极易损伤
Ⅵ型	寰椎后弓缺失致椎动脉裸露型	寰椎后弓缺如时，椎动脉缺乏骨性结构的保护，直接裸露在外面，手术显露和置钉过程中容易损伤
Ⅶ型	枢椎壁内型	椎动脉不经枢椎椎动脉孔，而是从内向外横跨枢椎椎弓峡部，枢椎置钉及显露过程中均易损伤
Ⅷ型	单支椎动脉	患者仅有一侧椎动脉血管，唯一的椎动脉一旦损伤，将会带来灾难性后果

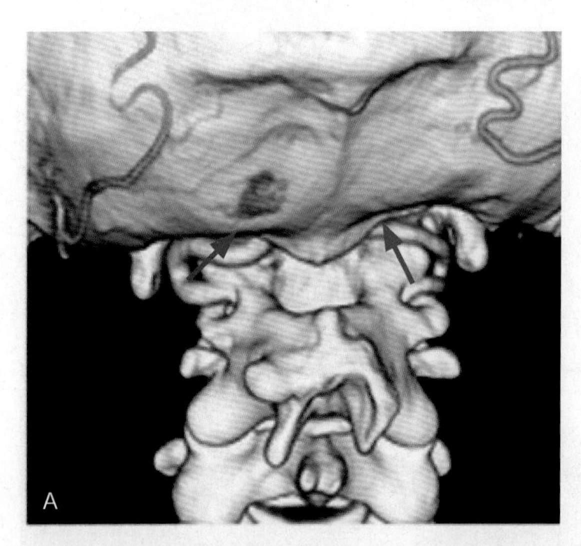

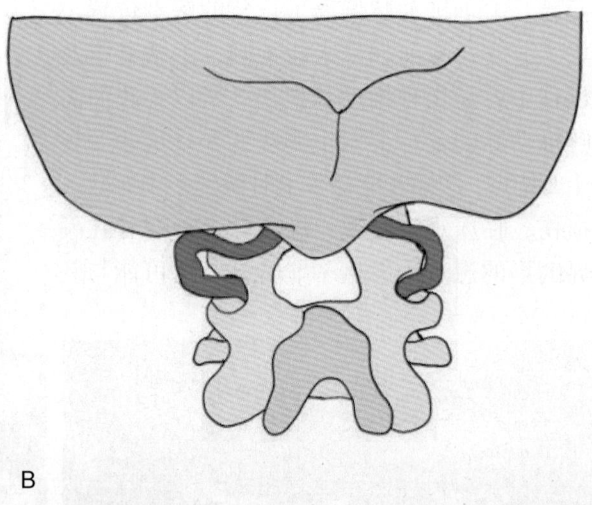

图 13-0-4 Ⅰ型椎动脉变异

枕颈融合患者，椎动脉出枢椎横突孔后拐向内侧，跨枢椎侧块关节后方靠近中线进入枕骨大孔

Ⅱ型（枕颈融合患者，椎动脉远中入颅型，图 13-0-5）：当患者存在寰椎枕骨化时，椎动脉出枢椎横突孔后向上进入枕骨大孔，其入颅点离开中线较远。

寰椎枕骨化是颅底凹陷症患者中较为常见的发育畸形，由于寰椎枕骨化，椎动脉的走行路径也发生相应变化。笔者观察到，当寰椎枕骨化时，椎动脉通过两种不同的方式进入枕骨大孔，分为Ⅰ型、Ⅱ型。Ⅱ型患者，椎动脉进入枕骨大孔的位置距离中线较远，它穿过位于 $C_0 \sim C_1$ 融合体内的骨性管道进入枕骨大孔，而Ⅰ型患者的椎动脉在出枢椎横突孔后，跨过 $C_0 \sim C_2$ 侧块关节上方拐向内侧，在较为靠近中线的位置进入枕骨大孔。有时同一患者，两边的椎动脉入颅的路径也不相同。区分这两种椎动脉变异情况对实施后路枕颈融合或颅后窝减压术很有帮助。对于Ⅰ型患者，由于椎动脉走行跨越 $C_0 \sim C_2$ 关节表面并靠近中线，实施颅后窝减压或后路置钉及侧块关节撑开等操作时，应提高警惕，避免伤及椎动脉。而对于Ⅱ型患者，由于椎动脉进入枕骨大孔距离中线的距离较远，且不覆盖寰椎 / 枢椎侧块，所以实施枕骨大孔减压或寰椎侧块螺钉置钉时相对较为安全。

Ⅲ型（第 1 节段型椎动脉，图 13-0-6）：椎动脉出枢椎横突孔后，并不向上进入寰椎横突孔，而是在寰椎、枢椎之间进入椎管。

Ⅳ型（窗口型椎动脉，fenestration of the VA，图 13-0-7）：椎动脉出枢椎横突孔后分为 2 支，一支在寰椎、枢椎之间进入椎管，另外一支向上进入寰椎横突孔正常走行，经过寰椎后方的椎动脉沟进入枕骨大孔。

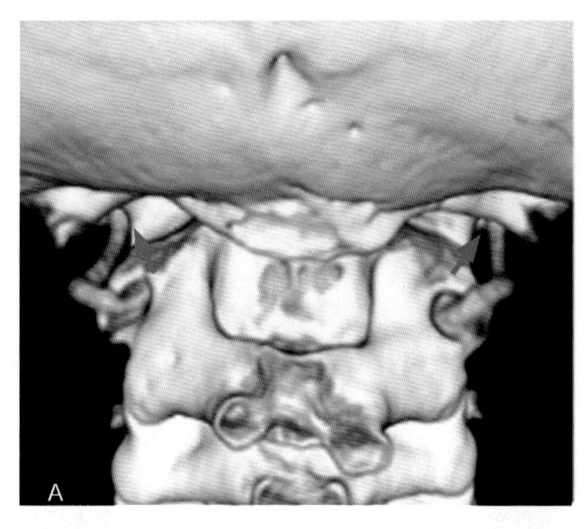

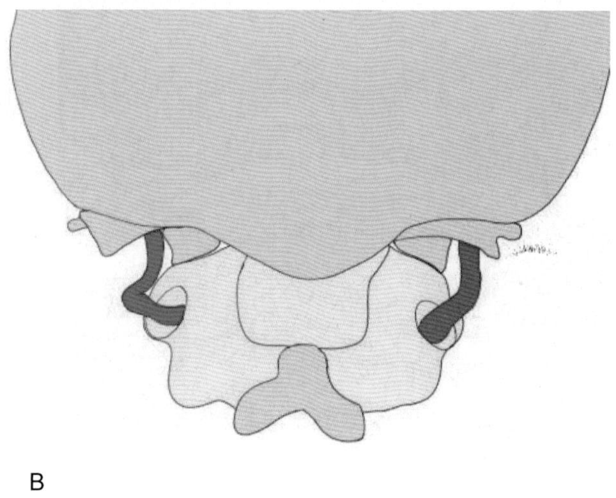

图 13-0-5　**Ⅱ型椎动脉变异**

枕颈融合患者，椎动脉远离中线入颅

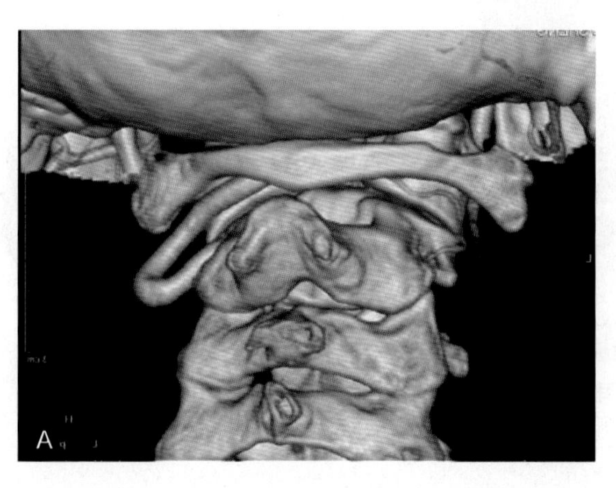

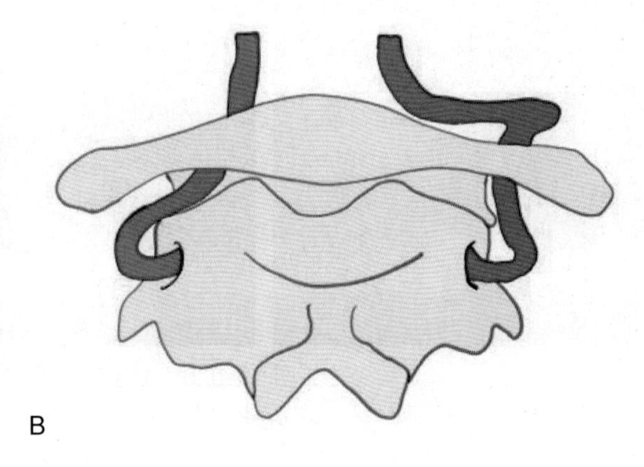

图 13-0-6　**Ⅲ型椎动脉变异**

椎动脉出枢椎椎动脉孔后，未进入寰椎横突孔，而是在寰椎、枢椎之间进入椎管

Ⅲ和Ⅳ型椎动脉变异在文献中报道较多，分别被命名为第 1 节段型椎动脉（FIA）和窗口型椎动脉（FEN）。第 1 节段型椎动脉是指椎动脉出枢椎横突孔后，并不上行进入寰椎横突孔，而是拐向内侧，在寰椎、枢椎之间进入椎管。窗口型椎动脉是指椎动脉离开枢椎横突孔后，分为 2 支，一支在寰椎、枢椎之间穿入椎管，另外一支向上进入寰椎横突孔，然后在寰椎后上方的颅侧进入枕骨大孔。这种两种变异共同点是，椎动脉的走行路径均跨过寰椎侧块后方的置钉区域，如果术前未能加以诊断，而实施寰椎后路侧块螺钉置钉手术或行后路寰枢椎侧块关节撑开松解等操作，极有可能伤及椎动脉或其重要分支，造成严重后果。

Ⅴ型（椎动脉膨隆型，图 13-0-8）：该型变异主要表现为椎动脉出寰椎横突孔后，在椎动脉沟处向后方膨隆，突出于寰椎后弓的边缘，形成一个袢样结构。手术医师显露寰椎后弓尤应注意避免损伤膨隆的椎动脉。术前如果确认患者有Ⅴ

型椎动脉变异，建议手术操作显露寰椎后弓时，应尽量避免使用电刀，改用刮匙等工具紧贴骨膜剥离，以免电刀的火花灼伤膨隆的血管造成椎动脉损伤。

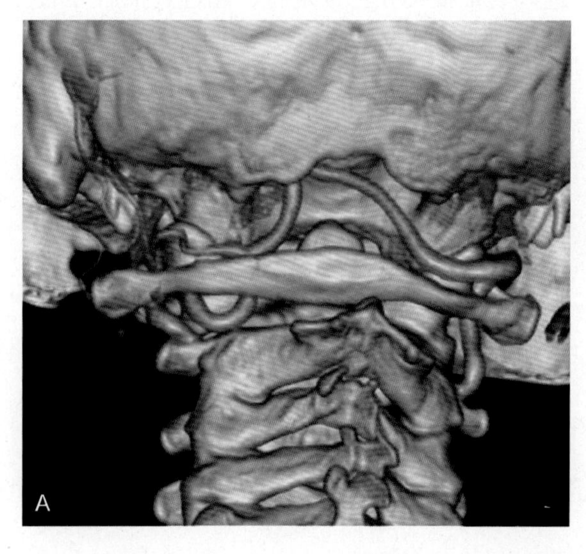
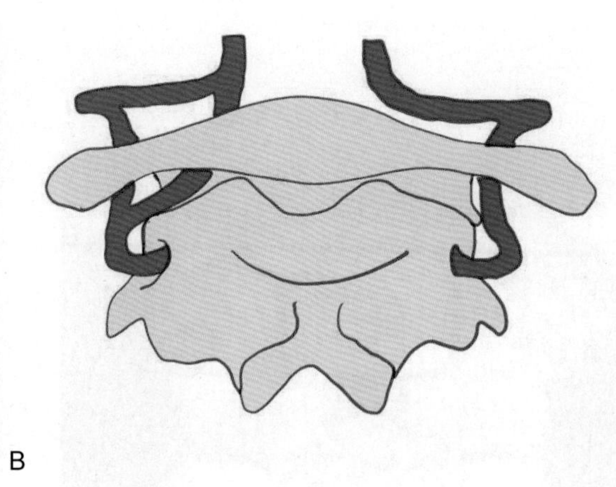

图 13-0-7 Ⅳ型椎动脉变异（窗口型椎动脉）

该患者左侧椎动脉出枢椎横突孔后分为 2 支，一支在寰椎、枢椎之间进入椎管，另外一支上行进入寰椎横突孔，经过寰椎后方的椎动脉沟进入枕骨大孔

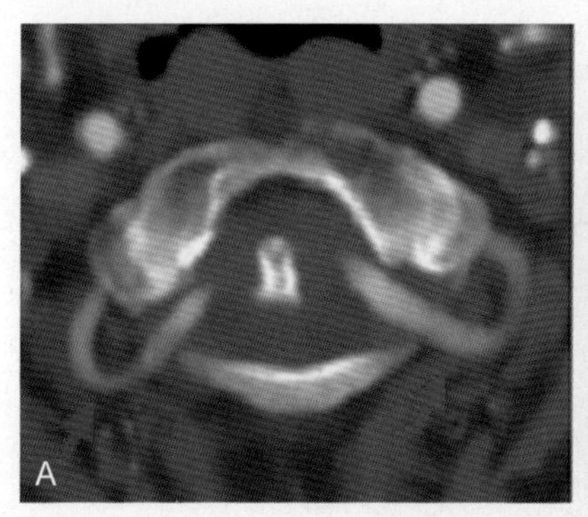
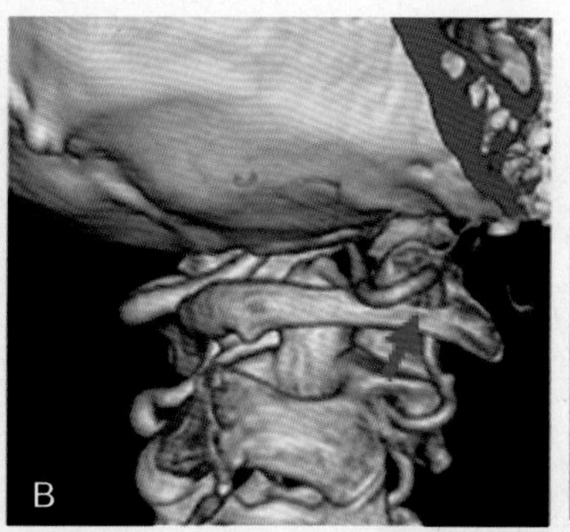
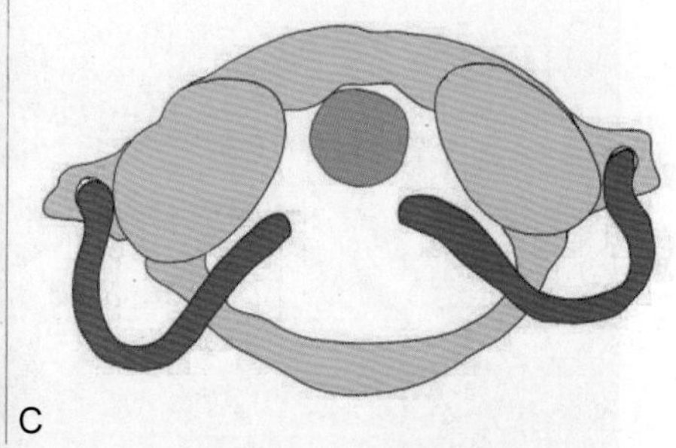

图 13-0-8 Ⅴ型椎动脉变异（椎动脉膨隆型）

椎动脉出寰椎横突孔后，在椎动脉沟处向后方膨隆，突出于寰椎后弓的边缘，形成一个袢样结构

Ⅵ型（寰椎后弓缺失致椎动脉裸露型，图 13-0-9）：是寰椎后弓发育不良合并的椎动脉变异，当寰椎后弓缺如时，椎动脉缺乏骨性结构的保护，直接裸露在外面，手术显露和置钉过程中容易造成损伤。在实施寰枢椎后路手术显露和置钉过程中，如果盲目使用电刀，极易损伤裸露的椎动脉。所以，这种椎动脉畸形的患者，笔者推荐选择前路手术方式，这样更有助于规避椎动脉损伤。

Ⅶ型（枢椎壁内型，图 13-0-10）：该型椎动脉出第 3 颈椎横突孔后上行时不进入枢椎横突孔，而是进入椎管，然后贴枢椎椎管内壁和枢椎峡部向外拐出后上行进入寰椎横突孔。此型变异是一种更为少见的椎动脉畸形。在实施寰枢椎后路手术时，该侧的显露和枢椎椎弓根螺钉的置入过程要更加谨慎，注意避免损伤。

Ⅷ型（单支椎动脉，图 13-0-11）：通常大部分人的椎动脉是左右两支的，进入颅内汇合成基底动脉。但两侧通常不等粗，较粗的一侧血供好，称为优势侧椎动脉。也有些人的非优势侧椎动脉严重退化闭合，仅剩一侧椎动脉血管，称为单支椎动脉。对于这一类型的患者，手术操作过程中要采取各种措施保护这唯一的椎动脉，一旦损伤，将会带来灾难性后果。

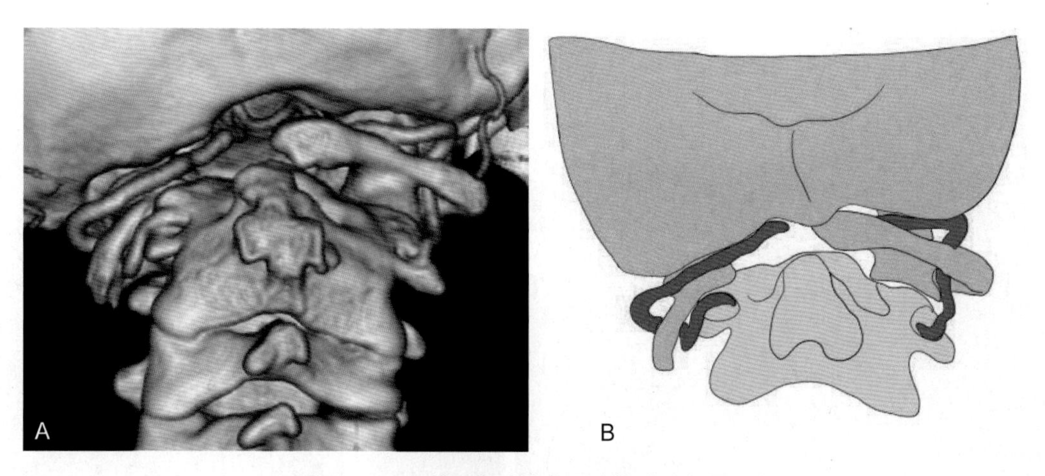

图 13-0-9　Ⅵ型椎动脉变异（椎动脉裸露型）

左侧寰椎后弓缺如时，椎动脉缺乏骨性结构的保护，直接裸露在外面，手术显露和置钉过程中容易造成损伤

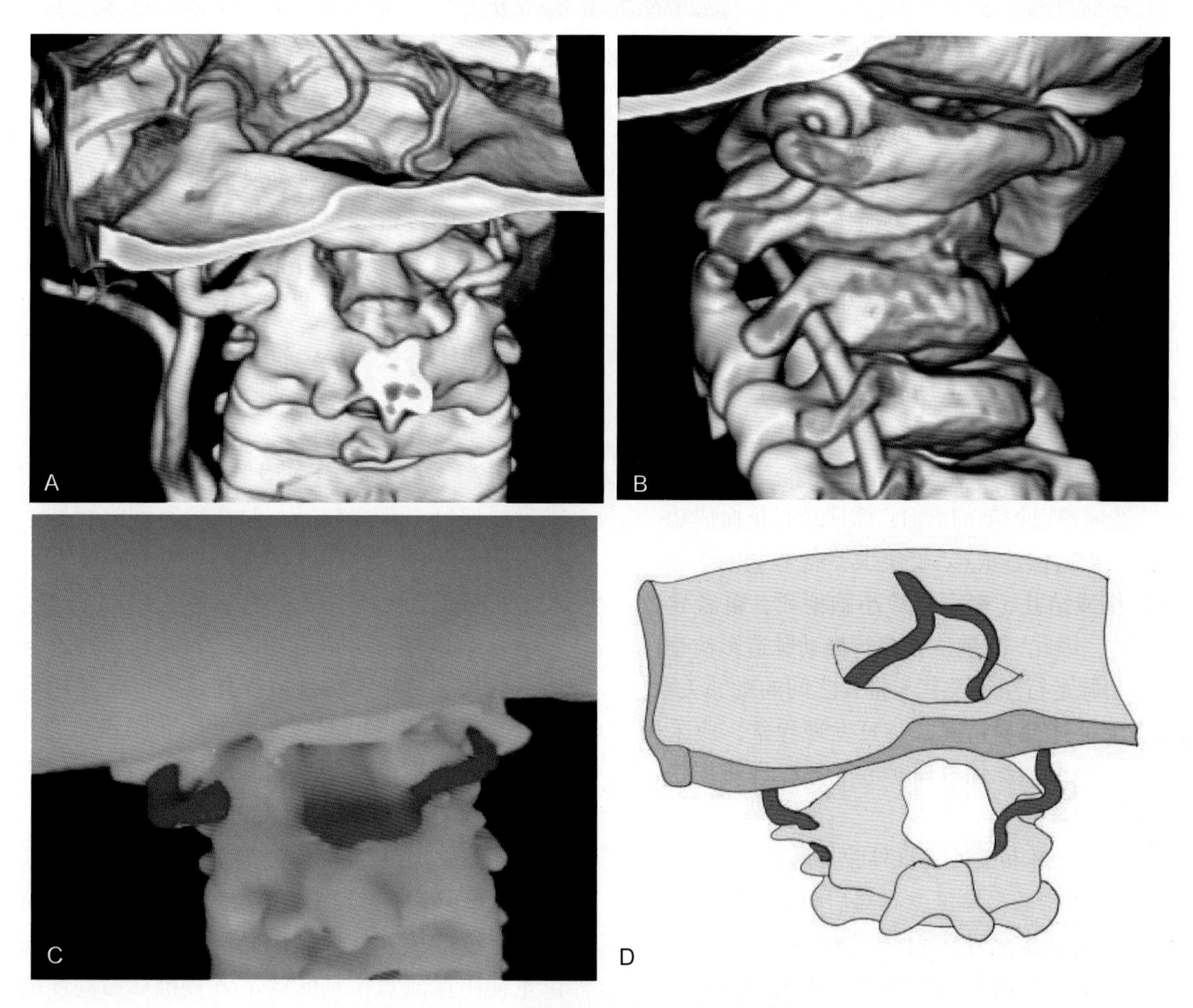

图 13-0-10　Ⅶ型椎动脉变异（枢椎壁内型）

右侧椎动脉出第 3 颈椎横突孔后上行向内进入椎管，贴枢椎椎管内壁向外拐出上行进入寰椎横突孔，该椎动脉不经过枢椎横突孔

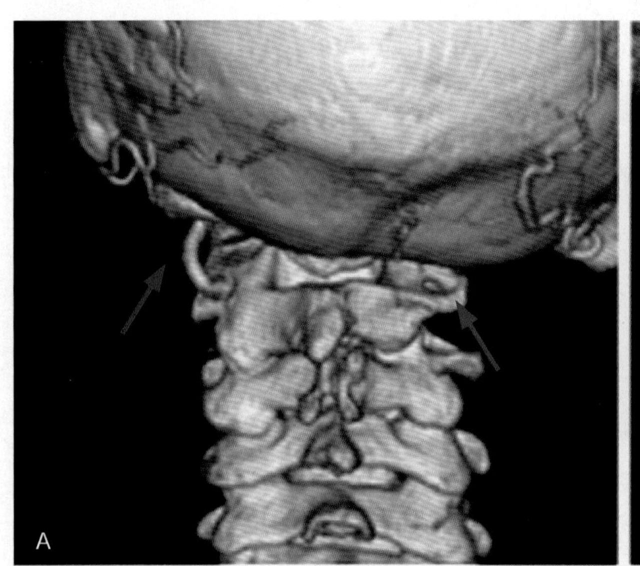

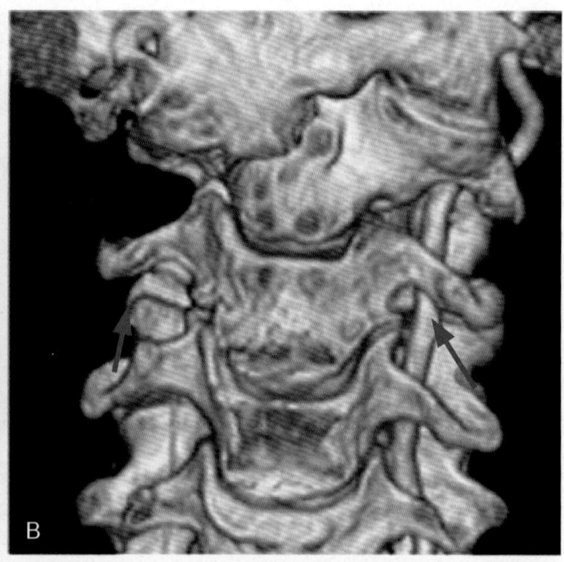

图 13-0-11　该名患者骨性畸形为寰椎枕骨化，右侧椎动脉缺如，仅有左侧单支椎动脉

发生于颅颈交界区的以上椎动脉变异会对手术显露、置钉等操作造成影响。提醒术者在手术操作过程中，尽量注意避免损伤椎动脉。尤其在使用电刀操作时，在容易发生椎动脉变异的区域要谨慎操作，避免在显露过程中盲目使用电刀，造成难以挽回的后果。例如，术前未考虑椎动脉在寰椎后弓膨出，或椎动脉并非走行于寰枢椎后弓上方的椎动脉沟内，而是发出分支在寰椎、枢椎之间进入椎管，手术显露时有可能切断椎动脉分支，造成难以控制的出血；即使结扎止血成功，也会对颅内血供造成影响，尤其是优势侧椎动脉，一旦损伤或结扎，轻者导致小脑梗死，重者导致患者死亡。因此，术前应常规行椎动脉造影检查，了解椎动脉走行路径及其与椎骨之间的毗邻关系，判断有无上述变异情况，一旦发现异常，应采用必要手段对椎动脉加以保护和隔离，规避损伤，提高手术成功率。

2. 与椎动脉相关的寰枢椎骨性结构变异

（1）寰椎后弓厚度变异对后路置钉的影响：临床常用的寰椎后路螺钉技术有两种，即 Goel-Harms 等提出的寰椎侧块螺钉技术和 Rensenk 等提出的经寰椎后弓椎弓根螺钉技术。前者是在寰椎后弓下方侧块部位选择进钉点，其优点是可以有效避开椎动脉，但寰枢椎后方有丰富的静脉丛，容易出血，影响手术视野和操作。后者选择寰椎后弓作为进钉点，螺钉经过寰椎后弓骨髓腔隙进入寰椎侧块，螺钉全程均在骨道内，可以很好地避开寰椎后弓上方的椎动脉和下方的静脉丛，且具有较长的钉道和更优的力学性能。但并非所有患者寰椎后弓的厚度均能容纳 3.5mm 螺钉，其有效置钉厚度因受到寰椎后弓上方寰椎椎动脉沟的影响而存在较大变异。

研究发现，因受椎动脉沟压迹的影响，寰椎后弓的厚度不同，临床上可分为 3 种变异类型（图 13-0-12）：Ⅰ型（普通型），椎动脉沟下方的寰椎后弓厚度大于 3.5mm，对这种类型的寰椎，可以采用经寰椎后弓的寰椎椎弓根螺钉技术置钉；Ⅱ型（轻度变异型），寰椎后弓较薄，无法完整容纳 3.5mm 螺钉，但有髓腔，这时可采用部分经后弓侧块螺钉技术，手术操作时应尽量使用双极电凝控制静脉丛出血；Ⅲ型（重度变异型），这种类型的寰椎由于受椎动脉沟压迹的影响，寰椎后弓菲薄且实心，缺乏髓腔，无法通过螺钉，可以采用侧块螺钉方式置入螺钉或行椎板钩固定。

术前采用层厚 1mm 薄层连续 CT 对寰椎后弓进行连续扫描并获取其椎弓根图谱，或结合矢状位重建图像测量椎动脉沟下方寰椎后弓高度的方法，即可判断其后弓类型，帮助确定合理的手术方式。虽然对椎动脉沟上方的椎动脉采取分离、隔离保护的方法实施置钉有助于避免椎动脉损伤。但一般情况下，寰椎置钉无须刻意解剖椎动脉，因为这样反而会增加椎动脉损伤或因刺激导致椎动脉痉挛的风险，而采用尽量避开椎动脉的方式置钉，更有利于减少椎动脉损伤的概率。

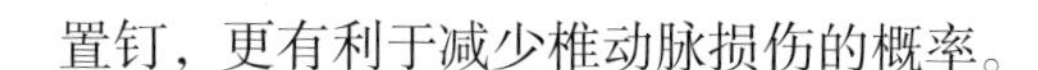

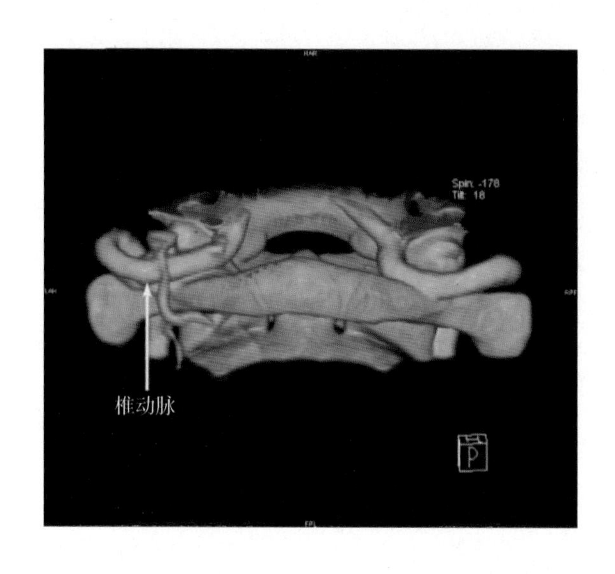

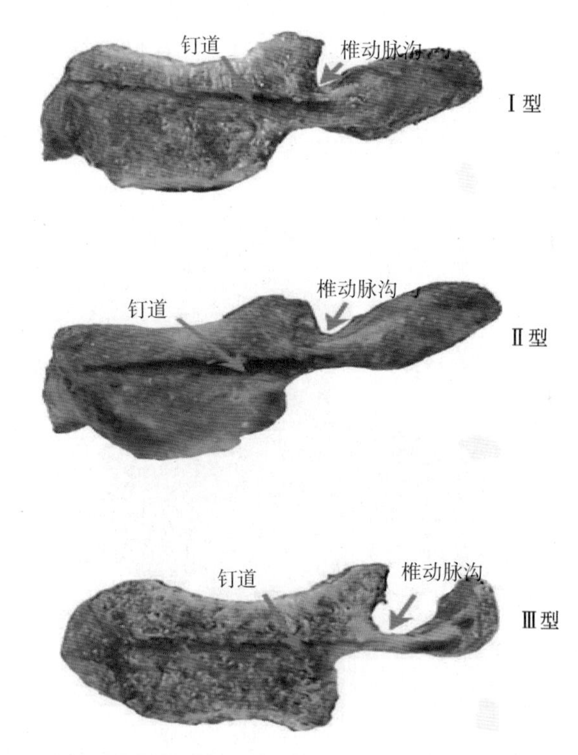

图 13-0-12 **根据椎动脉沟下方寰椎后弓高度差异，可分为 3 种变异类型。Ⅰ型（普通型）：后弓厚度超过 3.5mm，有髓腔。Ⅱ型（轻度变异型）：后弓厚度小于 3.5mm，髓腔较狭窄；Ⅲ型（重度变异型）：后弓菲薄，且无髓腔**

（2）寰椎椎动脉骨桥对置钉的影响：寰椎后弓椎动脉骨桥，是指椎动脉在寰椎椎动脉沟后方走行时，被一个骨性管道样结构包绕（图 13-0-13）。椎动脉沟环的发生率为 3% ～ 5%。当我们试图在寰椎后弓的表面置入螺钉时，椎动脉沟环后方的寰椎骨桥极有可能被误认为宽的椎板而误导手术医师将螺钉拧入椎动脉骨道内而伤及椎动脉。所以，当手术医师遇到此种变异时，尽可能避免采用经寰椎后弓螺钉技术，可选择侧块螺钉固定避免椎动脉损伤。

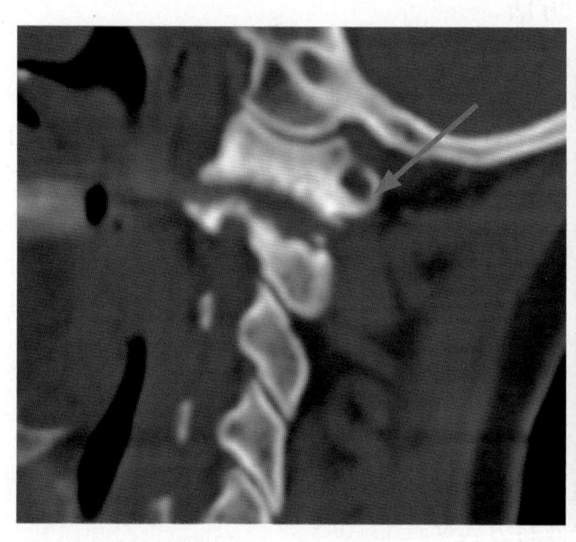

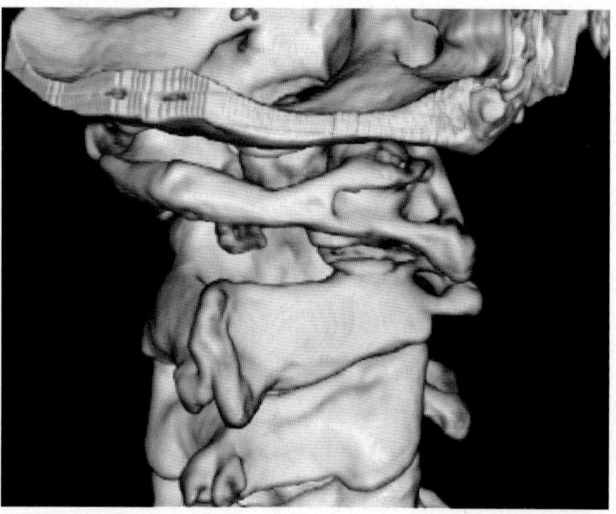

图 13-0-13 **寰椎后弓椎动脉沟被骨性结构包绕，形成椎动脉沟环。对这类患者实施寰椎椎弓根螺钉固定时尤其要注意避免损伤椎动脉**

（3）枢椎椎动脉沟变异对置钉的影响：椎动脉在枢椎内穿行时形成的孔道称为枢椎椎动脉沟（vertebrae artery groove，VAG），其形态变异是影响螺钉安全置入的重要因素。解剖学研究发现，椎动脉沟内上方存在一个置钉的安全区间（图13-0-14）。为保证置钉安全，螺钉应在安全区域内走行，置钉操作以椎弓根上壁和内侧壁为参照，遵循“宁上勿下、宁内勿外”原则，以避开椎动脉沟，防止椎动脉损伤。

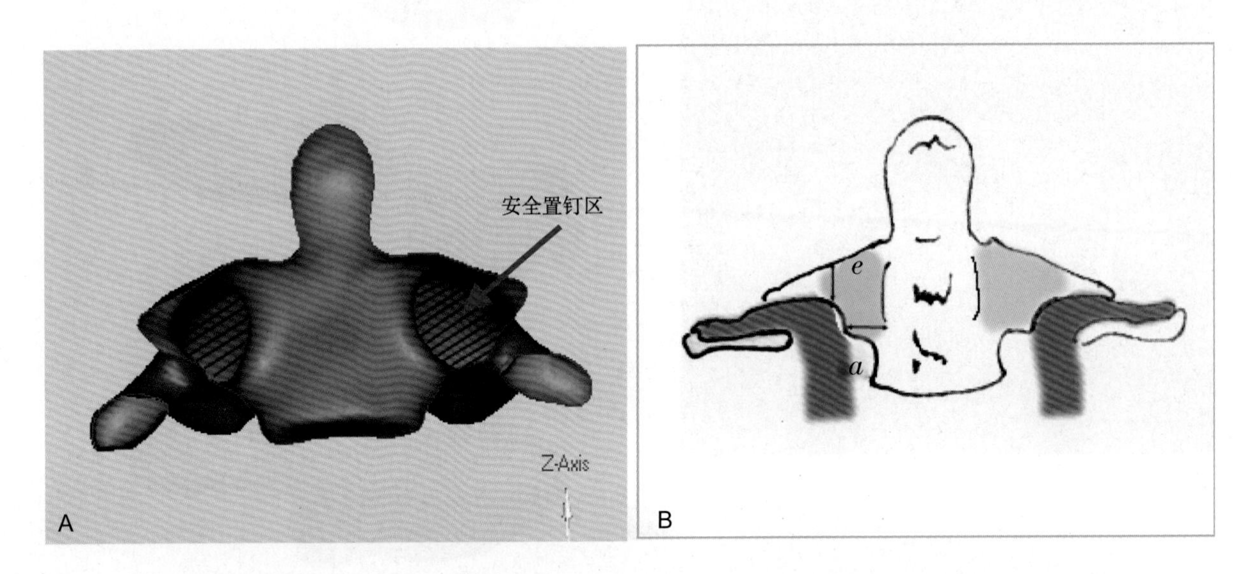

图 13-0-14 枢椎椎动脉沟的内上方是椎弓根螺钉置钉的“安全区”。椎弓根螺钉置入时应该遵循“宁内勿外，宁上勿下”原则，这样可以有效避开椎动脉，防止钉道误入椎动脉沟内

在一项解剖学研究中，我们观察了不同个体枢椎椎动脉沟变异对其安全区间的影响，结果发现椎动脉沟的上拐点（球部）距侧块上关节面的垂直距离及距椎弓根内侧壁的水平距离是决定置钉安全区间的两个关键因素，可以用参数 e（椎动脉沟上拐点距枢椎上关节面的垂直距离）和参数 a（椎动脉沟拐点与椎管外壁的水平距离）来评估。因而存在 4 种类型的变异情况（图 13-0-15，表 13-0-2），包括Ⅰ型（松散低跨型，占 58.75%）、Ⅱ型（紧密高跨型，占 18.75%）、Ⅲ型（紧密低跨型，占 15% ）和Ⅳ型（松散高跨型，占 7.5%）。Ⅰ型、Ⅲ型均为低跨型，椎动脉沟的拐点位置低，其内上方有足够的空间可以容纳 3.5mm 螺钉通行，椎弓根螺钉是首选的置钉方式。Ⅱ型、Ⅳ型均为高跨型。但Ⅱ型与Ⅳ型不完全相同，Ⅱ型的椎动脉沟与椎弓根内壁距离很近，严重挤压了置钉空间，是椎弓根螺钉的置钉禁忌。而Ⅳ型的椎动脉沟虽然拐点位置较高，但其水平距离椎弓根内壁较远，其内侧仍有足够的空间可以容纳 3.5mm 的螺钉通过，仍是椎弓根螺钉的适应证。对术前判断为Ⅱ型枢椎椎弓根的患者，建议使用椎板螺钉固定等其他内固定替代方式，有助于降低上颈椎手术的风险，提高治疗水平。

二、颅颈交界区手术的椎动脉术前评估方法

椎动脉变异术前评估内容包括对椎动脉走行变异的判别，以及评估椎动脉走行孔道变异对置钉安全性的影响。常用技术包括颈椎椎动脉 CT 造影和寰枢椎连续薄层扫描图谱技术，必要时还可借助三维打印技术打印复合椎动脉的颈椎三维模型，直观观察椎动脉及其孔道的变异情况，判断对寰枢椎后路手术显露和置钉的影响，从而确定最佳手术方案。

（一）颈椎椎动脉 CT 造影技术

基于椎动脉孔特征的枢椎椎弓根解剖类型与置钉方式见表 13-0-2。

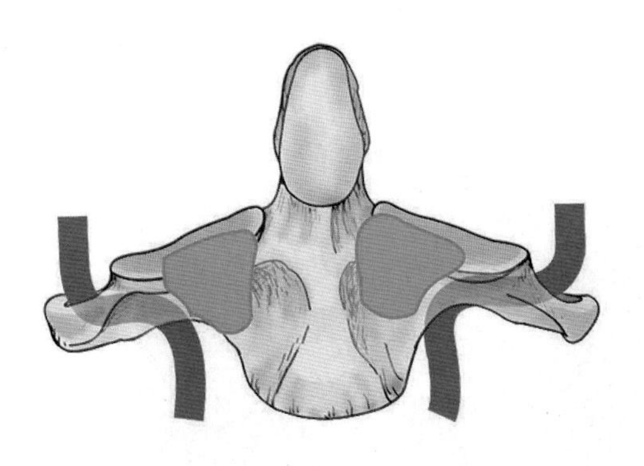
Ⅰ型松散低跨型（58.75%）

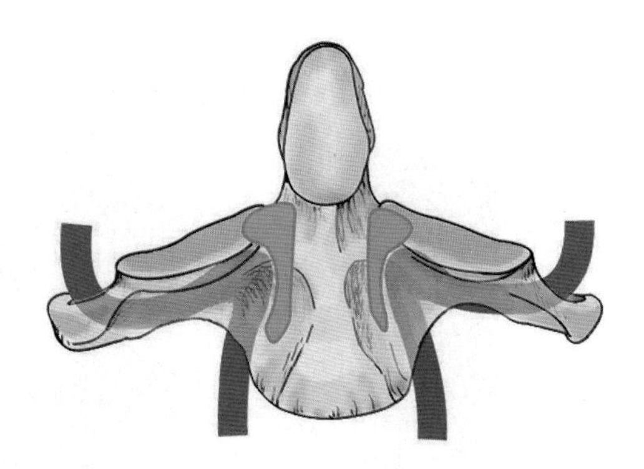
Ⅱ型紧密高跨型（18.75%）

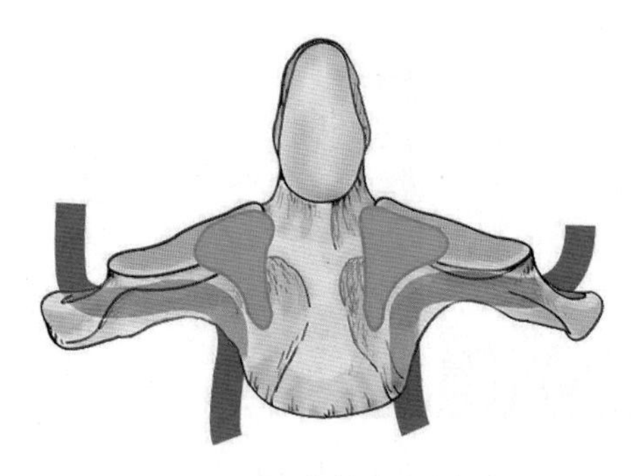
Ⅲ型紧密低跨型（15%）

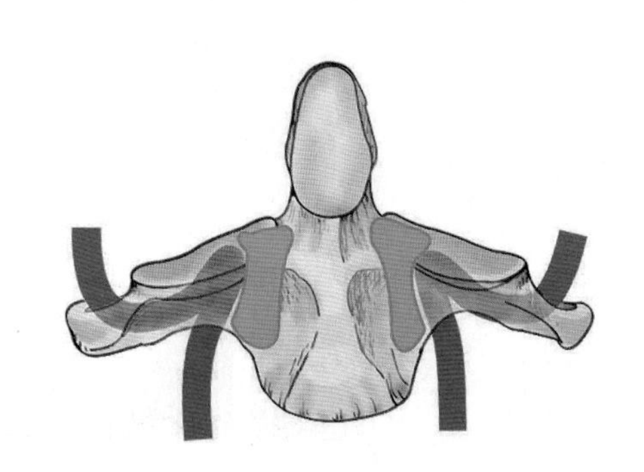
Ⅳ型松散高跨型（7.5%）

图 13-0-15 **根据枢椎椎动脉孔内上方置钉“安全区”的形态不同，可以将枢椎椎弓根分为 4 种类型**

表 13-0-2 **基于椎动脉孔特征的枢椎椎弓根解剖类型与置钉方式**

类型	名称	分型标准	推荐固定方式
Ⅰ	松散低跨型	$a > 4.5$mm，$e \geqslant 4.5$mm	椎弓根螺钉
Ⅱ	紧密高跨型	$a \leqslant 4.5$mm，$e < 4.5$mm	椎板螺钉
Ⅲ	紧密低跨型	$a \leqslant 4.5$mm，$e \geqslant 4.5$mm	椎弓根螺钉
Ⅳ	松散高跨型	$a > 4.5$mm，$e < 4.5$mm	椎弓根螺钉

术前注射血管造影剂，然后对患者实施薄层CT扫描和三维重建，通过专业软件将软组织和其他无关的血管删除，仅保留椎动脉及椎骨，就可以充分显示椎动脉在椎动脉孔内各段的走行情况，确定优势侧椎动脉，判断椎动脉有无变异及其对手术显露和操作的影响（图 13-0-16）。

（二）寰枢椎连续薄层扫描判读技术

1. *寰枢椎薄层切片数层法* 笔者提出一种基于连续薄层 CT 扫描的寰枢椎薄层特征图谱法，量化分析椎动脉的走行孔道变异对置钉安全性的影响，有一定的实用价值。在对寰椎实施层厚 1mm 的连续薄层扫描之后，根据椎弓根出现的层数估算椎弓根厚度；同时观察寰椎后弓有无髓腔等，进而判断其后弓类型；还可在最大层面测量虚拟钉道的角度、长度等参数，指导术者正确选择置钉方式。如椎弓根出现的层数达 4 层以上，说明其椎弓根厚度＞ 4mm，适合采用经椎弓根螺钉固定；如果不到 3 层，则建议采用部分椎弓根侧块螺钉固定；如果层数少于 2 层，呈实心状，则建议采用椎弓根下方侧块螺钉方式固定（图 13-0-17）。

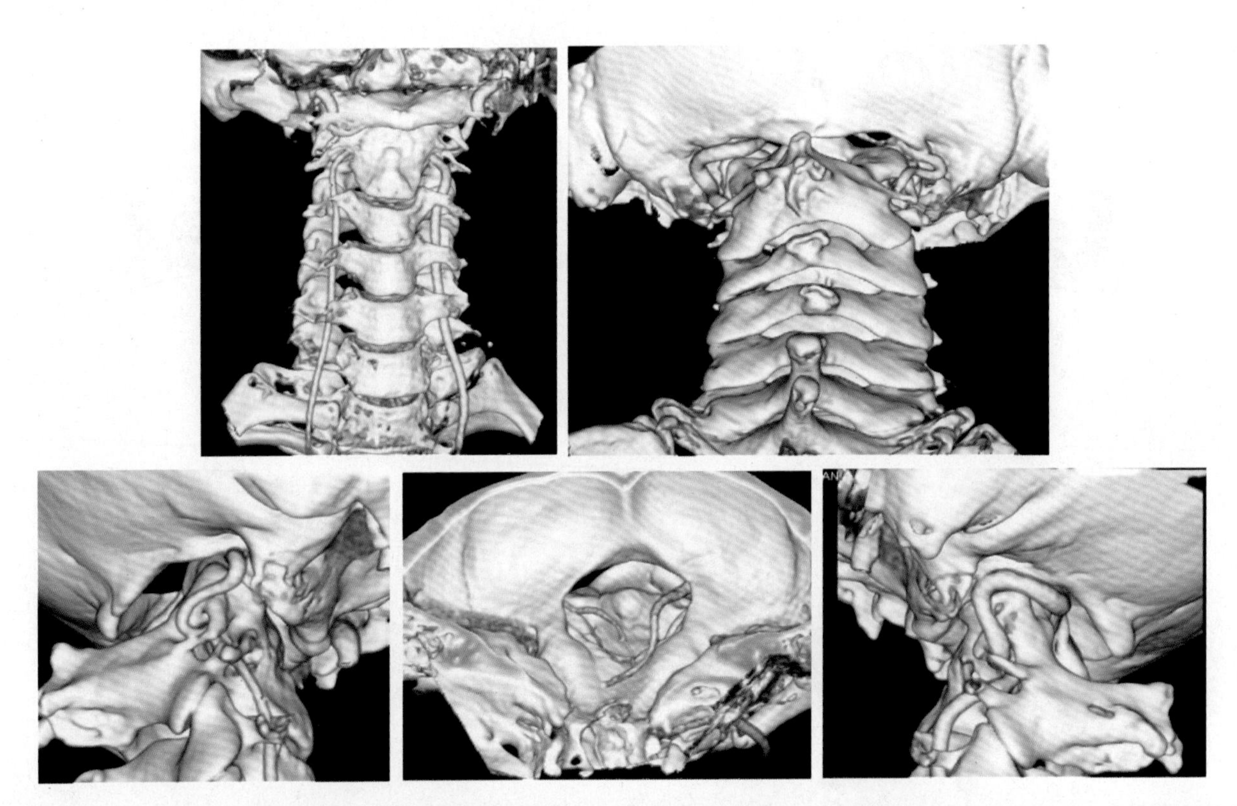

图 13-0-16　术前注射血管造影剂，然后对患者实施薄层 CT 扫描和三维重建，仅保留椎动脉及椎骨，可以充分显示椎动脉在椎动脉孔内各段的走行情况，并确定优势椎动脉

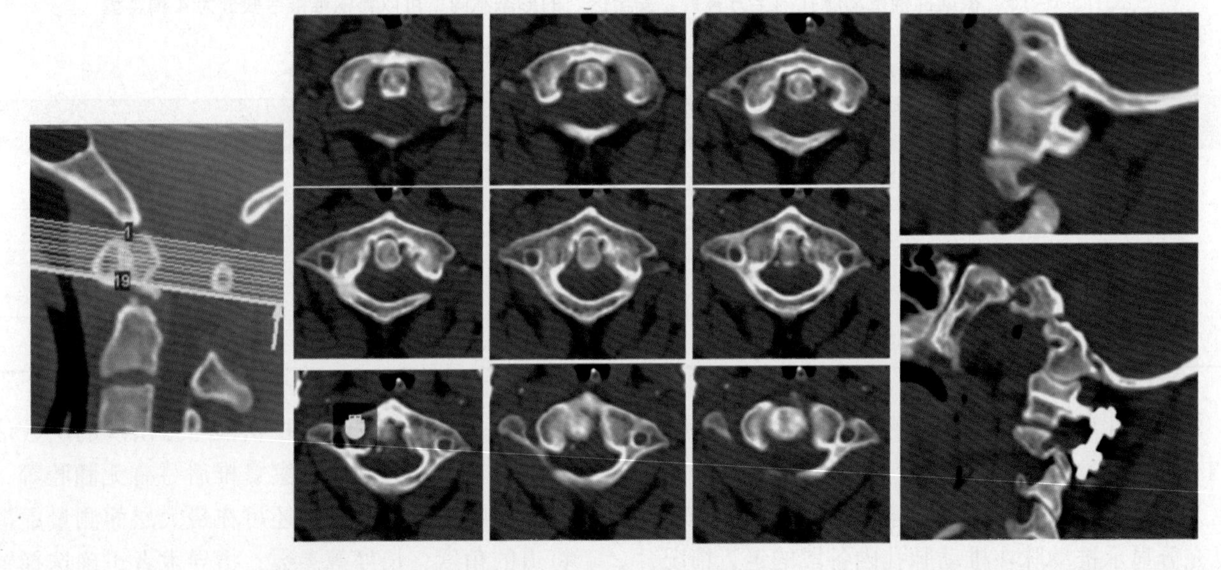

图 13-0-17　采用 1mm 层厚对寰椎行连续无缝扫描，观察寰椎后弓出现的层数，可以简单计算寰椎后弓的厚度，判断是否适合置入 3.5mm 螺钉。该病例寰椎后弓左右均出现了 4 层，其厚度超过 4mm，适合采用经寰椎后弓方式置钉

2. *枢椎薄层切片数层法*　对枢椎也可采用顺枢椎椎弓根方向连续薄层 CT 扫描的方法获取枢椎椎弓根的薄层图谱。通过数层法观察椎动脉孔开始出现在第几层，可以估算其安全植钉区的参数 e 值，通过测量椎动脉孔与椎管外壁的距离，可以获得参数 a 值，根据 a 值、e 值可大致判断椎弓根螺钉置钉安全区的范围及椎弓根的亚型，从而指导手术医师采取合理的置钉方法，降低椎动脉损伤的风险。具体判别方法如图 13-0-18 所示。

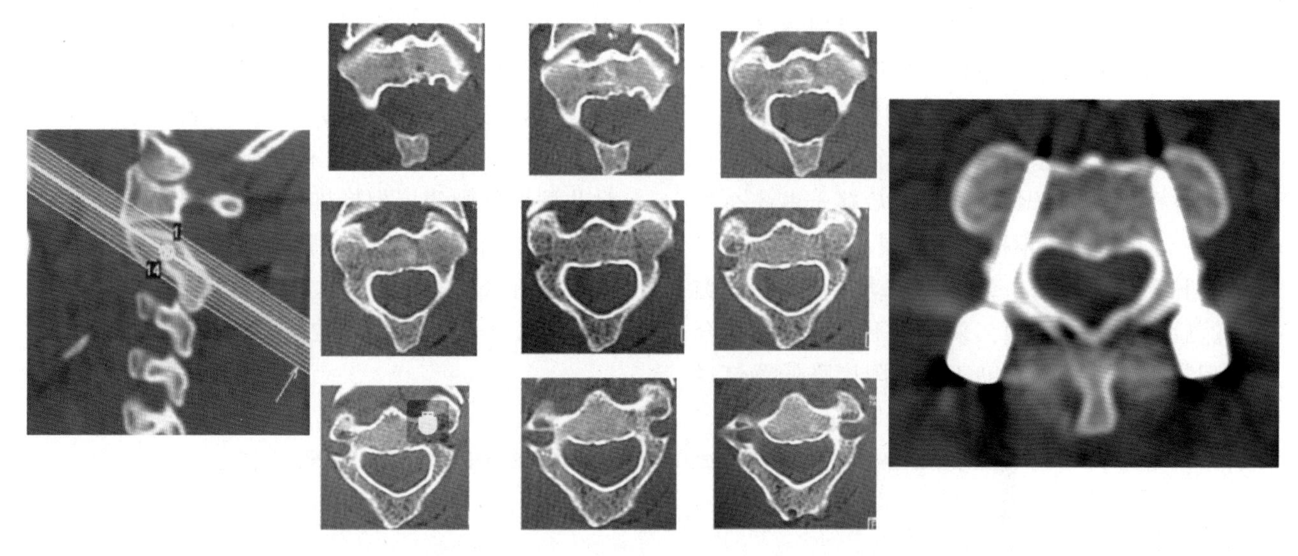

图 13-0-18 采用 1mm 层厚对枢椎椎弓根方向行连续无缝扫描，获得枢椎椎弓根和椎动脉孔的连续扫描图谱。根据两侧枢椎椎动脉孔首次出现在第 5 层确定 *e* 值左侧为 5mm，右侧为 5mm。根据该层椎弓根的测量，确定左侧 *a* 值＞ 4.5mm，右侧 *a* 值＞ 4.5mm。两侧均为 Ⅰ 型，予以实施椎弓根螺钉固定

三、避免椎动脉损伤的个性化手术策略

（一）颅颈交界区手术中椎动脉损伤的类型

1. 根据损伤发生的时间分型

（1）手术显露过程中的椎动脉损伤：指行软组织剥离和显露过程中，由于不了解椎动脉的走行变异情况，电刀或其他器械直接损伤椎动脉，导致血管破裂出血。

（2）手术置钉过程中的椎动脉损伤：指手术置钉过程中，器械或螺钉进入椎动脉孔，伤及椎动脉。

2. 根据损伤对血管的影响分型

（1）椎动脉破裂：指手术过程中，因操作不当，器械直接损伤血管，导致椎动脉破裂出血。

（2）椎动脉闭塞：指手术置钉过程中，螺钉误入椎动脉孔，挤压血管，导致血管闭塞，血供阻断。

（二）椎动脉保护与寰枢椎个性化手术策略

1. 优势椎动脉优先保护原则　椎动脉两侧明显不对称时，称其中较粗的一侧为优势椎动脉（图 13-0-19）。对于寰枢椎后路或前路手术，判断优势椎动脉对指导手术策略至关重要。手术显露或置钉过程中应始终遵循“优势椎动脉优先保护”原则，也就是说，在进行手术剥离、显露及置钉的过程中，应尽可能最大限度保护优势椎动脉不受损伤。就置钉方式的选择而言，在非优势侧，可以选用椎弓根螺钉技术，以获得最佳的

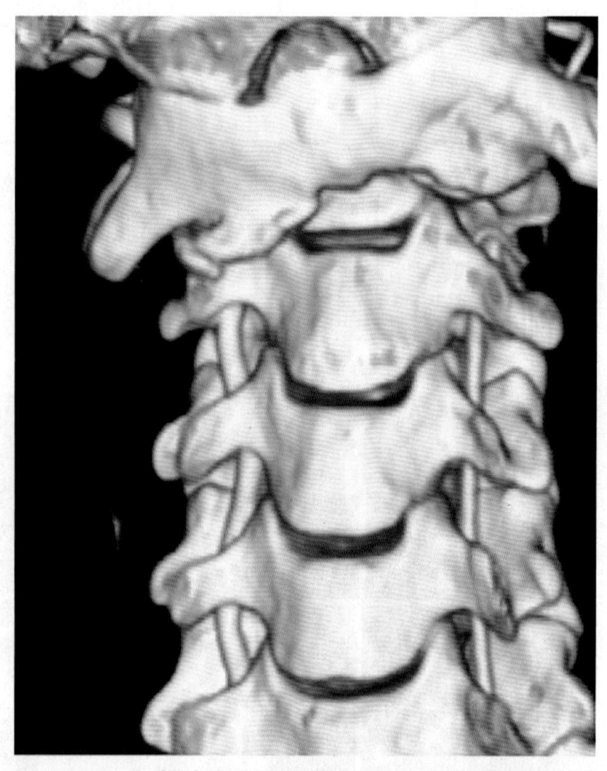

图 13-0-19 椎动脉两侧明显不对称时，我们称其中较粗的一侧为优势椎动脉

力学强度。在优势侧，酌情使用可能导致椎动脉损伤的置钉技术，如后路椎弓根螺钉技术、前路逆向椎弓根螺钉技术等，尽量采用椎板螺钉技术、椎体螺钉技术等实施固定，以策安全。

2. 基于椎动脉保护的寰枢椎后路手术安全置钉策略　术前通过寰枢椎连续薄层 CT 扫描获得枢椎椎动脉孔特征图谱，分析其椎动脉孔的变异类型。然后针对具体类型，采用以下个性化的组合式内固定手术策略，有助于最大限度降低置钉过程中造成椎动脉损伤风险。具体方案如下：对Ⅰ型寰椎采用经椎弓根螺钉固定，对Ⅱ型、Ⅲ型寰椎采用侧块螺钉或部分经寰椎后弓侧块螺钉固定。对Ⅰ型、Ⅲ型、Ⅳ型枢椎采用经椎弓根螺钉固定。对Ⅱ型枢椎则建议枢椎椎板螺钉固定。这样可以针对具体的变异类型和侧别，形成各种安全的混搭固定方式，有助于最大限度降低置钉风险，提高手术成功率（图 13-0-20，图 13-0-21）。

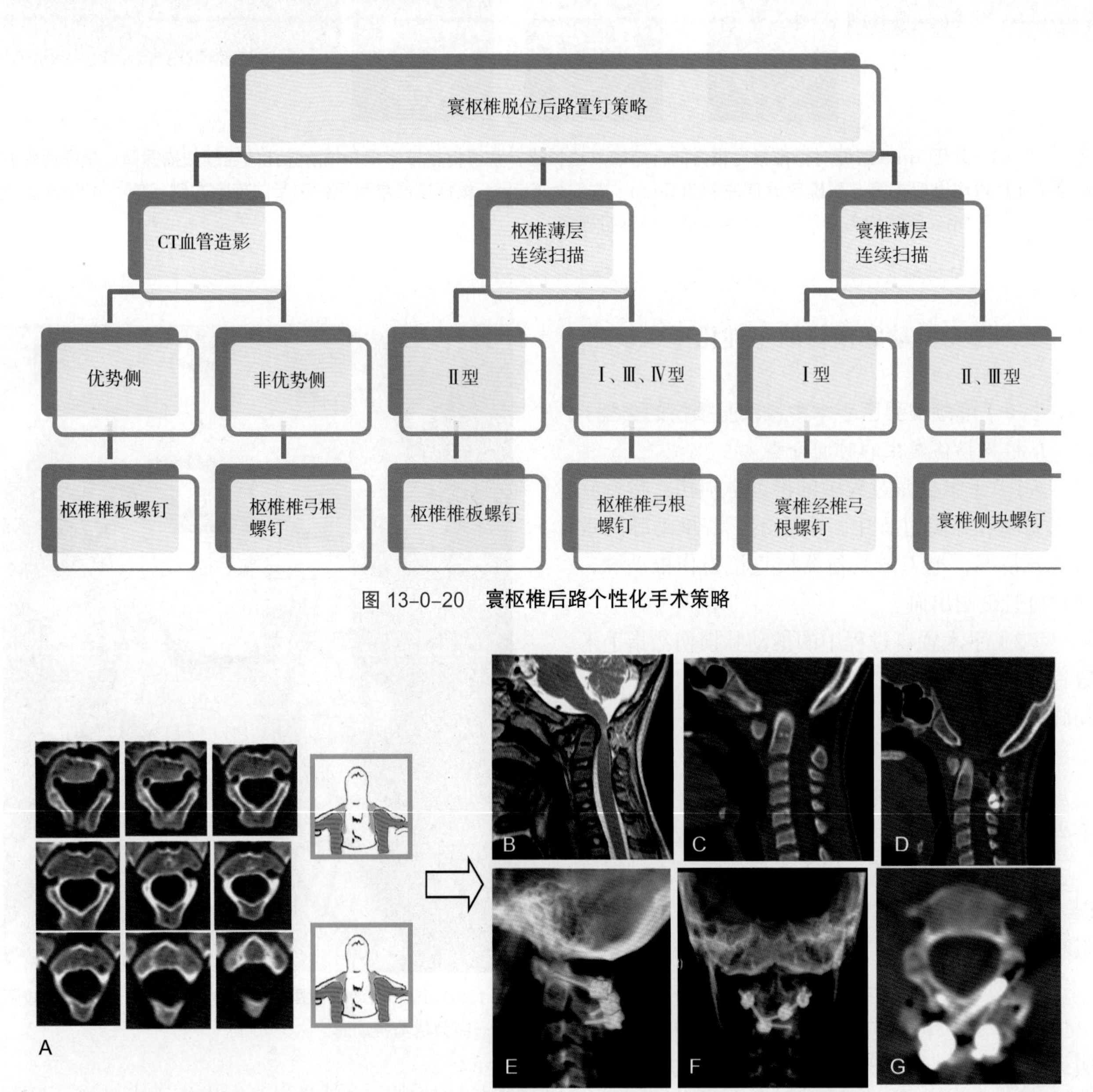

图 13-0-20　寰枢椎后路个性化手术策略

图 13-0-21　患者，男性，45 岁，术前 CT、MRI 显示寰枢椎脱位（B、C），寰椎 X 线片测量后弓高度＞4mm(A 型），枢椎薄层扫描显示左侧椎动脉孔Ⅱ型，右侧椎动脉孔Ⅱ型（A）。手术策略：①寰椎椎弓根螺钉固定；②枢椎椎板螺钉固定。术后 X 线片显示寰枢椎脱位复位（E、F），术后 CT 显示寰枢椎脱位复位良好（D），枢椎椎板螺钉钉道位置好（G）

3. 基于椎动脉保护的寰枢椎前路手术安全置钉策略 实施经口咽复位内固定术（TARP）时，无论是寰椎置钉还是枢椎置钉，均需考虑避免椎动脉损伤。寰椎一般置入侧块螺钉，这是一种比较安全的置钉方式，也可获得足够的固定强度，但螺钉的进钉点和螺钉长度都要有所考量。一般应该避免进钉点位置过高，尤其是螺钉穿透侧块后壁的情况下，螺钉可能进入寰椎后弓上方的椎动脉沟，会造成椎动脉损伤或挤压。而进钉点位置稍偏下方，即使螺钉较长，穿透侧块，也无伤及椎动脉之虞。当然，如果为了求最佳的寰椎固定效果，也可在透视的精确监控下，让螺钉经寰椎侧块进入寰椎后弓获得最佳的固定效果，但这样做有一定的风险。相比寰椎置钉而言，枢椎置钉方式的选择是难点和重点。一方面，枢椎的固定强度对维持复位更为重要，另一方面，枢椎的固定可以采用椎体螺钉或逆向经椎弓根固定方式。后者的固定强度优于前者，但实施起来确实不易，且有一定风险。笔者建议根据术前椎动脉造影确定的优势椎动脉侧别及薄层 CT 扫描确定椎动脉孔的变异类型选择安全的置钉方式。具体方法如图 13-0-22、图 13-0-23 所示，对非优势椎动脉一侧可以考虑应用逆向椎弓根螺钉固定，对优势椎动脉侧可根据具体情况考虑逆向椎弓根螺钉或椎体螺钉固定。具体情况是指枢椎椎动脉孔的变异情况：针对Ⅰ、Ⅲ、Ⅳ型椎动脉类型，可采用枢椎逆向椎弓根螺钉置钉方式；针对Ⅱ型椎动脉孔类型，建议采用较为安全的椎体螺钉固定方式。这样也可以形成多种混搭式固定方式，既保证手术的绝对安全，又可获得较为理想的固定强度，降低了手术风险。

总之，充分认识颅颈交界区椎动脉的变异情况及骨骼畸形和血管畸形的相互关系，加强术前评估，熟练掌握相关手术技术，合理制订个性化手术策略，对降低手术风险、提高手术成功率具有非常重要的意义。

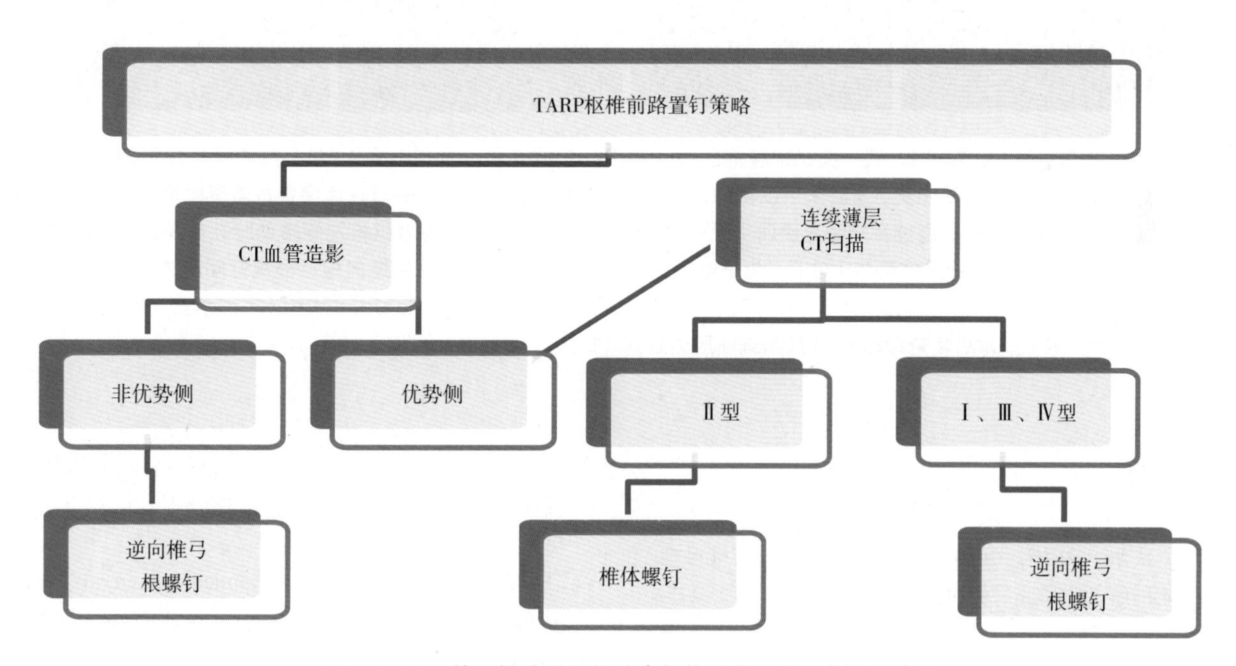

图 13-0-22 基于椎动脉保护的寰枢椎前路手术安全置钉策略

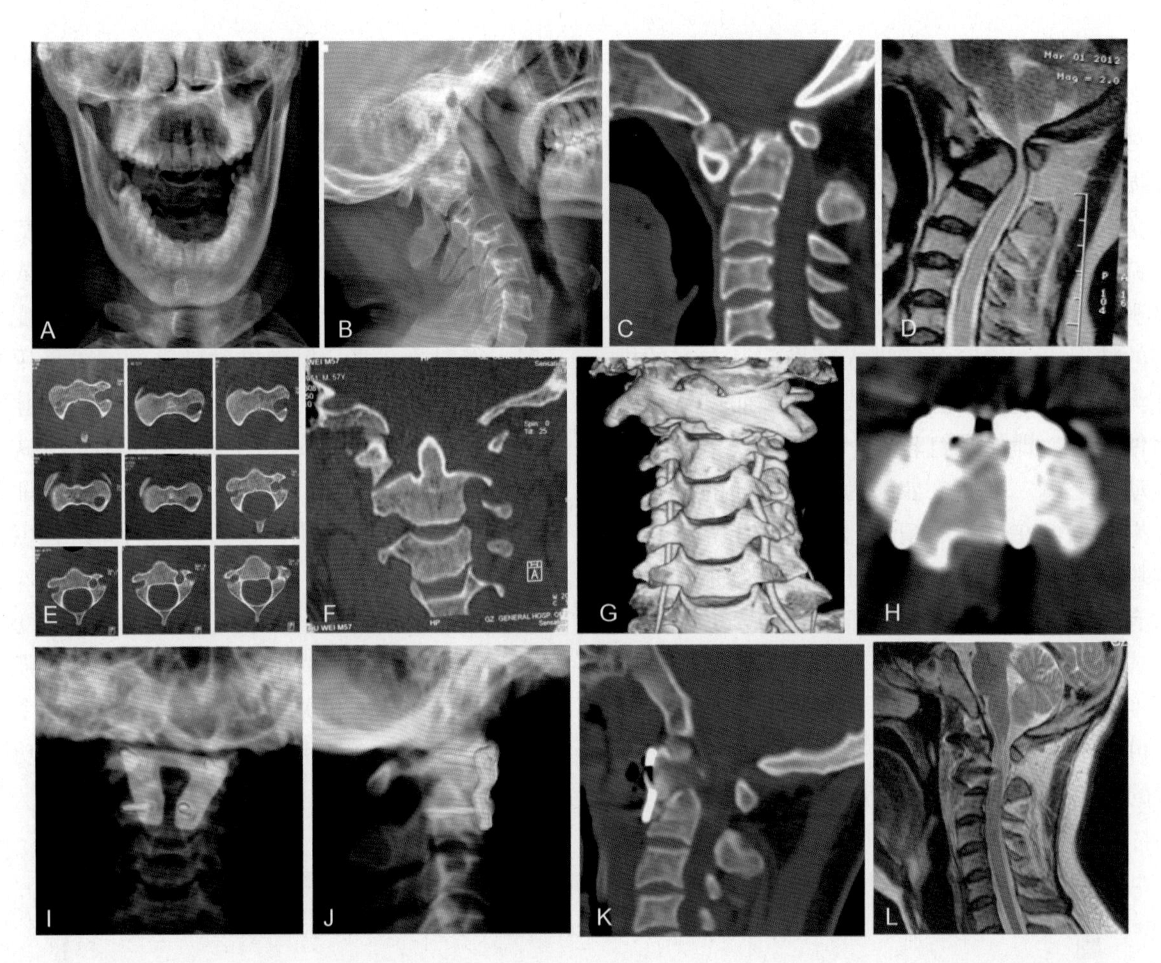

图 13-0-23　患者，男性，39 岁，因“头颈部疼痛、活动受限、肢体麻木、步态不稳 10 年，加重伴性功能障碍 6 个月”入院，患者 10 年前曾有颈椎外伤史，当时未予以特殊治疗。术前 X 线片及 CT 显示陈旧性齿突骨折伴寰枢椎脱位（A ～ C）；术前 MRI 显示寰枢椎前脱位，高位脊髓明显受压（D），术前薄层 CT 扫描显示患者枢椎左侧椎动脉孔高跨内挤（E、F），椎动脉造影显示，左侧椎动脉是优势侧（G），为了避免椎动脉损伤，枢椎左侧采用逆向椎弓根螺钉固定方式，右侧采用椎体螺钉固定方式（H）。术后 X 线片显示 TARP 钢板位置好，寰枢椎脱位已复位（I、J），术后 CT 显示寰枢椎脱位已复位，椎管矢状径扩大（K）。术后复查颈椎 MRI 显示脊髓压迫解除（L）

参考文献

何帆，尹庆水，马向阳，2006. 寰椎后弓形态分类与椎弓螺钉固定的解剖学研究 . 中国临床解剖杂志，24（3）275-278.

王建华，夏虹，尹庆水，等，2013. 基于椎动脉变异判别的Ⅲ代 TARP 钢板治疗寰枢椎脱位的个性化置钉 . 中国脊柱脊髓杂志，23（5）：405-410.

王建华，尹庆水，夏虹，等，2006. 枢椎椎动脉孔解剖分型与椎弓根置钉关系的研究 . 中国脊柱脊髓杂志，16（9）：4.

王建华，尹庆水，夏虹，等，2007. 枢椎椎动脉孔分型对枢椎椎弓根置钉的临床意义 . 中国脊柱脊髓杂志，17（8）：3.

王建华，尹庆水，夏虹，等，2011.CT 薄层扫描枢椎椎动脉孔术前评估方法的临床应用 . 中国骨科临床与基础研究杂志，3（2）：126-129.

尹庆水，王建华，2012. 合并复杂颅颈交界畸形的寰枢椎脱位应个性化治疗 . 中国脊柱脊髓杂志，22（2）：97-99.

Ai F, Yin Q, Xia H, et al, 2006. Applied anatomy of tranoral atlanto-axial reduction plate internal fixation. Spine, 31(2): 128-132.

Bruneau M, Cornelius JF, Marneffe V, et al, 2006.Anatomical variations of the V2 segment of the vertebral artery. Neurosurgery , 59 (Suppl 1): ONS20-24.

Elliott RE, Tanweer O, Boah A, et al, 2012. Comparison of safety and stability of C-2 pars and pedicle screws for atlantoaxial fusion:meta-analysis and review of the literature. J Neurosurg Spine, 17(6): 577-593.

Elliott RE, Tanweer O, Boah A, et al, 2014. Comparison of screw malposition and vertebral artery injury of C2 pedicle and transarticular screws: meta-analysis and review of the literature. J Spinal Disord Tech, 27(6): 305-315.

George B,Cornelius J, 2001. Vertebral artery: surgical anatomy. Operative Techniques in Neurosurgery, 4(4): 168-181.

Goel A, Desai KI, Muzumdar DP, 2002. Atlantoaxial fixation using plate and screw method: a report of 160 treated patients. Neurosurg, 51(6): 1351-1357.

Harms J, Melcher RP, 2001. Posterior C1-C2 fusion with polyaxial screw and rod fixation.Spine (Phila Pa 1976), 26(22): 2467-2471.

Hong JT, Lee SW, Son BC, et al, 2008. Analysis of anatomical variations of bone and vascular structures around the posterior atlantal arch using threedimensional computed tomography angiography.J Neurosurg Spine, 8(3): 230-236.

Hong JT, Park DK, Lee MJ, et al. 2008. Anatomical variations of the vertebral artery segment in the lower cervical spine. analysis by three-dimensional computed tomography Angiography. Spine(Phila Pa 1976), 33(22): 2422-2426.

Jacobson ME, Khan SN, An HS, 2012. C1-C2 posterior fixation: indications, technique, and results. Orthop Clin North Am, 43(1): 11-18.

Lau SW, Sun LK,Lai R, et al, 2010. Study of the anatomical variations of vertebral artery in C2 vertebra with magnetic resonance imaging and its application in the C1-C2 transarticular screw fixation.Spine(Phila Pa 1976), 35(11): 1136-1143.

Menezes AH, Vangilder JC, Graf CJ, et al, 1980. Craniocervical abnormalities. A comprehensive surgical approach, J Neurosurg, 53(4): 444-455.

Neo M, Fujibayashi S , Miyata M, et al, 2008. Vertebral artery injury during cervical spine surgery. A survey of more than 5600 operations . Spine (Phila Pa 1976), 33(7): 779-785.

Peng CW, Chou BT, Bendo JA, et al, 2009. Vertebral artery injury in cervical spine surgery: anatomical considerations,management, and preventive measures. Spine J, 9(1): 70-76.

Ranganatha SV, Manjunath KY, 2006. The course of the V1 segment of the vertebral artery. Ann Indian Acad Neurol, 9(4): 459-462.

Resnick DK, Lapsiwala S, Trost GR, 2002. Anatomic suitability of the C1-C2 complex for pedicle screw fixation. Spine (Phila Pa 1976), 27(14): 1494-1498.

Stulik J, Vyskocil T, Sebesta P, et al, 2007. Atlantoaxial fixation using the polyaxial screw-rod system. Eur Spine J, 16(4): 479-484.

Tan M, Wang H, Wang Y, et al, 2003.Morphometric evaluation of screw fixation in atlas via posterior arch and lateral mass. Spine (Phila Pa 1976), 28(9): 888-895.

Tokuda K, Miyasaka K, Abe H, et al, 1985. Anomalous atlantoaxial portions of vertebral and posterior inferior cerebellar arteries. Neuroradiology, 27(5): 410-413.

Tumialan LM, Wippold FJ, Morgan RA, 2004. Tortuous certebral artery injury complicating anterior cervical spinal fusion in a symptomatic rheumatoid cervical spine. Spine (Phila Pa 1976), 29(16): E343-E348.

Wang JH, Xia H, Ying Q, et al, 2013. An anatomic consideration of C2 vertebrae artery groove variation for individual screw implantation in axis. Eur Spine J, 22(7): 1547-1552.

Wang SL, Wang C, Liu Y,et al, 2009. Anomalous vertebral artery in craniovertebral junction with occipitalization of the Atlas. Spine (Phila Pa 1976), 34(26): 2838-2842.

Wright NM,Lauryssen C, 1998. Vertebral artery injury in C1-2 transarticular screw fixation: results of a survey of the AANS/CNS Section on Disorders of the Spine and Peripheral Nerves. J Neurosurg, 88(4): 634-640.

Yamazaki M, Koda M, Aramomi MA, et al, 2005. Anomalous vertebral artery at the extraosseous and intraosseous regions of the craniovertebral junction.Analysis by three-dimensional computed tomography angiography. Spine (Phila Pa 1976), 30(21): 2452-2457.

Yang SY, Boniello AJ, Poorman CE, et al, 2014. A review of the diagnosis and treatment of atlantoaxial dislocations. Global Spine J, 4(3): 197-210.

Yang HZ, Liu GQ, Xia H, et al, 2023. A comprehensive analysis and literature review of vertebral artery variation in craniovertebral junction using three-dimensional computed tomography angiography. Neuroradiology, 65(1): 215-223.

Yin QS, Ai F, Zhang K, et al. Irreducible anterior atlantoaxial dislocation: one-stage treatment with a transoral atlantoaxial reduction plate fixation and fusion. report of 5 cases and review of the literature.Spine (Phila Pa 1976),30(13):E375-E381.

Yin QS, Wang JH, 2015. Current trends in management of atlantoaxial dislocation, Orthop Surg, 7(3): 189-199.

第十四章

颅底凹陷症 / 寰枢椎脱位的翻修手术

第一节 颅底凹陷症 / 寰枢椎脱位的翻修技术

翻修手术是指经过初次手术后因效果不佳或出现严重并发症，需要再次手术以达到改进手术效果，减轻或消除并发症的目的。颅底凹陷症 / 寰枢椎脱位如果初次手术复位不良或术后随访过程中出现断钉、断棒、植骨不融合及术后再次脱位等导致症状复发和病情加重等情况时，常需要实施翻修手术。

一、翻修手术适应证

颅底凹陷症 / 寰枢椎脱位的翻修手术适应证如下：①初次手术复位不佳，脑干和高位颈脊髓的压迫仍未解除；② A 型颅底凹陷症行单纯颅后窝减压，未做复位和内固定手术，导致病情加重；③内固定方法不当或内固定失误，内固定松动；④手术植骨不融合；⑤术后发生内固定松动或断裂；⑥ 手术后期复位丢失，影响手术效果；⑦ 枕骨大孔狭窄处理不到位，导致手术减压不充分，手术效果不佳；⑧手术部位感染，需要清创，取出内固定物控制感染并再次手术。

二、翻修手术禁忌证

颅底凹陷症 / 寰枢椎脱位的翻修手术禁忌证如下：①患者全身情况不佳，无法接受再次手术；②患者存在严重的骨质疏松症，难以实施内固定；③患者初次手术后骨质破坏严重，无法实施内固定；④患者存在精神异常，难以配合手术；⑤初次手术后存在严重的全身感染，无法再次手术。

三、颅底凹陷症 / 寰枢椎脱位翻修手术方法

为颅底凹陷症 / 寰枢椎脱位患者实施翻修手术前，首先要对患者进行全身情况评估，判断是否适合再次手术，主要包括全身营养状况、心肺功能、手术耐受能力的评估，以及手术局部伤口是否存在感染，手术部位骨质是否完整，是否存在严重骨质疏松症等情况的评估。在排除禁忌证的情况下，选择合适的手术方式为患者实施翻修手术。

一般根据患者自身条件和手术失败原因及初次手术方式的差异需要选择不同的翻修方式。根据翻修手术入路和手术方法不同，对颅底凹陷症 / 寰枢椎脱位可以采用单纯后路翻修手术、单纯前路翻修手术及前后路联合翻修手术等。

（一）单纯后路翻修手术

1. 适用于单纯后路翻修手术的情况　单纯后路翻修手术是指根据初次手术情况及手术失败原因，选择单纯后方入路实施翻修手术。一般包括以下情况：①颅底凹陷症 / 寰枢椎脱位手术后出现内固定松动或失败的患者；②颅底凹陷症 / 寰枢椎脱位手术复位不佳，可以再次从后路重新松解复位的患者；③颅底凹陷症 / 寰枢椎脱位虽然手

术复位尚可，但随访过程中出现复位丢失，可以采用原来的手术入路重新复位，并更换内固定物，重新植骨者；④颅底凹陷症 / 寰枢椎脱位术后随访发现植骨未融合的患者，可以重新实施后路手术补充植骨。无论以上哪种情况，选择翻修手术的直接原因是手术随访过程中再次出现神经压迫症状、病情恶化等。实施翻修手术的目标：需要重新进行复位、固定和植骨。选择后路实施翻修手术时，需要注意以下问题：①术前应行薄层 CT 扫描和椎动脉造影检查，了解椎动脉变异情况，以及初次手术有无出现钉道偏斜、椎动脉损伤等情况；②仔细了解螺钉是否有松动情况，如果已经松动，要备好更换的螺钉；③了解植骨区的骨融合情况，如果已经发生大范围的骨性融合，则不宜选择后路翻修手术，而应考虑前路手术翻修。

2. 单纯后路翻修手术的要点

（1）原有内固定的调整、延长或替换：实施翻修手术时要根据初次手术的情况决定对原有内固定进行调整、延长或替换。如果原有内固定已经松动或断裂，可将原来的内固定物取出，更换新的内植物；如果原来使用的螺钉未发生松动，可以尽量保留原来的螺钉，只更换钛棒；如果原有的螺钉固定不当，或者钉道松动，则需要重新置钉，或者将内固定节段向下延长。术者在术前规划中要了解初次手术所用内固定物的品牌和参数，并准备合适的工具和替换材料。

（2）寰枢椎侧块关节松解与支撑植骨：接受翻修手术的颅底凹陷症患者大都出现复位丢失的情况，翻修手术需要重新复位。可以先采用颅骨大重量牵引复位技术，如牵引无法复位，则需行侧块关节撑开松解。松解手术最好在显微镜辅助下进行，这样可以更好地分辨组织结构，并便于止血。术者将覆盖在侧块关节后方的瘢痕组织仔细清除，并彻底止血后，找到侧块关节间隙，将侧块关节撑开器（铰刀）逐级插入并旋转撑开。松解到满意程度后，可以打入 2 枚融合器维持撑开间隙，并在侧块关节间植入骨松质。

（二）单纯前路翻修手术

1. 适用于单纯前路翻修手术的情况　单纯前路翻修手术是指根据初次手术情况及失败原因，选择单纯经口咽前路实施翻修手术。主要适用于以下情况：① A 型颅底凹陷症 / 寰枢椎脱位初次手术仅行颅后窝减压，未做后路内固定和融合手术；②颅底凹陷症初次手术复位不佳，齿突仍然陷入枕骨大孔压迫脑干，但后方植骨已经大范围融合；③ 颅底凹陷症 / 寰枢椎脱位初次手术复位不佳，随访期间出现内固定完全松动或断裂；④颅底凹陷症实施后路复位内固定术后植骨未融合患者。第 1 种情况由于患者后方骨质大量缺失，再次实施后路手术固定和植骨比较困难，可以选择经口咽寰枢椎松解复位内固定术进行翻修；第 2 种情况由于初次手术复位不佳，且后方植骨已经完全融合，如果将其完全截断重新复位比较困难，可以选择前路齿突切除术进行翻修；第 3 种情况由于患者属于难复性颅底凹陷症 / 寰枢椎脱位，采用经口咽松解术的同时实施前路钢板内固定术翻修是一个不错的选择。可以避免从后路松解和固定的潜在风险。第 4 种情况可以采用经口咽入路行侧块关节植骨术进行翻修。

2. 单纯前路翻修手术的要点

（1）寰枢椎侧块关节松解和复位：采用经口咽入路实施前路翻修手术时，可以避开后路瘢痕组织和血管变异的干扰，对侧块关节实施撑开松解，有效实现齿突下拉复位；而且通过前路手术在侧块关节植入骨块或椎间融合器维持复位高度，实现可靠融合。

（2）对已经骨性融合，不可复性颅底凹陷症 / 寰枢椎脱位患者，采用经口咽入路可行齿突切除减压术，获得翻修效果。

（三）前后路联合翻修手术

1. 适用于前后联合手术翻修的情况　前后路联合翻修手术是指根据初次手术情况及失败原因，选择前后路联合手术实施翻修。需要实施前后联合入路翻修手术的患者一般包括以下情况：①通过单纯后路内固定调整无法充分复位，需要实施经口咽松解结合后路复位技术才能获得较好复位的患者；② 后路侧块关节松解困难，需要经咽松解才能有效复位的患者；③ 初次手术出现感染，需要取出内固定物清创，并更换手术入路重新固定的患者；④ 患者存在骨质疏松症，需要前后路联合固定才能获得足够稳定的颅底凹陷症 / 寰枢椎脱位患者。

2. 前后路联合翻修手术的具体方式　颅底凹陷症/寰枢椎脱位的前后路联合手术主要包括后路+前路、前路+后路、后路+前路+后路等几种方式。

（1）后路+前路联合术式：初次接受后路复位固定手术，术后随访过程中出现内固定松动、断裂及植骨不融合、复位丢失的患者可以选择后路+前路翻修术式。具体做法：先从后路将内固定完全取出，然后改行前路经口咽复位内固定术（TARP）实现翻修。

（2）前路+后路联合术式：初次手术为经口咽复位内固定，术后随访出现钢板松动或口咽部位感染的患者可以选择前路+后路翻修术式。具体做法如下：先从前路将TARP钢板取出，然后改行后路复位内固定术实现翻修。

3. 后路+前路+后路联合术式　初次接受后路复位固定手术，术后随访过程中出现内固定松动、断裂及植骨不融合、复位丢失的患者可以选择后路+前路+后路联合术式。具体做法如下：先从后路松开内固定，保留或更换螺钉；改行前路经口咽复位内固定术；并再次翻转体位，重新进行后路内固定完成手术。患者不仅获得了彻底的松解复位，并形成了前后路联合的360°内固定方式，可以更有效地防止术后复位丢失，促进骨融合。

第二节　颅底凹陷症/寰枢椎脱位常见的手术失败原因及翻修策略

颅底凹陷症/寰枢椎脱位的初次手术非常重要，如果第一次手术失败造成疗效不佳，甚至发生严重并发症，则需要考虑实施翻修手术进行补救。导致颅底凹陷症/寰枢椎脱位手术失败的因素是多方面的，手术失败大致与以下因素有关：①颅底凹陷症/寰枢椎脱位手术松解不充分，未能获得理想复位，脑干压迫未能解除；②颅底凹陷症患者行单纯颅后窝减压术，但未进行复位和内固定，进一步加重了寰枢椎失稳，导致病情加重；③内固定方法不当或内固定失误，内固定松动；④手术没有进行有效的植骨，骨融合不佳，最终发生内固定松动或断裂；⑤手术后期复位丢失，影响手术疗效；⑥忽视了枕颈交界区的椎管狭窄，只考虑了复位，未扩大椎管减压导致手术疗效不佳。

本节通过临床病例探讨寰枢椎脱位和颅底凹陷症手术失败的原因及相应的翻修对策。

一、A型颅底凹陷症/寰枢椎脱位未做复位固定，实施了颅后窝减压术

临床上，有些手术医师对颅底凹陷症/寰枢椎脱位的病理机制认识不清，对A型颅底凹陷症或寰枢椎脱位患者在没有进行复位和固定的情况下单纯实施了颅后窝减压或寰椎后弓切除术，虽然短期获得了一定程度的病情改善，但很快出现病情进展和加重，需要及时实施翻修手术。

【病例1】单纯前路翻修病例（图14-2-1，图14-2-2）

该例患者是一名52岁男性，因“双下肢无力、步态不稳3年，加重6个月”在当地医院就诊，经检查发现该患者为先天游离齿突合并寰枢椎脱位。术者给患者行单纯寰椎后弓切除减压术，希望切除后弓能够缓解高位脊髓压迫。结果术后患者寰枢椎脱位进一步加重，颈椎MRI检查提示高位颈脊髓明显受压，前来笔者所在医院就诊。笔者采用前路手术给患者进行翻修，为患者实施了经口咽寰枢椎复位内固定术，术后高位脊髓压迫解除，患者临床症状改善，逐步恢复自主行走功能。

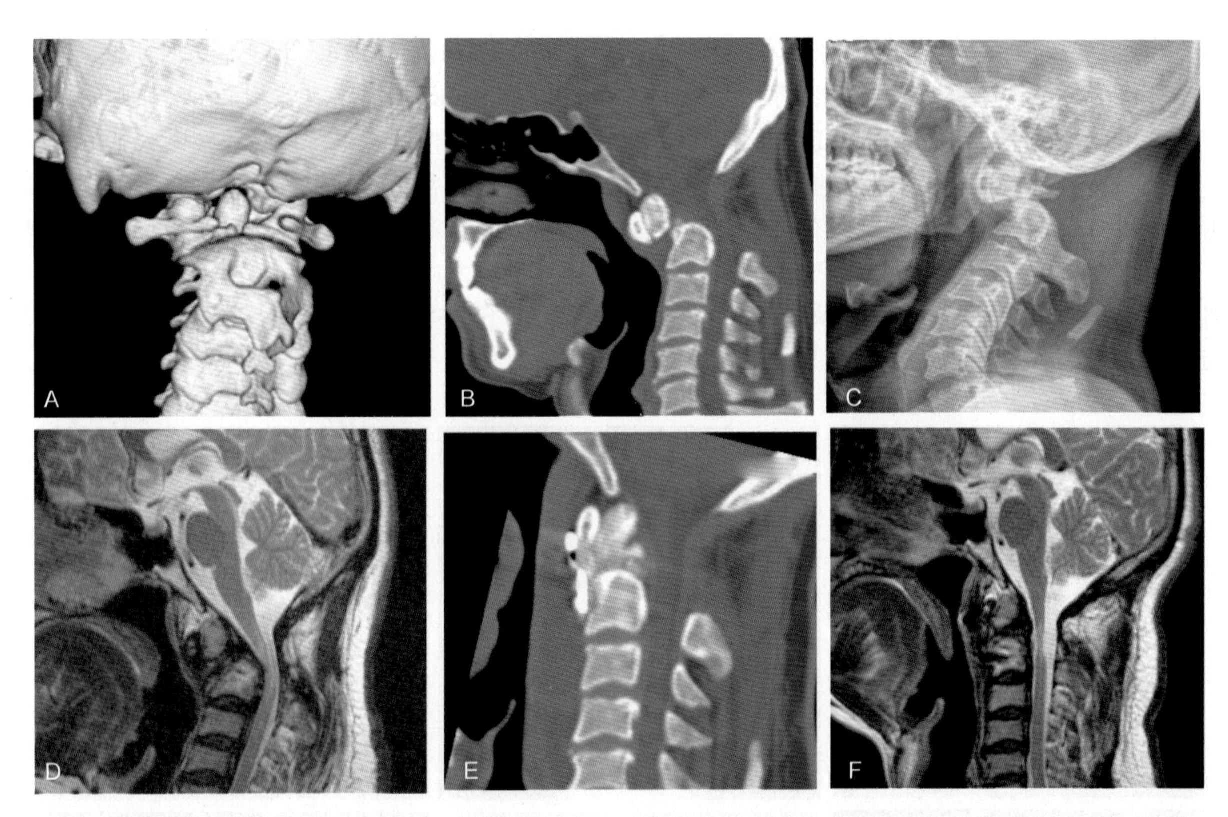

图 14-2-1　**患者，男性，52 岁，术前 CT 和 X 线片显示患者系先天游离齿突合并寰枢椎脱位，初次手术行寰椎后弓切除减压术，手术并未针对寰枢椎脱位进行复位和固定（A～C）。颈椎 MRI 显示因寰枢椎脱位，高位颈脊髓受压变细（D）。患者接受了经口咽寰枢椎复位内固定术，术后 CT 显示寰枢椎脱位复位并采用钢板固定（E），翻修术后复查 MRI 显示高位颈脊髓压迫完全解除（F）**

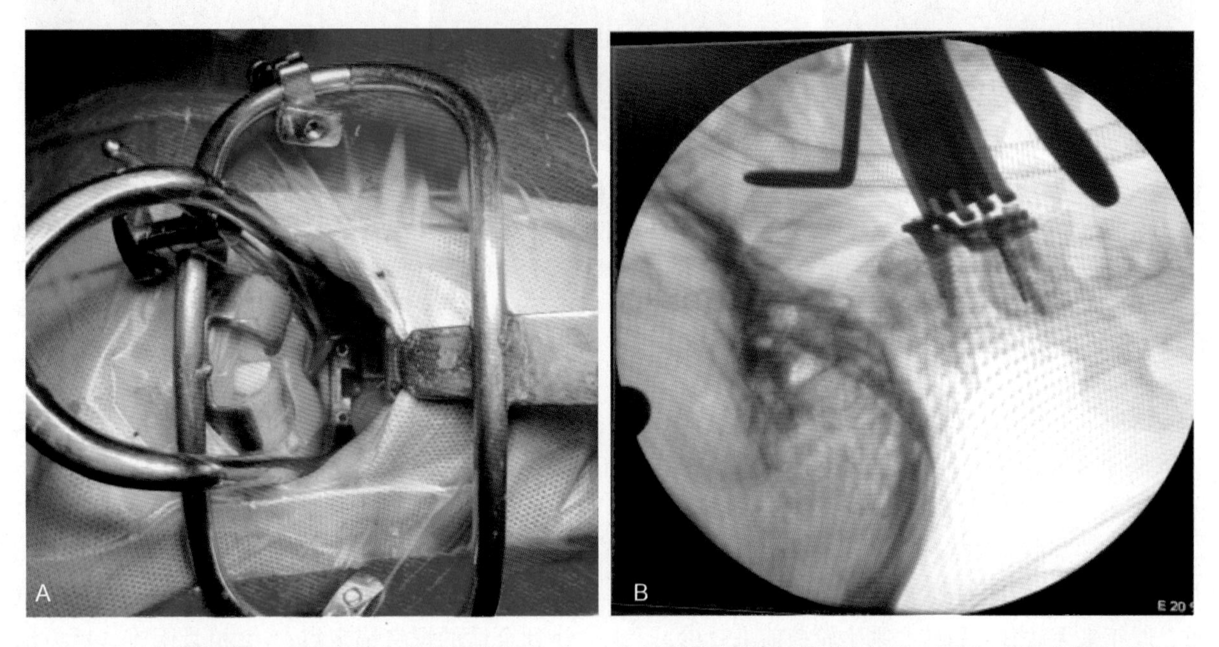

图 14-2-2　**患者接受经口咽寰枢椎复位内固定术（A），术中透视显示寰枢椎脱位复位，钢板、螺钉位置良好（B）**

【病例 2】单纯前路翻修病例（图 14-2-3）

该例患者是一名 45 岁男性，10 年前因“头颈部疼痛、四肢麻木、小便功能欠佳”在当地医院行颅后窝减压术。术后病情无明显改善，近年来病情明显加重，走路困难，为求进一步治疗前来就诊。颈椎 X 线片和 CT 检查提示患者存在寰枢椎脱位、颅底凹陷症，属于不稳定型颅底凹陷症（A1型）。术前CT显示患者枕骨大孔周围存在大片骨缺损，寰椎后弓和枢椎椎板、棘突也做了切除减压。MRI显示患者齿突陷入枕骨大孔，自前方压迫脑干。小脑后方骨质缺损，颈段有明显脊髓空洞。该患者属于不稳定型颅底凹陷症，颅后窝及寰枢椎后方骨质切除进一步破坏了颅颈交界区的稳定性，不仅没有从根本上对颅底凹陷症进行治疗，反而导致病情加重。由于后方骨质缺损严重，翻修手术选择从前路实施。采用经口咽松解、齿突下拉复位内固定术，将陷入枕骨大孔的枢椎齿突下拉到正常的解剖位置后，进行了可靠的固定与融合。手术后复查颈椎MRI显示枢椎齿突已被下拉到正常的解剖位置，脑干前方压迫解除，脊髓空洞有所减轻。

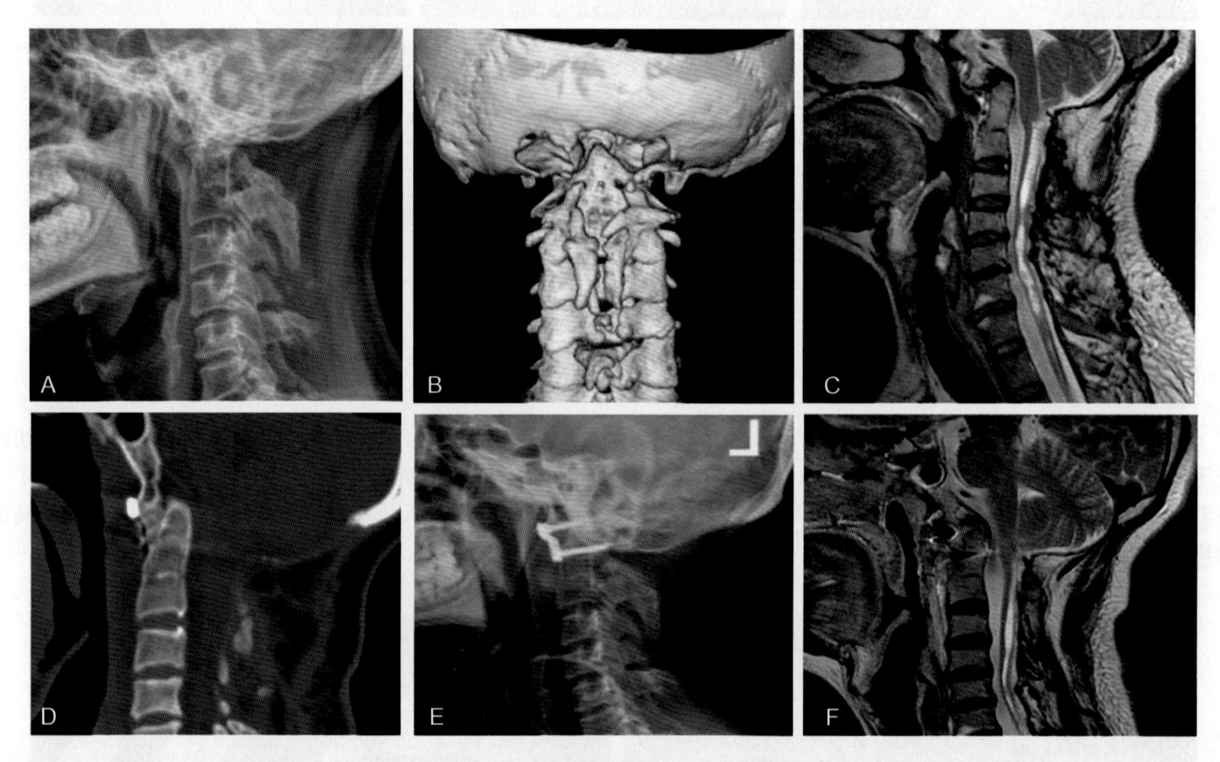

图14-2-3 患者，男性，45岁，颈椎X线片显示患者存在寰枢椎脱位、颅底凹陷症，属于不稳定型颅底凹陷症（A）；术前CT显示患者枕骨大孔周围存在大片骨缺损，寰椎后弓和枢椎椎板、棘突也做了切除减压（B）；颈椎MRI显示患者齿突陷入枕骨大孔，自前方压迫脑干，颈脊髓有空洞形成（C）；患者接受了经口咽松解、齿突下拉复位内固定术，术后CT和X线片显示枢椎齿突下拉到正常的解剖位置，内固定位置良好（D、E）；术后复查颈椎MRI显示寰枢椎复位后解除了脑干压迫，颈段脊髓空洞减轻（F）

【病例3】单纯前路翻修病例（图14-2-4）

该例患者是一名62岁女性，8年前因“颅底凹陷症、寰枢椎脱位”在当地医院行颅后窝减压术。术前主要症状是步态不稳、肢体麻木，术后6个月症状有一定程度的改善，但1年后病情再次加重，近年来无法独立行走，乘坐轮椅前来就诊。入院检查发现，该患者有寰枕融合、寰枢椎脱位合并颅底凹陷症。颈椎X线片显示患者存在寰枢椎脱位、颅底凹陷症，属于不稳定型颅底凹陷症（图14-2-4A），颈椎CT显示患者枕骨大孔周围存在大片骨缺损，寰椎后弓和部分枢椎椎板、棘突也做了切除减压（图14-2-4C）。颈椎MRI显示患者齿突陷入枕骨大孔，自前方压迫脑干（图14-2-4D）。如果从后路翻修将存在以下困难：①固定困难，枕骨大孔骨质缺损导致枕颈固定时难以找到合适的螺钉锚定点；②植骨困难，后方的骨缺损破坏了植骨床，造成植骨困难。如果采用前路进行翻修，则可以避开后方的手术部位，既可以将颅底凹陷进行彻底的松解和复位，同时也可以行前路植骨和钢板固定，不失为一种很好的翻修手术方式。入院后该患者接受了经口咽松解、齿突下拉复位内固定术（图 14-2-4E），术后复查颈椎 X 线片和 CT 显示枢椎齿突被下拉到正常的解剖位置，颅椎角恢复正常（图 14-2-4F、G）。术后 MRI 显示脑干压迫解除，脑干颈髓角恢复正常（图 14-2-4H）。随访 2 年，患者逐步恢复行走能力。

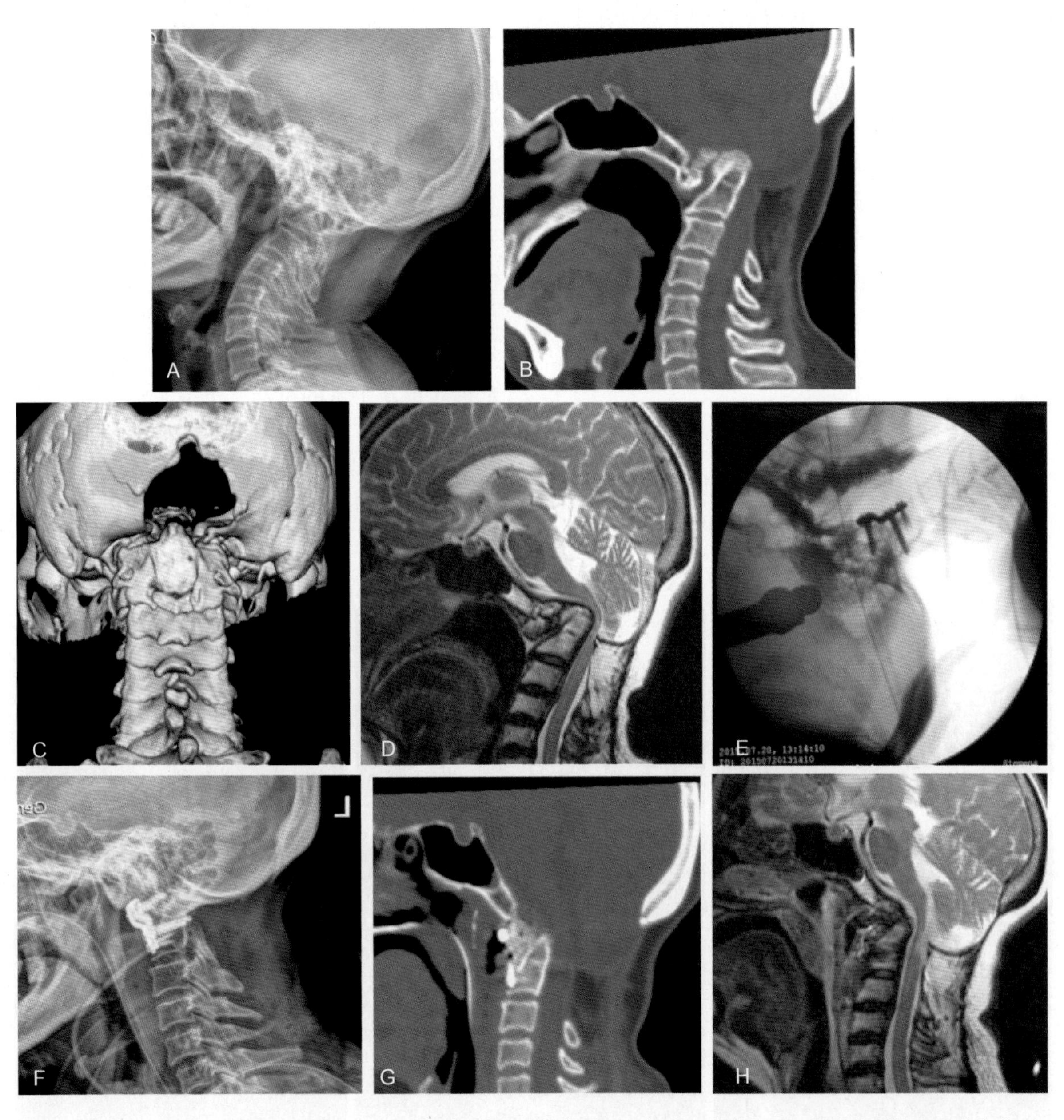

图 14-2-4　患者，女性，62 岁，颈椎 X 线片显示患者存在寰枢椎脱位、颅底凹陷症，属于不稳定型颅底凹陷症（A）；术前 CT 显示患者枕骨大孔周围存在大片骨缺损，寰椎后弓和部分枢椎椎板、棘突也做了切除减压（B、C）；MRI 显示患者齿突陷入枕骨大孔，自前方压迫脑干，其颅后窝有大范围骨质缺损伴小脑下垂（D）；患者接受了经口咽松解、齿突下拉复位内固定术，术中透视及术后 CT 和 X 线片显示枢椎齿突下拉到正常的解剖位置，内固定位置良好（E ～ G）；术后复查颈椎 MRI 显示颅底凹陷复位后解除了脑干压迫，小脑下垂减轻 (H）

【经验教训及翻修要点】

正确认识颅底凹陷症的分型对指导手术治疗非常重要。Goel 根据颅底凹陷症是否合并寰枢椎脱位或失稳将其分为 A 型（不稳定型）和 B 型（稳定型）。一般 B 型颅底凹陷症患者可以选择单纯颅后窝减压术；A 型颅底凹陷症患者则应采用复位和固定技术进行治疗。如果单纯行后方去骨减压手术，反而破坏了颅颈交界区的稳定性，导致手术失败。

对实施颅后窝减压术导致病情加重的A型颅底凹陷症患者实施翻修手术要解决两个问题：①采用经口咽松解及下拉复位技术将颅底凹陷复位并解除脑干压迫；②实施寰枢或枕颈固定融合手术，重建颅颈交界区的稳定性。由于初次手术对颅颈交界区后方骨性结构破坏较大，造成内固定植骨困难。采用经口咽松解复位内固定术既可从前路行侧块关节松解、植骨和下拉复位，又可实施钢板固定，是较好的翻修方式。

二、寰枢椎脱位/颅底凹陷症松解复位不充分

对难复性寰枢椎脱位/颅底凹陷症患者进行手术治疗，应该先行松解，然后行复位和固定。如果未行松解或松解不充分而实施了后路内固定术，可能会将寰枢椎固定在一个非正常的脱位状态，脑干和脊髓压迫持续存在，这也是导致手术疗效不佳的常见原因之一。

【病例1】单纯前路翻修病例

该例患者是一名47岁女性，自述5年前因“颅底凹陷症”在当地医院接受手术治疗，术后症状并未改善。近年来自觉肢体活动笨拙、步态不稳，为求进一步治疗来笔者所在医院就诊。颈椎X线片和CT显示患者曾接受后路枕颈固定植骨融合术。但颈椎CT显示患者的寰枢椎脱位并未充分复位，颈椎MRI显示脑干仍有压迫，合并脊髓空洞形成。考虑到患者接受后路复位内固定术已经有5年时间，后方结构已有骨性融合，失去了将内固定拆除重新手术的机会。于是实施经口咽齿突切除术进行翻修。通过手术，将枢椎齿突大部分切除。术后复查CT和MRI显示齿突切除以后，脑干压迫减轻，脊髓空洞缩小。患者临床症状逐步改善(图14-2-5)。

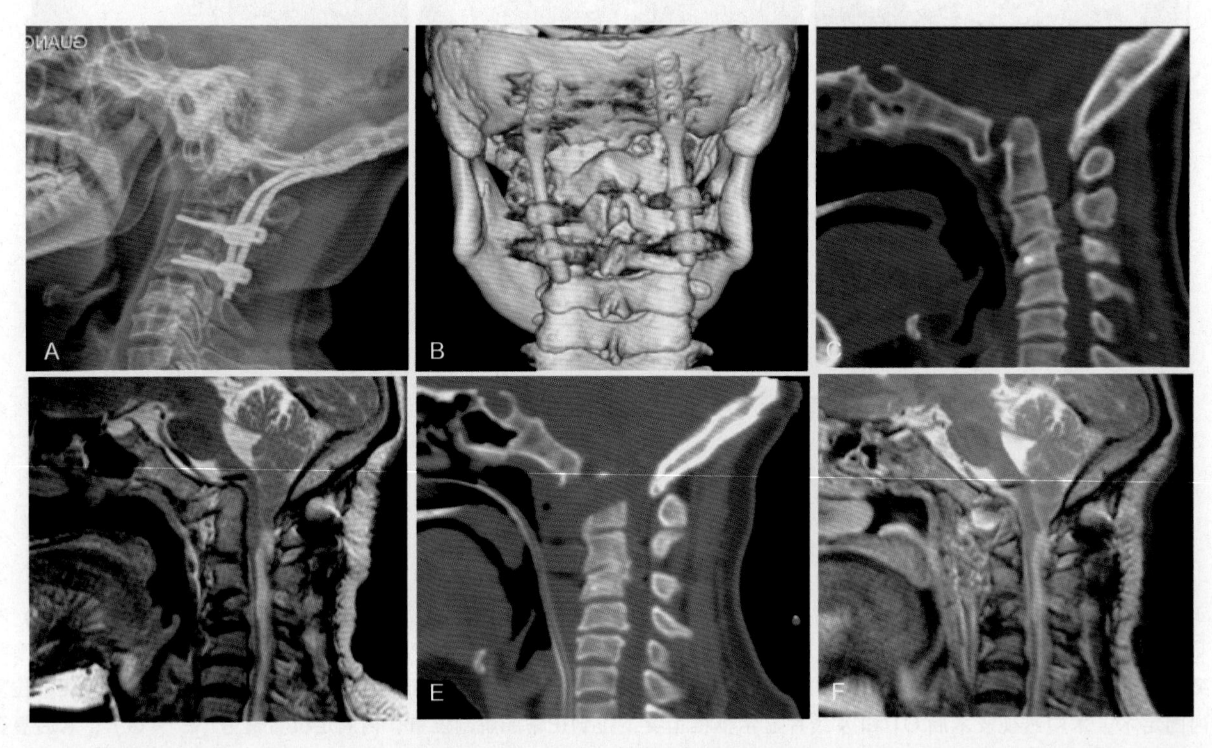

图14-2-5 患者，女性，47岁，自述5年前因“颅底凹陷症”在当地医院接受手术治疗，术后症状并未改善。颈椎X线片和CT显示患者曾接受后路枕颈固定植骨融合术（A、B）。颈椎CT显示患者的寰枢椎脱位并未充分复位（C），颈椎MRI显示脑干仍有压迫，合并脊髓空洞形成（D）。患者接受经口咽齿突切除术进行翻修。通过手术，将枢椎齿突大部分切除（E、F）。术后复查CT和MRI显示齿突切除以后，脑干压迫减轻，脊髓空洞缩小

【病例 2】单纯前路翻修病例

该例患者是一名 44 岁男性，15 年前因“寰枢椎脱位”曾行寰枢椎后路复位钢丝固定术。术后症状改善不明显，因条件所限，未予以进一步治疗。近年来自觉走路困难、四肢无力加重，希望能进一步治疗。CT 检查发现患者寰枢椎脱位仍未复位，但寰枢椎后方的植骨已经骨性融合。寰枢椎侧块关节之间也存在部分骨性融合。颈椎 MRI 显示高位颈脊髓仍然受压变形。笔者采用经口咽齿突切除术进行翻修，术后复查 CT、MRI 显示齿突切除后，脊髓压迫减轻，患者的临床症状获得一定程度的改善（图 14-2-6）。

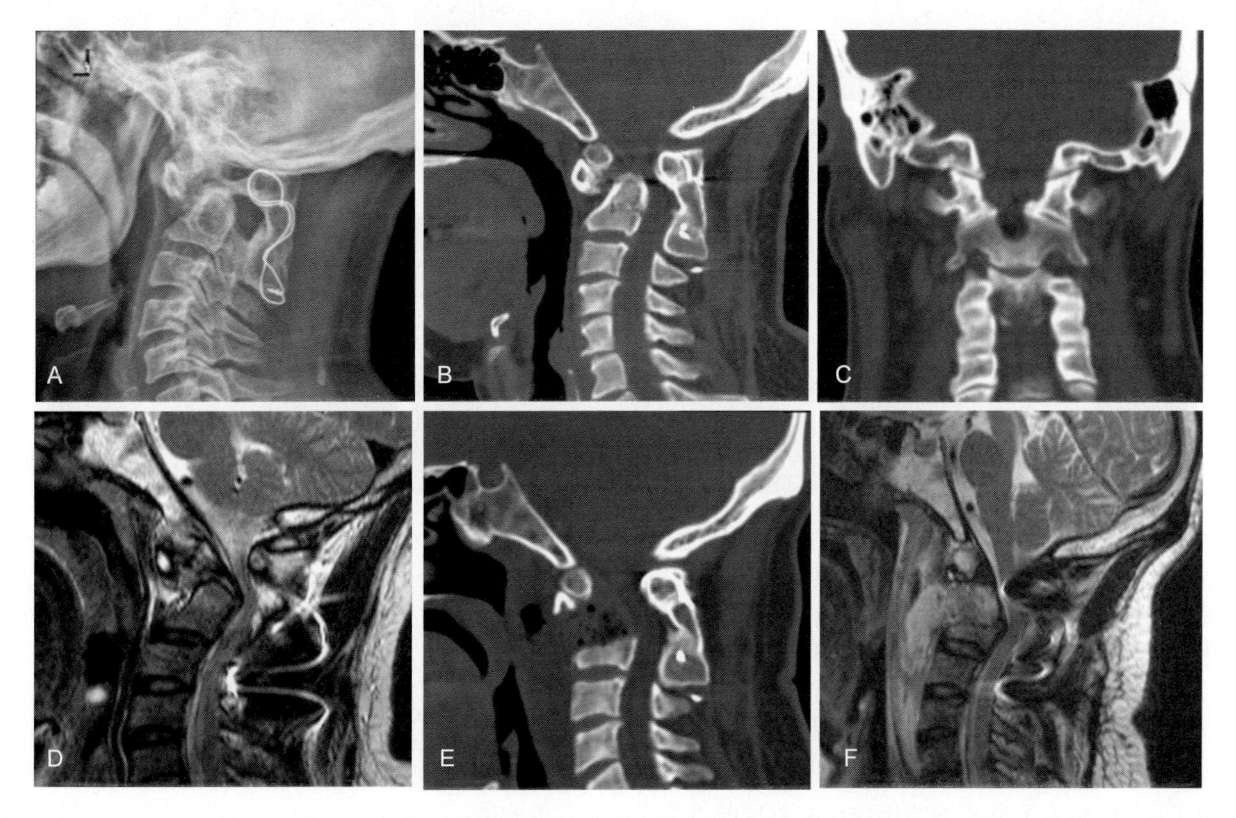

图 14-2-6　患者，男性，44 岁，15 年前因“寰枢椎脱位”曾行寰枢椎后路复位钢丝固定术。颈椎 X 线片、CT 检查发现患者寰枢椎脱位仍未复位，但寰枢椎后方的植骨已经骨性融合。寰枢椎侧块关节之间也存在部分骨性融合（A ～ C）。颈椎 MRI 显示高位颈脊髓仍然受压变形（D）。笔者采用经口咽齿突切除术作为翻修手术方案，术后复查 CT、MRI 显示齿突切除后，脊髓压迫减轻，患者的临床症状获得一定程度的改善（E、F）

【病例 3】后路 + 前路翻修病例

该例患者是一名 55 岁男性，21 年前因“寰枢椎脱位”出现四肢麻木、无力及走路困难，在当地医院行寰枢椎后路复位枕颈固定融合术。术后症状改善不明显，因条件所限，未予以进一步治疗。症状逐年进展加重，甚至无法独立行走，并出现大小便控制困难，希望能进一步治疗。CT 检查发现患者寰枢椎脱位仍未复位，但已行枕颈融合术，后方的植骨已经骨性融合。但在寰枢椎侧块关节之间尚未完全融合。笔者采用前后路联合入路为其重新实施手术。首先行后路手术，将结构性植骨的髂骨块截断；然后改仰卧位，行经口咽前路寰枢椎松解复位内固定术。术后复查 CT 显示寰枢椎脱位获得理想复位，术后复查 MRI 显示脊髓压迫完全解除，患者的临床症状获得一定程度的改善（图 14-2-7）。

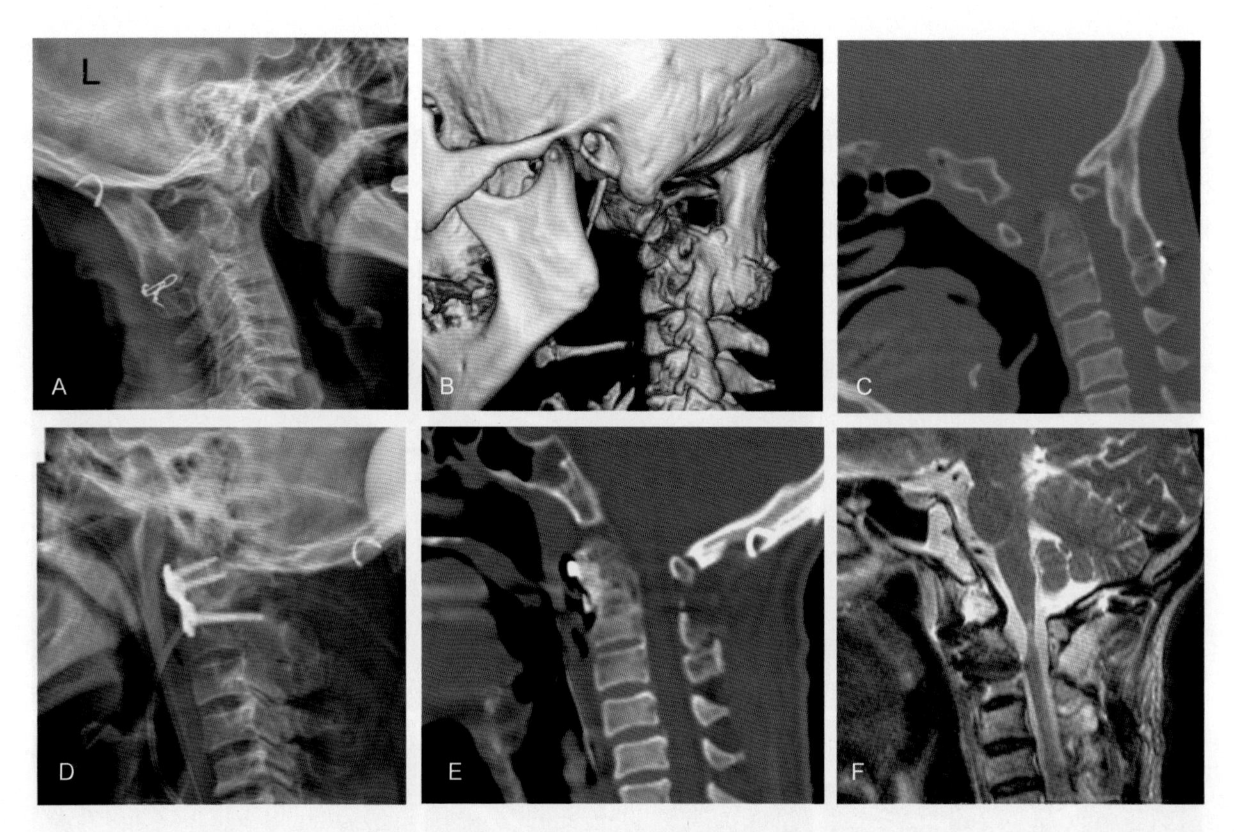

图 14-2-7 患者，男性，55 岁，21 年前因“寰枢椎脱位”曾行寰枢椎后路复位枕颈固定融合术。颈椎 X 线片、CT 检查发现患者寰枢椎脱位仍未复位，但后方大块髂骨植骨块已经和枕骨及颈椎骨性融合（A ～ C）。先行后路手术将融合骨块截断，然后实施经口咽松解寰枢椎复位内固定术。术后 1 个月复查 X 线片和 CT 显示寰枢椎脱位获得充分复位，术后 3 个月复查颈椎 MRI 显示高位颈脊髓压迫完全解除（D ～ F）

【病例 4】后路 + 前路 + 后路翻修病例

该例患者是一名 67 岁女性，因“寰枢椎脱位”出现四肢麻木、无力及走路困难，1 个月前在当地医院行寰枢椎后路复位枕颈固定融合术。术后症状较术前加重，为求进一步治疗来笔者所在医院就诊。CT 检查发现患者寰枢椎脱位仍未复位，但已行枕颈融合术，因手术时间短，后方植骨尚未融合。笔者采用前后路联合入路为患者重新实施手术。首先行后路手术，将后方内固定松解开；然后改仰卧位，行经口咽前路寰枢椎松解复位内固定术。前路复位完成后再取俯卧位，重新将钛棒塑形，完成后路内固定。术后复查 CT 显示寰枢椎脱位获得理想复位，寰枢椎侧块关节间可见植入骨块。术后复查 MRI 显示脊髓压迫完全解除，患者的临床症状获得明显改善（图 14-2-8）。

【经验教训及翻修要点】

对于颅底凹陷症 / 寰枢椎脱位，术前应该通过颅骨牵引等方法综合判断是否需要实施松解手术。如果判断是难复性颅底凹陷症 / 寰枢椎脱位，则应该先实施有效松解，才能获得充分复位，降低手术失败率。

对于难复性寰枢椎脱位 / 颅底凹陷症患者，如果未能将其复位，却实施了后路内固定和植骨融合手术，这时寰枢椎被固定或融合在一个非生理状态，脑干或高位脊髓的压迫将持续存在而得不到缓解，严重影响手术效果，需要实施翻修手术。如果手术时间不超过 3 个月，骨性融合尚未完成，可以考虑将内固定拆除，重新按照寰枢椎松解复位的流程进行手术翻修。但如果手术时间超过 3 个月，后方结构已经形成骨性融合，则即使将内固定拆除，重新进行复位也比较困难。这时可以考虑采用经口咽或经鼻入路将脑干前方压迫的骨性结构进行切除减压。少数情况下，即使患者寰枢椎脱位已经形成骨性融合，融合部位比较局限，未形成广泛融合，仍可将融合部位打断，然后重新实施复位和内固定手术。

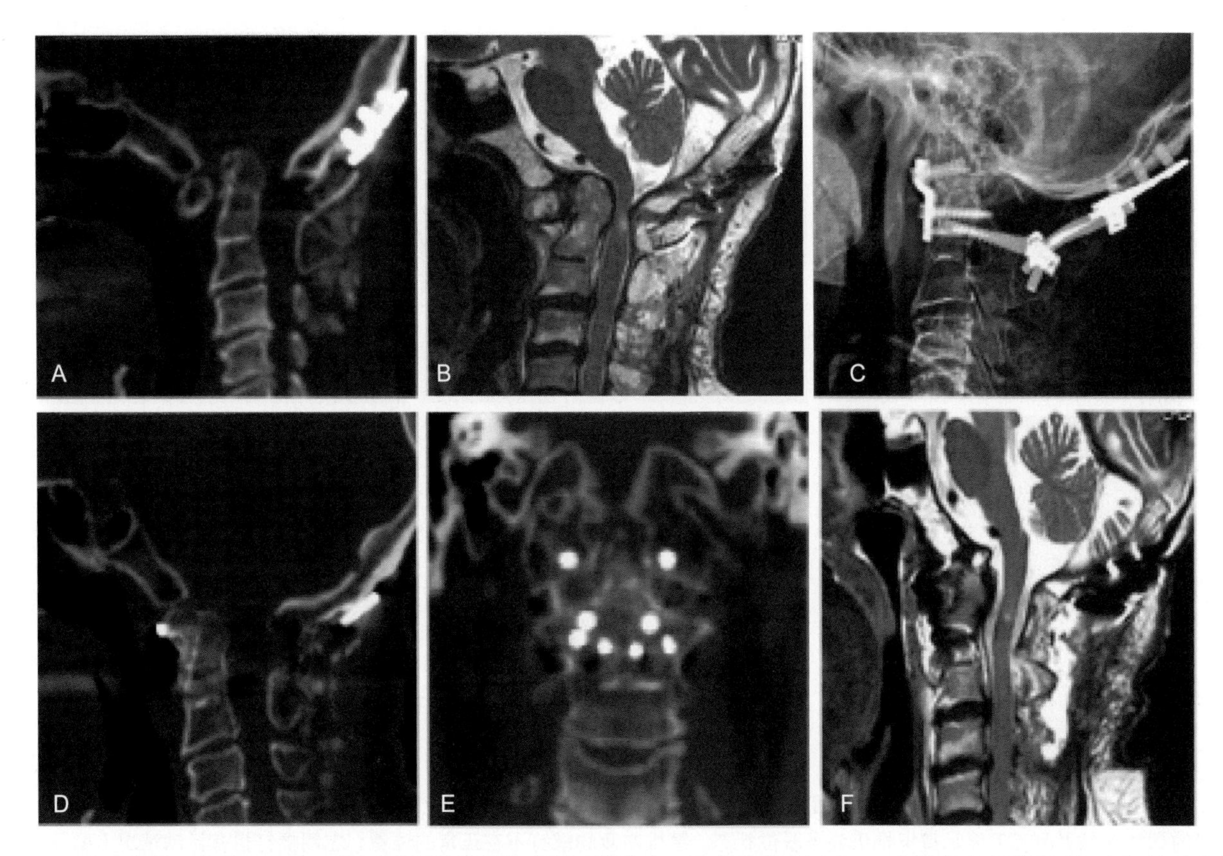

图 14-2-8　患者，女性，67 岁，因“寰枢椎脱位”出现四肢麻木、无力及走路困难，1 个月前在当地医院行寰枢椎后路复位枕颈固定融合术。术后症状较术前加重，为求进一步治疗来笔者所在医院就诊。颈椎 CT 检查提示颅底凹陷仍未复位（A），MRI 显示齿突陷入枕骨大孔自前方压迫脑干（B）。考虑到患者后方植骨块尚未融合，笔者对其实施后路 - 前路 - 后路联合入路翻修手术。术后复查颈椎 CT 显示枢椎齿突已被下拉复位，前路钢板及后路钉棒固定位置良好（C、D），术后复查颈椎 CT 显示两侧侧块关节间植入支撑性骨块（E）。术后复查颈椎 MRI 显示颅底凹陷已经复位，脑干压迫完全解除（F）

三、寰枢椎脱位 / 颅底凹陷症内固定失败

对难复性寰枢椎脱位 / 颅底凹陷症进行松解复位后，实施可靠的内固定和充分的植骨非常重要。但如果内固定不可靠或植骨不确切，即使当时手术复位满意，在以后的生活中，颈椎微动也会导致内固定松动和断裂，最终手术失败。

【病例 1】后路 + 前路翻修病例

该例患者是一名 44 岁女性，1 年前因“双下肢无力、步态不稳”在当地医院诊断为“寰枢椎脱位”，行后路手术治疗。术后 2 个月内病情有所缓解，但很快病情再次加重，来笔者所在医院就诊时已经无法独立行走。颈椎 X 线片和 CT 显示寰枢椎仍处于脱位状态，寰椎右侧的螺钉不在正常的位置，左侧螺钉也有松动情况。这是内固定松动导致手术失败的典型病例。翻修的策略为可以从后路将内固定取出，更换钉道后重新固定植骨。也可以改行前路固定。考虑到患者属于难复性寰枢椎脱位，笔者取出后路内固定后，改行经口咽松解前路复位植骨内固定术。术后寰枢椎脱位获得较为理想的复位，高位颈脊髓压迫解除（图 14-2-9，图 14-2-10）。

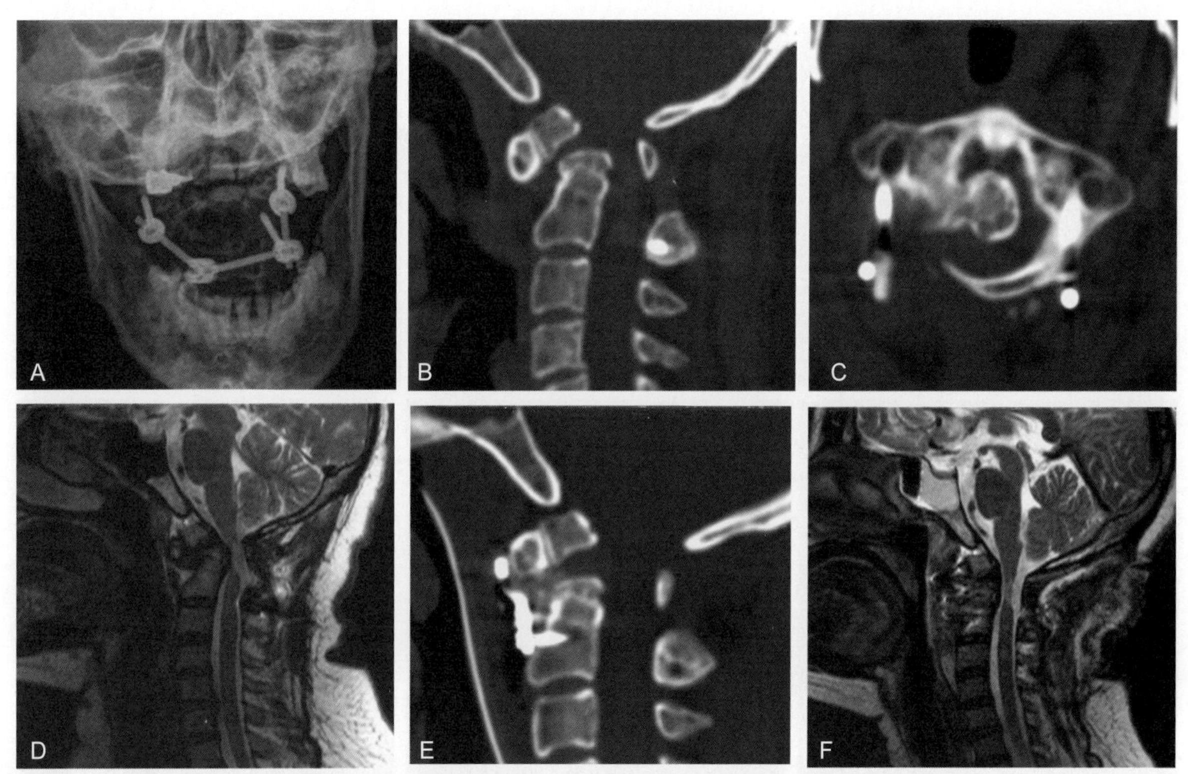

图 14-2-9　患者，女性，44 岁，1 年前因“双下肢无力、步态不稳”在当地医院诊断为“寰枢椎脱位”，行后路手术治疗。患者的颈椎 X 线片和 CT 显示寰枢椎仍处于脱位状态，寰椎右侧的螺钉不在正常的位置，左侧螺钉也有松动情况（A、B）。患者颈椎 MRI 显示高位颈椎脊髓受压变性（D），笔者取出后路内固定后，改行经口咽松解前路复位植骨内固定术（E、F）。术后复查 CT、MRI 显示寰枢椎脱位获得较为理想的复位，高位颈脊髓压迫解除

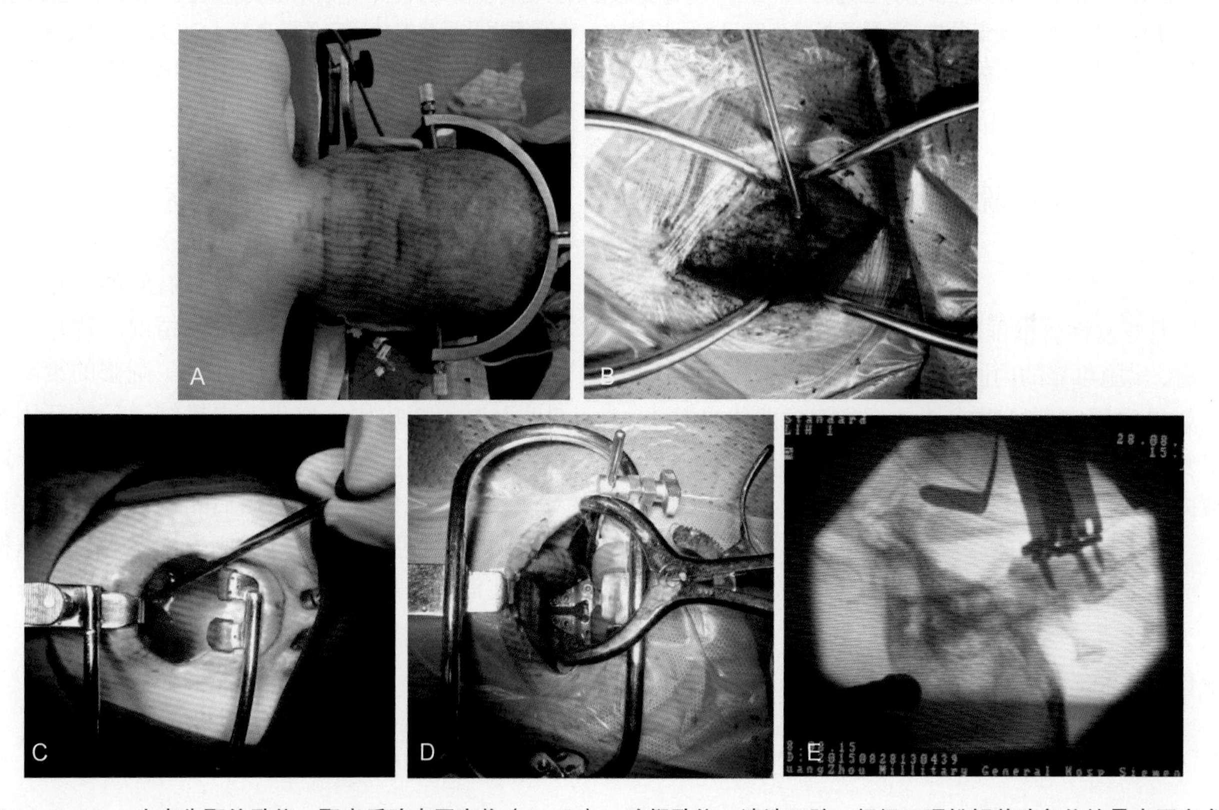

图 14-2-10　患者先取俯卧位，取出后路内固定物（A、B），改仰卧位，清洗口腔，行经口咽松解前路复位植骨内固定术（C、D）。术中透视显示寰枢椎脱位获得复位（E）

【病例 2】

该例患者是一名 43 岁男性，5 年前因“下肢麻木、无力及步态不稳”诊断为“颅底凹陷症”，行后路手术治疗，术后 6 个月内病情有所缓解。6 个月后症状开始再次加重，患者诉颈椎部位有异响。近 1 年来病情明显加重，走路困难，为求进一步治疗收治入院，颈椎 X 线片显示患者接受了后路 C_0 ～ C_3 枕颈内固定术，有一枚枢椎螺钉已经断裂。患者的 CT、MRI 显示其枢椎齿突仍然上移陷入枕骨大孔压迫脑干，导致脑干变形。这是内固定失败导致手术失败的典型病例。考虑到患者再次手术需要经口咽松解才能较好复位，笔者将后路内固定拆除后，改行经口咽松解、齿突下拉复位内固定术（图 14-2-11）。手术顺利，术后复查颈椎 X 线片和 CT、MRI 显示陷入枕骨大孔的枢椎齿突已被下拉到正常的解剖位置，脑干压迫解除（14-2-12）。

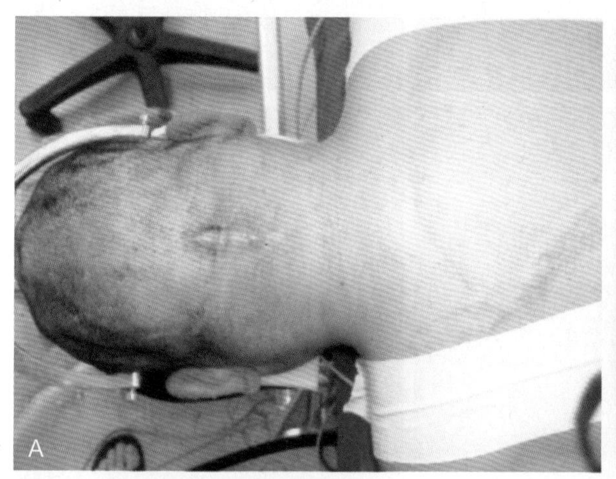

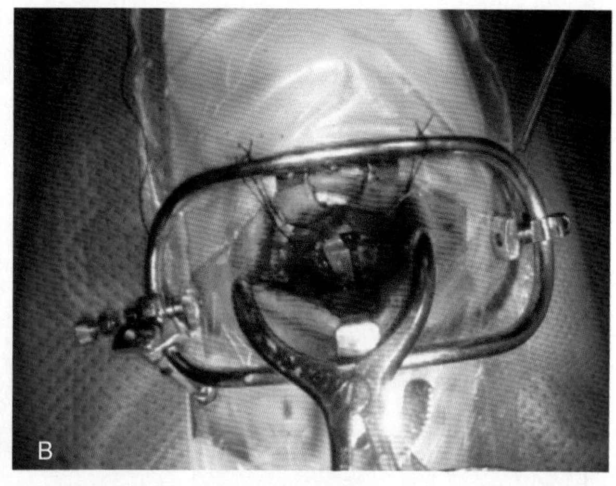

图 14-2-11　**先行后路手术将内固定去除（A）；再改仰卧位行经口咽松解、齿突下拉复位 TARP 钢板内固定术进行翻修（B）**

【经验教训及翻修要点】

针对寰枢椎脱位 / 颅底凹陷症内固定断裂或松动导致的手术失败，首先应该分析内固定松动或断裂的原因，一般可能有以下几种情况：①患者存在较为严重的骨质疏松症，螺钉把持力不够，引起内固定松动；②儿童患者骨质柔软，把持力差，引起螺钉松动；③置钉方法不当导致螺钉松动；④术后未佩戴支具，颈椎活动过大或骨未融合导致内固定松动。应根据内固定松动和断裂的具体情况选择手术方法。一般首先要将松动或断裂的螺钉、钛棒取出。如果后方骨质条件尚好，且寰枢椎脱位无须前路松解，可以调整螺钉或更换钛棒，后方重新固定。并处理好植骨床，使用自体髂骨植骨。如果后方瘢痕严重，螺钉松动，骨质破坏，不适合重新固定，这时可以将后路内固定物取出，改行前路复位和内固定。针对以上 4 种情况，采取针对性处理措施：①对骨质疏松症患者，加强手术前后的抗骨质疏松治疗，增强骨密度，可以根据情况选择把持力较好的内固定方式（如尽量使用椎弓根螺钉固定，避免使用侧块螺钉和椎体螺钉）。②儿童患者由于骨质柔软，把持力较差，尽量使用椎弓根螺钉固定，少用椎体螺钉和侧块螺钉。加强植骨床处理，使用自体骨植骨，术后 3 个月内佩戴可靠的外固定支具等。③置钉方法不当导致螺钉松动，可以重新调整钉道和螺钉方向进行手术翻修。④术后未佩戴支具，颈椎活动过大或骨未融合导致内固定松动的患者在接受翻修手术后应该定制一个可靠的外固定支具保护颈椎直至骨性融合。

寰枢椎术后内固定松动（或断裂）是影响手术远期疗效的重要因素之一，也是需要接受翻修手术的常见原因。为了降低寰枢椎术后内固定松动失败的发生率，应该从以下几个方面入手：①尽量选择可靠的内固定材料；②必须可靠植骨，其是防止内固定远期失败的重要保证；③术后早期（3 个月内）应该让患者佩戴可靠的支具，并减少颈椎不必要的过度活动，防止疲劳断裂和松动。

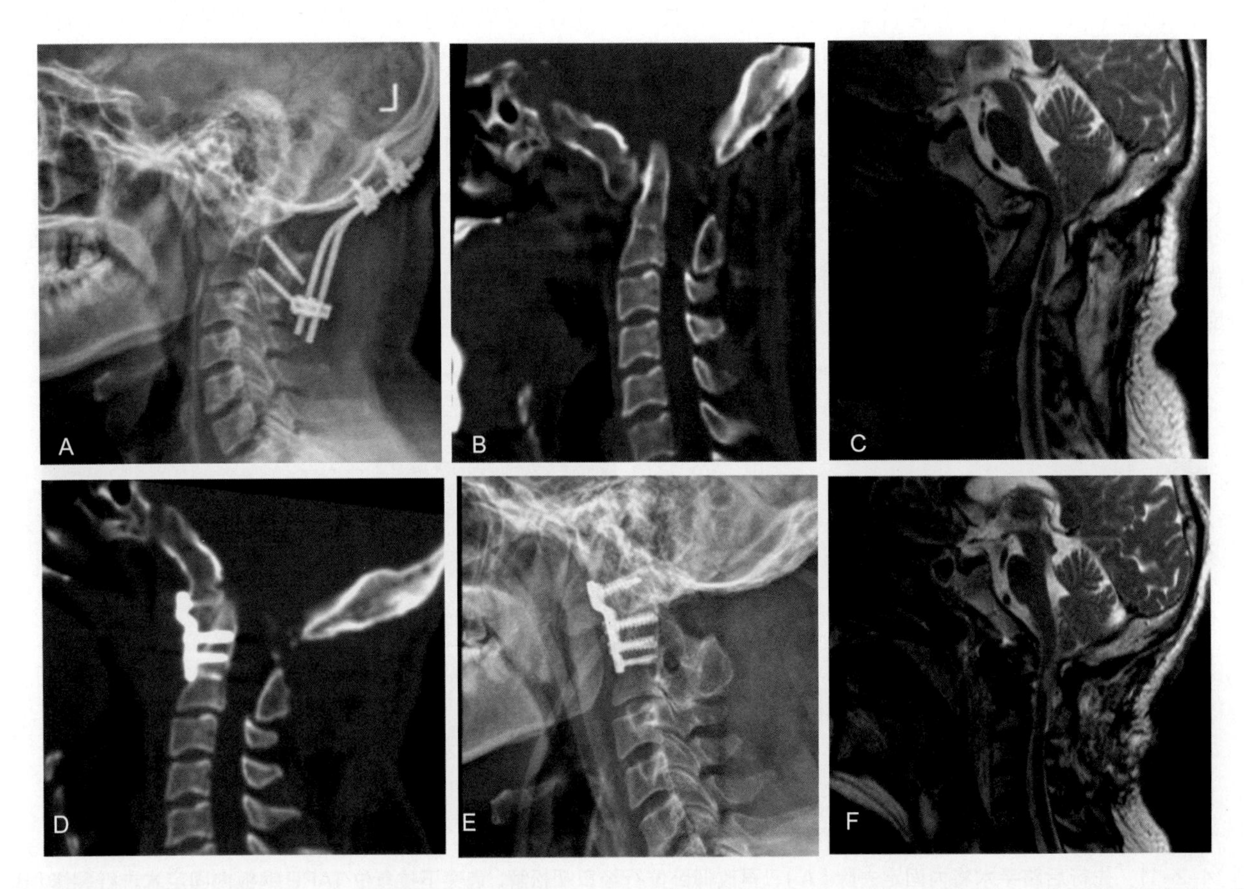

图 14-2-12 患者，男性，43 岁，5 年前因“下肢麻木、无力及步态不稳”诊断为“颅底凹陷症”，行后路手术治疗，颈椎 X 线片显示患者接受了后路 $C_0 \sim C_3$ 枕颈内固定术，有一枚枢椎螺钉已经断裂（A）。患者的 CT、MRI 显示其枢椎齿突仍然上移陷入枕骨大孔压迫脑干，导致脑干变形（B、C）。笔者将后路内固定拆除后，改行经口咽松解、齿突下拉复位内固定术。术后复查颈椎 X 线片、CT、MRI 显示陷入枕骨大孔的枢椎齿突已被下拉到正常的解剖位置，脑干压迫解除（D ～ F）

四、颅底凹陷症 / 寰枢椎脱位植骨不融合

颅底凹陷症 / 寰枢椎脱位实施手术复位固定是近期疗效的基础，而可靠的植骨融合才是维持远期疗效的保证。有些患者接受手术治疗后，短期疗效满意，但远期却出现复位丢失和手术失败的情况，这在很大程度上与寰枢椎的植骨技术不当有一定关系，也是手术翻修的重要原因之一。

【病例 1】单纯后路翻修病例

该例患者是一名 10 岁男孩，2 年前因“颈椎疼痛、活动受限伴斜颈”诊断为“先天游离齿突伴寰枢椎脱位”，行后路复位钢丝内固定术治疗，术后佩戴支具 6 个月，去除支具后一直觉颈痛、活动受限，为求进一步治疗收治入院。颈椎 X 线片显示患者接受了后路寰枢椎后路钢丝内固定术，显然寰枢椎仍处于脱位状态，后方植骨未融合。植骨未融合是导致手术失败的重要原因。这一方面与内固定方式不够坚强有关，另一方面与手术植骨技术相关。笔者将后路内固定拆除后，改行寰枢椎椎弓根螺钉内固定术。重新处理植骨床，取自体髂骨植骨（图 14-2-13）。手术顺利，术后 4 个月复查颈椎 X 线片、CT、MRI 显示寰枢椎脱位已经复位，内固定位置良好，植骨区骨性融合，脊髓无压迫（图 14-2-14）。

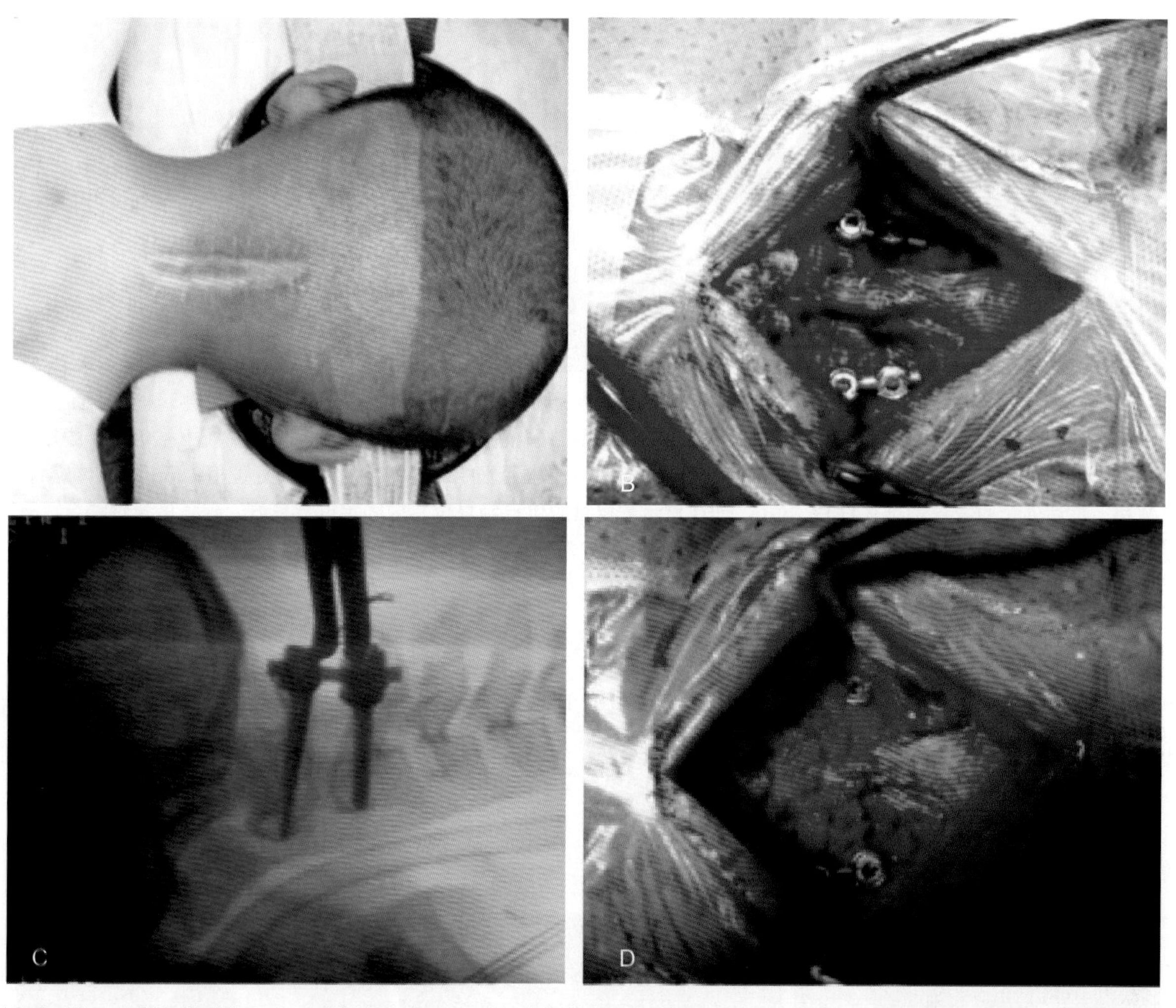

图 14-2-13 患者取俯卧位，将后路钢丝取出后，改行寰枢椎后路钉棒固定（A ～ C）， 重新处理植骨床后，取自体髂骨植骨（D）

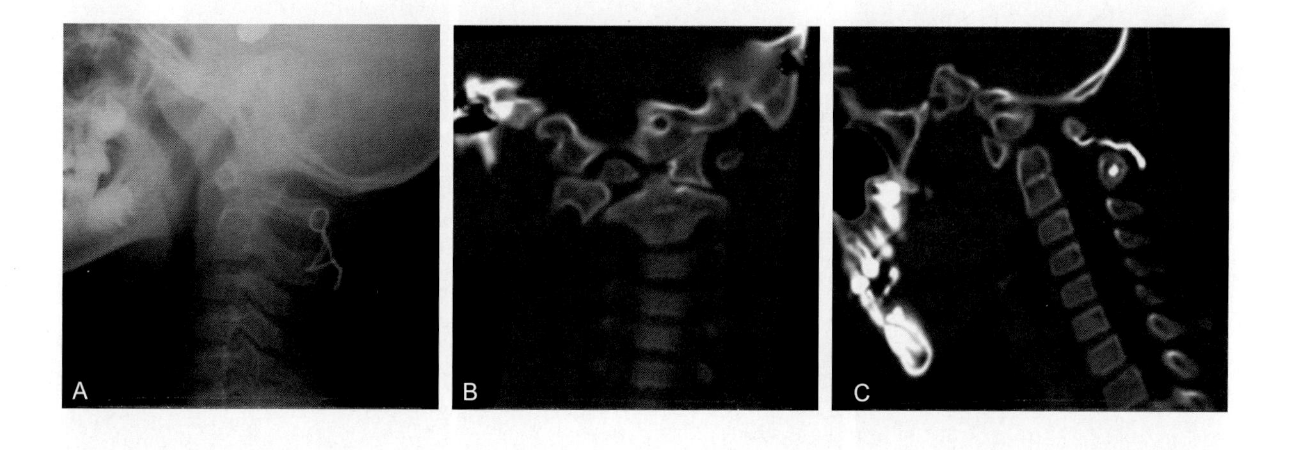

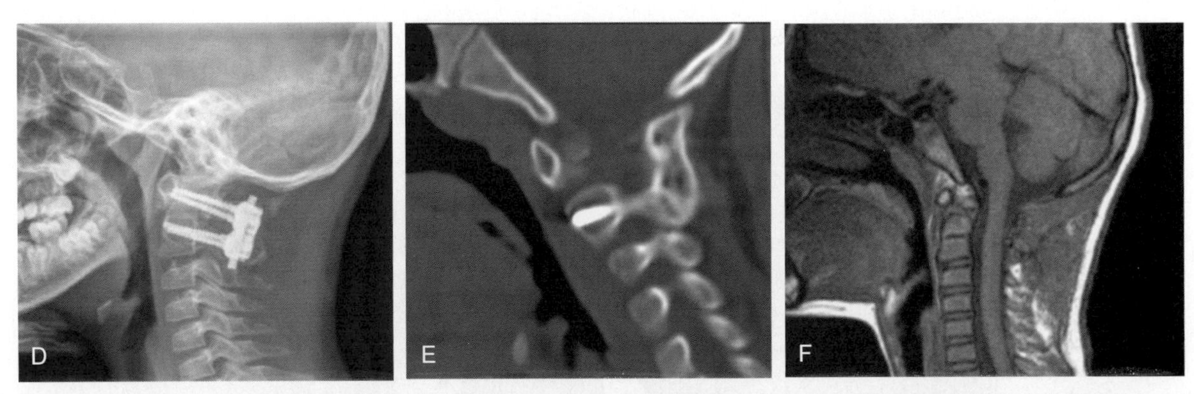

图 14-2-14 患者，男性，10 岁，2 年前因“颈椎疼痛、活动受限伴斜颈”诊断为“先天游离齿突伴寰枢椎脱位”，行后路复位钢丝内固定术治疗，颈椎 X 线片、CT 显示患者接受了后路寰枢椎后路钢丝内固定术，显然寰枢椎仍处于脱位状态，后方植骨未融合（A ~ C）。笔者将后路内固定拆除后，改行寰枢椎椎弓根螺钉内固定术。重新处理植骨床，取自体髂骨植骨。手术顺利，术后 4 个月复查颈椎 X 线片、CT、MRI 显示寰枢椎脱位已经复位，内固定位置良好，植骨区骨性融合，脊髓无压迫（D ~ F）

【病例 2】后路 + 前路翻修病例

该例患者是一名 58 岁男性，3 年前因“下肢麻木、无力及步态不稳”诊断为“寰枢椎脱位”，行后路复位内固定术治疗。术后 3 个月病情有所改善，6 个月后患者自觉症状开始再次加重，术后 1 年症状严重，无法独立行走，并且在转头时有螺钉松动感，为求进一步治疗收治入院。颈椎 CT 显示患者接受了后路寰枢椎内固定术，但寰枢椎仍处于脱位状态，寰椎左侧螺钉明显松动。笔者将后路内固定拆除后，改行经口咽松解寰枢椎复位内固定及寰枢椎侧块关节植骨术，术后复查颈椎 X 线片和 CT 显示寰枢椎脱位复位，内固定位置良好（图 14-2-15）。

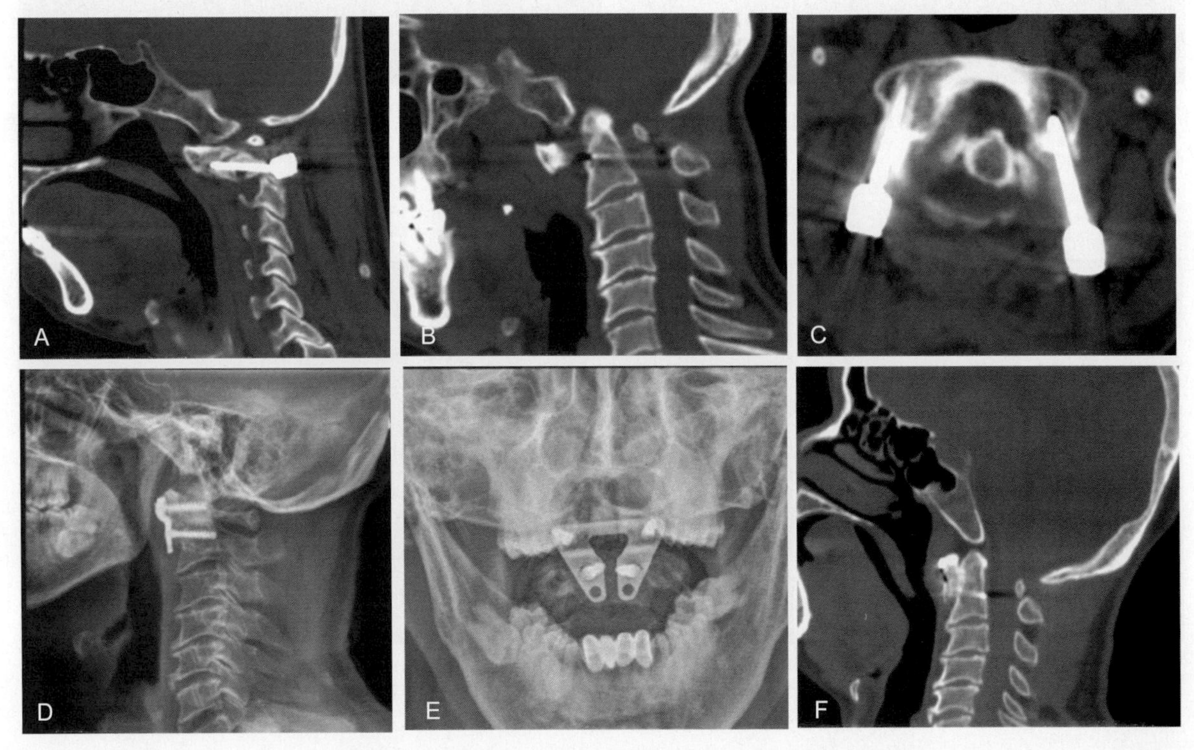

图 14-2-15 患者，男性，58 岁，3 年前因“下肢麻木、无力及步态不稳”诊断为“寰枢椎脱位”，行后路复位内固定术治疗。颈椎 CT 显示患者接受了后路寰枢椎内固定术，但寰枢椎仍处于脱位状态，寰椎左侧螺钉明显松动（A ~ C）。笔者为其实施翻修手术。术中先将后路内固定拆除，改行经口咽松解寰枢椎复位内固定及侧块关节植骨融合术，术后复查颈椎 X 线片和 CT 显示寰枢椎脱位复位，内固定位置良好（D ~ F）

【经验教训及翻修要点】

颅底凹陷症术后植骨不融合是影响远期疗效的重要因素，寰枢椎内固定术后应该定期进行CT检查，判断骨融合情况。术后1年如果仍无骨融合迹象，且出现内固定松动、寰枢椎脱位复发等情况，应该实施翻修手术进行补救。可以采用后路重新内固定、再植骨术。也可以采用前路寰枢椎复位、侧块关节植骨内固定术。手术成功的关键是植骨床的处理，并尽量取自体髂骨进行植骨。

五、寰枢椎内固定不当或失误

寰枢椎后路手术置钉技术不过关，螺钉可以进入关节或椎动脉孔，造成不良后果。这时需要进行手术翻修，重新调整螺钉位置。

【病例】单纯后路翻修病例

该例患者是一名8岁男孩，因“枕颈部疼痛伴头颈歪斜6个月”收治入院，诊断为“游离齿突合并寰枢椎脱位”。在外院行寰枢椎后路复位内固定术治疗，术后患者诉枕颈部转动时明显疼痛。复查X线片及CT发现左侧寰椎螺钉穿过上关节面进入寰枕关节，这是导致枕颈部疼痛的原因。笔者为其重新实施手术，调整螺钉位置，术后上颈椎复查颈椎CT显示螺钉位置满意，枕颈部疼痛消失（图14-2-16）。

【经验教训及翻修要点】

寰枢椎椎弓根细小，周围毗邻重要的神经和血管，手术置钉技术要求高，术前应该合理规划，术中借助透视或导航提高置钉成功率。术后建议行CT钉道扫描，及时判断螺钉位置是否正确。一旦确诊，应立即手术翻修。自原切口进入手术部位，找到置入失误的螺钉，将其取出，在透视的辅助下调整进钉方向重新置钉，完成手术。

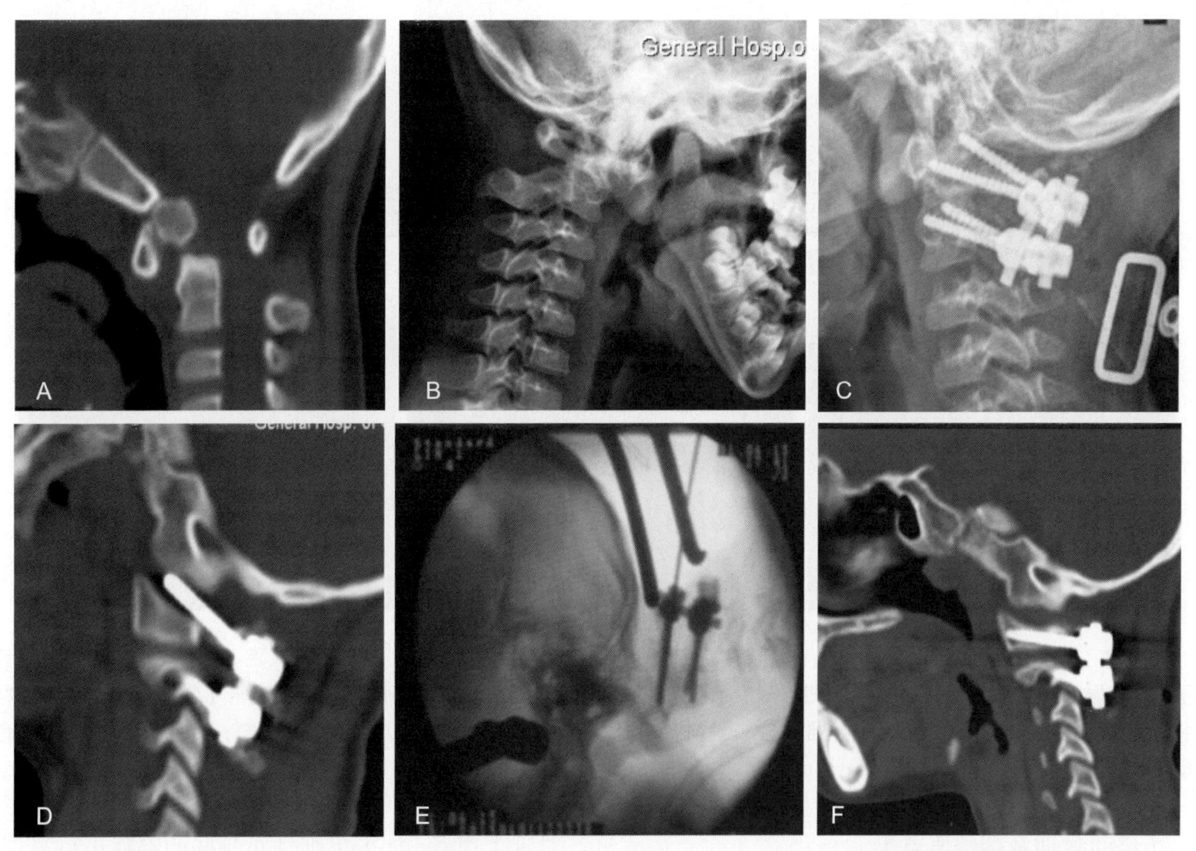

图14-2-16 患儿，男性，8岁，因“头颈歪斜6个月”入院，术前CT及X线片显示游离齿突合并寰枢椎脱位（A、B）。入院后行寰枢椎后路复位内固定术治疗，术后患者诉枕颈部转动时明显疼痛。术后复查X线片、CT发现左侧寰椎螺钉穿过上关节面进入寰枕关节（C、D），这可能是导致枕颈部疼痛的原因。笔者为患儿重新实施手术，调整螺钉位置（E），术后复查CT显示螺钉位置满意，术后枕颈部疼痛消失

六、颅底凹陷症合并枕骨大孔狭窄处理不到位

颅底凹陷症有时会合并发育性枕骨大孔狭窄和发育性寰椎管狭窄。这种情况下给患者实施下拉复位内固定术时，应该考虑是否应该同时扩大枕骨大孔减压。通常情况下，将陷入枕骨大孔的枢椎齿突下拉复位，枕骨大孔就可获得足够的宽度，不会出现枕骨大孔周围脑干受压的情况，一旦合并枕骨大孔或寰枢椎平面的发育性椎管狭窄，则情况完全不同，这时即使复位，也还是应该考虑枕骨大孔发育性狭窄因素而同时酌情实施枕骨大孔扩大减压术，这样才能获得良好疗效。如果对其认识不足，有可能造成手术效果不佳，需要再次翻修。

【病例】单纯后路翻修病例

该例患者是一名 56 岁男性，因“下肢无力、步态不稳 3 年”诊断为“颅底凹陷症”。入院后行寰枢椎后路复位内固定术治疗，术后症状稍有缓解，复查CT显示寰枢椎脱位较术前有明显复位，但枕骨大孔附近椎管仍然狭窄，高位颈脊髓仍有较明显压迫。分析其原因，测量发现患者复位以后，枕骨大孔前后径 11mm，枕骨大孔有效矢状径仅有 8mm，存在发育性狭窄。遂行后路枕骨大孔扩大术进行翻修。术后患者肢体麻木症状明显缓解，下肢肌力明显改善。术后复查 CT 显示枕骨大孔平面椎管矢状径明显增宽，脊髓压迫减轻（图 14–2–17，图 14–2–18）。

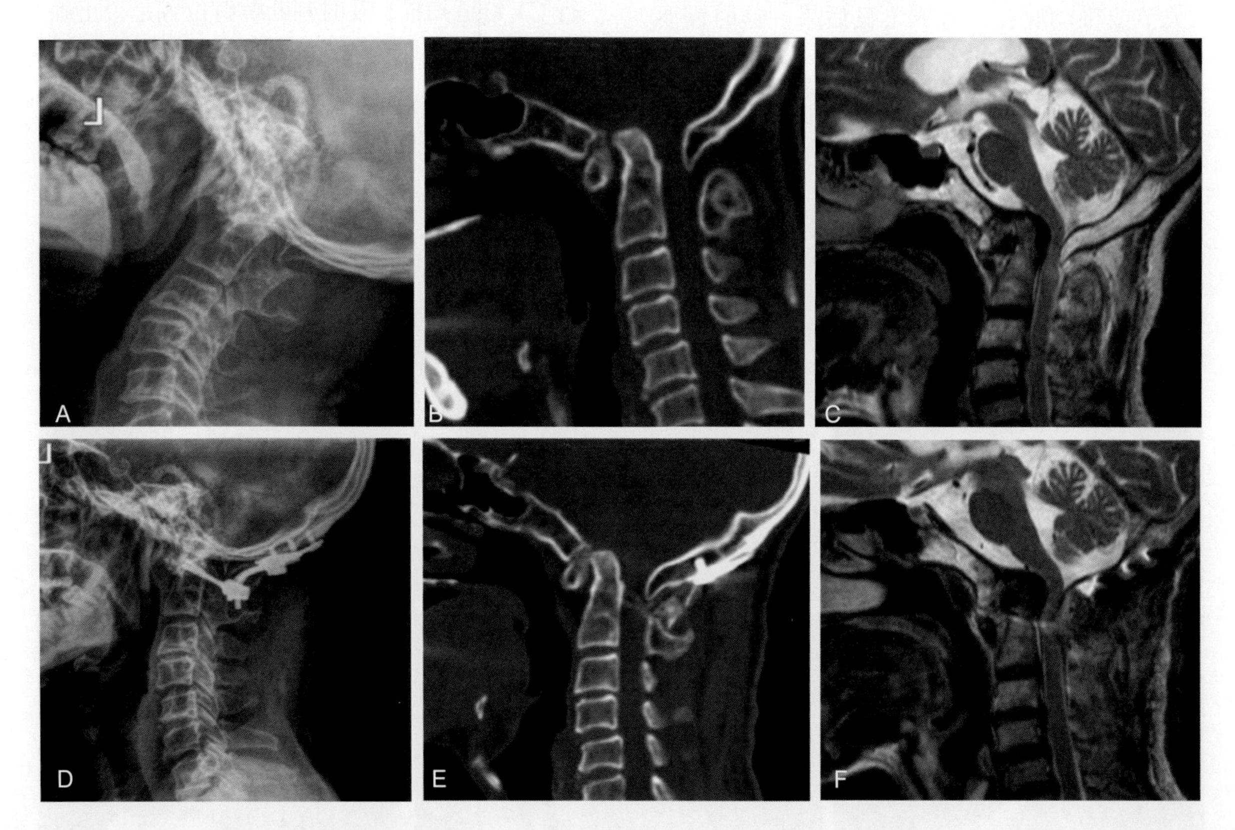

图 14–2–17　患者，男性，56 岁，因“下肢无力、步态不稳 3 年”诊断为“颅底凹陷症”入院。术前 CT、X 线片显示患者存在寰枕融合，寰枢椎脱位合并颅底凹陷症（A、B）。术前 MRI 显示高位颈脊髓明显受压变形（C）。行后路复位内固定术治疗，复查 X 线片和 CT 显示寰枢椎脱位较术前有明显复位，但枕骨大孔附近椎管仍然狭窄，MRI 显示高位颈脊髓仍有较明显压迫（D～F）

【经验教训及翻修要点】

部分颅底凹陷症患者合并枕骨大孔狭窄或寰椎平面椎管狭窄，术前需要明确诊断，避免漏诊。对这类患者，如果单纯针对颅底凹陷症进行复位，即使复位好，由于枕骨大孔发育性狭窄的原因，延髓的压迫仍然存在。所以，手术还需要增加枕

骨大孔扩大减压的步骤。如果术前诊断明确，手术方案的设计完善，则不至于术后才发现枕骨大孔狭窄，导致第二次翻修手术。翻修手术的要点：可以在不改变内固定的前提下，用磨钻等工具将枕骨大孔咬除一部分骨质，扩大枕骨大孔的前后径，解除压迫。

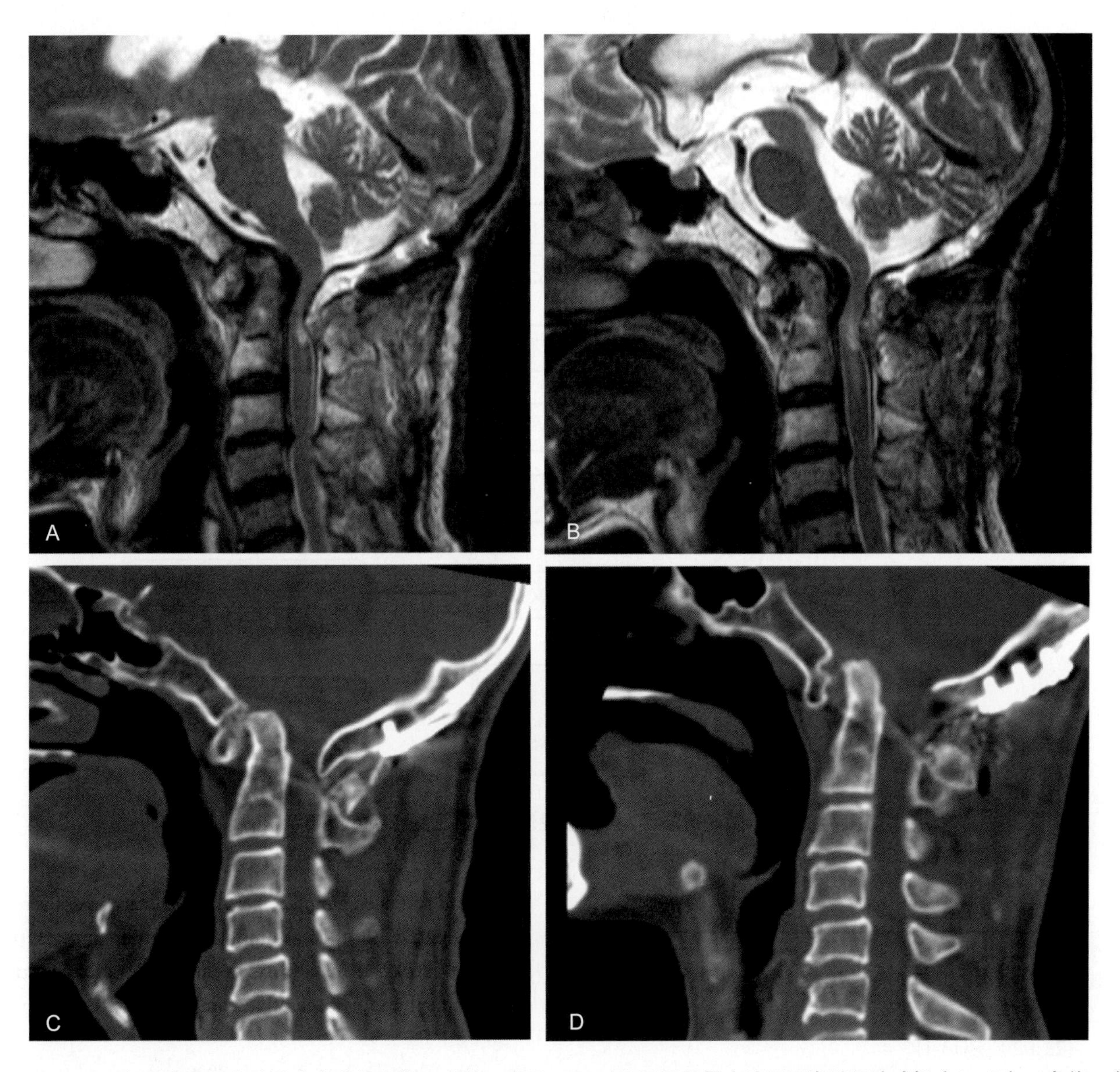

图 14-2-18　行后路枕骨大孔扩大术进行翻修。术前、术后 MRI 对比显示枕骨大孔平面脊髓压迫减轻（A、B）。术前、术后 CT 对比显示枕骨大孔平面椎管矢状径明显增宽（C、D）

小结

总之，导致颅底凹陷症 / 寰枢椎脱位手术失败的原因有很多，总体来说包括以下几个方面（图 14-2-19）：①未区分颅底凹陷症的类型，盲目实施后方减压手术而未实施复位和固定，导致术后失稳和脱位继续加重，病情恶化。②颅底凹陷症 / 寰枢椎脱位手术复位或减压不充分，脑干或高位脊髓仍存在压迫，病情得不到缓解或持续加重。③内固定失败导致复位丢失，症状复发或恶化。这与内固定选择不当、置钉失误及患者存在严重骨质疏松症、手术适应证选择不当有一定关系。④骨融合不良，这与手术床处理及植骨技术相关，同时也与内固定方法有关。坚强可靠的内固定是可靠融合的基础。如果内固定失败，也会出现骨融合不佳。所以可靠的内固定和有效的植骨是获得良好远期疗效的保证。⑤内固定不当或失误。内固定不当或失稳一方面会影响固定效果和骨融合率，还会带来神经血管副损伤。术者在术前应该对患者的寰枢椎置钉部位进行解剖测量，并通过 CTA 了解椎动脉的变异状态，合理设计手术固定方式，确保手术实施心中有数，获得最佳的固定效果。⑥对颅底凹陷症合并枕骨大孔狭窄（或发育性寰椎管狭窄）认识不足，只针对颅底凹陷症 / 寰枢椎脱位进行复位和固定，而忽略了椎管狭窄的处理，是导致手术效果不佳的重要原因之一。术者在术前应该通过 CT 仔细了解枕骨大孔和寰椎管的发育情况，判断是否合并枕骨大孔狭窄或发育性寰椎管狭窄。这样制订的手术方案会更加全面，从而获得最佳手术效果。

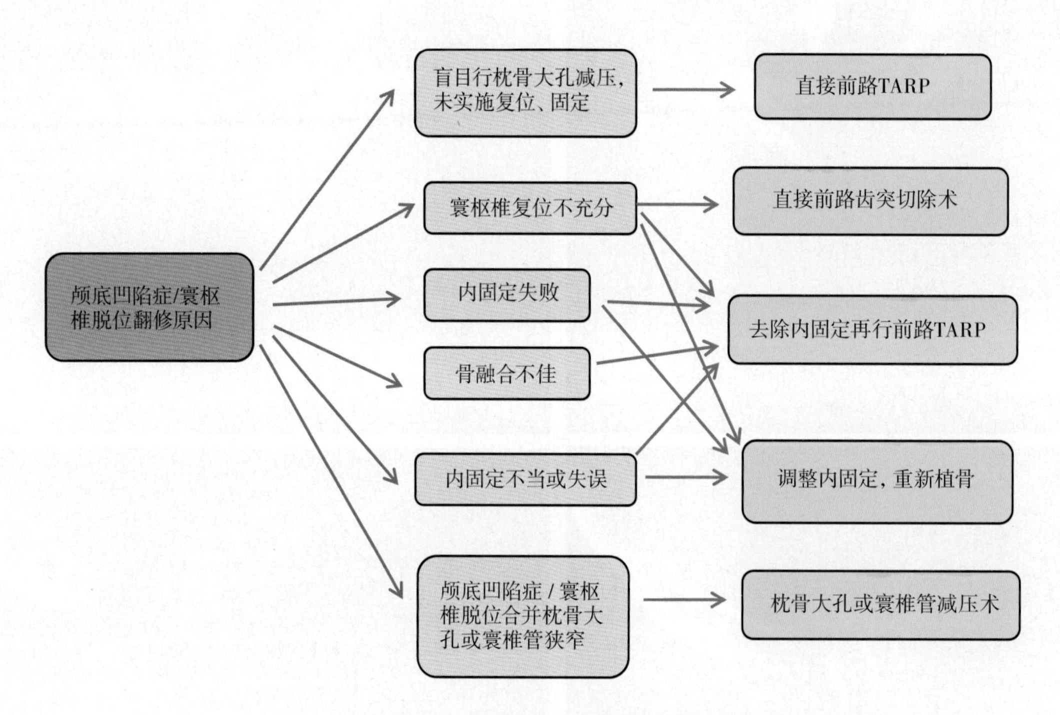

图 14-2-19　颅底凹陷症 / 寰枢椎脱位的原因及翻修手术策略示意图

参考文献

王建华，尹庆水，夏虹，等，2012. 伴寰枢椎脱位颅底凹陷症患者后路减压失败的再手术治疗 . 中国脊柱脊髓杂志，22（2）：113-117.

田伟，安岩，季加宁，等 . 斜坡板椎角的正常值及其与延髓、脊髓的相关性研究 [J]. 中华骨科杂志，2014(3): 306-310.

Achalare A, Chaudhary K, Dhawale A, et al, 2021. Transoral release to realign postoperative loss of reduction following occipitocervical fixation for congenital basilar invagination. Spine Deform, 9(4): 1197-1205.

Du YQ, Qiao GY, Yin YH, et al, 2020. Posterior atlantoaxial facet joint reduction, fixation and fusion as revision surgery for failed suboccipital decompression in patients with basilar invagination and atlantoaxial dislocation: Operative nuances, challenges and outcomes. Clin Neurol Neurosurg，194: 105793.

Du YQ, Yin YH, Li T, et al, 2021. A novel surgical protocol for safe and accurate placement of C1 lateral mass screws in patients with atlas assimilation, basilar invagination and atlantoaxial instability: technical details, accuracy assessment and perioperative complications. Eur Spine J, 30(6): 1585-1595.

Duan W, Chou D, Jian F, et al, 2020. Navigated transoral odontoidectomy to treat congenital basilar invagination after failed posterior reduction and fusion. Neurosurg Focus Video, 3(1): V8.

Duan W, Chou D, Jiang B, et al, 2019. Posterior revision surgery using an intraarticular distraction technique with cage grafting to treat atlantoaxial dislocation associated with basilar invagination. J Neurosurg Spine, 5:1-9.

Lan S, Xu J, Wu Z, et al, 2018. Atlantoaxial Joint Distraction for the Treatment of Basilar Invagination:Clinical Outcomes and Radiographic Evaluation. World Neurosurg, 111: e135-e141.

Sindgikar P, Das KK, Sardhara J, et al, 2016. Craniovertebral junction anomalies: When is resurgery required.Neurol India, 64(6): 1220-1232.

Tang C, Li GZ, Kang M, et al, 2018. Revision surgery after rod breakage in a patient with occipitocervical fusion: A case report. Medicine (Baltimore), 97(15): e0441.

Tominaga H, MacDowall A, Olerud C, 2019. Surgical treatment of the severely damaged atlantoaxial joint with C1-C2 facet spacers: Three case reports. Medicine (Baltimore), 98(22): e15827.

Wang Q, Wu X, Tan M, et al, 2018. Is Anatomic reduction better than partial reduction in patients with vertical atlantoaxial dislocation.World Neurosurg, 114: e301-e305.

Wang S, Wang C, Leng H, et al, 2016. Pedicle Screw combined with lateral mass screw fixation in the treatment of basilar invagination and congenital C2-C3 fusion. Clin Spine Surg, 29(10): 448-453.

Xia H, Yin Q, Ai F, et al, 2014. Treatment of basilar invagination with atlantoaxial dislocation: atlantoaxial joint distraction and fixation with transoral atlantoaxial reduction plate (TARP) without odontoidectomy. Eur Spine J, 23(8): 1648-1655.

Yang J, Ma X, Xia H, et al, 2014. Transoral anterior revision surgeries for basilar invagination with irreducible atlantoaxial dislocation after posterior decompression: a retrospective study of 30 cases. Eur Spine J, 23(5): 1099-1108.

Zou X, Wang B, Yang H, et al, 2020.Transoral intraarticular cage distraction and C-JAWS fixation for revision of basilar invagination with irreducible atlantoaxial dislocation. BMC Musculoskelet Disord, 21(1): 766.

第十五章

Slim-TARP 钢板与寰枢椎经口咽复位内固定手术的微创化

近年来，随着内镜技术在脊柱外科的发展和应用，脊柱手术越来越微创化。除了腰椎手术，许多胸椎和颈椎手术也能在内镜的辅助下完成。由于内镜手术具有切口微创、视野清晰等特点，在颅颈交界区手术中也具有广阔的应用前景。我们可以在内镜辅助下实施经鼻齿突切除减压术、经口咽寰枢椎松解术等，也可以在内镜辅助下实施寰枢椎前路松解复位内固定术。普通 TARP 钢板因体积较大，不符合微创理念的要求。由于咽后壁的肌肉软组织覆盖较少，体积过大的钢板会增加黏膜和肌肉的张力，不利于黏膜愈合，并增加潜在感染的概率。为了进一步完善 TARP 钢板，实现经口咽手术的微创化，我们将 TARP 钢板进一步优化设计，减小冗余体积，增加结构强度和解剖贴合性，并配合手术显微镜和内镜手术要求，研制了一种符合微创理念的 TARP 钢板，这就是第五代 TARP 钢板 Slim-TARP 钢板。这种钢板具有儿童版和成人版两个版本，可以分别用于内镜辅助下儿童或成人的微创经口咽手术。这种钢板是为了实现经口咽手术的微创化而设计的，能够满足微创手术的需要。

一、Slim-TARP 钢板介绍

（一）钢板设计理念

Slim-TARP 钢板是一种按照微创理念设计的新一代 TARP 钢板，这种钢板在保留原有 TARP 钢板结构功能及强度的基础上，优化结构设计，减少冗余体积，是一种小巧精致的钢板，可以满足微创手术的需要（图 15-0-1）。它具有以下特点：①采用精巧设计，缩小冗余体积；②钢板薄而刚，解剖贴合，黏膜缝合低张力；③螺钉采用挤压锁定方式，保证螺钉具有更大的自由度，可满足逆向椎弓根螺钉的要求；④ 枢椎螺钉具有一定程度的提拉复位功能；⑤ 螺钉采用聚焦中心固定，可以减小切口显露与剥离，手术更加微创。Slim-TARP 钢板与上代钢板相比，体积小巧精致，钢板贴合性好，手术缝合黏膜张力小，有利于创面愈合（图 15-0-2）。

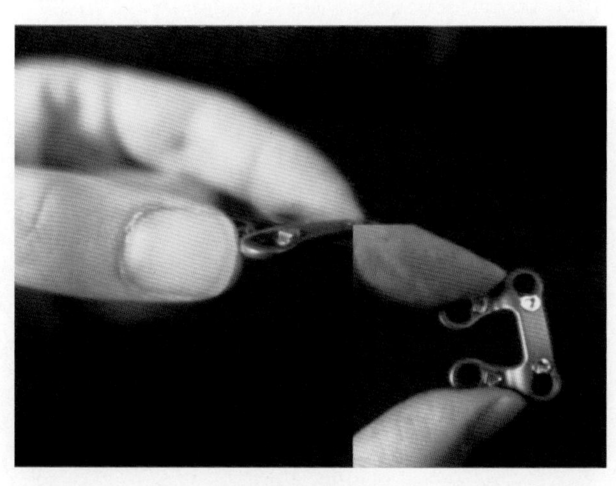

图 15-0-1 Slim-TARP 钢板的特点：①钛板薄而精巧，缩小冗余体积；②钛板解剖贴合，黏膜缝合低张力；③钛板采用聚焦中心固定，减小切口显露与剥离

（二）Slim-TARP 钢板的尺寸与规格

为了满足儿童及成人经口咽手术的需要，Slim-TARP 钢板设计了儿童版和成人版两个版本。如图 15-0-3、表 15-0-1 所示，*a*、*b*、*c* 是钢板的

主要尺寸参数。*a* 值是上孔的跨度，主要与患者的寰椎大小有关，*b* 值是钢板的上下跨度，取决于患者寰枢椎侧块关节撑开的距离。其中 21 号板主要针对儿童设计，它包括普通上下跨度和短跨度两种，前者适合颅底凹陷症患者，后者适合普通的寰枢椎脱位患者。23 号板既可用于儿童，也可用于部分成人。25 ～ 27 号板主要用于成人。

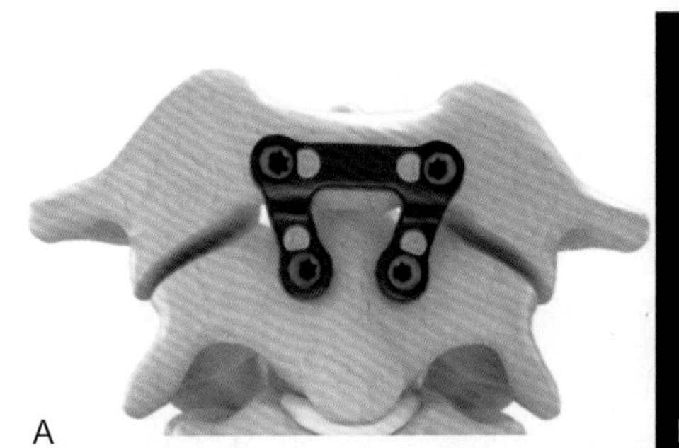

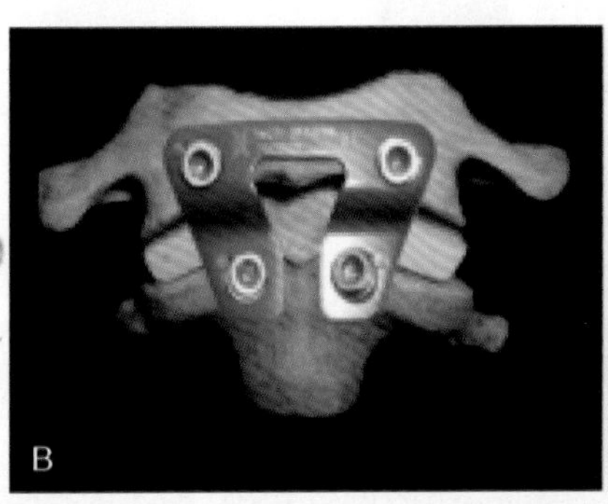

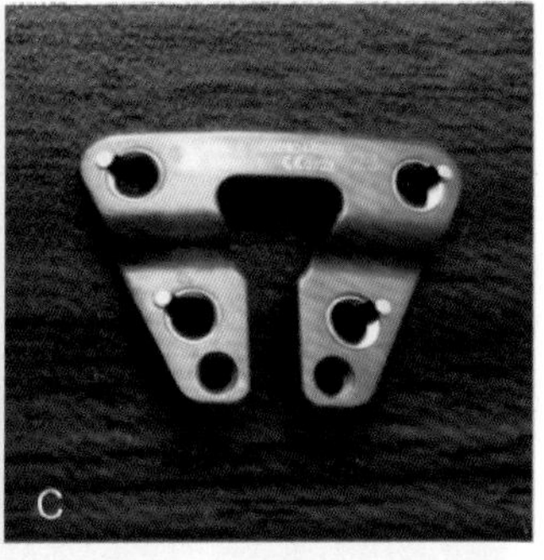

图 15-0-2 Slim-TARP 钢板与第Ⅲ代、第Ⅳ代普通 TARP 钢板对比，Slim-TARP 钢板体积小巧贴合，采用聚焦中心固定，软组织剥离少，有助于减小缝合张力

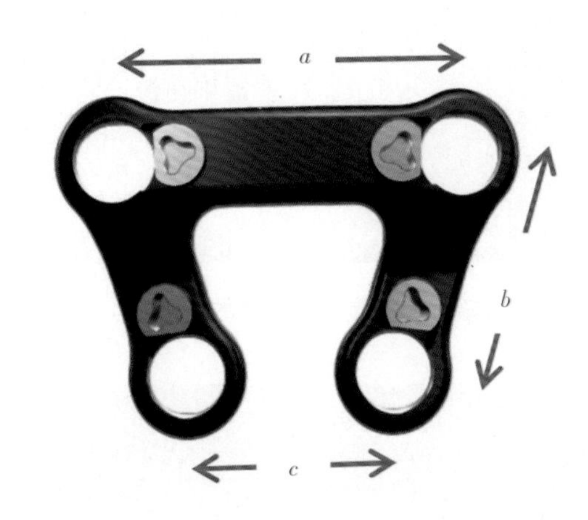

图 15-0-3 Slim-TARP 钢板的外观与尺寸参数

表 15-0-1 Slim-TARP 钢板的规格与尺寸（含儿童版及成人版）

	儿童		儿童及成人	成人	
	21 号短	21 号	23 号	25 号	27 号
a（mm）	21	21	23	25	27
b（mm）	10.5	12.5	13.5	13.5	13.5
c（mm）	13	13	13	13	13

二、Slim-TARP 钢板与 TARP 的微创化

经口咽手术是在人体的自然腔道内进行的，而且手术切口隐蔽，术后不留外在瘢痕，具备微创手术的天然条件。实现微创化 TARP 可以采用两套解决方案：① Slim-TARP 钢板 + 内镜系统；② Slim-TARP 钢板 + 手术显微镜系统。手术显微镜具有良好的照明和清晰的影像，可以实现非常精细的操作；如果在内镜下实施手术，同样可以获得清晰放大的影像，而且在处理寰枢椎侧块关节间隙时，还可将内镜镜头伸入牵开的关节间隙内直视下进行关节软骨面处理，有利于提高骨融合成功率。无论是手术显微镜还是手术内镜，将其配合 Slim-TARP 钢板使用，为实现经口咽寰枢椎手术的微创化创造条件（图 15-0-4）。

三、成人 Slim-TARP 钢板微创手术病例剖析

【病例 1】

1. 一般资料 患者，女性，64 岁，因“四肢麻木、步态不稳 2 年余”收治入院。

2. 影像学检查 术前颈椎过伸过屈位 X 线片显示枢椎游离齿突合并寰枢椎脱位，患者寰椎后弓发育细小（图 15-0-5）。

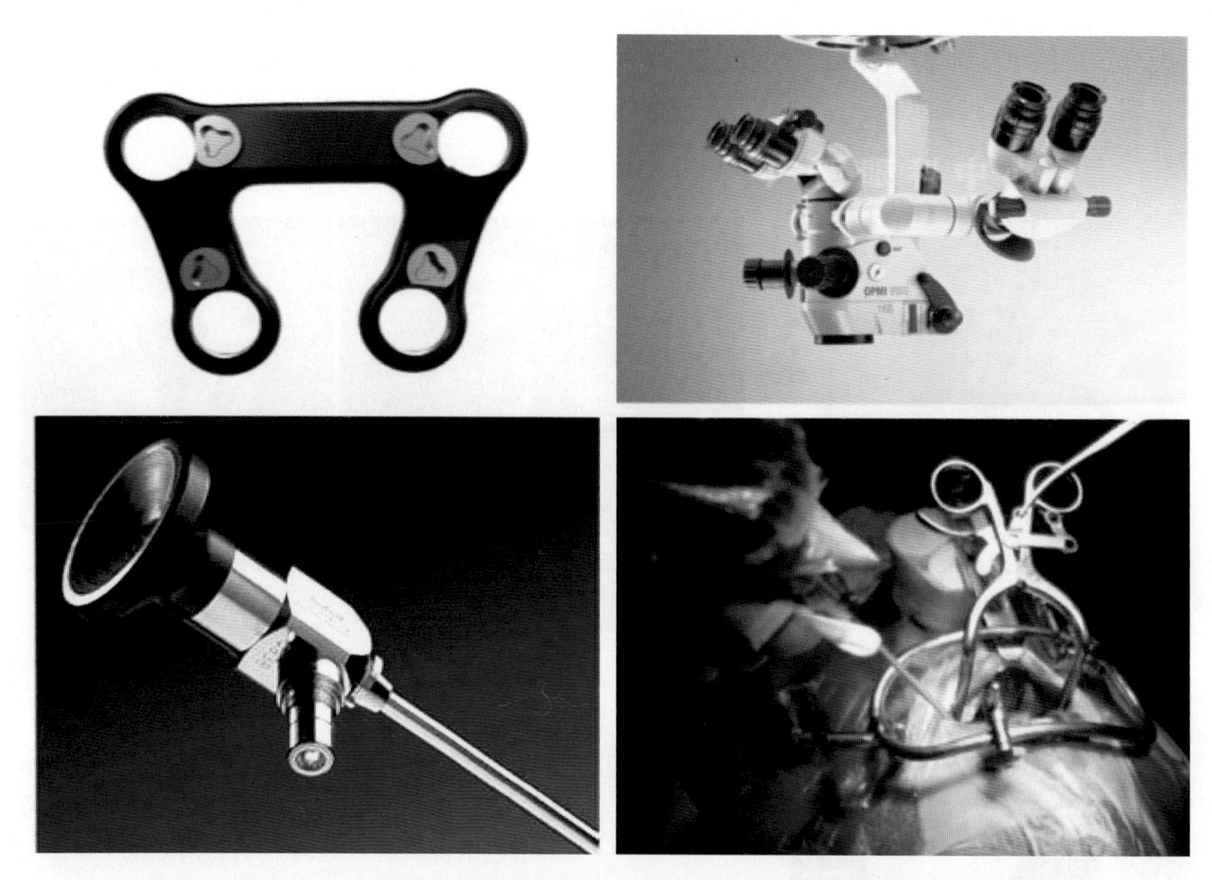

图 15-0-4　Slim-TARP 钢板与内镜或手术显微镜结合，可以实现经口咽寰枢椎手术的微创化

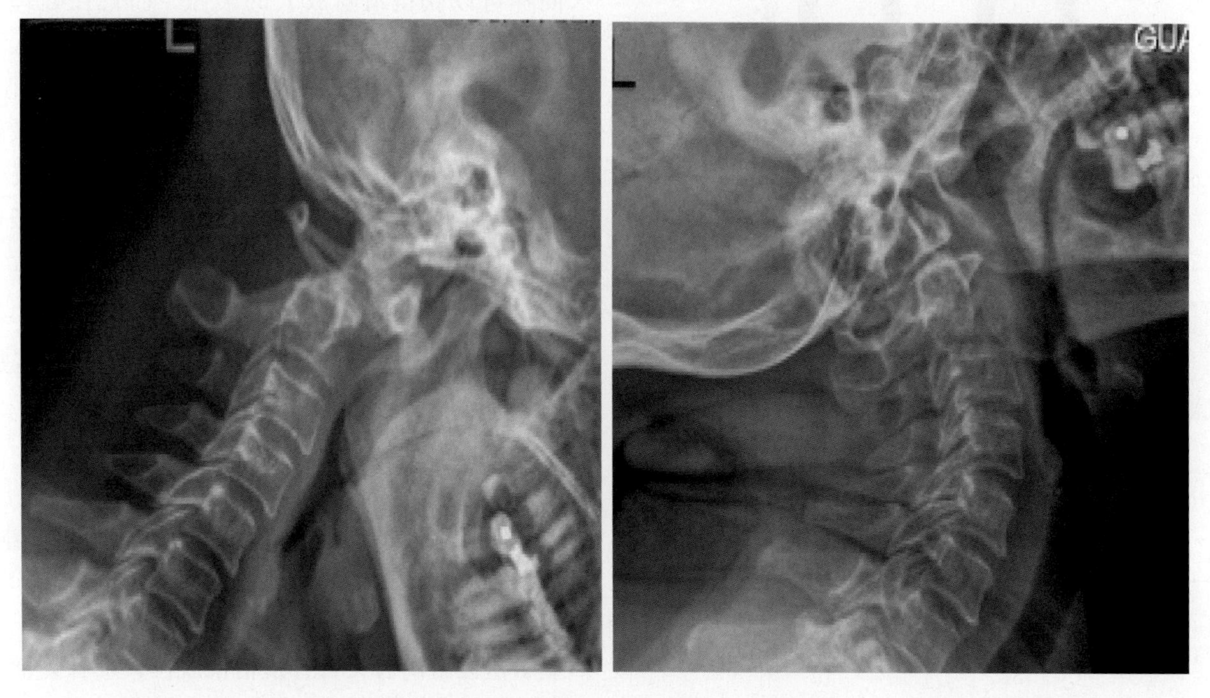

图 15-0-5　术前颈椎过伸过屈位 X 线片显示枢椎游离齿突合并寰枢椎脱位，寰椎后弓发育细小

3. 手术方案　本病例实施了内镜辅助下经口咽 Slim-TARP 钢板固定手术。在内镜的辅助下，完成经口咽寰枢关节松解、撑开、植骨和复位固定等操作。与直视下手术相比，内镜视野下图像

清晰无死角，组织结构容易分辨，操作细致，解剖清晰。尤其在对寰枢椎侧块关节实施撑开、松解及关节软骨清理等操作时，更具优势。我们可以直接将镜头插入侧块关节间隙直视下观察关节软骨面的情况，将侧块关节软骨彻底清理干净，提高骨融合成功率。侧块关节松解完成后，两侧分别置入1枚髂骨作为支撑（图15-0-6）。然后选择1枚合适大小的Slim-TARP钢板实施固定。由于Slim-TARP钢板的贴合性好，且对软组织侵占小，咽后壁缝合基本无张力。

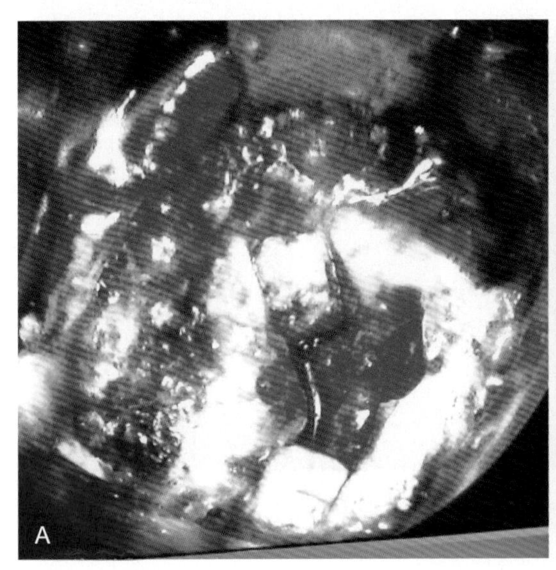

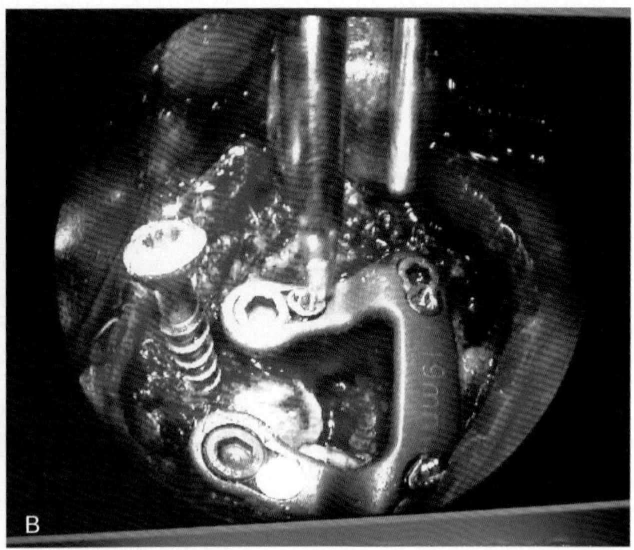

图15-0-6 内镜辅助下Slim-TAPR钢板固定手术的术中影像

A. 侧块关节松解以后，在两侧的侧块关节各置入了1枚髂骨块（A）；B. 内镜下实施Slim-TARP钢板固定（B）

4. 复查与随访 术后1周复查X线片及CT显示寰枢椎脱位理想复位，内固定位置良好。术后1个月复查颈椎MRI与术前MRI对比显示高位颈脊髓压迫完全解除（图15-0-7～图15-0-9）。

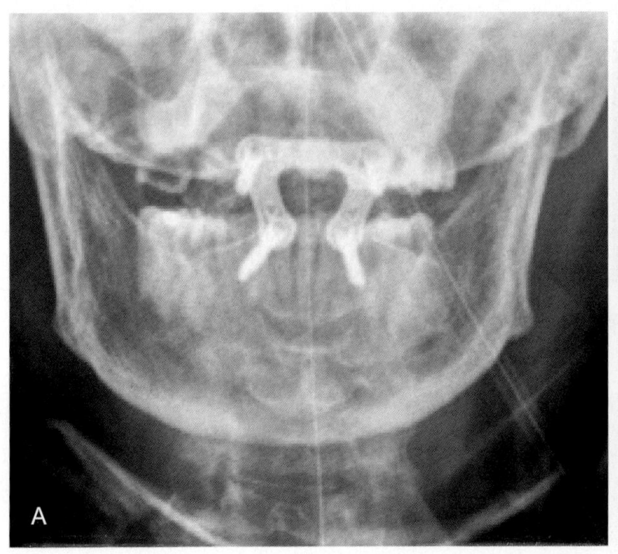

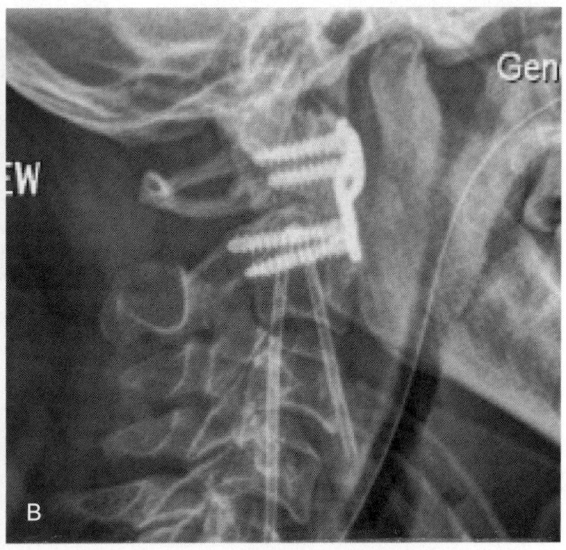

图15-0-7 术后1周复查X线片显示寰枢椎脱位获得复位，Slim-TARP钢板位置良好

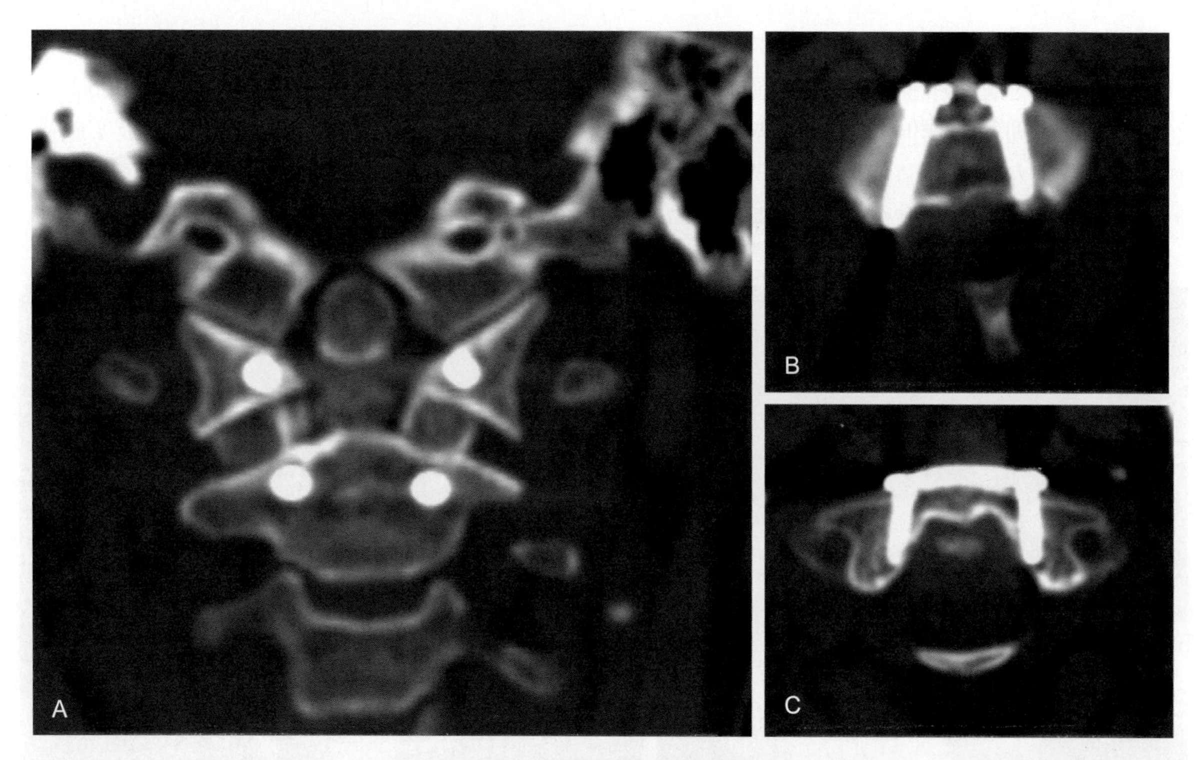

图 15-0-8 术后 1 个月复查颈椎 CT 显示寰枢椎脱位复位后在两侧的侧块关节置入了髂骨块（A）。寰枢椎螺钉位置良好（B、C）

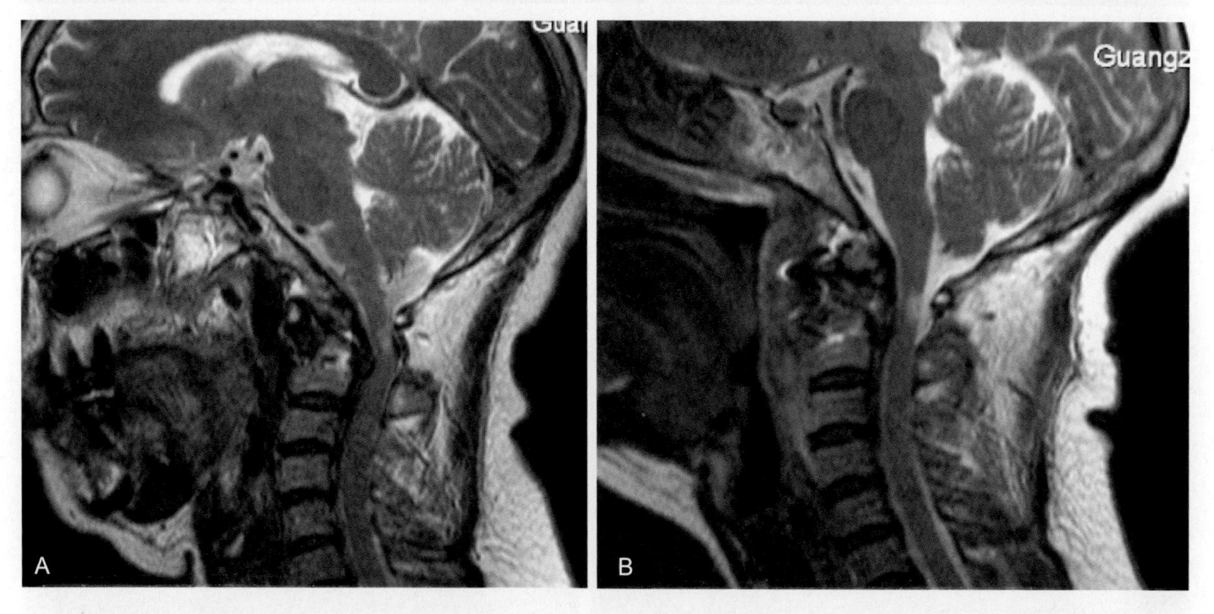

图 15-0-9 术前 MRI 提示高位颈脊髓受压（A）；术后 1 个月复查颈椎 MRI 显示颈脊髓压迫完全解除（B）

【病例 2】

1. 一般资料 患者，女性，58 岁，因四肢无力、步态不稳 3 年余”收治入院。诊断为颅颈交界畸形（寰枕融合，枢椎与第 3 颈椎融合）、颅底凹陷症及寰枢椎脱位。

2. 影像学检查

（1）术前颈椎过伸过屈位 X 线片显示颅底凹陷症合并寰枢椎脱位；动态 X 线片显示脱位无明显变化（图 15-0-10）。

（2）术前 CT 显示患者寰枕融合、枢椎与第 3 颈椎先天融合（图 15-0-11）。

（3）三维颈椎模型显示患者右侧椎动脉发育不良，左侧椎动脉单侧血供（图 15-0-12）。

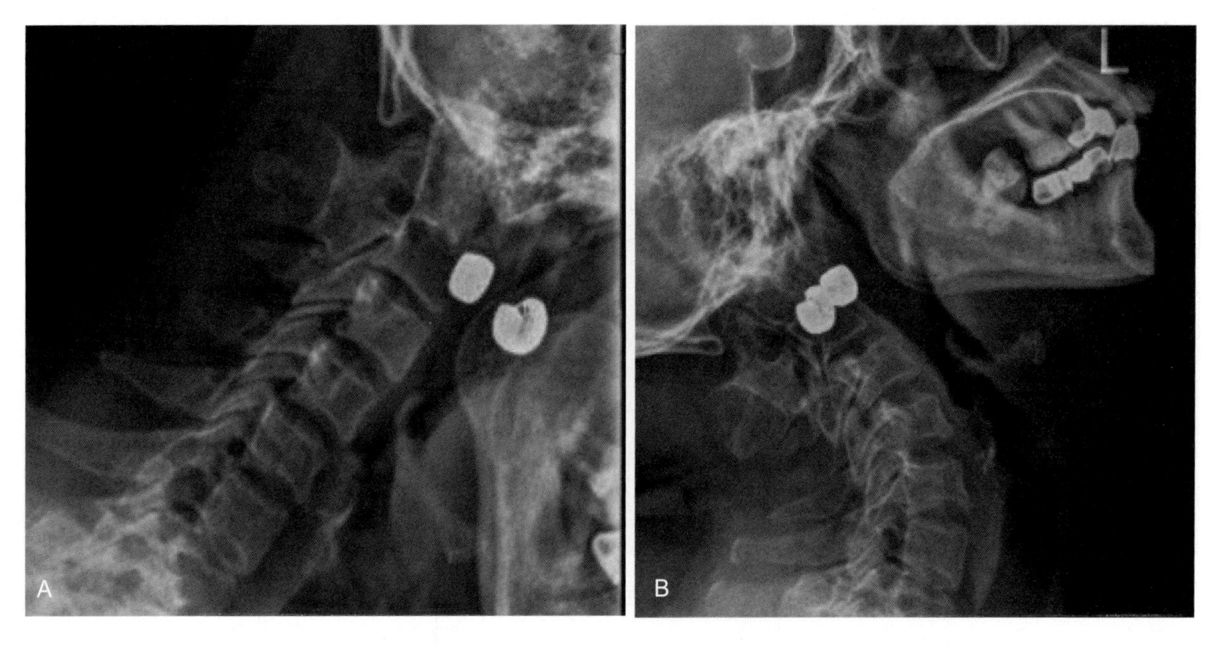

图 15-0-10 术前颈椎过伸过屈位 X 线片显示颅底凹陷合并寰枢椎脱位

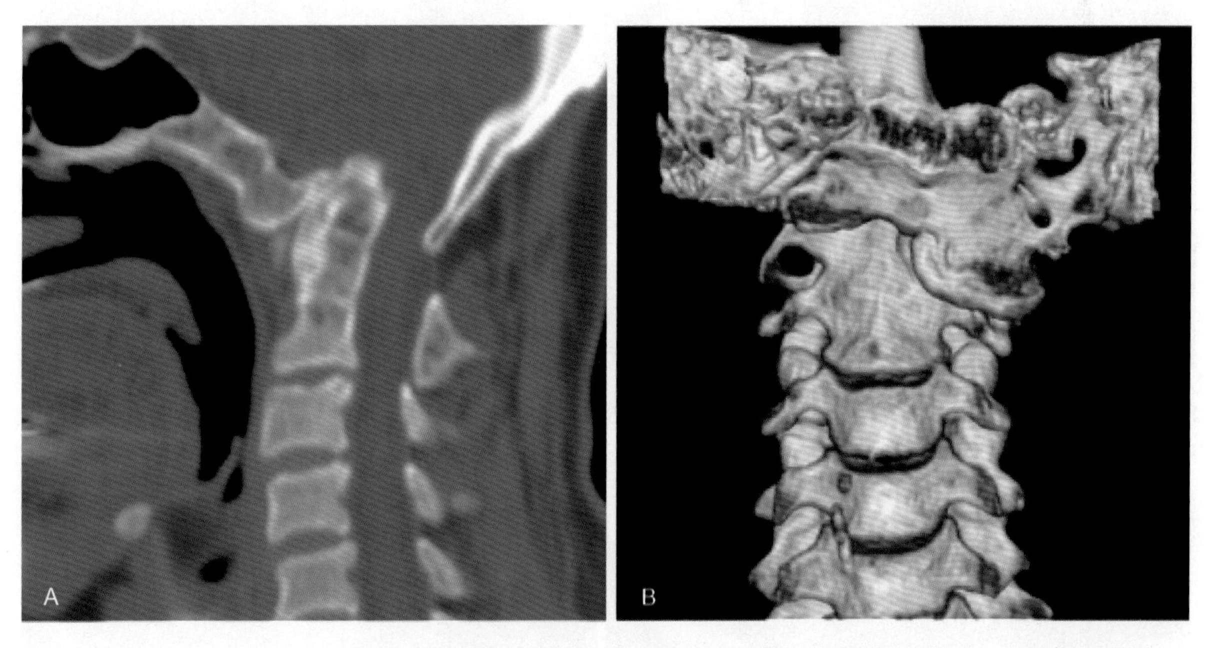

图 15-0-11 术前 CT 显示患者寰枕融合，枢椎与第 3 颈椎先天融合，左侧寰枢椎侧块关节骨赘增生

3. *手术方式* 实施内镜辅助下经口咽松解下拉复位 Slim-TARP 钢板固定手术（图 15-6-13A）。由于患者口腔张度较小，手术部位较深，手术采用劈开软腭扩大经口咽入路增加显露（图 15-0-13B，图 15-0-13C）。手术松解及侧块关节的处理均在内镜辅助下进行，在高清内镜图像的辅助下，实施寰枢椎软组织松解和骨畸形结构改造。用微型铰刀将侧块关节松解撑开后，左右两侧分别置入了 1 枚自体髂骨。最后选择 1 枚合适大小的 Slim-TARP 钢板实施固定。清洗口腔后，严密缝合咽后壁肌肉和黏膜，完成手术。

4. *复查与随访* 术后 1 个月复查 CT 显示陷入枕骨大孔的枢椎齿突获得下拉复位（图 15-0-14）。术后 1 周复查颈椎 MRI 与术前 MRI 对比显示脑干压迫解除（图 15-0-15）。

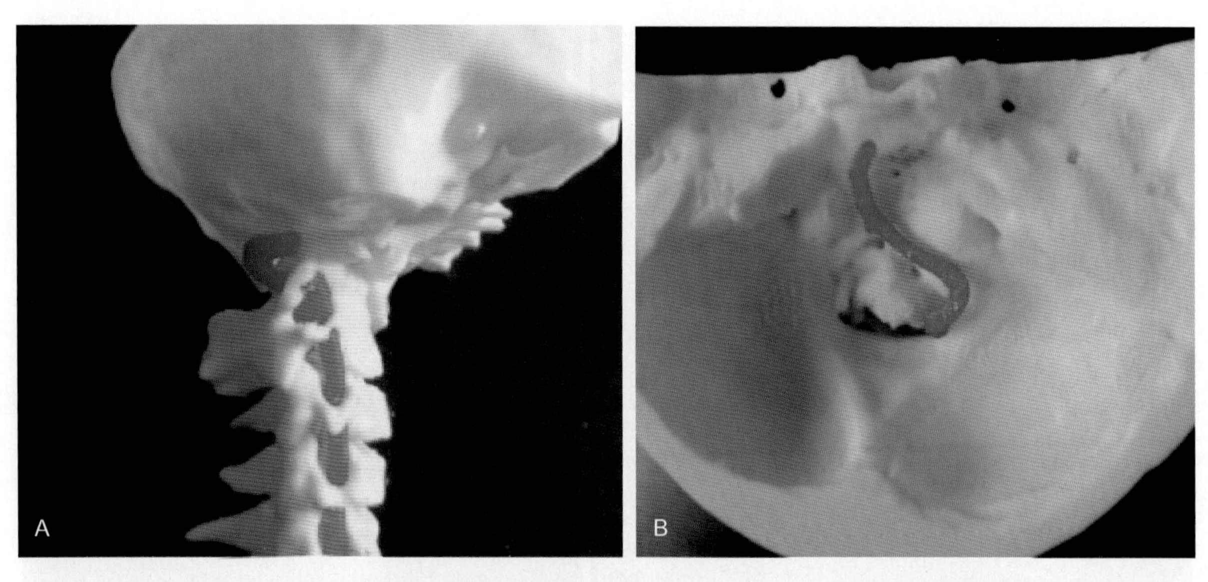

图 15-0-12 三维颈椎模型显示患者右侧椎动脉发育不良，左侧椎动脉单侧血供

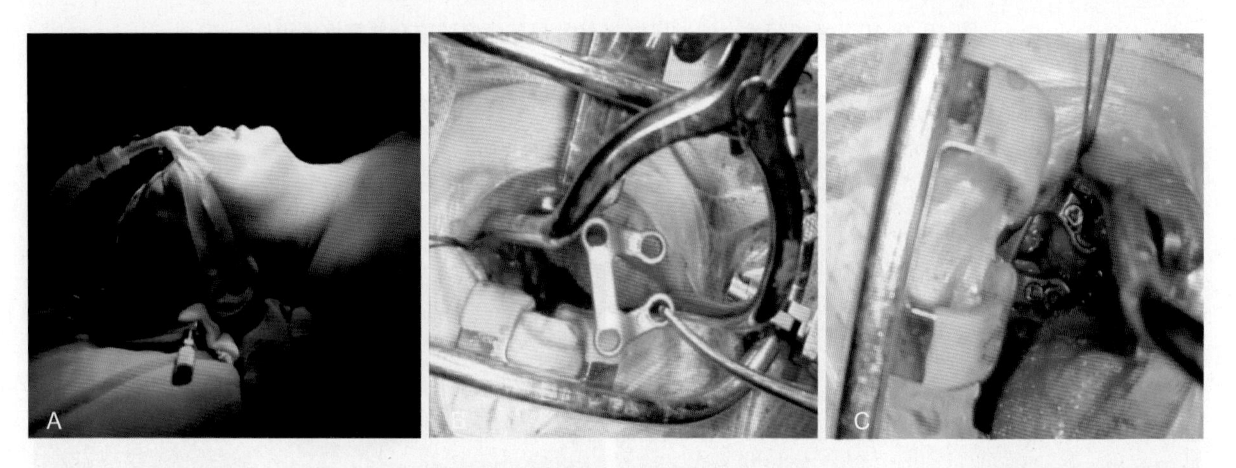

图 15-0-13 给患者实施了内镜辅助下经口咽松解下拉复位 Slim-TARP 钢板固定手术。手术区患者取仰卧位，经鼻插管全身麻醉（A）。因患者口腔张度较小，枢椎陷入较深，采用劈开软腭扩大显露完成手术（B、C）

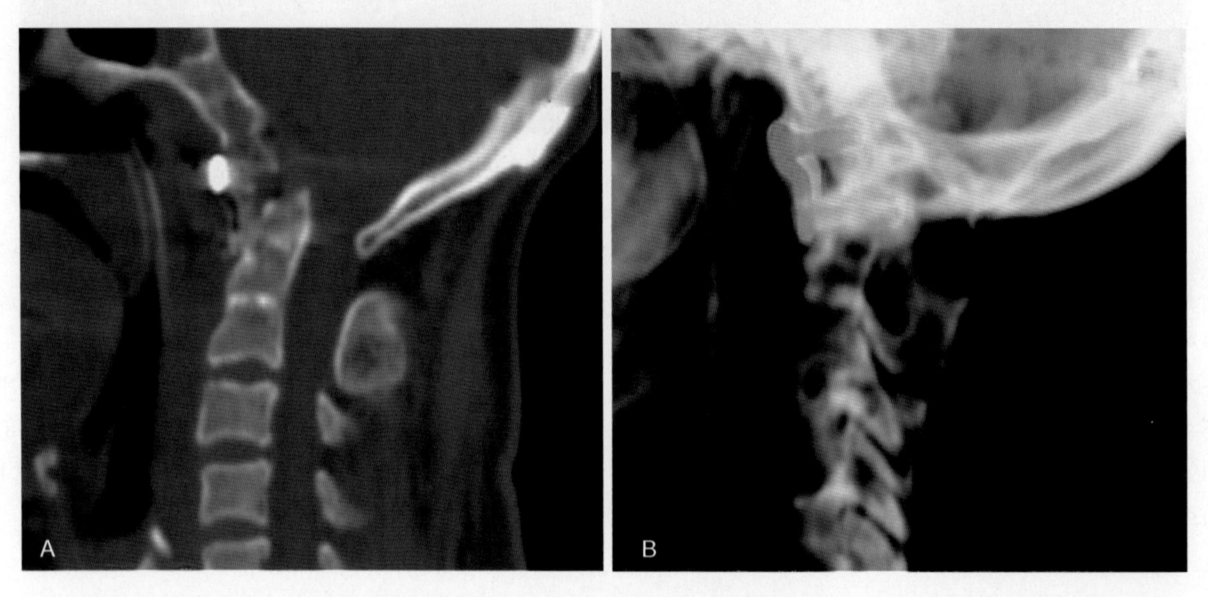

图 15-0-14 术后 1 周复查 CT 显示陷入枕骨大孔的枢椎齿突获得下拉复位，内固定位置良好（A、B）

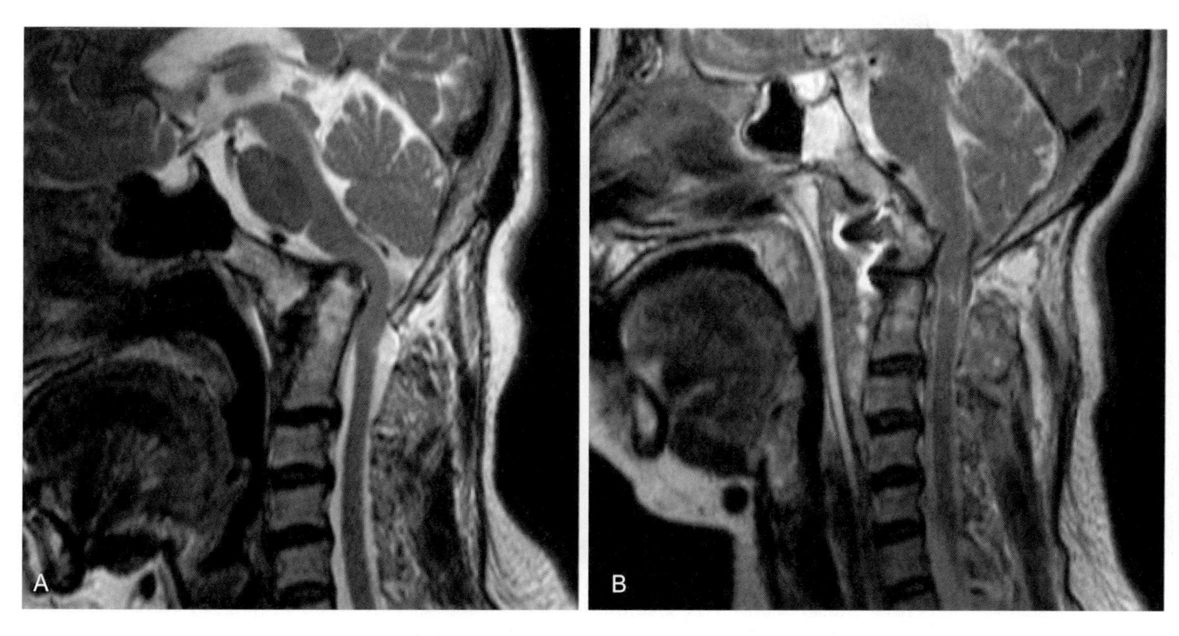

图 15-0-15 术后 1 周复查颈椎 MRI（B）与术前 MRI（A）对比显示脑干压迫解除

【病例 3】

1. 一般资料 患者，男性，47 岁，因“四肢麻木、无力及步态不稳 5 年余”收治入院。诊断为颅底凹陷症、寰枢椎脱位。

2. 影像学资料

（1）术前颈椎 CT 显示患者因寰枢椎垂直脱位，枢椎齿突上移陷入枕骨大孔形成颅底凹陷症（图 15-0-16A）。

（2）术前 MRI 显示枢椎齿突陷入枕骨大孔压迫延髓，脑干颈髓角变小（图 15-0-16B）。

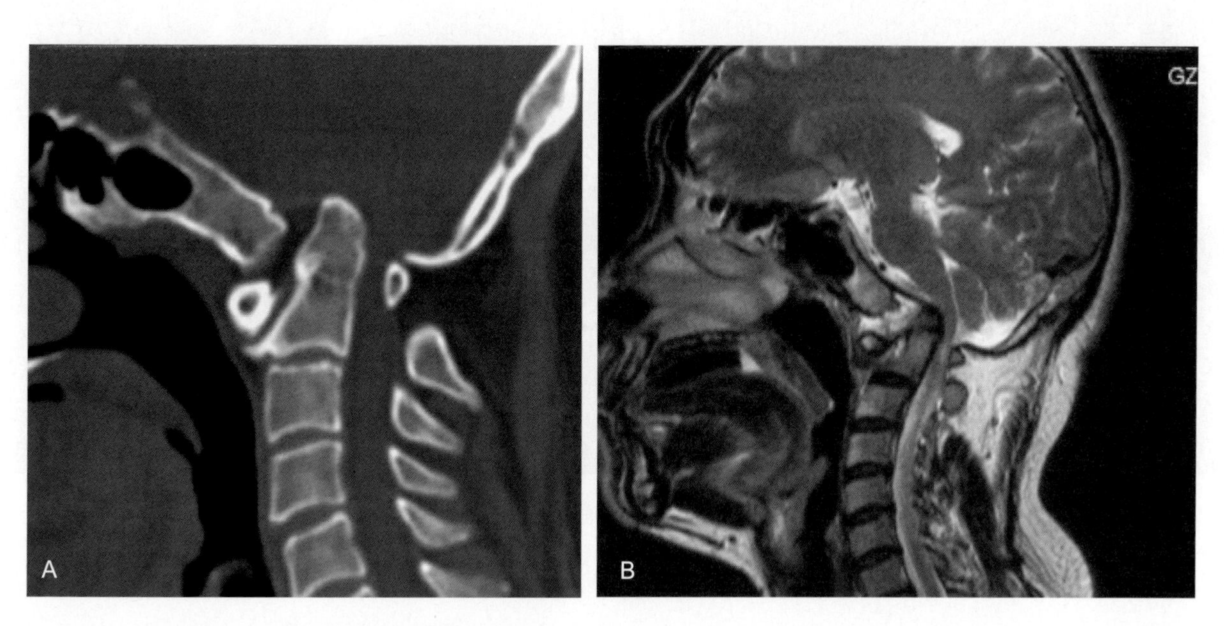

图 15-0-16 术前颈椎 CT 显示患者因寰枢椎垂直脱位，枢椎齿突上移陷入枕骨大孔形成颅底凹陷症（A）；术前 MRI 显示枢椎齿突陷入枕骨大孔压迫延髓，脑干颈髓角变小（B）

3. 手术方式 选择行内镜辅助下经口咽松解下拉复位 Slim-TARP 钢板固定手术。手术采用劈开软腭的扩大经口咽入路，寰枢椎松解及侧块关节的处理均在内镜辅助下进行。通过细致操作，将瘢痕组织彻底松解，撑开侧块关节，处理关节软骨后置入块状髂骨。然后选择 1 枚合适大小的

Slim-TARP 钢板实施固定（图 15-0-17）。术毕，分层缝合咽后壁肌肉和黏膜。手术缝合张力小，术后愈合快。

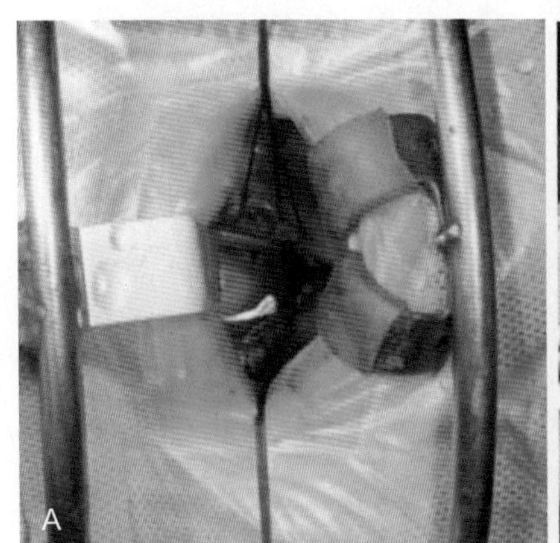
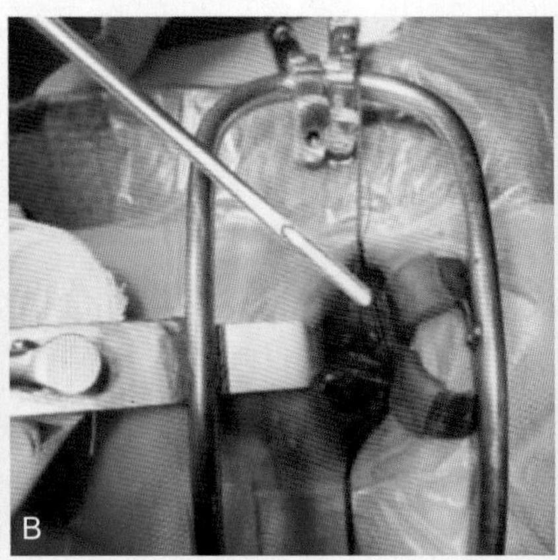
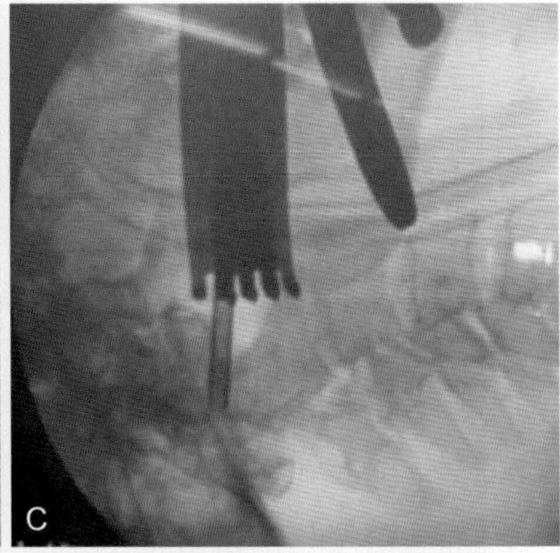

图 15-0-17 患者实施了内镜辅助下经口咽松解下拉复位 Slim-TARP 钢板固定手术，为了增加显露，采用劈开软腭的扩大入路（A），手术使用铰刀行侧块关节松解（B）；术中透视显示侧块关节松解情况（C）

4. 复查与随访 术后 3 个月复查颈椎 CT 显示陷入枕骨大孔的枢椎齿突已下拉复位（图 15-0-18A）；术后 1 个月复查颈椎 MRI 与术前 MRI 对比显示脑干压迫解除（图 15-0-18B）。

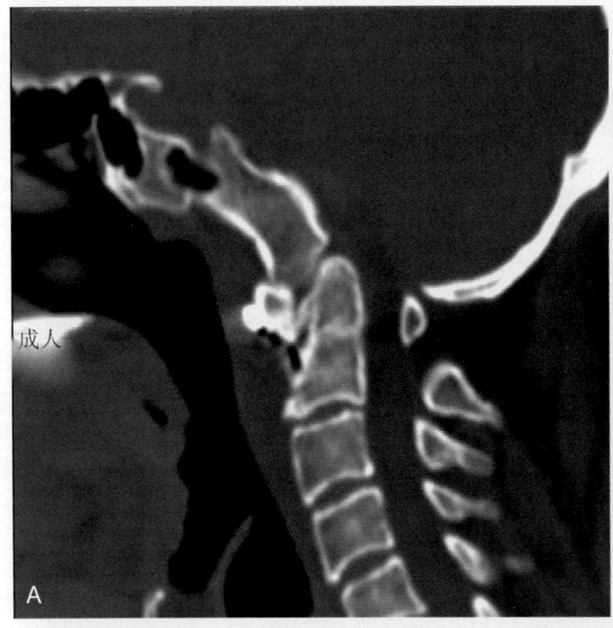

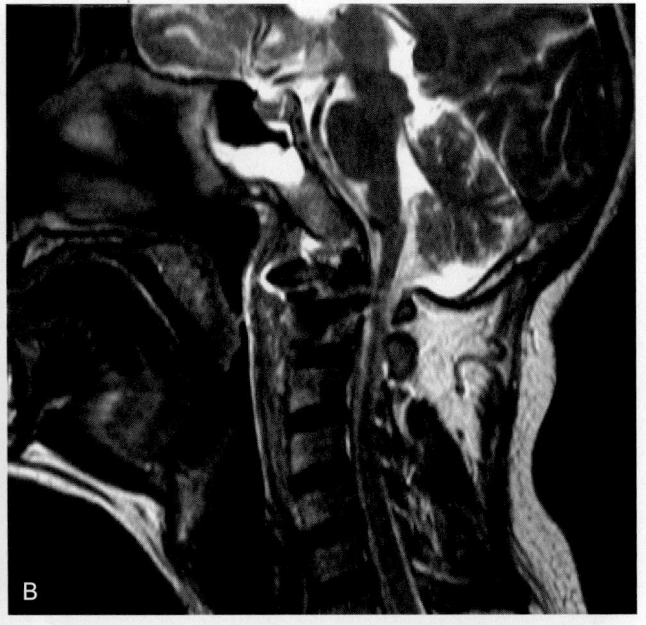

图 15-0-18 术后 3 个月复查颈椎 CT 显示陷入枕骨大孔的枢椎齿突已下拉复位（A）；术后 1 个月复查颈椎 MRI 显示脑干压迫解除（B）

四、Slim-TARP 钢板用于儿童寰枢椎手术病例剖析

由于儿童的口腔狭小，骨结构相对较小，实施经口咽寰枢椎手术较成人具有更高的要求，尤其是内固定钢板应该符合儿童寰枢椎解剖特点才能获得较好的固定。儿童版 Slim-TARP 钢板可以满足儿童寰枢椎手术的需要。下面介绍 Slim-

TARP 钢板在儿童寰枢椎手术中的应用。

【病例 1】

1. 一般资料 患儿，女性，9 岁，因“轻微外伤后头颈歪斜伴颈椎活动受限、步态不稳”前来就诊。

2. 影像学资料 术前颈椎过伸过屈位 X 线片显示患者是先天游离齿突合并寰枢椎脱位（图 15-0-19）。

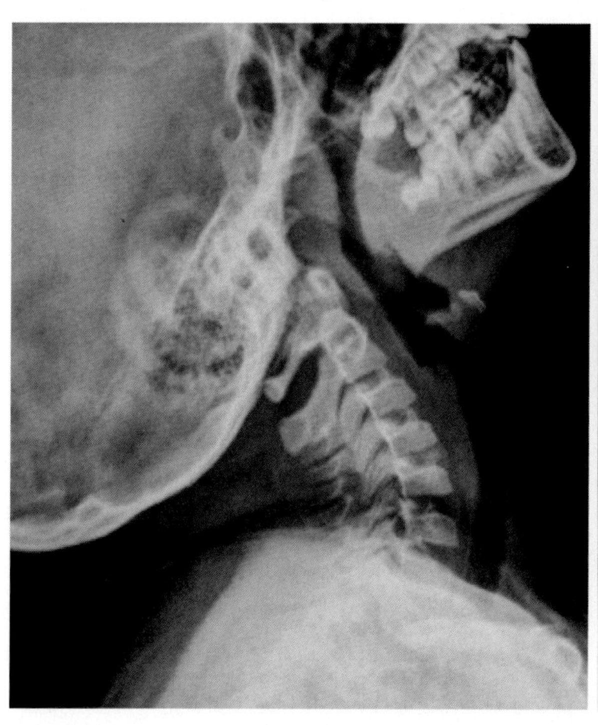
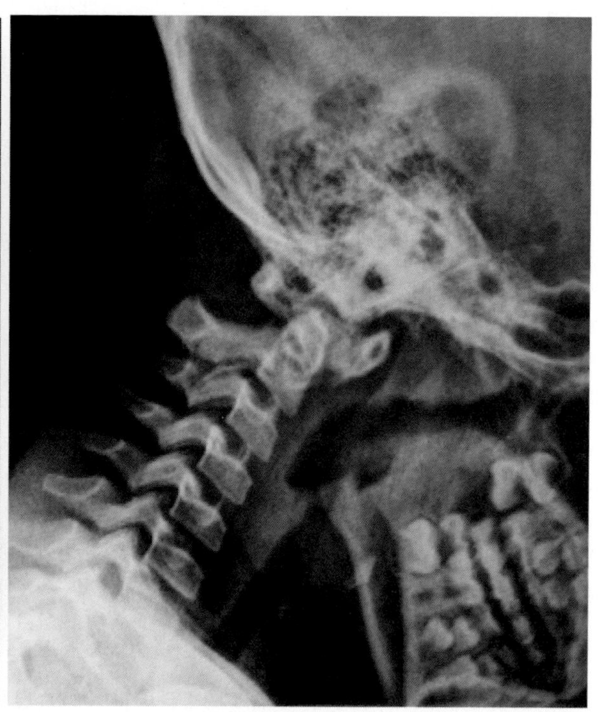

图 15-0-19 术前颈椎过伸过屈位 X 线片显示患者是先天游离齿突合并寰枢椎脱位

3. 手术方式 入院后经 3 天的术前口腔准备，在全身麻醉下实施了经口咽寰枢椎复位 Slim-TARP 钢板内固定术。行寰枢椎侧块关节松解，去除关节软骨后，置入 2 块自体髂骨块，并行 Slim-TARP 钢板复位和固定（图 15-0-20）。术后给患者佩戴头颈胸支具固定 3 个月，然后改颈围固定。

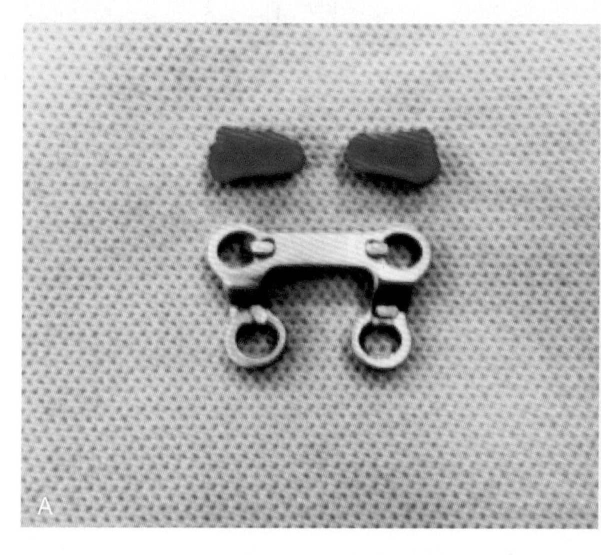
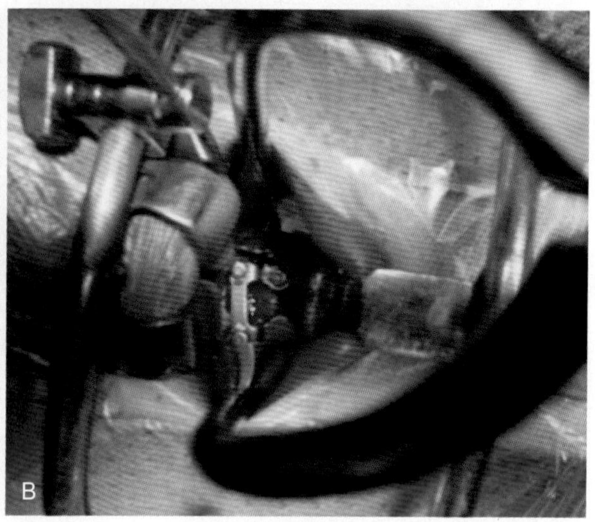

图 15-0-20 患儿接受了经口咽寰枢椎脱位复位 Slim-TARP 钢板内固定术

A.Slim-TARP 钢板和取下的自体髂骨块（A）；B. 手术行寰枢椎侧块关节松解植骨后完成 Slim-TARP 钢板固定（B）

4. 复查与随访　术后 1 周复查颈椎 X 线片显示寰枢椎脱位已经复位，钢板固定位置良好（图 15–0–21）。术后 3 个月复查颈椎 CT 显示内固定位置良好，寰枢椎脱位已经复位，置入的骨块已经骨性融合（图 15–0–22）。术后 1 个月复查颈椎 MRI 与术前 MRI 对比显示高位颈脊髓压迫解除（图 15–0–23）。

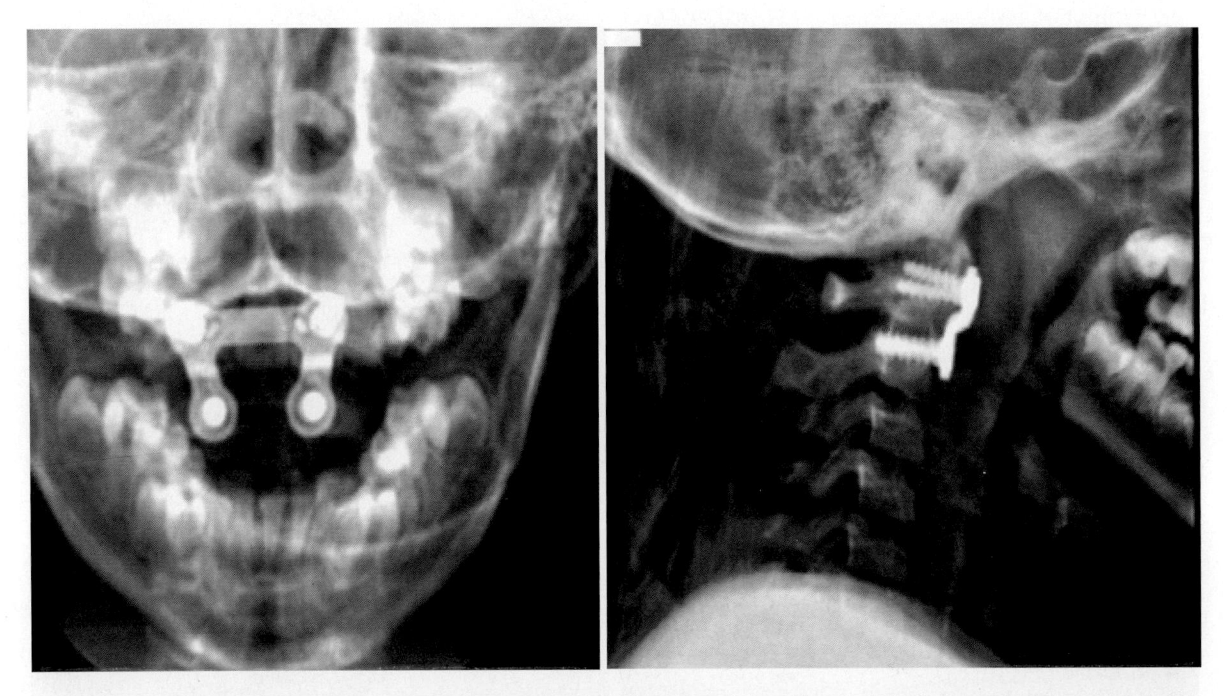

图 15–0–21　术后 1 周复查颈椎 X 线片显示寰枢椎脱位已经复位，钢板固定位置良好

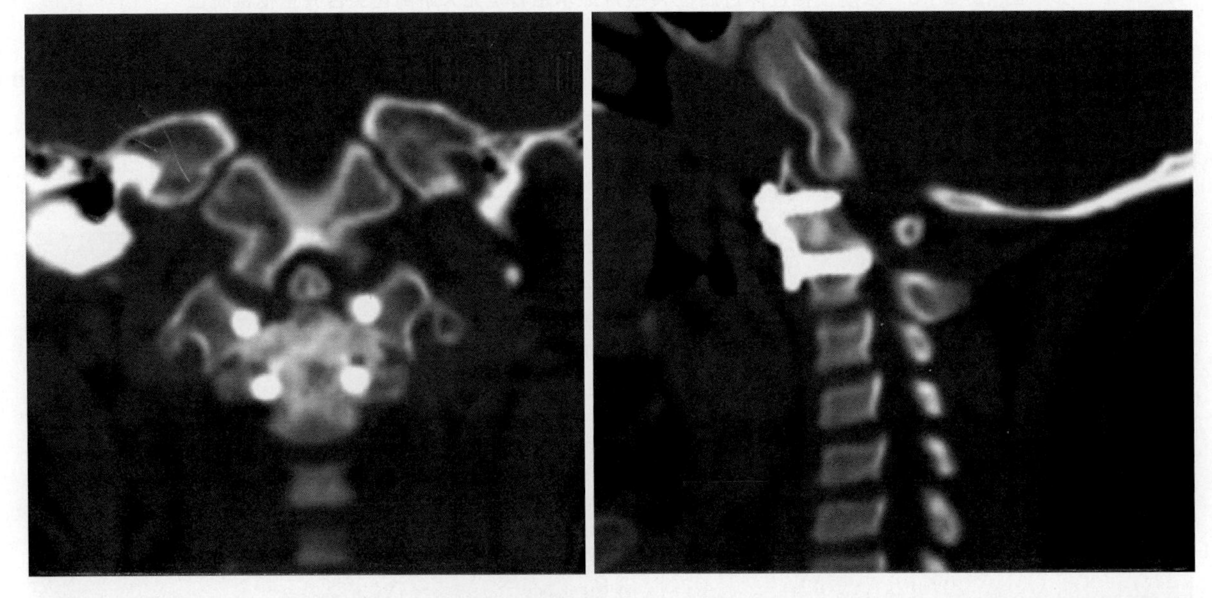

图 15–0–22　术后 3 个月复查颈椎 CT 显示内固定位置良好，寰枢椎脱位已经复位，置入的骨块已经骨性融合

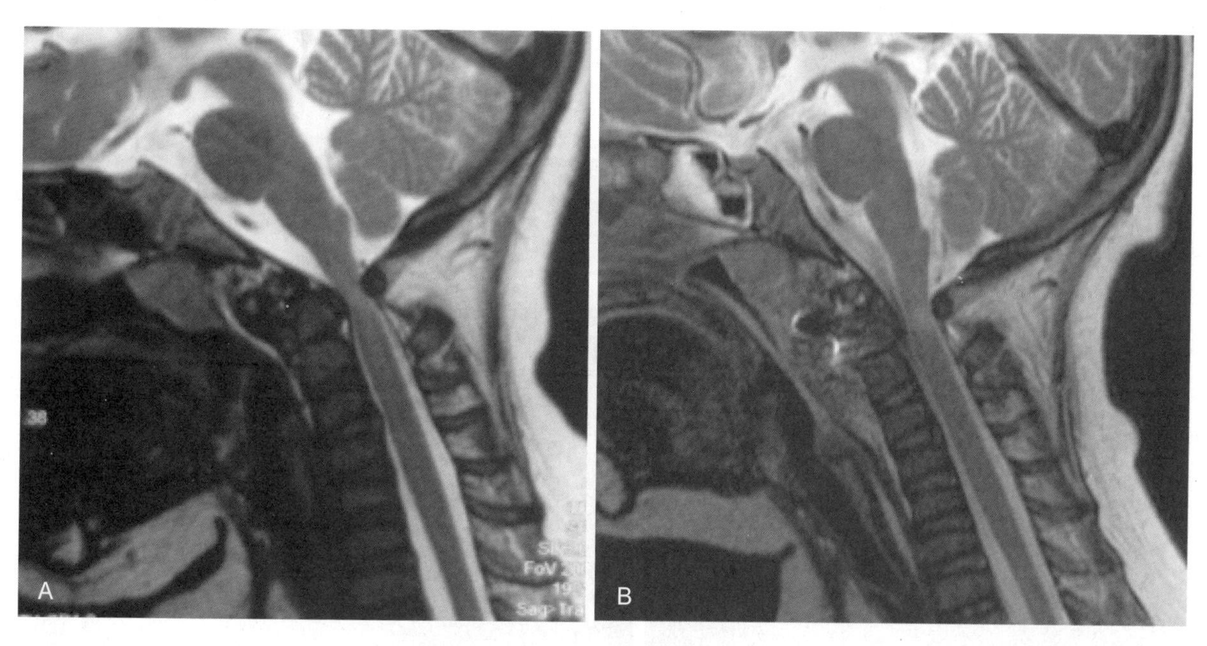

图 15-0-23 术后 1 个月复查颈椎 MRI（B）与术前 MRI（A）对比显示高位颈脊髓压迫解除

【病例 2】

1. 一般资料 患儿，男性，11 岁，因“不明原因头颈歪斜，颈椎疼痛伴活动受限，轻微肢体麻木 3 个月，经枕颌带牵引等非手术治疗 1 个月疗效不佳，斜颈及寰枢椎脱位加重”就诊。

2. 影像学检查 根据入院 CT 检查诊断为寰枢椎陈旧性旋转脱位（图 15-0-24）。后行颅颈牵引 2 周，未能复位，遂行经口咽寰枢椎松解复位内固定术。

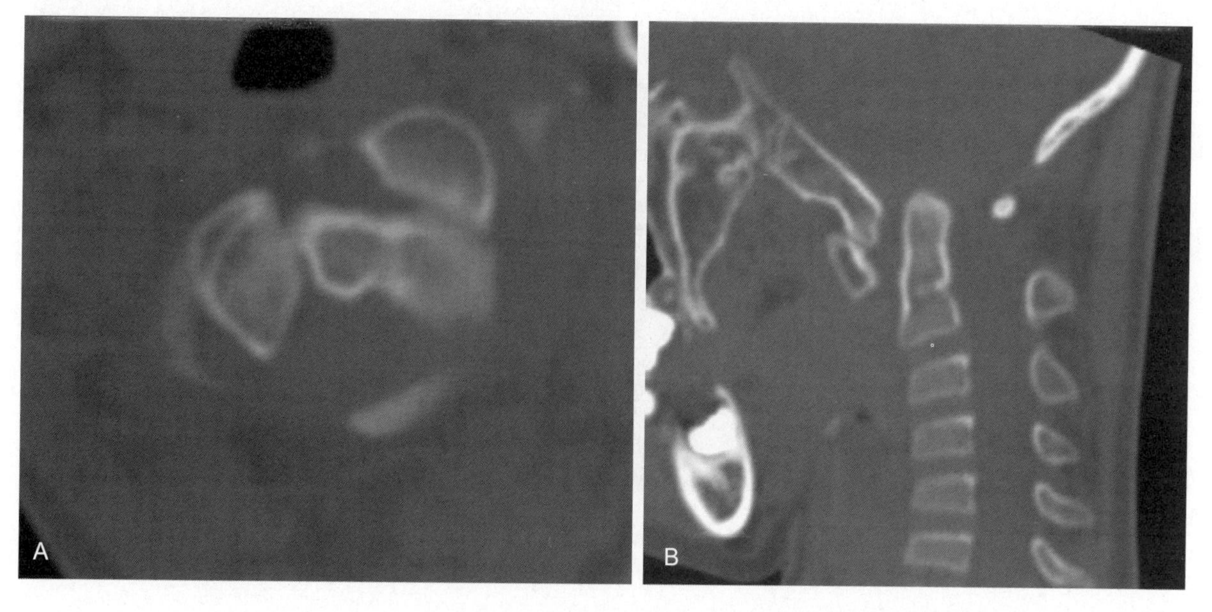

图 15-0-24 术前 CT 检查显示寰枢椎旋转脱位（A）伴寰齿关节间隙增宽（B）

3. 手术方式 术中重点对交锁的寰枢椎侧块关节进行松解，并撬拨复位，去除寰枢椎侧块关节软骨，取自体髂骨植骨。用一枚合适的 Slim-TARP 钢板实施固定（图 15-0-25）。术后佩戴头颈胸支具固定 4 个月。

4. 复查与随访 术后 1 周复查颈椎 X 线片显示寰枢椎旋转脱位已经复位，Slim-TARP 钢板位置良好（图 15-0-26）。术后 3 个月复查颈椎 CT

显示寰枢椎旋转脱位已经复位，寰枢椎植骨区域形成骨性融合（图 15-0-27）。术后、术前 MRI 对比显示颅颈椎序列恢复正常，高位脊髓压迫解除（图 15-0-28）。

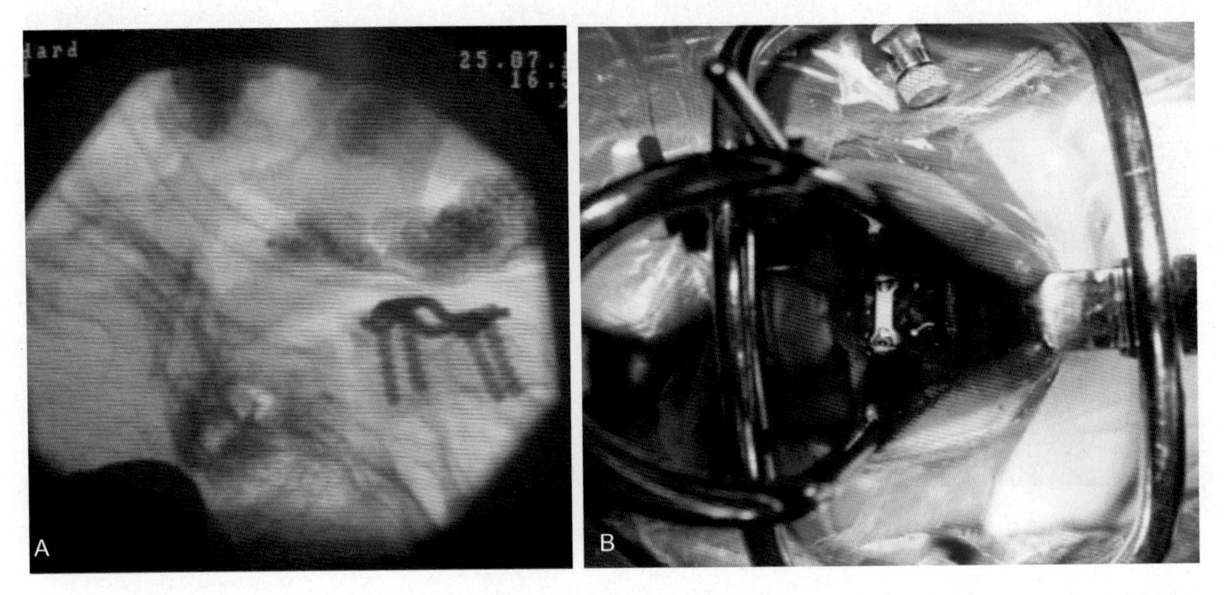

图 15-0-25 行经口咽松解 Slim-TARP 钢板内固定术。术中复位固定的透视情况（A），手术完成后，使用一枚 Slim-TARP 钢板固定（B）

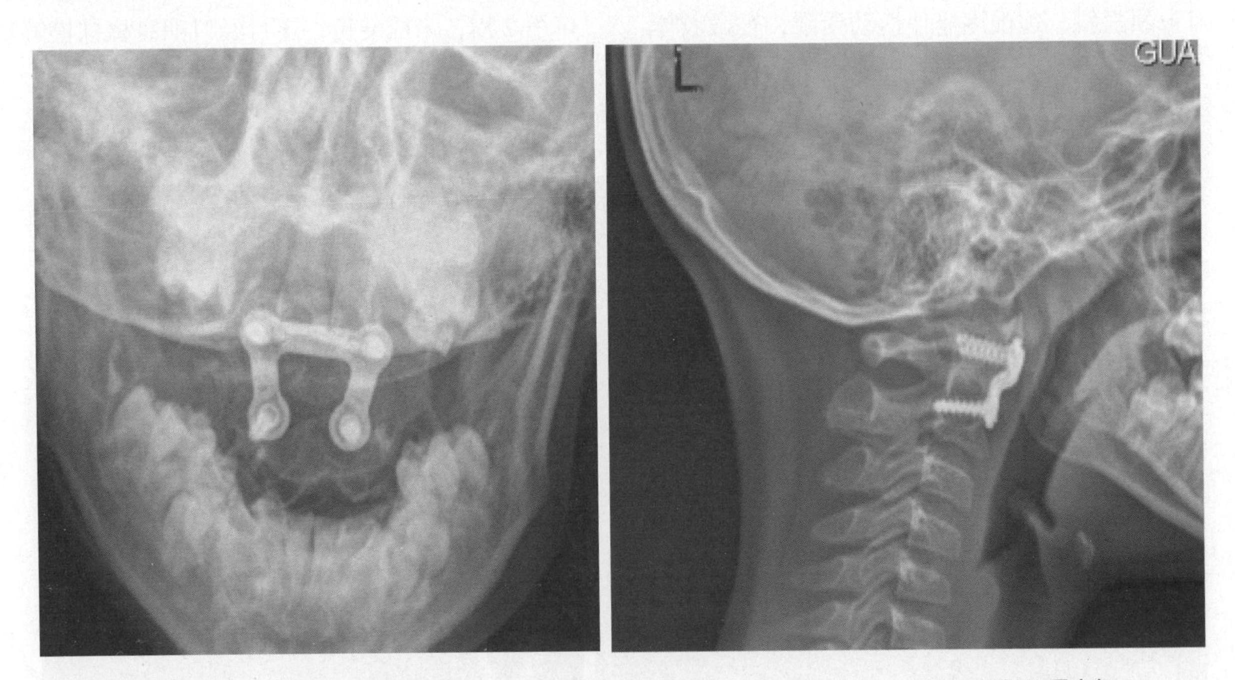

图 15-0-26 术后 1 周复查颈椎 X 线片显示寰枢椎旋转脱位已经复位，Slim-TARP 钢板位置良好

小结

口腔是人体的自然腔道，Slim-TARP 钢板按照微创理念设计，体积小巧，与骨面解剖贴合，对软组织侵占小，手术缝合张力低，能够满足微创手术的要求。应用 Slim-TARP 钢板治疗成人或儿童寰枢椎脱位及颅底凹陷症可以实现经口咽寰枢椎手术的微创化。

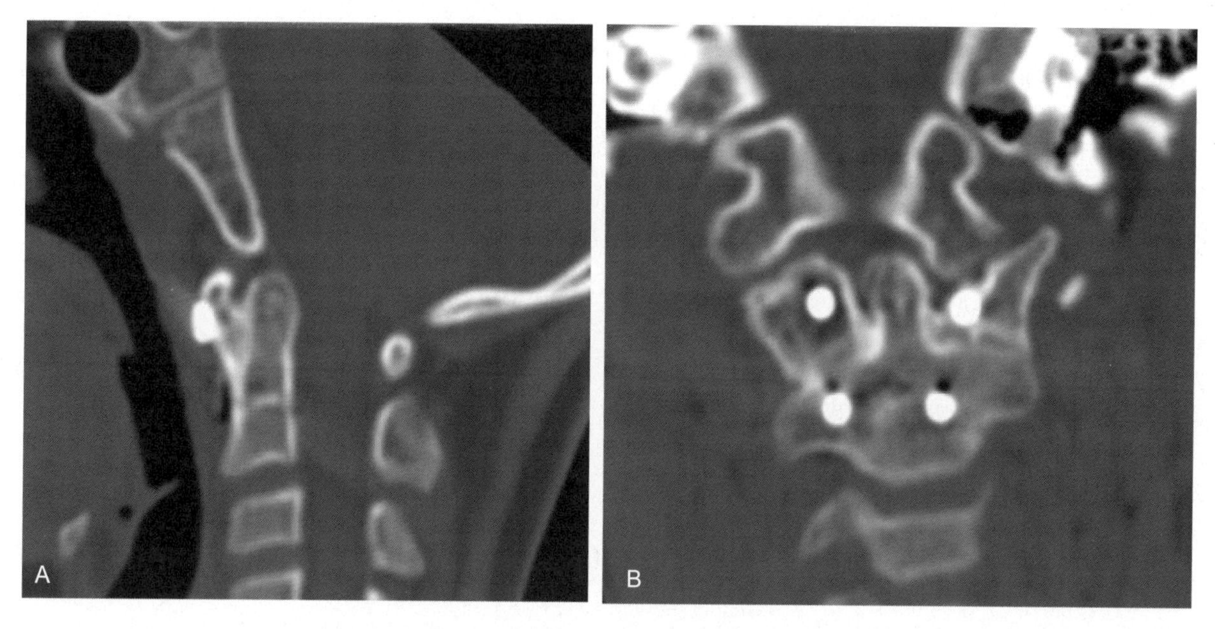

图 15-0-27 术后 3 个月复查颈椎 CT 显示寰枢椎旋转脱位已经复位，寰枢椎植骨区域形成骨性融合

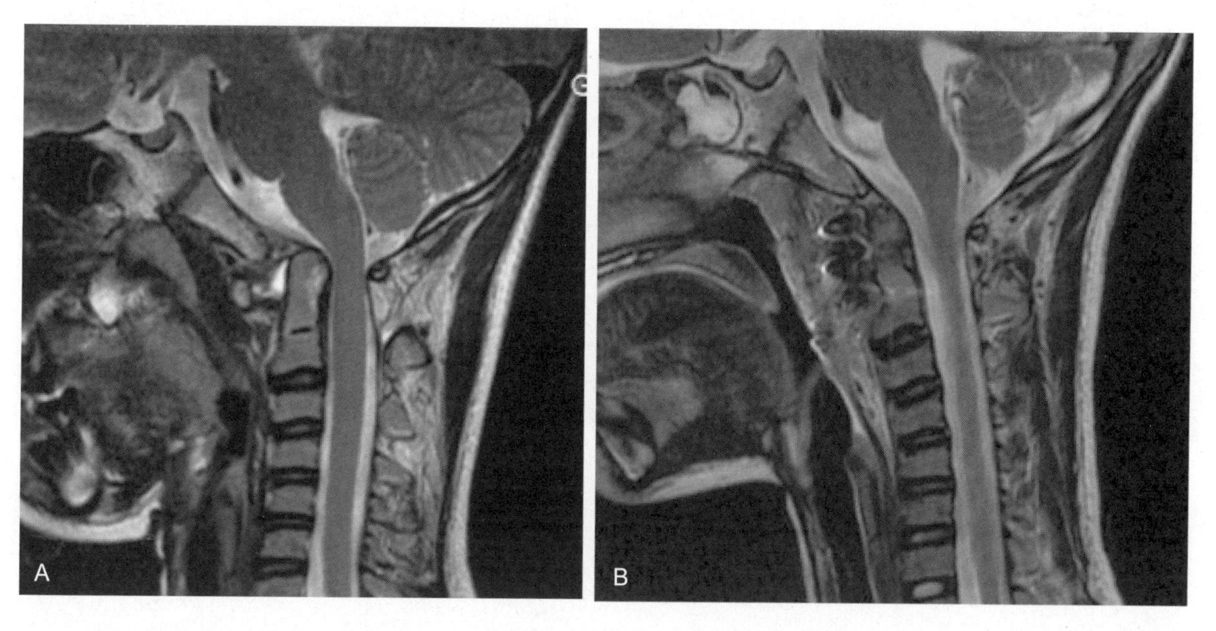

图 15-0-28 术后 1 个月复查颈椎 MRI（B）与术前 MRI（A）对比显示颅颈椎序列恢复正常，高位脊髓压迫解除

参考文献

王建华，2012. 枢椎椎弓根复合体与枢椎逆向椎弓根螺钉置入，中国脊柱脊髓杂志，22（10）：866-867.

王建华，夏虹，吴增晖，等，2018. 微创经口咽复位内固定钢板在儿童寰枢椎手术中的初步应用 . 中国脊柱脊髓杂志，28（10）：895-901.

王建华，夏虹，尹庆水，等，2013. 基于椎动脉变异判别的Ⅲ代 TARP 钢板治疗寰枢椎脱位的个性化置钉 . 中国脊柱脊髓杂志，23（5）：405-410.

王建华，夏虹，尹庆水，等，2013. 枢椎逆向椎弓根螺钉在经口咽入路治疗寰枢椎脱位中的应用 . 中华创伤骨科杂志，15（7）：575-578.

Ai F, Yin Q, Wang Z, et al. 2006. Applied anatomy of transoral atlantoaxial reduction plate internal fixation. Spine (Phila Pa 1976), 31(2):128-132.

Ai FZ, Yin QS, Xu DC, et al. 2011. Transoral atlantoaxial reduction plate internal fixation with transoral transpedicular or articular mass screw of c2 for the treatment of irreducible atlantoaxial dislocation: two case reports. Spine (Phila Pa 1976), 36(8): E556-562.

Goel A, Karapurkar AP, 1994. Transoral plate and screw

fixation of the craniovertebral region: a preliminary report. Br J Neurosurg, 8(6):743-745.

Li XS, Wu ZH, Xia H, et al, 2014. The development and evaluation of individualized templates to assist transoral C2 articular mass or transpedicular screw placement in TARP-IV procedures: adult cadaver specimen study. Clinics (Sao Paulo), 69(11): 750-757.

Wei G, Shi C, Wang Z, et al, 2016. Surgical Outcome and prognostic analysis of transoral atlantoaxial reduction plate system for basilar invagination: A voxel-based morphometry study. J Bone Joint Surg Am, 98(20):1729-1734.

Xu J, Yin Q, Xia H, et al，2013. New clinical classification system for atlantoaxial dislocation. Orthopedics, 36(1):e95-100.

Yang J, Ma X, Xia H, et al, 2014. Transoral anterior revision surgeries for basilar invagination with irreducible atlantoaxial dislocation after posterior decompression: a retrospective study of 30 cases. Eur Spine J, 23(5):1099-1108.

Yin QS, Li XS, Bai ZH, et al, 2016. An 11-year review of the TARP procedure in the treatment of atlantoaxial dislocation. Spine (Phila Pa 1976), 41(19):E1151-1158.

Yin QS, Wang JH, 2015. Current trends in management of atlantoaxial dislocation.Orthop Surg, 7(3): 189-199.

第十六章

计算机辅助设计和三维打印技术在颅底凹陷症手术中的应用

数字外科技术是计算机技术、生物医学工程技术等与外科手术紧密结合发展起来的一门新型前沿交叉学科技术。它涉及人体解剖学、计算机图形学、生物力学、材料学、信息学、电子学、机械工程学等领域的学科交叉。数字外科技术在颅颈交界外科中的应用包括计算机医学影像处理、三维（3D）虚拟仿真与可视化技术、有限元技术、计算机辅助手术设计、外科手术导航、3D 打印制造技术和机器人技术等。由于颅颈交界畸形病例复杂，手术操作的难度高、风险大。数字外科技术的发展，可以为复杂颅颈交界畸形手术的开展带来便利条件，并且已经成为一个有效的辅助工具。数字外科技术在颅颈交界区的手术应用情况主要包括以下几个方面。

第一节　计算机辅助手术设计与手术仿真

对于复杂的颅颈交界畸形病例，一方面可以通过 3D 打印技术获得患者颈椎的真实模型，用于手术方案的设计及术中的比对，提高手术效率和安全性。另一方面，可以通过计算机医学软件仿真系统进行手术方案的规划和模拟，预先了解手术的大致效果，提高手术成功率。

一、常用的医学影像软件及特点

1. Mimic 软件　“mimic”有模仿、模拟之意，位于比利时的 Materialise 公司成立于 1990 年，是当时欧洲第一批快速成型（RP）技术服务机构之一，目前已经成为全世界 RP 相关解决方案的领跑者。Mimic 软件是 Materialise 公司交互式医学影像控制系统的缩写。它具有以下优点：①采用直观的用户界面，使用方便；②分割工具用于用户选择感兴趣区（ROI），只需要几个单击操作即可转换成 3D 模型，并可在此模型上执行旋转、平移放大和改变透明度等操作；③数据更加简单有序，易于寻找相关的工具和功能；④可导入任意二维图像，并在此基础上获得三维重建模型；⑤ 除 DICOM 格式外，还可导入多种图形格式，如 CT、MRI 及显微镜数据等；⑥软件是一个局域模块系统，可根据具体的技术要求和应用需要进行量身定做，每个模块都可输出用户需要的文件格式，默写模块还可提供专门的应用功能，具有较好的拓展性。其不足之处如下：对有限元的支持较弱，有待进一步加强，运用 FEA 模块基本上只能生成单一的表面网格，且网格质量难以保证。病理单元和退化单元的存在使表面网格通常需要修正才可输出到第三方软件进行网格划分，基于信号强度的材料属性设定也需要重新导入一个小的应用程序进行网格划分后再导回 Mimic 软件中。所以对于模拟内固定手术而言，采用 Mimic 软件进行有限元处理比较复杂，效率较低。

2. Geomagic 软件　Geomagic 公司是一家世界级的软件及服务公司，总部设在美国北卡罗来纳州，在欧洲和亚洲都有分公司，旗下产品有 Geomagic Studio、Geomagic Qualify 和 Geomagic Piano 三种，其中 Geomagic Studio 是应用最为广泛的逆向工程软件，在脊柱外科领域，如导板的设计、螺钉的准确定位、内固定装置放置精度的提高等方面具有明显优势。Geomagic 软件具有自动化的特征和简化的工作流程，软件具有以下特点：①直接由点云构面方式，改变传统的从点到线，再到面的构面方式；②可以接受不同类型的数据来源（如 igs、dxf、stl、asc、3ds、bin、obj、ply 等）；③强大的数据修补功能，可以对局部数据丢失进行补充和修复；④快速建立 STL 文件，可以对骨骼手术前的模拟进行设计和成形；⑤在椎弓根进钉通道规律的数值化设计方面，可以在椎体模型上快速准确地定位通道，模拟最佳路径。

3. SuperImage 软件　是一款基于影像学图像后处理技术的三维可视化临床研究平台系统，于 2009 年首次公开发布，是专门为骨科设计的三维影像处理和分析终端系统，拥有 3D 模拟技术的全部自主知识产权。以往对医学图像进行 3D 数字化分析需要借助多个软件才能达到目的，操作复杂，学习困难，缺乏整合性和兼容性。SuperImage 软件是针对骨科医师的临床需要进行设计和开发的，具有以下优点：①全中文界面，简单友好；②与拍片角度无关的全三维数值化术前、术后分析系统，良好融入当前临床路径；③功能强大的骨科工作站，突出临床实用性；④操作考虑到骨科医师的特点和需求，流程简明直观；⑤能够与现有的 PACS 系统进行无缝集成，可以作为 PACS 系统在骨科的终端环节；⑥整合三维全系骨科病例数据库、数字人体和器械资料库等信息。

4. Abaqus 软件　是模拟骨骼力学性能最为有效的工具之一，美国 Abaqus 公司专门从事非线性有限元力学分析软件的开发与维护。该软件包括一个丰富的、可模拟任意几何形状的单元库，同时拥有各种类型的材料模型库，可以模拟各种材料的性能，其中包括金属、橡胶、高分子材料、复合材料、钢筋混凝土、可压缩超弹性泡沫材料及土壤和岩石等地质材料，骨骼的材料性质就是上述性质物质的复杂组合体，它还拥有超强的非线性计算能力，能够轻松解决这些复杂材料的复杂问题。

5. 深圳旭东数字医学影像技术有限公司－南部战区总医院开发的寰枢椎精准手术规划软件　是用于颈椎和上颈椎精确手术的辅助软件系统（图 16-1-1），软件特点如下。

（1）操作方便，人机界面友好。

（2）软件可与医院现有的图像传输系统（影像存储与传输系统，PACS）兼容，直接下载和调用医院 CT、MRI、造影 CT 等影像学资料。

（3）软件具有影像重建、测量和储存功能，可以对患者的 CT 影像学数据进行三维重建，并在重建的实体上模拟手术切割、分离和复位等操作，并通过测量获得关键数据。

（4）分析功能：可以针对测量结果进行变异分析，提供手术备选方案，预测手术结果。

（5）虚拟手术功能：将钢板、螺钉等内固定器械导入软件，可以通过软件模拟各种内固定手术，实现个性化置入物的匹配，预测各手术方案的效果。

（6）数字化导航模板设计功能：软件具有导板设计模块，可以根据不同手术需要，设计个性化手术导板，并导入 3D 打印设备，快速制作导板，用于辅助手术。

二、计算机手术规划与仿真应用案例

【应用案例】

1. 一般资料　患者，男性，20 岁，因“颈痛、活动受限伴右半身肢体麻木和无力及步态不稳 6 个月”收治入院。术前 CT、MRI 显示患者存在寰枕融合、枢椎与第 3 颈椎分节不全。枢椎右半结构（包括枢椎齿突、部分椎体、右侧侧块）陷入枕骨大孔形成颅底凹陷症。脑干受压明显变形（图 16-1-2）。

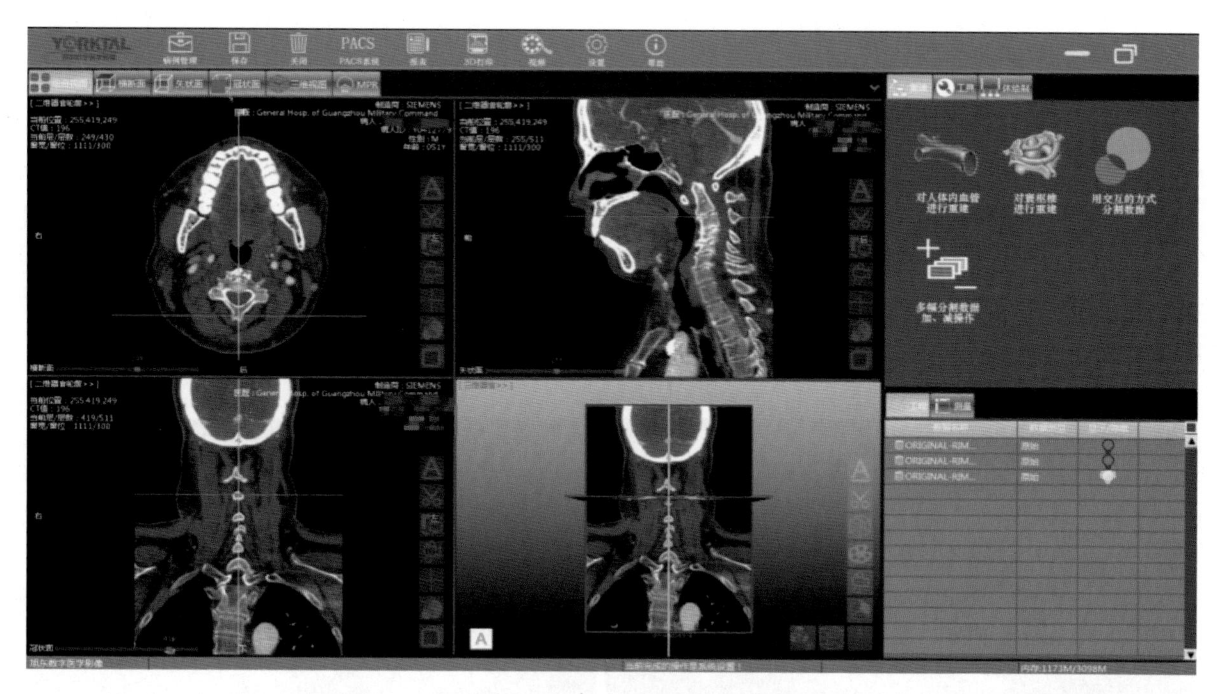

图 16-1-1　深圳旭东数字医学影像技术有限公司 - 南部战区总医院开发的寰枢椎精准手术规划软件

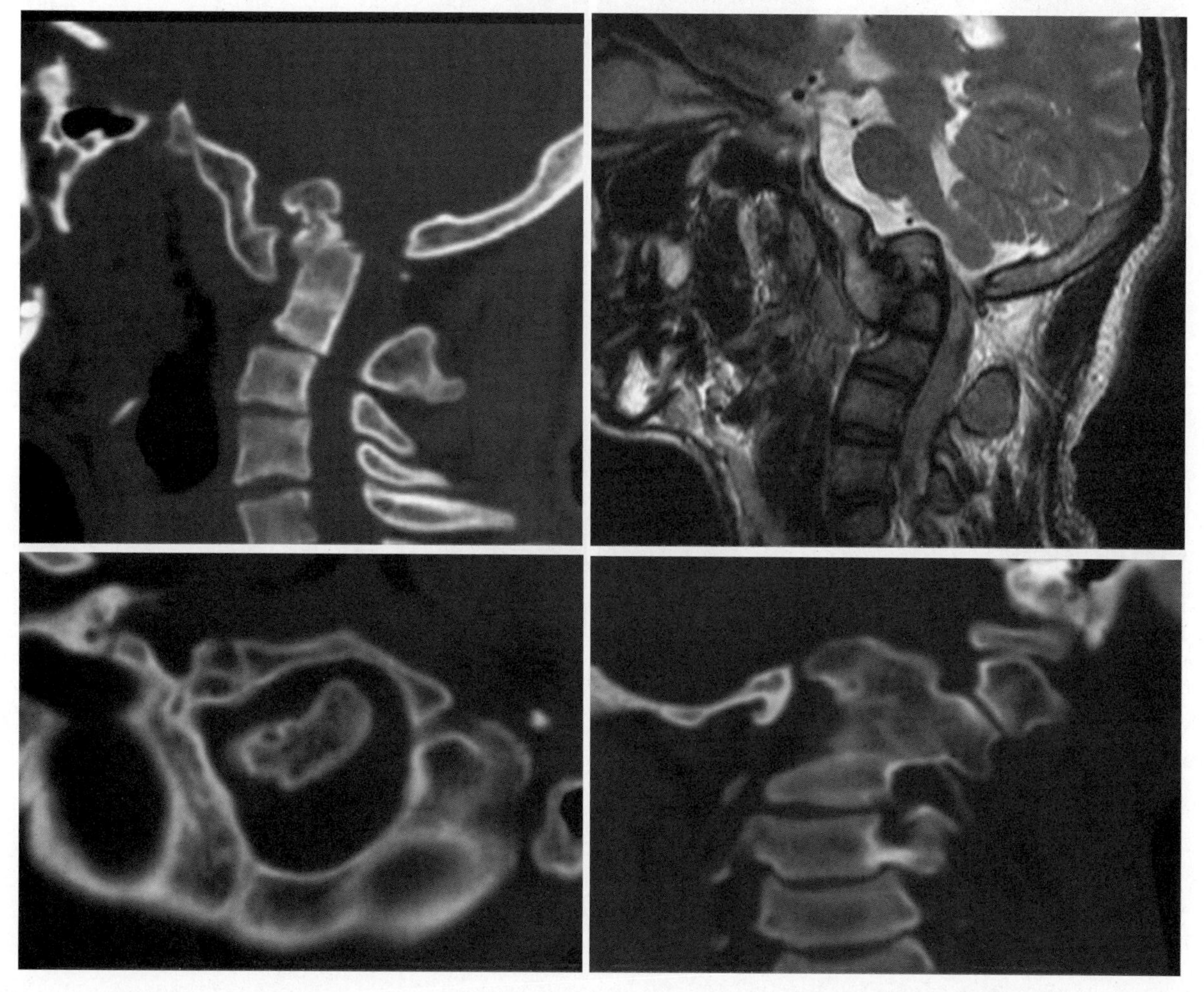

图 16-1-2　术前 CT、MRI 显示患者存在寰枕融合、枢椎与第 3 颈椎分节不全。枢椎右半结构（包括枢椎齿突、部分椎体、右侧侧块）陷入枕骨大孔形成颅底凹陷症

2. 难点分析与手术方案设计　颈椎 CT 显示枢椎与第 3 颈椎间有半椎体畸形，导致患者颈椎侧弯。但因患者右侧寰枢椎侧块关节旋转脱位，枢椎右半结构（包括枢椎齿突、部分椎体、右侧侧块）陷入枕骨大孔形成颅底凹陷症抵消了颈椎半椎体的影响，患者术前斜颈并不明显。手术方案要同时考虑颅底凹陷症和下颈椎畸形的存在，如果单纯采用下拉复位方法，虽然可以将颅底凹陷复位，但可能会导致斜颈畸形加重，还需要加行截骨手术。患者目前由于颈椎畸形和颅底凹陷畸形相互抵消，斜颈并不明显（图 16-1-3，图 16-1-4 ）。综合以上分析，笔者拟采用枢椎斜向截骨减压的术式进行治疗（图 16-1-5），然后实施后路枕颈固定融合术。为了保证手术安全，术前同时行椎动脉 CTA 检查，了解右侧椎动脉的走行情况（图 16-1-6）。

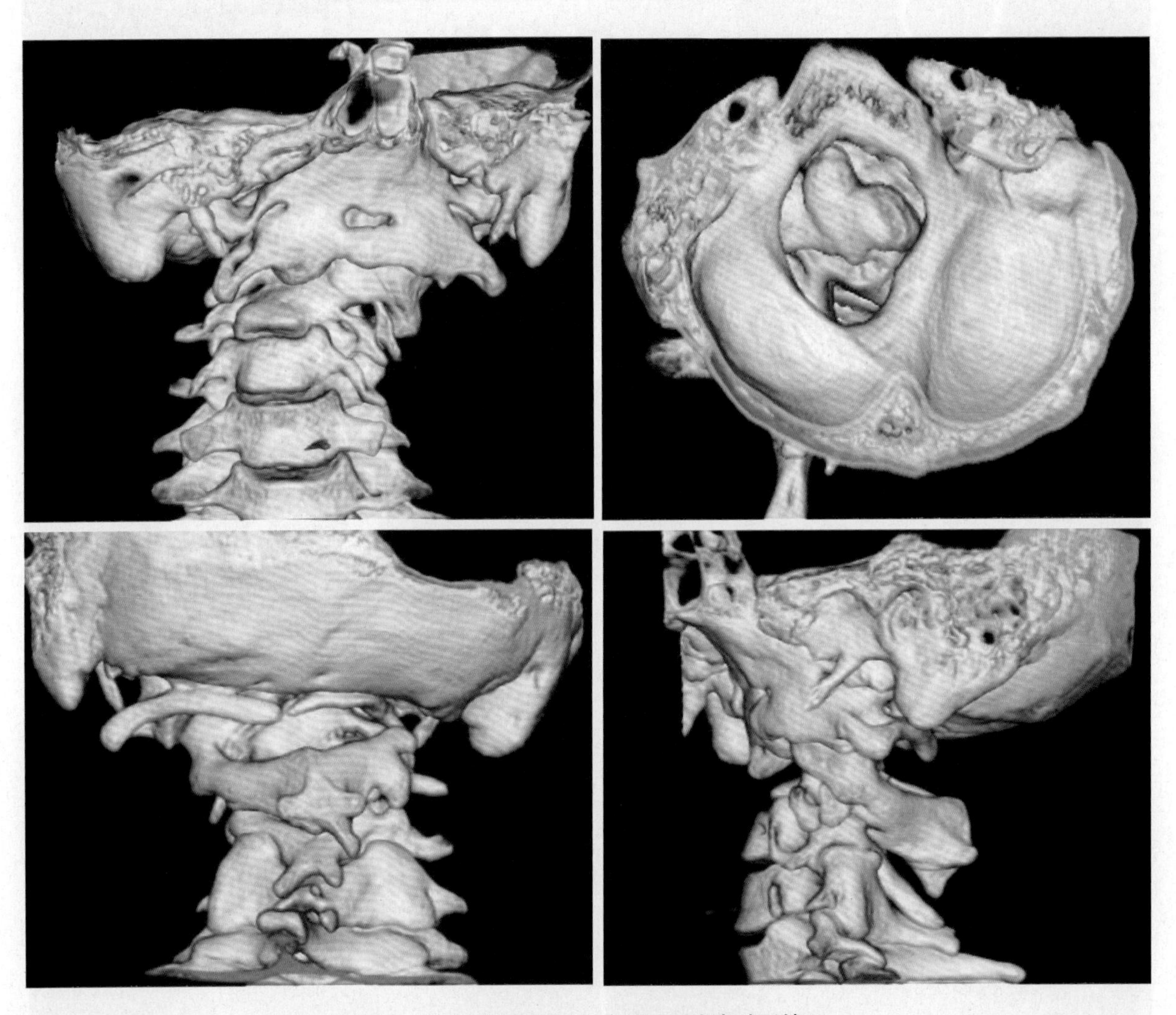

图 16-1-3　**术前三维 CT 全面显示患者畸形情况**

患者有寰枕融合，寰椎后弓不连，寰枢椎旋转脱位，枢椎右半结构（包括枢椎齿突、部分椎体、右侧侧块）陷入枕骨大孔形成颅底凹陷症

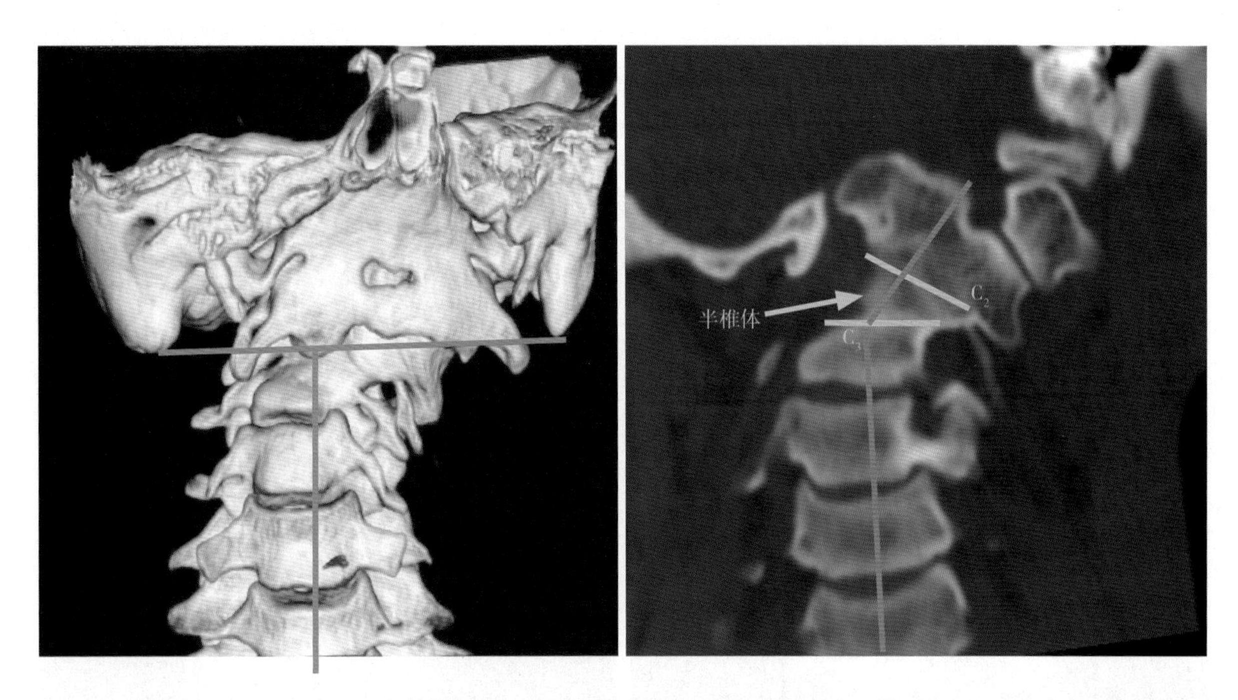

图 16-1-4 患者 CT 显示枢椎（C_2）与第 3 颈椎（C_3）间有半椎体畸形，导致患者颈椎侧弯。但因患者右侧寰枢椎侧块关节旋转脱位，枢椎右半结构（包括枢椎齿突、部分椎体及右侧侧块）陷入枕骨大孔形成颅底凹陷症，抵消了半椎体造成的斜颈。如果采用下拉复位方法，复位后可能会增加斜颈畸形，还需要加行截骨手术。所以采用枢椎斜向截骨减压术

3. 手术策略 如图 16-1-5 所示。

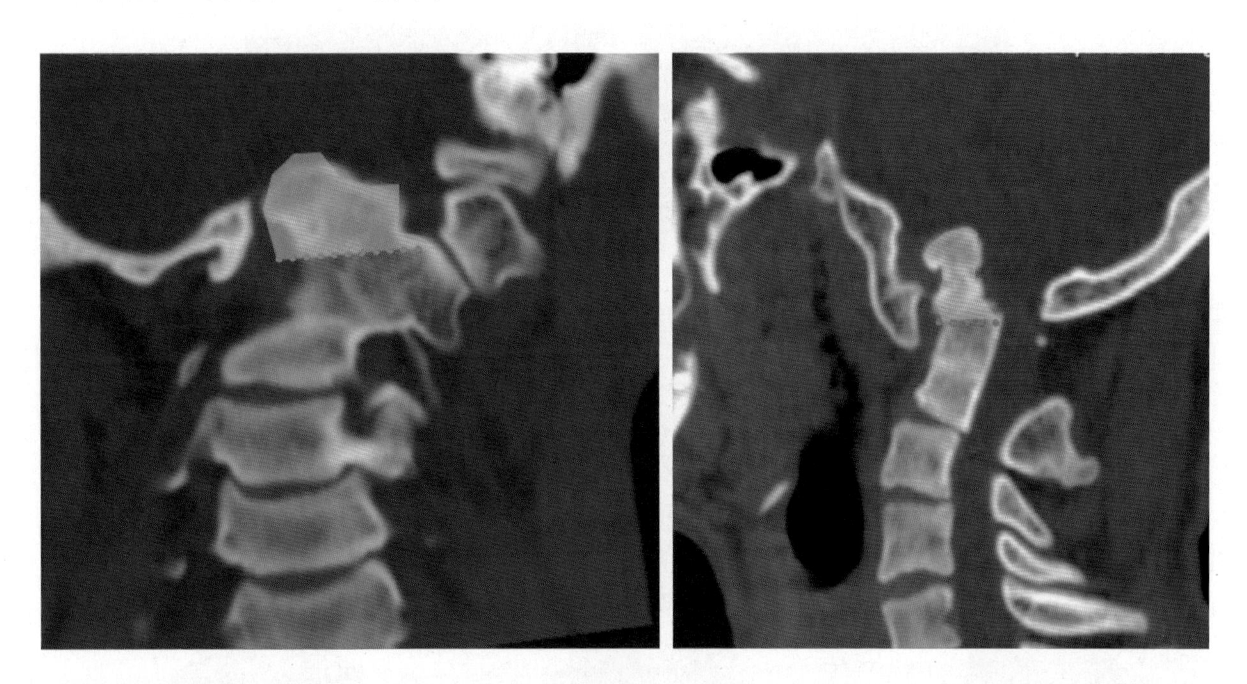

图 16-1-5 根据以上分析，为了降低手术的复杂性，拟采用枢椎上半椎体（包括齿突）斜向截骨减压的术式进行治疗，可保持术后颈椎正常位置，避免斜颈加重，并实施后路枕颈固定融合术

4. 计算机手术模拟与仿真 为了更好地保证手术安全实施，笔者使用深圳旭东数字医学影像技术有限公司的软件进行了手术模拟与仿真（图 16-1-7），以下是手术模拟过程。先模拟将遮盖枢椎的寰椎前弓切除，显露深面的枢椎齿突和陷入枕骨大孔的枢椎椎体及右侧的侧块。这时可以

多角度仔细观察进入枕骨大孔结构的范围，与周围组织的毗邻情况，并确定枢椎椎体（包含齿突）的截骨方向和范围，然后使用软件提供的工具模拟截骨，最后观察手术完成后的效果。

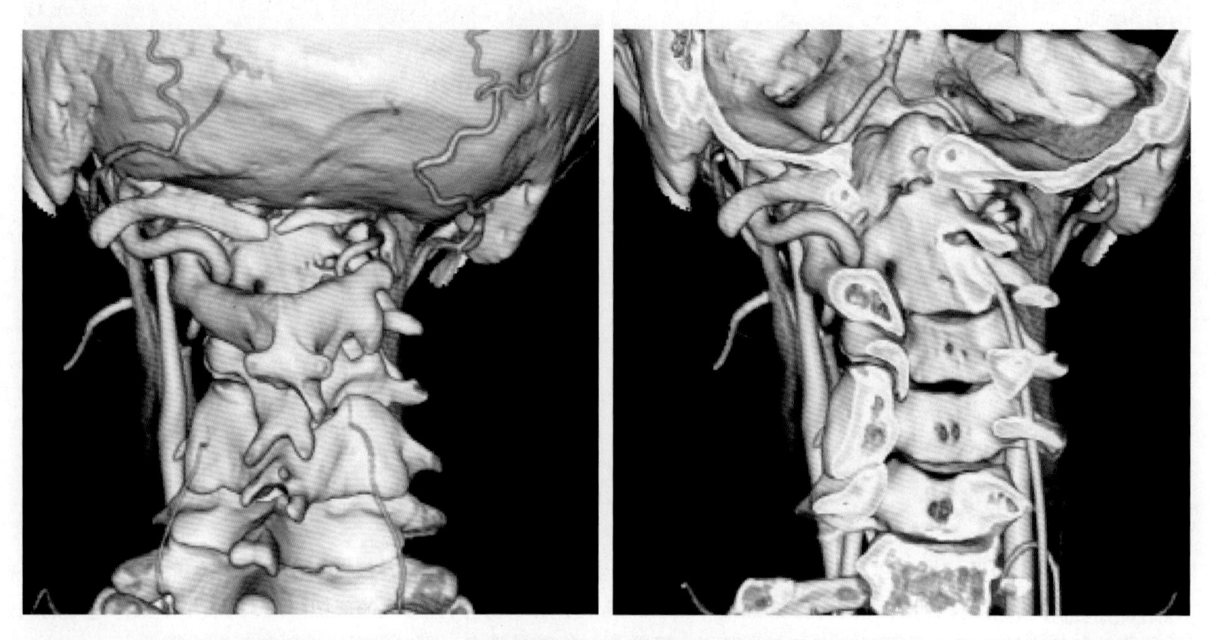

图 16-1-6　术前同时行椎动脉 CTA 检查，了解右侧椎动脉的走行情况，发现患者两侧椎动脉均存在变异，枢椎不适合椎弓根螺钉固定，拟采用椎板螺钉

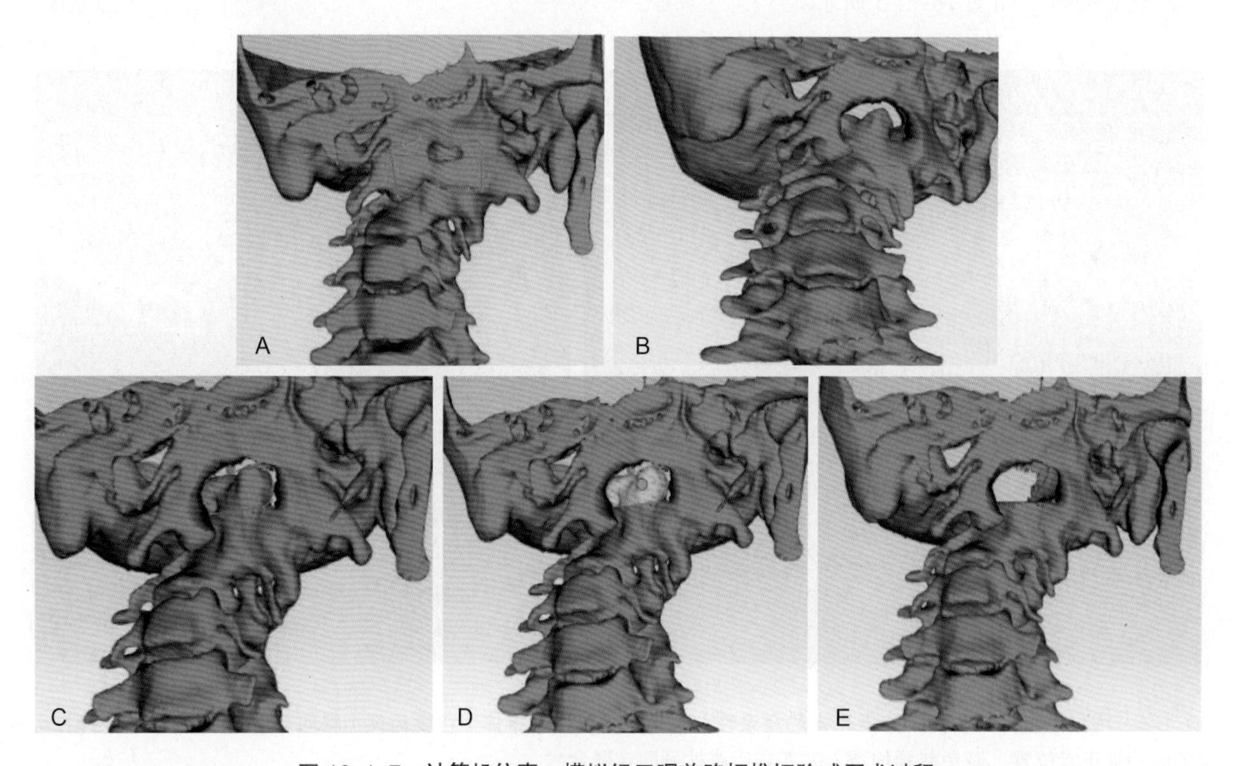

图 16-1-7　计算机仿真、模拟经口咽前路枢椎切除减压术过程

A. 确定寰椎前弓切除范围；B. 模拟寰椎前弓切除后的效果；C. 确定齿突和畸形枢椎椎体的切除范围；D. 模拟仿真枢椎切除术过程；E. 获得最终切除后的效果

5. 实际手术过程　经过计算机手术模拟及充分的术前准备后，在全身麻醉下给患者实施了经

口咽枢椎右半结构（包含齿突）斜向截骨减压及后路枕颈固定融合术（图 16–1–8）。手术采用经鼻插管，经口咽手术完成后改俯卧位，为患者实施后路枕颈固定融合术，手术顺利。术后复查颈椎 CT 显示陷入枕骨大孔的枢椎畸形结构完全按照术前设计和模拟的过程彻底切除。枕颈固定位置良好，术后 MRI 显示脑干压迫明显减轻（图 16–1–9）。

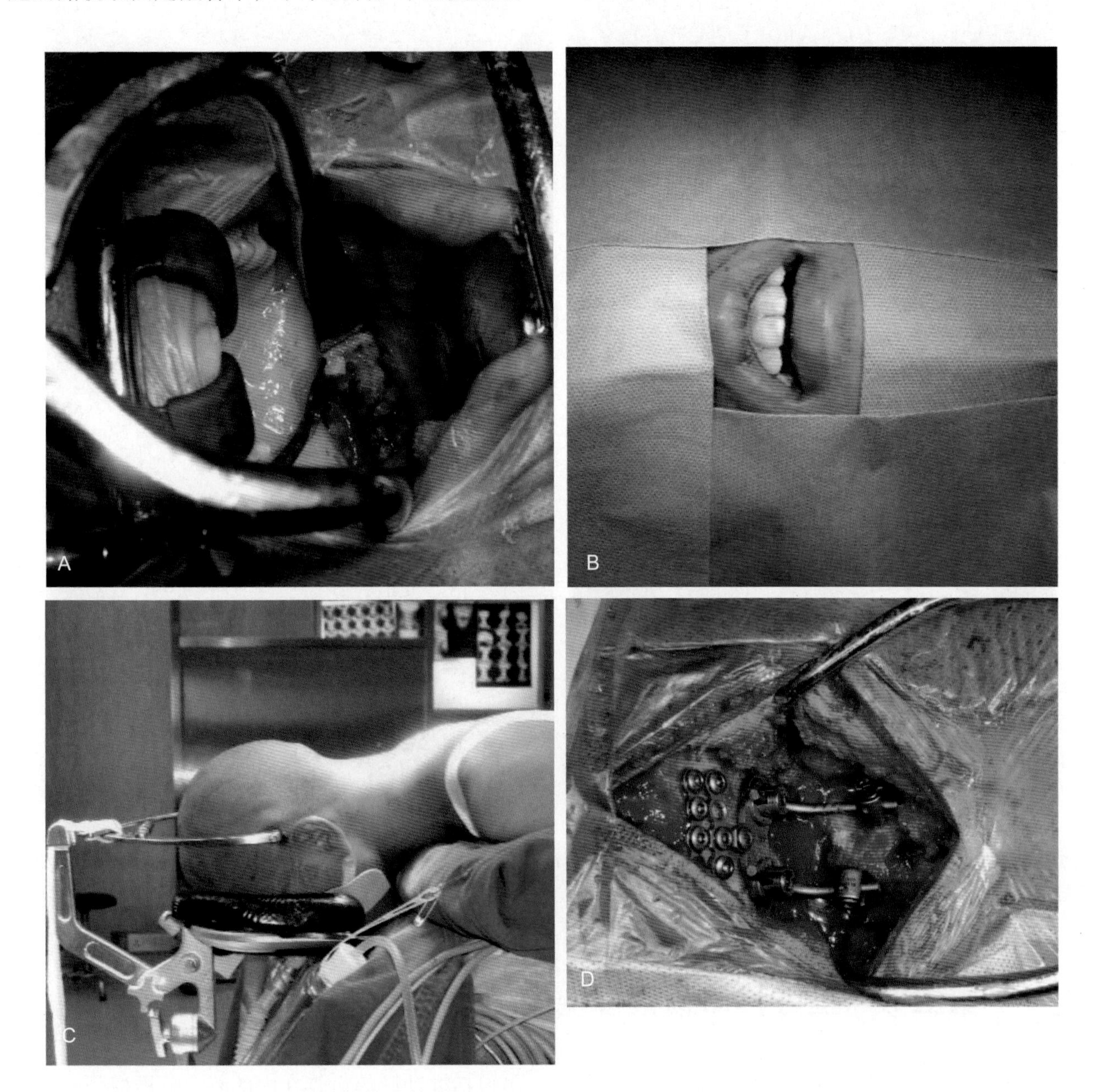

图 16–1–8　按照既定方案先采用经口咽入路实施枢椎上半斜形切除减压术（A、B），然后改俯卧位，实施后路枕颈固定融合术（C、D）

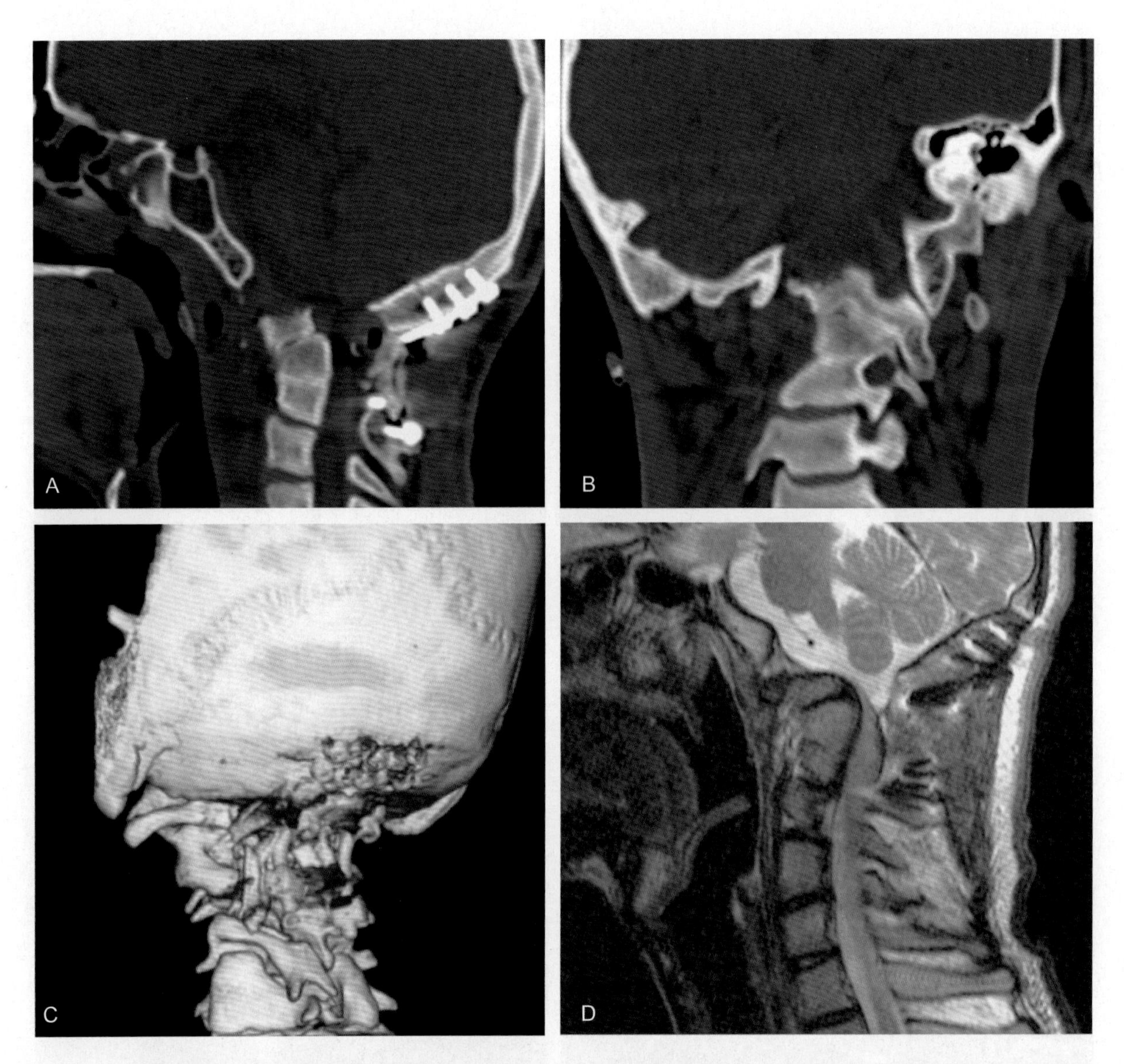

图 16-1-9　术后复查颈椎 CT 显示陷入枕骨大孔的枢椎畸形结构完全按照术前设计和模拟的过程彻底切除。枕颈固定位置良好（A ~ C），术后 MRI 显示脑干压迫明显减轻（D）

第二节　三维打印颈椎模型在颅颈交界区手术中的应用

术前，通过高速螺旋 CT 对患者的颅骨和颈椎进行薄层扫描获取原始医学数字成像和通信（DICOM）数据，然后导入 Mimic 软件等数字医学软件进行影像重建获得 STL 格式的 3D 重建模型数据。这些模型数据可以导入 3D 打印设备，快速打印出立体的 3D 模型提供给手术医师使用。如果术前采集椎动脉 CTA 数据，还可将骨骼和血管的数据分别重建后，导入双色 3D 打印设备，打印出包括椎动脉等血管在内的复合颈椎模型，对了解手术区域椎动脉等血管的变异情况，指导设计合理的手术方式，降低手术风险具有重要的价值。

一、三维打印的设备与原理

3D 打印机的原理如图 16-2-1 所示，它通过计算机采样将一个实体模型切成很多层非常薄的切片，打印机的升降平台由精密步进电机推动，激光器发射的激光经过扫描振镜进一步聚焦后形成极细的扫描激光束射向光敏树脂。它的亮度和方向是在计算机的控制下变化和运动的，通过扫描打印获得切层的图形。每打印一层，步进电机前进一步，这样通过层层打印、逐层叠加的方式，获得整个实体模型。不同的打印机使用的材料和成形介质不同，但基本原理一样。目前 3D 打印机的产品丰富，既有国外品牌，也有国内品牌。有些打印机还有双色打印功能，可以满足医学临床使用。

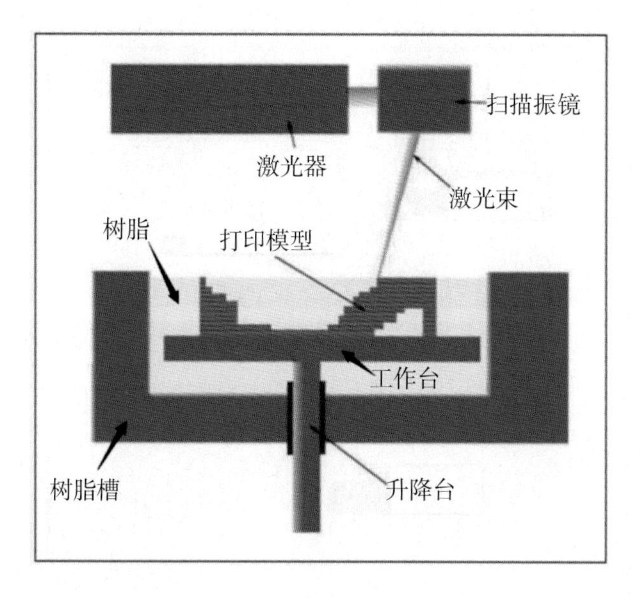

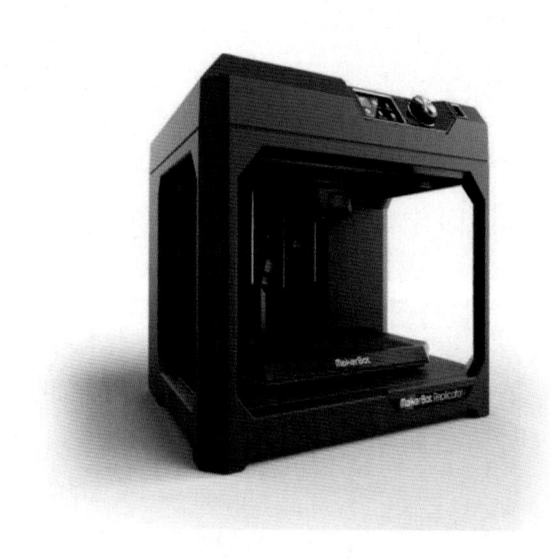

图 16-2-1 三维打印机的原理（A）及三维打印机的实物图

二、三维打印颈椎模型与手术规划、医患沟通

对于颅颈交界畸形的复杂病例，术前将患者的 CT 数据导入 3D 打印机，可以快速打印获取患者的颈椎模型，这时术者可以在模型上进行手术模拟和规划，做到手术时心中有数，降低手术风险，改善手术效果。并可用模型与患者进行有效沟通，让患者能够更加直观地了解自己的病情和手术方式，减少沟通障碍。

【病例 1】

患者，男性，14 岁，5 年前因寰枢椎脱位在一家医院接受了寰枢椎后路复位内固定术，术后颈椎经常疼痛，并伴有斜颈和颈椎旋转活动受限。入院行颈椎 CT 和 MRI 检查提示患者为先天游离齿突合并寰枢椎脱位，接受了后路钢丝内固定术。但术后因内固定方法不当而骨融合失败，寰枢椎呈前后脱位状态，并有侧方移位。为了给患者实施翻修手术，将患者的 CT 数据导入 3D 打印系统，快速获得了患者的寰枢椎实体模型。术前在实体模型上观察、分析并测量患者寰枢椎椎弓根的大小，模拟置钉过程（图 16-2-2）。然后在身全醉麻下给患者实施寰枢椎脱位后路翻修手术。术中发现患者的寰枢椎后方有大量瘢痕组织增生，钢丝固定部位松动，寰枢椎不稳。将钢丝去除后，重新实施寰枢椎椎弓根螺钉固定，并打磨处理后方的植骨床，取自体髂骨植骨。手术过程顺利，术后患者颈椎疼痛和斜颈明显改善，颈椎活动功能经过功能锻炼恢复正常（图 28-2-3）。

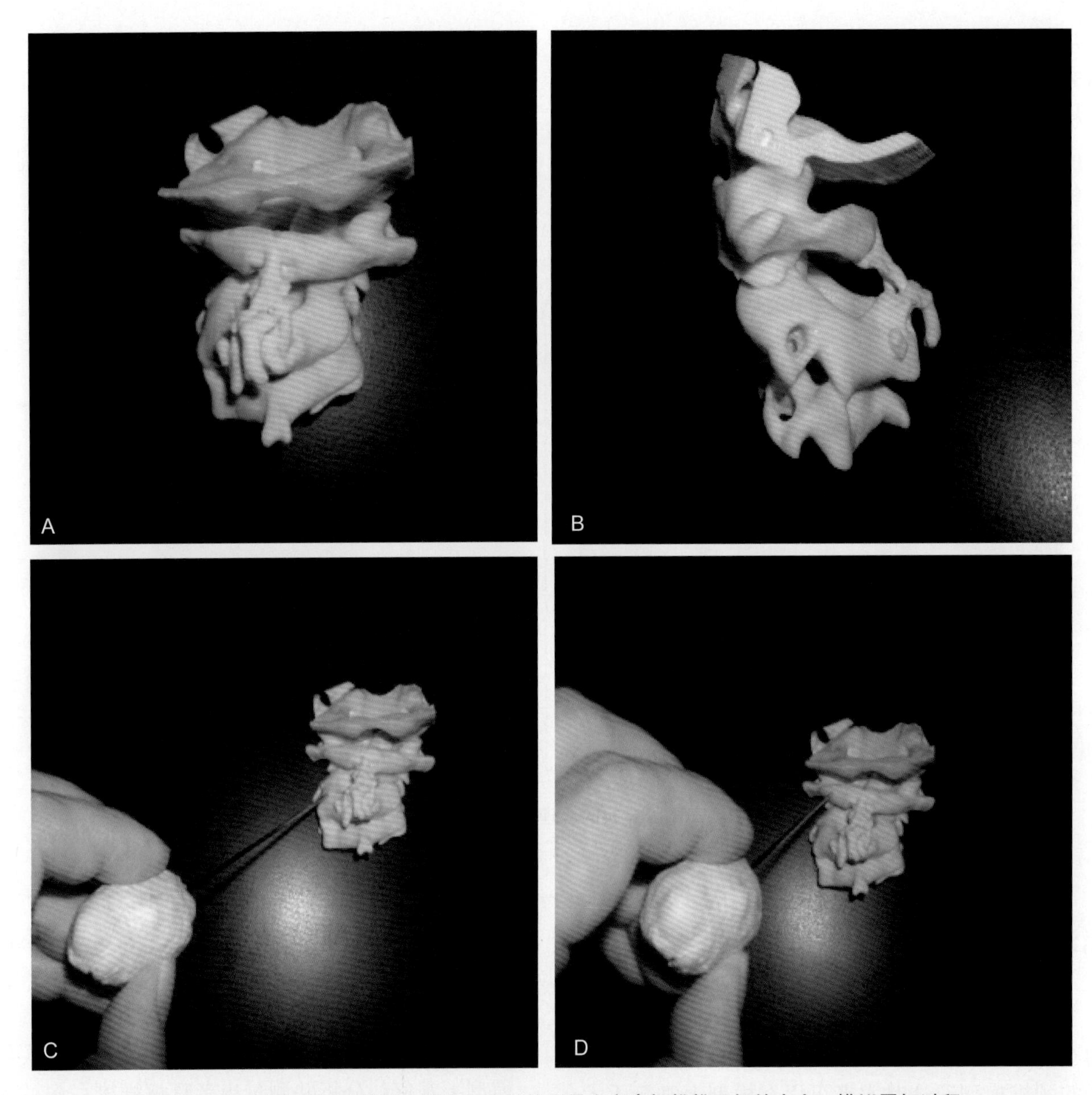

图 16-2-2 术前在实体模型上观察、分析并测量患者寰枢椎椎弓根的大小，模拟置钉过程

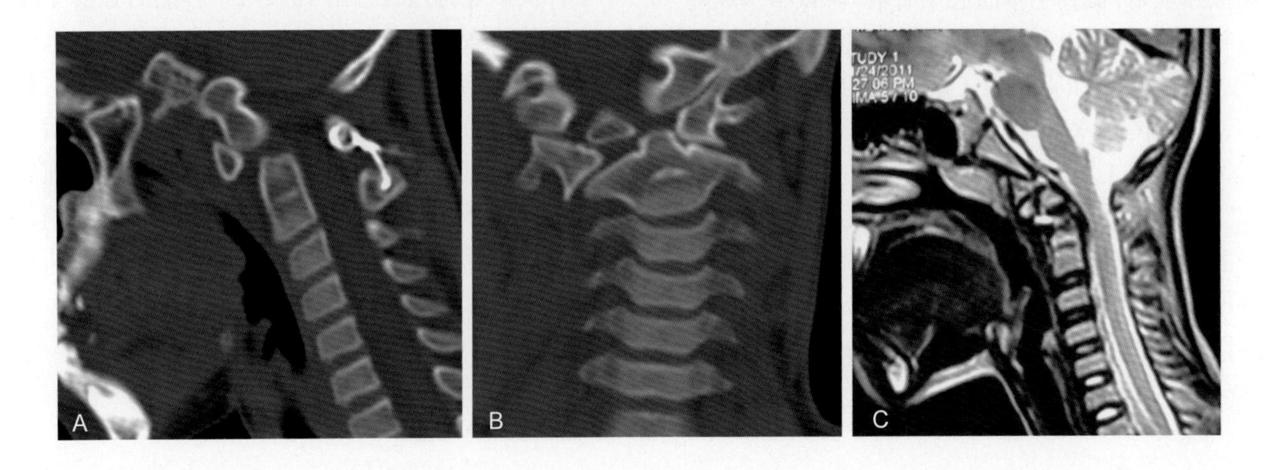

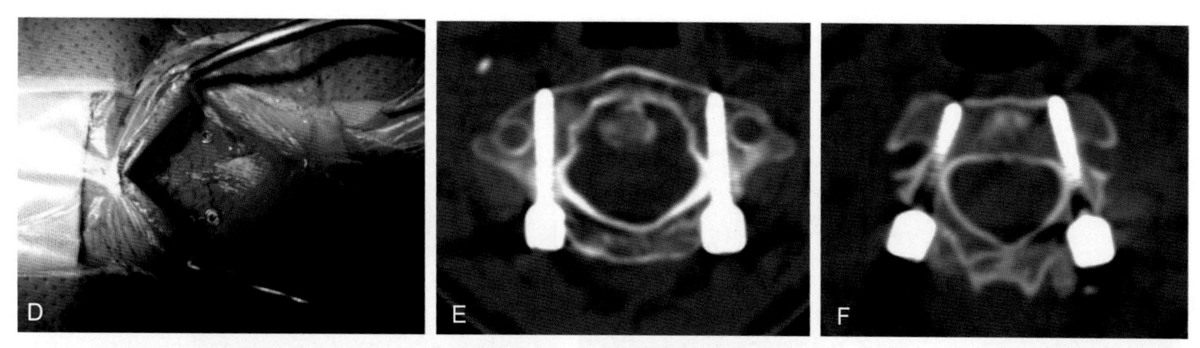

图 16-2-3 患者，男性，14 岁，术前 CT 显示患者为先天游离齿突合并寰枢椎脱位，接受了后路钢丝内固定术，骨融合失败，寰枢椎前后脱位，并侧移（A、B）。颈椎 MRI 显示寰椎平面脊髓轻度受压（C）。全身麻醉下实施后路翻修手术（D），术后 CT 复查显示寰枢椎椎弓根螺钉位置良好（E、F）

【病例 2】

患者，女性，48 岁，因“手足麻木、步态不稳 3 年，加重 6 个月”就诊，颈椎 CT 检查提示患者寰枕融合、枢椎与第 3 颈椎先天融合合并寰枢椎脱位并形成颅底凹陷症。颈椎 MRI 显示寰齿关节间隙明显增宽，延髓受压变性（图 16-2-4）。入院后将患者颈椎 CT 数据导入计算机图像处理和 3D 打印系统，获得带椎动脉的颈椎三维模型（图 16-2-5）。在模型上分析患者椎动脉走行变异情况，发现患者的右侧椎动脉内挤高跨，无法实施椎弓根螺钉固定。选择左侧椎弓根螺钉、右侧椎板螺钉的混搭固定方式实施颅底凹陷症后路复位内固定术。术后复查 CT 显示寰枢椎脱位复位，枢椎的椎弓根螺钉及椎板螺钉钉道良好，MRI 显示延髓压迫解除（图 16-2-4）。

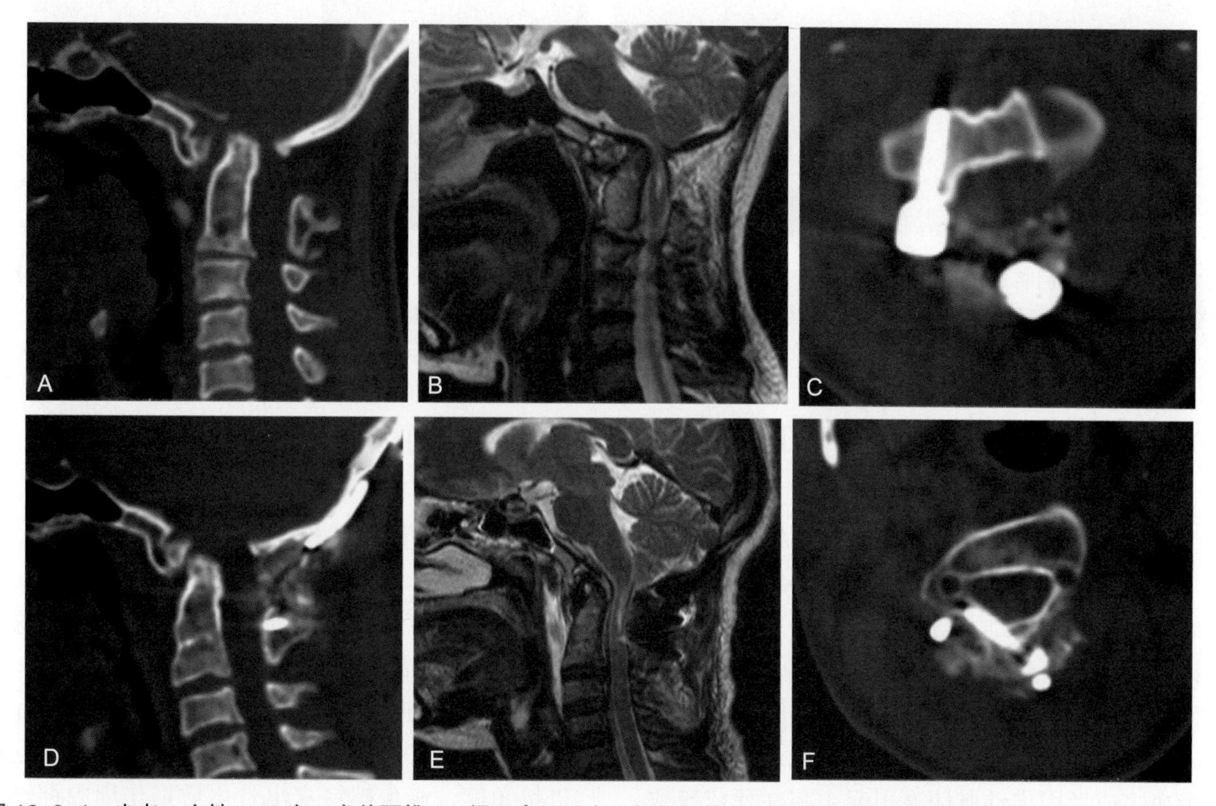

图 16-2-4 患者，女性，48 岁，术前颈椎 CT 提示寰枕融合、枢椎与第 3 颈椎先天融合并寰枢椎脱位（A）。颈椎 MRI 显示寰齿关节间隙明显增宽，延髓受压变性（B）。手术选择左侧椎弓根螺钉、右侧椎板螺钉的混搭固定方式实施颅底凹陷症后路复位内固定术。术后复查 CT 显示寰枢椎脱位复位，枢椎的椎弓根螺钉及椎板螺钉钉道良好（D ～ F），颈椎 MRI 显示延髓压迫解除（E）

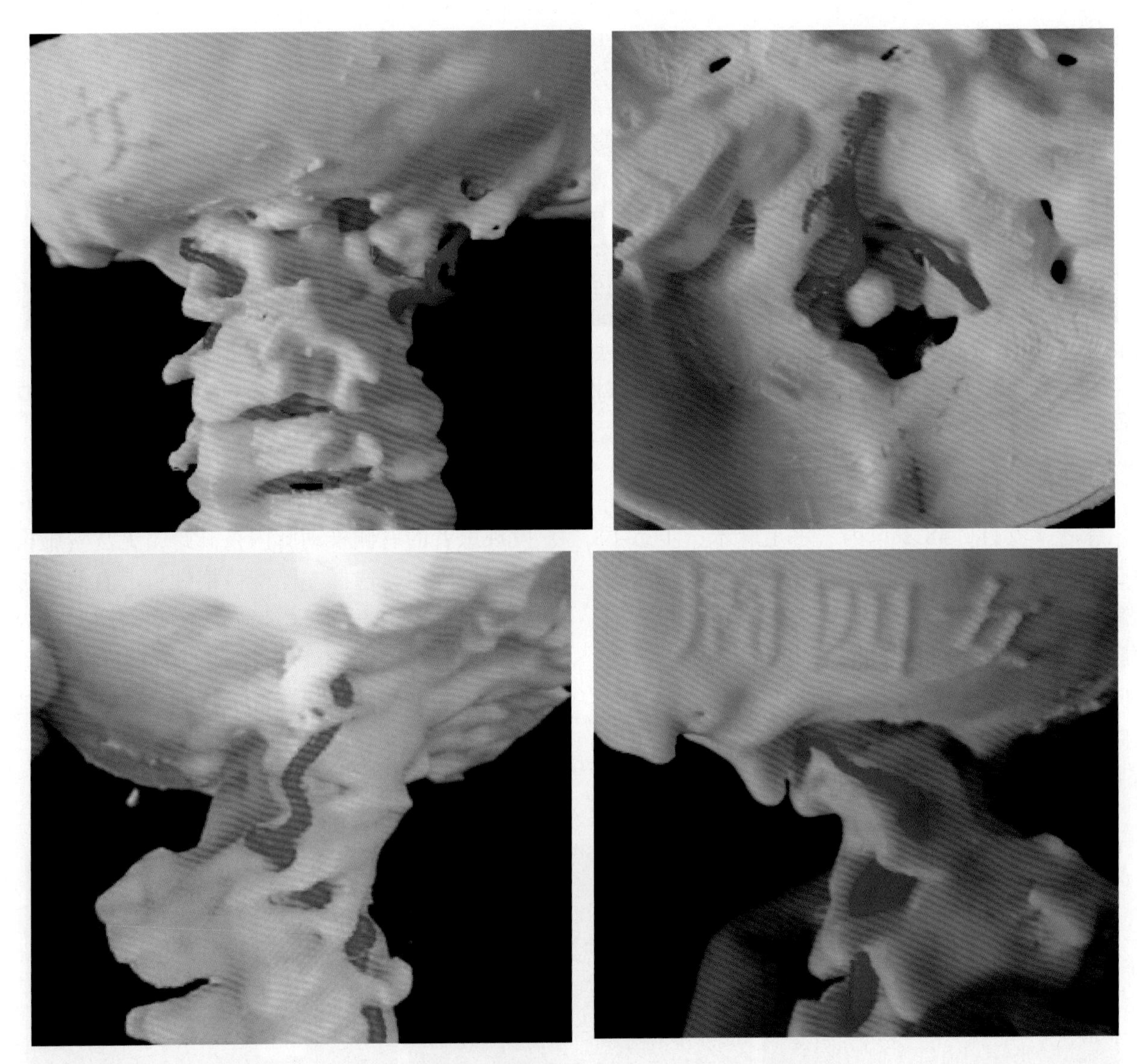

图 16-2-5 入院后将患者颈椎 CT 数据导入计算机图像处理和 3D 打印系统，获得带椎动脉的颈椎三维模型。在模型上分析患者椎动脉走行变异情况，发现患者的右侧椎动脉内挤高跨，不宜实施椎弓根螺钉固定

第三节 三维打印个性化手术导板辅助颅颈交界区手术

对于颅颈椎手术，常需要在寰枢椎上置入螺钉，由于寰枢椎的椎弓根等解剖结构细小，周围毗邻高位脊髓及椎动脉等重要的神经血管结构，置钉稍有偏差，将可能带来严重后果，置钉过程中损伤延髓可以导致瘫痪甚至心搏呼吸骤停和死亡。置钉过程中损伤椎动脉可以造成难以控制的大出血，或者因椎动脉闭塞引起小脑梗死或导致死亡。为了提高置钉的成功率，降低置钉风险，除了应用机器人技术、导航技术之外，计算机辅助设计个性化导板也具有较高应用价值。

一、个性化手术导板的设计原理

术前行包括颅前窝到第 7 颈椎的全颈椎薄层 CT 扫描，扫描层厚为 0.75 ～ 1.0mm。将 DICOM 格式的 CT 数据导入 Mimic16.0 软件，重建目标椎体模型，在三维数字模型上规划最佳的进钉点和进钉角度，避免螺钉穿出骨皮质损伤周围神经、血管。应用软件计算机辅助设计（CAD）功能构建直径为 3.5mm 的圆柱体，以标记钉道。将三维模型及模拟钉道保存为 STL（binary）格式，然后导入 3D-matic 软件，根据设计好的进钉点在椎板及棘突根部后方选取相应区域，作为导板与骨组织之间的贴合面，其后将其加厚得到与上述贴合面解剖形状相一致的反向模板作为导板的基底板（图 16-3-1A）。将上述数据经过处理后保存为 STEP AP203 格式，再导入 SolidWorks 软件，最后按上述最佳钉道生成钻孔导向管及手柄等附件并将其与模板拟合为一体。另外为了防止导板在手术钻孔过程中移位，同时避免遮挡术野，可在导板左右两侧分别增加一临时固定钉孔，完成后的导航模板如图 16-3-1B 所示。将最终的导板模型导出为 STL 格式文件，处理后数据导入 3D 打印设备，打印手术导板。同时打印目标椎体的实体模型，并在椎体模型上进行手术模拟操作，测试手术导板的准确性（图 16-3-1C）。

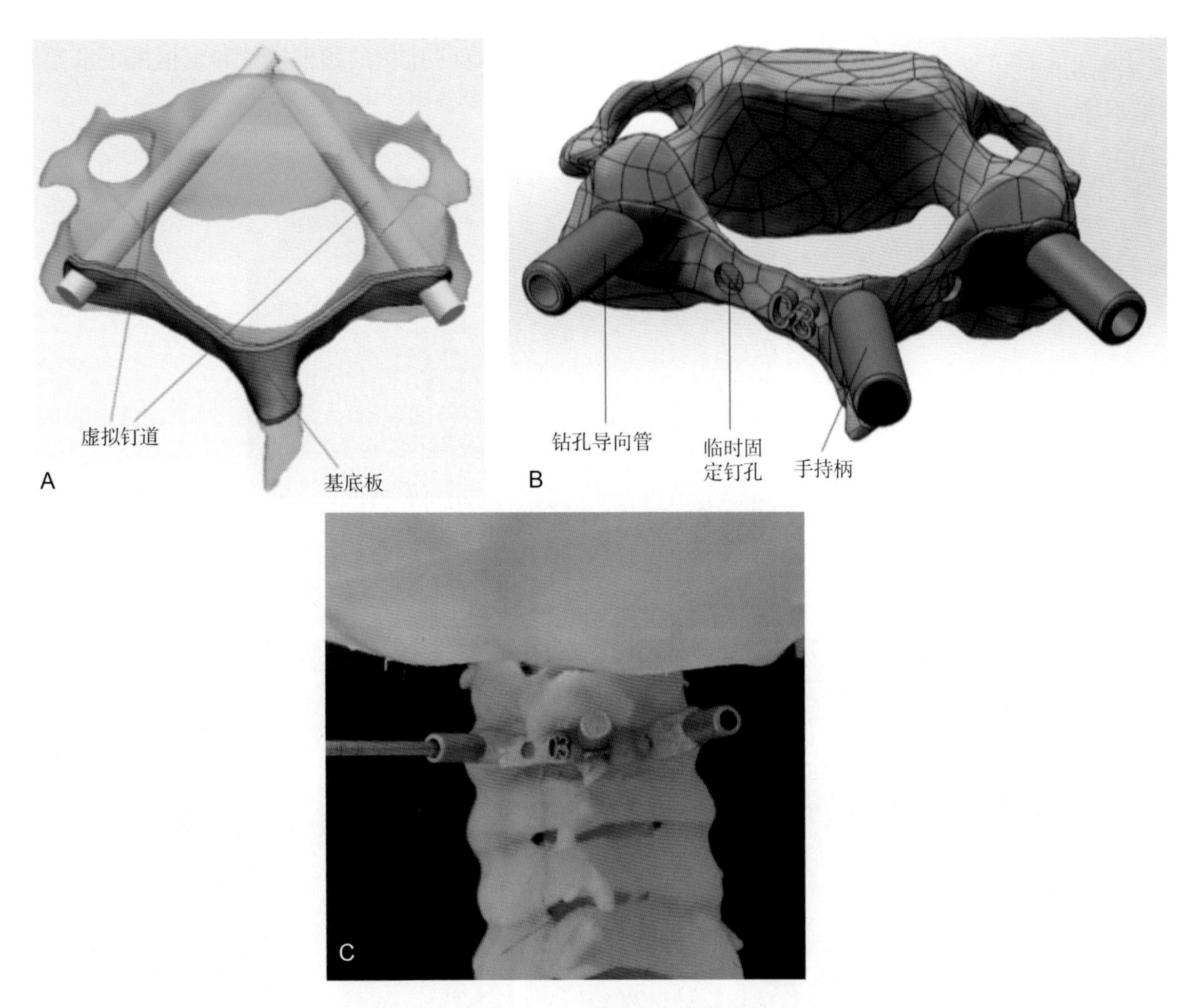

图 16-3-1　**导板制作及测试**

A. 模拟钉道及反向模板的建立；B. 最终导板示意图；C. 打印出实体金属导板及颈椎模型进行模拟手术，测试导板准确性

二、手术方法

置钉前先显露目标椎体后方棘突和椎板等结构，尽量将黏附在椎板上的软组织清理干净，切除棘突上方的棘上韧带和棘间韧带，只保留骨性结构以方便和导板紧密贴合。将消毒好的金属导板与椎体后方结构进行贴合，观察其匹配度，确认吻合后用2枚小铆钉将导板临时固定于椎板上，防止导板在钻孔过程中出现偏移。根据导航模板提供的进钉点，用高速磨钻开孔，然后用直径 2.5mm 手钻沿着导向管方向钻孔，制备椎弓根螺钉或椎板螺钉钉道。而后取出导板，用探子探查

钉道无误并测量钉道长度后，选择合适的螺钉分别置入，然后连接钛棒，完成固定。

三、定制化手术导板在颅颈交界区手术中的应用

【病例 1】

1. 一般资料　患儿，男性，1岁11个月，因“不明原因颈痛、步态不稳3月余”收治入院。术前CT显示患儿枢椎齿突呈病理性破坏，齿突前移，寰枢椎不稳。术前MRI显示枢椎齿突信号改变，考虑肿瘤样病变可能性大（图16-3-2）。

2. 手术方案　手术分前后路两步进行。第一步，先行后路寰枢椎钉棒固定，重建寰枢椎的稳定性；第二步，行经口咽病变切除术。由于患儿年龄较小，与成人相比寰枢椎发育尚不成熟，其结构细小，行寰枢椎螺钉固定难度高，风险很大。为了降低风险，提高置钉成功率，笔者针对患儿的寰枢椎实施层厚1mm的薄层扫描，扫描后将数据导入Mimic软件进行三维重建和手术导板设计。同时打印等比例的颈椎模型和寰枢椎手术导板各一副消毒备用。

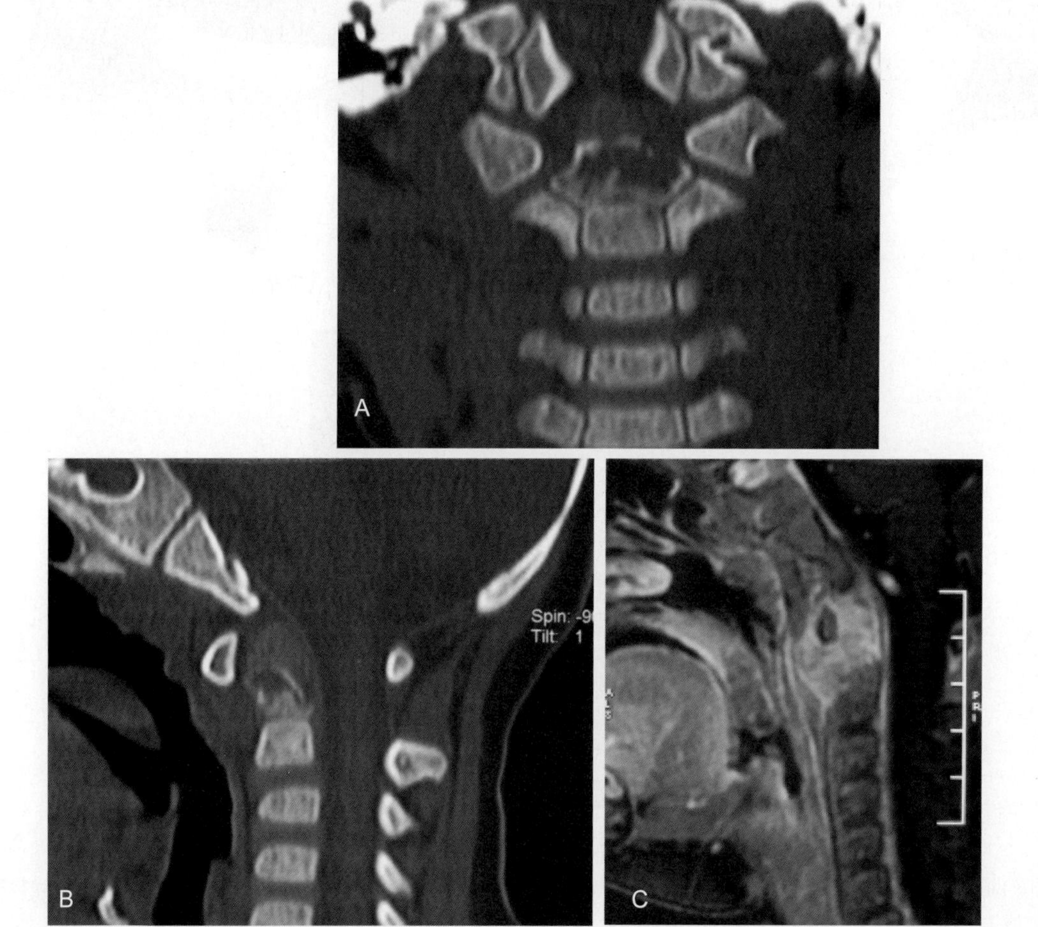

图 16-3-2　术前CT显示患儿枢椎齿突呈病理性破坏，齿突前移，寰枢椎不稳（A、B）。颈椎MRI显示枢椎破坏（C）

3. 手术及术后情况　后路手术如图16-3-3所示，患者取俯卧位，取后正中切口。显露寰枢椎后，在定制化手术导板的辅助下置入4枚直径3.5mm的椎弓根螺钉，完成钉棒固定。手术出血少。然后将患者改仰卧位，实施经口咽病灶切除术。术后复查CT显示枢椎齿突的肿瘤样病灶完全切除，寰枢椎椎弓根螺钉位置准确（图16-3-4，图16-3-5）。

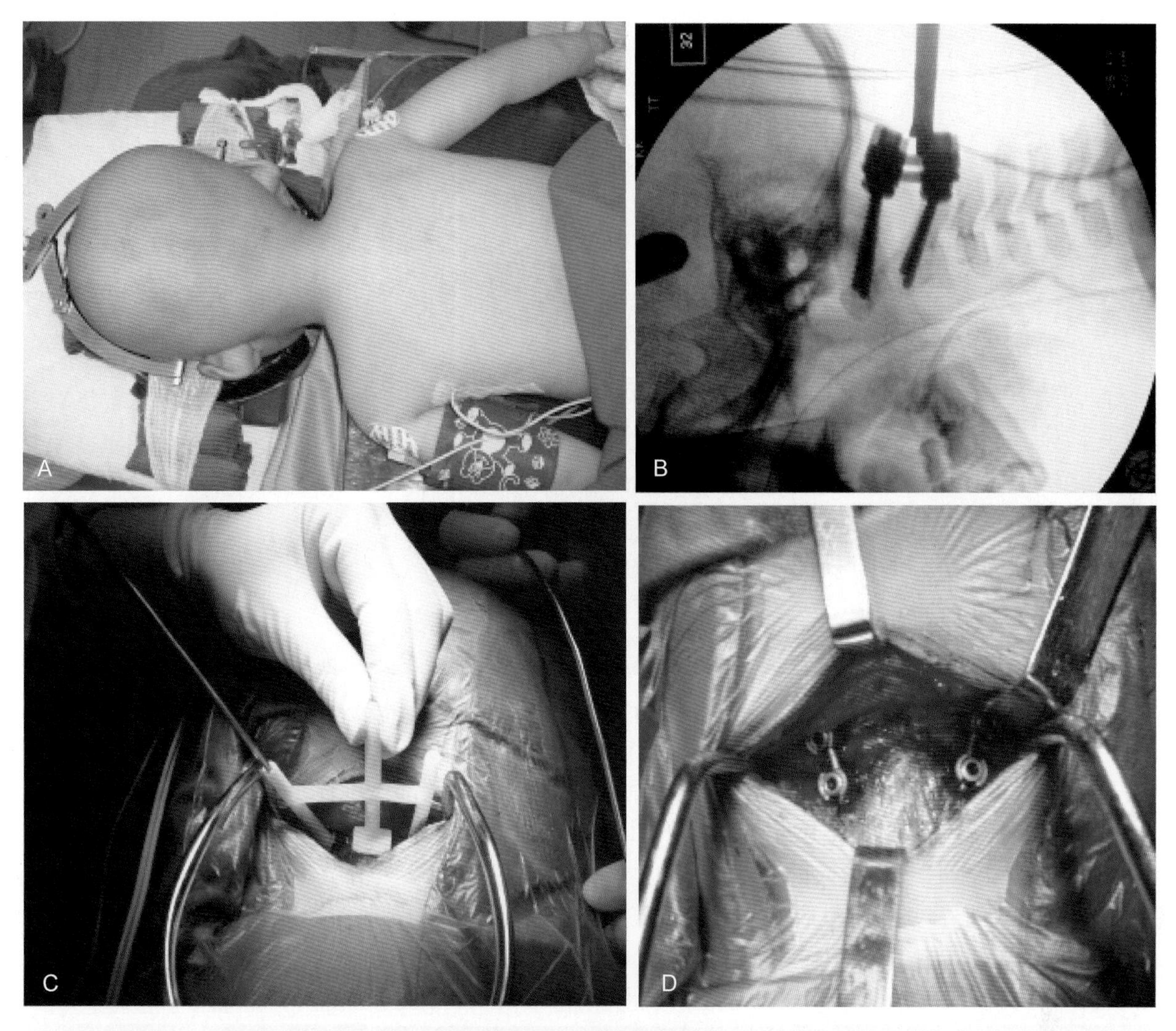

图 16-3-3 第一步，给患者实施了寰枢椎后路钉棒固定术。患者取俯卧位，取后正中切口（A）。显露寰枢椎后，在定制化手术导板的辅助下置入 4 枚直径 3.5mm 的椎弓根螺钉，完成钉棒固定（B ～ D）

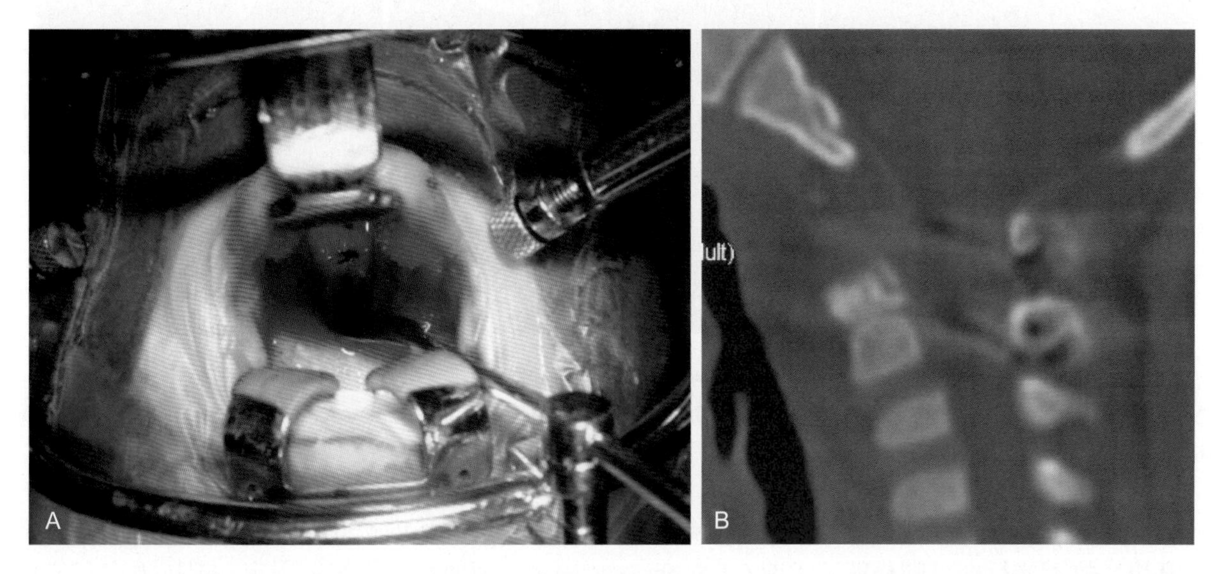

图 16-3-4 后路手术完成后，将患儿改为仰卧位，行经口咽肿瘤切除术（A），术后复查 CT 显示枢椎齿突的肿瘤样病灶完全切除（B）

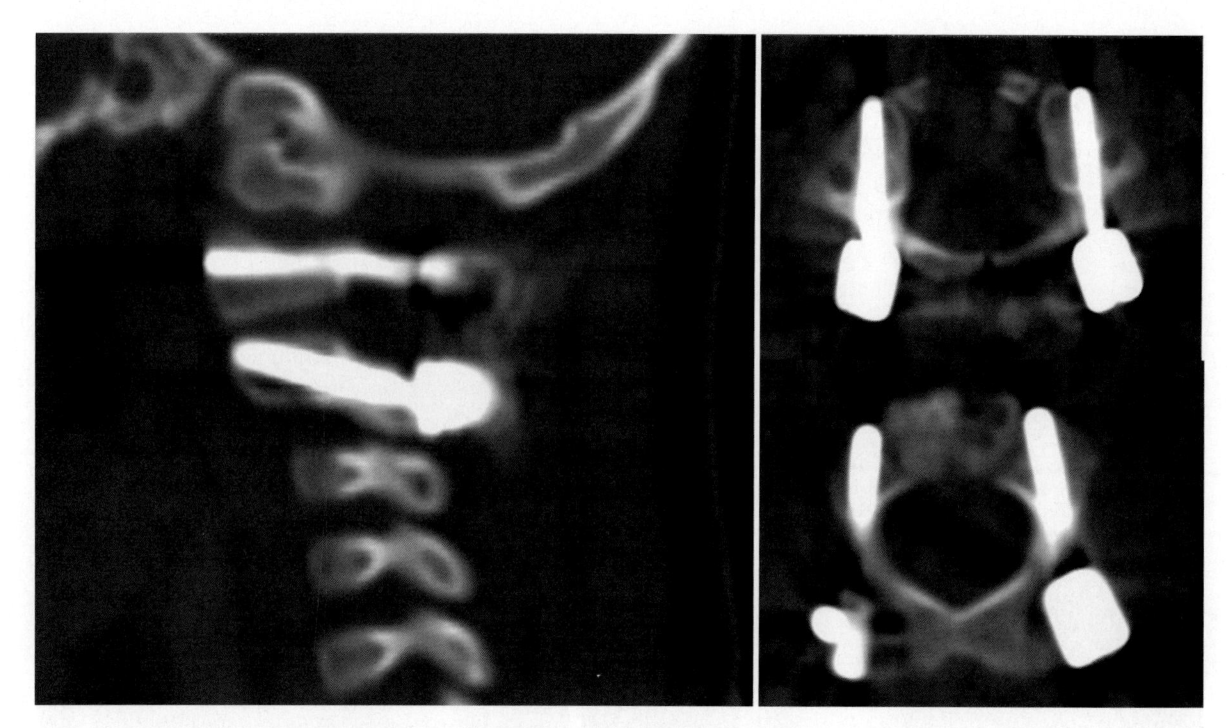

图 16-3-5 术后复查 CT 显示寰枢椎椎弓根螺钉位置准确

【病例 2】

1. 一般资料 患者，女性，16 岁，因“不明原因双上肢乏力 2 个月”收治入院。术前 CT 显示患者寰枕融合畸形合并寰枢椎脱位，形成颅底凹陷症。枢椎椎体和齿突发育不良，椎体扁而薄。枢椎齿突及部分椎体进入枕骨大孔，自前方压迫脑干，导致脑干变形，同时合并 Chiari 畸形。患者的下颈椎多处分节不全，合并 Klippel-Feil 综合征（图 16-3-6）。

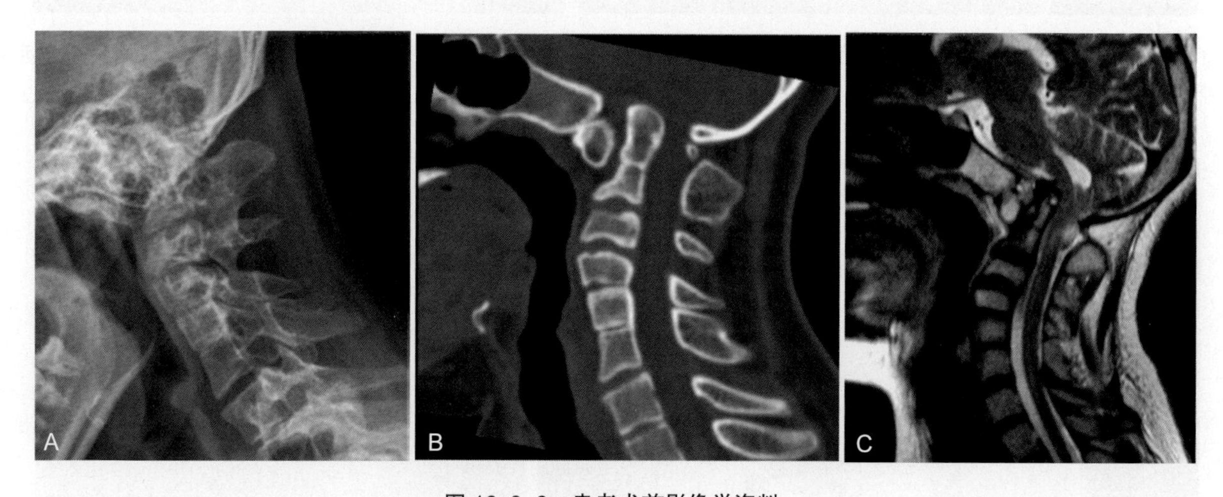

图 16-3-6 患者术前影像学资料

X 线片及 CT 显示患者寰枕融合，寰枢椎脱位，颅底凹陷症。枢椎椎体发育不良，齿突肥大（A、B），颈椎 MRI 显示枢椎齿突陷入枕骨大孔，脑干受压变形（C）

2. 手术方案 术前行颅骨牵引，颅底凹陷无明显复位，故需要行经口咽松解。术前 CT 检查发现，患者的枢椎发育畸形，枢椎椎体扁而薄，双侧椎动脉孔内挤高跨，不适合逆向椎弓根螺钉固定，即使行椎体螺钉固定，把持力也有欠缺。故先行经口咽松解，TARP 钢板下拉复位固定（图

16–3–7），再翻身加行后路枕颈固定（图 16–3–8）。为了增加后路手术置钉的安全性，术前设计了枢椎椎弓根螺钉和椎板螺钉导板各一套备用。

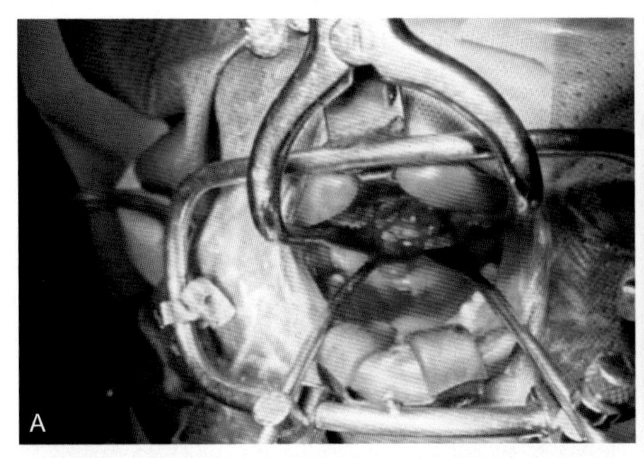

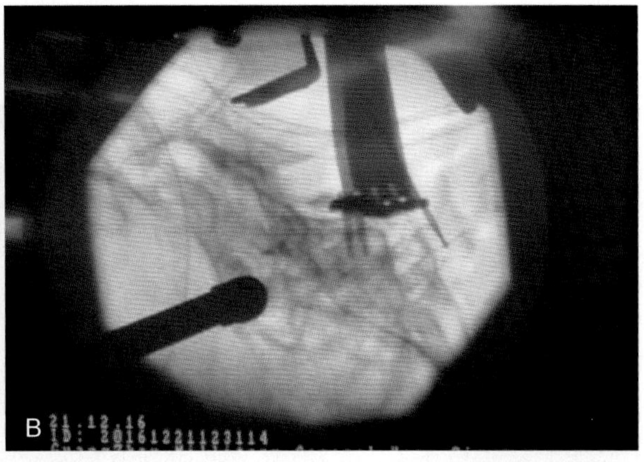

图 16–3–7 手术第一步先行经口咽松解，下拉复位，TARP 钢板内固定术（A），术中用 C 形臂透视观察复位情况（B）

3. 手术及术后情况 手术顺利，通过前路松解，将枢椎齿突下拉复位，由于枢椎椎体发育差，前方的椎体螺钉较短。改行后路枕颈固定，后路因椎动脉变异而椎弓根螺钉置入困难，在手术导板的辅助下置入 2 枚椎板螺钉，完成 C_0 ～ C_2 枕颈固定，术后复查显示 2 枚椎板螺钉固定位置满意。术后复查MRI与术前对比，显示脑干压迫解除。患者术后症状获得了明显改善，临床疗效满意（图 16–3–9）。

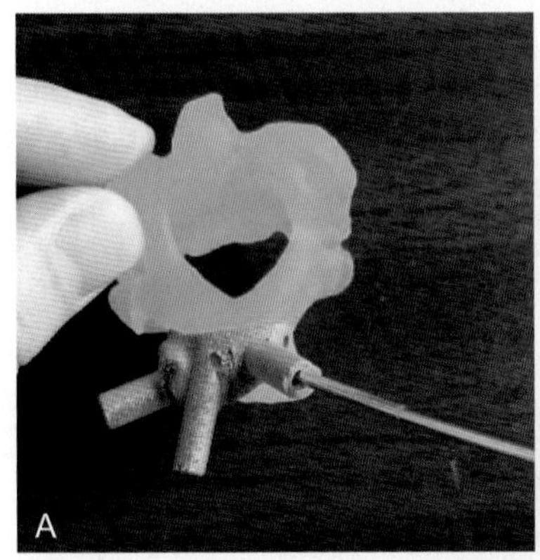

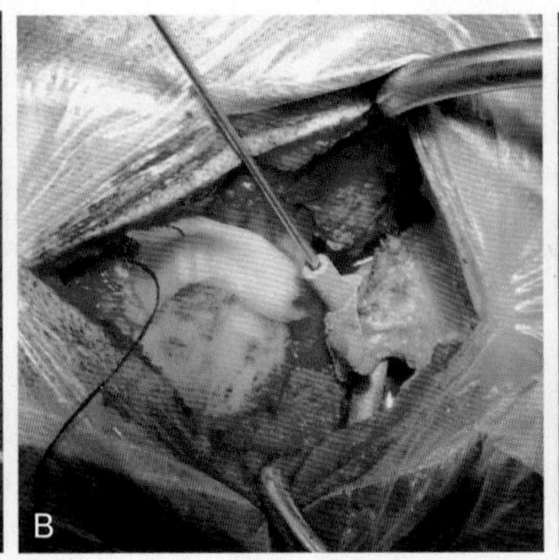

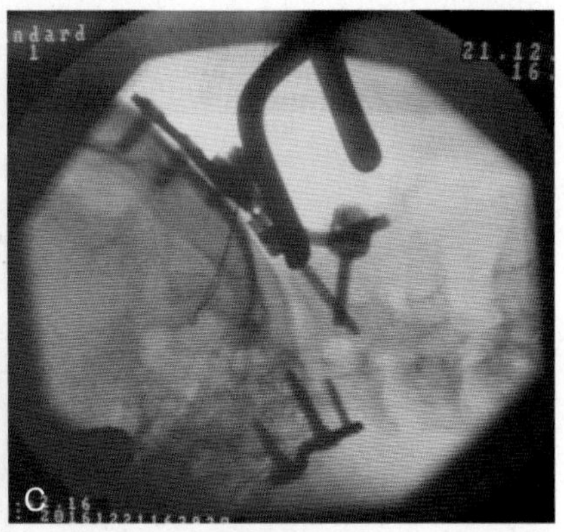

图 16–3–8 手术第二步，改俯卧位，行后路枕颈内固定融合及枕骨大孔扩大术

A. 术前设计的枢椎椎板螺钉手术导板；B. 术中在导板的辅助下置钉；C. 术中透视显示螺钉位置正确

四、个性化手术导板用于颅颈交界区手术的优势与不足

与计算机导航技术、机器人技术相比，定制化手术导板具有以下优点：①导板的主要设计及制作步骤均在手术之前完成，简化了术中操作，节约了手术时间；②置钉过程中无须反复使用透视放射装置，减少了对医护人员及患者的电离辐射伤害；③导航模板可针对单个椎体设计，因此其准确性不受术中患者体位变化及椎间关节微动的影响，尤其适用于需要脱位复位的病例；④导板的制作成本较低，不会为患者带来高额的费用负担。

早期的导板多采用树脂材料制成，树脂导板

存在脆性大、加工精度低、不耐热、容易变形、生物相容性差等缺陷，难以在临床上推广使用。而采用医用 316 不锈钢粉末或医用钛合金粉末制造的金属导板可以实现高精度打印，制造的导板薄且贴合性好，强度高，不易变形，方便消毒和携带，生物相容性好，可以做成满足临床需要的个性化手术工具提供给临床医师使用，具有较高的实用价值（图 16-3-10）。

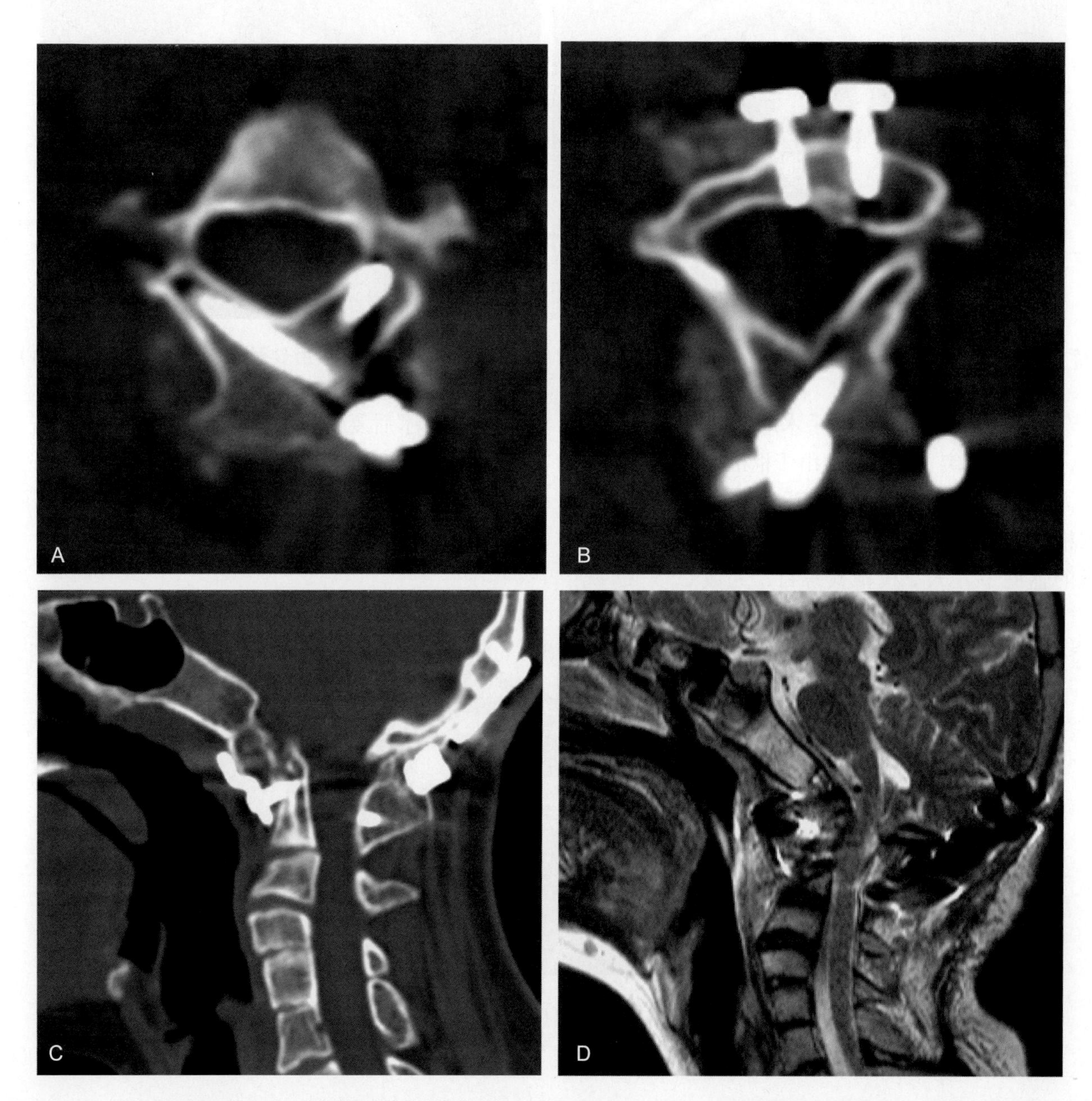

图 16-3-9　术后复查颈椎 CT 显示枢椎齿突下拉复位到理想的位置（A ~ C），颅颈椎序列恢复正常。颈椎 MRI 显示脑干压迫解除，Chiari 畸形减轻（D）

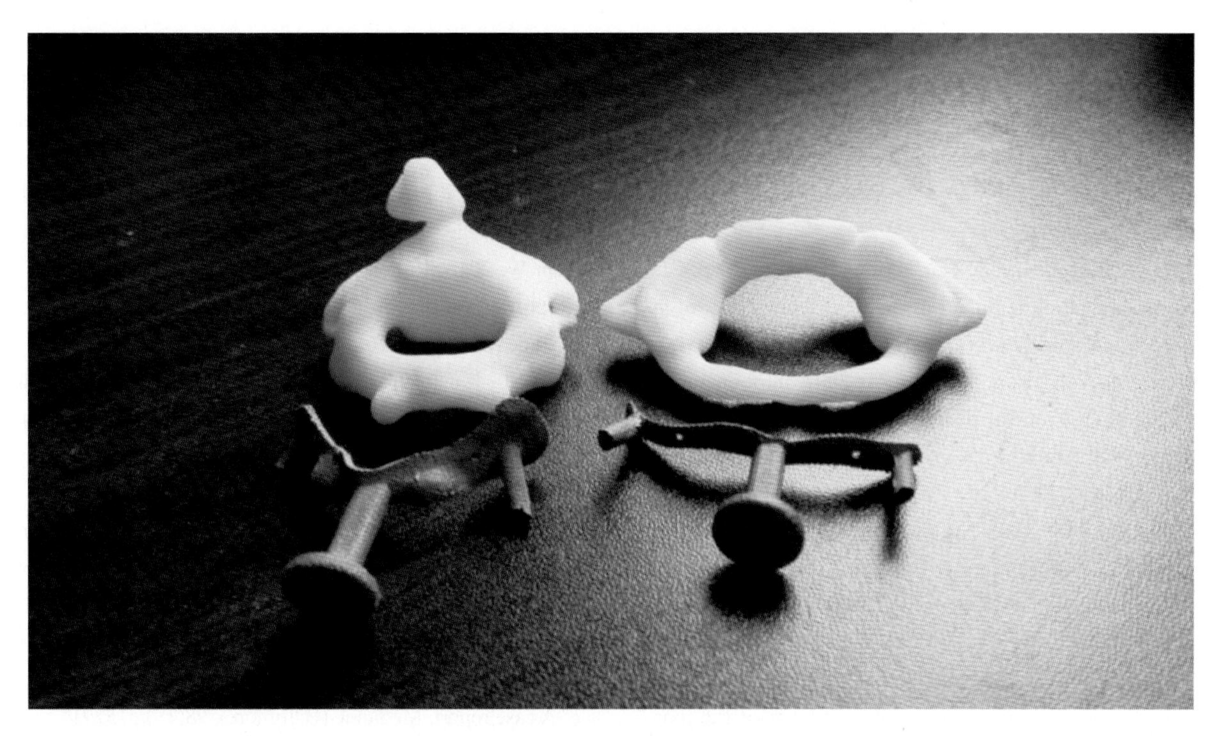

图 16-3-10 采用金属三维打印技术定制的个体化手术导板，消毒更方便，使用更精准

参考文献

Bredow J, Oppermann J, Kraus B, et al, 2015. The accuracy of 3D fluoroscopy-navigated screw insertion in the upper and subaxial cervical spine. Eur Spine J, 24(12):2967-2976.

Carl B, Bopp M, Pojskic M, et al, 2019. Standard navigation versus intraoperative computed tomography navigation in upper cervical spine trauma. Int J Comput Assist Radiol Surg, 14(1): 169-182.

Chen XL, Xie YF, Li JX, et al, 2019. Design and basic research on accuracy of a novel individualized three-dimensional printed navigation template in atlantoaxial pedicle screw placement. PLoS One, 14(4):e0214460.

Deng T, Jiang M, Lei Q, et al, 2016. The accuracy and the safety of individualized 3D printing screws insertion templates for cervical screw insertion. Comput Assist Surg (Abingdon), 21(1): 143-149.

Gebhard F, Weidner A, Liener UC, et al, 2004. Navigation at the spine. Injury, 35(Suppl 1): S-A35-45.

Guo F, Dai J, Zhang J, et al, 2017. Individualized 3D printing navigation template for pedicle screw fixation in upper cervical spine. PLoS One, 12(2): e0171509.

Guppy KH, Chakrabarti I, Banerjee A, 2014. The use of intraoperative navigation for complex upper cervical spine surgery. Neurosurg Focus, 36(3): E5.

Hussain I, Schwartz TH, Greenfield JP, 2018. Endoscopic endonasal approach to the upper cervical spine for decompression of the cervicomedullary junction following occipitocervical fusion. Clin Spine Surg, 31(7): 285-292.

Ishak B, Schneider T, Tubbs RS, et al, 2017. Modified posterior C1 lateral mass screw insertion for type II odontoid process fractures using intraoperative computed tomography-based spinal navigation to minimize postoperative occipital neuralgia. World Neurosurg, 107: 194-201.

Kotani Y, Abumi K, Ito M, et al, 2003. Improved accuracy of computer-assisted cervical pedicle screw insertion. J Neurosurg, 99(3 Suppl): 257-263.

Lee JY, Lega B, Bhowmick D, et al, 2010.Weinstein GS, Grady MS, Da vinci Robot-assisted transoral odontoidectomy for basilar invagination. ORL J Otorhinolaryngol Relat Spec, 72(2):91-95.

Lee JY, O'Malley BW, Newman JG, et al, 2010. Transoral robotic surgery of craniocervical junction and atlantoaxial spine: a cadaveric study. J Neurosurg Spine, 12(1):13-18.

Miyahara J, Hirao Y, Matsubayashi Y, et al, 2016. Computer tomography navigation for the transoral anterior release of a complex craniovertebral junction deformity: A report of two cases. Int J Surg Case Rep, 24:142-145.

Nakanishi K, Tanaka M, Sugimoto Y, et al, 2008. Application of laminar screws to posterior fusion of cervical spine: measurement of the cervical vertebral arch diameter with a navigation system. Spine (Phila Pa 1976), 33(6): 620-623.

Neo M, Asato R, Fujibayashi S, et al, 2009. Navigated anterior approach to the upper cervical spine after occipitocervical fusion. Spine (Phila Pa 1976), 34(22):E800-805.

Nottmeier EW, Young PM, 2010. Image-guided placement of occipitocervical instrumentation using a reference arc attached to the headholder. Neurosurgery, 66(3 Suppl Operative): 138-142.

PLOS ONE Editors, 2019. Correction: Individualized 3D printing navigation template for pedicle screw fixation in upper cervical spine. PLoS One, 14(2):e0212213.

Rajasekaran S, Vidyadhara S, Shetty AP, 2007. Intra-operative Iso-C3D navigation for pedicle screw instrumentation of hangman's fracture: a case report. J Orthop Surg (Hong Kong), 15(1):73-77.

Smith JD, Jack MM, Harn NR, et al, 2016. Screw placement accuracy and outcomes following O-arm-navigated atlantoaxial fusion: A Feasibility Study. Global Spine J, 6(4):344-349.

Sugimoto Y, Ito Y, Shimokawa T, et al, 2010. Percutaneous screw fixation for traumatic spondylolisthesis of the axis using iso-C3D fluoroscopy-assisted navigation (case report). Minim Invasive Neurosurg, 53(2):83-85.

Tian W, Liu YJ, Liu B, et al, 2019. Technical committee on medical robot engineering of Chinese society of biomedical engineering; Technical consulting committee of national robotic orthopaedic surgery application center. Guideline for posterior atlantoaxial internal fixation assisted by orthopaedic surgical robot. Orthop Surg, 11(2): 160-166.

Tian W, 2016. Robot-Assisted Posterior C1-2 Transarticular screw fixation for atlantoaxial instability: A case report. spine (phila Pa 1976), 41(Suppl 19):B2-B5.

Ugur HC, Kahilogullari G, Attar A, et al, 2006. Neuronavigation-assisted transoral-transpharyngeal approach for basilar invagination-two case reports. Neurol Med Chir (Tokyo), 46(6):306-308.

Zhang HL, Zhou DS, Jiang ZS, 2011. Analysis of accuracy of computer-assisted navigation in cervical pedicle screw installation. Orthop Surg, 3(1):52-56.

Zhao J, Yang L, Zheng S,et al, 2019. A novel screw view model of 3D navigation for upper cervical pedicle screw placement: A case report. Medicine (Baltimore), 98(19):e15291.

第十七章

手术导航与机器人技术在颅颈交界区手术中的应用

第一节　手术导航技术在颅颈交界区手术中的应用

自1986年美国的Roberts等率先将计算机辅助手术导航系统（computer-aided surgery navigation system，CASNS）应用于神经外科手术，计算机辅助导航技术开始进入外科医师的视野。随着现代影像技术及微创脊柱外科的发展，脊柱外科医师对手术的精准性、高效性要求越来越高。尤其颅颈外科，常需要在寰枢椎等部位置入钛制螺钉。与脊柱其他部位不同，寰枢椎的椎弓根结构非常细小，而且周围毗邻椎动脉和高位颈脊髓等重要结构。置钉稍有偏差，都可能会导致严重后果。计算机断层扫描（CT）和磁共振成像（MRI）技术的发展使外科医师术前能够制订详细的手术计划，并根据寰枢椎的图像进行角度和位置、长度等参数的测量，用于指导手术，但实际的手术过程中，这些测量的角度和长度与人体的实际位置关系很难保持一致和准确，很大程度上仍需要依赖手术医师的经验。手术导航系统的出现将有助于进一步提高影像对手术医师操作的控制能力，所以近十余年来，计算机辅助手术导航系统在脊柱外科领域获得迅猛发展，20世纪90年代Steinmann等将计算机辅助手术导航系统用于脊柱外科，成为脊柱外科发展的一个里程碑。现代的计算机辅助手术导航技术是现代影像技术、电子计算机技术、人工智能技术和微创手术技术相结合的产物，已逐步被各国外科医师和研究人员所接受，在神经脊柱外科领域获得了越来越广泛的应用（图17-1-1）。

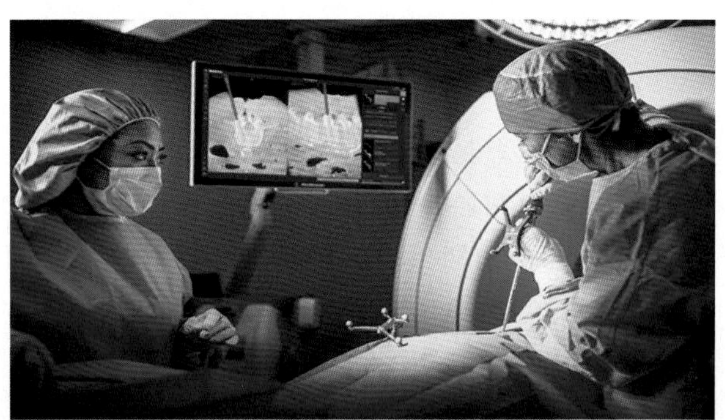

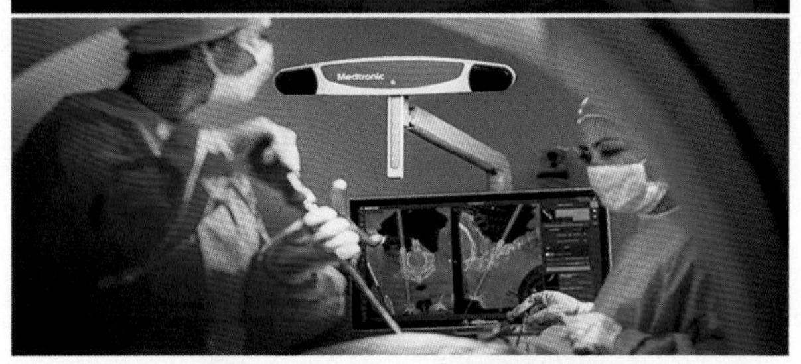

图17-1-1　手术导航系统用于腰椎和寰枢椎手术辅助置钉

一、计算机辅助手术导航系统的原理

与神经外科经典立体定向技术相比，计算机辅助手术导航系统像是一种无框架的立体导航系统，它类似于卫星导航的全球定位系统的原理。通过计算机收集器械尾端的信号获取定位信息，并与术前CT或X线片采集的人体骨骼解剖信息进行配准和注册，这样，手术医师在实施手术的过程中，无论将手术器械指向何处，计算机的定位系统均能准确计算出器械头部的解剖位置并通过三维或二维影像系统将其与组织结构的解剖

位置关系清晰地呈现出来，从而让手术医师可以根据位置信息规划并指导手术。这对脊柱手术中椎弓根螺钉置入、椎间孔镜的工作通道放置及打磨工具的精准操作等均具有重要价值。目前，根据导航系统的智能程度可以将其简单分为3类：①被动导航系统，这种导航系统将术野中置入物准确位置的实时资料提供给外科医师，而置入物准确的位置获得不需要外科医师的判断；②主动导航系统或机器人系统，这种导航系统在进行预定的手术操作时，不需要外科医师参与；③半主动导航系统，这种导航系统下外科医师可在术前预定的范围内进行手术，如果手术超越此范围，该系统则会终止操作。

二、计算机辅助手术导航系统的组成

根据确定器械空间位置信息获取手段或介质的不同，可以将临床上使用的手术导航系统分为光学视觉导航、红外线导航、磁场导航、声学（超声）导航等不同的种类。相应的导航系统称为光电导航系统、磁电导航系统和声电导航系统，其中临床应用最广泛的是安装红外线发射二极管（LED）的光电导航系统。脊柱手术中的光电导航系统由以下几个主要部分组成。

（1）注册过的手术器械：在手术器械的尾部装有LED，这些含LED的器械坚固，不易弯曲，标有刻度，它们的几何参数测量值储存于计算机中。

（2）定位Mark：是一个固定于手术部位装有LED的动态参考基座（dynamic reference base，DRB），这保证系统能够正确把握外科部位的空间位置，以弥补患者呼吸或外科医师操作引起的运动造成的脊柱空间位置变化。

（3）红外相机系统（信号接受系统）：这一系统能够精确识别术野中器械和DRB上配备的LED信号，并传输至中心计算机。

（4）计算机工作站：由计算机图像处理系统和导航软件组成，主要接受图像资料，通过计算机对图像资料进行处理，进行三维图像重建、构建导航坐标系统。工作站根据手术路径中遇到的神经血管结构，制订导航手术计划，同时接受术中定位系统的信号，通过与图像资料对比，计算确定手术位置范围。美国美敦力公司的Stealth导航系统可以与O形臂术中CT联合使用（图17-1-2，17-1-3）。保证任何脊柱部位的手术都可以精准高效实施。

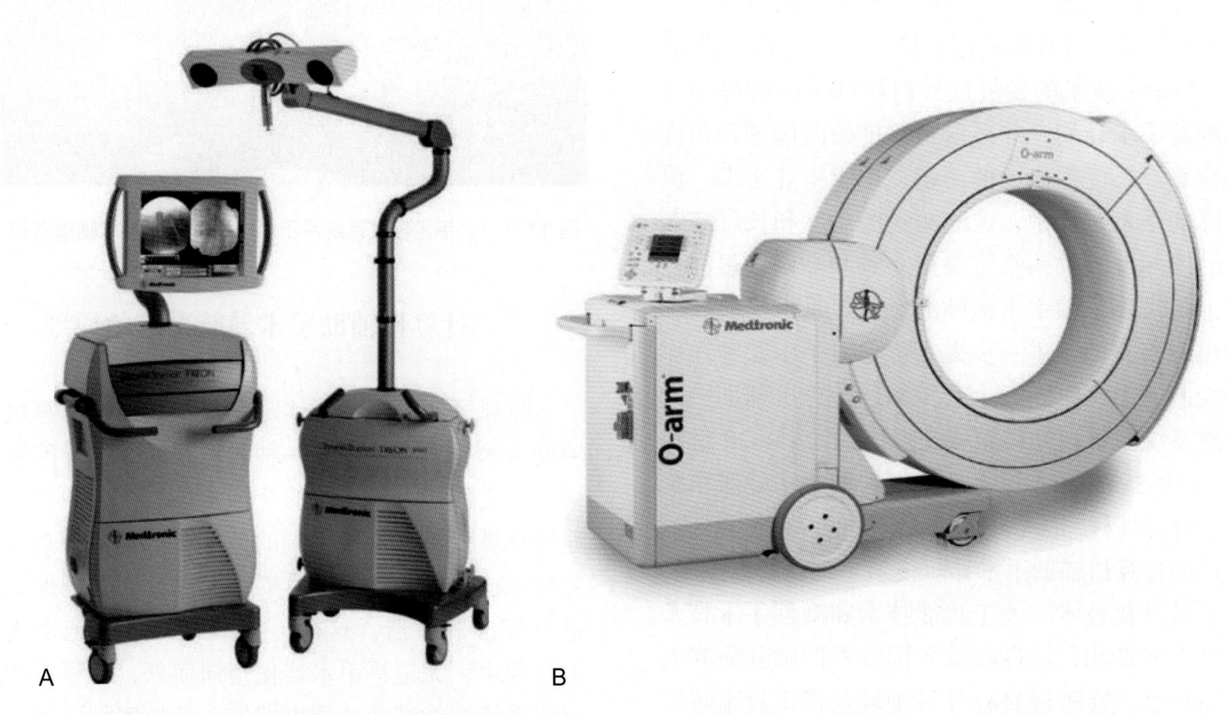

图17-1-2　美国美敦力公司的手术导航系统（A）及O形臂术中CT系统（B），两者可以结合使用

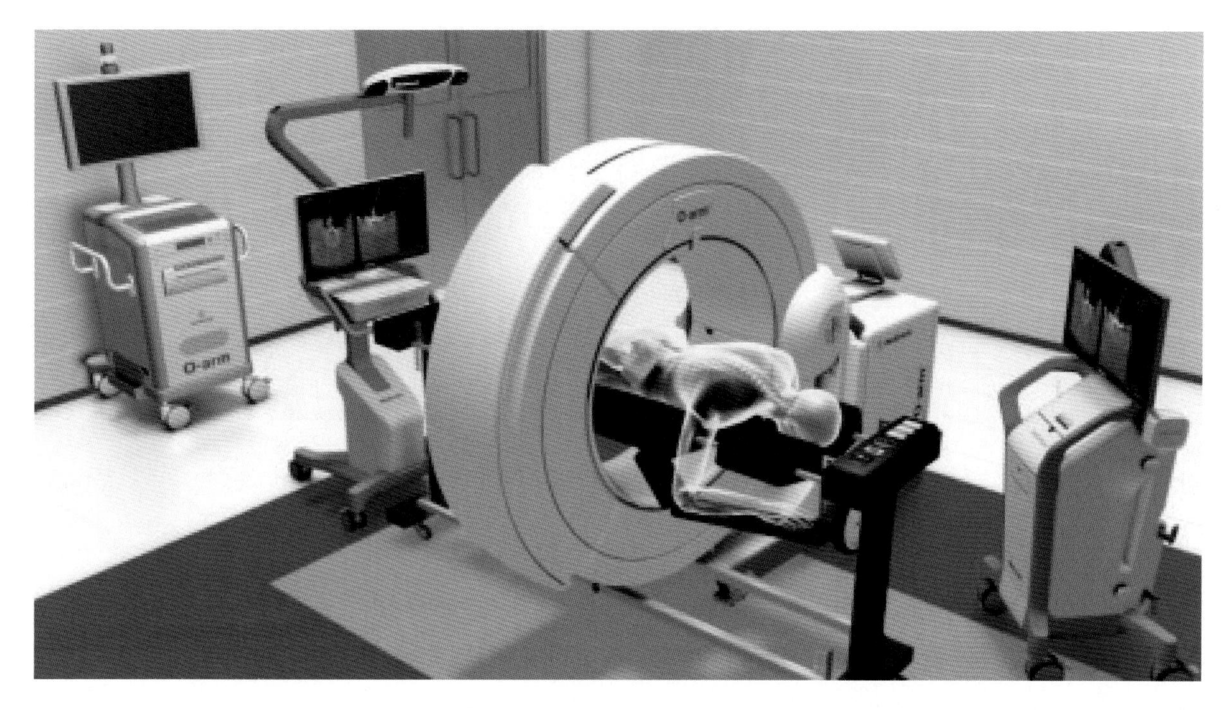

图 17-1-3　美国美敦力公司的 O 形臂与手术导航构建的一体化手术室

三、脊柱导航技术的临床使用方法

1. 术前准备　术前将患者送入 CT 室针对手术部位的脊柱进行扫描，采集数据存盘，手术时导入导航系统中心控制器。如果使用美国美敦力公司的系统，则可以在患者摆好体位后，使用 O 形臂 CT 直接扫描采样（图 17-1-3）。系统软件对脊柱影像进行三维重建，包括前后位、侧位、额状位和 3D 图像。在此基础上，外科医师详细研究手术部位的解剖、制订手术方案（如减压、齿突切除范围），并确定每个椎弓根螺钉置入的理想轨迹、长度和直径，储存于计算机中。同时在每个需固定的脊椎上确定 3 ～ 6 个术中可分辨的解剖标志，用于术中匹配过程。

2. 手术过程　采用传统入路显露过程应尽可能避免破坏骨表面结构。红外相机置于手术台尾端。动态参考基固定于相应的脊柱后路结构中（图 17-1-4）。外科医师使用足踏板或无菌键盘操作。术中匹配包括对点匹配和表面匹配两部分。外科医师使用空间导针在术野内确定术前选择的解剖标记点，通过工作站进行数字化处理，工作站将 CT 图像资料和患者解剖的实际情况进行匹配，这称为对点匹配。随后进行表面匹配，表面匹配可进一步改进匹配的准确度。可在脊椎表面随机选择 10 ～ 15 个点数字化进行匹配。匹配后需要确定匹配效果，通过比较术野中器械的位置和监测仪显示的 CT 图像中器械位置的一致性，判断并决定匹配的准确度是否能满足导航安全性的需要，若准确度不够，则必须重新进行匹配过程。 椎弓根螺钉轨迹的确定有两种方法。①引导模式：监测仪显示预定的轨迹。根据计划将椎弓根开路器置于螺钉入点处，按照监测仪显示的轨迹置入椎弓根探针，从而确定螺钉的轨迹。②实时模式：螺钉轨迹的确定无须预定轨迹。器械的尖端置于外科医师认定的螺钉入点处，监测仪显示器械不同深度（4mm、8mm、10mm、12mm、18mm、40mm）的三维位置（轴面、矢状面和横截面），此过程中外科医师可根据患者的解剖调整器械方向，使螺钉轨迹安全地通过椎弓根直至椎体前皮质。理想状况是每一个需要固定的椎体都应进行独自的匹配过程，但临床经验证实，邻近椎体常不需要再次匹配，尤其在节段性活动减少的脊椎退行性疾病中，这有利于缩短手术时间。

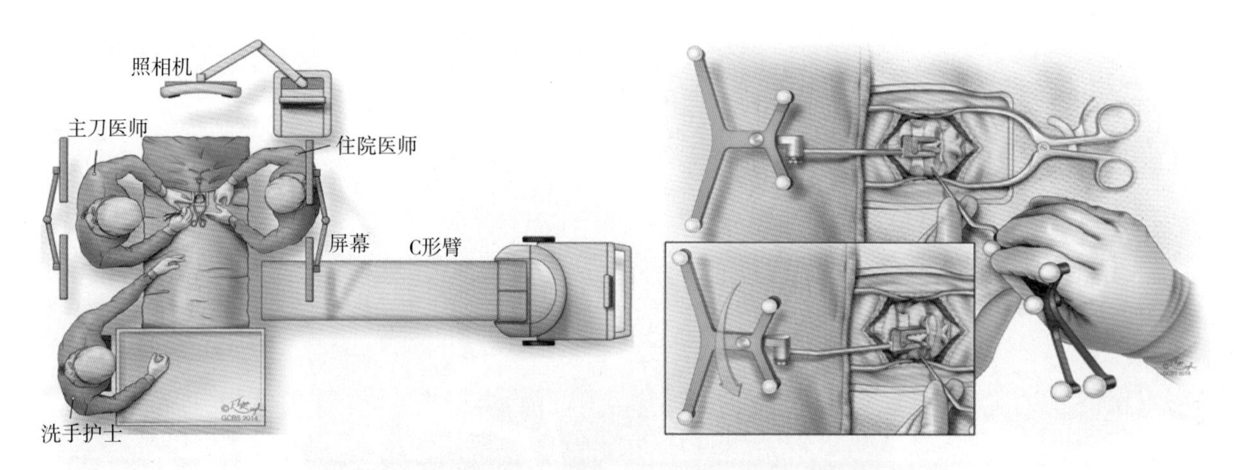

图 17-1-4 计算机手术导航系统的术中摆位示意图

计算机手术导航系统术中 Marker 夹持在枢椎棘突上，略朝头倾，这样不会影响其他器械

四、计算机手术导航系统用于寰枢椎螺钉置入手术

由于寰枢椎位于颅颈交界区，其毗邻椎动脉和高位颈脊髓等重要的解剖结构，而寰枢椎的椎弓根结构非常细小，手术医师要徒手准确置入3.5mm 螺钉进入椎弓根而不发生偏差是一件很不容易的事情。尤其是随着手术量增加，置钉发生偏差误入椎动脉孔或椎管的概率会明显增多。椎动脉或高位脊髓一旦损伤，后果严重。计算机手术导航系统的应用可以为这类高风险手术助一臂之力，如配备美国美敦力公司的 Stealth 导航和 O 形臂系统。手术医师可以术前或术中对患者的寰枢椎部位进行薄层 CT 扫描，然后通过软件调用图像，在计算机影像上选择进钉点，设计钉道，避开脊髓和椎动脉。手术过程中，在枢椎棘突上安装红外线 Mark，并将专用器械进行匹配和注册。所有准备工作完成后，在导航图像的指引下进行钉道开路和准备。然后选择最佳长度的螺钉拧入通道内。步骤完成后，再次用 O 形臂扫描，确认螺钉位置满意后继续完成手术。印度 Timothy 将计算机手术导航系统用于 10 岁以下儿童颈椎后路钉棒固定手术（图 17-1-5），7 名患者共置入 14 枚螺钉，其中 5 枚枢椎椎弓根螺钉和 9 枚其他颈椎螺钉，术后 CT 检查显示所有螺钉均准确在位，未发生穿透骨质进入椎管或椎动脉孔的情况，获得了很好效果。

五、计算机手术导航系统用于经鼻内镜下齿突切除术

经鼻内镜减压术由于解剖部位深在，术中透视的侧位片上由于影像重叠，斜坡尾端、齿突顶点等解剖结构有时很难分辨清楚，而内镜下的手术视野比较局限，只能看到镜下显露的局部骨性结构，对周围尚未显露的骨性结构及减压的范围和深度有时很难准确把握，这时如果术中应用 O 形臂 CT 扫描及手术导航系统辅助，那么手术的效率和准确性将大幅提高。Choudhri 等应用美国美敦力公司的 Stealth 影像导航和 O 形臂系统作为经鼻内镜下辅助工具，实施了 6 例经鼻内镜颅底部减压术，均获得了很好效果（图 17-1-6）。

六、计算机辅助脊柱导航系统的主要优点

1. 定位精确，减少神经副损伤　图像引导手术能够让外科医师清楚地了解脊椎解剖结构和椎弓根螺钉置入的位置和方向，提高手术准确度。Rampersaud 等通过几何模型计算出椎弓根螺钉安全置入允许的最大移位和旋转误差为第 5 胸椎的 0. 0mm/ 0. 0∀ 至第 5 腰椎的 3. 8mm/22. 7∀。Nolte 等研究发现光电脊柱导航系统的准确率可达到 1.0 ～ 1.7mm，这由术前 CT 扫描的层厚、导航仪的精确度和术中匹配情况所决定。此外，Grange 等报道光电导航系统不受环境中铁磁效应的影响，与电磁导航系统相比，精确度更高。

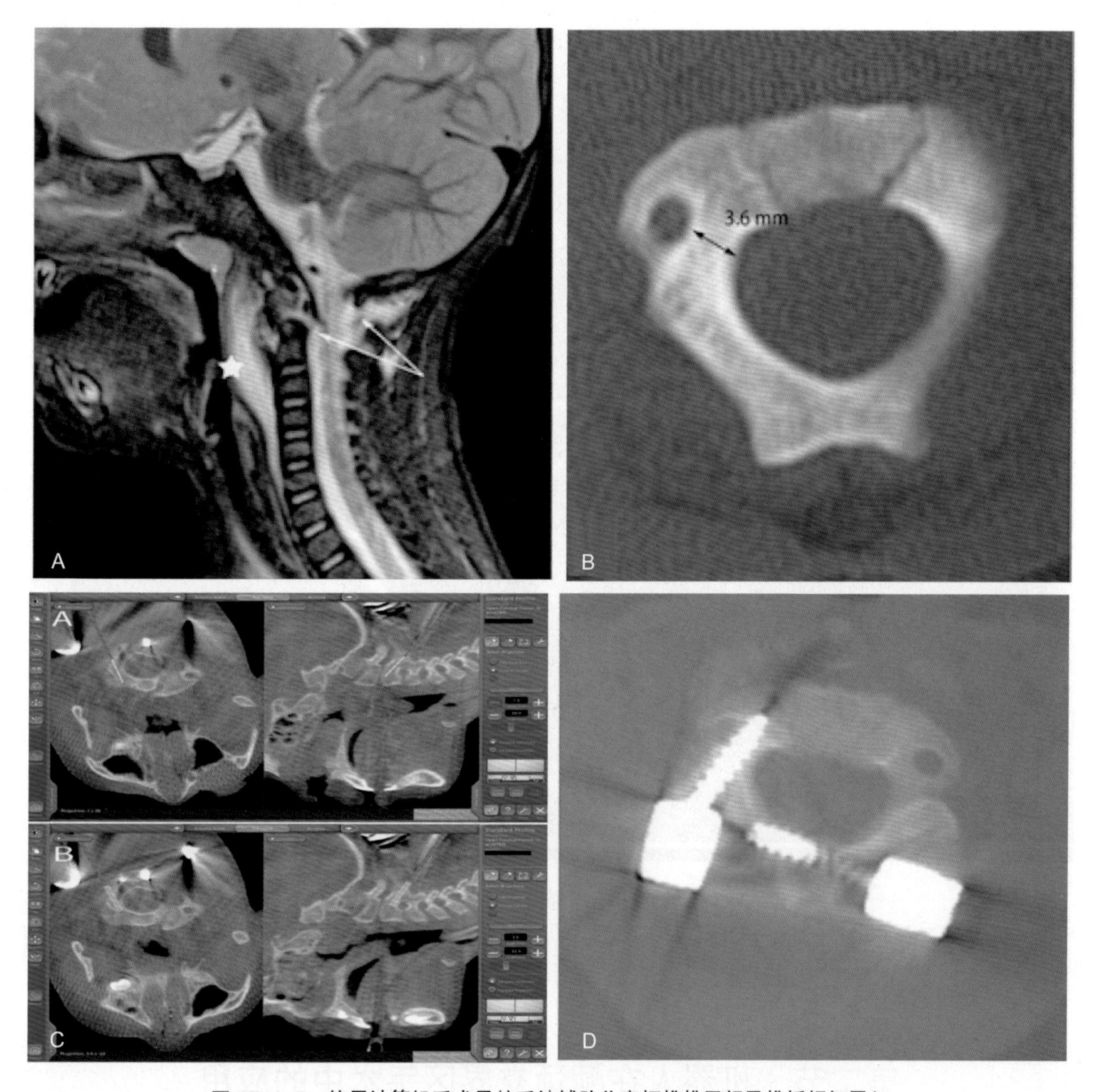

图 17-1-5　使用计算机手术导航系统辅助儿童枢椎椎弓根及椎板螺钉置入

A. 术后复查 MRI 显示寰枢椎脱位获得复位，脊髓压迫解除；B. 术前测量右侧枢椎椎弓根直径仅 3.6mm；C. 术后复查显示枢椎椎弓根螺钉及椎板螺钉位置良好

2. 有利于缩短手术时间、减少手术创伤　在应用脊柱导航系统手术初期，由于操作不熟练，可能会在一定程度上增加手术时间，熟练掌握后，加之手术定位准确，减少不必要的操作，可使手术时间缩短，解剖结构越复杂、脊柱畸形越严重，越能体现导航系统的优越性，越能缩短手术时间。

3. 有助于提高外科医师对手术部位脊柱解剖结构的辨别能力　脊柱导航系统可提供手术区域三维结构，这有利于术者全面了解术中脊柱脊髓的解剖，提高手术质量。

七、计算机辅助脊柱导航系统的局限性

导航系统确定的手术方案和椎弓根螺钉的轨迹都是根据术前 CT 影像学图像确定的，不能监测及避免术中由各种原因造成的脊柱移位、变形产生的误差。虽然导航术中，CT、MRI 可解决实时定位问题，但价格高昂，尚不能在临床广泛应用。目前脊柱导航系统只是作为一种精确定位的手术辅助工具，并不能替代经验丰富的脊柱外科医师单独完成手术。

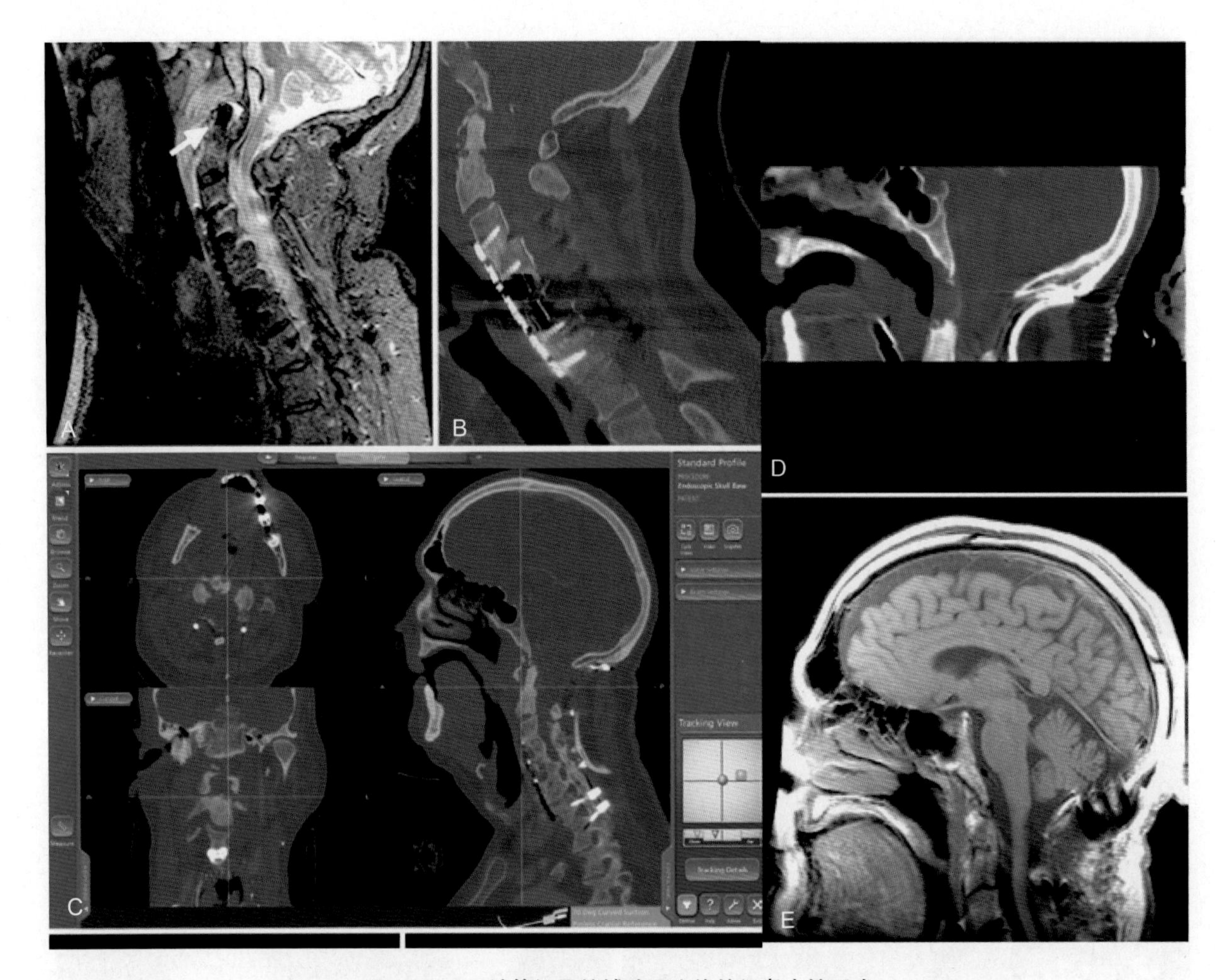

图 17-1-6 计算机导航辅助下实施的经鼻内镜手术

A、B. 术前 MRI 和 CT 显示患者枢椎齿突压迫脑干；C. 在计算机导航下实施经鼻齿突切除术；D. 术后复查 CT 显示齿突切除减压；E. 术后复查 MRI 显示脑干压迫解除

第二节 机器人在颅颈交界区手术中的应用

一、手术机器人介绍

手术机器人是指用于辅助外科手术的智能化机械装置及相应的软件系统，最早的手术机器人是在工业机器人的基础上改进研发出来的。它可以在计算机软件的控制下，结合人的操控，实现更加精确、复杂的操作，从而辅助外科医师完成更为精准的高难度手术。目前，机器人已经摆脱原有工业机器人的结构模式，通过与医学影像系统相结合，具备更高的智能化操作能力，通常按照导航工具和手术环境交互方式的不同可以将其分为 3 类。

1. 主动式结构机器人　是一种全自动化结构模式的机器人，手术操作过程中全程无须手术医师的干预，完全按照术前规划的手术方案和软件编程，凭借机械手进行操作。这种模式的手术机器人必须要有完善的手术规划方案，并有应对措施，以确保手术过程安全。

2. 被动式机器人　这种手术机器人在操作过程中完全受手术医师的控制来完成每一个动作，在手术过程中主要起到辅助作用。空间立体定位技术是其关键技术。该结构导航系统在术中提供手术工具的实时空间位置及运动轨迹，并将手术工具融合在术前生成的3D重建结构图像中，呈现给术者，使其可以了解到手术工具、置入物与患者解剖结构的精确位置关系等，从而准确完成手术操作。这也就是所谓的手术导航机器人，在临床上应用最广，技术较为成熟。

3. 半主动式机器人　该类型的手术机器人允许医师在机器人控制的安全范围内随意移动手术工具，医师通过控制机器人的机械臂及特殊手术工具完成手术操作。如果操作范围超过机器控制的安全范围，系统将终止操作。这种机器人不但可以确保手术安全，还可以充分发挥手术医师的智慧及手的灵活性。机器人配备双目视觉功能，机械臂和工具至少有6个自由度，能够克服术者在操作时手抖、视觉偏差、易疲劳等缺点，能够稳定持久地夹持手术器械，按照经过精心设计规划的手术程序进行手术操作，可重复性强。触觉反馈及虚拟显示技术可以保证机器人像外科医师的手一样进行灵活精巧的操作。其是目前最有应用前景的手术机器人。

二、机器人辅助外科手术

自Intutive Surgical公司于2000年由美国食品药品监督管理局（FDA）批准应用达芬奇外科手术机器人（图17-2-1）开始，机器人辅助手术在微创领域有了新的变革。该机器人可提供标准的用户使用界面、手术器械及立体空间。该机器人最早用于腹腔镜微创外科手术，并具有以下优势：① 机器人给术者提供了更好的操控性、精确性和稳定性；② 机器人向术者提供了高清晰度的三维图像，并将手术野放大10～15倍；③ 创新的腕部可自由活动的镜下手术器械可以完全重现人的动作，达到完美的手眼协调；④ 系统设计排除了主刀医师可能出现的手部颤抖对手术的不利影响，从而加快医师的学习进程。机器人外科辅助手术可以为患者带来更理想的手术效果，节省手术时间，降低手术创伤和出血量，增加某些危重患者的手术机会，从而拓宽手术范围。目前，达芬奇外科手术机器人已经在泌尿外科、妇产科、心脏外科、胸外科、肝胆外科、胃肠外科、耳鼻喉科获得了广泛应用。在骨科领域，机器人也日益获得广泛应用，如在髋关节置换等标准化手术中，可以使关节面的截骨更加精确，也可以使骨折块解剖复位并获得良好固定。在脊柱骨折和脊柱退行性变手术中，机器人可以辅助椎弓根螺钉置入等，如美国美敦力公司开发的脊柱椎弓根螺钉辅助手术机器人系统（图17-2-2）及国内生产的天玑机器人（图17-2-3）等均可以辅助椎弓根螺钉置入。

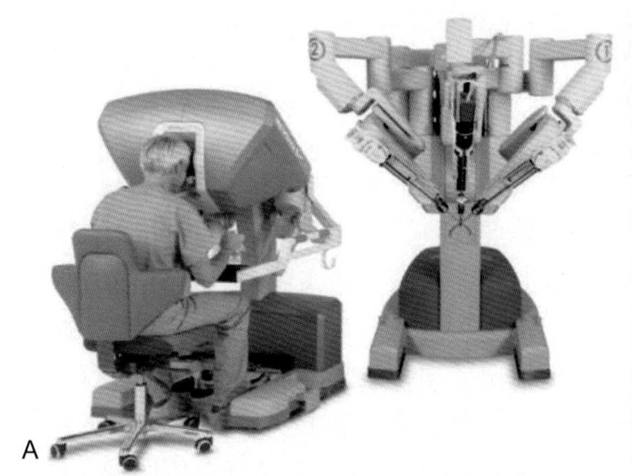

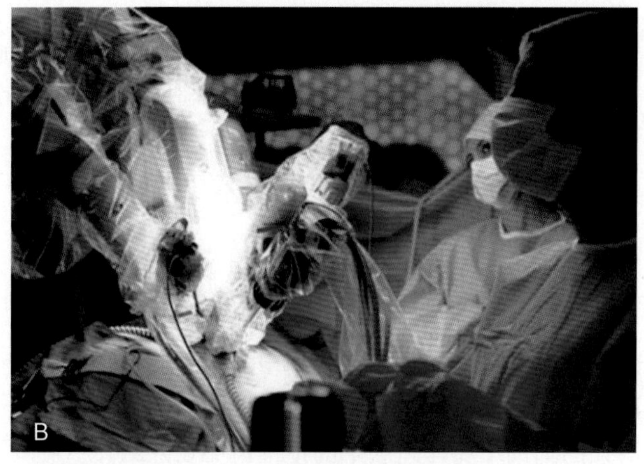

图17-2-1　达芬奇外科手术机器人系统（A）及在达芬奇机器人辅助下实施腹腔镜手术（B）

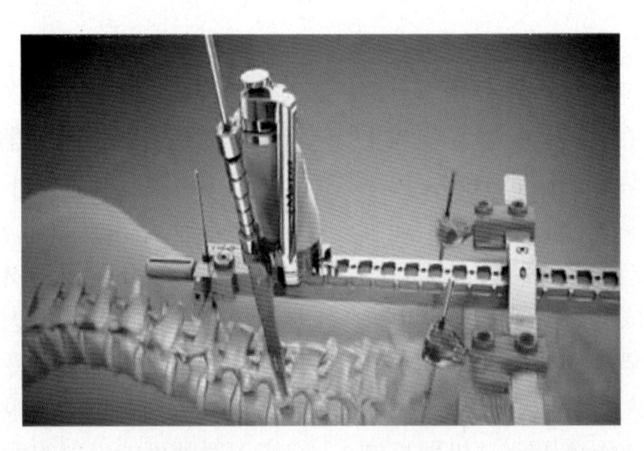

图 17-2-2 美国美敦力公司开发的脊柱外科手术机器人系统

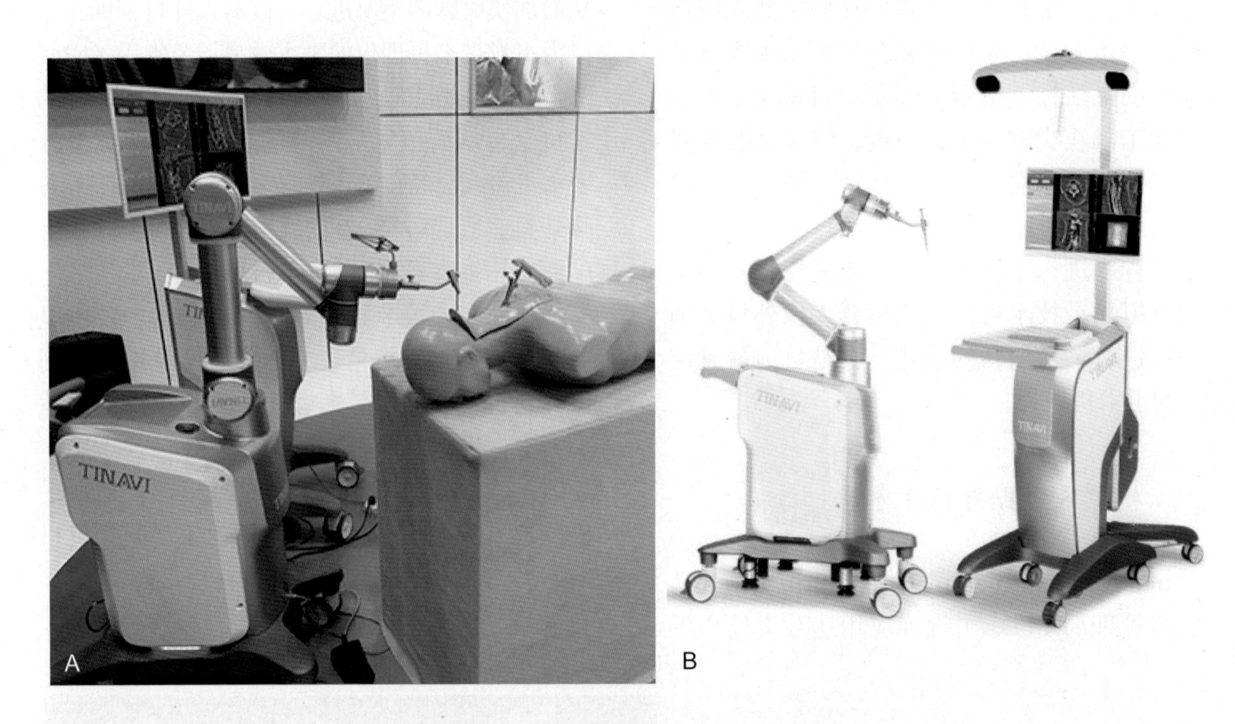

图 17-2-3 国产的天玑脊柱手术机器人
A. 天玑手术机器人在模型上模拟置钉手术；B. 全套系统组成

三、机器人在颅颈交界区手术中的应用

美国的 Lee 医师在达芬奇机器人的辅助下给一名颅底凹陷症患者实施了经口咽齿突切除术。术前 CT 显示患者存在寰枕融合、寰枢椎脱位合并颅底凹陷症。为了解除脑干前方的压迫，术者在机器人的辅助下将压迫脑干的枢椎齿突切除减压。手术是在一名助手的配合下完成的。主刀医师在机器人控制台的位置进行手术操作，助手在患者旁边进行口腔手术的辅助，主要帮助主刀医师进行术野吸引，监视工具，避免意外损伤，保障安全。手术过程中，患者取仰卧位，经鼻插管全身麻醉，鼻腔内插入 2 根软管将软腭牵开，增加口腔显露。机器人置于患者头侧，透视用的 C 形臂可以根据需要移入或移除帮助监测术中骨性结构的处理情况（图 17-2-4）。手术开始进行时，术者用牵开器将患者口腔拉开，置入 0° 或 30° 内镜获得良好的照明和手术视野立体图像（图 17-2-5）。咽后壁黏膜切开、软组织分离、显露及切口缝合关闭等操作是主刀医师在控制台通过控制机器人的机械臂及手术工具完成的。达芬奇机器人配备的多关节解剖器和单极电凝主要用于黏膜

切开及头长肌分离和显露等过程，手术精准安全。由于达芬奇机器人系统尚未配备骨性减压的专用工具，显露完成以后，主刀医师和助手交换位置，主刀医师来到床旁，应用高速磨钻、椎板咬骨钳等工具进行齿突切除操作。助手在工作台上通过立体图像进行监控，并为主刀医师提供信息，辅助主刀医师进行手术。减压完成后，主刀医师和助手再次交换位置，置入机器人的机械臂和缝合工具，进行黏膜及黏膜肌层缝合。手术进行顺利，术后患者送ICU，第2天拔除气管插管。术后复查CT显示齿突已经彻底切除，达到了预期目标（图17-2-6）。这是达芬奇机器人用于颅颈交界区手术的首次尝试，虽然没有实现全程的机器人手术，但为以后机器人辅助颅颈交界区手术的开展进行了初步探索，达芬奇公司也将开发颅颈交界区手术机器人系统的工作列入了日程，相信以后随着工具的完善，机器人辅助颅颈交界区手术将会日益成熟。

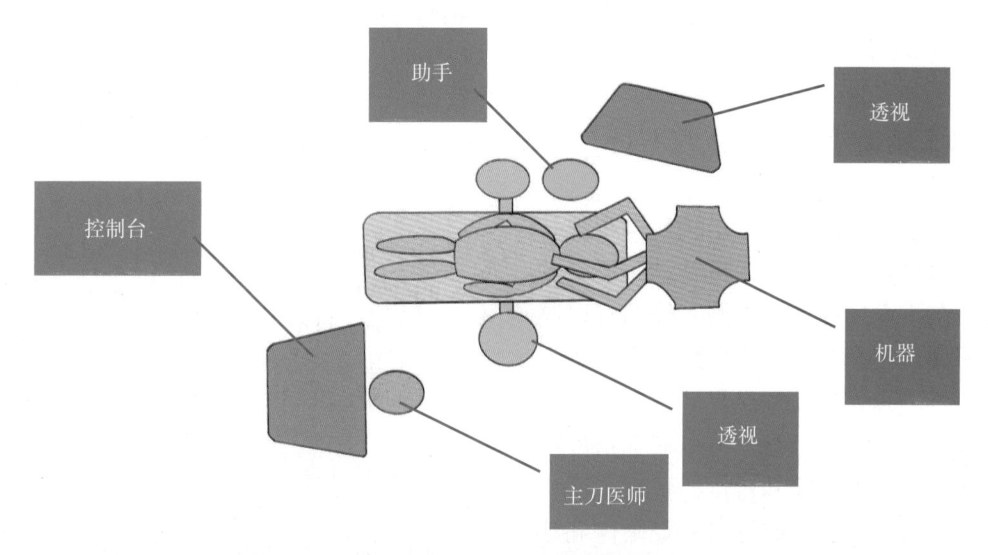

图 17-2-4 机器人辅助经口咽齿突切除术的手术室布局

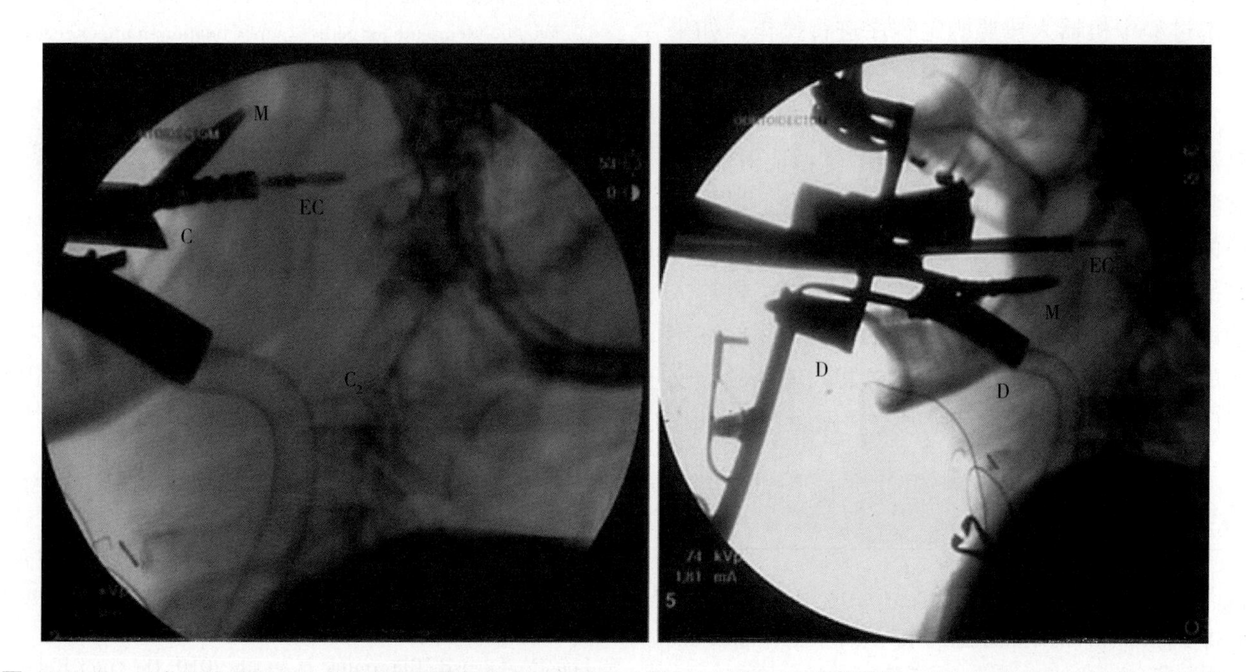

图 17-2-5 手术开始进行时，术者用牵开器将患者口腔拉开，置入0°或30°内镜获得良好的照明和手术视野立体图像。咽后壁黏膜切开、软组织分离、显露及切口缝合关闭等操作是主刀医师在控制台通过控制机器人的机械臂及手术工具完成的。M. 机器人组织解剖器；C. Crokward 牵开器；EC. 5mm 马里兰机器人单极电凝；D.Ding Man 牵开器；C_2：枢椎

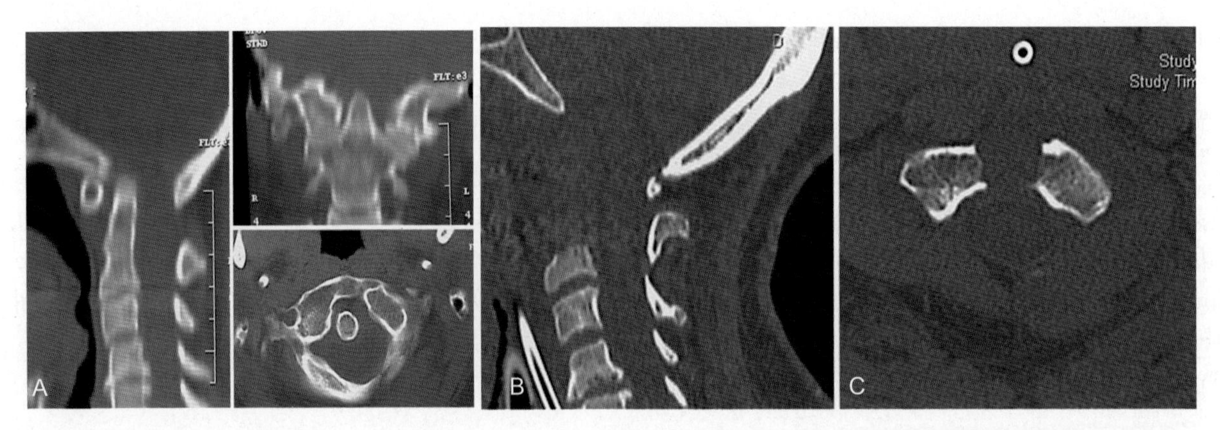

图 17-2-6 患者术前 CT 显示患者存在寰枕融合、寰齿关节间隙增宽。术后 CT 显示齿突切除范围充分，骨性减压彻底（A），减压的宽度足够（B、C）

四、机器人辅助手术的优点与不足

机器人辅助手术的优点是手术操作可视化，具有很好的手术视野和良好的人机互动及清晰的可视化影像。在手术过程中，机器人辅助可以减少医师操作的盲目性，避免紧张情绪带来的手部颤抖等微小偏差，尤其在颅颈交界区置钉手术过程中，通过与导航技术的结合，可以非常精准地置入螺钉，降低了手术风险和难度，提高了手术效率。但机器人辅助手术也有自身的局限性和缺陷。由于手术设计都是需要术者在术前进行规划，手术过程中机器人按照既定程序进行操作，如果术中患者因体位改变等原因导致手术部位解剖结构发生漂移，这时带来的手术误差不能忽略，而机器人本身缺乏根据实际情况自我学习应对能力，这些不确定性的干扰因素将在一定程度上增加额外的手术风险。另外，机器人手术成本高，价格高昂，技术还有待不断研发改善。所以，机器人辅助手术是一项很有前景的手术方式，相信在不久的将来，随着技术的发展，机器人辅助颅颈交界区手术将逐渐成熟和完善。

参考文献

Bredow J, Oppermann J, Kraus B, et al, 2015. The accuracy of 3D fluoroscopy-navigated screw insertion in the upper and subaxial cervical spine. Eur Spine J, 24(12): 2967-2976.

Carl B, Bopp M, Pojskic M, et al, 2019. Standard navigation versus intraoperative computed tomography navigation in upper cervical spine trauma. Int J Comput Assist Radiol Surg, 14(1):169-182.

Chen XL, Xie YF, Li JX, et al, 2019. Design and basic research on accuracy of a novel individualized three-dimensional printed navigation template in atlantoaxial pedicle screw placement. PLoS One, 14(4): e0214460.

Deng T, Jiang M, Lei Q, et al, 2016. The accuracy and the safety of individualized 3D printing screws insertion templates for cervical screw insertion. Comput Assist Surg (Abingdon), 21(1):143-149.

Gebhard F, Weidner A, Liener UC, et al, 2004. Navigation at the spine. Injury, 35(Suppl 1):S-A35-45.

Guo F, Dai J, Zhang J, et al, 2017. Individualized 3D printing navigation template for pedicle screw fixation in upper cervical spine. PLoS One, 12(2):e0171509.

Guppy KH, Chakrabarti I, Banerjee A, 2014. The use of intraoperative navigation for complex upper cervical spine surgery. Neurosurg Focus, 36(3):E5.

Hussain I, Schwartz TH, Greenfield JP, 2018. Endoscopic endonasal approach to the upper cervical spine for decompression of the cervicomedullary junction following occipitocervical fusion. Clin Spine Surg, 31(7):285-292.

Ishak B, Schneider T, Tubbs RS, et al, 2017. Modified posterior C1 lateral mass screw insertion for type Ⅱ odontoid process fractures using intraoperative computed tomography-based spinal navigation to minimize postoperative occipital neuralgia. World Neurosurg, 107:194-201.

Kotani Y, Abumi K, Ito M, et al, 2003. Improved accuracy of computer-assisted cervical pedicle screw insertion. J Neurosurg, 99(3 Suppl):257-263.

Lee JY, Lega B, Bhowmick D, et al, 2010. Da vinci Robot-assisted transoral odontoidectomy for basilar invagination. ORL J Otorhinolaryngol Relat Spec, 72(2):91-95.

Lee JY, O'Malley BW, Newman JG, et al, 2010.Transoral robotic surgery of craniocervical junction and atlantoaxial spine: a cadaveric study. J Neurosurg Spine, 12(1):13–18.

Miyahara J, Hirao Y, Matsubayashi Y, et al, 2016. Computer tomography navigation for the transoral anterior release of a complex craniovertebral junction deformity: A report of two cases. Int J Surg Case Rep, 24:142–145.

Nakanishi K, Tanaka M, Sugimoto Y, et al, 2008. Application of laminar screws to posterior fusion of cervical spine: measurement of the cervical vertebral arch diameter with a navigation system. Spine (Phila Pa 1976), 33(6):620–623.

Neo M, Asato R, Fujibayashi S, et al, 2009. Navigated anterior approach to the upper cervical spine after occipitocervical fusion. Spine (Phila Pa 1976), 34(22):E800–805.

Nottmeier EW, Young PM, 2010. Image-guided placement of occipitocervical instrumentation using a reference arc attached to the headholder. Neurosurgery, 66(3 Suppl Operative): 138–142.

PLOS ONE Editors, 2019. Correction: Individualized 3D printing navigation template for pedicle screw fixation in upper cervical spine. PLoS One, 14(2): e0212213.

Rajasekaran S, Vidyadhara S, Shetty AP, 2007. Intra-operative Iso-C3D navigation for pedicle screw instrumentation of hangman's fracture: a case report. J Orthop Surg (Hong Kong), 15(1): 73–77.

Smith JD, Jack MM, Harn NR,et al. Screw placement accuracy and outcomes following O-arm-navigated atlantoaxial Fusion: A Feasibility Study. Global Spine J. 2016 Jun, 6(4): 344–349.

Sugimoto Y, Ito Y, Shimokawa T, et al, 2010. Percutaneous screw fixation for traumatic spondylolisthesis of the axis using iso-C3D fluoroscopy-assisted navigation (case report). Minim Invasive Neurosurg, 53(2): 83–85.

Tian W, Liu YJ, Liu B, et al, 2019. Technical committee on medical robot engineering of Chinese society of biomedical engineering; Technical consulting committee of national robotic orthopaedic surgery application center. Guideline for posterior atlantoaxial internal fixation assisted by orthopaedic surgical robot. Orthop Surg, 11(2):160–166.

Tian W, 2016. Robot-Assisted Posterior C1–2 transarticular screw fixation for atlantoaxial instability: A case report. Spine (Phila Pa 1976), 41(Suppl 19):B2–B5.

Ugur HC, Kahilogullari G, Attar A, et al, 2006. Neuronavigation-assisted transoral-transpharyngeal approach for basilar invagination-two case reports. Neurol Med Chir (Tokyo), 46(6): 306–308.

Zhang HL, Zhou DS, Jiang ZS, 2011. Analysis of accuracy of computer-assisted navigation in cervical pedicle screw installation. Orthop Surg, 3(1):52–56.

Zhao J, Yang L, Zheng S, et al, 2019. A novel screw view model of 3D navigation for upper cervical pedicle screw placement: A case report. Medicine (Baltimore), 98(19):e15291.